省属科研院所条件建设专项（20JR10RA432）资助项目
陇药大品种二次开发及临床疗效评价行业技术中心（2019）资助项目

常用中药方剂

临床应用与研究

主　审　米登海　甘肃省中医药研究院
张　强　甘肃省中医药研究院

主　编　杨　华　甘肃省肿瘤医院
徐　杰　甘肃省药品监督管理局审核查验中心（甘肃省疫苗检查中心）
王志程　北京中医药大学东方医院（经开区院区）

副主编　严红艳　甘肃省肿瘤医院
罗永皎　兰州大学第二医院
季晓芳　兰州大学第一医院
李待军　甘肃中医药大学附属医院
徐晓艳　甘肃中医药大学附属医院
杨丽霞　甘肃省中医药研究院
程　涛　甘肃省中医药研究院
李　涛　甘肃中医药大学

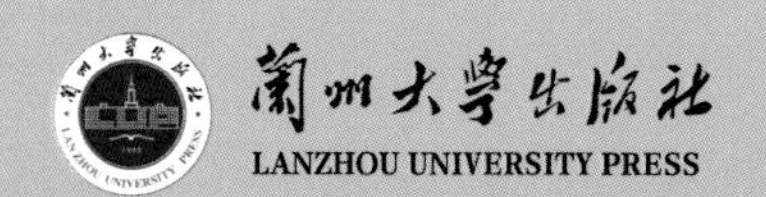

兰州大学出版社
LANZHOU UNIVERSITY PRESS

图书在版编目（CIP）数据

常用中药方剂临床应用与研究 / 杨华，徐杰，王志程主编. -- 兰州 : 兰州大学出版社，2023.11
ISBN 978-7-311-06561-4

Ⅰ. ①常… Ⅱ. ①杨… ②徐… ③王… Ⅲ. ①方剂学－研究 Ⅳ. ①R289

中国国家版本馆CIP数据核字(2023)第215440号

责任编辑 米宝琴 宋 婷
封面设计 琥珀视觉

书 名 常用中药方剂临床应用与研究
作 者 杨 华 徐 杰 王志程 主编
出版发行 兰州大学出版社 （地址:兰州市天水南路222号 730000）
电 话 0931-8912613(总编办公室) 0931-8617156(营销中心)
网 址 http://press.lzu.edu.cn
电子信箱 press@lzu.edu.cn
印 刷 西安日报社印务中心
开 本 880 mm×1230 mm 1/16
印 张 40(插页2)
字 数 1239千
版 次 2023年11月第1版
印 次 2023年11月第1次印刷
书 号 ISBN 978-7-311-06561-4
定 价 120.00元

前 言

中医药是我国人民经过几千年的不断实践积累下来的传统经验，为中华民族的繁衍生息和健康发展作出了不可磨灭的贡献，在世界医学发展的道路上也起了不可估量的作用，是我国优秀传统文化的一部分。

中药方剂是在中医医疗实践中产生的，是中医药事业传承和发展的物质基础，也是中医防病治病的有力武器。鉴于中药方剂在疾病诊治中发挥的关键作用，为了加深临床医护人员对中药方剂应用知识的掌握，我们组织相关专家编写了《常用中药方剂临床应用与研究》一书。

本书内容主要包括：解表剂、清热剂、祛暑剂、泻下剂、和解剂、表里双解剂、温里剂、补益剂、理气剂、理血剂、治燥剂、治风剂、祛湿剂、祛痰剂、安神剂、开窍剂、固涩剂、消食剂、驱虫剂等19类方剂中的200余种常用中药方剂，对这些方剂的来源、功能、主治、组成、用法，以及组方原理、药理研究和临床应用等内容做了详细的阐述。本书内容突出了中医药特色，充分发挥了现代中药方剂研究优势。本书以提高知识层面和掌握实用技能为主要目的，可供从事临床的医生、学生使用，也可供从事药学的科研人员使用。

本书编写过程中，参考了国内外有关中药方剂研究及临床应用的资料，在内容设计与编写体例上力求创新，但由于时间有限，难免有疏漏之处，希望广大读者提出宝贵意见和建议，以便我们及时改正。

杨 华

目 录

第一章　解表剂

第一节　辛温解表

麻黄汤

（《伤寒论》）

一、功能

发汗解表，宣肺平喘。

二、主治

风寒束表，肺气失宣证。恶寒发热，头疼身痛，无汗而喘，舌苔薄白，脉浮紧。

三、组成

麻黄$_{去节}$9 g、桂枝6 g、杏仁$_{去皮尖}$6 g、甘草$_{炙}$3 g。

四、用法

以上四味，以水九升，先煮麻黄减二升，去上沫，内诸药，煮取二升半，去滓，温服八合，覆取微似汗，不须啜粥，余如桂枝法将息。

五、组方原理

方中麻黄味苦、辛，性温，归肺与膀胱经，肺经专药，本方用之，开腠发汗，祛在表之风寒，以除致病之因；宣肺平喘，泄闭郁之肺气，以复肺气之宣发，为君药。本方证属卫郁营滞，所以又用透营达卫的桂枝为臣药，解肌发表，助麻黄解表祛邪；温通血脉，畅行营阴，使疼痛之证得解。杏仁苦而微温，用之降利肺气，与麻黄相伍，一宣一降，以恢复肺气之宣降，加强宣肺平喘之功，为佐药。炙甘草既能助麻黄、杏仁以止咳平喘，又能益气和中，调和药性，故为使药而兼佐药之用。四药配伍，寒邪得散，营卫得通，肺气得宣，则诸证可愈。

本方配伍特点：麻黄、桂枝相配，一发卫气之郁以开腠理，一透营分之郁以行血滞，相须为用，以增强发汗解表之功。

六、临床应用

1．感冒

麻黄汤常用于治疗风寒感冒，若加白芍、连翘，可治夏季风寒型感冒，夹有暑湿者加苍术；若发热或体质较差者，可给予补液支持疗法。用本方治疗流行性感冒，无肺炎并发症者单用麻黄汤原方，有肺炎者加鱼腥草、大青叶、板蓝根。

2．支气管炎

小儿支气管炎可在西药对症治疗的基础上采用麻黄汤加味（麻黄、甘草各2.5 g，杏仁、桂枝、白芍、干姜、半夏、苏子、桔梗、茯苓各3 g）。研究发现，其总有效率可达88.00%。

3．缓慢型心律失常

麻黄汤为基本方，随证加减可用于治疗缓慢型心律失常，总有效率可达86.00%。

4．小儿遗尿症

以麻黄汤为基本方，气虚者加黄芪15 g，肾阳虚者加益智仁、桑螵蛸各9 g，6岁以下小儿酌减麻黄用量。隔日1剂，水煎服；对照组用甲氯芬酯，10日为1个疗程。结果：治疗组痊愈43例，总有效率为91.10%；对照组痊愈19例，总有效率为77.10%。两组比较，治疗组效果优于对照组。

5．周围神经病

将麻黄、桂枝、橘络、甘草各6 g，研粉冲服，治疗本病38例。入选患者皆有不同程度的疼痛、麻木及反射减弱或消失。结果：治疗组总有效率为68.75%，而以内服维生素、地巴唑为对照组的38例，有效率为23.68%。

七、实验研究

1．发汗解热作用

研究表明：麻黄汤及其所含效应成分麻黄碱、伪麻黄碱及桂皮醛对小鼠腋窝部皮肤汗腺导管内径均有扩张作用，且呈量-效关系。其认为麻黄碱、伪麻黄碱、桂皮醛是麻黄汤发汗作用的物质基础，但麻黄汤的发汗作用不是单体效应成分作用的简单相加。麻黄汤能使小鼠泪腺、唾液腺等分泌显著增强；静脉注射给药30 min可使升高的体温下降63.80%，至120 min时下降达130.40%，并能迅速地使正常小鼠皮肤温度下降，这提示本方有发汗解热作用。采用汗液着色和对汗腺上皮组织形态学观察方法发现，给予麻黄的大鼠足跖汗腺上皮细胞内水泡数目有所增加，麻黄加桂枝则可使汗腺上皮细胞水泡明显扩大，数目也显著增加；观察汗液分泌，也可见二药合用时有显著的促进作用，表明麻黄配桂枝能明显促进发汗作用，为二者的“相须”关系提供了实验依据。

2．镇咳、祛痰和平喘作用

小鼠肺支气管灌流实验发现，麻黄汤可使灌流时间缩短20.40%，并能对抗乙酰胆碱所致此时间的延长，表明本方能显著扩张支气管，并能对抗乙酰胆碱所致的支气管收缩。此外，麻黄汤还能显著延长氨雾刺激所致小鼠咳嗽的潜伏期，减少咳嗽次数；显著促进小鼠支气管对酚红的排泌，显著抑制蟾蜍口腔黏膜纤毛的运动，提示本方有显著的祛痰和镇咳作用。

3．抗哮喘作用

黄建田通过观察麻黄汤组和麻黄汤减桂枝组对哮喘小鼠肺组织病理变化及γ-干扰素和白细胞介素-4在肺组织的表达情况，认为麻黄汤、麻黄汤减桂枝均能增加哮喘小鼠肺组织γ-干扰素，降低其白细胞介素-4的表达，这可能是其治疗哮喘的作用机制之一。麻黄汤减少哮喘小鼠支气管及其周围组织炎症细胞浸润的作用比麻黄汤减桂枝组明显，提示麻黄汤中桂枝具有抗炎作用。对正常豚鼠用组胺-乙酰胆碱混合液整体引喘，测定引喘潜伏期；使用PCLAB生物信号采集系统，观察各组药物对乙酰胆碱致离体气管螺旋条收缩的解痉百分率。结果表明，麻黄加桂枝组与盐水对照组和麻黄加甘草组相比有显著性意义（$P < 0.05$）；单方麻黄、麻黄加桂枝、麻黄加杏仁、全方组的引喘潜伏期，与麻黄加甘草组相比有显著性意义（$P < 0.05$）；单方麻黄与麻黄、杏仁和甘草组合，与盐水对照组相比有显著性意义（$P < 0.05$）。这提示臣药、佐药、使药对方中君药的药理作用有一定的影响。

4．抗病毒作用

用呼吸道合胞体病毒（respiratony syncytial virus，RSV）培养过程中噬菌体噬斑数作为指标，观察麻黄汤对RSV增殖的抑制作用。结果发现，在RSV的噬菌体噬斑形成过程中，500 μg/mL的麻黄汤，能使RSV的噬菌体噬斑数减少50%，提示本方有抗小儿感冒病毒——呼吸道合胞体病毒的作用。

5．调整免疫功能

动物接受寒冷刺激以后，出现免疫功能低下，具体表现为：白细胞总数及淋巴细胞数目下降；胸腺萎缩；单核细胞吞噬功能降低；T细胞转化率、白细胞吞噬功能及红细胞免疫功能均有所下降。这提示麻黄汤对寒冷应激所致免疫功能降低有明显的对抗作用。此外，麻黄汤还能明显提高正常动物抗内毒素抗体水平。

6．抗过敏作用

用卵清蛋白为过敏原，$Al(OH)_3$为免疫佐剂对C57BL6系统小鼠进行腹腔内注射和滴鼻致敏，致敏前后分别给药，观察卵清蛋白和组胺滴鼻后小鼠的鼻症状及组胺阈值。结果发现治疗给药组和预防给药组能减轻小鼠的挠鼻次数，提高组胺阈值，表明本方有抗组胺的作用，这可能是其减轻鼻症状的机理之一。

八、注意事项

麻黄汤药味虽少，但发汗力强，用之得当，则效果颇为迅捷。使用时应注意中病即止，不可过服，否则汗出过多必伤人正气。柯琴指出："此乃纯阳之剂，过于发散，如单刀直入之将，投之恰当，一战成功。不当则不戢而召祸。故用之发表，可一而不可再。如汗后不解，便当以桂枝汤代之；若汗出不透，邪气留连于皮毛骨肉之间，又有麻桂各半与桂枝二麻黄一之妙用。"（《伤寒来苏集·伤寒附翼》卷上）

大青龙汤

（《伤寒论》）

一、功能

发汗解表，兼清里热。

二、主治

① 外感风寒，里有郁热证。恶寒发热，头身疼痛，无汗，烦躁，口渴，脉浮紧。
② 溢饮。身体疼重，或四肢浮肿，恶寒身热，无汗，烦躁，脉浮紧。

三、组成

麻黄去节12 g、桂枝6 g、甘草炙6 g、杏仁去皮尖6 g、石膏如鸡子大，碎18 g、生姜9 g、大枣擘3 g。

四、用法

上七味，以水九升，先煮麻黄，减二升，去上沫，内诸药，煮取三升，去滓。温服一升，取微似汗。一服汗者，停后服。若复服，汗多亡阳，遂虚，恶风烦躁，不得眠也。

五、组方原理

本方倍用麻黄、甘草，减轻杏仁用量，再加石膏、姜、枣。本方药物配伍，令人易生疑窦，证为表实而兼里热，用麻黄汤加石膏解表清里即可，何以倍用麻黄？此其一也；若倍用麻黄意在增强发汗之功，何以倍用甘草，且加入大枣？此其二也。本方证与麻黄汤证虽同为风寒束表，但本方证表闭较甚，为风寒表实重证。此方用麻黄、桂枝、生姜辛温发汗，倍用麻黄，则发汗之力尤峻，开腠之功甚著，三药合用，开表启闭以散风寒，兼能使内郁之热随汗而泄。恐峻汗伤津，故倍用甘草，并与大枣、生姜相配，补脾胃，益阴血，以资汗源。加石膏清解里热，并透达郁热。减杏仁之量，是因无喘逆之症，用其与麻黄相合，宣降肺气。肺气宣畅，腠理疏通，有利于表邪外出。七药同用，则能一汗而收解表清里之效。

方中石膏极为重要，麻黄、桂枝得石膏，发表而无助热之弊，石膏得麻黄、桂枝，清热而无冰伏之虑，且借其发表作用外达肌表，相济以透散郁热。本方治溢饮，主要取其发汗解表，宣肺行水之功。方中麻黄、桂枝、生姜辛温发汗，逐表邪与饮邪从汗孔外出；其中麻黄之利尿消肿，桂枝之化气行水，生姜之温胃散水，皆有助于水饮的分消。麻黄、杏仁宣降肺气，启上闸以通调水道，使水饮下行。石膏清泄郁热，生姜、大枣、甘草益气和中以助脾胃运化水湿。全方虽无治饮之药，但确有治饮之功；妙在通腠理开鬼门，以发越水气（指溢饮），宣肺气调水道，以利湿化饮，不治饮而饮自愈。

本方配伍特点有二：一是寒温并用，表里同治，侧重于“寒者热之”“汗而发之”；二是发中寓补，则汗出有源，汗不伤正。

六、临床应用

1．高热

喻志华用大青龙汤治疗外感高热证108例，对照组108例据病因选用康泰克、利巴韦林、氨苄青霉素、头孢菌素及输液治疗。结果：治疗组平均服药2～3剂，全部治愈，病程为1～3日；对照组亦全部治愈，但病程为6～20日。大青龙汤在外感病中应用最多，特别对高热而不汗出者有较好效果。有人用本方治疗暑热无汗300例。结果：治愈率为91.00%。有人用本方加荷叶治疗小儿伤暑高热30例，治愈24例，4例有效，2例无效。有人以大青龙汤加减治疗小儿夏季外感高热50例。结果：有效率为83.00%。笔者认为临床如见热重而寒较轻者，石膏用量宜增，而麻黄、桂枝用量酌减；对热轻寒重者，麻黄、桂枝用量略重，石膏用量酌减。

2．支气管炎

有人用本方治疗肺中素有痰湿内伏，而又新感风寒引发之慢性支气管炎合并肺部感染34例，对照组18例给予鱼腥草注射液静脉滴注。结果：治疗组有效率为85.29%；对照组临床控制9例，好转5例，无效4例。用本方治疗风寒束表、肺气不宣、热邪伏肺之喘息性支气管炎发作期46例。结果：有效率为89.10%。

3．急性肾炎

以本方加蝉蜕、地龙、白茅根、益母草、车前草治疗急性肾炎43例，颜面浮肿甚者，加苏叶、生姜皮；双下肢肿甚者，加猪苓、茯苓、泽泻、大腹皮；血尿甚者，加白茅根、茜草、仙鹤草、蒲黄；咽喉疼痛者，加金银花、连翘、牛蒡子；蛋白尿显著者，重用黄芪，加鹿衔草、柿叶、玉米须；皮肤有化脓感染者，加赤芍、赤小豆、土茯苓、蒲公英；纳差者，加焦三仙、鸡内金；水肿消退者，逐渐减麻黄、桂枝、石膏用量，合用玉屏风散。每日1剂，水煎，分5次温服，2周为1个疗程。结果表明，临床治愈37例，有效4例，无效2例。

4．过敏性鼻炎

应用加味大青龙汤治疗过敏性鼻炎32例，病程最短的10日，最长的达18年。病程长、体虚者，加黄芪、百合；鼻塞者，加细辛、路路通；头痛者，加白芷、川芎。5剂为1个疗程。结果：痊愈19例，显效7例，好转5例，无效1例。

七、实验研究

1．解热作用

给家兔耳静脉注射霍乱菌苗1.80 mL/kg，造成发热模型，然后口服本方14 mL/kg（相当于生药45.90 g），0.5 h后重复给药一次，测定给药后家兔肛温的变化情况。实验证明：本方对家兔实验性发热有较好的解热作用，但起效较为缓慢，在给药1.5 h才产生作用。给药组2 h后体温平均下降（0.96±

0.34）℃，对照组为（0.40±0.42）℃，给药组与对照组相比有显著性差异（$P<0.01$）。

2．抑菌作用

本方对溶血性链球菌、金黄色葡萄球菌、肺炎球菌等多种细菌有抑制作用，但作用强度较弱；对葡萄球菌和大肠杆菌有一定的体外抑菌作用。

八、注意事项

本方发汗之力居解表方之冠，故一服得汗者，应停后服，以防过剂；少阴阳虚、中风表虚证，以及有汗而烦者，均应禁用。风寒在表而里饮重者，亦不宜使用。

桂枝汤

（《伤寒论》）

一、功能

解肌发表，调和营卫。

二、主治

外感风寒，营卫不和证。头痛发热，汗出恶风，鼻鸣干呕，苔白不渴，脉浮缓或浮弱者。

三、组成

桂枝去皮9 g、芍药9 g、甘草炙6 g、生姜切9 g、大枣擘3 g。

四、用法

上五味，㕮咀三味，以水七升，微火煮取三升，适寒温，服一升。服已须臾，啜热稀粥一升余，以助药力。温覆令一时许，遍身漐漐，微似有汗者，益佳，不可令如水流漓，病必不除。若一服汗出病瘥，停后服，不必尽剂；若不汗，更服如前法；又不汗，后服小促其间，半日许，令三服尽。若病重者，一日一夜服，周时观之，服一剂尽，病证犹在者，更作服；若汗不出，乃服至二三剂。禁生冷、黏滑、肉、面、五辛、酒酪、臭恶等物。

五、组方原理

本方以桂枝为君药，助卫阳，通经络，发汗解表，祛在表之风寒。芍药酸收，益阴敛营，既敛固外泄之营阴，又补充受损之津液，且监制桂枝之发散，使汗勿伤津，用为臣药。生姜辛温，用之助桂枝辛散表邪，兼和胃止呕；大枣甘温能助阴补血，用之协白芍养血益营，兼益气补中。生姜、大枣相配，是为补脾和胃，调和营卫之常用组合，二药共为佐药。炙甘草调和药性，合桂枝辛甘化阳以实卫，合芍药酸甘化阴以和营，功兼佐使药之用。综观本方，药虽五味，结构严谨，发中有补，散中有收，邪正兼顾，阴阳并调。

本方配伍特点有二：一为发散药与酸收药配伍；二为助阳药与益阴药同用。

六、临床应用

（一）内科

1．外感疾病

桂枝汤对外感缠绵重症、产后、老年外感者，能明显缩短病程，治疗夏季气虚风寒型感冒78例，其中伴上呼吸道感染症状（鼻塞、流涕、喷嚏、咳嗽）63例，伴消化道症状（恶心、呕吐）21例。结果：总有效率为74.30%。

2．发热

桂枝汤对各种发热，常奏良效。有人以本方为主治疗24例内伤发热，其中功能性发热18例，不明原因发热6例，既往有传染病史3例。发热兼见形寒肢冷，舌淡胖白腻，脉细弱等阳虚证者加附子，生姜易为煨姜；兼见气短乏力，食少头晕，舌淡苔白，脉细弱等气虚证者重用白芍，并加饴糖、黄芪；兼见五心烦热，骨蒸盗汗，舌红少苔，脉细数等阴虚证者倍用白芍，加地骨皮、鳖甲。结果：总有效率为91.67%。

3．汗证

有人对44例盗汗者进行了分析，其中偏表阳虚19例，以汗出较多，并见肢冷、背冷为特点，拟调和营卫，益气固表止汗法，用本方合玉屏风散去生姜，加五味子、生牡蛎、浮小麦为主治疗，全部患者均获痊愈。

4．咳嗽

广西北海市中医院用桂枝汤合玉屏风散加减治疗过敏性咳嗽50例。结果：显效38例，好转8例，无效4例，总有效率为92%。以桂枝汤加杏仁、川贝母、荆芥、贯众、茜草、枳壳、沙参、玄参、桔梗、蝉蜕、僵蚕、防风治疗喉源性咳嗽60例，病为扁桃体炎、咽炎、喉头水肿治后遗留咳嗽者加射干、丹参；病程日久，久咳不愈者，加诃子、五味子。3日为1个疗程。结果：总有效率为95%。

5．神经系统疾病

（1）头痛

本方加葛根治疗功能性头痛54例。方法：中药组30例以葛根30 g、桂枝12 g、白芍12 g、生姜3片、甘草9 g、大枣10枚为主，随证加减；西药组24例平时服谷维素片，疼痛加剧时加服对乙酰氨基酚片。两组均以14日为1个疗程，连用2个疗程。结果：中药组总有效率为90%；西药组总有效率为62.50%。

（2）坐骨神经痛

有人以本方治疗原发性坐骨神经痛27例，寒重者加附子，寒湿偏重者加细辛、附子、薏苡仁、苍术，肌筋挛缩者加天花粉、天冬、玉竹、当归，麻木不仁者加葛根、丝瓜络、木瓜，痛甚者加制乳香、制没药、羌活、独活、威灵仙。15日为1个疗程。结果：总有效率为96.29%。用中西医结合方法治疗150例坐骨神经痛，其方法为骶管内给药2%利多卡因、地塞米松、山莨菪碱、维生素B_1、维生素B_{12}等，每周治疗1次，同时服用本方加附子、葛根、白术、天花粉，每日1剂，早晚分服，10日为1个疗程，一般治疗1～2个疗程。结果：总有效率为98%。

（3）颈椎病

将312例椎动脉型颈椎病随机分为两组，治疗组186例内服本方，药后进稀饭1碗，卧床覆被，待出微汗后起床退汗，避风，汗退后方可外出；对照组126例服用尼莫地平。两组均用药5日。结果：治疗组愈显率为90.86%，总有效率达100%；对照组愈显率为76.19%，总有效率为88.89%。

（4）肋间神经痛

用本方加减治疗肋间神经痛，观察病例107例，其中治疗组56例，对照组51例。治疗组以桂枝、白芷、田三七、没药、乳香各10 g，白芍、延胡索各20 g，甘草、细辛（后下）各6 g，马钱子粉、樟脑各3 g（均另包备用）为主，每日1剂，水煎取汁约250 mL，其中150 mL内服，另100 mL趁热加入马钱子粉、樟脑粉，拌匀后将药汁浸入小纱巾上，热敷痛处，早晚各1次。对照组口服维生素B、泼尼松、罗通定。两组均是10日为1个疗程。结果：治疗组总有效率为96%；对照组总有效率为82%。

（5）带状疱疹后遗神经痛

以桂枝汤为基础方治疗本病50例，疼痛发于头部者加细辛、白芷，上肢者加桑枝、姜黄、鸡血藤，胸背部者加柴胡、延胡索，腰背部者加川续断、台乌药，下肢者加牛膝、川续断、台乌药，兼瘀血者加当归、赤芍、丹皮，兼气滞者加香附、川芎、王不留行，兼气虚者加党参、北黄芪。忌食辛辣、油腻，戒烟酒。10日为1个疗程。结果：总有效率为88%。

6．关节疾病

（1）痹证

以桂枝汤为主方治疗本病56例，皆获满意效果。其随证加减之法：若湿邪偏胜者，加茯苓、白术、威灵仙、木瓜、牛膝；热邪偏胜者，加黄柏、苍术、牛膝、威灵仙、防己；寒邪偏胜者，加肉桂、独活、牛膝、桑寄生、苍术。

（2）类风湿关节炎

青海省中医院以桂枝汤为基础方化裁治疗本病42例。主要加减：关节痛甚者加制川乌、制草乌、羌活、独活、秦艽、制没药，僵硬者加白芷、白芥子、乳香、天花粉，热痹者加生石膏、知母、忍冬藤、黄柏。30日为1个疗程，连用3个疗程。结果：总有效率为90.48%。上海中医药大学附属曙光医院亦以本方加味治疗本病31例。结果：总有效率为83.90%。

7．心脑血管疾病

（1）病态窦房结综合征

用桂枝、五味子、炙甘草各12 g，白芍、大枣各15 g，黄芪、丹参、麦冬各30 g，枳实10 g，每日1剂，每日4次，服药期间，停服西药，忌酒、油脂食品。共治13例，其中有心肌炎及心肌病10例，过服异搏停及地西泮而引发此病1例。结果：有效11例，占84.60%。

（2）窦性心动过缓

以本方加人参为主方，心绞痛者加丹参、红花、瓜蒌壳，心功能不全出现水肿者加远志、枳壳、五加皮、通草，呼吸困难者加杏仁、桃仁、葶苈子，失眠者加柏子仁、生牡蛎（捣细），治疗本病40例。经3个疗程的治疗，总有效率为82.50%。

（3）心律失常

以桂枝汤合生脉散加苦参、当归、玄参、生地黄为主，胸痹心痛者，加瓜蒌、薤白、郁金；阴虚阳亢且失眠、烦躁、潮热者，重用白芍、玄参，加龙骨、牡蛎；心动过速者，加柏子仁、石菖蒲；阳虚心动过缓者，加附子、细辛。治疗本病60例，其中冠心病30例，高血压性心脏病12例，甲亢性心脏病3例，病毒性心肌炎5例，风湿性心脏病5例，更年期综合征2例，心脏神经官能症2例，原因不明1例。结果：总有效率为91.67%。

（4）肢体偏瘫

肢体偏瘫为脑血管疾病中常见证候，若属卫阳失固，营卫俱虚，邪风趁虚侵入经络或脏腑，导致营卫不和，气血瘀滞者，用桂枝汤加减。如报道以桂枝汤加红花、防风治疗偏瘫24例，结果：治愈15例，显效6例，好转3例。其随证加减之法：若汗出多，营阴伤重者，白芍增至30～40 g；瘀血较重者，减白芍加赤芍；汗出肢冷，脉微阳虚较重者，加附子；气息低微，脉浮虚者，加黄芪；下肢着地酸软无力者，加全蝎。

（5）多发性动脉炎

以本方为主，气虚者加党参、黄精，阴虚者加麦冬、沙参，血瘀者加丹参、鸡血藤、川芎、红花，并配合西药维生素E每次20 mg，每日服3次，除个别病例在住院期间服用维生素B_1、维生素C、腺苷钴胺，治疗多发性动脉炎21例。经3个月治疗，其总有效率为85.70%。

8．血液系统疾病

（1）白细胞减少症

以桂枝汤加虎杖、绞股蓝、制黄精为治疗组，以口服鲨肝醇片为对照组，分别观察35例。两组均以15日为1个疗程，治疗30日后复查血象。结果：治疗组总有效率为97.14%；对照组总有效率为74.29%。两组的治愈率、总有效率有显著性差异（$P<0.01$）。

（2）过敏性紫癜

本方加丹参为基本方，治疗本病35例。服至紫癜完全消退，自觉症状消失，再继续给予3～5剂，以资巩固。结果：痊愈33例，好转2例。

9．消化系统疾病

（1）便秘

桂枝汤加生白术、黄芪、当归，治疗老年性便秘41例。结果：总有效率为85.37%。山东省诸城市人民医院以桂枝汤加黄芪为主，治疗虚性便秘46例。结果：13例疗效优，26例疗效良，6例有效，1例无效。

（2）肠易激综合征

本方为主，若腹痛甚者加木香、槟榔，腹泻甚者加葛根、黄连，兼阴虚肠燥者加生地黄、玄参、麦冬，阳虚便秘者加肉苁蓉、胡桃肉、锁阳。结果：治疗本病总有效率为94.30%。

（二）妇科

1．崩漏

以桂枝龙骨牡蛎汤加味作为观察组，治疗崩漏取得良好效果。其方法是：桂枝10 g，白芍12 g，生姜3片，大枣7枚，煅龙骨30 g，煅牡蛎30 g，川续断15 g，丝瓜络10 g，金樱子15 g，杜仲15 g。于月经来潮前1周服药6～12剂，连服3个月经周期。对照组20例均用西药妇康片或妇宁片治疗。结果：治疗组总有效率为97.50%；对照组总有效率为75%。

2．妊娠恶阻

广东汕头大学医学院第一附属医院以本方为主，恶寒者重用桂枝、生姜，气虚者加西洋参，治疗妊娠恶阻55例。结果：临床治愈占90.50%；有效占9.50%。

3．产后身痛

本方加党参为主方，兼肢体酸痛麻木，头晕乏力，心悸气短者加黄芪、当归；痛如锥刺，肢体肿胀，屈伸不利者加细辛、怀牛膝、杜仲；汗出畏风寒，肢体冷痛者合玉屏风散；手足拘挛者加木瓜、钩藤、当归；肢体麻木者加黄芪、地龙；腰膝酸痛者加怀牛膝、木瓜，共治50例。结果：全部病例临床症状均消失，肢体疼痛一般在服药后1～3日减轻，服药量最少者3剂，最多者15剂，平均8剂。有人以本方加当归、黄芪、鸡血藤、羊肉组成的芪归桂枝汤治疗本病130例。结果：总有效率为98.46%。

4．更年期综合征

本方为主，情绪不稳、急躁易怒者加生龙骨、生牡蛎、朱砂，失眠多梦者加炒酸枣仁、柏子仁、合欢皮，神疲乏力、心慌者加茯苓、黄芪，头痛头晕者加葛根、决明子。7日为1个疗程，治疗更年期综合征40例。结果：治愈24例，好转12例，无效4例。有人亦以本方随证加减，治疗更年期综合征，总有效率为85.70%。

5．经行头痛

本方加川芎、细辛为主，巅顶胀痛者加藁本、柴胡，眉棱骨痛者加白芷、菊花，恶心、呕吐者加法半夏、陈皮，睡眠不佳者加茯神、酸枣仁。每日1剂，水煎，分2次于每日11点和20点服药，药后避风寒。经前1周开始服药，经净后停药，连续服药3个月经周期。共治36例，结果：治愈30例，好转5例，未愈1例。

6．痛经

用桂枝汤加当归治疗妇人痛经36例，其中年龄最小者13岁，最大者45岁，痛经病史最短者半年，最长者达30年；单纯痛经20例，痛经伴其他症状16例。结果：痛经痊愈35例，全部在第一次复诊后恢复正常；1例治疗后疼痛缓解而未痊愈，后经妇科检查确诊为子宫内膜异位症。

（三）儿科

1．心脏疾病

董廷瑶老中医以桂枝龙牡汤治疗10例小儿心脏疾患，皆获良效。其加减法：凡遇汗多淋漓者加浮小麦、糯稻根、麻黄根、穞豆衣，睡梦惊扰者加龙齿、远志、茯神木、朱麦冬，胸闷不适者加郁金、香附，纳少者加陈皮、佛手，阴血虚者加生地黄、当归、阿胶、枸杞子，心气弱者加党参、黄芪、五味子。

2．肺炎

以桂枝加龙牡汤为基本方，若患儿神倦汗出倍用龙骨、牡蛎，加浮小麦、黄芪，兼咳嗽不爽者加贝母、橘红、杏仁、紫菀，肺虚喘促者加五味子、麦冬，痰多食少者加苏子、白前、半夏、陈皮。结果：痊愈8例，好转4例，无效1例。

3．多动症

以本方治疗2～13岁小儿多动症30例，7日为1个疗程，2～3个疗程后，所有症状消失的痊愈患儿8例，多动基本控制、睡眠明显好转的显效患儿17例，改善3例，无效2例。

4．遗尿

以本方加山茱萸、生黄芪、炒山药、乌药、桑螵蛸、益智仁、白果、石菖蒲，治疗本病35例。结果：总有效率为88.57%。

5．厌食症

以桂枝汤合玉屏风散加枳壳、佛手、焦山楂、神曲为基础方，随证加减，疗程14日，治疗小儿厌食症109例。结果：总有效率为96.33%。

（四）外科

阑尾炎

桂枝0.9 g，白芍1.8 g，生姜0.6 g，大枣1.2 g，生甘草0.6 g，广木香0.9 g，广陈皮1.2 g，加水100 mL，煎沸5 min后顿服，每日1剂，治疗64例急、慢性阑尾炎。结果：62例显效，1例有效，1例无效。平均服药6日。本方对单纯性急性阑尾炎疗效尤佳，但治疗机制尚待探究，并认为药物和剂量不可随意改动，否则效果不佳。

（五）男科

1．遗精

本方加龙骨、牡蛎为主，水煎服，若遗精日久，时常滑泄者加菟丝子、芡实、枸杞子；夜眠不佳，以梦遗为主者加酸枣仁、茯神、远志、夜交藤；兼口渴心烦，小便短数者重用白芍、甘草，加麦冬、黄柏、知母，治疗本病50例。结果：有效率为86%。

2．不育症

以桂枝汤加生龙骨、生牡蛎为基础方，气虚者合四君子汤，加黄芪、山药等；血虚者合四物汤，加何首乌、枸杞、黄精等；阴虚者合左归饮，加柏子仁、楮实子等；阳虚者合右归饮，加菟丝子、肉苁蓉、巴戟天等；湿阻精窍者加滑石、车前子等；瘀阻精窍者加炒穿山甲（穿山甲属濒危动物，药典也已将其“除名”，目前有临床实验证明，猪蹄甲在消痈、抗炎、催乳等方面可以取代穿山甲的功效）、王不留行等，共治25例，取得满意效果。

3．睾丸疼痛

以本方加川楝子、贯众、生黄芪为基础方，共治20例，其中急性睾丸炎11例，慢性附睾炎1例，精索静脉曲张2例，睾丸鞘膜积液1例，外伤3例，受寒2例。结果：全部病例疼痛均消失，治疗时间最短6日，最长32日。

（六）五官科

1．过敏性鼻炎

本方为主，便秘者加大黄、黄芩，流清涕较多、口唇干燥者加芦根、葛根、天花粉，鼻塞声重明显者加桔梗、生地黄、苍耳子，有化热趋势、涕变黄稠者加生石膏、蒲公英、紫花地丁、黄芩。治疗发作期过敏性鼻炎52例，其中22例服1剂症状消失，30例服2剂症状消除。有人以本方加黄芪、苍耳子、辛夷、蝉蜕、葶苈子为主，水煎服，每日1剂，治疗本病50例。结果：总有效率为96%。

2．慢性鼻窦炎

以桂枝汤加黄芪、辛夷、苍耳子为基本方，鼻干、浊涕或黄涕者加黄芩、沙参，自汗恶风者加白术、防风，咳嗽痰多胸闷者加桔梗、枳壳、法半夏、杏仁，眉棱骨痛者加白芷、川芎，共治本病11例。结果：痊愈5例，有效6例。

（七）皮肤科

1．冻疮

本方加赤芍、黄酒（后入）为基本方，寒重局部痒痛者加麻黄、细辛，气虚神疲乏力者加生黄芪，阳虚畏寒者加附子、细辛，并重用桂枝；血瘀严重，局部紫黯者加丹参、红花；溃烂者兼用麻油调马勃粉外敷。5剂为1个疗程，每剂煎3汁，1、2汁内服，第3汁浸洗患处。共治冻疮43例。经1～3个疗程治疗，痊愈42例，另1例因创面较大，溃烂严重而5个疗程获愈。

2．多形红斑

本方以赤芍易白芍加川乌、当归、川芎、羌活、防己，每日1剂，分2次煎服，5剂为1个疗程，治疗寒冷性多形红斑70例。结果：总有效率为88.50%。江苏姜堰区中医院亦以赤芍易白芍加当归、红花、羌活、防己、制川乌、干姜、吴茱萸内服，局部外涂复方炉甘石洗剂，治疗轻型多形红斑60例。结果：总有效率为93.40%。对照组40例服用特非那定、维生素C、阿昔洛韦，局部处理同上。结果：总有效率为80%。

3．皮肤瘙痒症

用本方加防风、鸡血藤、当归，水浸1日后，第一遍煎取250 mL，早晚分2次服，第2遍煎取2 500 mL，于晚上服药后，趁热擦洗患处15～25 min，治疗老年性皮肤瘙痒症31例。结果：总有效率为93.20%。

4．荨麻疹

以本方为主，怯寒肢冷者加制附片，恶风明显者合玉屏风散，瘙痒甚者加白鲜皮、土茯苓，每日1剂，分2次温服，药渣煎水外洗手面等暴露部位，治疗寒冷性荨麻疹80例。结果：有效率为97.50%。另有本方随证加减，风热型加当归、丹皮、大黄、白茅根，风寒型加麻黄、杏仁，胃肠湿热型若大便秘结加大黄、芒硝，气血两虚型加当归，治疗本病52例。结果：总有效率为96.20%。

七、实验研究

（一）药理研究

1．对体温的调节作用

实验发现：发热机体中，桂枝汤具有可阻断发热激活物和白介素1、干扰素、肿瘤坏死因子等内生致热原的作用，降低前列腺素E_2和环核苷酸（cAMP）等中枢发热神经介质在下丘脑中的含量，促进体温调节中枢发热神经递质5-羟色胺的降解灭活，抑制乙酰胆碱的作用，激活致冷神经调质蛙皮素受体的活性，从而发挥其解热作用。低体温机体中，桂枝汤可提高前列腺素E_2和cAMP等中枢发热介质在下丘脑中的含量，阻断发热神经递质5-羟色胺的降解灭活，提高其在体温调节中枢中的含量，拮抗致冷神经递质去甲肾上腺素作用，抑制致冷神经调质蛙皮素同其受体结合，拮抗蛙皮素、神经降压素的降温作用，激活传出神经-肾上腺素能受体，从而发挥其升温作用，表明本方对体温呈双向性调节。

2．对汗腺分泌的调节作用

以3.5～10 g/kg桂枝汤煎剂灌胃，能增加正常大鼠足跖部的汗腺分泌。以相同的剂量给大鼠灌胃，既能抑制因安痛定所致的汗腺分泌亢进，也能拮抗阿托品引起的汗腺分泌减少，表明本方对汗腺的调节亦呈双向性。

3．对胃肠功能的调节作用

桂枝汤灌服能抑制大鼠醋酸性胃黏膜溃疡的形成，使病理动物胃黏膜、肝组织中的琥珀酸脱氢酶、ATP酶、碳酸酐酶活性恢复接近正常，能对抗吲哚美辛所引起的胃H^+、K^+-ATP酶活性的抑制。用8.75～30 g/kg桂枝汤煎剂给小鼠灌胃，既能抑制因注射新斯的明引起的肠蠕动亢进，也能拮抗肾上腺素引起的肠蠕动抑制，表明其具有双向调节作用。最新研究结果显示，桂枝汤既能有效地抑制和消除幽门螺杆菌和幽门弯曲菌，对慢性胃炎和溃疡病的防治有重要意义，尚能促进胃肠黏膜局部血液循环，改善胃肠黏膜缺血、缺氧症状，对胃黏膜萎缩腺体的恢复、肠上皮化生和不典型增生或异型增生的消失和消退有较好作用。

4．对免疫功能的调节作用

其对免疫功能的调节作用随着功能状态、给药过程和不同免疫指标有所不同。桂枝汤煎剂灌胃对免疫功能已呈抑制的病毒感染小鼠，可提高其巨噬细胞吞噬功能、血清凝集素、溶血素效价和外周血中T细胞百分率，使之恢复到正常；对免疫功能已增强的左旋咪唑处理小鼠，则可降低血清凝集素、溶血素效价和外周血中T细胞百分率，使之接近和恢复到正常水平。正常小鼠给予桂枝汤，于给药初期能抑制小鼠体液抗体凝集素的产生，7日后则呈现促进作用。口饲、肌内注射或静脉注射，均能抑制小鼠玫瑰花环形成细胞的产生，抑制绵羊红细胞、牛血清白蛋白、二硝基氯苯引起的迟发性超敏反应，抑制淋巴细胞对刀豆蛋白和脂蛋白引起的增殖反应。

5．对心肌和腹肌血流量的影响

采用150%桂枝汤灌胃后测定家兔心肌和腹肌组织血流量，结果显示，本方能明显增加家兔心肌组织的血流量，而减少家兔腹壁皮下组织的血流量。采用氢气清除法测定家兔服用桂枝汤前后心肌血流量的变化，结果显示，桂枝汤灌胃后能增加家兔在体正常心肌的血流量。

（二）组方配伍研究

小鼠上，以抑制流感病毒性肺炎、角叉菜胶性足肿胀、炭末廓清功能为指标所做的正交设计实验说明：全方抑制病毒性肺炎、增强网状内皮系统（Reticuloendothelial system，RES）功能的作用显著强于组成药味的各种组合，全方减去任何一味药都会影响疗效。方中各组成药味在全方所起的作用不同，桂枝在抗炎作用上是主要的，芍药在抑制病毒性肺炎，大枣在提高RES功能上是主要的。方中各组成药味有的有协同作用，有的有拮抗作用，如桂枝配伍芍药，抗炎作用增强；桂枝配伍生姜，抗炎和RES功能增强；芍药配伍甘草，增强了抗病毒性肺炎、抗炎和提高吞噬活性等功能；芍药配伍大枣，抑制肺病变的作用增强，而对RES活性的提高有拮抗作用；甘草配伍大枣，抗炎和提高RES的功能增强。

（三）服法研究

大、小鼠的时间药理学研究表明，桂枝汤对活动期动物的解热作用强于静止期动物，在人体中，桂枝汤宜白昼服，提高环境温度并辅以药后灌服小米粥、汤，能增强桂枝汤抑制病毒性肺病变和单核巨噬细胞吞噬的功能，说明了“啜粥温服以助药力”的科学性。以小鼠巨噬功能为指标，每日2剂的作用强于每日1剂，连日服作用强于非连日服。以抗炎、解热作用为指标，每日总剂量1次服的作用也明显增强。

八、注意事项

①本方为外感风寒表虚证而设，凡外感风寒表实证者禁用。

②其证虽有汗出，若伴见发热口渴、咽痛脉数或胸闷、苔黄腻、脉滑数，证属温病初起，或湿温为患者，禁用本方。

③汗出恶风，若与倦怠乏力、气短懒言等并见，属肺卫气虚、表卫不固证，亦不宜使用。

④服药期间禁食生冷黏腻、酒肉、恶臭等。

九味羌活汤

（张元素方，录自《此事难知》卷上）

一、功能

发汗祛湿，兼清里热。

二、主治

外感风寒湿邪，内有蕴热证。恶寒发热，肌表无汗，头痛项强，肢体酸楚疼痛，口苦微渴，舌苔白或微黄，脉浮或浮紧。

三、组成

羌活9 g、防风9 g、苍术9 g、细辛3 g、川芎6 g、白芷6 g、生地黄6 g、黄芩6 g、甘草6 g。

四、用法

上九味，㕮咀，水煎服，若急汗，热服，以羹或粥投之；若缓汗，温服，而不用汤投之。

五、组方原理

本方解表祛湿，方中羌活辛苦性温，入太阳经，散表寒，祛风湿，利关节，止痹痛，为治风寒湿邪在表之要药，为君药。防风辛甘性温，为风药中之润剂；苍术辛苦而温，主治风寒湿痹；两药相合，协助羌活祛风散寒，除湿止痛，是为臣药。细辛风药也，风能除湿，温能散寒；白芷辛温香燥，行经发表，散风泄湿，本方借二药辛温芳香之性，祛风散寒止痛；川芎辛温，既可活血，又能行气，与君、臣药合用使寒散湿除，气血通畅，则头痛肢酸等可愈；生地黄、黄芩清泄里热，以上五药俱为佐药。甘草调和诸药，为使药。九味配伍，既能统治风寒湿邪，又能兼顾协调表里，共成发汗祛湿，兼清里热之剂。

本方配伍特点有二：一是升散药和清热药的结合运用；二是体现了分经论治的基本结构。

六、临床应用

1．感冒

以本方为主，如苔浊欲呕，胃脘不适者，去生地黄、黄芩，加生姜、半夏；苔黄，唇红，咽干者，去苍术，加牛蒡子、薄荷；肩背痛者，加秦艽；四肢酸楚者，加桑寄生、忍冬藤；咳嗽痰稠者，加杏仁、桔梗、牛蒡子、前胡；脘闷不适者，加陈皮、砂仁；小便短赤者，加滑石、车前子、泽泻。

2．上呼吸道感染

分别用九味羌活胶囊与九味羌活浓缩丸治疗上呼吸道感染，观察治疗期间，不得使用其他治疗上呼吸道感染的药物、各类抗生素和解热镇痛药，以免影响药物疗效评价。用药1日后体温未下降而改用其他治疗方法的患者，做无效病例处理。结果：治疗组总有效率为95.83%，对照组总有效率为87.50%。

3．药物性头痛

以本方为主，痰浊者加胆南星，热重者加赤芍，血瘀者加丹参，6日为1个疗程，治疗因服用抗结核药物引起的药物性头痛39例。结果：总有效率为92.31%。

4．痹证

随机将73例痹证患者分为治疗组46例，对照组27例。治疗组以本方加味治疗，对照组应用西药非甾体抗炎药为主治疗。结果：治疗组总有效率为95.70%，胃肠道反应发生率为6.50%，半年内复发率为40.90%；对照组总有效率为77.80%，胃肠道反应发生率为59.30%，半年内复发率为76.20%。

5．腰背痛

用九味羌活丸每次6～9 g，葱姜汤送服，每日2次，配合拔罐疗法，每次10～15 min，3日1次，6次为1个疗程，治疗因风、寒、湿三邪而致的腰背痛73例。结果：73例均获显著疗效。

6．颈椎病

用本方加减治疗颈椎病27例，14例自觉症状及体征完全消失，总有效率为96.30%。基础方：羌活、苍术、桂枝、细辛、葛根、白芷、威灵仙、川芎、生地黄、桃仁、红花、甘草。若颈椎增生严重者，重用威灵仙；颈部僵硬者，加大葛根、桂枝用量。

7．外感牙痛

用九味羌活汤治疗牙痛27例，所治患者皆伴有恶寒发热、无汗头痛、肢体酸痛等症状。结果：总有效率为92.15%。

8．中耳炎

以九味羌活汤去黄芩、生地黄，加陈皮、厚朴、大腹皮为主，治疗分泌性中耳炎早期16例，5剂为1个疗程。其病证特点为耳内胀闷闭塞感，自听过强，听力减退，伴恶风汗出，口黏不渴，舌苔黏腻，脉滑而数。检查见耳膜呈橘黄色，有积液线如发丝血。治疗3个疗程后，治愈15例，好转1例。

9．鼻窦炎

用本方合三花汤加减治疗鼻窦炎109例，其中双侧上颌窦炎36例，单侧上颌窦炎66例，上颌窦炎伴过敏性鼻炎5例，上颌窦伴慢性鼻炎2例。结果：总有效率为97%。

10．三叉神经痛

以九味羌活汤为主辨证治疗三叉神经痛30例，若风寒型去生地黄、黄芩，加全蝎、僵蚕，实火型加栀子、石膏，气血虚弱型加黄芪、当归，瘀血阻络型加丹参、桃仁，痛甚型加土茯苓，川芎增量。经治疗，26例痊愈，4例好转。

11．带状疱疹后遗神经痛

九味羌活汤加减治疗带状疱疹后遗神经痛36例。以九味羌活汤为基础方，根据临床辨证分型，肝经部者加柴胡、丹皮、龙胆，脾虚湿蕴者加白术、茯苓、黄芩，气滞血瘀者加丹参、黄芪，如遇疼痛甚者加延胡索。每日1剂，每剂煎服3次，每次约150 mL，7日为1个疗程。结果：总有效率为80%。

12．急性荨麻疹

以本方为主方，治疗本病152例。基础方：羌活19 g，防风6 g，炒苍术6 g，北细辛1.5 g，川芎6 g，白芷6 g，生地黄10 g，炒黄芩6 g，甘草6 g，生姜2片，葱白3枚。儿童用量酌减。无寒热者，去生姜、葱白头；风热者，去北细辛；因药物反应者，重用甘草，加绿豆；寄生虫引起者，加槟榔、乌梅肉；反复发作者，加蝉蜕、浮萍、地肤子。结果：119例服药3剂痊愈，15例服药5剂痊愈，10例服药7剂痊愈，6例反复发作者，服药10剂症状好转，间有发作，然再服此方仍有效；2例无效。笔者认为本方对风寒型、风湿型荨麻疹皆有效。

七、实验研究

1．镇痛作用

小鼠醋酸扭体法实验证明，该方水提物和醇提物20 g/kg能明显抑制小鼠扭体反应，减少扭体次数；其醇提物25 g/kg对热板法所致小鼠疼痛反应有明显抑制作用，可提高小鼠痛阈值。另有报道，该方水提物10.5 g/kg能明显减少醋酸引起的小鼠扭体反应次数及可提高热板法中小鼠痛阈值。这表明本品镇痛作用良好。

2．抗炎作用

小鼠巴豆油耳肿胀法和大鼠蛋清足肿胀法实验证明，九味羌活汤醇提液30 g/kg对动物急性炎症水肿模型有明显抑制作用。

3．抑菌作用

九味羌活汤水煎剂对金黄色葡萄球菌、表皮葡萄球菌、大肠杆菌、绿脓杆菌、普通变形杆菌、福氏志贺菌、微球菌、黏质沙雷菌进行体外抑菌实验。结果显示，该水煎剂的最小抑菌浓度分别为0.008 g/mL、0.016 g/mL、0.25 g/mL、0.25 g/mL、0.031 g/mL、0.063 g/mL、0.016 g/mL、0.25 g/mL，表明九味羌活汤对多种细菌有抑制作用。

4．解热作用

九味羌活汤水煎液8.1 g/kg和21.6 g/kg灌服给药，对用疫苗或啤酒酵母引起的发热模型动物（家兔、大鼠），可使其发热体温下降，且作用迅速。另有实验发现，对多种致热原（啤酒酵母、过期菌苗、内毒素、内生性致热原）引起的大鼠、家兔发热，九味羌活汤有一定的解热效果。杨奎等采用中药血清药理学研究方法显示，九味羌活丸对伤寒副伤寒内毒素诱导兔单核细胞内DNA合成有明显抑制，量效关系呈递减；对伤寒、副伤寒内毒素诱导兔单核细胞蛋白质合成小剂量作用不明显，中剂量有抑制作用，大剂量则促进蛋白质合成；对Ca^{2+}内流的影响呈量效递增性抑制作用，大剂量则为促进内流作用。这表明九味羌活制剂可减少内生致热原的产生，从而发挥解热功能。

5．镇静作用

小鼠自主活动测定实验发现，九味羌活汤10.5 g/kg能减少小鼠自发活动次数，表现出一定的镇静作用。

6．调节免疫作用

抗内毒素抗体产生实验表明，九味羌活汤能明显促进抗体产生，加速机体对内毒素的清除。

八、注意事项

①临床应用本方，尚须据病情轻重，辅以羹或粥。若寒邪较甚，表证较重者，宜热服本方，药后应啜粥以助药力，以便酿汗祛邪；若寒邪不甚，表证较轻者，则不必啜粥，温服本方即可微发其汗。

②本方虽有生地黄、黄芩之寒，但总属辛温燥烈之剂，故风热表证及阴虚内热者不宜使用。

香苏散

（《太平惠民和剂局方》卷2）

一、功能

疏散风寒，理气和中。

二、主治

外感风寒，内有气滞证。形寒身热，头痛无汗，胸脘痞闷，不思饮食，舌苔薄白，脉浮。

三、组成

香附子、紫苏叶各9 g，炙甘草3 g，陈皮6 g。

四、用法

上为粗末。每服9 g，水一盏，煎七分，去滓，热服，不拘时候，日三服。若作细末，只服9 g，入盐点服（现代用法：作汤剂煎服，用量按原方比例酌情增减）。

五、组方原理

本方由疏散风寒与理气药物组合而成。方中苏叶辛温，归肺、脾二经，本方用之，发表散寒，理气宽中，一药而兼两用，切中病机，为君药。香附辛苦甘平，为行气开郁之要药，为臣药。君臣相合，苏叶得香附之助，则调畅气机之功益著；香附借苏叶之升散，则能上行外达以祛邪。胸脘痞闷，虽缘于气郁，亦与湿有关，故佐用理气燥湿之陈皮，一则协君臣行气滞以畅气机，二则化湿浊以行津液。甘草健脾和中，与香附、陈皮相配，使行气而不致耗气；并调和药性，是佐药兼使药之用。如此配伍，使表邪解则寒热除，气机畅则痞闷消。

本方配伍特点有二：一是解表药和理气药同用；二是行气结合化湿，用药兼顾肺、脾、肝三脏。

六、临床应用

1．感冒

以香苏散为基础方，风寒甚者加防风、羌活各10 g；风寒夹内热者加蒲公英、板蓝根各20 g；风热者加金银花15 g，芦根30 g，牛蒡子、桔梗、连翘各10 g，板蓝根20 g；夹湿者加藿香、佩兰（后下）各10 g；夹燥者加浙贝母、沙参各15 g，芦根30 g，梨皮10 g；夹暑者加青蒿10 g，滑石24 g；伴咳嗽者加杏仁10 g，治疗感冒168例。其辨证分为风寒147例和风热21例，其中夹燥12例，夹湿92例，夹暑8例，风寒夹内热101例。结果：总有效率为98.80%。

2．胃、十二指肠溃疡

以本方（香附10 g，苏梗6 g，陈皮6 g，炙甘草5 g）加柴胡5 g，白芍10 g，八月札10 g，黄连6 g，丹参18 g，治疗胃、十二指肠溃疡30例。其中胃、十二指肠溃疡各15例。结果：总有效率为90%。

3．胆汁反流性胃炎

将本病70例随机分为2组，治疗组36例，给予香苏散加味（香附、法半夏、紫苏叶、陈皮、甘草、党参、黄连）治疗；对照组34例，给予多潘立酮、复方氢氧化铝片治疗。2组均以4周为1个疗程。结果：治疗组在改善上腹痛、呕吐症状方面优于对照组（$P<0.05$）。胃镜及病理活检总有效率治疗组为91.70%，对照组为82.40%。2组比较，差异均有显著性意义（$P<0.05$）。

4．胃脘痛

以本方加味治疗胃脘痛102例，其中胃溃疡12例，十二指肠溃疡20例，各种慢性胃炎70例。临床表现以上腹胃脘近心窝处发生疼痛为主要症状，常伴有脘腹胀满，嘈杂泛酸，嗳气呃逆，恶心呕吐，纳呆，大便不调等。基础方：香附、苏梗、陈皮、枳壳、厚朴、延胡索、川楝子、蒲公英、甘草。每日1剂，分2次温服。30日为1个疗程，一般2个疗程疗效显著。服药期间注意节制饮食，忌辛辣、生冷、肥甘滋腻、浓茶、烟酒及不易消化食物。结果：有效率为93.10%。有人亦以香苏散随证加减治疗胃脘痛162例，全部患者均以胃脘部疼痛为主诉，或伴有胸闷少食、嗳腐吞酸，遇恼怒复发或加重，舌苔白，脉弦。中医辨证属气滞；西医诊断属胃炎75例，其中胃溃疡36例，十二指肠球部溃疡伴胃炎

28例，胆囊炎9例，胃恶性病变2例，其他12例。结果：临床痊愈占53.10%，显效占29.60%，好转占13.60%，无效占3.70%。

5．糖尿病胃轻瘫

有报道将本病189例，随机分为治疗组和对照组。治疗组用加味香苏散（紫苏梗、陈皮、制香附、党参、麦冬、白芍、炒白术、茯苓、黄芩、丹参、炒麦芽、柴胡、枳壳、甘草），对照组用多潘立酮、胰激肽释放酶。结果：治疗组总有效率为96.70%；对照组总有效率为63.70%。

小青龙汤

（《伤寒论》）

一、功能

解表散寒，温肺化痰。

二、主治

外寒内饮证。恶寒，发热，头身疼痛，无汗，喘咳，痰涎清稀而量多，胸痞，或干呕，或痰饮喘咳，不得平卧，或身体疼重，头面四肢浮肿，舌苔白滑，脉浮。

三、组成

麻黄$_{去节}$9 g、芍药9 g、细辛6 g、干姜6 g、甘草$_{炙}$6 g、桂枝$_{去皮}$9 g、半夏$_{洗}$9 g、五味子6 g。

四、用法

上八味，以水一斗，先煮麻黄，减二升，去沫，内诸药，煮取三升，去滓，温服一升。

五、组方原理

本方证属外寒内饮证。方中麻黄发汗解表，宣肺平喘，利尿行水；桂枝解肌发表，温通血脉，化气行水，麻黄、桂枝相伍，发汗散寒以解表邪为主；宣肺通脉之效又兼治喘咳身痛等，二药之用，针对病因、病机、主证，故为方中君药。臣药用干姜、细辛、半夏温肺化饮，燥湿祛痰，治已成之水饮。细辛尚助麻黄、桂枝解表祛邪，半夏兼能和胃降逆。佐用五味子敛肺止咳，芍药和营养血，二药与辛散之品相配，一散一收，既可增强止咳平喘之功，又可制约诸药辛散太过之性，且可防止温燥药物伤津。炙甘草兼为佐使之药，既可益气和中，又能调和辛散酸收之间。药虽八味，配伍严谨，开中有合，宣中有降，使风寒解，营卫和，水饮去，宣降有权，则诸证自平。

本方配伍特点有二：一以麻黄、桂枝解在表之风寒，配白芍酸寒敛阴，制麻黄、桂枝而使散中有收；二以干姜、细辛、半夏温化在肺之痰饮，配五味子敛肺止咳，令开中有合，使其散不伤正，收不留邪。

六、临床应用

1．呼吸道感染

有人将168例小儿呼吸道感染随机分为两组。两组均使用抗生素治疗，支气管哮喘者加用平喘药物。观察组加用小青龙汤（液剂），用法：3岁以下者，每次3～5 mL；4～6岁者，每次7.5 mL；7～12岁者，每次10 mL，口服，每日3次。对照组则加用小儿止咳糖浆、异丙嗪糖浆。结果：观察组总有效率为93.48%，对照组总有效率为73.68%。其止咳和止喘天数，前者分别为（3.85±1.40）日及（3.26±

1.52）日，而后者分别为（6.12±3.18）日和（6.54±3.72）日。这表明观察组治疗效果明显优于对照组。

2．支气管哮喘

有人以本方为基础方，10剂为1个疗程，治疗支气管哮喘急性发作68例。结果：临床治愈率和总有效率分别为67.60%和86.70%。有人以小青龙汤治疗哮喘39例，结果表明，临床痊愈12例，临床控制20例，有效6例，无效1例。有人以本方加葶苈子、白芥子、黄芩、蒲公英为主方，肺气虚易感冒者加玉屏风散；感染明显者加抗生素，治疗本病49例。结果：总有效率为94%。以小青龙汤为主，辨证加减治疗小儿哮喘388例。主要加减：3岁以下婴幼儿加白术、茯苓等；3～6岁者加防风、辛夷、紫苏子、莱菔子、枳实、大黄等；6岁以上者，本方加辛夷、苍耳子、石膏、黄芩、桑白皮、地龙、紫石英、紫苏子、葶苈子等，药物剂量按小儿体重酌情加减。3日为1个疗程，未愈者可进行第2个疗程。治疗3个疗程无效者，终止治疗。结果：3岁以下者总有效率为97.58%；3～6岁者总有效率为96.80%：6岁以上者总有效率为94.44%。有人将79例小儿咳嗽变异性哮喘随机分为2组，对照组41例给予辅舒酮气雾剂及万托林气雾剂吸入，并根据病情选用酮替芬片或开瑞坦片、缓释茶碱片；治疗组38例在对照组治疗的基础上，加服小青龙汤加减方。观察2组患者临床疗效和第一秒用力呼气量、最大呼气流速的变化。结果：治疗组总有效率为94.70%，对照组总有效率为73.20%，2组比较差异有显著性意义（$P<0.05$）。治疗后，治疗组肺功能第一秒用力呼气量、最大呼气流速均较治疗前显著提高（$P<0.05$），2组治疗后比较差异有显著性意义（$P<0.05$）。

3．支气管炎

修晓霞等亦用中西医结合治疗本病84例，对照组按西医常规治疗，治疗组在对照组基础上内服小青龙汤加减方。结果：治疗组总有效率为8.09%；对照组总有效率为69.04%。2组疗效比较差异有显著性意义（$P<0.05$）。以中西医结合治疗慢性支气管炎急性期患者100例，随机分为2组，每组各50例，均用西药头孢噻肟钠静滴，持续低流量吸氧、镇咳、祛痰等对症支持治疗。治疗组于入院当日即给予小青龙汤加减，14日为1个疗程。结果：治疗组总有效率为94.00%；对照组总有效率为72.00%。以本方合二陈汤化裁（麻黄、桂枝、白芍、炙甘草、干姜、细辛、法半夏、陈皮、茯苓），治疗12例经中西药治疗，并长期使用多种抗生素，但病情反复，咳嗽、咯痰、喘息未能控制之慢性支气管炎者。结果：总有效率为91.60%。有人以本方加川贝母、桔梗、紫菀、百部为主方，剂量随年龄递增，日1剂，治疗小儿毛细支气管炎65例。结果：总有效率为96%。有人应用小青龙汤，同时注射青霉素和口服泼尼松，治疗毛细支气管炎410例。结果：3日内咳喘、肺部喘鸣音消失381例，占93%；4～6日内消失27例，占6.5%：7～10日内消失2例，占0.5%；与对照组（西药组）比较，有显著性差异（$P<0.01$）。

4．肺炎

用本方加减的平喘合剂为主治疗小儿肺炎喘型389例。结果：治愈318例，占81.7%；好转69例，占17.7%；死亡2例，占0.5%，其合剂为小青龙汤原方去白芍、干姜、甘草，加射干、生石膏。另以本方为基础方，日1剂，分煎2次，混合后分4～6次口服，喘重者隔30 min服1次，喘减轻后，服药间隔可适当延长，两肺哮鸣音消失，转为大中湿鸣或痰鸣时，换服二陈汤以善其后。无继发感染者不用抗生素，心衰者使用西地兰及吸氧，治疗小儿喘息型肺炎11例。结果：均获痊愈。有人治疗迁延性肺炎22例，其中18例肺脾阳虚型以本方加款冬花、茯苓等治疗。结果：均痊愈出院。平均6.1日平喘，7.8日肺部啰音完全吸收，平均住院10日。有人应用小青龙汤为主治疗小儿支气管肺炎100例，对照组40例均用抗感染、对症止喘、退热等常规治疗，治疗组用小青龙汤。结果：两组均痊愈；治疗组治愈时间明显少于对照组。

5．百日咳

本方加沙参、乌梅、天花粉、茯苓，水煎，加糖200 g，煎后温服，3剂为1个疗程，治疗百日咳102例，服药2个疗程。结果：治愈率达97%以上。又以本方为基础方，治疗久咳偏虚者，加兰花草、野棉花根，治疗顿咳患儿100例。结果：3日痊愈84例，6日痊愈16例。

6．肺心病

将103例肺心病哮喘患者随机分为2组，2组病例均采用吸氧、解痉平喘、强心利尿、抗菌等治疗。治疗组是在上述治疗基础上加服大剂量小青龙汤（炙麻黄20 g，白芍20 g，桂枝20 g，干姜20 g，细辛20 g，法半夏20 g，五味子20 g，生石膏120 g，甘草20 g）。结果：治疗组48例近期控制9例，显效23例，好转10例，无效3例，死亡3例；对照组55例近期控制5例，显效18例，好转20例，无效5例，死亡7例。有人将120例肺心病急性发作期（寒饮伏肺型）患者随机分为治疗组80例和对照组40例，对照组以吸氧、抗炎、解痉平喘等西药治疗，治疗组是在对照组治疗的基础上加用加味小青龙汤（本方加桃仁、红花、川芎、地龙）。结果：治疗组显效率为81.25%，总有效率为92.5%；对照组显效率为50%，总有效率为80%。

7．胸膜炎

以本方治疗35例结核性渗出性胸膜炎，一般服药7～11日后复查，服药期间仍给予抗结核治疗，忌食寒凉、辛辣之物。结果：服药7剂后，经X线透视胸腔积液全部消失10例，消失75%14例，消失50%5例，消失25%6例。胸痛、胸闷、气促均有不同程度减轻，25例体温正常，10例仍有低热。再经服药4剂后，胸腔积液全部消失共30例，有5例胸腔积液消失75%。

8．过敏性鼻炎

为探讨中西医结合治疗过敏性鼻炎的疗效，采用治疗组服用加味小青龙汤，肌注卡介菌多糖核酸，对照组给予抗组胺药常规治疗，如特非那定、息斯敏等。结果：治疗组总有效率为93.7%，对照组总有效率为71.1%，治疗组疗效明显优于对照组（$P<0.01$）。提示该法对本病具有提高机体免疫力及抗过敏作用。乔志芬等以本方加苍耳子、辛夷、徐长卿、乌梅为基础方，眼痒、流泪、畏光者，酌加荆芥、防风、桑叶；鼻流黏液脓样分泌物者，去桂枝、干姜、麻黄，酌加金银花、蒲公英、黄芩；哮喘者，酌加杏仁、苏子。恢复期，用小青龙汤加玉屏风散巩固疗效。7日为1个疗程，连服2个疗程，治疗本病42例。结果：总有效率为90.5%。用小青龙汤浸膏剂治疗过敏性鼻炎16例，急性上呼吸道感染2例，急性鼻窦炎和急性鼻炎各1例。结果：有效率为90%。从疗效来看，一般是止涕较快，消除喷嚏和咳嗽稍慢，而鼻塞则不易治疗。故症状严重时，有必要用抗组胺等药。亦有用本方及氯苯那敏分别治疗本病的报道。本方所治20例中，显效者占55%，有效者占10%，稍有效者占30%；而经氯苯那敏治疗的12例，显效者为8%，有效者为25%，稍有效者为42%。

七、实验研究

1．平喘作用

小青龙汤对动物离体气管平滑肌及因吸入致痉剂所致的哮喘有保护作用。实验表明，对离体豚鼠气管平滑肌，全方及其大部分组成药，都可不同程度地拮抗组胺、乙酰胆碱和氯化钡等引起的气管收缩，显示其具有程度不等的气管平滑肌松弛作用。煎剂与醇提取液的作用性质相同，但作用程度不同，全方醇提取液对气管的松弛作用较全方煎剂强，对三种致痉剂引起的气管痉挛性收缩，均有抑制作用。而全方煎剂不能拮抗氯化钡的致痉作用。全方醇提取液的抗组胺作用及抗乙酰胆碱作用，均较盐酸麻黄碱为强，且麻黄碱也不拮抗氯化钡痉挛。由于组胺所致气管平滑肌收缩与过敏所致者相同，乙酰胆碱所致者则系拟胆碱效果，氯化钡则系直接作用于平滑肌，故提示本方对多种原因所致的哮喘均有效。初步认为本方解痉作用机制与组胺和胆碱能受体无关，其平喘作用主要是直接松弛气管平滑肌所致。

2．抗过敏作用

用抗卵蛋白IgE血清所致豚鼠被动皮肤过敏反应研究本方对Ⅰ型变态反应的影响。注射抗原卵蛋白前1.5 h灌服本方提取物5～100 mg/kg，可使被动皮肤过敏反应滴度呈量-效关系下降。如果达到50 mg/kg以上剂量时则减少至1/16，而此时豚鼠被动皮肤过敏反应直径为6.2 mm，局部伊文思蓝染料透出量为3.5 ng，对照组分别为13.5 mm及15.4 ng。本方还能抑制卵蛋白致敏的离体豚鼠肠管的舒尔茨和戴尔反应。先加本方提取物，后加抗原卵蛋白，可抑制肠管收缩，而先加抗原，后加本方，则不能抑制收缩，提示本方的作用可能在于抑制过敏介质的释放。实验还表明，本方能强烈地对抗化合物48/80所致肥大细胞的脱颗粒，正常豚鼠腹腔肥大细胞在用48/80刺激时脱颗粒率为76%，而本方则为16%，且抑制作用呈量-效关系。本方对豚鼠游离卵白蛋白致敏的肺组织的抗过敏作用机制的结果表明，在Krebs溶液中加入本方，能松弛致敏和未致敏动物肺组织切片的自发性张力。本方对卵白蛋白引起的收缩呈剂量依赖性抑制作用。对于正常肺组织，其可使组胺、白三烯的收缩曲线分别右移2.7和4.0倍，并减低对血小板活化因子的最大收缩反应。因此本方对特异性抗原及化学介质如组胺、白三烯和血小板活化因子引起的收缩反应都有抑制作用，可能直接作用于靶细胞而不是拮抗受体部位，但也可能减少了细胞释放化学介质。

3．扩张外周血管及体温调节作用

本方及其拆方进行兔耳血管及大鼠足跖温度实验，结果发现由桂枝、五味子、细辛、半夏、麻黄组成的全方方剂，可扩张离体兔耳血管，使灌流量明显增加；由白芍、干姜、麻黄、半夏、甘草组成的方剂，流量无明显变化；而由半夏、麻黄组成的方剂则使流出量降低。除桂枝、五味子、细辛组方对大鼠足跖温度明显降温外，其余各方可使其先升后降。

4．改善肾上腺皮质功能及肺功能作用

临床上，哮喘患儿按0.05 g/kg顿服本方，服药前及服药后30 min、60 min及120 min采血测体内皮质醇及ACTH浓度。结果发现，服药后血浆皮质醇浓度分别较服药前增加36%、30%及25%；ACTH增加18%、18%及23%；对照组服药前后无变化。这揭示肾上腺皮质功能可能与本方疗效有关。顿服本方后肺功能改善，对于运动诱发的哮喘也有明显抑制效果。

5．对血液流变学的影响

对109例慢性肺心病急性发作期瘀证患者中16例属肺肾气虚外感偏寒型用本方治疗。治疗前后均测定血沉（ESR）、血沉方程K值、血细胞压积（H_t）、全血比黏度（η_b）、血浆纤维蛋白原浓度（Fib）、红细胞电泳率（EPM）、全血还原黏度（η_{b-1}/H_t）及血浆比黏度（η_p），并将η_b、Fib、EPM三项值代入瘀证判别函数式，求得相应的f值，以分析本方的化瘀机制。结果发现，本方化瘀机制主要与第三因子改善有关，即η_p、Fib下降，EPM上升，从而降低血流阻力，有利于血液循环。

6．对红细胞糖酵解的影响

对10首解表古方进行小鼠红细胞糖酵解实验发现，麻黄汤、小青龙汤、香薷饮有促进糖酵解的作用；其中含麻黄的小青龙汤、麻黄汤、麻杏甘石汤较之单味麻黄对糖酵解有更强的促进作用，说明合理的方剂配伍，能充分发挥药物的协同作用。

7．对气道结构重塑的影响

用卵清蛋白吸入造模，发现本方高、低剂量组血清NO及支气管、肺泡灌洗液中ET-1的含量均明显降低；病理组织学观察显示，小青龙汤高剂量与氨茶碱可明显改善支气管黏膜的水肿及脱落，小青龙汤低剂量组亦有相似作用，但作用稍弱；小青龙汤高、低剂量组可明显抑制基层细胞增生及平滑肌的增厚，此作用优于氨茶碱组。这表明小青龙汤可以干预气道重塑机制。有人对哮喘大鼠灌服小青龙汤，观察哮喘大鼠气道平滑肌、黏膜、基底膜厚度的变化以及用本方药能否有效抑制气管平滑肌细胞分泌ET-1，以探讨其对气道结构重建的作用机制。结果显示：与模型组比较，哮喘大鼠的平滑肌、黏膜、基底膜厚度显著下降，ET-1水平降低，提示本方可通过抑制ET-1的分泌，从而阻断平滑肌、黏膜、基底膜的增厚，延缓不可逆性气道重建的进程，对哮喘大鼠气道结构重建有很好的治疗作用。

八、注意事项

本方辛散温化之力较强，应以确属水寒相搏于肺者，方宜使用，且视患者体质强弱酌定剂量；阴虚干咳无痰或痰热者，不宜使用。

（本节作者：杨华）

第二节 辛凉解表

银翘散

（《温病条辨》卷1）

一、功能

辛凉透表，清热解毒。

二、主治

温病初起表热证。发热，微恶风寒，无汗或有汗不畅，头痛口渴，咳嗽咽痛，舌尖红，苔薄白或薄黄，脉浮数。

三、组成

连翘30 g、银花30 g、苦桔梗18 g、薄荷18 g、竹叶12 g、生甘草15 g、荆芥穗12 g、淡豆豉15 g、牛蒡子18 g。

四、用法

上药共杵为散，每服六钱（18 g），鲜芦根汤煎，香气大出，即取服，勿过煮。肺药取轻清，过煮则味厚入中焦也。病重者，约二时一服，日三服，夜一服；轻者，三时一服，日二服，夜一服；病不解者，作再服（现代用法：作汤剂煎服，按原书用量比例酌情增减）。

五、组方原理

本方为辛凉透表，清热解毒治法。方中金银花味甘性寒，能散热解表；连翘味苦性微寒，能透肌解表，清热逐风，二药既可轻宣透表，疏散风热，又可清热解表，辟秽化浊，故重用为君药。薄荷辛凉，散风热，清利头目；牛蒡子辛苦而寒，疏风散热，泻热清咽，二药疏散风热，清利头目，且可解毒利咽。荆芥、豆豉辛而微温，解表散邪。四药同用，助君药发散表邪，透邪外出，俱为臣药。热已伤津，当生津以扶正。芦根清肺热，滋养肺阴；竹叶止渴，除上焦烦热，二药同用，清热生津，既可增强清热之功，又可补充受损之津。肺气失宣，肺系不利，故配桔梗开宣肺气而止咳利咽。上述三药均为佐药。甘草既可调和药性，护胃安中，又合桔梗利咽止咳，是属佐使之用。诸药配伍，共奏疏散风热，清热解毒之功。

本方配伍特点有二：一是辛凉之中配伍少量辛温之品；二是疏散风邪与清热解毒相配。

六、临床应用

（一）内科

1．流感

用银翘散治疗流行性感冒50例，服药后患者体温迅速下降，自觉症状明显减轻，一般在服药后2～4日痊愈。用银翘解毒丸预防流行性感冒962例，每服1～2丸，用药1.5个月，发病率为2.6%；对照组发病率为17.55%。

2．呼吸道感染

以银翘散为基础方，流浊涕、咳嗽痰黄者，减荆芥穗、淡豆豉、牛蒡子，加浙贝母、鱼腥草、杏仁；发热明显者加黄芩、板蓝根；咽痛明显者加玄参、生地黄，治疗小儿上呼吸道感染36例。结果：36例患儿均获痊愈。张淑琴等用银翘散煎剂保留灌肠治疗小儿急性呼吸道感染并发热178例。患者随机分为2组，2组均按常规抗病毒或抗生素治疗，治疗组96例在此基础上给予银翘散去豆豉，加板蓝根、生石膏保留灌肠，每日1次，连用3日；对照组82例在此基础上给予布洛芬混悬液等退热，有惊厥者给予地西泮或苯巴比妥镇静治疗。结果：治疗组总有效率为95.83%；对照组总有效率为63.41%。两组比较，差异有显著性意义（$P < 0.01$）。

3．脑炎

用本方加牛蒡子、贯众、大青叶、板蓝根为基本方，高热者加水牛角、牡丹皮、赤芍、黄连、生地黄；轻度意识障碍者加远志、石菖蒲；伴有抽搐者加钩藤、僵蚕、生牡蛎；昏迷者鼻饲安宫牛黄丸，并配合西药激素、甘露醇、维生素，并发感染者加用抗生素。治疗：总有效率为88.73%。

4．高热

用本方加减为基础方治疗84例高热患者。基础方：生石膏30～90 g，金银花、连翘、板蓝根各30 g，鲜芦根20 g，牛蒡子、荆芥、薄荷、桔梗各18 g。病重者每日2剂，轻者每日1剂。皮肤发斑，舌质红绛者加牡丹皮、赤芍、生地黄；身热不扬，汗出热不解，舌质红、苔黄腻者加生薏苡仁、黄芩；高热不退者加柴胡、青蒿；头痛者加川芎。服药1～2日退热72例，3日退热10例，4日退热2例。

5．病毒性心肌炎

以本方合生脉散加减治疗病毒性心肌炎37例。基本方为：太子参15 g，麦冬10 g，五味子8 g，金银花20 g，连翘20 g，荆芥6 g，薄荷5 g，牛蒡子10 g，桔梗10 g，芦根10 g，竹叶6 g，黄芩10 g，炙甘草10 g。结果：总有效率为97.3%。

（二）儿科

1．肺炎

本方去竹叶、豆豉，加桑白皮、杏仁、黄芩、知母煎服，治疗小儿肺炎25例。结果：服药3～5日痊愈，其中2日退热17例，4日内退热8例；湿啰音于3日内消失9例，5日内消失16例。X线胸透12例，病灶均于5日内消失。对于屡用抗生素治疗效果不好的病例，用本方随证加减，亦有一定疗效。

2．麻疹

以本方煎服，治疗14例麻疹并发肺炎，结果11例热退获效。另以本方为主，随证加减，治疗55例麻疹，平均退热时间为（7.0±0.24）日，而用一般药物治疗的101例为（8.41±0.22）日。银翘散不仅退热快，且能使透疹过程顺利，其他症状的缓解也较快。

3．腮腺炎

采用银翘散和普济消毒饮加外贴治疗急性腮腺炎156例。方法：以甘草、黄连、马勃各3 g，竹叶、薄荷各5 g，荆芥、桔梗、升麻、柴胡、橘红各6 g，牛蒡子、豆豉、芦根、板蓝根、玄参、黄芩各10 g，白僵蚕、金银花、连翘各15 g为基本方，随证加减，每日1剂，分4次服。根据患者病情加外贴药膏（三黄粉：黄连、黄芩、黄柏各30 g，青黛粉15 g，用凡士林调膏），24 h换1次，外贴3～7次为1个疗程。

（三）皮肤科

1．荨麻疹、银屑病

用变通银翘散（金银花、连翘、牛蒡子、大青叶各10～12 g，荆芥、防风、蝉蜕、甘草各6 g，生地黄、黄芩各10 g）及银翘大青汤（金银花、连翘各12 g，大青叶、牛蒡子各10 g，荆芥、薄荷、绿豆衣、生地黄各12 g，牡丹皮、甘草各6 g）煎服，治疗急性荨麻疹16例，急性点状银屑病25例。辨证为卫分证者用变通银翘散，若邪已入气分而卫分之邪未尽解者用银翘大青汤。结果：全部病例皆获痊愈。

2．风疹

以银翘散为基本方，伴高热者加石膏、知母；疹色红者加牡丹皮、赤芍；疹色淡者加滑石、通草；淋巴肿大者加夏枯草、昆布；胸闷易烦者加焦山栀；鼻衄者加白茅根、黄芩，水煎服，治疗暴发性剧烈风疹400例，服药2剂后症状消失。结果：除5例改用他法治疗外，395例均获治愈，总有效率为98.75%。禹永明将141例风疹患者随机分为治疗组78例和对照组63例，治疗组用穿琥宁注射液，同时给予银翘散，每日1剂，日服3～6次。对照组用利巴韦林注射液，同时给予口服盐酸吗啉胍、维生素C、氯苯那敏。2组病例中有高热者均给予对症处理。结果：两组疗效比较，总有效率无显著性差异（$P>0.05$）；但治疗组治愈率高于对照组（$P<0.05$）；开始退热和完全退热时间均显著短于对照组（$P<0.01$）；开始退疹和完全退疹时间均显著短于对照组（$P<0.01$）。

3．麻疹样病毒疹

本方去竹叶、桔梗、芦根，加黄芩、板蓝根、桑叶、菊花、蝉蜕为基础方，每日1剂，煎服，日2次。并嘱患者多饮开水及食清淡食物，共治疗78例。结果：所有患者均治愈，皮疹多在服药后2～7日全部消退，病情好转，无复发，疹退后均无色素沉着。

4．水痘

用本方加减，发热较高、热毒重者加大青叶、黄芩、山栀；咳嗽者加紫菀、贝母、南沙参；便秘者加大黄、玄参；腹泻者加黄连、葛根；尿短黄者加车前子、白茅根；瘙痒较剧者加蝉蜕、白鲜皮，治疗水痘120例，均获痊愈。龙贤林以银翘散合三仁汤加减治疗风热夹湿、肺卫不宣或气营两燔、湿毒蕴结之水痘78例，均在3～6日获愈。

（四）五官科

1．扁桃体炎

以金银花15 g，牛蒡子、连翘、桔梗、黄芩、玄参、山豆根、射干、荆芥、防风各10 g，薄荷4 g为基本方，水煎服，每日1剂，分3次服。如为小儿，则每剂药服2日，且少量频服。治疗本病36例。结果：治愈24例，有效12例。李春红以本方加减，治疗40例急性扁桃体炎患者，亦获痊愈。基础方：连翘20 g，金银花15 g，山豆根15 g，板蓝根15 g，牛蒡子10 g，黄芩10 g，薄荷6 g，桔梗10 g，仙鹤草15 g，白茅根30 g，生甘草10 g。

2．咽峡疱疹

用银翘片治咽峡疱疹43例，平均1.6日热退，3.6日疱疹及溃疡完全消失。对照组17例用西药治疗，疗程比银翘片组长。

3．疱疹性口炎

用加味银翘散（本方加木通、板蓝根）治疗小儿疱疹性口炎112例，西药组75例给予吗啉胍片、复合维生素B，发热者酌用复方阿司匹林片。两组口腔溃疡处均涂黏膜溃疡粉，每日2～4次。结果：中药组总有效率为94.6%；西药组总有效率为68.0%。

4．咽喉炎

以银翘散加射干、僵蚕、乌梅、鱼腥草，治疗急慢性咽喉炎136例，其中急性咽喉炎90例，慢性咽喉炎46例。其临床表现均有咽痛、干咳少痰等症状及咽红、咽后壁滤泡增生等。结果：治愈120例，好转16例。

5．放疗致口咽部毒性反应

以本方加减治疗鼻咽癌放疗致口咽部毒性反应29例。治疗方法采用分段治疗，鼻咽癌双耳前野+鼻前野钴60照射肿瘤7 000～8 000 cGy/(35～40）日，颈淋巴结区6 000～7 000 cGy/(30～35）日，放疗期间给予朵贝液漱口，每日5～6次，于放疗第3周开始口服本方，配方：金银花、连翘、黄芩各15 g，蒲公英30 g，白花蛇舌草15 g，薄荷（后下）10 g，柴胡12 g，菊花、蔓荆子、麦冬、玄参各15 g，党参20 g，车前草15 g，甘草10 g。结果：轻度反应（显效）为无或有轻度咽痛，可进食干饭，轻度充血9例；中度反应（有效）为中度咽痛，进半流食，充血，但无白膜形成或糜烂15例；重度反应（无效）为重度咽痛，进流食，充血，有白膜形成5例。总有效率为82.9%，其中2例因咽痛明显，不能进食，而暂停放疗。口服中药后未发现有副作用。

6．角膜炎

将78例单纯疱疹病毒性角膜炎随机分为2组，观察组以中药为主，辅用西药阿昔洛韦滴眼液滴眼。方法是：初期患者眼刺激症状重，以祛风清热为主。方用银翘散加减（金银花、连翘、荆芥、防风、薄荷、菊花、白芍、大青叶、柴胡各9 g，甘草3 g），7日为1个疗程。症状好转，角膜染色基本转阴性后，则以退翳明目为主，祛风清热为辅，在上方中去防风、连翘，加密蒙花、决明子、秦皮、蝉蜕。对照组仅用阿昔洛韦滴眼液滴眼，均治疗4周。结果：实验组总有效率为92%；对照组总有效率为64%。两组总有效率比较有显著性差异（$P < 0.01$），认为中西医结合治疗单纯疱疹病毒性角膜炎可明显提高临床疗效。

七、实验研究

1．发汗作用

银翘散口服能促进大鼠足跖部汗液分泌，其最小有效浓度为0.267 g/kg，生物相应体存量的效应消除半衰期为3.90 h，作用周期为23.71 h，达峰时间为2.21 h。

2．解热作用

银翘散煎剂对二联菌苗、五联疫苗所致家兔发热模型，按人用量15倍、30倍、40倍剂量一次灌服，解热作用显著，与复方阿司匹林组（0.2 mg/kg）比较无显著性差异。银翘散拆方后的解热作用远不及全方。银翘散煎剂、片剂、袋泡剂对啤酒酵母、2,4–二硝基苯酚所致大鼠发热模型，按成人用量40倍或20 g/kg灌服，皆有明显的解热作用。电生理研究表明，银翘散解热作用机制并不全同于解热镇痛药，本方可解除致热原对热敏神经元的抑制，使之恢复正常，同时抑制冷敏神经元发放冲动，降低机体产热水平，从而达到解表散热的效果。银翘散能直接作用于正常大鼠PO/AH热敏神经元，使其放电频率升高，从而使正常动物体温下降，揭示本方为一中枢性解热药。

3．抗病原微生物作用

银翘散全方及其单味药在体外对多种细菌及病毒均有抑制作用。从银翘散抗流感病毒有效部位群中分离得到6种黄酮类成分，分别为醉鱼草苷、金合欢素、橙皮苷、异甘草素、异甘草苷和金丝桃苷。

4．抗炎作用

银翘散对动物实验性炎症有明显抑制作用，对大鼠蛋清性足肿胀抑制作用较好，对组胺所致小鼠皮肤毛细血管通透性亢进的抑制作用亦佳，但对二甲苯和5–HT所致小鼠毛细血管扩张和通透性增高均无明显影响。其对炎症介质5–HT和前列腺素的对抗作用不明显或较弱。以抑制二甲苯所致小鼠皮肤毛细血管通透性增高为指标，测得银翘散口服给药最低抗炎剂量为1.5 g/kg，药效半衰期为4.53 h，作用持续时间为16.23 h，达峰时间为2.31 h。

5．抗过敏作用

银翘散袋泡剂10 g/kg灌服，对天花粉所致大鼠、小鼠被动皮肤过敏反应有明显的抑制作用。它不仅能明显减轻天花粉引起小鼠迟发型超敏反应的强度，还能降低过敏性休克动物的死亡数。其煎剂、片剂、袋泡剂均能抑制二硝基氯苯引起小鼠耳部皮肤迟发型超敏反应的发生。

6．对胃肠功能的影响

银翘散煎剂对动物肠蠕动亢进有明显抑制作用，其灌胃给药的最低有效剂量为0.213 g/kg，药效半衰期为4.25 h，作用持续时间为27.18 h，达峰时间为1.54 h。

八、注意事项

本方临床使用时应注意煎服方法，因方中多为芳香轻宣之品，不宜久煎；对于外感风寒及湿热病初起者则当禁用。

桑菊饮

（《温病条辨》卷1）

一、功能

疏风清热，宣肺止咳。

二、主治

风温初起，表热轻证。但咳，身热不甚，口微渴，脉浮数。

三、组成

桑叶7.5 g、菊花3 g、杏仁6 g、连翘5 g、薄荷2.5 g、桔梗6 g、生甘草2.5 g、苇根6 g。

四、用法

水二杯，煮取一杯，日二服。

五、组方原理

风热病当外散风热，故以疏风清热，宣肺止咳为法。方中桑叶味甘苦性凉，疏散上焦风热，且善走肺络，能清宣肺热而止咳嗽；菊花味辛甘性寒，疏散风热，清利头目而肃肺，二药轻清灵动，直走上焦，善疏肺中风热以消除病因，故共为君药。薄荷辛凉，专于消风散热，用之助君药疏散上焦风热，加强解表之力，为臣药。杏仁肃降肺气，桔梗开宣肺气，二药一宣一降，以复肺的宣降功能而止咳；连翘透邪解毒；芦根清热生津而止渴，共为佐药。甘草调和诸药，为使药，且与桔梗相合而利咽喉。诸药相伍，使上焦风热得以疏散，肺气得以宣畅，则表证解，咳嗽止。

本方从“辛凉微苦”立法，其配伍特点是：以轻清宣散之品，疏散风热以清头目；以苦平宣降之品，理气肃肺以止咳嗽。

六、临床应用

（一）内科和儿科

1．上呼吸道感染

用本方合银翘散化裁制成银桑感冒液，每日2次，治疗本病48例。结果：有效46例，无效2例。商良波等对206例妊娠合并急性上呼吸道感染患者，均予桑菊饮加麦冬、生地黄、南沙参、制玉竹为主治疗，随证加减。结果：205例新生儿均正常分娩，母婴均健；1例为先天性心脏病患儿，婴儿畸形率为4.85‰。这提示采取有效的中药治疗，不仅能迅速缓解症状，无副作用，而且婴儿畸形率明显下降。有人以本方加麻黄、干姜治疗小儿春季上呼吸道感染而引起的咳嗽80例，每日1剂，分4次服用。结果：总有效率为94%。

2．流行性感冒

用本方煎服，治疗50例流感患者（部分病例系西药治疗无效者），其均有发热恶寒，头痛，鼻塞流涕，咳嗽，食欲不振等。服药后86.5%的患者在2日内退热，一般症状减轻，但咳嗽、鼻塞则消失较慢。

3．支气管炎

将90例风热犯肺型急性支气管炎患者随机分为治疗组60例，对照组30例。治疗组用加减桑菊饮，对照组用急支糖浆，7日后对比疗效。结果：治疗组总有效率为91.7%，对照组总有效率为86.7%，组间差异无统计学意义，但主要症状咳嗽、咳痰及鼻流黄涕、咽干、口渴等症状改善，治疗前后比较均有统计学意义（$P<0.01$）。

4．肺炎

有人用桑菊饮去连翘、薄荷、杏仁，加紫苏子、法半夏、橘红、茯苓、浙贝母，治疗新生儿及小婴儿肺炎69例，治疗期间除个别体质差者给予吸氧、强心、吸痰、输血外，均停用抗生素和其他西药。每日1剂，6日为1个疗程。结果：总治愈率为91.3%。

5．咳嗽

桑菊饮加减方对于多种类型的咳嗽具有良好的治疗效果，其中喉源性咳嗽运用较多。有人用桑菊饮合止嗽散化裁成桑菊止嗽方，治疗喉源性咳嗽78例，并与西药治疗组68例对照比较。2组均以7日为1个疗程。经2个疗程治疗，治疗组总有效率为87.10%，对照组总有效率为61.76%（$P<0.01$）。有人以本方为基本方，兼便秘者加杏仁至15 g，兼呕吐、烦躁者加竹茹10 g、生姜2片，兼轻度腹痛腰酸加黄芩、白术各15 g，治疗妊娠期咳嗽56例。结果：治愈44例，占78.57%；好转12例，占21.43%。

6．急性肾炎

以本方去杏仁、薄荷、桔梗，加桑白皮、白茅根、地肤子、丹参、益母草、茯苓，若发热者加知母、生石膏；尿蛋白（++）以上者加蝉蜕、白花蛇舌草；血尿者加石韦、生地黄；肿甚者加猪苓；血压高者加夏枯草、钩藤；明显感染者可配合抗生素，治疗小儿急性肾炎50例。结果治愈46例，好转4例。

（二）五官科

1．结膜炎

用桑菊饮去杏仁、薄荷、桔梗，加荆芥、蝉蜕、防风、栀子、生地黄、当归、牡丹皮、大青叶、板蓝根，治疗流行性结膜炎12例。结果：临床治愈10例，无效2例，总有效率为83.0%。

2．角膜炎

以本方加生黄芪、党参、当归，配合西药阿昔洛韦或利巴韦林眼药水局部滴用治疗单纯疱疹性角膜炎30例。结果：治愈20例，有效10例。平均治愈天数10日，治愈后坚持服用桑菊饮，复发率仅6.7%。

3．慢性鼻炎

以桑菊饮加桑白皮、荆芥、苏叶、川芎、牡丹皮、天花粉、贝母、辛夷、金银花为主，治疗儿童慢性鼻炎85例，其中变应性鼻炎19例，慢性单纯性鼻炎31例，慢性肥厚性鼻炎11例，慢性鼻窦炎24例。结果：总有效率为94.1%。

4．鼻衄

本方去连翘，加侧柏叶、仙鹤草、荆芥炭、鲜茅根、牡丹皮、黄芩。治疗证属外邪侵肺，燥热伤及鼻窍而致小儿鼻衄48例。结果：服药最短2日，一般7日出血即止。

有人亦用本方去连翘、桔梗，加侧柏叶、仙鹤草、荆芥炭、鲜茅根，治愈60例证属肝胃之火炎上，上结鼻窍之小儿鼻衄。

5．化脓性扁桃体炎

用桑菊饮加金银花、蒲公英、黄芩、荆芥、牛蒡子、浙贝母，若高热者加水牛角，咳嗽甚者加竹茹，咽痛剧者加土牛膝，便秘者加大黄，每日1剂，重则2剂，治疗本病35例。结果：治愈26例，好转8例，无效1例，总有效率为97.14%。

七、实验研究

1．解热作用

本方按成人量15.40倍灌胃，能使五联菌苗和啤酒酵母所致发热模型动物（家兔、大鼠）的体温下降，作用显著，效果与复方阿司匹林0.2 mg/kg相似。另有实验以解热为指标，在大鼠中测定了口饲桑菊饮的药动学参数，认为其基本上是一室模型特征，$t_{1/2}$在1.1～2.2 h，作用期在6～12 h，口服后的药峰时间在2 h以内，与麻黄汤、银翘散、桂枝汤相似，具有吸收快，起效快，排泄迅速，作用维持时间短，符合解表剂的应用特征。

2．发汗作用

桑菊饮5 g/kg灌胃给予大鼠，能使正常大鼠汗腺分泌增加，发汗作用的峰值一般在给药后1.5～2.0 h。

3．抗炎作用

桑菊饮对实验性急性炎症模型有较强的抑制作用。此外，该方能明显增加大鼠肾上腺中胆固醇的含量，升高血浆中醛固酮和皮质醇水平，又能降低肾上腺中维生素C含量，兴奋下丘脑-垂体-肾上腺皮质轴，揭示其抗炎作用的产生是通过多种途径整合而实现的。

4．抗菌作用

通过试管稀释法测定桑菊饮对乙型溶血性链球菌、肺炎链球菌、金黄色葡萄球菌、绿脓假单胞菌、大肠埃希菌的抑菌环直径，发现本方最低抑菌浓度分别为250.00 mg/mL、125.00 mg/mL、62.50 mg/mL、125.00 mg/mL、62.50 mg/mL；最低杀菌浓度分别为250.00 mg/mL、250.00 mg/mL、62.50 mg/mL、125.00 mg/mL、250.00 mg/mL。表明本方对多种细菌有不同程度的抑制作用。

5．免疫作用

实验显示，桑菊饮加减能明显提高吞噬指数，表明其具有通过增加非特异性吞噬能力达到消除病原微生物的作用，从而增加机体免疫功能。

麻黄杏仁甘草石膏汤

（《伤寒论》）

一、功能

辛凉疏表，清肺平喘。

二、主治

外感风邪，肺热咳喘证。身热不解，咳逆气急，甚则鼻煽，口渴，有汗或无汗，舌苔薄白或黄，脉浮而数者。

三、组成

麻黄$_{去节}$9 g、杏仁$_{去皮尖}$9 g、甘草$_{炙}$6 g、石膏$_{碎，绵裹}$18 g。

四、用法

以水七升，煮麻黄去上沫，内诸药，煮取二升，去滓，温服一升。

五、组方原理

本方以辛凉疏表，清热平喘为法。方中麻黄辛甘而温，宣肺平喘，解表散邪，是为治外感第一要药。石膏辛甘大寒，清泄肺胃之热以生津，辛散解肌以透邪。二药一辛温，一辛寒；一以宣肺为主，一以清肺为主，且俱能透邪于外，合用则相反之中寓有相辅之意，共用为君药。石膏倍于麻黄，使本方不失为辛凉之剂。麻黄得石膏，则宣肺平喘而不助热，石膏得麻黄，清解肺热而不凉遏，又是相制为用。杏仁味苦，善降利肺气而平喘咳。麻黄开宣肺气以平喘止咳；石膏质重下降，在清热的同时，也有助肺气下行的作用。故杏仁与麻黄相配，一宣一降，则宣降相因；与石膏相伍，一清一降，则清肃协同，是为臣药。炙甘草既能益气和中，又与石膏相合而生津止渴，与麻黄相合而止咳平喘，更能调和于寒温宣降之间，为佐使药。四药配伍，共成辛凉疏表，清肺平喘之功。

本方配伍特点是：解表与清肺并用，以清为主；宣肺与降气结合，以宣为主。

六、临床应用

（一）内科和儿科

1．感冒

以本方加金银花、连翘、板蓝根、鱼腥草、藿香、羌活、大青叶、青蒿、柴胡、薄荷为基本方，治疗流行性感冒195例，年龄8～70岁，病程在48 h以内，水煎2次，和匀分2次服用，每日1剂，服药后每12 h测体温1次，服用中药期间停用抗病毒、激素及解热镇痛类西药。对照组62例，予以感冒清胶囊。结果：治疗组有效率为93.84%，对照组有效率为79.03%，两组疗效对比有显著性差异（$P<0.01$）；24 h体温疗效比较，治疗组有效率为92.82%，明显高于对照组的82.26%（$P<0.05$）。有人以本方合小柴胡汤为基本方，加减治疗流感120例，偏感风寒者加桂枝、生姜；偏风热者加金银花、连翘。水煎温服，服后啜少许热粥，盖被平卧、避风。1剂不愈可于6 h后加服1剂。结果：有效率达100%。这说明麻杏石甘汤合小柴胡汤具有解热、抗病毒作用，故对流感有较好疗效。吕奎礼以麻杏石甘汤加山药、知母、生姜、大枣为基本方治疗风寒型流感57例，取得良好疗效。其加减及用法特点为：头痛者加白芷，颈项强痛者加葛根，全身酸痛者加羌活，咽喉痛者加玄参、桔梗、射干，痰饮咳嗽者加五味子，食欲不振者加麦芽、神曲。

2．上呼吸道感染

以本方合银翘散加减，治疗急性上呼吸道感染163例，其中急性扁桃体炎39例，急性咽炎54例，急性喉炎32例，单纯性鼻炎27例，两病合并出现者11例；病程最短1日，最长2个月。基本方是：麻黄10 g，杏仁12 g，生石膏30 g，金银花30 g，连翘20 g，薄荷10 g，荆芥10 g，淡竹叶10 g，桔梗10 g，大青叶20 g，生甘草6 g，生姜3片为引，每日1剂，水煎服。结果：痊愈156例，有效7例，平均疗程2.4日。

3．支气管炎

用本方治疗小儿急性支气管炎50例，有效率为62%；而以本方合小陷胸汤加味（麻黄、杏仁、石膏、甘草、半夏、黄连、瓜蒌、鲜茅根、胆南星、木蝴蝶）为主方治疗50例，有效率为88%。有人以麻杏石甘汤加川贝母、桔梗、枇杷叶、大黄（后下）组成宣肺通腑汤，痰黏稠者加海浮石、生蛤壳；咽痒者加苏叶；咽干者加麦冬；纳呆者加焦三仙，共治小儿支气管炎35例。结果：治愈33例，好转2例。其中服药3剂以下治愈者占80%。笔者认为肺与大肠相表里，临床观察本病多伴便秘，故肺失宣降，腑气不通是本病病机关键，若只宣肺止咳而不通腑泻热，难以奏效。方中大黄以便干为依据，大便正常也可用，多数患儿药后大便可日行3～4次，停药后可恢复正常。有人以本方加味治疗宁夏地区秋冬季急性支气管炎（表寒里热证）69例。结果：总有效率97.10%。基本方为：炙麻黄、杏仁、生石膏、法半夏、黄芩、鱼腥草、全瓜蒌、白芍、甘草等。

4．肺炎

（1）小儿肺炎

用麻杏石甘汤加味治疗小儿肺炎喘嗽43例。基本方与加减：麻黄0.8～2 g，杏仁4～6 g，石膏9～12 g，甘草2～3 g。高热、舌质红、苔薄白者加金银花、连翘、牡丹皮；舌红苔黄、壮热咳喘、小便短赤、大便秘结、脉滑数、痰热壅盛者加浙贝母、葶苈子；咳甚者加款冬花；喘甚者加桑白皮、苏子；痰多者加半夏、鱼腥草、射干、紫菀、僵蚕。结果：总有效率为97.7%。另报道，用本方灌肠治疗本病56例。基本方：麻黄、甘草各6 g，生石膏24 g，杏仁、桑白皮各10 g，陈皮、半夏各12 g，熟大黄8 g，黄芩9 g。咳甚者加马兜铃10 g，枇杷叶10 g；喘剧者加地龙12 g，代赭石15 g，全瓜蒌12 g。上药煎至200 mL，冷至35 ℃许，即可用小儿灌肠器将药液100 mL徐徐注入肠腔，适当抬高臀部，尽量使药液多保留些时间，每日2次，3日为1个疗程。结果：有效率为98.2%。

（2）嗜酸性粒细胞增多性肺炎

以本方加射干、白前、茯苓、马勃、川芎、牡丹皮，治疗本病26例。各例末梢血嗜酸性粒细胞增多在10%以上，其中12例属于肺嗜酸性粒细胞浸润单纯性，14例属迁延性。结果：总有效率为88.5%，平均服药6.8剂。

（3）大叶性肺炎

以麻黄7.5 g，杏仁15 g，生石膏100 g，黄芩、金银花各25 g，前胡、葶苈各15 g，板蓝根20 g为组方。外敷中药：大黄末5份，芒硝1份，大蒜4份，共捣以醋或水调敷。部分病例加中药静脉滴注（金银花、连翘、葛根、板蓝根、赤芍各等份，制成100%静滴液），每次50～100 mL，观察治疗60例。结果：平均3.8日体温恢复正常，9日咳痰消失，8日胸痛消失，白细胞总数恢复正常平均时间为5.7日，X线阴影消失平均为10.5日。有人用本方加味煎剂内服，治疗15例大叶性肺炎，严重者每日2剂，3～4 h服1次，分4次服完，直至体温恢复正常，症状显著好转。结果：13例痊愈，2例显著好转后自动出院。

（4）病毒性肺炎

本方加艾叶、黄芩、板蓝根、鱼腥草等治疗本病120例。双肺湿啰音重者，酌加葶苈子、射干、法半夏；干咳者加桔梗、南沙参；无发热、咳甚、痰白清稀者减石膏，酌加紫菀、百部、矮地茶、枇杷叶。结果：总有效率为96.6%。

（5）支原体肺炎

运用中西医结合治疗本病100例，其方法为：对照组80例患儿给予阿奇霉素静脉滴注对症处理，治疗组100例在对照组治疗的基础上加服麻杏石甘汤加味（麻黄仁8 g，杏仁8 g，石膏$_{后下}$15 g，甘草2～5 g，百部3～20 g）。结果：治疗组总有效率为98%；对照组总有效率为68.75%。

（6）麻疹肺炎

本方为主，共治34例，各例均有典型麻疹皮疹形态，疹退后留下色素沉着、糠状脱屑，疹出齐后伴有发热、咳嗽、喘憋、鼻煽及肺部中小水泡音等肺炎症状。29例患者持续高热（40.7 ℃）3～5日。其中21例单用麻杏石甘汤加柴胡、金银花、连翘、黄芩，水煎服。3岁以下每日1剂，3岁以上每日1.5～2剂，每日4次。3例加服补中益气丸；7例加服银翘解毒片；3例加服紫草、川红花、芫荽。34例全部治愈，体温恢复正常，白细胞恢复正常，胸部X线透视正常，平均疗程8日。

（7）支气管肺炎

以麻杏石甘汤加味（麻黄、杏仁、石膏、甘草、金银花、连翘、黄芩、败酱草等）治疗本病48例，主要症状为咳嗽、咯痰、发热、口渴、汗出；X线检查肺纹理紊乱；血常规检查白细胞计数增高。结果：总有效率为95.8%。

5．支气管哮喘

以本方加乌梅、五味子、射干、金银花、黄芩等组成的哮喘灵为主方，水煎服，每日1剂，治疗外源性支气管哮喘55例。结果：总有效率为94.53%。有人用本方加味治疗本病96例。基本方：麻黄10 g，杏仁15 g，生甘草6 g，生石膏30 g，穿山龙15 g，川贝母10 g。水煎服，每日1剂，15～20日为

1个疗程。结果：总有效率为97.8%。

6．百日咳

用本方加天南星、川贝母、天冬、百部、橘红、白茅根、桑白皮、前胡、半夏、蒌仁、葶苈子、黄芩制成合剂，每剂200 mL，治疗百日咳77例。一岁每次10 mL，按年龄递增，每岁加10 mL，超过5周岁，每次50～60 mL，每日2次，或3次分服。结果：56例痊愈，13例显效，8例有效。

（二）外科

1．红斑性肢痛病

以麻黄9～20 g，石膏15～20 g，杏仁9 g，甘草9～30 g，蝉蜕30～60 g，地龙15～30 g为主方，肢端红肿热痛重，症状持续不缓解者加水牛角12～30 g，知母15 g，牡丹皮12 g，每日1剂，煎2次，分2次内服，第3煎浸泡双足，液温在20～28 ℃，每日2次，每次30 min。禁烟、酒，忌辛辣食物。共治原发性红斑性肢痛42例，其中病程最长者5年，最短者1周，平均2年4个月，病因由高温所致者17例，冷冻致病者13例，感染所致者5例，不明原因者7例，全部病例均发生于双下肢肢端，其症状特点是发病急，两足烧灼，针刺样剧痛，呈阵发性发作，皮温高，色红，双足浸入冷水则症状大减，舌暗红，苔白燥或黄，脉弦数或滑数。结果：治愈率达80.95%。疗程最短服药15日，最长45日，平均疗程19日。

2．痔疮

以本方为主方，痔疮发炎者（含肛旁脓肿初期）加黄芩、黄柏、鱼腥草、蒲公英、野菊花，伴疼痛者加白芍；伴水肿者加萆薢、薏苡仁；便血者加地榆炭、黑槐花、仙鹤草；血栓及静脉曲张外痔者，酌加丹参、桃仁、赤芍、泽兰、鱼腥草、大黄。如外痔发炎肿痛，内痔脱出嵌顿，或肛旁脓肿初期者，取上方水煎后，1/2趁热熏洗坐浴15～20 min，每日1次。7日为1个疗程，共治120例。结果：临床治愈91例，有效27例，无效2例。有人以本方加丹参、枳壳、泽泻、升麻为基本方，连服3剂为1个疗程，痔核感染者加蒲公英、紫花地丁、黄连；大便干硬者加玄参、麦冬。局部用高锰酸钾溶液坐浴，痔疮止痛膏或普鲁卡因软膏涂抹，治疗嵌顿性内痔30例。结果：28例在1～2日内疼痛减轻，25例水肿在3～4日内消退，大部分3～6日能自行回纳。

（三）皮肤科

1．荨麻疹

本方加味治疗荨麻病48例。基本方：炙麻黄4～6 g，生石膏15～30 g，浮萍、乌梢蛇各10～15 g，杏仁、乌梅、甘草各10 g。5剂为1个疗程。伴发热、风团鲜红者加金银花、连翘、白茅根；风团色白者加荆芥、防风；瘙痒剧烈者加白鲜皮、苦参。结果：总有效率为93.7%。

2．痤疮

用银翘麻杏石甘汤加味治疗面部痤疮30例，结果：有效率达96%。其方法是以金银花、连翘、麻黄、杏仁、石膏、蒲公英、牡丹皮为基本方，一般型者加桑白皮、地骨皮，结节型者加牡蛎、山楂、车前子；皮肤瘙痒者加蝉蜕；痤疮色鲜红者加生地黄，色紫暗者加赤芍、丹参。服药期间，停外用药。笔者认为痤疮多生长在面部的颧部和前额部，颧部属肺，肺主皮毛，前额属胃，该病是由肺胃热甚（一般型），湿热郁结（结节型）肌肤所致，故用本方加味以宣肺清热解毒，消食散结消疹。

（四）五官科

1．鼻窦炎

以本方加味治疗急性鼻窦炎112例。组方为：麻黄6 g，杏仁10 g，生石膏30 g，甘草10 g，苍耳子15 g，赤芍10 g，桔梗10 g，白芷10 g。每日1剂，水煎取汁400 mL，分2次口服，并配合1%麻黄碱滴鼻剂滴鼻，每日3～4次。结果：总有效率为97.4%。另用麻杏石甘汤加味治疗化脓性上额窦炎138例。临床辨证属肺胆郁热者88例，脾经风热者25例，脾胃湿热者17例，脾肺气虚者8例。治疗方法：以生炙麻黄各5 g，杏仁10 g，石膏（先煎）30 g，甘草5 g，黄芩15 g，桔梗5 g，鱼腥草（后下）15 g，冬瓜仁20 g，山栀子10 g，川芎10 g，生黄芪20 g，路路通9 g，炒苍耳子9 g，白芷9 g为基本方，随证加减，每日1剂，水煎，早晚分服，15日为1个疗程。结果：总有效率为92%。

2．鼻渊

以麻杏石甘汤为主，鼻塞不通者加苍耳子、辛夷、薄荷；头痛较甚又恶寒发热者，加白芷、细辛；治疗鼻渊17例。结果：临床治愈14例，有效3例，疗程最短3剂，最长6剂。卓菁以本方为基本方（生麻黄、杏仁各10 g，生石膏30～120 g，甘草3 g），随证加减，治疗鼻渊120例。其中急、慢性鼻窦炎52例，过敏性鼻炎40例，急、慢性鼻炎28例。结果：总有效率为98.3%。

3．酒渣鼻

本方加大黄、生地黄、白花蛇舌草、半枝莲治疗酒渣鼻39例，每日1剂，水煎3次，前两煎混合，早晚分服，第3煎浸洗鼻部5 min。2周为1个疗程，酌情使用1～3个疗程。结果：35例显效，即鼻部红赤，皮肤增厚，丘疱疹等症状基本消失；4例无效。

4．喉炎

用本方去甘草，加荆芥、射干、天冬，水煎，每日1剂，煎2次共取250 mL，分服（要求在晚8点以前服完），治疗小儿痉挛性喉炎10例，其症状为咳嗽声紧促如犬，多在前半夜骤然发作。结果：服药2～4剂后均获痊愈。

5．咽炎

本方加板蓝根、连翘、蒲公英治疗急性咽炎50例。结果：有效率为94%。

6．口疮

本方加青黛3 g，知母10 g，3～5日为1个疗程，如病在舌部加生地黄、淡竹叶；在口唇、龈、颊、上腭加中黄、玄参；如溃烂融合成片加黄柏、苦参；若红肿痛重加金银花、蒲公英；便秘加大黄、芒硝，共治52例。结果：显效40例，有效8例，无效4例。

七、实验研究

（一）药效研究

1．镇咳平喘作用

麻杏石甘汤提取物水溶液灌胃对用猪毛刺激雄性豚鼠的气管内壁或电刺激狗气管引起的咳嗽，均有明显的镇咳作用。麻杏石甘汤温浸液对豚鼠支气管肌呈抗组胺作用，其效应与色苷酸钠相似，显示了麻杏石甘汤具有平喘镇咳作用。

2．解热作用

本方水煎液15 g/kg灌胃，对伤寒、副伤寒疫苗所致家兔体温升高有明显降温作用，平均体温下降1.27 ℃。本方水煎液15.2 g/kg灌胃，对伤寒疫苗所致家兔体温升高的降温作用较单味石膏、模拟麻杏石甘汤组强。

3．增强机体免疫功能作用

麻杏石甘汤水煎醇沉制剂1 g灌胃，每日1次，连续7日，能显著提高小鼠血清溶菌酶含量，同时明显提高小鼠腹腔巨噬细胞的吞噬率，而对巨噬细胞吞噬指数的提高不明显，上述剂量连续灌胃11日，对小鼠血清抗体形成影响不明显。本煎剂还可促进淋巴细胞转化，表明本方对非特异性和特异性免疫功能均有增强作用。本方制成的口服液1 g每日灌胃，连续8日，能明显提高小鼠巨噬细胞吞噬的指数，同剂量连续灌胃12日，可显著提高皮肤迟发反应。本方制成的口服液治疗小儿急性下呼吸道感染，并测定了患儿外周血OKT_3^+细胞、OKT_4^+细胞、OKT_8^+细胞、OKT_4^+/OKT_8^+细胞比值及血清IgG、IgA、IgM等7项免疫指标。与西药治疗组相比，治疗前7项免疫指标基本相同，治疗后中药组OKT_3^+细胞、OKT_4^+细胞和IgG均高于西药组。无论治疗前后，患儿OKT_3^+细胞、OKT_4^+细胞、OKT_4^+/OKT_8^+细胞比值均低于健康儿，OKT_8^+细胞均高于健康儿，而西药组治疗后IgG及IgA均低于健康儿。

4．抗变态反应作用

麻杏石甘汤提取物能明显抑制大鼠腹腔肥大细胞脱颗粒及致敏大鼠肠管释放组胺，同时也能保护大鼠免受抗原攻击（$P<0.01$），成人一日量的麻杏石甘汤温浸液能使豚鼠的支气管平滑肌及肠管平滑肌呈抗组胺作用。哮喘患者用麻杏石甘汤能降低免疫球蛋白IgE，从而表明麻杏石甘汤有抗Ⅰ型变态反应的作用。

5．抗细菌作用

麻杏石甘汤（麻黄、石膏各2份，杏仁、甘草各1份）煎剂对金黄色葡萄球菌、绿脓杆菌有较明显的抗菌作用，其中抗金黄色葡萄球菌最小浓度为1∶240，抗绿脓杆菌最小浓度为1∶60。麻杏石甘汤中主药麻黄煎剂对金黄色葡萄球菌，绿脓杆菌，甲型、乙型链球菌等多种细菌有抗菌作用。

6．抗病毒作用

麻杏石甘汤（麻黄、石膏各2份，杏仁、甘草各1份）煎剂对陕西61-1株甲型流感病毒有明显的拮抗作用，抗病毒最小浓度为1∶800，方中麻黄、甘草单味煎剂也显示了抗病毒作用。麻杏石甘汤体外实验证明，其对鸡胚陕西61-1株流感病毒有抑制作用。

（二）模型研究

有人在温病学理论指导下，采用肺炎双球菌做造模实验，以气管内接种法，初步建立了家兔麻杏石甘汤证动物模型，填补了麻杏石甘汤研究中“药”与“证”结合的空白。实验结果，模型动物出现发热、气喘、鼻煽、舌红及湿啰音，基本符合邪热壅肺证的辨证要点。模型动物的白细胞、中性粒细胞、血清钾、全血黏度、血浆黏度明显升高，可作为该证辨证的参考指标。证实了麻杏石甘汤对邪热壅肺证的治疗效应，其解热抗炎、解痉平喘、降低血清钾、降低血液黏度的效应，可能分别与其宣肺清热、宣肺平喘、宣肺护津、宣肺化瘀作用有关。

八、注意事项

风寒咳喘、痰热壅盛者，本方均非所宜。

柴葛解肌汤（葛根汤）

（《伤寒六书》卷3）

一、功能

解肌清热。

二、主治

外感风寒，郁而化热证。恶寒渐轻，身热增盛，无汗头痛，目疼鼻干，心烦不眠，咽干耳聋，眼眶痛，舌苔薄黄，脉浮微洪者。

三、组成

柴胡6 g、干葛9 g、甘草3 g、黄芩6 g、羌活3 g、白芷3 g、芍药6 g、桔梗3 g。

四、用法

水二盅，姜三片，枣二枚，槌法加石膏5 g，煎之热服。

五、组方原理

本方治宜辛凉解肌，兼清里热。本方证虽属三阳合病，因其以恶寒渐轻，身热增盛，并见鼻干，眼眶痛等为特点，以热郁阳明为主。故方中以葛根、柴胡为君药。葛根入阳明经，因其味辛性凉，辛能外散肌热，凉能内清热邪，太阳之邪入里化热，郁于阳明肌腠者，每多用之。柴胡味辛性寒，有较强的透表退热之功，且其可疏畅气机，也有助于邪气外出之功。二药合用，透散阳明肌腠之郁热以解肌清热，并兼顾波及少阳之热邪。羌活、白芷助君药解肌发表。羌活为太阳经药，解表散寒，祛风止痛；白芷善走阳明，常用治眉棱骨痛、额骨痛，又善通鼻窍。黄芩、石膏清泄里热。本方证属入里之热初犯阳明、少阳，邪热渐盛，必内传入里。故本方以葛根配石膏，既兼治入里之热邪，又杜绝入里之转变。上述四药俱为臣药。桔梗宣利肺气以助疏泄外邪；白芍敛阴和营防止疏散太过而伤阴；生姜、大枣调和营卫，均为佐药。甘草能调药性而为使药。诸药相配，共成辛凉解肌，兼清里热之剂。

本方的配伍特点是：温清并用，侧重于辛凉清热；表里同治，侧重于疏泄透散。

六、临床应用

1．发热

将84例病毒感染性发热者随机分为治疗组和对照组各42例。治疗组以本方加减为主，对照组用利巴韦林、抗病毒口服液。结果：治疗组治愈率为97.6%；对照组治愈率为76.2%。有人用本方加减治疗小儿急性上呼吸道感染发热者100例，结果：总有效率为100%。张燕等以本方去白芷、白芍，加前胡、浙贝母、鱼腥草、杏仁、大青叶、芦根、葶苈子，每日1剂，水煎取汁300 mL，分2～3次服，治疗年龄8个月至9岁的小儿肺炎高热60例；对照组40例给予氢化可的松，2组均对症给予抗生素静滴。结果：治疗组显效率为85%；对照组显效率为62.50%，2组显效率比较，差异有显著性（$P<0.01$）。有以柴葛解肌汤加减治疗癌性发热获满意疗效的报道。治疗组70例，方以柴胡、葛根、黄芩、石膏、白芍、虎杖、郁金、姜黄、甘草为主，热毒炽盛者加黄连、白花蛇舌草、半枝莲；气阴两伤者加太子参、麦冬。对照组68例用消炎痛栓。2组均以7日为1个疗程。结果：治疗组总有效率为71.43%；对照组总有效率为38.24%，治疗组疗效优于对照组（$P<0.01$）。

2．感冒

以本方合麻杏石甘汤水煎温服，若发热38.5 ℃以上者，肌内注射阿尼利定；体虚者静脉滴注葡萄糖、维生素C、能量合剂等，治疗流感102例。结果：总有效率为99%。

3．流行性腮腺炎

以本方去石膏、芍药、白芷、羌活，加天花粉、牛蒡子、连翘、升麻为基本方，治疗本病84例。除3例高热者肌内注射复方氨基比林1次，2例呕吐严重者给予输液1次外，其余病例均未服用其他药物。结果：均获治愈，平均治疗时间2.69日。

4．咽峡炎

以柴葛解肌汤加减（柴胡、葛根、白芷、黄芩、金银花、贯众、僵蚕、青黛、芦根、薄荷），热甚者加生石膏；咽峡部疱疹甚且伴浅表溃疡者加皂角刺、山慈姑；发热无汗者加藿香，治疗小儿疱疹性咽峡炎28例。结果：总有效率为92.86%。

5．头痛

以柴葛解肌汤去石膏、桔梗，加川芎、鸡血藤、威灵仙，并随证加减，治疗颈源性头痛100例。每日1剂，水煎早晚分服；煎煮2次后，将药渣用布包热敷（以不烫伤皮肤为度）颈枕部，每日1次，每次约30 min。2周为1个疗程。结果：总有效率为97%。

6．落枕

陈茂顺以柴葛解肌汤加减，水煎服，每日1剂，分2次服，治疗本病35例。结果：服1～2剂后，症状、体征消失者12例，约占29%；服3～4剂，症状、体征明显改善者23例，约占71%。

7．前列腺痛

以本方治疗前列腺痛106例，对照组60例服用前列康，2组均连用7日，服药期间，2组患者均不用止痛药及其他治疗方法。结果：柴葛解肌汤组对前列腺痛者的缓解作用明显优于前列康组，统计学有显著差异（$P<0.01$），治疗前后尿流率，柴葛解肌汤亦优于对照组。

8．银屑病

用柴葛解肌汤加减配小牛胸腺肽治疗银屑病7例。结果：总有效率为85.7%。

七、实验研究

1．解热作用

柴葛解肌汤口饲家兔，对内毒素引起的发热有显著的退热作用，对内生性致热原（白细胞致热原）诱发的发热也有显著解热作用。伴随柴葛解肌汤的解热作用，脑脊液中的cAMP含量下降。环核苷酸是一种中枢发热介质，推测其解热机制与中枢组织中环核苷酸含量变化有关。

2．镇静作用

以柴葛解肌汤13.3 g/kg口饲小鼠，90 min后小鼠自主活动数明显减少，可维持2 h以上。

3．镇痛作用

小鼠热板法实验表明，小鼠口饲13.5 g/kg柴葛解肌汤60 min后，痛阈值提高48.4%；90 min后，痛阈值提高74.2%。但在小鼠扭体实验中，口饲等剂量柴葛解肌汤后0.5 h，镇痛率仅28.6%。

4．诱导体液抗体的产生

以内毒素作抗原注射小鼠，第2次给予抗原后口饲柴葛解肌汤5日，能显著促进动物血液中抗内毒素抗体效价的增高。

八、注意事项

若太阳表证未入里者，不宜用本方，恐其引邪入里；若里热而见腑实证（大便秘结不通）者，亦不宜用本方。

升麻葛根汤

（《太平惠民和剂局方》卷2）

一、功能

解肌透疹。

二、主治

麻疹初起，疹发不出，身热头痛，咳嗽，目赤流泪，口渴，舌红，脉数。

三、组成

升麻30 g、芍药30 g、炙甘草30 g、葛根45 g。

四、用法

上为粗末。每服9 g，用水一盏半，煎取一中盏，去滓，稍热服，不拘时，每日二三次。以病气去，身清凉为度（现代用法：做汤剂，水煎服，按原书用量酌情增减）。

五、组方原理

麻疹的治疗规律是首贵透发，终贵存阴。本方证乃麻疹初起，疹发不出，急需开其肌腠，疏其皮毛，助疹毒外透，邪有出路，自然热退病除，故以辛凉解肌，透疹解毒为法。方中升麻、葛根皆为解表透疹之要药。升麻入肺、胃经，味辛甘性寒，善于解肌、透疹、解毒；葛根入胃经，味辛甘性凉，善于解肌透疹，生津除热。二药配伍，既针对主病主证，又兼顾热邪伤津，故作君药。芍药当用赤芍，味苦性寒而入血分，清热凉血之中兼能活血，用之以解血络热毒，为臣药。炙甘草调和药性，为使药。四药配伍，共成解肌透疹之方。

六、临床应用

1. 麻疹

麻疹初起，疹点将透未透或透而不畅，发热，腹泻，口渴，均可以本方为主，随证加味治之。有人以升麻葛根汤及西药对麻疹有效性进行了比较研究。以升麻葛根汤颗粒剂（0.15 g/kg）及西药各治疗麻疹患儿18例。结果，两组发热平均持续时间为4.1日，其中西药组5.49日，中药组4.11日。另外，西药组出现肺炎1例，发热持续12日以上而入院者1例；中药组无出现肺炎者，全部病例在门诊治疗。由此认为中药组治愈迅速，且无恶化的倾向。

2. 疱疹

本方加紫草，煎服，治带状疱疹、单纯性疱疹20余例，轻者1剂、重者3剂，均获良效。笔者认为带状疱疹、单纯性疱疹和水痘同属病毒感染，临床见疱疹瘙痒疼痛，时有渗液，并伴发冷发热，日夜不能安眠。升麻葛根汤具有解痘疹之毒的作用，再加清热凉血透疹的紫草，故疗效满意。

3. 湿疹

以本方加荆芥、防风、蝉蜕、赤芍、玄参、紫草、生地黄、地肤子构成的加味升麻葛根汤治疗163例湿疹。每日1剂，水煎2次兑匀，分2次口服。结果：总有效率为94.5%。

4. 肺炎

以本方加杏仁、前胡、桔梗、桑白皮、苏子为主方，热盛者加石膏、板蓝根；痰多者加紫菀、海浮石；食少纳呆者，加莱菔子、谷芽、山楂，每日1剂，水煎3次服，治疗小儿病毒性肺炎，平均治疗时间为9.6日。而对照组（西药常规）总有效率为73.2%，平均治疗时间为13.2天。经统计学处理，两组治愈率及平均治疗时间均有显著性差异（$P<0.01$）。

5. 腹泻

以本方加味茯苓、车前子、乌梅、防风、苍术、藿香为基本方，风寒者加紫苏叶；风热者加钩藤；湿热者加黄连；高热者加羚羊角粉；脾虚者以白术易苍术；泻甚者加石榴皮。治疗婴幼儿秋季腹泻总有效率为92.3%，而对照组（西医常规）总有效率为52%。

6. 细菌性痢疾

以本方为基本方，随证加减，热重者加黄连9 g，金银花20 g；湿重者加藿香15 g，苍术9 g；腹痛剧者，加木香10 g。治疗50例本病。结果：3日以内治愈19例，4～6日治愈27例，1周以内好转者3例，无效者1例。

7. 鼻窦炎

以本方加黄芩、鱼腥草、蒲公英、桔梗、白芷、苍耳子为基本方，随证加减，治疗急性鼻窦炎48例。结果：痊愈40例，好转2例，无效6例。

七、注意事项

①麻疹初起，疹毒自内达表，宜于凉散，若疹已出透，则当禁用。

②疹毒内陷而见气急而粗，甚或喘息抬肩，鼻翼煽动者，不宜用本方。

（本节作者：杨华）

第三节　扶正解表

败毒散

（《太平惠民和剂局方》卷2）

一、功能

散寒祛湿，益气解表。

二、主治

气虚，外感风寒湿表证。憎寒壮热，头项强痛，肢体酸痛，无汗，鼻塞声重，咳嗽有痰，胸膈痞满，舌淡苔白，脉浮而按之无力。

三、组成

柴胡去苗、前胡去苗，洗、川芎、枳壳去瓤，麸炒、羌活去苗、独活去苗、茯苓去皮、桔梗、人参去芦、甘草各等分。

四、用法

上为粗末。每服6 g，水一盏，加生姜、薄荷少许，同煎七分，去滓，不拘时服，寒多则热服，热多则温服（现代用法：作汤剂煎服，用量酌减）。

五、组方原理

外感风寒湿邪表证，法当解表散寒祛湿。方中羌活辛苦而温，发汗散表；独活辛苦而微温，宣通百脉，调和经络。二药俱为风湿痹痛之要药，并为君药。川芎行气活血，并能祛风；柴胡疏散解肌，并能行气共为臣药。桔梗开宣肺气而止咳，桔壳理气宽胸而利膈。前胡善于降气化痰，与枳、桔同用则宣肺化痰作用更著。肺为贮痰之器，脾为生痰之源，配茯苓渗湿健脾以杜绝生痰之源；四药配合，使气机通畅，痰湿得去，则胸闷咳痰等可愈，皆为佐药。生姜、薄荷为引，以助解表之力。此证虽属外感邪实，但因患者素体虚弱，故佐少量的人参补气以匡其正，一则扶助正气以驱邪外出，并寓防邪入里之义；二则散中有补，不致耗伤真元。甘草用为佐使，取其甘温益气，合人参扶正以祛邪，并能调和药性。综观全方，用二活、芎、柴、枳、桔、前等与参、苓、草相配，构成邪正兼顾，祛邪为主的配伍形式。

本方配伍特点是：解表药配伍补气药合用，扶正以祛邪，邪正兼顾。

六、临床应用

1．发热

本方为主，恶寒重者，加荆芥、防风；发热重，恶寒轻者，加金银花、连翘；口渴烦躁，内热者，加石膏；抽搐者，加蝉蜕、钩藤；恶心呕吐者，加半夏、陈皮。治疗小儿外感发热总有效率为91.9%。

2．上呼吸道感染

以加减荆芥、防风败毒散治疗上呼吸道感染104例。基本方：荆芥15 g，防风15 g，前胡10 g，桔梗10 g，枳壳10 g，蝉蜕10 g，僵蚕15 g，法半夏15 g，陈皮10 g，茯苓15 g，竹茹10 g，甘草3 g。风热型加黄芩、桑叶、连翘、青黛；风寒型加柴胡、细辛、羌活。7日为1个疗程，可连用2个疗程。对照组104例用乙酰对氨基酚、罗红霉素片及利巴韦林片。结果：治疗组总有效率为91.2%；对照组总有效率为84.7%。治疗组疗效明显优于对照组（$P<0.05$）。

3．咳嗽

以本方加减治疗小儿外感咳嗽52例。基本方：人参、桔梗、枳壳、川芎、甘草、茯苓、羌活、独活、前胡、柴胡、防风、荆芥。腹胀者，倍茯苓，加怀山药、扁豆；潮热多睡，呕吐，乳食不消者，倍茯苓，加白术、山药、藿香；伤风多泪、胁痛目肿者，倍柴胡，加白芍、青皮；口苦面赤，汗流而喷涕者，倍独活，加连翘；若面黄唇肿，少食恶心者，加神曲、山楂、麦芽；对于久咳不愈者，加入止咳药如紫菀、款冬花、百部、杏仁等。结果：治愈率为87%，好转率为92%。

4．支气管哮喘

将100例支气管哮喘患儿随机分成2组，治疗组50例服用人参败毒散煎剂，缓解期口服小量金水宝胶囊；对照组50例用抗生素及激素，缓解期口服酮替芬。2组病例经7～10日治疗后，临床主要症状及体征均有不同程度缓解。治疗组痊愈率为84%；对照组痊愈率为66%。治疗组疗效优于对照组（$P<0.05$）。

5．腹泻

败毒散内服治疗婴幼儿腹泻132例，表邪较重者，加荆芥、防风；咳嗽痰多者加陈皮、半夏；呕吐者加竹茹、半夏；伤食者加焦麦芽；脾虚久泻者加白术、扁豆；湿重者加苍术、薏苡仁；脾胃虚寒者以炮姜易生姜。风寒型以汤剂为主，脾虚型以散剂为主。结果：总有效率为89%。

6．急性病毒性肝炎

以本方为主，随证加减，4个月为1个疗程。共治152例，全部病例初期均有流感症状，体温38 ℃以上者87例，乙肝表面抗原阳性者117例。结果：临床治愈139例，占91.4%，无效（包括中途更医）13例，占8.6%；乙肝表面抗原阳转阴34例，占检出的29%。笔者认为该方对急性病毒性肝炎不仅能消除症状、体征及恢复肝功能，而且对乙肝表面抗原转阴也有一定疗效，值得进一步探讨。

7．带状疱疹后遗神经痛

该病是一种慢性疼痛综合征，时间长短、轻重因人而异，年轻人疼痛较轻，中老年人疼痛较重，而且持续时间较长，虽然带状疱疹能较快消退，但局部疼痛难以消除，因而在治疗上往往效果欠佳。马连成等用本方治疗8例该病，临床症状基本消失5例，好转2例，无改善1例。

七、实验研究

1．抗炎作用

人参败毒散能抑制蛋清所致大鼠足肿胀；抑制二甲苯所致小鼠耳廓肿胀；能提高大鼠肾上腺中胆固醇含量，对维生素C含量也有升高趋势；能使大鼠血浆中醛固酮和皮质醇含量下降；能抑制腹腔毛细血管通透性。

2．解热作用

将人参败毒散的各味药共同煎煮提取（合煎）给酵母致热大鼠灌胃，服药后3 h能明显解热。但将组成方剂的各味药分别煎煮（分煎），然后混合，以相同剂量给予动物，未见解热作用。

3．镇痛作用

醋酸扭体法实验结果表明，人参败毒散无论是合煎或分煎，均具有明显的镇痛作用，但以合煎的作用为强。

4．护肝作用

对硫代乙酰胺中毒大鼠，本方能明显降低血清的乳酸脱氢酶、谷草转氨酶、谷丙转氨酶，合煎的作用强于单煎。

八、注意事项

本方多用辛温香燥之品，外感风热及阴虚外感者，均忌用。若时疫、湿温、湿热蕴结肠中而成之痢疾，切不可用。

参苏饮

（《太平惠民和剂局方》卷2淳祐新添方）

一、功能

益气解表，理气化痰。

二、主治

虚者外感风寒，内有痰湿证。恶寒发热，无汗，头痛，鼻塞，咳嗽痰白，胸脘满闷，倦怠无力，气短懒言，舌苔白，脉弱。

三、组成

人参、紫苏叶、葛根、半夏汤洗，姜汁炒、前胡、茯苓各6 g，木香、枳壳麸炒、桔梗、炙甘草各4 g。

四、用法

吹咀，每服12 g，水一盏半，姜七片，枣一个，煎六分，去滓，微热服，不拘时（现代用法：作汤剂煎服，用量按原方比例酌情增减）。

五、组方原理

本方以益气解表，理气化痰为法。方中苏叶辛温，归肺脾经，功擅发散表邪，又能宣肺止咳，行气宽中，为治表寒而兼咳嗽、胸闷之常用药，故本方用为君药。葛根解肌发汗，与苏叶相配，则发散风寒，解肌透邪之功增强；人参益气健脾，既兼顾气虚，又扶正祛邪，苏叶、葛根得人参之鼎力相助，则无发散伤正之虞，大有启门驱贼之势，二药共为臣药。半夏、前胡、桔梗止咳化痰，宣降肺气；木香、枳壳理气宽胸，醒脾畅中。茯苓健脾渗湿，合人参一则益气扶正；二则健脾助运，气充自能鼓邪外出，脾健自能运湿，湿运痰从何生？上述药物俱为佐药。甘草合参、苓补气安中，兼和诸药，为佐使。煎服时，少加生姜、大枣，协苏、葛可解表，合参、苓、草能益脾。诸药配伍，共成益气解表，理气化痰之功。

本方的配伍特点有二：一为发散风寒之药配伍益气健脾之品；二是化痰药与理气药同用。

六、临床应用

1．感冒

以参苏饮为主，随证加减，每日1剂，少量多次服用，治疗小儿虚证感冒30例，疗效满意。周超杰等用本方合小柴胡汤治疗艾滋病患者感冒46例，该病的临床表现为发热、咳嗽、头痛、身困乏力等。中医辨证分型为4型：风寒型5例，风热型8例，气郁血瘀型16例，气阴两虚型17例。结果：总有效率为86.96%。

2．呼吸道感染

以本方加味，治疗小儿反复呼吸道感染36例。结果：痊愈10例，好转24例，无效2例，总有效率为94.4%。屈沂以本方为主，头痛者加白芷、川芎各9 g；恶寒者加羌活、防风各9 g；鼻塞者加辛夷、苍耳子各6 g，治疗本病38例。结果：总有效率为94.5%。

3．支气管炎

将100例慢性支气管炎患者随机分为对照组50例，治疗组50例，对照组给予抗感染、保持呼吸道通畅等常规治疗，严重者可持续低流量吸氧；治疗组在对照组的基础上加服参苏饮煎剂。结果：治疗组总有效率为98%；对照组总有效率为86%。有人以口服参苏饮每日1剂，辅用莪术油葡萄糖注射液静脉滴注，治疗小儿毛细支气管炎33例；对照组33例给予利巴韦林、青霉素钠静脉滴注。2组均进行支持疗法和对症处理，喘憋者静滴氨茶碱。结果：治疗组痊愈29例，好转3例，无效1例；对照组痊愈19例，好转10例，无效4例。

4．咳嗽

以本方加百部、黄芩、川芎为主，咳嗽痰多者加白茯苓；咳吐黄白痰者加黄芩、鱼腥草；大便稀者加炒白术；纳少者加焦山楂、鸡内金；汗多者加五味子；又复外感者加板蓝根。每日1剂，早晚分2次服；婴幼儿可不拘次数，少量频服，治疗小儿气虚咳嗽126例。结果：总有效率为96.03%。

5．冠心病

以本方加减治疗冠心病35例。基本方：党参、苏叶、苏梗、川芎、瓜蒌仁、薤白、炒枳壳、茯苓各12 g，葛根15 g，丹参30 g，广木香9 g，姜半夏10 g，炙甘草5 g。结果：总有效率为94.5%。

七、实验研究

1．解热作用

以伤寒菌苗致热，观察各组动物在给药后不同时间内的体温与发热体温的平均温差。结果表明，参苏颗粒剂与丸剂均于4 h后开始持续降温。

2．镇痛作用

热板法观察本方的镇痛效果，结果表明，参苏颗粒剂能明显延长痛反应时间。扭体法显示，本方能明显抑制小白鼠的扭体次数，抑制率为57.8%，提示其有较强的镇痛作用。

3．镇咳作用

以浓氨水喷雾法观察小白鼠的咳嗽潜伏期及2 min内的咳嗽次数。结果表明，参苏颗粒剂与丸剂均能延长小鼠咳嗽潜伏期及减少2 min内的咳嗽次数。

4．祛痰作用

以气管段酚红法观察本方颗粒剂与丸剂的祛痰效果。结果：对照组酚红浓度为（0.83±0.68）μg/mL，而参苏颗粒剂与丸剂密度分别为（1.67±0.75）μg/mL（$P<0.05$）及（1.88±1.09）μg/mL（$P<0.05$），提示本方有祛痰作用。

5．对免疫功能的影响

通过观察小白鼠胸腺指数及脾指数发现，本方颗粒剂与丸剂均有升高脾指数及碳廓清指数的作用，提示其具有提高非特异性免疫功能的作用。

6．抗病毒作用

将鸡胚分别接种A1/京防86-1、A3/贵防86-37二型流感病毒。置于35～36 ℃温箱，24 h后向尿囊腔内注射参苏颗粒剂、丸剂0.2 mL，对照组不注射。再置于温箱中培育48 h后移至4 ℃冰箱过夜，次日解剖收取尿囊液做血凝实验。结果表明，本方颗粒剂与丸剂均能降低血凝滴度，提示其具有抗病毒的作用。

再造散

（《伤寒六书》卷3）

一、功能

助阳益气，解表散寒。

二、主治

阳气虚弱，外感风寒表证。恶寒发热，热轻寒重，无汗肢冷，倦怠嗜卧，面色苍白，语声低微，舌淡苔白，脉沉无力或浮大无力。

三、组成

黄芪6 g、人参3 g、桂枝3 g、甘草1.5 g、熟附子3 g、细辛2 g、羌活3 g、防风3 g、川芎3 g、煨生姜3 g。

四、用法

水二盅，枣二枚，煎至一盅，槌法再加炒白芍一撮，煎三服，温服。

五、组方原理

本方系桂枝汤合麻黄细辛附子汤去麻黄，再加羌活、防风、川芎、人参、黄芪而成。本方证阳气虚损，以致“无阳”，麻黄虽是发汗解表要药，但其发越阳气之力峻猛，用于本证，唯恐阳随汗泄导致亡阳，故舍去麻黄，而用桂枝、羌活、防风、川芎疏风散寒，以解表祛邪。其中桂枝能温通血脉，川芎又能行气活血，气血畅行，亦有助于解表散寒。方用细辛合桂、羌、防等以解外之风寒，又入少阴肾经鼓动肾中真阳之气祛邪外出。熟附子温肾壮阳，更用黄芪、人参大补元气，既助药势以鼓邪外出，又可预防阳随汗脱。加白芍，合桂枝则寓有调和营卫之义；并制约附、桂、羌、辛诸药之辛热温燥，虑其微寒之性而有碍解表，故炒制其性。煨生姜温胃，大枣滋脾，合用以升腾脾胃生发之气，调营卫以资汗源。甘草甘缓，有安中调药之用。诸药合用，扶正而不留邪，发汗而不伤正，相辅相成，恰到好处。

本方配伍特点有二：一是解表药与益气助阳药同用；二是发散药与收敛药配伍。

六、临床应用

1．缓慢性心律失常

以本方化裁治疗老年冠心病缓慢性心律失常36例。基本方：黄芪30 g，人参10 g，桂枝9 g，制附子9 g，细辛6 g，羌活9 g，防风9 g，川芎12 g，赤芍12 g，炙甘草6 g。气虚甚者，炙甘草加至30 g，加黄精30 g；瘀血重者，加丹参30 g，桃仁12 g，红花12 g；胸闷痰多者，加瓜蒌30 g，半夏12 g。10日为1个疗程，连用4个疗程。本组病例辨证以阳虚为主，患者均有不同程度心慌胸闷，倦怠乏力，头晕目眩，气短乏力，脉沉迟或细弱等表现。结果：总有效率为91.67%。

2．鼻鼽

以本方为主方，气虚多汗者加山萸肉、五味子、麻黄根；肾虚便溏者加补骨脂、益智仁；脾虚气滞者加砂仁、焦山楂、神曲、苏梗；咳嗽者加杏仁、前胡，治疗鼻鼽30例，20剂为1个疗程。结果：治愈（治疗后不再发作，鼻腔功能恢复）16例；好转（症状缓解，发作减少）14例。凡治愈病例，须服药1～2个疗程。

3．鼻炎

以本方治疗过敏性鼻炎70例。基本方：生黄芪30 g，人参5 g，桂枝10 g，甘草3 g，熟附子6 g，细辛3 g，羌活10 g，防风10 g，川芎10 g，煨生姜3 g。伴有感染，鼻黏膜充血者，加黄芩；伴过敏性哮喘者，加地龙、全蝎、苏子、蜜麻绒；嗅觉障碍者，加白芷、辛夷、佩兰叶。30日为1个疗程。结果：总有效率为97.14%。治疗前后对60例鼻分泌物嗜酸性粒细胞涂片检查有20%呈阳性，治疗后均转为阴性。

4．荨麻疹

应用本方无选择地治疗100例寒冷性荨麻疹患者，其中男性56例，女性44例，年龄大多在12～50岁。病程最长者10年，最短者1周，都曾不同程度地接受过中、西药物治疗。其治疗方法是开始以汤剂控制发作，待症状消失后，再制成散剂，每日服2次，每次10 g，连服1个月，以资巩固。通过治疗观察，最短者服1剂即中止发作，最长者服13剂始部分控制，服散剂半个月后才完全中止发作。当年治愈84例，次年追访复发13例。

七、注意事项

本方性较温燥，对血虚感寒，或温病初起者，不可使用。

麻黄细辛附子汤

（《伤寒论》）

一、功能

助阳解表。

二、主治

素体阳虚，外感风寒表证。发热，恶寒甚剧，虽厚衣重被，其寒不解，神疲欲寐，脉沉微。

三、组成

麻黄$_{去节}$6 g、附子$_{炮，去皮}$9 g、细辛3 g。

四、用法

上三味，以水一斗，先煮麻黄减二升，去上沫，内诸药，煮取三升，去滓，温服一升，每日三服。

五、组方原理

外感表证，治应汗解，但因阳虚不能鼓邪外出，且已虚之阳随汗而泄，恐有亡阳之变，必须助阳与解表结合运用，方能祛邪而不伤正，扶正而不碍邪。方以麻黄发汗解表散寒，为君药。附子辛热，温肾助阳，为臣药。附子振奋阳气，鼓邪外出；麻黄开泄皮毛，散邪于表，二药配合，相辅相成。麻黄为发汗之峻品，凡阳虚之人用之则更损气耗阳，附子与之同用则无伤阳之弊，不仅能助阳鼓邪外出，且可固护阳气，故无过汗亡阳之虞。惟附子与麻黄并用，内外咸调。细辛归肺、肾二经，芳香气浓，性善走窜，通彻表里，既能祛风散寒，助麻黄解表，又可鼓动肾中真阳之气，协附子温里，为佐药。三药并用，发中有补，补中有发，使外感风寒之邪得以消散，在里之阳气得以维护，则阳虚外感可愈，为治表里俱寒的典型方剂。

本方配伍特点是：辛温解表药与温里助阳药配合，从而成为助阳解表方剂。

六、临床应用

（一）内科

1．感冒

本方加干姜、甘草、桂枝，治疗两感证31例，其证以恶寒畏风，形寒肢冷，汗出如雨，汗后发冷，或有寒颤，或有高热，或有低热，头目眩晕，面色苍白，或肢冷，精神恍惚，精液自流，阴囊紧缩，舌质淡红，舌苔白腻，脉浮大或沉迟细小为特征。结果：30例痊愈，1例未经治而死亡。有人以麻黄细辛附子汤加百合、淫羊藿、桂枝治疗肾阳虚感冒100例。结果：总有效率为86%，治愈时间最短3周，最长半年。

2．咳喘

以本方为主，痰涎壅盛者加白芥子、小牙皂，治疗小儿寒痰喘嗽70例，7日为1个疗程。结果：总有效率为97.2%。农志新将97例慢性咳嗽患者随机分成2组，治疗组50例以麻黄附子细辛汤为主，咳嗽痰多色白者加半夏、茯苓；痰黄者加黄芩、天竺黄；痰少咽痒者加杏仁、桔梗、香附、川芎；便秘者加玄参、麦冬；高血压有头痛或头晕、脉弦者加茯苓、泽泻、天麻、钩藤等。对照组47例给予青霉素静脉滴注，同时口服川贝枇杷糖浆。结果：治疗组治愈41例，有效7例，无效2例；对照组治愈20例，有效18例，无效9例。

3．病态窦房结综合征

以本方和生脉散为主，偏气虚者加黄芪；阴虚者加生地黄；兼血瘀者加丹参，治疗24例病态窦房结综合征。结果：总有效率为87.50%。有人以本方合生脉散，再加桂枝为基础方，缺血者加川芎、阿胶、红花、丹参；心肌炎者加金银花、蒲公英、栀子，连续治疗30日为1个疗程，共治42例。结果：明显好转27例，好转12例，无效3例。有人以本方合保元汤治疗本病30例，结果：总有效率为90%。

4．心动过缓

以本方加淫羊藿、丹参为基本方，伴气虚证者加人参10 g；伴气阴两虚者加麦冬、沙参；有瘀血证者，加琥珀、川芎。2周为1个疗程。共治疗100例，其中冠心病28例，风心病16例，心肌炎38例，其余病例原因不清。结果：总有效率达93%。

5．房室传导阻滞

将60例Ⅲ度房室传导阻滞者随机分为2组，治疗组30例以麻黄附子细辛汤为主，随证加减，同时常规运用异丙肾上腺素静滴，使心率维持在60～70次/min。对照组30例用异丙肾上腺素治疗3日，心率稳定后改为阿托品口服维持，2组均是2周为1个疗程。结果：治疗组总有效率为93.3%；对照组总有效率为63.3%。有人以制附片、细辛、麻黄、淫羊藿、黄芪、桂枝、当归、大枣、生姜为基本方，治疗本病100例，其中Ⅰ～Ⅱ度房室传导阻滞89例，Ⅲ度房室传导阻滞11例。结果：总有效率为88%。

6．肺心病

以本方随证加减治疗肺心病急性发作85例，对照组28例用西药治疗。2组患者在急重期都及时给予吸氧，头孢曲松抗感染，呋塞米利尿，川芎嗪扩张血管，氨茶碱解痉平喘及维持水、电解质平衡。结果：治疗组有效率为92.94%；对照组有效率为78.55%。董福轮等以麻黄附子细辛汤随证加减，治疗肺心病心功能不全者55例，结果：总有效率为91%。

7．头痛

采用麻黄附子细辛汤合八珍汤加味治疗血管舒缩性头痛34例，头痛日久者加全蝎、地龙；发作时出现恶心呕吐者加竹茹、旋覆花；发作后出现烦躁，注意力不集中者加远志、石菖蒲；月经紊乱者加泽兰、川续断。结果：19例痊愈，8例有效，7例无效。曹克强等将130例高血压头痛者随机分为2组，观察组以麻黄附子细辛汤加川芎、葛根；对照组用复方降压片。结果：对临床症状的影响，观察组有效率为93.84%；对照组有效率为90.76%。对血压的影响，观察组有效率为89.23%；对照组有效率为72.31%。

8．面神经麻痹

用本方加薏苡仁、白术、黄芪、当归、生赭石、甘草为基本方，风胜者加防风、僵蚕；湿胜者加苍术、防己；寒胜者去当归、黄芪，加桂枝、羌活；病久者可选用全蝎、牡蛎、白芍、石决明、木贼、地龙、乌梢蛇等，共治132例。结果：总有效率为98%。

（二）外科

肾绞痛

本方武火急煎，不可久煎，去上沫后，温顿服，若无效，30 min后再煎服，治疗12例肾结石疼痛者。结果：12例均在进药30 min后痛减，1 h内疼痛消失。本方对病势急重者效佳。

（三）骨科

1．脱疽

本方重用附子至60 g，并先煎30 min，诸药共煎至100 mL，分早晚2次服，治疗21例脱疽，其中病程长者3年，短者3月，均为下肢患病。结果：15例痊愈，4例好转，2例无效。

2．腰腿痛

以本方加地龙、黄芪、桂枝、党参、川芎、当归、茯苓、白术、巴戟天、补骨脂、陈皮、制半夏、杜仲、桑寄生、羌独活、桃仁、甘草、红花、雷公藤、砂仁、生姜为基本方，10剂为1个疗程，治疗慢性腰腿痛30例，其中腰腿冷痛感10例，酸痛8例，胀痛3例，刺痛1例，腰腿沉重感8例。结果：总有效率达90%。

3．坐骨神经痛

以麻黄附子细辛汤加桑寄生、杜仲、牛膝、生地黄、秦艽、云茯苓、桂心、防风、川芎、甘草、当归、独活为主，寒邪偏重者加制乌头；气虚者加人参；血虚者加鸡血藤；血瘀者加丹参、桃仁、红花，治疗本病80例。结果：经1～2个疗程治疗，均获显效。

（四）五官科

1．慢性咽炎

以本方合二陈汤治疗慢性咽炎102例，每日1剂，平均服药21.5剂，总有效率为89.0%。亦有以本方加射干、薄荷、乌梅、生甘草、桔梗为基础方，兼咽痒易咳者加蛇床子、蝉蜕；兼声音嘶哑者加玉蝴蝶、挂金灯；兼痰多咳嗽者加橘红、贝母，治疗本病46例。结果：总有效率为95.6%。

2．急喑

以麻黄附子细辛汤加白僵蚕、前胡、桔梗、生甘草、射干、玄参，治疗本病36例。结果：总有效率为91.66%。

3．鼻炎

以麻黄附子细辛汤加蝉蜕、荆芥、乌梅为主，随证加减，治疗过敏性鼻炎100例。结果：总有效率为98%。亦有以麻黄附子细辛汤加辛夷、苍耳子治疗慢性鼻炎100例，临床表现为交替性鼻塞，鼻痒，喷嚏，流清涕，平时易感冒，遇寒症状加重，舌淡苔薄白，脉缓弱等。结果：总有效率为90%。

4．牙痛

以本方治疗牙痛116例，未使用抗生素，其中16例为化脓性牙周炎，除内服中药外，行局部清洗处理。结果：有效率为89.65%。另用本方治疗遇冷酸刺激疼痛加重或吸入冷空气疼痛加重之牙痛，共治58例，其中过敏性牙痛18例，老年性牙髓炎32例，化脓性牙周炎8例。结果：止痛有效率为98.66%，止痛显效时间10～36 h。

七、实验研究

1. 抗炎作用

麻黄附子细辛汤100 μg/mL加入腹腔巨噬细胞的悬浮液中，呈现浓度依赖性抑制钙离子载体或血小板活化因子1 ng/mL刺激所致的腹腔巨噬细胞内钙离子浓度的上升，与非添加组相比差异显著。显示其对细胞膜可能具有某种稳定性作用。

2. 抗过敏作用

①对组胺释放的作用：以水、乙醇或丙酮和甲醇混合（1∶1）溶媒提取的麻黄附子细辛汤0.4 mg/mL，均能显著抑制特异抗原（海鞘）或非特异抗原刺激嗜碱性粒细胞释放组胺，其抑制率依剂量改变而改变。②对脂氧化酶活性的作用：以上三种溶媒提取的麻黄附子细辛汤冲服分别使［1-^{14}C］花生四烯酸和5-过氧羟基-6,8,11,14-二十四烯醇酸［5-HETE］的产生明显减少，从而抑制溶液中白血病细胞液中脂氧化酶的活性。

3. 抗氧化作用

以上三种溶媒提取的麻黄附子细辛汤冲服剂分别使嗜中性粒细胞系统、黄花色精氧化酶系统产生的活性氧明显降低；因该方不抑制吞噬细胞的代谢，提示该方具有清除身体局部产生的活性氧的作用。

4. 镇痛作用

用热板法观察本方醇沉液和水煎液的镇痛效果，结果表明，二者均有明显的镇痛作用，且无显著性差异（$P > 0.05$）；扭体法亦显示二者镇痛效应相似。

5. 免疫作用

体外、体内实验皆表明本方有促进IgM抗体生成的作用，其方中炮附子的作用最显著，两味药配伍中麻黄与细辛的作用最显著。有学者研究发现本方能提高老龄小鼠的抗体产生能力，认为对于老年人的呼吸系统疾病，在考虑肺泡内巨噬细胞系统功能低下时，给予麻黄附子细辛汤应不失为有效的治疗途径。此外，该学者还观察到对高龄小鼠于疫苗接种前后给予麻黄附子细辛汤均有提高疫苗接种的抗体产生的佐剂样效应。

八、注意事项

若少阴阳虚而见下利清谷，四肢厥逆，脉微欲绝等，则应遵仲景“先温其里，乃攻其表”的原则，否则误发其汗，必致亡阳危候，不可不慎。

（本节作者：杨华）

第二章　清热剂

第一节　清热解毒

黄连解毒汤

（方出《肘后备急方》卷12，名见《外台秘要》卷1）

一、功能

泻火解毒。

二、主治

三焦实热火毒证。大热烦躁，口燥咽干，目赤睛痛，错语不眠；或热病吐血、衄血、便血，甚或发斑；身热下利，湿热黄疸；外科痈疡疔毒，小便黄赤，舌红苔黄，脉数有力。

三、组成

黄连9 g，黄芩、黄柏各6 g，栀子9 g。

四、用法

上四味切，以水六升，煮取二升，分两次服。

五、组方原理

本方证为热毒壅盛三焦，治宜泻火解毒，苦寒直折亢热。本方汇集了连、芩、栀、柏大苦大寒之品，而以黄连清泻心火为君药，因心主神明，火主于心，泻火必先泻心，心火宁则诸经之火自降，并且兼泻中焦之火。臣药以黄芩清上焦之火，佐以黄柏泻下焦之火；栀子通泄三焦，导热下行，使火热从下而去。四药合用，共成泻火解毒之功。本方在配伍上有聚常用清热解毒于一方，具有上下俱清，三焦兼顾，苦寒直折，不用他药佐制或调和，至刚至直之特点。

六、临床应用

（一）内科

1．缺血性中风

以本方加味治疗缺血性中风120例，临床辨证属痰瘀阻络者加川芎、丹参、地龙、胆星、菖蒲、郁金；痰热腑实者加大黄、胆星、瓜蒌；气虚血瘀者加黄芪、赤芍、当归、丹参、桃仁、红花；阴虚阳亢风动者加白芍、天冬、龟甲、天麻、钩藤。连服2～4周，最长可至7周。结果：基本痊愈率为40.0%，总有效率达95.8%。

2．脑血管障碍后遗症

以本方治疗14例脑血管障碍后遗症，其中脑卒中后遗症11例，脑动脉硬化1例，脑挫伤1例，脑血管性痴呆1例。用法为4.5 g/日，分3次，饭前服用。治疗23～96日，平均61日。结果：自觉症状（如头痛、肩凝、焦躁等）改善10例（71.4%）；他觉症状只有2例改善（14.3%）。但3例患者眼睑下垂明显改善，表明黄连解毒汤可改善椎动脉尤其是脑血流。因此，黄连解毒汤对改善脑血管障碍后遗症伴随的精神症状有效，并且使用安全。将中风后遗症患者随机分为黄连解毒汤组34例，西药对照组30例。经4周2个疗程治疗后，治疗组总有效率为94.1%；对照组总有效率为70%。两组差异有显著性（$P<0.01$）。

3．脑损伤

以本方治疗脑损伤恢复期患者14例，其中颅内血肿清除术后2例，轻度脑挫伤4例，重度脑挫裂伤1例，脑震荡7例。全部病例均有恢复期综合症状，即头昏头痛、失眠、烦躁、记忆力下降等自觉症状，3例伴有一侧肢体瘫痪，1例伴有视神经损伤。在服用黄连解毒汤7～10日（1个疗程）后，10例自觉症状（头痛、失眠、烦躁）明显改善，有效率为71.5%。第2个疗程后，8例精神症状消失，4例自觉症状改善，2例无效，改用其他药物治疗，1例肢体功能有部分恢复。第3个疗程后，4例自觉症状消失，1例肢体功能完全恢复，1例肢体功能有改善，视神经损伤1例无明显改善。

4．高热

34例高热，体温在39.0～40.4 ℃。部分病例曾经西药治疗，血常规检查34例患者白细胞计数均升高。西医诊断：大叶性肺炎19例，急性单纯性阑尾炎12例，细菌性痢疾3例。治疗用黄连解毒汤加味化裁：黄连、栀子、黄芩、大黄各10 g，柴胡、黄柏各6 g。结果：34例患者全部治愈，2日内退热者23例，3～4日退热者11例。

5．幽门螺杆菌相关性十二指肠溃疡

120例均为确诊的十二指肠溃疡患者，排除双溃疡、复合性溃疡及有并发症的病例，随机分为治疗组和对照组各60例。治疗组服用黄连解毒汤：黄连10 g，黄芩15 g，黄柏15 g，栀子15 g。对照组采用阿莫西林0.5 g，口服，每日3次。2组均以14日为1个疗程。结果：治疗组治愈率为80.0%；对照组治愈率为66.7%。2组临床疗效无显著性差异（$P>0.05$）。治疗组HP清除率为70.0%；对照组HP清除率为36.7%，2组差异有显著性（$P<0.05$）。

6．痛风性关节炎

黄连解毒汤加味配合金黄膏外敷治疗痛风性关节炎126例。结果：治愈87例，好转39例。

（二）五官科

1．慢性化脓性中耳炎

用黄连解毒汤煎液滴耳，治疗慢性化脓性中耳炎50例，疗程4～24日，结果：除2例因故中断治疗未予统计外，其余48例均流脓停止，其中炎症消失、耳干者32例；分泌物明显减少，炎症减轻，中耳腔仍湿润者9例；无效7例。

2．牙周病

以本方治疗炎症型牙周病急性发作10例，实证4例，虚实间夹证6例。服药前后比较，牙龈明显发红者10例，全部减轻；9例牙龈明显肿胀者，1例轻微肿胀者，药后4例消失，5例减轻，1例未见变化。7例剧痛者，药后疼痛消失；9例出血明显者，1例轻微者，药后8例停止出血，2例稍有出血。

（三）皮肤科

色素性紫癜性皮肤病

以黄连解毒汤加减治疗14例，疗程平均4周。痊愈8例，皮损全部消退，1年后不复发；有效3

例，皮损全部消退，1年后时有轻度再发；好转2例，皮损部分消退，3个月后多次复发；无效1例，皮损无变化。服药后先是紫癜开始消退，继之色素沉着开始消退。其中对进行性色素性紫癜性皮肤病疗效好，而色素性紫癜性苔藓性皮炎疗效较差。

七、实验研究

1．解热

对内毒素所致家兔发热，黄连解毒汤的解热作用起效慢，但持续时间长，给药后6 h发热兔体温仍继续下降。

2．抗菌、抗感染

实验证明，黄连解毒汤不论100%还是200%浓度均只对金黄色葡萄球菌敏感，其组成药物黄连、黄柏的作用与黄连解毒汤一致；黄芩单味药对伤寒、大肠杆菌、金黄色葡萄球菌均有作用，而与黄连等药配伍成黄连解毒汤则只对金黄色葡萄球菌敏感；栀子无抗菌活性。同时，将黄连解毒汤与黄芩滑石汤的抗菌活性进行比较，黄芩滑石汤对伤寒杆菌、大肠杆菌、金黄色葡萄球菌均有抗菌活性；而黄连解毒汤只对金黄色葡萄球菌有抑制作用。这与临床药物疗效总结的观点相符合，即认为清热解毒药对革兰阳性球菌致病具有较好的防治作用；清热利湿类药物对革兰阴性杆菌致病具有较好的防治作用。另以黄连解毒汤煎剂25 g/kg灌服小鼠，能降低金黄色葡萄球菌腹腔感染所致小鼠的死亡率。观察黄连解毒汤70%醇提物预防给药对小鼠多药耐药（MDR）基因表达产物P170、肺耐药蛋白（LRP）和拓扑异构酶Ⅱ（TOPO Ⅱ）的影响，探讨其干预MDR的分子生物学基础，指导临床应用以预防MDR的产生。结果表明，黄连解毒汤70%醇提物明显降低化疗诱导后耐药细胞P170，LRP的表达率和TOPO Ⅱ的活性。提示黄连解毒汤70%醇提物可通过对相关生物活性物质的调节，干预和逆转化疗诱发肿瘤MDR的产生。

3．防止实验性溃疡

黄连解毒汤能防止实验性溃疡的发展，对乙醇引起的胃损伤有保护作用，还能通过中枢神经系统而抑制胃液分泌。实验表明，黄连解毒汤以25～100 mg/kg投药时，对阿司匹林所致的胃电位差低下有明显地抑制，并与剂量成正比。对小鼠水浸制动引起应激性溃疡，黄连解毒汤显示出显著的抑制作用，并对小鼠的烧灼性溃疡有明显的促进治愈的效果。

4．对胃黏膜的保护

黄连解毒汤组成生药中，黄连及黄柏对乙醇损伤作用的抑制由于NEM预处理而减弱，山栀子及黄芩的作用几乎未变。黄连解毒汤及黄连、黄柏的抑制，由乙醇引起的PD（胃黏膜电位差）降低作用，经NEM预处理后作用消失或者减弱。而黄芩及山栀子未出现抑制作用。另外，黄连解毒汤对胃运动的频率出现暂时抑制，但作用很弱。从以上结果可以说明黄连解毒汤的胃黏膜保护作用是通过和一部分内源性SH基化合物的相互作用导致胃黏膜屏障的抵抗性增强而产生的，可以推测这种作用是黄连和黄柏的作用引起的。

5．对胃肠运动的影响

黄连解毒汤对大黄冷浸液引起的小鼠腹泻及新斯的明引起的小鼠小肠运动功能亢进有明显的拮抗作用；对小鼠小肠推进呈明显的抑制作用；能抑制正常兔肠管的自发运动，并对乙酰胆碱及氯化钡引起的兔肠管痉挛有明显的解痉作用。

6．抗脂质过氧化、耐缺氧及增强记忆

黄连解毒汤灌胃给药，对大鼠皮下注射15%啤酒酵母混悬液引起的体温升高有显著的降温作用；可显著抑制发热所致大鼠心、肝、脑组织的脂质过氧化；对小鼠低氧性脑障碍有显著保护作用，可使KCN 3.0 mg/kg诱发小鼠昏睡时间显著缩短，KCN 3.0 mg/kg致死小鼠生存时间显著延长，并使5%～10%的小鼠存活；对KCN所致小鼠脑组织过氧化脂质升高有显著抑制作用。跳台实验证明，黄连解毒汤对东莨菪碱所致小鼠记忆获得障碍有显著的改善作用。

7．抗自由基

通过黄连解毒汤全方及组成药物对大鼠脑匀浆（体外）生成脂质过氧化物影响的实验发现，5%的本方及各单味药使大鼠脑匀浆丙二醛（MDA）的生成量显著的少于对照组（$P<0.01$），其中以黄连作用最强，达108%，全方抑制作用稍弱，为94.22%。提示本方及各单味药有抗自由基的作用。

8．增加脑部血流量

对实验性慢性脑缺血的大鼠，给予口服黄连解毒汤150 mg/kg，有增加脑缺血区边缘组织血流量作用，从而减小缺血区域。将黄连解毒汤分别给予大鼠及局部脑梗死模型的大鼠，大鼠整个脑部平均血流量均有所增加，与记忆关系密切的海马部尤为明显。对局部脑梗死模型的大鼠，发现脑缺血部位血流量增加，梗死部位范围缩小。

9．对2型糖尿病大鼠模型的作用

对照观察黄连解毒汤对实验性2型糖尿病大鼠总胆固醇（TC）、甘油三酯（TG）、高密度脂蛋白胆固醇（HDL-C）、载脂蛋白AⅠ（APOAⅠ）、载脂蛋白B（APOB）、口服糖耐量试验（OGTT）、空腹血糖（FBG）、血清胰岛素（INS）、进食及体重的影响。结果：给予黄连解毒汤干预的2型糖尿病大鼠，其TC、TG、APOB、FBG水平均比模型对照组明显降低，而HDL-C、APOAⅠ水平显著升高，OGTT改善，大鼠体重减轻。黄连解毒汤对2型糖尿病大鼠血管内皮功能的影响，结果表明，黄连解毒汤组OGTT较模型组改善，体重、TC、TG、ET值均低于模型组（$P<0.05$），HDL-C和NO值高于模型组（$P<0.05$）；FBG、INS、AngⅡ、vWF值均显著低于模型组（$P<0.01$）。与阿司匹林组相比，黄连解毒汤组FBG值显著降低（$P<0.05$），TG、HDL-C、NO、AngⅡ、vWF的改善情况优于阿司匹林组，但无显著性差异（$P>0.05$）。

10．醋酸乙酯可溶性化学成分的研究

实验表明，从黄连解毒汤的醋酸乙酯可溶性部分得到35个化合物，其中的20个化合物分别鉴定为β-谷甾醇（1），千层纸素A（2），汉黄芩素（3），熊果酸（4），黄芩新素Ⅰ（5），韧黄芩素Ⅰ（6），黄芩新素Ⅱ（7），柠檬苦素（8），5,2-二羟基-6,7,8,3′-四甲氧基黄酮（9），白杨素（12），黄芩苷元（17），韧黄芩素Ⅱ（19），5,7,2′-三羟基-6,8-二甲氧基黄酮（21），石虎柠檬素A（22），6,2′-二羟基-5,7,8,6′-四甲氧基黄酮（26），粘毛黄芩素Ⅲ（28），5,7,4′-三羟基-8-甲氧基黄酮（29），5,7,2,6′-四羟基黄酮（30），汉黄芩素-7-O-β-D-葡萄糖醛酸甲酯苷（31）和胡萝卜苷（34）。结论：根据报道的4味中药化学成分的研究结果，判断所有黄酮类化合物（2,3,5～7,9,12,17,19,21,26,28～30和31）来源于黄芩：化合物8，22来源于黄柏；化合物22在黄柏中首次发现。

八、注意事项

本方组成为大苦大寒之剂，久服、多服易伤脾胃，非实热者不宜使用；对阴虚火旺者，忌服。

普济消毒饮（普济消毒饮子）

（《东垣试效方》卷9）

一、功能

清热解毒，疏风散邪。

二、主治

大头瘟。憎寒发热，头面红肿焮痛，目不能开，咽喉不利，舌干口燥，舌红苔黄，脉浮数有力。

三、组成

黄芩、黄连各15 g，人参3 g，橘红去白、玄参、生甘草各6 g，连翘、板蓝根、马勃、鼠黏子各3 g，白僵蚕炒、升麻各2 g，柴胡、桔梗各6 g。

四、用法

上为细末，半用汤调，时时服之，半蜜为丸，噙化之。

五、组方原理

本证乃感受风热时毒之邪，壅于上焦，发于头面所致。时毒宜清解，风热宜疏散，病位在上，宜因势利导疏散上焦之风热，清解上焦之时毒，故以解毒散邪之法，两者兼用而以清热解毒为主。方中重用连、芩清热泻火，祛上焦热毒为君药。以鼠黏子（即牛蒡子）、连翘、僵蚕辛凉疏散头面风热为臣药。玄参、马勃、板蓝根、桔梗、甘草清利咽喉，并加强本方清热解毒之功；橘红利气而疏通壅滞，有利肿毒消散；人参补气扶正，与解毒疏散并用，亦有扶正祛邪之意，共为佐药。升麻、柴胡升阳散火，疏散风热，使郁热时毒之邪宣散透发，此即“火郁发之”之意，并协助诸药上达头面，为舟楫之用，为使药；且芩、连得升、柴之引，直达病所，升、柴有芩、连之苦降又不至于发散太过。此一升一降，相反相成，互为制约，有利于时毒清解，风热疏散。诸药配伍，清疏并用，升降共投，共奏清热解毒，疏风散邪之功。

六、临床应用

1．流行性腮腺炎

以本方加减：金银花、连翘、牛蒡子、山栀子、板蓝根、马勃、蒲公英、桔梗，治疗流行性腮腺炎100例，结果4日内治愈者占77%以上，比一般病程缩短3～5日，100例均恢复正常。另有报道治疗90例，其中风热在卫型21例，热毒蕴结型69例。内服普济消毒饮煎液，外用如意金黄散或紫金锭（用醋或香油调成糊状敷腮部）。结果：体温恢复正常最短1日，最长8日，平均2.8日。腮肿消退最短2日，最长9日，平均3.7日。6日内消退80例，占88.9%，本组全部治愈。又有以本方治疗流行性腮腺炎合并脑膜炎57例，普剂消毒饮煎取600 mL，分早、中、晚3次口服，57例均治愈。

2．急性化脓性扁桃体炎

采用普济消毒饮加味（黄芩15 g，黄连15 g，陈皮12 g，玄参15 g，柴胡12 g，桔梗15 g，连翘30 g，板蓝根30 g，马勃15 g，牛蒡子15 g，薄荷6 g，僵蚕15 g，生升麻15 g，天花粉30 g，薏苡仁15 g，生甘草10 g）治疗化脓性扁桃体炎96例。结果：痊愈68例；显效16例；有效7例；有5例因服药困难，中途改用抗生素治疗。

3．风毒病

本方加减治疗风毒病74例。处方：川黄连225 g，胡黄连225 g，金银花450 g，净连翘450 g，京玄参450 g，生甘草150 g，牛蒡子450 g，板蓝根450 g，绿升麻225 g，炒僵蚕225 g，柴胡225 g，陈皮225 g，薄荷150 g。共研细末，白蜜为丸，每粒净重3 g。轻型及中型者病例，日服3次，每次1粒。重型者加服1次。3日为1个疗程。结果：全部治愈，其中1个疗程治愈52例，2个疗程治愈19例，3个疗程治愈3例。

4．丹毒

本方加减治疗丹毒52例，痊愈41例（恶寒发热停止，局部红肿消退，疼痛消失，血象正常）；好转8例（局部红肿大部消退，但微有压痛）；无效3例。另有报道，采用普济消毒饮加味治疗丹毒45例，并与青霉素对照组30例作比较。结果：治疗组总有效率为95.5%；对照组总有效率为96.6%。

5．流行性出血性结膜炎

本方治疗流行性出血性结膜炎82例，平均疗程3日，治愈57例，症状消失，结膜下无明显点状或片状出血。有效24例，症状有明显减轻，结膜下有少量点状或片状出血。无效1例，症状无明显改善，结膜下仍有点状或片状出血。

6．小儿呼吸道感染高热

本方治疗小儿呼吸道感染引起的高热35例，伴抽搐神昏或惊跳者，加服紫雪散。48 h内痊愈9例，49～72 h痊愈15例，73～96 h痊愈6例，无效5例，平均退热时间为51.4 h。

7．流行性出血热

本方治疗435例发热期流行性出血热，并与435例西药对照组比较。治疗组以普济消毒饮煎服，童便100～150 mL为引先服。随证加减：体虚之人或病后参加重体力劳动者加人参；热厥者加服四逆散；热甚发斑、神昏谵语者加黄柏、栀子、石膏；重型病例1日4剂，徐徐服之。气血两燔者，合用白虎汤加犀角磨汁服。寒厥灸神阙、关元、气海。对照组以西药处理。治疗结果：退热情况。治疗组在服药后一般徐徐退热，稳定下降，不再反复发热，平均退热天数为2.5日。对照组在用氢化可的松时，体温立即下降，但在2～4 h后大都复升；反复2～3次后甚或热仍不退；亦有猛降猛升，降至35 ℃以下，又升至40 ℃以上。平均热退天数4.5日。治疗组退热平均天数与对照组相比有显著差异（$P<0.01$）。休克发生率：治疗组发生休克者127例（29%），越过低血压期者121例（27.8%）；对照组发生休克者143例（32%），越过低血压期者83例（19%）。两者相比，休克发生率和低血压越期率均有显著差异（$P<0.05$）。少尿发生率：治疗组少尿发生率为42%，越过少尿期的有167例，少尿越期率为38%；对照组少尿发生率为59%，越过少尿期的101例，少尿越期率为23.2%，两组少尿发生率及越期率均有显著差异（$P<0.05$）。多尿发生率：治疗组与对照组发生多尿的病例分别为258例和276例，多尿发生率分别是59%和60%。总的病死率：治疗组和对照组总的病死率分别为8%和17.4%，两者相比有显著性差异（$P<0.01$）。

8．病毒性心肌炎

本方加减治疗急性病毒性心肌炎48例，15日为1个疗程。如见气虚者加人参，阴虚者加生地黄、阿胶，痰湿者加法半夏、云茯苓，气滞血瘀者加红花、川芎，胸痛者加蒲黄、五灵脂，阳虚者加熟附片，浮肿者加车前子、泽兰等。亡阳脱证者加服参附龙牡汤。注意休息，部分病例给氧，加用抗心律失常西药。结果：治愈16例，有效28例，无效4例。

9．亚急性甲状腺炎

亚急性甲状腺炎84例，病程最短2日，最长2年，平均20日。选用普济消毒饮加海藻蚤休汤内服，药用黄芩10 g，黄连10 g，牛蒡子10 g，甘草5 g，桔梗5 g，板蓝根15 g，马勃5 g，连翘10 g，玄参10 g，升麻3 g，柴胡3 g，陈皮3 g，僵蚕10 g，薄荷3 g，海藻10 g，重楼10 g，浙贝母10 g。独角膏局部外敷（每3日换药1次），疗程1个月。结果1个月内退热的84例，甲状腺肿痛完全消失的80例，血沉恢复正常的82例，CRP恢复正常的84例，TG恢复正常的84例，白细胞总数恢复正常的84例，出现药物不良反应的6例。治愈率为95%，显效率为97%，总有效率为100%，药物不良反应占7%。

10．口腔急性感染

本方加减治疗急性化脓性冠周炎（22例）、牙周脓肿（18例）及合并面部间隙感染（5例），共45例。结果：总有效率为95.6%，治疗时间平均为5日。

11．扁平疣

本方加减治疗扁平疣185例，病程在3个月至5年之间。药渣再煎洗患部。结果：治愈（丘疹完全消失，无瘢痕色素沉着）181例，占97.8%；好转（丘疹部分或完全消失，色素沉着未消退，经观察3～6个月仍不能恢复肤色）4例，占2.2%。治愈的181例中，服药20～25剂而愈者26例，26～30剂而愈者155例。

12．面部痤疮

普济消毒饮加减治疗面部痤疮50例。基本方药：黄芩10 g，黄连6 g，陈皮10 g，玄参20 g，桔梗10 g，板蓝根30 g，升麻10 g，马勃10 g，连翘12 g，牛蒡子10 g，薄荷（后下）10 g，白僵蚕10 g，生薏苡仁30 g，甘草10 g。口干唇燥、胃热甚者，可加麦冬、天花粉；结节囊肿难消者，可加夏枯草、牡蛎。10日为1个疗程，最多5个疗程。结果：有效率为98.0%。

七、实验研究

对小鼠免疫功能的影响

结果表明，普济消毒饮能增强NK细胞活性和IL-2生成能力，促进脾淋巴细胞增殖，与正常对照组比较均有显著性差异（$P < 0.05$）。这说明普济消毒饮能提高小鼠机体免疫功能。

八、注意事项

本方药物多苦寒辛散，阴虚者慎用。

凉膈散

（《太平惠民和剂局方》卷6）

一、功能

泻火通便，清上泻下。

二、主治

上、中二焦火热证。烦躁口渴，面赤唇焦，胸膈烦热，口舌生疮，咽喉肿痛，睡卧不宁，谵语狂妄，便闭溲赤，或大便不畅，舌红苔黄，脉滑数。

三、组成

川大黄、朴硝、甘草$_{爁}$各9 g，山栀子仁、薄荷叶$_{去梗}$、黄芩各5 g，连翘18 g。

四、用法

上药为粗末。每服6 g，水一盏，入竹叶7片，蜜少许，煎至七分，去渣，食后温服。小儿服半钱，更随岁数加减服之。

五、组方原理

本证为上、中二焦邪热炽盛，上有无形之热邪，非清不去；中有有形之积滞，非下不除。唯有清热泻火通便，清上泻下并行，才能治其病本。方中重用连翘，清热解毒。本方以清除上、中二焦火热为主，且连翘用量独重，故药力最强为君药。配黄芩以清胸膈郁热；山栀通泄三焦，引火下行；大黄、芒硝泻火通便，以荡热于中，共为臣药。薄荷、竹叶轻清疏散，以解热于上；兼有"火郁发之"之义而为佐药。使药以甘草、白蜜，既能缓和硝、黄峻泻之力，又能存胃津，润燥结，和诸药。全方配伍，共奏泻火通便，清上泻下之功。

综观全方，既有连翘、黄芩、栀子、薄荷、竹叶疏解清泄胸膈邪热于上；更用调胃承气汤通便导滞，荡热于中，使上焦之热得以清解，中焦之实由下而去。

六、临床应用

1．支气管扩张咯血

以本方加减：大黄、芒硝、甘草、薄荷、淡竹叶各6 g，连翘、山栀子、黄芩各9 g，蜂蜜（兑入）18 g。10～15剂为1个疗程，具体视病情而定，一般不超过2个疗程。治疗30例支气管扩张咯血，病程3个月至15年；大咯血（每日大于500 mL）2例，中咯血（每日100～150 mL）22例，小咯血（每日小于100 mL）6例。本组患者均在促进脓痰引流和用抗生素控制继发感染的原则下，在西药止血治疗无效停用时给予凉膈散加减治疗。结果：总有效率为93.3%。临床观察显效最短时间为2日，最长为2周，平均7日。

2．大叶性肺炎

本方加减治疗大叶性肺炎13例，有恶寒或寒战者加鸡苏散；壮热不恶寒，邪热炽盛者加生石膏。治疗结果：临床症状消失，血象恢复正常，X线复查炎症病灶消失，属于痊愈者10例；症状消失，血象恢复正常，X线复查炎症病灶大部分吸收，属于好转者3例。另有报道，用凉膈散加减治疗儿童大叶性肺炎48例。药用：大黄10 g，朴硝（冲化）10 g，黄芩6 g，山栀子9 g，连翘15 g，枳实10 g，鱼腥草15 g。加减：脉明显细数者，加柴胡、白芍；咳声重浊痰多者加桔梗、川贝母；胸背疼并神志模糊者，加桃仁、瓜蒌仁、石菖蒲；呼吸困难、发绀、鼻煽、抽搐者，加地龙、羚羊角。其中，病情危重者18例配合西药抗菌、补液等。结果：经治疗2～8日，48例患儿全部治愈，无咳嗽或偶闻咳嗽，无咯痰，体温正常，神情活泼，饮食、二便均无异常。其中休克纠正时间6～30 h；体温降至正常时间最短2日，最长5日；X线肺部阴影消失时间最短5日，最长8日；呼吸恢复正常时间最短3日，最长8日。

3．小儿病毒性脑炎

本方加味治疗小儿病毒性脑炎32例，所有病例均有不同程度的发热、烦躁或嗜睡，其中头痛明显21例，抽搐7例，呕吐13例，视觉障碍1例。全部病例均经脑脊液检查及脑电图确诊。随证加减，热重者加生石膏、羚羊角；抽搐者加钩藤、菖蒲；偏湿者加藿香、佩兰。同时配合静滴能量合剂。结果：痊愈29例，临床症状消失，脑电图恢复正常；好转2例，症状基本消失，脑电图好转或留有后遗症；无效1例，症状无改善。

4．慢性肾功能不全

本方加减治疗慢性肾功能不全34例，同时用西药治疗36例作对照观察。结果：中药组中，显效18例，有效12例，无效4例；对照组中，显效11例，有效15例，无效10例，两组比较有显著性差异（$P<0.05$）。且中药组在增加尿量、改善肾功能各项指标、降低LDL方面均优于西药组。

5．失眠

加味凉膈散治疗心火亢盛型失眠52例，药用：栀子10～20 g，带心连翘10～20 g，酒黄芩10～20 g，生大黄（后下）5～10 g，芒硝1～6 g，竹叶3 g，薄荷9 g，焦神曲10～30 g，焦麦芽10～30 g，生甘草5 g，白蜜少许，并随证加减。7日为1个疗程。用药期间忌食辛辣之物。结果：显效（临床症状全部消失，睡眠恢复正常）37例；有效（临床症状明显改善，睡眠时间延长，但未恢复正常）15例。

6．难治性鼻出血

以本方为主治疗经西药治疗效果不显的鼻出血24例。加减：出血多者加三七粉，阴血不足者加阿胶、白芍，气虚者加黄芪、太子参，肝火偏盛者加龙胆，胃热盛者加生石膏、黄连，有表证者加荆芥、葛根。结果：总有效率为95.83%。

7．银屑病

4例患者皮损均符合寻常型银屑病诊断要点，且为进行期，伴有扁桃体肿大，大便干燥，舌红，苔白或腻，脉细数微滑。以凉膈散为基本方化裁：连翘20 g，生地黄20 g，玄参20 g，黄芩10 g，栀子10 g，生大黄（后下）10 g，薄荷（后下）10 g，竹叶10 g，甘草10 g。1个月为1个疗程。临证加减：视大便日行情况调整大黄用量；扁桃体肿大较重者酌加牛蒡子、桔梗、荆芥。共治疗3个疗程。结果：2例初发者，痊愈，皮损完全消退，随访1～2年未复发；2例复发者，显效，皮损限于下肢局部，呈静止期状态，随访1例1年未见发作。另1例半年后发作。

七、实验研究

1. 对内毒素造模模型的影响

凉膈散煎剂20 g/kg，连续3日，对内毒素复制的小鼠血瘀模型肠系膜微循环障碍有明显的改善作用。用大肠杆菌内毒素复制家兔温病模型，观察凉膈散对该模型动物的解毒作用。结果表明，凉膈散可减少模型动物血浆内毒素含量，降低血浆肿瘤坏死因子（TNF-α）、血清消氧化脂质（LPO）水平，提高血清超氧化物歧化酶（SOD）活性，减轻脏器组织病理损害，提示凉膈散可通过多途径发挥解毒作用。用大肠杆菌内毒素静脉注射复制家兔温病模型，观察凉膈散对模型动物的化瘀作用，结果表明，凉膈散能够抑制内毒素所致血小板计数（BPC）、凝血酶原时间（PT）、血浆纤维原含量（Fb）及血液流变性的异常改变，并能抑制ADP诱导的正常和模型家兔的血小板聚焦。

凉膈散对内毒素（LPS）血症小鼠动物模型的实验结果表明，注射LPS 2 h、4 h、8 h后，与正常对照组相比，LPS损伤组肝脏库普弗细胞CD14的表达均呈显著升高，SR表达均呈显著降低（$P < 0.01$）。同剂量凉膈散组及地塞米松组均介于正常对照组与LPS损伤组之间。与LPS损伤组比较，不同剂量凉膈散组及地塞米松组在两者的表达上均有显著性差异（$P < 0.01$），以高剂量凉膈散最为明显，呈剂量相关性。肝脏损伤主要表现为空泡变性，肝脏库普弗细胞SR、CD14的表达变化与小鼠肝损伤程度呈平行关系。提示凉膈散对内毒素血症小鼠的肝脏库普弗细胞表面CD14表达上调以及SR表达下调有明显的抑制作用，并能减轻内毒素所致的肝损伤。

凉膈散对内毒素（LPS）损伤小鼠肺组织的研究表明：与正常对照组相比较，LPS注射后2 h肺组织核蛋白NF-κB明显活化，4 h达高峰，8 h有所下降，但仍高于正常对照组。且各剂量中药组肺组织核蛋白NF-κB活化程度呈剂量相关性，表现为高剂量组最低，中、低剂量组活化有所下降。说明各剂量凉膈散均能有效抑制NF-κB活化，中药凉膈散保护机体免受LPS损伤作用的机制可能是通过抑制组织核蛋白NF-κB的活性，从而抑制各种炎症细胞因子的产生，而起到清热解毒的作用。

2. 含药血清对相关细胞活性及其因子的影响

凉膈散药物血清对脂多糖诱导的体外培养的小鼠腹腔巨噬细胞核转录因子κB（NF-κB）变化的实验表明：小鼠巨噬细胞经脂多糖刺激1 h后，其核内的荧光强度（代表p65的表达量）显著增强。与脂多糖刺激组相比：抑制剂TLCK组、凉膈散药物血清不同剂量组的荧光强度值均较低，有显著性差异，以TLCK及凉膈散大剂量组强度值最低，中、小剂量组次之；空白血清不同剂量组则均无显著性差异。药物血清不同剂量组之间有显著性差异，呈剂量依赖性关系；空白血清不同剂量组之间均无显著性差异。说明不同剂量凉膈散药物血清均能抑制脂多糖所致的细胞核内p65升高，且呈剂量依赖性关系，这可能是凉膈散解毒作用的细胞信号转导机制之一。

研究凉膈散药物血清体外对LPS刺激小鼠RAW264.7细胞CD14 mRNA表达的影响，结果：与LPS刺激组比较，不同剂量药物血消组CD14 mRNA表达量均比它低，呈剂量依赖性；正常血清组则无显著性差异。说明凉膈散含药血清体外对LPS刺激小鼠单核细胞CD14 mRNA转录具有抑制作用。减少LPS效应细胞的CD14 mRNA的表达可能是凉膈散减轻LPS的机体损伤，发挥解毒作用的机制之一。

八、注意事项

临床使用时应注意煎服方法，因方中多为芳香轻宣之品，不宜久煎；对于外感风寒及湿热病初起者则当禁用。

仙方活命饮（神仙活命饮）

（《女科万金方》）

一、功能

清热解毒，消肿溃坚，活血止痛。

二、主治

痈疽疮疡初起。红肿焮痛，或身热凛寒，舌苔薄白或黄，脉数有力。

三、组成

穿山甲（代）、甘草、防风、没药、赤芍药各6 g，白芷3 g，归梢、乳香、贝母、天花粉、角刺各6 g，金银花、陈皮各9 g。

四、用法

用酒三碗，煎至一碗半。若上身，食后服；若下身，食前服，再加饮酒三四杯，以助药势，不可更改。

五、组方原理

痈疽疮疡初起，热毒壅聚，营气郁滞，气滞血瘀，故其治疗必须以清热解毒为主，理气活血，消肿散结为辅。方以金银花为君药，性味甘寒，轻清气浮，清热解毒，芳香透达，疏散邪热。以当归尾、赤芍、乳香、没药、陈皮行气通络，活血散瘀，消肿止痛。气行则营卫畅通，营卫畅通则邪无滞留，使瘀去肿消痛止，共为臣药。白芷、防风，辛温发散，疏散外邪，又可散结消肿；天花粉、贝母清热化痰排脓，可使未成即消；穿山甲、皂角刺解毒消肿，穿透经络，攻坚排脓，使阻者通，滞者行，可使脓成即溃，以上均为佐药，甘草为使药，助清热解毒，并调和诸药。煎药加酒者，借其活血而行周身，助药力直达病所。诸药合用，则热毒清而痰滞血瘀去，气血通而红肿疼痛消，如是痈疮自平。故前人称本方为外科之首剂，服之脓未成者可消，脓已成者可溃。

本方为外科“消法”的代表方剂。全方辛苦偏凉，寓清热解毒，疏风解表，化瘀散结诸法于一方，全方的药物组成体现了外科阳证内治消法的配伍特点。

六、临床应用

（一）内科

1．内伤发热

内伤发热共80例，随机分为两组，治疗组40例，西药对照组40例。两组患者无显著性差异，具有可比性。治疗组用仙方活命饮加味：白芷12 g，天花粉10 g，制乳香10 g，制没药10 g，金银花30 g，陈皮10 g，防风12 g，赤芍15 g，当归尾15 g，川贝母10 g，甘草10 g，炒皂角刺10 g，炙山甲10 g，夏枯草30 g，蒲公英30 g，牡丹皮10 g，桃仁10 g，红藤15 g，香附20 g。易汗者加黄芪、黄精；大便秘结者加生地黄、麦冬；食欲不振者加焦山楂、白术等。5日为1个疗程。对照组用头孢曲松和复方安乃片等。结果：治疗组40例，治愈39例，有效1例；对照组40例，治愈12例，有效8例，无效20例。

2．肝脓肿

本方合黄连解毒汤化裁治疗肝脓肿6例，药用：仙方活命饮去金银花、防风、当归、陈皮、甘草、天花粉，加蒲公英、紫花地丁、黄芩、黄连、黄柏、牡丹皮、青皮、乌药、竹茹，均获痊愈。临床症状最晚在3个月内消失，B超检查最晚在86日内肝脓肿消失。

3．消化性溃疡

以本方治疗53例，均经钡餐X摄片及纤维胃镜确诊，总有效率为94.3%。以本方为主，若病久或体弱者加黄芪、山药，便血或吐血者加大黄，吐酸嘈杂者加煅瓦楞子，胃阴不足者加石斛、木瓜、五味子，治疗胃及十二指肠溃疡共16例，效果满意。另有消化性溃疡88例，随机分为中药组和西药组，21日为1个疗程。中药组用金银花、连翘、白芷、浙贝母、防风、白及、甘草、当归、党参、茯苓各10 g，白芍24 g，黄芩20 g，大黄3 g，制乳香6 g。结果：平均治疗29.8日，总有效率为100%。西药组平均治疗31.8日，总有效率为96.7%。

4．慢性胆囊炎

85例本病患者，用仙方活命饮加减：金银花、当归、赤芍、大贝母、天花粉各15 g，防风、白芷、陈皮、皂角刺各10 g，制乳没、炮山甲、甘草各6 g，并随证加减。连服1个月为1个疗程，B超复查。结果：显效66例，好转17例，无效2例。

（二）外科

1．疖病

本病90例随机分为两组，治疗组60例，对照组30例。治疗方法：治疗组内服仙方活命饮化裁，药用金银花、蒲公英、赤芍各30 g，连翘、当归、紫花地丁各15 g，天花粉、土贝母、郁金、皂角刺、穿山甲各10 g，白芷、防风各6 g。15剂为1个疗程，外敷自制疖肿膏。对照组内服防风通圣散化裁，外敷市售疖肿膏。结果：治疗组总有效率为91.7%，对照组总有效率为76.7%。两组总有效率有显著性差异。

2．急性阑尾炎

本病40例中急性单纯性阑尾炎25例，急性化脓性阑尾炎8例，阑尾脓肿7例。治疗方药，用仙方活命饮化裁：金银花30 g，防风、当归、赤芍、陈皮、浙贝母各10 g，炮穿山甲、天花粉各12 g，白芷、皂角刺、制乳没各8 g，甘草6 g。并随证加减。结果：痊愈30例，占75%；好转8例，占20%；无效2例，占5%。

3．阑尾脓肿

本方治疗阑尾脓肿30例，结果：总有效率为90%。另以本方治疗阑尾周围脓肿32例，热盛者加蒲公英、败酱草；湿盛者加薏苡仁；气虚者加党参。服7剂后痊愈8例，服10剂后痊愈11例，服15剂后痊愈10例，服17剂后痊愈3例，痊愈率达100%。随访1～11年，除1例有轻度肠粘连外，其他恢复良好。

4．急性乳腺炎

本方加味治疗急性乳腺炎108例，痊愈82例，好转15例，有效10例，无效1例。另以本方加味治疗外吹乳痈（即哺乳期乳腺炎）56例，痊愈51例，好转5例。一般服药不超过15剂即愈。

5．乳腺增生

加味仙方活命饮与乳康片进行临床疗效的对照观察。治疗组患者符合乳腺增生的诊断标准且属中医肝郁化火、痰凝乳络证型。治疗方法为口服加味仙方活命饮，方药：柴胡20 g，香附9 g，郁金12 g，陈皮9 g，牡丹皮9 g，栀子9 g，当归9 g，赤芍15 g，浙贝母15 g，炮穿山甲9 g，皂角刺15 g，乳香9 g，没药9 g，天花粉9 g，金银花12 g，防风9 g，白芷9 g，甘草6 g。月经之前半个月开始服用至月经来潮，连续治疗观察3个月经周期。对照组口服乳康片，每次4片，每日3次，服药时间和疗程同治疗组。结果：加味仙方活命饮组总有效率为91.7%，对照组为78.3%，疗效比较有显著性差异（$P < 0.01$）。

6．带状疱疹后遗神经痛

本方治疗带状疱疹后遗神经痛87例，治疗30日后评定效果。治愈62例，疼痛消失且1个月内无复发；显效20例，剧痛消失，但仍有隐痛不适；无效5例，阵发性剧痛存在或1周内复发。

7．血栓性静脉炎

加味仙方活命饮内服外熨治疗血栓性静脉炎12例，治愈9例，静脉硬条索状软化消失，疼痛肿胀消失，皮肤颜色恢复正常，走路和工作连续7～8 h以上无胀痛和不适感；显效3例，静脉硬条索状明显软化，疼痛肿胀明显减轻，皮肤颜色由青紫转变为暗红色。

8．血栓闭塞性脉管炎

本病患者75例，随机分为2组。治疗组60例，对照组15例。治疗组以仙方活命饮治疗，处方：当归尾20 g，赤芍15 g，川芎15 g，乳香6 g，没药6 g，穿山甲6 g，皂角刺6 g，金银花10 g，白芷10 g，陈皮10 g，甘草6 g。加减：气血瘀滞证较重者，重用当归尾、赤芍，加丹参、桃仁、红花；患肢伴发凉、怕冷，皮色苍白，肌肉萎缩者，去金银花，加肉桂、附子、杜仲；患肢肿胀，或出现条索状硬结，或有表浅小溃疡者，去防风、白芷，重用金银花、当归尾、赤芍，加黄柏、连翘。治疗观察6个月统计疗效。对照组用脉络宁和肠溶阿司匹林，伴坏疽溃疡感染者使用敏感抗生素。结果：治疗组痊愈率为74%，总有效率为96%。对照组痊愈率为26.6%，总有效率为80%。

9．糖尿病足

将71例本病患者随机分为治疗组和对照组，均给予基础治疗和局部治疗，在此基础上，治疗组服用仙方活命饮加减。结果：治疗组痊愈率为25.00%，显效率为36.11%，有效率为36.11%，总有效率为97.22%，与对照组比较有统计学意义（$P<0.05$）；两组治疗前后自身对照，溃疡面积和空腹血糖、餐后2 h血糖比较均有显著性差异（$P<0.01$）；组间比较空腹血糖、餐后2 h血糖无显著性差异，溃疡面积比较有显著性差异（$P<0.05$）。提示以仙方活命饮加减对瘀热互结型糖尿病足进行中西医结合治疗效果优于单用基础治疗组。

10．急性附睾炎

仙方活命饮加减结合西药治疗急性附睾炎42例，并与同期单用西药治疗的30例作对照。两组均以头孢噻肟钠针剂2 g加入生理盐水250 mL中静脉滴注，连续使用14日；前3日所有患者均静脉滴注地塞米松10 mg。中药组加服仙方活命饮加减：金银花30 g，皂角刺12 g，连翘15 g，浙贝母10 g，玄参15 g，土茯苓15 g，生大黄10 g，赤芍12 g，炒穿山甲5 g，制乳香5 g，制没药5 g，川楝子10 g，生甘草10 g。结果：治疗组痊愈31例；显效9例；有效2例。对照组30例，痊愈12例，显效15例，有效3例。两组痊愈率比较有显著性差异。

（三）妇科

1．真菌性阴道炎

本病经西医治疗效果不佳或原已用中药治疗，特别是初发症状严重者，应用本方去穿山甲、皂角刺，加龙胆，也可酌情加减内服、外洗，一般用3剂即可有明显疗效，1周左右可痊愈。其辨证要点为阴道奇痒难忍，灼热，白带量多，阴道黏膜红赤，且有斑点大小溃疡面。

2．子宫颈炎、阴道炎、妇科术后感染等炎症

以本方去甘草为主方，小腹胀痛拒按者加红藤、败酱草，小腹硬痛或有块拒按者加桃仁、红花、三棱、莪术，带下黄绿恶臭者加地肤子、蛇床子、五倍子，带下如脓，腥臭味重者加瓜蒌仁、冬瓜子，带下污水恶臭者再加土茯苓、生薏苡仁、车前子、乌贼骨，配合中药坐浴（儿茶、五倍子、绿铜、雄黄、青黛、冰片、川椒、蛇床子、地肤子）治疗慢性子宫颈炎21例、阴道炎30例、妇科术后感染11例。用药后炎症及肿块消失，腹变软，宫颈糜烂愈合，白带正常。结果：所治62例中，症状消失58例。

3．盆腔炎

以本方去甘草为基础方，随证加减治疗盆腔炎及术后感染粘连者11例，临床症状以小腹硬痛拒按、脓性带下为主。一般服药20剂后带下及其全身症状可明显好转，服药40剂后腹部变软，肿块消失。本组患者除1例服药15剂自动停药外，均获痊愈，平均服药45剂。

（四）五官科

1．睑腺炎

应用本方：金银花25 g，白芷、防风、当归、陈皮、浙贝母、炮穿山甲各10 g，赤芍、天花粉各15 g，乳香、没药各6 g，甘草3 g，热毒甚者加蒲公英，大便干结者加大黄，治疗睑腺炎30例。结果：服药4～5日后，红肿及硬结完全消退者为痊愈，共25例；6～7日消退者为好转，共3例；无效2例。

2．鼻炎（鼻渊）

以本方加苍耳子、辛夷、薄荷、川芎、石菖蒲为基本方，若脓涕黄浊量多者，加蒲公英、败酱草；肺胃郁热者，重用金银花，再加鱼腥草；肝胆有热者，加龙胆、野菊花；由鼻炎引起的头痛，则根据疼痛部位而加用他药，治疗鼻渊68例。结果：治愈率为97%。

3．扁桃体周围脓肿

本病以青壮年发病较多，常发于急性扁桃体炎的4～6日。以本方水煎，早晚各半，口含徐徐咽服。若咽痛热盛，腭舌弓及软腭高度红肿者，加连翘、牛蒡子、山豆根；扁桃体脓肿已溃兼气虚者，加黄芪、党参，共治疗60例。结果痊愈57例，3例经用穿刺排脓痊愈。

七、实验研究

1．抑菌

以不同浓度的本方煎剂5 mL，分别加入细菌培养4组试管中，置于温箱24 h，观察本方对有关细菌的抑菌作用。结果表明，本方对乙型链球菌有高度抑菌作用，对葡萄球菌抑菌作用也很强。仙方活命饮体外抑菌的实验研究表明，本方对粪肠球菌、金黄色葡萄球菌有抑制作用，其中组方的每一味药都不同程度地具有抑菌作用。

2．对家兔血流动力学的影响

仙方活命饮可使全血黏度与还原全血黏度的比值明显降低，并显著缩短红细胞电泳时间，但对血细胞比容和血沉无明显影响。这表明仙方活命饮改善血流动力学的机制是通过抑制红细胞聚集能力，提高红细胞变形能力以及提高红细胞表面负电荷密度来实现的。

八、注意事项

本方宜于痈疽疮疡未溃之前，若已溃脓者，则不宜使用。阴证疮疡忌用。

五味消毒饮

（《医宗金鉴》卷72）

一、功能

清热解毒，消散疔疮。

二、主治

疔疮初起。发热恶寒，疮形如粟，坚硬根深，状如铁钉，以及痈疮疖肿，红肿热痛，舌红苔黄，脉数。

三、组成

金银花20 g，野菊花、蒲公英、紫花地丁、紫背天葵子各15 g。

四、用法

水煎，加无灰酒半盅，再滚二三沸时，热服。渣如法再煎服。盖被出汗为度。

五、组方原理

疔毒乃因感受火毒，内生积热而致。治宜清热解毒，消散疔疮。方中重用金银花为君药，清热解毒，消散痈肿疔疮，外清气分之毒，内清血分之毒，为治疮痈之圣药。紫花地丁、紫背天葵、蒲公英、野菊花四药作用相似，清热解毒之力颇峻，且又凉血消肿散结，均为治痈之要药，同为臣药。少加酒以通血脉，行药势，有利于疔毒痈肿之消散，为佐药之用。又本方煎后热服，药借酒势，通行周身。服后盖被，取其微微出汗，以开皮毛，逐邪外出，微汗出则毒邪自患处随汗而解。合而成方，药仅五味，功专力宏，用法得宜，共奏清热解毒，消散疔疮之功。

六、临床应用

1．脂肪肝

68例脂肪肝患者，随机分为2组，分别用五味消毒饮加味（治疗组）和辛伐他汀（对照组）治疗。五味消毒饮加味基本方：金银花、野菊花、蒲公英、败酱草、天葵子、紫花地丁、山楂、丹参各15 g。兼有气滞血瘀者加莪术、三棱；兼痰浊阻遏者加法半夏、白术；兼脾肾阳虚者加枸杞子、菟丝子；兼肝肾阴虚者加何首乌。结果：治疗组总有效率为92.1%，明显高于对照组73.3%（$P<0.05$）；治疗组与对照组治疗后总胆固醇（TC）、甘油三酯（TG）较治疗前显著降低，治疗组高密度脂蛋白胆固醇（HDL-C）较治疗前显著升高（$P<0.01$）治疗后治疗组TC、TG低于对照组，HDL-C高于对照组（$P<0.05$），并且，五味消毒饮加味能明显改善脂肪肝患者的主要临床症状。

2．急性糜烂性出血性胃炎

本病治疗组50例患者均经电子胃镜确诊，伴幽门螺杆菌（HP）感染者41例，另选本病患者30例作为对照组。治疗组用金银花、野菊花、蒲公英、紫花地丁、紫背天葵各10 g，三七6 g。对照组用果胶铋胶囊，每次120 mg，每日3次。20日为1个疗程。结果：治疗组总有效率为96.00%；对照组总有效率为86.67%，两组比较差异有显著性（$P<0.05$）。治疗组治疗前HP阳性41例，治疗后转阴32例，清除率为78.04%；对照组治疗前HP阳性23例，治疗后转阴13例，清除率为56.52%，有显著性差异（$P<0.05$）。

3．老年泌尿系感染

本病随机分为治疗组和对照组，治疗组124例，对照组112例。治疗组给予中药五味消毒饮加味治疗，组成：野菊花15 g，蒲公英20 g，紫花地丁12 g，天葵子15 g，金银花15 g，生地黄15 g，玄参15 g，萹蓄30 g，车前子18 g，赤芍15 g，淡竹叶12 g，甘草10 g，滑石20 g。同时更换抗生素，静脉给药，用药7日观察疗效。对照组停用过长使用的抗生素，更换新的抗生素，静脉给药，针对不同患者，相应选择生理盐水加氨苄青霉素静滴等。结果：治疗组总有效率为97.3%；对照组总有效率为69.60%。两组间有效率比较，有显著性差异。

4．前列腺炎综合征

本病患者58例，随机分为中药灌肠治疗组30例和西药口服对照组28例。治疗组运用五味消毒饮加减灌肠治疗，对照组口服西药左旋氧氟沙星治疗。两组均是15日为1个疗程，共2个疗程。结果：中药灌肠治疗组总有效率为86.67%；西药对照组总有效率为60.71%。两组比较，总有效率有显著性差异（$P<0.05$）。

5．2型糖尿病合并体表感染

将60例糖尿病合并体表感染患者随机分为治疗组和对照组。对照组30例，在应用清热润燥方治疗其糖尿病的基础上，加用抗生素治疗其合并的体表感染；治疗组30例，则以清热润燥方合五味消毒饮为基础方进行加减治疗。结果表明，治疗组的综合治疗效果明显优于对照组（$P<0.05$）。

6．疔疮、痈疖

本方治疗疔疮、疖肿及痈103例，对局部急性炎症化脓或全身发热者，加黄芩、柴胡、延胡索、制乳香、制没药；脓疡已形成者加皂角刺、炮山甲、贝母、桔梗、黄芪；脓疡已溃破，身倦怠乏力者，加党参、白术、麦冬、玄参、生地；若出现走黄者，加川黄连、大青叶、牡丹皮、水牛角，并加服清心牛黄丸1粒，每日3次。结果：痊愈97例，好转4例，无效2例。

7．感染性疾病

本方加味治疗感染性疾病58例，其中，蜂窝织炎18例，急性肾盂肾炎19例，急性扁桃体炎21例。处方：蒲公英20～40 g，紫花地丁12～40 g，金银花20～30 g，野菊花15 g，紫背天葵子10 g。蜂窝织炎脓未成者，加当归尾、乳香、没药，并将药渣捣烂，以酒调敷患处；伴发热恶寒者，加防风、荆芥；脓成已溃者，加黄芪、生甘草；急性肾盂肾炎者，加金钱草；急性扁桃体炎者，加射干、桔梗、甘草。结果：蜂窝织炎18例全部临床治愈；急性肾盂肾炎19例，临床治愈15例，无效4例；急性扁桃体炎21例全部临床治愈。

8．颌面部蜂窝织炎

本方加减治疗本病45例。方药组成：金银花25 g，野菊花、蒲公英、紫花地丁各20 g，连翘25 g，生石膏30 g，薄荷5 g，牛蒡子15 g，炙僵蚕、牡丹皮、升麻、皂角刺各10 g。大便秘结者，加大黄、玄明粉；伴有神昏烦躁者，加生地黄、黄连；久治不愈反复溢脓者，加骨碎补、玄参；肿连腮颊且较重者，加板蓝根、苦参。结果：总有效率为91.11%。

9．急性化脓性扁桃体炎

本方为主治疗本病38例。全部病例均属风热邪毒结于咽部，壅塞而成肺胃热盛之证。处方：蒲公英30 g，金银花10 g，野菊花10 g，紫花地丁30 g，天葵子10 g。随证加减：有风热表证者，加入连翘、牛蒡子、淡竹叶、射干；高热、口苦者，加黄芩、黄连、桑叶。结果：38例治疗最短时间为2日，最长时间为5日，平均治疗时间3.8日。38例均经用本方治疗痊愈。

10．骨、关节感染

本方治疗骨、关节感染30例，其中开放性骨折感染9例；关节结核并混合性感染11例，化脓性关节炎、骨髓炎10例，包括并发败血症4例，患者入院均常规采用西药及外科对症处理。局部红肿灼热疼痛，全身症状有发热、口干，舌燥苔黄，脉数者，加黄芩、知母、天花粉、石膏；溃脓期脓流不畅，新肉不生，腐肉难脱者，加黄芪、党参、白术、怀山药；痛甚者，加乳香、没药或延胡索；溃后体虚者，则合八珍汤。结果：痊愈19例，好转11例，较之单纯西医治疗为佳。

11．解脲支原体阳性宫颈炎

将诊断为解脲支原体（UU）、UU和沙眼衣原体（CT）阳性宫颈炎的60例患者分为两组，治疗组使用阿奇霉素和加味五味消毒饮联合治疗，对照组使用阿奇霉素和克拉霉素联合治疗。结果：治疗组UU、CT转阴率明显高于对照组（$P<0.05$）；两组中医证候疗效比较，在显愈率和总有效率方面均有显著性差异（$P<0.05$）。

七、实验研究

1．体外抑菌

体外抑菌实验表明，本方对大肠杆菌、绿脓杆菌、变形杆菌、金黄色葡萄球菌、枯草杆菌等有很强的抑制作用。亦有实验证明，本方对白色葡萄球菌有很强的抑制作用，对金黄色葡萄球菌，甲、乙型链球菌，伤寒杆菌，变形杆菌，粪产碱杆菌有一定程度的抑制作用，但对大肠杆菌则无明显的抑制作用。采用琼脂稀释法，研究五味消毒饮主药变化与抗菌作用变化间的量-效关系，结果表明：从各组方抗菌作用而言，野菊花为主方作用最佳，紫花地丁为主方作用最次，其余三方各有侧重，金银花为主方并不是抗菌作用最佳方。用琼脂稀释法对比研究了五味消毒饮、TMP与五味消毒饮与TMP联用对6种不同细菌的体外抗菌作用。结果表明，TMP与五味消毒饮联用具有协同作用。

2．体内抑菌

以本方水煎液55 g/kg给小鼠灌胃，观察腹腔注射细菌悬液后24 h内动物死亡情况，以判断其体内抗菌效果。预防组于注射菌液前1日给药，注射组于注射菌液的同时给药。结果：预防组8只动物，死亡7只；治疗组10只动物，死亡6只，与对照组比较，有显著性差异，与土霉素组比较，无显著性差异。

3．对免疫功能的影响

五味消毒饮可明显提高小鼠巨噬细胞的吞噬作用及淋巴细胞的转化率。又有报道，给予五味消毒饮后，可明显增加小鼠溶血空斑均值、淋转率、巨噬细胞吞噬率和吞噬指数，提高巨噬细胞的Yc-花环形成率和肠道菌群菌数。说明五味消毒饮能增强免疫功能，调整菌群失调。另有研究表明，五味消毒饮可明显提高正常小鼠及菌群失调小鼠腹腔MΦYc-花环的形成率。其作用机制可能是通过对小鼠腹腔MΦ表面C_3bR的激活而发挥作用的，从而间接说明其对机体的免疫功能具有一定的增强作用。

4．对大鼠实验性急性鼻咽炎的疗效

应用创伤后金黄色葡萄球菌接种法造成大鼠急性鼻咽炎模型，然后随机分成模型对照组、中药治疗组、西药对照组，并平行设置正常对照组分别进行治疗干预。治疗前后测量体温，观测大鼠的行为改变及白细胞变化，同时取鼻咽组织进行病理检查。结果：大鼠感染后出现行为异常，白细胞增多。病理检查显示明显急性炎症改变。中药治疗组大鼠各项指标明显改善，与西药对照组相似。说明五味消毒饮对大鼠实验性急性鼻咽炎有良好的治疗作用。

八、注意事项

阴疽忌用，以免攻伐伤正；脾胃素虚者慎用。

四妙勇安汤

（《验方新编》卷2）

一、功能

清热解毒，活血止痛。

二、主治

脱疽。患肢皮色黯红，灼热微肿，疼痛剧烈，久则溃烂，脓水淋漓，烦热口渴，舌红脉数。或见发热口渴，舌红脉数。

三、组成

金银花、玄参各90 g、当归30 g、甘草15 g。

四、用法

水煎服，一连十剂。药味不可减少，减则不效。

五、组方原理

本方证因热毒内蕴，气血瘀滞，阴血亏损所致，而三者之中尤以热毒炽盛为主。治宜清热解毒，活血养血，通络止痛。方中重用金银花、玄参为君药以清热解毒，两药合用，既清气分邪热，又解血分热毒，玄参尚有养阴散结之效。臣药以当归之温润，活血祛瘀，流通血脉，补养阴血以濡四末。甘草生用，一则助金银花泻火解毒；二则合当归、玄参养阴生津；三则调和诸药，为佐使。药虽四味，量大力专，共奏清热解毒、活血止痛之功。

本方药仅四味，量大力专，用之巧妙，服后能药到病除，永无后患，故名“四妙勇安汤”。也有谓其药用四味，恰到好处，药物量大力专，勇猛力雄，服后药到病除人安，故以此名之。

六、临床应用

1．血栓闭塞性脉管炎

本方加川石斛、生黄芪、潞党参、怀牛膝各12 g，土茯苓、鸡血藤各15 g，红花10 g，治疗本病34例。结果：临床治愈8例，显效20例，好转5例，无效1例。用本方加穿山甲、地龙、牛膝、制乳香、没药、木通、黄柏、丹参、鸡血藤、白花蛇舌草等，治疗22例。结果：临床治愈8例，好转7例，无效7例（包括7日内自动出院3例，入院时已具备手术指征而行截肢术3例）。又以本方加味：玄参60 g，金银花45 g，当归30 g，黄芩9 g，板蓝根24 g，生甘草18 g，川牛膝15 g，治疗三期Ⅱ级血栓闭塞性脉管炎33例。结果：临床治愈16例，占48.5%；好转11例，占33.3%；无效6例，占18.2%。又以本方加赤芍、牛膝各15 g，黄柏、黄芩、山栀子、连翘、苍术、防己、紫草10 g，红花、木通各6 g，治疗本病湿热下注型。治疗后血流动力学测定结果：全血比黏度治疗前后在25 ℃时无显著性差异（$P>0.05$），37 ℃时有显著性差异（$P<0.01$）；血细胞比容、血沉治疗前后都无显著性差异（$P>0.05$）；红细胞电泳治疗前后有显著性差异（$P<0.01$）；血小板电泳、纤维蛋白原治疗前后差异不显著（$P>0.05$）。另以本方加味治疗坏死期血栓闭塞性脉管炎患者12例，治愈7例，好转5例。治疗时间最长183日，最短69日。治愈者经1年随访，未见复发。

2．血栓性静脉炎

本方加减治疗4例下肢静脉血栓形成患者。本病起病急骤，疼痛剧烈，肿胀明显，用本方3～5剂即能收效，且愈后病情稳定时间较长，约在半年以上。

3．丹毒

本方加减治疗丹毒患者31例，经治疗后，以热退、痛止、患处红肿消失为痊愈。结果：治疗2～3日痊愈者19例，4～6日痊愈者10例，1周痊愈者2例。

4．项、背痈

以本方加味治疗项痈、背痈等患者21例。局部硬肿范围最大为12 cm×10 cm，最小为6 cm×4 cm；疗程最短15日，最长90日，有2例伴有糖尿病，其疗程较长。21例均获痊愈。

5．小腿骨折后期肿胀

以本方加减，药用：金银花30 g，玄参20 g，当归20 g，地龙15 g，赤芍、牛膝、防风、白芷各15 g，甘草10 g，10日为1个疗程。治疗本病72例。结果：总有效率为75.83%。治疗天数最短4日，最长20日，平均12日。

6．结节性红斑

62例结节性红斑患者分为两组，治疗组32例，给予四妙勇安汤加味（银花藤30 g，玄参30 g，当归30 g，红藤20 g，鸡血藤30 g，桃仁10 g，红花10 g，白芷10 g，桔梗15 g，甘草3 g。湿热明显者加用土茯苓；结节明显者加用浙贝母。2周为1个疗程）治疗；对照组30例，给予芬必得口服，并外用海普林等治疗，比较两组疗效。结果：治疗组总有效率为93.8%，疗效显著优于对照组（$P<0.05$）。

7．急性痛风性关节炎

65例患者随机分为治疗组33例与对照组32例，两组均予西医常规处理，治疗组加服四妙勇安汤加味（金银花、玄参、山药、炒薏苡仁各30 g，当归20 g，甘草、川芎各10 g，生地黄、川牛膝各15 g。随证加减：疼痛剧烈者，加鸡血藤、威灵仙；关节游走性疼痛明显者，加防己；关节灼热明显者，加黄柏、地骨皮；伴有关节屈伸不利者，加苍术、伸筋藤、木瓜）。结果：治疗组疗效明显优于对照组（$P<0.01$），其对血尿酸的改善亦明显优于对照组（$P<0.01$）。

8．急性类风湿关节炎

四妙勇安汤加味治疗类风湿关节炎急性期60例。治疗方法：金银花、玄参各30 g，当归20 g，生甘草10 g。随证加减：疼痛加剧者，加鸡血藤、威灵仙、白芍；关节游走性疼痛明显者，加防己；关节灼热明显者，加黄柏、地骨皮；伴有关节屈伸不利者，加苍术、伸筋草、全蝎、蜈蚣。2周为1个疗程。结果：总有效率为96.7%。

9．灼热足综合征

运用四妙勇安汤加减治疗灼热足综合征90例，其中灼热剧痛者49例，伴小腿肿胀者25例，皮肤干燥者10例，趾间红肿者4例，脚气病史者10例。用四妙勇安汤加味：当归30 g，玄参30 g，忍冬藤30 g，金银花30 g，黄柏10 g，连翘10 g，防己12 g，川牛膝15 g，薏苡仁30 g，甘草10 g。若热重者加知母，肿胀者加车前子。结果：有效率为94.4%。

10．糖尿病足

用四妙勇安汤加味（金银花、玄参、当归、甘草、丹参、红花、川芎、黄柏等）配合西药治疗本病30例，并设单用西药作对照组。结果：治疗组总有效率为93.3%，对照组总有效率为73.3%。两组比较有显著性差异（$P<0.05$）。

11．早期糖尿病肾病

将90例早期糖尿病肾病患者随机分为治疗组和对照组，两组分别给予格列喹酮或格列齐特口服。治疗组在此基础上予以四妙勇安汤联合下瘀血汤加味口服。结果：两组治疗前后比较，空腹血糖（FBG）、糖化血红蛋白（HbA1C）、尿白蛋白排泄率（UAER）等指标改善，治疗组优于对照组。

12．冠心病

四妙勇安汤加味治疗冠心病60例。组成：当归30 g，金银花30 g，丹参30 g，降香15 g，甘草30 g，玄参30 g。加减：如心血瘀阻较重者加水蛭；水肿者合苓桂术甘汤；如兼气虚者加黄芪、生脉散；如脉结代者加甘松、桑寄生、炙甘草；痰湿重者加全瓜蒌、厚朴。连服15日为1个疗程。治疗时间最短15日，最长3个月。所有病例，在治疗期间心绞痛发作时给含服硝酸甘油片。结果：心绞痛症状疗效总有效率达95%；心电图改善情况总有效率为72%。

13．脑梗死患者颈动脉粥样硬化斑块

脑梗死患者65例，随机分为四妙勇安汤组35例，对照组30例。四妙勇安汤组不论血脂高低均予四妙勇安汤加味：玄参15 g，金银花20 g，牡丹皮15 g，黄芪15 g，白术12 g，水蛭（研末冲服）6 g，地龙12 g，川芎10 g，毛冬青15 g，丹参12 g，鸡血藤15 g，甘草6 g。痰浊重者加石菖蒲、陈皮；瘀甚者加红花、赤芍；抽搐痉挛者加白芍、钩藤；患侧瘫软无力者加桑寄生、川续断、牛膝。对照组正规服用其他药物治疗，血脂异常时调整饮食结构。两组均因病情需要正规应用降血压、降血糖或抗血小板药物等治疗。结果显示，四妙勇安汤组血脂在用药3个月后即维持于稳定水平，TC、TG、LDL-C水平下降而HDL-C水平上升，与治疗初比较差异有统计学意义（$P<0.05$）。四妙勇安汤组在治疗第3个月时斑块积分与初诊时相比差异无统计学意义（$P>0.05$），在应用6个月后颈动脉斑块积分呈现下降趋势，与初诊及对照组比较差异有统计学意义（$P<0.05$）。

七、实验研究

1．抗炎

分别给小鼠四妙勇安汤10 g/kg及20 g/kg灌胃，连续3日，20 g/kg能显著抑制二甲苯致小鼠耳廓肿胀。四妙勇安汤10 g/kg及20 g/kg均能显著抑制醋酸所致的小鼠腹腔毛细血管通透性增高。

2．抗炎有效部位的HPLC图谱研究

对四妙勇安汤抗炎有效部位、各单味药以及缺味药的大孔树脂50%醇洗液的HPLC图谱进行分析比较。结果：全方有20个峰为共有峰，通过与单味药、缺味药色谱图的比较，基本确认各峰的归属。认为四妙勇安汤抗炎有效部位含有绿原酸、阿魏酸、咖啡酸、甘草苷和肉桂酸等成分，有效部位与金银花的相关性最大。

3．保护实验性肝损伤

四妙勇安汤对四氯化碳、泼尼松龙引起的血清谷丙转氨酶升高均有明显的降低作用，对四氯化碳损害和正常小鼠戊巴比妥钠睡眠时间明显缩短，对对乙酰氨基酚引起的小鼠死亡具有非常显著的保护作用。

4．对血管内皮细胞增殖的影响

研究四妙勇安汤的有效成分对脐静脉内皮细胞（ECV304）增殖的影响，探讨其促血管新生的可能机制。体外培养ECV304，单体进行干预，利用MTY及BrdU-ELISA法检测其对ECV304增殖的影响。结果，绿原酸10～100 ng/mL，阿魏酸100～10000 ng/mL浓度组为促细胞增殖的优选浓度。认为绿原酸、阿魏酸促内皮细胞增殖能力与血清有协同作用。

八、注意事项

脱疽属阴寒型及气血两虚型者，不宜用本方；肢体坏死及有死骨者，宜结合手术摘除死骨。

（本节作者：杨华）

第二节　清气分热

白虎汤

（《伤寒论》）

一、功能

清热生津。

二、主治

气分热盛证。壮热面赤，烦渴引饮，汗出恶热，脉洪有力。

三、组成

知母18 g、石膏50 g、碎甘草6 g、炙粳米9 g。

四、用法

上四味，以水一斗，煮米熟汤成，去滓，温服一升，日三服。

五、组方原理

本方证邪既离表而入里，故不可发汗；虽里热炽盛但尚未至腑实便秘，故不宜攻下。然因热盛伤津，若用苦寒直折，则恐伤津化燥，愈伤其阴。因此，当以甘寒滋润，清热生津之法治之。方中重用石膏，辛甘大寒。辛能透热，寒能胜热，故能外解肌肤之热，内清肺胃之火，甘寒相合，又能生津以止渴，可谓一举三得，故为方中君药。知母苦寒质润，苦寒泻火，润以滋燥。既助石膏以清热，又润为热邪已伤之阴，为方中臣药。粳米、甘草和胃护津，缓石膏、知母苦寒重降之性，以防寒凉伤中之弊，并使药气留连于胃，更好地发挥作用，共为佐使。以上诸药配伍，共成清热生津，止渴除烦之剂，使其热清烦除，津生渴止，则大热、大渴、大汗、脉洪大等诸证自解。

本方配伍特点主要有二：一是取辛甘寒之石膏与苦寒润之知母相配，君臣相须，使清热生津之力倍增。二是寒凉的石膏、知母配伍补中护胃的甘草、粳米，以防寒凉伤胃，使祛邪而不伤正。药虽四味，但清热生津之功却甚显著，实为疗气分大热之良剂。

六、临床应用

1．肺炎

用本方合泻白散加减，治疗大叶性肺炎有高热者，结果32例中，热退最快为1日，最慢者为10日，临床症状多在2～3日内消失，肺部炎性病变在2日内消失。

2．流感

用白虎汤加减治疗流感高热50余例，均在2日内退热。方药及加减：生石膏、知母、板蓝根、羌活、甘草，冬春配以荆芥、薄荷，夏秋配以藿香、佩兰，头痛者加蔓荆子、菊花，身酸楚甚者改羌活为15 g。

3．流行性乙型脑炎

用白虎汤加减治疗31例乙脑初起者，用药后症状多数在2日内消失，体温一般在药后当天即显著下降，3日内均能降至正常。有报道以白虎汤为主，酌加连翘、金银花、竹叶，配合西药治疗乙脑50例，平均退热天数5.5日，死亡2例，病死率为4%。

4．流行性出血热

以白虎汤为基本方，酌加板蓝根、大青叶、茅根、丹参、紫草、茜草，治疗146例流行性出血热，结果平均退热时间为2.8日，25例在低血压期获痊愈；16例越过低血压期，少尿期不明显，迅速进入多尿期；8例越过低血压期进入少尿期；1例直接进入恢复期；其余病例亦均有不同程度的好转。又有报道治疗流行性出血热，在发热期出现气分证时，以本方去粳米，加金银花、连翘、大青叶、黄芩、鲜生地、玄参、麦冬治之。若便秘加大黄、玄明粉，正虚加红参或党参。结果：928例中痊愈900例，死亡19例。笔者还注意到，采用中药治疗，有662例出现跳期现象（有的从发热期直接进入多尿期，有的从低血压期直接进入多尿期），从而缩短了病程，提高了治愈率。

5．肾移植术后感染高热

32例肾移植术后患者随机分为两组。治疗组采用中药白虎汤加减，激素、抗病毒、抗细菌等联合用药，全身支持疗法，减少环孢素用量，停用细胞毒性药物。对照组未用中药，其余用药同治疗组。结果：治疗组治愈率为93%，对照组治愈率为53%；经统计学分析，两组治愈率有显著性差异（$P < 0.05$）。

6．急性脑出血

将80例急性脑出血患者随机分为治疗组60例与对照组20例，两组均给予脱水支持对症治疗，治疗组加服白虎汤；治疗前及治疗第15、30日进行两组神经功能缺损评分和疗效比较。结果：治疗组临床疗效及神经功能缺损评分改善情况均优于对照组，提示白虎汤对急性脑出血有明显治疗效果。

7．糖尿病

用白虎汤加减治疗糖尿病，药用生石膏、知母、玄参、生山药、石斛、麦冬、天花粉、苇根、甘草，体虚者加党参或太子参，有效率达95%。此方对多饮、多食、多尿的患者改善效果较显著，而对无明显上述症状者效果较差。

8．皮肤科疾病

用白虎汤治疗夏季皮炎40例。结果：痊愈24例，好转16例；又治疗药疹13例，全部治愈。对顽固性过敏性皮炎，辨证属于血热生风者，随证加减亦有良效。

七、实验研究

1．解热

白虎汤有明显的解热作用，临床对多种高热患者投以大剂量白虎汤有顿挫热势之力。实验表明：

对内毒素所致家兔发热，白虎汤有明显的解热作用。但对白虎汤解热的主要成分及机制的研究则有不同结果。同一实验表明，单用知母可使体温下降0.7 ℃，而单用石膏仅下降0.3 ℃，石膏、知母合用则下降1.2 ℃，并从知母中分离出芒果苷，能使发热动物体温下降1.1 ℃，故认为芒果苷为知母有效解热成分，而石膏退热成分则为硫酸钙。另有实验证明，白虎汤确具一定解热效果，生石膏煎剂作用较弱，而静脉注射时解热作用很强。测定给药后家兔血钙水平，发现白虎汤、单味石膏及氯化钙灌胃后均见血钙增加，但个体差异很大。白虎汤退热与血钙水平增加密切相关，凡钙量增加超过0.449 mmol/L者，均有较好的退热效果，静脉注射氯化钙时血钙增加达0.798 4 mmol/L，实验动物全部退热，去钙白虎汤灌服，不增加家兔血钙浓度，也无退热效果。上述结果表明，白虎汤作用与石膏所含的钙密切相关，而肠道对石膏中钙的吸收多少则是影响退热作用强弱的重要因素。用硫酸钙或氯化钙口服时，解热作用均差，且个体差异大，此乃因口服时，受机体对钙吸收的生理限制以及机体通过反馈调节血钙浓度的能力不尽相同。现在已知钙离子有很强的中枢作用，能抑制产热中枢、渴感中枢、出汗中枢等，因而白虎汤在解热的同时，还可以抑制出汗和烦渴感，从而解除白虎汤证的大热、大渴和大汗。有人认为脑内钠/钙比例升高可引起高热不退，服用白虎汤后，由于钙的吸收，将导致脑内钠/钙比例的降低，从而使高热消退。

2．对免疫功能的影响

经实验证明，白虎汤对腹腔巨噬细胞吞噬率及吞噬指数在服药后1 h、3 h、6 h均有明显提高；白虎汤组溶菌酶容量高于对照组，两组比较有显著性差异（$P < 0.01$）；当药物组加入白虎汤0.15 mL时，其转化率为14%，阳性对照为34%，阴性对照为0。初次免疫后实验组抗体滴度与对照组无明显区别（$P > 0.05$），而再次免疫后实验组抗体滴度显著高于对照组（$P < 0.01$）。白虎汤对幼鼠胸腺重量无明显影响，但能减轻幼鼠脾脏的重量，经统计学处理，有显著性差异（$P < 0.01$）。

3．抗感染

对流行性乙型脑炎病毒皮下感染小鼠的治疗实验表明，于攻毒后24 h开始灌服白虎汤，可显著降低实验小鼠的死亡率，对照组死亡率为94.7%，白虎汤组为63.2%，攻毒量增大时作用降低。本方石膏、甘草、粳米均无抗感染作用，而知母则对多种致病菌有抑制作用。

4．对糖尿病大鼠血管舒缩功能的影响

采用链脲佐菌素诱导的糖尿病大鼠血管舒缩活性改变与一氧化氮（NO）、前列环素（PGI_2）、内皮超极化因子（EDHF）等的关系，观察人参白虎汤复合活性部位的保护作用，发现糖尿病模型大鼠血管收缩及舒张功能异常，人参白虎汤复合活性部位能够抑制内皮细胞损伤，改善血管内皮细胞功能，可用于治疗糖尿病血管并发症。

5．对糖尿病大鼠心肌病变的影响

观察人参白虎汤不同配伍组别及活性部位对链脲佐菌素诱导的糖尿病大鼠肥大心肌中葡萄糖转运蛋白4（Glu T_4）基因表达的影响。结果：与正常对照组相比，链脲佐菌素诱导的糖尿病大鼠肥大心肌中，Glu T_4基因表达下调。经人参白虎汤不同配伍组别及其活性部位治疗后，心脏指数和心室指数与模型组相比均明显下降，Glu T_4 mRNA表达上调。提示人参白虎汤及其活性部位能上调STZ诱导的糖尿病大鼠心肌中Glu T_4 mRNA表达，防止糖尿病心肌病变的发生。

八、注意事项

《伤寒论》指出："伤寒脉浮，发热无汗，其表不解者，不可与白虎汤。"当病邪在表，由于风寒所困，表证未解，邪未传里，未出现身热、汗出、烦渴、脉洪大有力等症状时，不宜应用。《温病条辨》卷1提出白虎汤有四禁："白虎本为达热出表，若其人脉浮弦而细者不可与也；脉沉者不可与也；不渴者不可与也；汗不出者不可与也。"阳虚发热者，由于脾胃虚弱，阳气外越，表现身热自汗，倦怠懒言，但恶风，脉浮无力等，忌用本方，以免伤阳气。阴盛格阳，表现为真寒假热者，禁用本方。

竹叶石膏汤

（《伤寒论》）

一、功能

清热生津，益气和胃。

二、主治

伤寒、温病、暑病余热未清，气津两伤证。身热多汗，心胸烦闷，气逆欲呕，口干喜饮，或虚烦不寐，舌红苔少，脉虚数。

三、组成

竹叶6 g、石膏50 g、半夏洗9 g、麦门冬去心20 g、人参6 g、甘草6 g、炙粳米10 g。

四、用法

以水一斗，煮取六升，去滓，内粳米，煮米熟汤成，去米。温服一升，日三服。

五、组方原理

本方证病机既为病后余热未尽，气津两伤，治之若只清热而不益气生津，则气津难以恢复，若只益气生津而不清热，则恐邪热复炽，死灰复燃。唯有清补并行，既清热生津，又益气和胃，方为两全之法。故方用辛甘大寒之石膏，内清肺胃之热以除烦，辛寒相合外解肌肤之热，甘寒相合又能生津止渴，为方中君药。竹叶甘、淡，性寒，归心、肺、胃经，具有清热除烦，生津利尿之功。人参、麦冬润肺养阴，益胃生津，清心除烦。以上三药相配，既可清热除烦，又能益气生津，共为臣药。佐以半夏降逆止呕；粳米甘平益胃。半夏虽温，但配于清热生津药中，则温燥之性去而降逆之用存，不仅无害，而且能运化脾气，转输津液，使人参、麦冬益气生津而不腻滞，与粳米之甘平益胃相合，又可防石膏寒凉伤胃。甘草为使药，既可助人参益气和中，又有调和药性的作用。诸药合而用之，清热而兼和胃，补虚而不恋邪，使热清烦除，气津两复，胃气和降，诸证自愈。

本方组方特点：一是清热药与补气、养阴药并用，清余热兼养气阴，补虚而不恋邪，邪去正亦复。二是于寒凉清热中，注意顾护胃气，有石膏、竹叶之清热，又有人参、半夏、粳米、甘草之和中益胃。三是取少量温燥之半夏，配入清热生津药中，则温燥之性去，而降逆之用存，且有助于胃气之转输，使补而不滞。

六、临床应用

1．流行性出血热

应用本方为基本方，治疗流行性出血热32例，发热期去党参重用石膏；有卫分证者加金银花、连翘以清热解毒；口渴者加天花粉、生地黄、石斛以生津养阴。低血压期患者多属热伤气阴，气血欲脱，重用党参或人参，加五味子以益气固脱；若出现肌肤斑疹，舌红绛，脉弦数者加牡丹皮、赤芍、水牛角以凉血救阴。少尿期属邪热深入营血，津伤液竭，重用生石膏，加白茅根、玄参、水牛角等以养阴凉血生津；若出现神昏谵语，烦躁等逆传心包证候者，可加清心开窍之品。多尿期属气阴两伤，肾气不固，统摄无权，制约失职，可加生山药、五味子、益智仁、覆盆子、菟丝子、桑螵蛸以育阴生津，补肾益气；若伴有肾阳虚者加肉桂、黑附片等。恢复期属邪退正虚之候，气虚者加黄芪，血虚者加当归、熟地黄等。无论气虚还是血虚者都可选用玉竹、黄精、生山药等，又如牡丹皮、丹参等凉血、活血化瘀药的早期应用，对于缩短病程，促使病情向痊愈发展有积极作用。结果：总有效率为100%，在3个月至1年内，对18例随访，未见复发。

2．化疗毒副反应

用竹叶石膏汤防治恶性骨肿瘤化疗毒副反应18例，所用化疗药有：甲氨蝶呤、环磷酰胺、长春新碱、顺铂、阿霉素等。化疗方案大致相同，均用2～3种药物联合大剂量冲击治疗。6次为1个疗程，每次间隔2～3周。临床最常见的早期毒副反应有：发热、烦躁、恶心呕吐、胸闷气促、心悸怔忡、口干咽痛、口腔溃疡、身发皮疹、瘙痒难忍、腹痛腹泻、尿少尿闭甚则大片斑疹等。治用竹叶石膏汤化裁，一般5剂为1个疗程，视患者具体情况而定。如服药2～3剂后症状已明显缓解，则服满5剂即止；如症状缓解不明显，则经加减后续服1～2个疗程。结果：总有效率为83.3%，大多数病例服药3～5剂即见效。另有报道，用本方为主加减，治疗58例肝癌介入化疗术后呕吐患者。处方：竹叶、制半夏、麦冬各10 g，生石膏30 g，党参6 g，炙甘草12 g。呕吐频繁者加竹茹、代赭石、枇杷叶；热甚者去党参、甘草，加黄连、知母；津伤较重者加芦根、乌梅。结果：总有效率为95%。

3．术后发热

应用本方治疗术后发热47例。结果：服用本方1～6剂后，40例患者体温降至37 ℃，逐步恢复正常，部分患者1个月后才降至正常体温，有7例患者体温虽退，但有反复。

4．病毒性心肌炎

94例急性病毒性心肌炎患者随机分为两组，两组均采用西医常规治疗，治疗组加用竹叶石膏汤。疗程均为4周。结果：治疗组在改善临床症状及心电图等方面均优于对照组。

5．急性乙醇中毒所致心肌损害

将76例急性乙醇中毒患者随机分为治疗组与对照组各38例，两组均给予催吐、洗胃、纳洛酮静脉滴注、补液、维持水、电解质、酸碱平衡治疗，治疗组加用竹叶石膏汤加减口服，两组均7日为1个疗程；比较两组的心肌缺血、心律失常与心肌酶的变化情况。结果：治疗组的心肌缺血、心律失常与心肌酶恢复情况均优于对照组，说明竹叶石膏汤加减对急性乙醇中毒所致心肌损伤有保护作用。

6．口疮

竹叶石膏汤加减内服；五倍青矾散外搽，治疗小儿口疮120例，口腔溃疡少者2～3处，多者7～8处，小者如针尖、米粒，大者如黄豆、扁豆，并波及口腔、舌面、颊黏膜、咽峡部。结果：总有效率为99.2%。

7．放射性口咽炎

将经放射治疗的头颈部恶性肿瘤患者55例随机分为2组。对照组25例采用常规洁齿、冲洗鼻咽、口服维生素B_2、西瓜霜喷喉治疗；治疗组30例采用竹叶石膏汤加味治疗。结果：本病总有效率治疗组为90%（27/30），对照组为64%，组间比较，有显著性差异（$P<0.01$）。

8．牙痛

竹叶石膏汤加减治疗牙痛96例，按发病时间分为两组。A组发病在3日内就诊者60例，可见牙周围组织红肿，张口受限，面颊肿胀。B组发病4～6日就诊者36例，可见牙龈红肿、龈瓣下溢脓，疼痛明显，伴有不同程度的体温升高，颌下淋巴结肿大。结果：A组60例患者经治疗3日均获痊愈；B组36例服药4～6日后治愈30例，好转5例，无效1例。A组患者疼止药停，B组患者疼止之后再服药2剂，以巩固疗效。治愈1个月后开始随访，6个月未见复发病例。

七、实验研究

1．降血糖

本方对实验性糖尿病模型动物有降低血糖作用。用于研究的实验性糖尿病模型为：以四氧嘧啶发病小鼠作为外因胰性糖尿病，以遗传性发病小鼠KK-CA^y作为内因性胰性糖尿病。将本方水性总提取物按500 mg/kg腹腔注入，观察6 h后血糖下降百分比。结果发现，四氧嘧啶糖尿病小鼠血糖明显下降，对KK-CA^{y}小鼠，在绝食条件下可使其血糖明显下降，但非绝食时降血糖作用不明显。

2．对深部念珠菌感染的影响

对深部念珠菌感染的影响表明，竹叶石膏汤能使免疫抑制状态小鼠的生存时间延长（$P<0.01$），肾脏内活菌数减少（$P<0.05$），对免疫功能正常小鼠则无显著性疗效，但与氟康唑合用比单用氟康唑疗效好，能使小鼠的存活时间延长（$P<0.01$），肾脏内的活菌数减少（$P<0.05$），即有协同氟康唑疗效的作用。提示竹叶石膏汤对深部念珠菌感染有一定的保护作用，尤其是免疫功能低下时效果更显著，与氟康唑合用能显著提高疗效，其作用可能与调节机体免疫功能有关。

八、注意事项

热病正盛邪实，大热未衰，气阴未伤者，不宜使用本方。

栀子豉汤

（《伤寒论》）

一、功能

清宣郁热，除烦止躁。

二、主治

伤寒汗、吐、下后，虚烦不得眠，甚者反复颠倒，心中懊憹，胸脘痞闷，饥不能食，舌苔薄黄腻，脉数。

三、组成

栀子$_{擘}$9 g、香豉$_{绵裹}$6 g。

四、用法

上以水四升，先煮栀子，得二升半，纳豉，煮取一升半，去滓，分为二服，温进一服。得吐者，止后服。

五、组方原理

本方组方的出发点是清泄胸膈间无形邪热。方中栀子苦寒，入心、肝、肺、胃、三焦经，长于清泄郁热，解郁除烦，又可导火下行，降而不升。豆豉辛甘，其气味轻薄，入肺、胃经，善于解表宣热，又能和胃气。两药相伍，降中有宣，组方巧妙，药少力专，为清宣胸膈郁热之良方。

原方中栀子仅注明“擘”，未言炒用，可见是用生品，取其清热之功用；豆豉后入，意在取其轻清香透，宣散郁热。如此而用，内寓深意。

六、临床应用

1．神经衰弱

栀子豉汤加减治疗神经衰弱106例，辨证加减：肝阳上亢，灼伤心神型加龙胆、生地黄；心脾两虚，气血不足型，加甘草、人参、茯苓、白术；心肾不交，虚火妄动型，加生地黄、何首乌、牡丹皮。结果：总有效率为97.3%。应用栀子豉汤加减治疗43例虚烦不寐患者。结果：有效率为95.4%。

2．食管炎

用栀豉陷胸汤治疗食管炎25例，病程最短半个月，最长3年，均有胸骨后灼痛，进食吞咽时加剧，伴有不同程度的嘈杂，其中兼有恶心欲吐者6例，剑突下压痛者5例，肩痛者3例，苔黄腻者19例。方药组成：生山栀、淡豆豉、制半夏各10 g，川黄连5 g，全瓜蒌30 g。胸痛重者加枳实；呕吐恶心者加竹茹。结果：疼痛全部消除，饮食如常者为临床治愈，共23例；疼痛缓解者未好转，计2例。将反流性食管炎患者184例随机分为治疗组和对照组，分别给予栀子豉汤加味（栀子、淡豆豉、丹参各10 g，蒲公英、茯苓各15 g，连服1个月）和质子泵抑制剂的奥美拉唑，对照比较其疗效、症状体征的变化。结果：治疗组愈显率为91.3%，总有效率为92.3%，治疗组明显优于对照组（$P<0.01$）。

七、注意事项

方中豆豉应后下。素有脾虚便溏者，慎服本方。

（本节作者：杨华）

第三节　清营凉血

清营汤

（《温病条辨》卷1）

一、功能

清营解毒，透热养阴。

二、主治

热入营分证。身热夜甚，神烦少寐，时有谵语，目常喜开或喜闭，口渴或不渴，斑疹隐隐，脉细数，舌绛而干。

三、组成

犀角2 g、生地黄15 g、元参9 g、竹叶心3 g、麦冬9 g、丹参6 g、黄连5 g、银花9 g、连翘$_{连心用}$6 g。

四、用法

上药，水八杯，煮取三杯，日三服。

五、组方原理

本方中犀角苦咸性寒，清热凉血解毒，寒而不遏，且能散瘀为君药。热甚伤阴，故凉血应兼以养阴。生地黄专于凉血滋阴，麦冬清热养阴生津，玄参长于滋阴降火解毒，三药共助君药清营凉血，养阴解毒，为方中臣药。佐以金银花、连翘，善于清热解毒。竹叶用心，清香入心，专清心热，亦具轻清透达之性，偕佐药以透热向外；黄连苦寒，入心经清心泻火，竹叶心和黄连又可助君药以清热。丹参性凉入心、肝经，清心而又凉血活血，不仅引诸药入于心经，以助君药清热凉血，且可活血祛瘀，以防热与血结。以上三药，皆入心经，兼有使药之用。全方以犀角、生地黄、玄参清热凉血之品，配伍轻宣透热的金银花、连翘，以及清心的竹叶心、黄连，共奏清营解毒，泄热养阴之效。

本方组方特点：一是凉血药配伍滋阴清热之品；二是清热凉血药中，伍以轻宣透热的气分之品；三是凉血药配伍活血药，以防热与血结。

六、临床应用

1．脑炎

以本方合白虎汤化裁治疗散发性脑炎14例，总有效率为64%。

2．斑疹

以本方合导赤散治疗斑丘疹97例。方药组成：牡丹皮、玄参、生地黄、黄连、金银花、连翘、麦冬、天冬、大黄、竹叶、木通、甘草。兼瘙痒者，加白鲜皮；若斑疹色红者，宜重用清热解毒药，并酌加黄芩、生山栀；若斑疹紫暗者，酌加紫草、赤芍等凉血化瘀药。结果：总有效率为100%，随访29例，无1例复发。

3．变应性亚败血症

用清营汤去黄连、竹叶，加柴胡等成为柴胡清营汤，治疗变应性亚败血症10例，其中有4例曾用激素、吲哚美辛、氯喹、水杨酸制剂等西药治疗效果不佳而改用本方。结果：全部热退，皮疹消除，关节症状消失，外周血象正常。疗程最短5日，最长23日，平均14日。退热时间为5～18日，平均12.6日；皮疹消退时间为3～12日，平均8日。

4．重症肺炎

以本方化裁为主治疗小儿重症肺炎25例，其中并发心力衰竭17例，呼吸衰竭5例，脑病4例。方药：金银花、连翘、板蓝根、大青叶、生地黄、丹参、玄参、羚羊角、僵蚕、瓜蒌。热甚者加柴胡、黄芩；咳重者加川贝母；痰壅者加葶苈子；喘促者加苏子；心力衰竭者加人参；呼吸衰竭者加五味子；脑病者加服安宫牛黄丸，配合西药抗感染，纠正心衰及呼吸衰竭、补液等。结果：中药为主治疗组治愈率为92%；单纯西药治疗组治愈率为65%。两组相比有显著性差异（$P < 0.05$）。

5．重症胰腺炎

探讨早期应用清营汤治疗重症胰腺炎对患者细胞因子水平的影响，采用酶联免疫法测定其外周血清中IL-2、IL-2R及sIL-2R水平。结果显示，重症胰腺炎早期联用清营汤方剂组治疗1周后，机体细胞因子IL-2、IL-2Ra水平迅速上升，sIL-2Ra下降明显；而常规施他宁对照组IL-2及IL-2Ra水平呈下降趋势，sIL-2Ra变化不明显，两组结果相比有显著性差异。早期应用清营汤治疗重症胰腺炎，有利于尽快恢复机体免疫调节功能。

6．血栓闭塞性脉管炎

研究加减清营汤对血栓闭塞性脉管炎患者血脂和体液免疫的影响，将40例本病患者随机分为治疗组20例，对照组20例，治疗组口服加减清营汤，对照组服用通塞脉片，1个月后观察血脂、血清免疫球蛋白及补体的变化。结果：加减清营汤能够降低血栓闭塞性脉管炎患者的总胆固醇、甘油三酯、免疫球蛋白IgG含量，增加血清补体C_3、C_4的含量。说明加减清营汤对血栓闭塞性脉管炎患者血脂和体液免疫具有一定的调节作用。

7．药物性皮炎

清营汤加减治疗药物性皮炎37例，结果：显效31例，有效5例，占97.30%；无效1例。显效最快者，服药1剂痒止，3剂而愈，疗效最慢者14剂收效。

七、实验研究

1．对大肠杆菌内毒素所致发热的影响

以发热高峰净增值和3.5 h体温效应指数为指标，观察清营汤对大肠杆菌内毒素刺激白细胞释放较强的内源性致热原所致实验性家兔营分证动物模型的降温效果。结果表明，清营汤组动物与生理盐水的对照组和正常组相比，其上述两项指标之差，均有统计学意义（$P < 0.01$），提示清营汤对营分证实验动物有良好退热作用。而清营汤之所以有降低体温的作用，与其药物组成有密切关系。其中黄连、

金银花、连翘、竹叶心及犀角清热解毒之力较强，有抗病原微生物、抗细菌毒素、抗炎解热等作用。另外，生地黄、玄参、麦冬能改善高热时机体失水，血液及心血管系统的轻度紊乱和神经系统的异常症状，增强机体抗感染的能力。这些药物共同作用使动物体内毒素受到破坏、消灭，同时增强了机体的抵抗力，因而使体温降低。

2．对动物静脉注射内毒素造成营血证的影响

采用动物静脉注射内毒素造成营血证以研究清营汤的治疗作用。结果表明，其可明显抑制内毒素引起的家兔炎性介质PGE_2的5-HT的释放，提高全血黏度，清营汤配伍清热解毒药（蒲公英、败酱草、紫花地丁、鱼腥草）则效果更为明显，且可促进体内内毒素的排泄，抑制毛细血管通透性增加及明显抑制大鼠的非特异性炎症反应。

3．对家兔脑脊液CKP、血清Na^+、K^+及氧自由基的影响

在成功复制家兔实验性营热阴伤证动物模型的基础上，采用拆方研究的方法，测定了实验前后家兔脑脊液中磷酸激酶（CKP）、血清Na^+、K^+，以及超氧化物歧化酶（SOD）、过氧化脂质代谢产物丙二醛（MDA）的变化。结果：清营汤组、滋阴组和清解活化组血浆中MDA的含量皆明显降低，SOD的活力提高，血清Na^+、K^+的降低皆受到抑制，其中尤以清营汤组和滋阴组最为显著；清营汤组、滋阴组和清解活化组家兔脑脊液CKP的活力都明显低于病理组。其中清营汤组与正常对照组无明显差异，而滋阴组和清解活化组与正常对照组之间差异显著并以清解活化组尤为明显。说明清营汤的药理作用是多方面的，具有保护脑组织损伤、维持电解质平衡、抗脂质过氧化的作用，其作用的产生与配伍中的滋养营阴药物密切相关。

4．对H_2O_2损伤的血管内皮细胞存活率和SOD活力的影响

将体外培养内皮细胞ECV_{304}，用380 μmol/L H_2O_2损伤细胞，随机分成正常组、模型组、血清对照组、丹参组、加减清营汤含药血清组。用血清药理学方法给药，继续培养后应用MTT法观察细胞存活率，检测SOD。结果表明：加减清营汤含药血清组MTT的OD值在24 h高于H_2O_2模型组（$P < 0.01$），与血清对照组无明显差异（$P > 0.05$），36 h后与血清对照组有显著性差异（$P < 0.01$）。加减清营汤含药血清组SOD值高于模型组、血清对照组（$P < 0.01$）。说明加减清营汤可降低H_2O_2对ECV_{304}的损伤程度，其机制可能与抗氧化作用有关。

5．对实验性糖尿病大鼠肾脏早期病变的影响

结果表明，病理组大鼠肾重/体重、肾组织与血中的MDA明显升高，而清营汤组的肾重/体重、肾组织与血中的MDA明显降低，清营汤组基底膜的增厚与系膜的增生不明显。说明清营汤对糖尿病大鼠早期肾脏病变的干预作用可能是通过抑制大鼠体内脂质过氧化而达到的。

6．对热盛阴虚证心力衰竭心肌微结构心肌细胞因子的影响

通过联用异丙肾上腺素和甲状腺素，分两步制备出大鼠热盛阴虚证心力衰竭模型，观察清营汤对热盛阴虚证心力衰竭大鼠心肌细胞因子、心肌病理微结构变化等方面的影响。结果显示：清营汤中、高剂量组具有较明显的改善热盛阴虚证心力衰竭大鼠心肌组织病理变化，以及降低大鼠心肌组织中TNF-α mRNA、IL-1βmRNA含量的作用，表明清营汤对热盛阴虚型心力衰竭有较明显的治疗作用。

7．对营热阴伤证动物模型的作用

结果表明，清营汤具有多方面的药理作用，包括调节体温，降低血液黏度及血小板聚集能力，调节凝血和纤溶功能，提高机体抗过氧化能力，抵御自由基的损伤，并能维护体内电解质的稳定。

八、注意事项

使用本方应注意舌诊。原著说："舌白滑者，不可与也。"舌白滑是夹有湿邪之象，误用本方易助湿留邪，必须是舌质绛而干，方可使用。

犀角地黄汤（芍药地黄汤）

（《小品方》，录自《外台秘要》卷2）

一、功能

清热解毒，凉血散瘀。

二、主治

1．热入血分证

身热谵语，斑色紫黑，舌绛起刺，脉细数，或喜忘如狂，漱水不欲咽，大便色黑易解等。

2．热伤血络证

吐血，衄血，便血，尿血等，舌红绛，脉数。

三、组成

芍药12 g、地黄24 g、丹皮9 g、犀角屑3 g。

四、用法

上切，以水一斗，煮取四升，去滓，温服一升，一日两三次。

五、组方原理

本方以凉血散瘀为治疗大法。方用苦咸寒之犀角为君药，归心、肝经，清心肝而解热毒，且寒而不遏，直入血分而凉血。血热得清，其血自宁。热盛伤阴又加失血，若不滋阴则阴液难以自复，故臣药以生地黄甘苦性寒，入心、肝、肾经，清热凉血，养阴生津，一可复已失之阴血，二可助犀角解血分之热，又能止血。芍药苦酸微寒，收阴气而泄邪气。本方用之养血敛阴，且助生地黄凉血和营泄热，于热盛出血者尤宜；牡丹皮散结聚，除血热。方中以之清热凉血止血，又以其能活血散瘀，可收化斑之效，两味用为佐药。四药合用，共成清热解毒，凉血散瘀之剂。

本方配伍特点：一是于清热之中兼以养阴，使热清血宁而无耗血动血之虑。二是凉血与散血并用，凉血止血又无冰伏留瘀之弊。

六、临床应用

1．慢性乙型肝炎

本病92例患者随机分为治疗组和对照组，每组46例，分别服用犀角地黄汤加味（水牛角粉10 g，生地黄20 g，赤芍药10 g，牡丹皮10 g，丹参15 g，郁金10 g）。加减方法：总胆红素升高者加用茵陈、胡黄连；丙氨酸氨基转移酶或门冬氨酸氨基转移酶升高者加用六月雪、平地木、垂盆草；γ-谷氨酰转肽酶升高者加用紫花地丁、败酱草、连翘；白蛋白/球蛋白倒置者加用鸡血藤、凌霄花或炙鳖甲。3个月为1个疗程，治疗2个疗程，观察中医证候、肝功能和乙肝病毒血清学指标变化。结果：本方能显著改善患者临床症状，降低血清TBil、ALT、AST、γ-GT、HBV-DNA等水平，与对照组比较有显著性差异（$P<0.05$）。

2．蛛网膜下腔出血

本方加黑大黄治疗蛛网膜下腔出血20例，全部病例均有头痛、呕吐、项强症状，脑脊液呈均匀一致血性。有短暂意识丧失者3例，合并动脉神经麻痹者2例，再次发作者2例，伴有一侧肢体瘫痪者3

例，经西药治疗无效转中医治疗者15例，发病后即用中药者5例。发热者加金银花、连翘，肢体瘫痪者加桃仁、红花、鸡血藤、伸筋草，短暂意识丧失者加羚羊角。结果：总有效率为90%。疗程最长40日，最短15日，平均30日。

3．高血压脑出血

对55例有高血压病史，经颅脑CT证实为脑出血，发病后72 h的患者，持续吸氧，应用脱水剂、止血剂、抗感染、营养支持及稳定血压，并结合钻颅穿刺引流，同时通过胃管灌服加味犀角地黄汤。结果：总有效率为92.7%。

4．玻璃体积血

应用本方加减（犀角1 g，赤芍12 g，生地黄30 g，牡丹皮10 g，丹参10 g，麦冬6 g，茜草10 g，玄参12 g，石决明20 g，白茅根30 g，墨旱莲30 g），治疗玻璃体积血36例，其中12例由高血压视网膜动脉硬化性出血并发，6例属视网膜静脉周围炎，8例属糖尿病视网膜病变，10例由外伤引起。结果：治愈率为94.4%。

5．上消化道出血

对急性上消化道出血患者171例进行分型论治，其中胃热型39例，用泻心汤或犀角地黄汤加减等治疗，大部分患者服药1日出血即停止。

6．过敏性紫癜

本方加黄芩、紫草、荆芥穗、蝉蜕、甘草治疗儿童过敏性紫癜52例。其中因感冒引发者24例，肠道寄生虫引发者3例，鱼、虾、河蟹过敏引发者6例，饮酒过敏者1例，药物过敏者3例，不明原因者7例。临床表现为全身紫癜14例，单纯双下肢紫癜28例，单纯四肢分布10例，伴有关节痛12例，腹痛3例（并发肠出血），肾脏损害12例。结果：总有效率为96.1%。紫癜消失天数最短3日，最长28日，平均10日。腹痛消失天数最短2日，最长14日，平均6.5日。关节肿痛消失天数最短3日，最长10日，平均5日。血尿、蛋白尿多在1个月左右消失。住院天数最短5日，最长80日，平均25日。12例紫癜肾出院时痊愈7例，好转4例，无效1例，但其后继续在门诊肾病专科治疗3～6个月，只有1例至今未愈，尿蛋白仍（+），其余全部治愈。应用本方加大小蓟、紫草、玄参、知母、甘草、连翘治疗小儿过敏性紫癜30例，其中病程最短2周，最长2年。结果：痊愈（紫癜全部消退）26例，好转（紫癜反复出现）4例。另以本方加紫草、茜草、丹参、金银花治疗21例。结果：痊愈14例，好转5例，无效2例。方中犀角用3～5 g或水牛角60～120 g代。另有报道以本方加蝉蜕、牛蒡子、防风、野菊花等并以水牛角40～100 g代犀角，治疗过敏性紫癜54例。结果：显效33例，有效17例，无效4例。

7．荨麻疹

本方加白僵蚕、紫草、紫花地丁治疗荨麻疹30例，其中，病程7日以内者22例，7日～2个月6例，2个月～1年2例。结果：总有效率为96.57%。

8．糖尿病皮肤瘙痒症

本病共77例，随机分中药治疗组及西药对照组。中药治疗组45例，口服犀角地黄汤加味；西药对照组32例，口服赛庚啶。结果：治疗组总有效率为100%，对照组总有效率为68.8%。两组总有效率比较有显著性差异（$P < 0.05$）。

9．红皮病型银屑病

以本病30例为观察对象，其诱发因素：30例患者均有银屑病史，其中在急性期外用刺激性药物10例；大量应用类固醇皮质激素突然停药或减药不当13例；寻常型银屑病自然演变4例；脓疱型银屑病脓疱消退后红皮病改变3例。中药治疗口服犀角地黄汤，药物组成：水牛角30 g，生地黄30 g，牡丹皮10 g，赤芍20 g。以此方为基本方，伴发热者加生石膏、土茯苓、板蓝根、知母；瘙痒明显者加白鲜皮、刺蒺藜；皮肤潮红甚者加紫草、白茅根；伴有浮肿者加泽泻、车前子；便秘者加大黄。同时口服阿维A胶囊。结果：临床显效率为90.0%。

10．鼻衄

以本方为主，酌加三七、大蓟、藕节、川牛膝治疗鼻出血61例，并兼以烧灼法、填塞法进行局部止血为辅。结果：痊愈28例，显效25例，好转7例，无效1例。

七、实验研究

1. 对家兔体温的影响

对实验性发热动物（家兔）按成人剂量15倍（等效量）灌胃给药（每次3.8 mL/kg），观察黄连解毒汤、犀角地黄汤给药后2 h、4 h、6 h内体温变化，并与对照组复方阿司匹林组解热效果进行比较，结果表明，均有显著的解热效果，但复方阿司匹林组给药后4 h降温幅度不及黄连解毒汤。而中药起效缓慢，犀角地黄汤4 h方呈现显著效果。黄连解毒汤6 h后体温仍继续下降，下降幅度也较大。

2. 对实验性温病血分证的治疗作用

观察犀角地黄汤对实验性温病血分证的作用，结果表明：应用犀角地黄汤（水牛角30 g、生地黄30 g、赤芍12 g、牡丹皮9 g），黄连解毒汤（黄连9 g，黄芩、黄柏各6 g，栀子9 g）及其合用方（即为两方组成药物合并）。3方对兔实验性温病血分证均有一定作用，但合用方作用尤佳。

3. 对肾上腺与低温处理大鼠血管内皮细胞黏附分子表达的影响

采用免疫组织化学和RT-PCR 2种方法观察犀角地黄汤不同剂量（高、中、低）对血瘀证（大鼠）血管内皮细胞胞间黏附分子-1（ICAM-1）、血管细胞黏附分子（VCAM-1）、血小板-内皮细胞黏附分子（PE-CAM-1）和诱生型一氧化氮合成酶（iNOS）表达的影响。结果表明，模型组ICAM-1、VCAM-1、PECAM-1、iNOS的表达明显高于对照组，犀角地黄汤能减少模型组动物ICAM-1、VCAM-1、PECAM-1、iNOS的表达，而且随着药物剂量的减少，各分子表达递增，呈量-效关系。这说明犀角地黄汤能降低血瘀证大鼠血管内皮细胞黏附分子高表达，具有一定的量效关系。

4. 对大鼠脑出血后脑水肿及行为学的影响

以自体血制作大鼠脑出血模型，将成功模型随机分为模型组，犀角地黄汤高剂量组、中剂量组、低剂量组，尼莫地平组，不造模者分为正常组、假手术组，以脑含水量、脑指数作为脑水肿观察指标；以Rosenberg行为学评分法作为行为学观察指标。结果：脑出血后第7日，犀角地黄汤各剂量组和尼莫地平组大鼠脑指数和脑组织含水量明显降低；脑出血后第3日，犀角地黄汤各剂量组和尼莫地平组大鼠神经功能缺损症状有不同程度的改善，第7日改善明显。这说明犀角地黄汤和尼莫地平均能降低脑出血后大鼠脑指数和脑组织含水量，改善神经功能缺损症状。

八、注意事项

阳虚失血及脾胃虚弱者禁用。

（本节作者：杨华）

第四节 气血两清

清瘟败毒饮

（《疫疹一得》卷下）

一、功能

清热凉血，泻火解毒。

二、主治

温热疫毒，气血两燔证。大热渴饮，头痛如劈，干呕狂躁，谵语神昏，或发斑，或吐血，衄血，四肢或抽搐，或厥逆，脉沉细而数，或沉数，或浮大而数，舌绛唇焦。

三、组成

生石膏大剂180～240 g，中剂60～120 g，小剂24～36 g；小生地大剂18～30 g，中剂9～15 g，小剂6～12 g；乌犀角大剂18～24 g，中剂9～15 g，小剂6～12 g；真川连大剂12～18 g，中剂6～12 g，小剂3～4.5 g；栀子、桔梗、黄芩、知母、赤芍、玄参、连翘、竹叶、甘草、丹皮（以上十味，原书无用量）。

四、用法

“六脉沉细而数者，即用大剂；沉而数者用中剂；浮大而数者用小剂”（现代用法：先煎石膏数十沸，后下诸药。用水牛角代犀角磨汁和服）。

五、组方原理

本方主治温疫热毒，气血两燔证，立法选方，着重于治疗热疫中的火毒充斥。为此，清瘟败毒饮乃综合白虎汤、犀角地黄汤、黄连解毒汤三方加减而组方。方中重用石膏配知母、甘草，是取法白虎汤，意在清热保津。黄连、黄芩、栀子共用，通泻三焦火热。犀角、生地、赤芍、丹皮相配，即犀角地黄汤，是为清热解毒，凉血散瘀而设，与清气法合用以治气血两燔之证。再配连翘、玄参“解散浮游之火”；桔梗、竹叶取其“载药上行”。可知本方虽合三方而成，但以白虎汤大剂辛寒清阳明经热为主，辅以泻火、解毒、凉血，组合成方，共奏清瘟败毒之功。

六、临床应用

1．传染性非典型肺炎

保定市治疗传染性非典型肺炎（以下简称“非典”）28例，其中重症18例，占64.28%。治疗方法：在西医常规治疗的同时，给予清瘟败毒饮加减治疗。基本方：生石膏（先煎）60～150 g，金银花30 g，连翘15 g，黄芩15 g，知母15 g，生地黄15 g，玄参15 g，桔梗12 g，牡丹皮12 g，羚羊角粉（冲服）6 g，三七粉（冲服）6 g，芦根20 g，甘草6 g。随证加减：咳嗽咯痰者加川贝母、杏仁、瓜蒌；大便秘结者加生大黄；喘憋甚者加地龙、葶苈子；纳差者加山药、神曲；气阴两虚者加生黄芪、西洋参、沙参、麦门冬。结果：26例痊愈出院，2例重症患者死亡。

2．流行性脑脊髓膜炎

采用清瘟败毒饮去犀角、小生地、真川连、桔梗、赤芍，加水牛角、芦根、金银花、夏枯草、寒水石、葛根，连服半月，治疗62例本病患者。结果：痊愈58例，明显好转3例，1例治疗1周后无效。

3．手足口病

以清瘟败毒饮加减为主进行治疗本病87例，6日为1个疗程。结果：经过1个疗程后，痊愈56例，有效31例；2个疗程后患儿全部痊愈。其中疗程最短者6日，最长者14日，平均为8日。

4．流行性出血热

本方加减治疗19例少尿期危重型流行性出血热患者。结果：治愈16例，死亡3例。将发病5日内入院的流行性出血热患者180例随机分成2组。对照组60例给予利巴韦林静滴，同时给予液体疗法，对症处理并发症。治疗组120例在对照组治疗基础上根据不同病情配合清瘟败毒饮Ⅰ、Ⅱ、Ⅲ口服，每日2次。结果：治疗组平均发热天数、多尿天数、血小板恢复正常天数、尿蛋白转阴天数均明显短于对照组（P均<0.01），其少尿期越期率、低血压休克期越期率亦明显高于对照组（P均<0.01），并发症发生率低于对照组（$P<0.05$）。

5．小儿腺病毒肺炎

本方加味并配合西医抗心衰、抗呼吸衰竭等治疗小儿腺病毒肺炎25例，同时与西医治疗组24例作对照观察。处方：生石膏25 g，黄连5 g，黄芩、栀子、金银花、连翘、生地黄、牡丹皮、丹参、玄参、苏子、地龙、前胡、贝母各10 g。喘甚者加沉香、麻黄；面唇青紫者加郁金、桂枝；热甚者加柴胡、寒水石；咳甚者加紫菀、款冬花、半夏；痰多者加天竺黄、瓜蒌。结果：治疗组病例全部获愈；对照组痊愈4例，好转18例，死亡2例。

6．钩端螺旋体病

本方加减：水牛角、生石膏、生地、土茯苓、薏苡仁各30 g，黄连6 g，知母、黄芩、栀子、丹皮、赤芍各10 g。病情危重者可每日服2～3剂。治疗本病68例，其中肺出血型1例，脑膜炎型2例，黄疸出血型3例，流感伤寒型62例。结果：治愈65例，占96%，另3例经中西医结合治疗亦获痊愈。

7．躁狂症

采用消瘟败毒饮治疗火盛伤阴型躁狂症30例，并设对照组30例。治疗组采用清瘟败毒饮为主治疗，方药为：石膏30 g、生地15 g、犀角1.5 g、黄连10 g、栀仁10 g、桔梗6 g、黄芩10 g、知母10 g、玄参10 g、连翘10 g、甘草3 g、丹皮10 g、鲜竹叶10 g；夹痰者加胆南星、贝母、橘红，兼血瘀者加丹参、桃红，失眠者加珍珠母、夜交藤。在急性躁狂发作时加用小剂量碳酸锂0.25～0.5 g，每日1次。同时配合心理治疗。对照组以碳酸锂治疗，急性期治疗量1 000～2 500 mg/日，分次服用，2周后递减，配合心理治疗。定期血锂测定，防中毒反应产生。两组均治疗4周后进行疗效评定。结果：治疗组总有效率96.6%；对照组总有效率100%。两组治疗效果无显著性差异（$P>0.05$）。

8．系统性红斑狼疮合并贫血

以清瘟败毒饮加减联合激素治疗系统性红斑狼疮合并贫血26例，并设对照组30例。结果表明，两组在改善活动期系统性红斑狼疮患者的炎性指标和狼疮活动指数方面均无显著性差异（$P>0.05$），但对改善患者红细胞数存在显著性差异（$P<0.05$），对改善患者的血红蛋白有显著性差异（$P<0.01$），说明清瘟败毒饮加减具有改善活动期系统性红斑狼疮患者贫血的作用。另有报道，观察清瘟败毒饮加减治疗系统性红斑狼疮合并贫血的疗效，对系统性红斑狼疮患者26例给予清瘟败毒饮加减，并给予泼尼松内服。结果：26例中除1例并发溶血危象死亡，其余25例炎症指标（ESR、IgG、IgA）及贫血指标（RBC、Hb）治疗后均得到改善。

9．氨苄青霉素过敏性皮疹

本方加减治疗氨苄青霉素过敏性重症皮疹20例，方药为：生石膏（先煎）30 g，生地15～30 g，黄连6 g，栀子、黄芩、知母、赤芍各10 g，金银花30 g，连翘、丹皮、竹叶、蝉衣、白鲜皮、生甘草各10 g。同时停用其他抗过敏药物。结果：20例患者经服药2～4剂后皮疹均消退而痊愈。其中，服药2日后皮疹消退者6例，占30%；3日后皮疹消退者11例，占55%；4日后皮疹消退者3例，占15%。治疗中除3例患者有轻度恶心外，未发现其他不良反应。

七、实验研究

1．对内毒素诱发家兔温病气血两燔证的治疗作用

清瘟败毒饮对内毒素诱发家兔温病气血两燔证模型的实验结果表明，该方具有以下作用：对发热具有明显的抑制作用，与对照组比较，平均发热曲线降低，最大发热高度均数（ΔT）较小，体温反应指数（TRI_5）也较小（$P<0.01$）；改善家兔注射内毒素后，白细胞呈先降低后升高现象，并能拮抗血小板降低；能拮抗高黏综合征（血瘀），具有解聚、降黏、稀释血液（凉血化瘀）的作用；该方抑制家兔气血两燔证发热效应的同时，使血浆中升高的cAMP降低，下降的cGMP升高，具有调整cAMP、cGMP比值的作用。这一结果为阐明“阳盛则热”，“阳盛则阴病”的本质提供了线索；病理形态学表明，该方具有保护内脏器官、减轻脏器组织病理损害的作用。

2．对小鼠内毒素性死亡及碳粒廓清功能的影响

以清瘟败毒饮水煎液给小鼠灌胃，观察其对小鼠内毒素性死亡及碳粒廓清功能的影响。结果表明：

该方能降低小鼠内毒素性死亡率，延长死亡时间，并能促进小鼠单核–巨噬细胞吞噬的功能。

八、注意事项

原方中主要药物的用量有大、中、小之不同，临床上运用本方时，当视病证之轻重，斟酌其用量，用中剂或小剂；如热毒深重者，必须用大剂清解，始克有济。

（本节作者：杨华）

第五节　清虚热

青蒿鳖甲汤

（《温病条辨》卷3）

一、功能

养阴透热。

二、主治

温病后期，邪伏阴分证。夜热早凉，热退无汗，舌红苔少，脉细数。

三、组成

青蒿6 g、鳖甲15 g、细生地12 g、知母6 g、丹皮9 g。

四、用法

上药以水五杯（750 mL），煮取两杯（300 mL），日再服。

五、组方原理

对此阴虚邪伏之证，不可纯用养阴之品，因邪热未尽，深伏于阴分，滋腻太过则恋热留邪；虽有发热，亦不得用苦寒之品，因阴液已伤，苦寒化燥则更伤其阴。因此，只能一面养阴，一面清热，使阴复则足以制火，邪去则其热自退，且因邪热深伏，故宜选用具有透达作用的清热药物，使之透出阳分而解。方中鳖甲咸寒，直入阴分，既可滋补阴液，又善入络搜邪，清深伏阴分之热；青蒿味苦微辛而性寒，气味芳香，为清热祛邪之要药。二药相伍，鳖甲专入阴分滋阴，青蒿可出阳分透热，使养阴而不恋邪，透热而不伤正，共为君药。生地甘凉，滋阴凉血；知母苦寒，滋阴降火，两药同为臣药，协助鳖甲养阴以退虚热。丹皮辛苦而凉，以助青蒿透泄阴分之伏热，用作佐药。五药合用，滋、清、透并进，标本兼顾，有养阴退热之功。

六、临床应用

1．阴虚感冒

用青蒿鳖甲汤治疗阴虚感冒75例，其中单纯阴虚感冒者58例，阴虚感冒合并腮腺炎、肺炎、肺结核、肺心病等病者17例。无论单纯或合有他病的阴虚感冒者，均服用青蒿鳖甲汤加桑叶、花粉。气虚明显者加太子参；咳甚者加川贝、薄荷；阴虚甚者加白薇、麦冬；痰中带血者加藕节、生地炭。结果：

总有效率为93.3%。

2．长期发热

青蒿鳖甲汤治疗长期发热100例，基本方：青蒿、生鳖甲、知母、丹皮、柴胡各10 g，生地、金银花、连翘各20 g。口干渴者加葛根、沙参；大便干结者加大黄；干咳无痰者加麦冬、桑白皮、杏仁；纳差者加砂仁、内金。结果：治愈率达83%，总有效率达94%。

3．肺结核午后发热

运用青蒿鳖甲汤加味结合抗结核药治疗此类患者60例，全部病例均经X线胸部摄片或胸部CT及集痰法涂片检查确诊为肺结核，且均经常规抗结核、抗感染治疗2周以上无效者。处方：青蒿15 g，鳖甲20 g，生地15 g，知母12 g，丹皮10 g。伴气虚明显者加黄芪、党参、炙甘草。痰热盛者加黄芩、桑白皮、瓜蒌仁。结果：显效50例，占83.3%；有效6例，占10%；无效4例，占6.7%。

4．肝炎肝硬化持续低热

采用青蒿鳖甲汤治疗本病34例，其中乙型病毒肝炎肝硬化者33例，丙型病毒肝炎肝硬化者1例。基本方：青蒿10 g，鳖甲20 g（先煎），生地20 g，丹皮15 g，知母10 g。连续服用4周为1个疗程。辨证加减：湿热蕴结者加茵陈、黄芩、薏苡仁、泽泻；脾虚湿盛者加生黄芪、山药、茯苓、车前草；肝郁血瘀者加炮甲珠、川芎、郁金；腹水者加陈葫芦、大腹皮；发热加重者加地骨皮、白薇、胡黄连。结果：总有效率为85.29%。

5．妇科术后低热

本方加味治疗妇科术后低热患者100例，其中属子宫肌瘤、子宫内膜异位症、子宫体癌、功能性子宫出血等82例，子宫次全切除7例，附件切除11例。全部病例系术后经各种抗生素治疗体温仍维持在37.3～38 ℃不退，无感染体征，血象在正常范围内的患者。术后5～10日开始服药者81例，11～15日服药者9例。结果：治疗1～3日而体温复常者70例，4～5日复常者23例，7例服药6日后体温仍在37.3 ℃以上而判为无效。

6．结核性盆腔炎

本方去知母，加生龟甲15 g，丹参、猫眼草各30 g，麦冬、杭芍各9 g，百部12 g为基本方，治疗阴虚血热型结核性盆腔炎10例。压痛明显者加银花、鱼腥草、野菊花，有包块者加鸡内金、夏枯草、海藻、昆布。结果：痊愈1例，有效9例。

7．颈性眩晕

青蒿鳖甲汤加味治疗颈性眩晕73例，均经X线检查，显示颈椎退变征象，伴有午后潮热、失眠多梦、烦躁、口干、便秘、舌红脉细数者56例。处方：青蒿9 g，炙鳖甲（先煎）12 g，知母9 g，生地30 g，丹皮9 g，明天麻12 g，葛根30 g，丹参12 g。眩晕严重者加代赭石、生龙牡、珍珠母；失眠多梦者加酸枣仁、夜交藤、辰麦冬；五心烦热明显者加地骨皮、银柴胡。结果：7日内眩晕消失者40例，14日内眩晕消失者11例，14日内眩晕明显减轻者7例，服药14日眩晕仍时重时轻，效果不显者5例。眩晕控制率为93.2%。

8．红斑狼疮

用本方加减治疗系统性红斑狼疮29例，盘状红斑狼疮14例，辨证属阴虚内热型者。结果：缓解26例，有效13例，无效4例。

系统性红斑狼疮患者58例，不规则发热，体温39～41 ℃，发热时间为7～15天，经补液加抗生素、激素、抗病毒药，无明显疗效，伴见颜面部以及四肢远端大小不等的水肿性红斑，四肢关节灼痛。狼疮细胞测查阳性。一般服用强地松片10～30 mg/日。用青蒿鳖甲汤加减：青蒿、丹皮、地骨皮、板蓝根、鳖甲、羌活、独活、秦艽、元参、生地、川牛膝、虎杖、薏苡仁、黄芩、甘草。结果：在3～5日内退热者36例，5～7日内退热者18例，7～10日内退热者3例，10日后退热者1例。

七、注意事项

青蒿不耐高温，用沸水泡服。余药煎服。

清骨散

（《证治准绳·类方》卷1）

一、功能

清虚热，退骨蒸。

二、主治

虚劳发热。骨蒸潮热，或低热日久不退，形体消瘦，唇红颧赤，困倦盗汗，或口渴心烦，舌红少苔，脉细数等。

三、组成

银柴胡5 g，胡黄连、秦艽、鳖甲醋炙、地骨皮、青蒿、知母各3 g，甘草2 g。

四、用法

水二盅（300 mL），煎八分（240 mL），食远服。

五、组方原理

对此虚火为患之证，若只滋阴而不清热，则虚火猖獗之势难以控制。但是清热又不宜苦寒，若用苦寒之药则更伤其阴。所以，本方集善清虚热退骨蒸之药为主，伍以滋阴之品，使热退而阴复。方中银柴胡甘苦微寒，清热凉血，善退虚热而无苦燥之性，为方中君药。知母滋阴泻肾火而清虚热，与银柴胡合用清中兼透；胡黄连入血分而清热；地骨皮降肺中伏火，去下焦肝肾虚热，三药共清阴分之虚热，善退有汗之骨蒸，为方中臣药。青蒿芳香，清虚热而善透伏热，引骨中之火，行于肌表；秦艽泄热而益阴气；鳖甲咸寒，既滋阴潜阳，又引药入阴分，为治虚热的常用药，共为方中佐药。甘草调和诸药，防苦寒药物损伤胃气而为使药。诸药相合，共奏清虚热，退骨蒸之功效。

六、临床应用

1．创伤性发热

清骨散治疗创伤性发热21例，创伤类型：股骨干骨折7例，股骨隆间骨折6例，股骨颈骨折2例，多发性骨折6例，胸腰椎压缩性骨折2例，骨盆骨折1例。处方为：银柴胡、地骨皮各18 g，黄连、知母各9 g，秦艽15 g，青蒿（后下）、甘草各6 g，白薇30 g。20例服药1～2剂即退热。1例无效，该例是右髌骨粉碎性骨折、鼻骨粉碎性骨折、右面部皮肤裂伤，伤后持续发热14日不退，服清骨散加减2剂无效。后来发现患者面部伤口感染，脓液从眼角流出，属于感染发热，经抗炎处理后退热。

2．白血病

以清骨散为主治疗白血病59例。根据临床表现辨证为邪毒肝火型、血热妄行型、阴虚火旺型、气阴血虚型及正虚瘀血阻滞型，分别予以辨证治疗，其中阴虚火旺型用本方为主治疗。结果：总有效率为84.6%。

3．结核病长期发热

结核病长期发热患者59例，其中肺结核44例，肺外结核15例，合并糖尿病、肺癌及其他慢性疾病者17例。在抗结核治疗的同时加用清骨散：银柴胡12 g，胡黄连6 g，秦艽10 g，鳖甲15 g，地骨皮10 g，青蒿10 g，知母10 g，甘草6 g，牡丹皮10 g。气短乏力者加党参、黄芪；盗汗明显者加乌梅、浮小麦；咳嗽较频者加百部、款冬花；咯血者去牡丹皮，加阿胶、白及。结果：用药后热退时间少于3日者9例，少于7日者32例，7～12日者16例。另2例因合并严重糖尿病或肺癌14日后停用本方。

4．阴虚发热

清骨散治疗阴虚所致发热56例。药用：银柴胡15 g，胡黄连9 g，秦艽9 g，醋炙鳖甲12 g，地骨皮12 g，青蒿9 g，知母9 g，甘草6 g，当归9 g，丹皮6 g。若盗汗较甚者去青蒿，加煅牡蛎、浮小麦、糯稻根；少寐者加炒酸枣仁、柏子仁、夜交藤；阴虚较甚者加玄参、生地、麦冬、五味子。6日为1个疗程，连续服用3个疗程。结果：总有效率为94.6%。

当归六黄汤

（《兰室秘藏》卷下）

一、功能

滋阴泻火，固表止汗。

二、主治

阴虚火旺盗汗证。发热盗汗，面赤心烦，口干唇燥，大便干结，小便黄赤，舌红苔黄，脉数。

三、组成

当归、生地黄、黄芩、黄柏、黄连、熟地黄各6 g，黄芪12 g。

四、用法

上药为粗末。每服五钱（15 g），水二盏（300 mL），煎至一盏（150 mL），食前服，小儿减半服之。

五、组方原理

对此阴虚火旺之盗汗证，治宜滋阴清热，固表止汗。方中当归、生地黄、熟地入肝肾而滋阴养血，阴血充则水能制火，为方中君药。盗汗乃因水不济火，心火独亢，火旺迫津所致，故以黄连、黄芩、黄柏清心泻火除烦以坚阴，热清则火不内扰，阴坚则汗不外泄，共为方中臣药。君臣相伍，养阴泻火并施，标本兼顾。由于汗出过多，表气不固，故倍用黄芪益气实卫固表，合当归、熟地又可益气养血，为方中佐药。综观全方，其组方特点为一是养血育阴与泻火除热并进；二是益气固表与育阴泻火相配。诸药合用，则有滋阴清热，固表止汗之功。

六、临床应用

1．汗证

以本方治疗25例盗汗患者，发病最短者3日，最长者1年。基本方：当归9 g，生熟地各12 g，黄连3 g，黄芩9 g，黄柏9 g，黄芪9 g，麻黄根6 g。结果：痊愈24例，好转1例。服药最少者1剂即效，最多者9剂汗止，平均服药3剂。用本方加龙骨、牡蛎各20～30 g，冬桑叶15～20 g。气虚甚者重用黄芪；阴虚甚者重用熟地、黄柏、生地；血虚甚者重用当归、黄芪、熟地；有感染及发热症状者重用黄芩、黄连、黄柏、生地，治疗术后汗证32例。结果：全部治愈。用当归六黄汤治疗更年期烦热自汗症29例，辨证均属阴虚火旺。结果：全部症状消失16例，大部分症状消失10例，部分症状消失3例，全部有效。服药最多27剂，最少9剂。

当归六黄汤加减治疗盗汗83例，其中单独盗汗不伴器质性病变58例，伴器质性病变25例。原发病可见于贫血、产后、围绝经期综合征、肺源性心脏病、风湿性心脏病、胸膜炎等。基本方：当归10 g，黄芪15 g，生地黄30 g，熟地黄30 g，黄柏9 g，黄芩6 g，地骨皮10 g，知母10 g，浮小麦20 g，生龙骨30 g（先煎），生牡蛎30 g（先煎），生甘草6 g。心阴虚型可酌加远志、酸枣仁、柏子仁、五味子；肝阴虚型可酌加白芍药、麦门冬、川芎、天麻；肾阴虚型可酌加枸杞子、山茱萸、菟丝子、龟甲胶；肺阴虚型可酌加百合、玄参、贝母、桔梗。连服10日为1疗程，可连用2～3个疗程。结果：临床治愈59例，占71.08%；总有效率为92.77%。

运用当归六黄汤治疗大肠癌术后盗汗患者120例。其中，轻度盗汗63例，中度盗汗42例，重度盗汗15例。全部患者除以盗汗为主证外，均伴有不同程度的自觉低热，以夜间为甚，体温正常或略高。临床辨证属阴虚内热证。药用：黄芪20 g，当归12 g，生地黄、熟地黄、黄柏各10 g，黄连6 g，黄芩12 g。5日为1个疗程。结果：总有效率为94.17%。

2．白塞病

当归六黄汤加减治疗白塞病78例，其中23例有结核病史，血沉增快者31例，有过敏史者47例。治疗方药：当归15 g，生地20 g，熟地10 g，黄芩10 g，黄连10 g，黄柏10 g，黄芪15 g。肝经湿热型去熟地加龙胆草、茵陈、车前子、杭菊花；肝肾阴虚型加枸杞子、知母、山药、山萸肉；中虚脾热型加党参、白术、茯苓、炒薏仁；血瘀化热型加丹皮、地龙、红花、忍冬藤。结果：显效加有效率为83.33%。

3．干燥综合征

当归六黄汤加味而成的润燥六黄汤（生熟地、当归、黄连、黄芩、黄柏、炙黄芪、天麦冬、玄参、黄精），并合用雷公藤片，治疗20例口眼干燥和关节炎综合征。所有患者均曾服过皮质激素类药物及消炎痛、布洛芬、维生素等西药，效果不显。20例中疗程最短者3个月，最长达9年，一般多为1年左右。结果：总有效率达95%。

4．癌性发热

采用当归六黄汤加味（当归、黄芩、黄连、黄柏、生地黄、熟地黄、黄芪等）治疗癌性发热30例。结果：总有效率为76.7%。

5．过敏性紫癜

当归六黄汤加味治疗过敏性紫癜36例，另设对照组28例。两组性别、年龄、病程、病情等无显著性差异（$P>0.05$），具有可比性。治疗组用当归六黄汤加味：黄芪20 g，当归15 g，黄连6 g，黄芩10 g，黄柏10 g，生地15 g，熟地12 g，忍冬藤15 g，金银花15 g。腹痛型加延胡索、乳香、没药、细辛；关节型加木瓜、桂枝、川牛膝；肾型加地龙、白茅根、白术。对照组给予泼尼松30 mg，晨起顿服；10%葡萄糖酸钙10 mL，每日3次，口服；维生素C 0.2 g，每日3次，口服，两组均治疗15日。结果：治疗组总有效率为88.89%；对照组总有效率为67.86%。治疗组疗效优于对照组（$P<0.05$）。

6．精液不液化症

当归六黄汤加味治疗精液不液化症66例。处方：当归、熟地黄、生地黄、枸杞子各12 g，丹参、生黄芪、薏苡仁各10 g，黄连、黄柏、黄芩各6 g，水蛭粉（冲服）3 g，生甘草5 g。加减：湿热重者加蒲公英、金银花、车前草；血瘀重者加川牛膝、赤芍、桃仁、红花；脾肾亏虚者加山茱萸、肉苁蓉、淫羊藿。1月为1疗程。结果：痊愈（经治疗后症状明显好转，精液化验恢复正常，白细胞消失，B超检查前列腺病变显著改善，女方受孕）36例；有效（症状好转，精液液化时间小于30 min，白细胞或脓细胞消失，B超检查示前列腺病变好转，但女方未受孕）19例；无效（治疗后症状虽好转，但精液液化时间仍大于30 min或无改变）11例。总有效率为83.33%。

7．小儿反复呼吸道感染

将本病患儿随机分为治疗组和对照组，治疗组80例服用当归六黄汤加味（生黄芪15 g，当归10 g，生地15 g，熟地15 g，黄连6 g，黄芩6 g，黄柏6 g，赤白芍各10 g，山萸肉10 g，浮小麦15 g，炙甘草6 g。腹胀、叹气者，加炒莱菔子、枳壳、神曲；纳少者加草豆蔻、建曲、砂仁；便干者加瓜蒌、胖大海；烦急、有热惊厥病史者加蝉衣、僵蚕、钩藤、天竺黄），对照组35例口服左旋咪唑。结果：治疗组总有效率（91.3%）显著高于对照组（68.6%）；两组T淋巴细胞免疫功能治疗后均有不同程度改善，但治疗组改善更明显。

七、实验研究

对MRSA感染宿主的作用

对C57 BL/6J小鼠给予丝裂霉素C（MMC），以抑制骨髓，当宿主的外周血白细胞数降至53%时，每日投药当归六黄汤（500 mg/kg），投药后与对照组相比，前者白细胞数得到恢复，而且外周血有核细胞比例得到调整，单核细胞和中性粒细胞趋于正常。对当归六黄汤治疗组（实验组）腹腔内给予从人体分离的MRSA（1×10^9个）后，其肝脏、血中的MRSA数明显低于对照组，而且在48 h内均不能检出。另外，对患有脑血管病变，尿、痰、压疮细菌检查MRSA阳性的高龄患者（87岁）给予当归六黄汤（煎剂），服药2周后痰与压疮的细菌检查MRSA转为阴性；第6周，尿、痰、压疮中MRSA呈阴性，表明该方的疗效显著。此次研究的结果虽未明确当归六黄汤的直接抗菌作用，但却证明该方通过宿主对MRSA有间接抗菌作用。

八、注意事项

本方养阴泻火之力颇强，适用于阴虚火旺，中气未伤者。若脾胃虚弱，纳减便溏者，则不宜使用。

（本节作者：杨华）

第六节 清脏腑热

导赤散

（《小儿药证直诀》卷下）

一、功能

清热，利水。

二、主治

心经火热证。心胸烦热，口渴面赤，意欲饮冷，以及口舌生疮；或心热移于小肠，见小溲赤涩刺痛，舌质红，脉数。

三、组成

生地黄、生甘草、木通各6 g。

四、用法

上药为末。每服9 g，水一盏，入竹叶同煎至五分，食后温服。

五、组方原理

本方为心经蕴热或心热移于小肠而设。治宜清心热，利小便，导热下行，使蕴热从小便而解。方中木通入心与小肠，味苦性寒，清心降火，利水通淋，用为君药。生地入心、肾经，甘凉而润，清心热而凉血滋阴，用为臣药，与木通配合，利水而不伤阴，补阴而不恋邪。佐以竹叶，清心除烦，引热下行。甘草用梢者，取其直达茎中而止淋痛，并能调和诸药，且可防木通、生地之寒凉伤胃，用作佐使药。四药合用，共具清热利水之功效。

本方的配伍特点为：清热与养阴之品配伍，利水而不伤阴，泻火而不伐胃，滋阴而不恋邪。适合于小儿稚阴稚阳，易寒易热，易虚易实，病变迅速的病理生理特点，故本方适宜于小儿。

六、临床应用

（一）儿科

1．小儿白天尿频

以本方加鲜白茅根治疗白天尿点滴频数85例患儿，结果服药5～10剂，69例痊愈，16例无效，平均服药6.55日。

2．疱疹性口炎

以导赤散加味和抗生素分组治疗60例疱疹性口炎患儿，结果服用导赤散加味方的患儿一般2～3剂即愈，疗效明显优于抗生素组。以导赤散加减治疗小儿疱疹性口炎45例，结合西医对症处理。结果：有效率为95.6%，疗效明显优于单纯西药组。

3．手足口病

以本方加减治疗柯萨奇病毒A型感染所致手足口病患儿21例，以手足掌趾和口腔出现红斑、丘疹、水疱为主要病损。发热、口渴、尿黄者加二花、大青叶；咳嗽、咽痛者加桑叶、桔梗。结果：治愈12例，显效6例，有效2例，无效1例。

4．口腔溃疡

以银翘导赤散治疗由真菌感染而引起的小儿口腔黏膜溃疡，牙龈、颊内及唇、口、舌部等处黏膜红肿，溃烂，灼热，疼痛，口渴，口臭，涎多而黏稠，伴有发热，饮食困难，甚则拒食，大便干结，溲赤短少，舌红苔黄腻，脉洪数。处方：银花、连翘、焦山栀、生地黄各10 g，木通4 g，生甘草2 g，淡竹叶20片。口渴甚者加天花粉；咽红肿者加桔梗、山豆根；溲赤短少者加车前子；大便干结者加全瓜蒌。治疗63例，全部有效。其中治愈（临床症状消失，血象正常）61例，占96.8%；好转（临床症状减轻，血常规白细胞及中性粒细胞均较治疗前减低）2例，占3.2%。一般服药1～4剂即愈。

导赤散加味，易散成汤，治疗小儿口疮66例，19例伴鹅口疮，5例伴泄泻，2例伴营养不良，3例伴肺部感染，25例伴发热。发热及肺部感染者虽经西医治疗后热退或肺部炎症消失，但口疮未愈。药用：生地5～15 g，麦冬5～12 g，木通3～9 g，车前子（包）3～10 g，鲜竹叶5～6 g，甘草梢3～6 g。加减：火热较盛者加山栀、连翘；便结者加大黄；兼有温热者加黄连、滑石；营养不良者加太子参。水煎频服，日服1剂，重者可日夜各服1剂。结果：全部治愈。一般服药2～5剂，平均服药3剂。

5．小儿鼻衄

导赤散加味治疗本病60例。处方：生地黄、木通、淡竹叶、甘草、连翘、白茅根、黄芩。结果：痊愈42例，显效13例，有效5例，总有效率为100%。与西药对照组比较总有效率相近，但治愈率有显著性差异（$P<0.05$）。

（二）内科

1．病毒性心肌炎

病毒性心肌炎94例，随机分为治疗组56例，对照组38例。治疗组以导赤散为基本方：生地20 g，木通6 g，甘草梢6 g，竹叶10 g。加减方法：胸闷者加丹参、川芎、枳实；心悸者加酸枣仁、茯神、远志；气急、乏力者加万年青根、北五加皮、太子参；心前区痛者加赤芍、三七、延胡索、红花；早搏者加大甘草剂量；身热、口干者酌加银花、连翘、板蓝根、玉竹、麦冬等。3个月为1疗程，可连用2

个疗程。追踪观察6个月。对照组用ATP 40 mg，辅酶A 100单位，肌苷400 mg，加入5%～10%葡萄糖液静脉滴注，每日1次；维生素C 200 mg，每日3次口服，或辅酶Q 40 mg，每日3次口服。疗程同治疗组。结果：治疗组总有效率为94.64%，优于对照组的65.79%。

2．急性泌尿道感染

以本方煎汤，加入琥珀末2 g冲服，治疗急性泌尿道感染100例。结果：1疗程（12日）后，治愈82例，好转13例，5例无效。另有报道，导赤散加味治疗急性泌尿系感染124例。药用：生地20 g，木通20 g。竹叶20 g，甘草20 g，金银花20 g，小蓟10 g，旱莲草10 g，滑石15 g。连服10剂为1个疗程。结果：总有效率为100%，治愈率为90.32%。

3．顽固性失眠

顽固性失眠122例随机分为两组，治疗组62例，给予加味导赤散治疗；对照组60例，给予舒乐安定、谷维素治疗，观察治疗前后睡眠改善情况。治疗组处方：生地黄12 g，通草3 g，竹叶、生甘草各6 g，灯心草5 g，牛膝、夏枯草各10 g，酸枣仁、女贞子、柏子仁、夜交藤各20 g，丹参15 g。结果：睡眠改善总有效率治疗组为80.65%，对照组为68.33%，两组比较，有显著性差异（$P < 0.05$）。

（三）外科

外科感染

本方为主治疗疖、痈、丹毒、外伤感染等病。处方：生地15 g，木通、黄连、赤芍各10 g，竹叶5 g，生甘草3 g。畏寒发热，患处红肿疼痛者加荆芥、银花、连翘、黄柏、赤小豆、茜草；口渴者加天花粉；瘙痒者加地肤子、蝉蜕，共治疗76例。结果：痊愈68例，好转8例。

（四）妇科

产后尿潴留

本方加减治疗难产后尿潴留105例，正常产后尿潴留10例。结果：80例在服药后1 h内自行排尿，余者2 h内排尿，无1例失败。亦有用导赤散治疗52例产后尿潴留。药用：生地25 g、木通10 g、甘草梢10 g、竹叶8 g。加减：气血两虚者加黄芪、当归；大便秘结者加大黄；气促无汗者加麻黄；肝气郁结者加柴胡。结果：显效47例，占90.3%；有效5例，占9.7%。

（五）皮肤科

痤疮

用导赤散加味治疗寻常痤疮75例。基本方：生地15 g，竹叶12 g，云木通12 g，甘草3 g，连翘30 g，黄芩12 g，丹皮10 g，重楼12 g。辨证加味：肺经热盛，以颜面痤疮多于胸背部为主者，加蝉蜕、桑叶、菊花、桑白皮；痰湿中阻，以胸背部痤疮多于颜面为主者，加薏苡仁、法半夏、绿豆、土茯苓；肝郁血虚，以妇女月经前后痤疮多发为主者，加柴胡、枳壳、当归。结果：总有效率达96%。

（六）口腔科

口腔溃疡

导赤散加减治疗本病62例。处方：生地50 g，木通15 g，淡竹叶8 g，甘草10 g。心火盛者重用生地，加生石膏；白细胞计数升高者加银花、连翘；伴尿路感染者重用木通、淡竹叶，加车前草；病程长者加知母、麦冬。结果：治愈58例，好转4例。

七、实验研究

导赤散不同配伍对关木通肾毒性的影响

实验结果表明，关木通确实对细胞周期产生了较大的影响，主要体现在G_0/G_1期，它可以使细胞周期停滞在G_0/G_1期。因此大剂量的关木通导致肾毒性的机制可能是影响了细胞周期的运行，使细胞周期停滞在G_0/G_1期，从而引发一系列的临床症状。空白组与关木通组比较，关木通组细胞在G_0/G_1期明显增多，而S期显著减少。导赤散组和2个配伍组与关木通组细胞相比，G_0/G_1期细胞有所减少，S期细胞显著增加，尤以导赤散组细胞改善明显。这说明按照方剂组方理论合理地使用药物可以显著改善或者制约关木通的肾毒性。另有报道，观察导赤散中不同中药与关木通配伍后对关木通引起的小鼠肾毒性的影响。结果表明，关木通与生地黄、竹叶配伍组，血清肌酐、尿素氮、尿糖、尿蛋白含量均明显低于关木通组，肾组织损害较轻，组织结构基本完好。导赤散全方组，关木通配伍甘草组与关木通组肾组织损害程度相近。这提示关木通与生地黄、竹叶配伍后，能明显改善肾功能及肾脏组织损害情况；大剂量甘草可能对关木通的肾毒性有协调作用。

八、注意事项

本方中木通苦寒，生地阴柔寒凉，故脾胃虚弱者慎用。

清心莲子饮

（《太平惠民和剂局方》卷5）

一、功能

清心火，益气阴，止淋浊。

二、主治

心火偏旺，气阴两虚，湿热下注证。症见遗精淋浊，血崩带下，遇劳则发；或肾阴不足，口舌干燥，烦躁发热等。

三、组成

黄芩、麦冬去心、地骨皮、车前子、甘草炙各10 g，石莲肉去心、白茯苓、黄芪蜜炙、人参各15 g。

四、用法

上锉末。每服10 g，水一盏半，煎取八分，去滓，水中沉冷，空心食前服。

五、组方原理

对此心火偏旺，气阴两虚，湿热下注之证，治当清心火，益气阴，利湿止淋，扶正与祛邪兼顾。方中石莲肉清心除烦，清热利湿，用为君药。黄芩、地骨皮助莲肉清热之力，用为臣药。茯苓、车前子分利湿热，人参、黄芪益气扶正，麦冬清心养阴，以上药物共为佐药。甘草具调和清利补养之能，而用为使药。诸药合用，使心火清宁，阴气恢复，心肾交通，湿热分清，则所治之证悉除。

本方配伍特点是：以清心火为主，伍以益气养阴，清利湿热之品，扶正与祛邪兼顾，而为补泻兼施之方。

六、临床应用

（一）内科

1．慢性肾盂肾炎

本方加减治疗慢性肾盂肾炎36例，基本方：党参15～30 g，黄芪15～30 g，石莲肉30 g，麦冬

10～15 g，地骨皮15 g，茯苓15～30 g，柴胡6～10 g，黄芩10～15 g，车前子10～15 g，黄柏10 g，肉桂3 g，枸杞10 g，丹参10～15 g，甘草5 g。加减：尿频，色清，余沥不尽者加菟丝子、桑螵蛸、莲须、益智仁、覆盆子等；尿中红细胞增多者加小蓟、仙鹤草、田三七、蒲黄炭等；尿中白细胞较多者加蚤休、半枝莲、白花蛇舌草、紫花地丁等；老年患者加熟地、当归、淫羊藿、肉苁蓉、桑寄生等；舌暗淡或暗紫者加活血化瘀药如当归、赤芍、红花、益母草等，以上均选1～2味加入基本方中。3个月为1疗程。结果：总有效率为94.4%。将110例难治性慢性肾盂肾炎患者分为治疗组（A组）60例和对照组（B组）50例。B组采用西药常规治疗，A组在B组用药基础上口服清心莲子饮。观察治疗前后患者尿β_2微球蛋白（尿β_2-MG），血β_2微球蛋白（血β_2-MG），尿培养，尿常规，补体C_3，免疫球蛋白IgA、IgG、IgM、血肌酐（Ser），血尿素氮（BUN），内生肌酐清除率（Cer）的变化。结果：A组治愈率显著优于B组，复发率显著低于B组，两组比较，有显著性差异（$P<0.01$）；降低BUN、Ser、尿β_2-MG、血β_2-MG，提高Cer以及C_3、IgA、IgG、IgM水平，两组比较，有显著性差异（$P<0.01$）。

2．慢性肾炎

本方加减治疗慢性肾炎86例。处方：黄芩20 g，麦冬15 g，地骨皮20 g，车前子15 g，柴胡15 g，甘草5 g，莲子15 g，茯苓15 g，黄芪50 g，党参50 g。加减：咽干咽痛者，党参、黄芪减至15～20 g，加金银花、连翘、白花蛇舌草；水肿者去甘草，加益母草、白茅根、冬瓜皮；腰膝酸软者，加杜仲、山萸肉、女贞子、旱莲草；尿中红细胞增多者加蒲黄炭、仙鹤草、阿胶；尿中白细胞增多者，加萹蓄、瞿麦、蒲公英、紫花地丁。结果：完全缓解30例，基本缓解22例，部分缓解15例，无变化19例。并发现治疗后患者尿蛋白、血浆蛋白、血胆固醇、血尿素氮、免疫球蛋白等都有很大改善。采用清心连子饮（黄芪、石莲子、党参、茯苓、黄芩、麦冬、柴胡、地骨皮、车前子、甘草）治疗慢性肾炎100例，总有效率为90%。

3．尿道综合征

本方加减治疗尿道综合征42例。基本方：地骨皮25 g，黄芩18 g，车前草30 g（或子15 g），麦冬、茯苓、党参、黄芪各12 g，柴胡10 g，甘草6 g。加减：咽干咽痛，苔黄燥者，去党参、黄芪，加白茅根、淡竹叶；如心烦、失眠者，去甘草，加栀子、益元散；尿频、尿痛明显者，加白芍、延胡索、乌药；白带多、色黄浊，合并妇科炎症者，加椿根皮、土茯苓、红藤、败酱草。1个月为1疗程。结果：痊愈20例，显效14例，有效6例，无效2例。平均治疗30日，最短8日，最长2个月。用本方配合西药治疗阴虚火旺型非感染性尿道综合征，疗效优于西医组。西医组用安定、谷维素；中西医结合组在西药组用药的同时，按辨证论治给予中药治疗，其中阴虚火旺型用本方加减。结果：中西医结合组有效率为93.1%；西医组有效率为33.3%。两组有效率经统计学分析有显著性差异（$P<0.05$）。将90例中老年尿道综合征患者分为治疗组60例和对照组30例，对照组采用西医常规治疗，治疗组口服清心莲子饮加减，疗程为4周，连续用药2～3疗程。结果：治疗组总有效率显著优于对照组（$P<0.05$）。另有报道，采用清心莲子饮（莲子肉、黄芩、党参、麦冬、黄芪、云苓、地骨皮、车前子、甘草）加减治疗本病38例，并设对照组30例。结果：两组总有效率分别为94.8%和40%，有显著性差异（$P<0.01$）。

4．病毒性心肌炎

本方治疗30例病毒性心肌炎。处方：党参12～15 g，黄芪15 g，麦冬12 g，莲子肉15 g，茯苓12 g，车前子15～30 g，黄芩9～12 g，地骨皮12 g，生甘草（或炙甘草）6～9 g。连续治疗2周。结果：症状消失10例，减轻18例，无变化2例；另外24 h动态心电图也有不同程度的改善；血流动力学各项参数均获明显改善；玫瑰花环和活性花环均获明显提高。以本方为主治疗18例病毒性心肌炎心律失常，血瘀者加丹参；低热者加柴胡；心阴不足，心火上炎而心肾不交者重用麦冬、地骨皮、黄芩、石莲子；气虚者重用黄芪、党参；心血虚者加当归、生地；失眠重者加丹参、百合、合欢皮。1～2月为1疗程。结果：显效（症状消失或明显改善，心电图恢复正常）8例；改善（症状改善，心电图示早搏或传导阻滞改进1级以上）7例；无效（临床症状及心电图均无改善）3例。总有效率为83.33%。

5．慢性非细菌性前列腺炎

本方为主治疗慢性非细菌性前列腺炎42例。处方：石莲肉15 g，党参15 g，黄芪15 g，茯苓15 g，车前子10 g，黄芩10 g，地骨皮10 g，麦冬10 g，炙草3 g。20日为1个疗程。偏重于心火旺者加黄连、竹叶等；偏重于湿热下注者加瞿麦、滑石，灯芯草等；偏重于气阴两虚者去黄芩，加重党参、黄芪用量。治疗期间每周前列腺按摩1次，并嘱劳逸结合，戒酒戒手淫。结果：总有效率为88%。

（二）五官科

声带结节

本方加减治疗8例难治性声带结节，患者均有不同程度的声嘶和咽喉异物感。间接喉镜检查：喉黏膜呈暗红色，声带局限性增厚，一侧或双侧声带游离缘前中1/3交界处呈小米粒状水肿，声带闭合不良。均口服清心莲子饮，组成：党参、黄芪、车前子各15 g，麦冬、莲子、茯苓、黄芩、地骨皮各12 g，炙甘草10 g。声带结节较坚实而气血瘀滞者加三棱、莪术；舌苔厚腻而痰湿凝聚者加苍术、薏米。连服2周为1疗程。结果：治愈（自觉症状消失，喉黏膜无充血，声带结节消失，声带闭合良好）2例；好转（自觉症状基本消失，喉黏膜充血减轻，声带结节显著缩小）5例；无效（症状与检查同治疗前比较无改变）1例。

龙胆泻肝汤

（《太平惠民和剂局方》，录自《医方集解·泻火之剂》）

一、功能

清肝胆实火，泻下焦湿热。

二、主治

1．肝胆实火上炎证

头痛目赤，胁痛，口苦，耳聋，耳肿等，舌红苔黄，脉弦数有力。

2．肝胆湿热下注证

阴肿，阴痒，阴汗，小便淋浊，或妇女带下黄臭等，舌红苔黄，脉弦数有力。

三、组成

龙胆草$_{\text{酒炒}}$6 g、栀子$_{\text{酒炒}}$9 g、黄芩$_{\text{炒}}$9 g、泽泻12 g、木通9 g、车前子9 g、当归$_{\text{酒洗}}$3 g、生地黄$_{\text{酒炒}}$9 g、柴胡6 g、生甘草6 g。

四、用法

水煎服。

五、组方原理

本方为肝胆实火、湿热为患而设，治宜清肝胆实火，泻下焦湿热。方中龙胆草大苦大寒，入肝、胆经，在上能清肝胆之实火，在下则泻肝胆之湿热，两擅其功，切中病情，故为方中之君药。黄芩、栀子两药性味苦寒，归胆及三焦经，泻火解毒，燥湿清热，能清上导下，用为臣药。湿热壅滞下焦，故用渗湿泄热之车前子、泽泻、木通导湿热下行，使邪有出路；肝乃藏血之脏，肝经实火，易耗伤阴血，且上述诸药又属苦燥渗利伤阴之品，故用生地养阴，当归补血，使祛邪而不伤正；肝脏体阴用阳，性喜条达而恶抑郁，火邪内郁，肝气不舒，用大剂苦寒降泄之品，恐肝胆之气被抑，故用柴胡疏畅气机，并能引诸药归经肝胆，且柴胡与黄芩相配，既解肝胆之热，又增清上之力，以上六味皆为佐药。

甘草为使药，一可缓苦寒之品防其伤胃，二可调和诸药。诸药相伍，使火降热清，湿浊得消，循经所发诸证，皆可相应而愈。

本方配伍特点为：泻中有补，降中寓升，祛邪而不伤正，泻火而不伐胃，配伍严谨，诚为泻肝之良方。

六、临床应用

（一）内科

1．甲状腺功能亢进

本方加减治疗甲状腺功能亢进18例，除有典型临床症状、体征外，经实验室检查^{131}I、T_3、T_4均高于正常，并见口苦，目胀痛，急躁易怒，苔黄，脉弦，证属肝火旺盛。经治疗6例症状消失，^{131}I、T_3、T_4测定恢复正常而获临床治愈；11例症状明显减轻或消失，甲状腺功能检查好转但未恢复正常；仅1例无效。

2．急性白血病

龙胆泻肝汤加减治疗急性白血病早期有肝胆湿热表现者26例，经骨髓穿刺确诊，其中急粒12例，急淋10例，治疗以本方为主，配合间歇化疗。结果：总缓解率为92.3%，有2例急粒患者未获缓解，存活期中位数为385日，存活1年以下者6例，1年以上者13例（59.1%），2年以上者3例（13.6%）。

3．失眠

龙胆泻肝汤治疗顽固性失眠52例，其中辨证属肝郁化火者34例，痰热内扰者18例。药用：龙胆草30 g，黄芩12 g，栀子15 g，泽泻15 g，木通12 g，车前子30 g，当归10 g，生地12 g，柴胡12 g，生龙骨15 g，牡蛎20 g，夜交藤15 g，合欢皮10 g。7日为1个疗程。胸闷胁胀，善太息者，加郁金、香附。结果：总有效率为92.31%。另有报道，用龙胆泻肝汤治疗肝火扰心型失眠56例，并设对照组54例比较。结果：治疗组总有效率为89.28%；对照组总有效率为68.52%。两组总有效率比较，有显著性差异（$P<0.05$）。

4．盗汗

采用龙胆泻肝汤加减治疗盗汗36例，全部病例均排除肺结核、风湿病、甲亢等。药用：龙胆草6 g，黄芩9 g，栀子9 g，泽泻12 g，车前子9 g，当归9 g，玄参9 g，生地黄9 g，黄芪12 g，炙甘草6 g。加减：汗出多者，加浮小麦、山茱萸；湿热内蕴而热势不盛者，去黄芩，加滑石、薏苡仁；脾虚纳差者，去黄芩、生地，加白术。结果：治愈26例，有效8例，无效2例。总有效率为94.4%。

5．胆汁反流性胃炎

本方为主治疗胆汁反流性胃炎患者50例，酸水多者加瓦楞子，灼热痛甚者加白芍、白及，舌红少津苔光剥者加沙参、麦冬，腹胀纳少者加玫瑰花、炒麦芽，大便坚者加生大黄。结果：痊愈14例，好转29例，无效7例。

6．肝癌发热

采用龙胆泻肝汤加减治疗肝癌发热52例。药用：龙胆草6 g，栀子、黄芩、柴胡、生甘草、大黄（后下）各9 g，当归、生地各12 g，半枝莲、白花蛇舌草、二花、菊花、蒲公英、地丁各30 g。高热者，加石膏、知母；黄疸者加茵陈、黄柏；腹水或下肢水肿者加泽泻、木通、车前子；胸闷气短、易发怒者加香附、枳壳、川楝子；胁下积块、坚硬刺痛、舌质紫暗者加桃仁、红花、生牡蛎；心中烦热、口干咽燥者加沙参、麦冬、玉竹；恶心、呕吐者加制半夏、竹茹；纳差者加砂仁、鸡内金。结果：总有效率为76.9%。

7．急性痛风性关节炎

加味龙胆泻肝汤治疗本病100例。药用：龙胆草、栀子、黄芩、生地黄、车前子、泽泻、木通、制乳香、川牛膝、赤芍各10 g，柴胡、当归、全蝎（研粉冲服）、生甘草各6 g，丹参15 g，金银花藤30 g。发热较剧、血象升高明显者加生石膏、生青蒿；胃纳较差或素有胃疾者龙胆草减量，加木香、鸡内金。结果：显效82例，好转18例。服药最短5日，最长9日，平均服药7日。患者均未出现胃肠道反应及血常规异常等不良反应。

（二）妇科

1．阴道炎

以龙胆泻肝片，4片/次，3次/日，并加服灭滴灵及外用或制霉菌素外用，治疗阴道炎100例，用药7日。结果：治愈90例，有效8例，无效2例，疗效优于单用西药组。

2．倒经

以本方为基本方，加牛膝以引血下行，加荆芥炭以引血归经；腹痛明显者加白芍。经行前3～5日服药，每个周期服药3剂，共治疗32例。结果：痊愈28例，好转3例，无效1例。

3．多囊卵巢综合征

本方为主治疗该病20例，药用：龙胆草6～9 g，炒黄芩、焦山栀、泽泻、车前子（包）、当归各9 g，柴胡6 g，木通3 g，生甘草1.5～3 g，生地黄6～12 g，或用龙胆泻肝丸。大便秘结者酌加大黄、芒硝或改用当归龙荟丸。行经期停药或给予活血通经药物，连续治疗3个月以上。结果1类（治疗过程中，闭经者出现月经，淋漓出血者血止，经转，并有50%以上的月经周期出现双相基础体温，温差大于0.3 ℃，后期上升9日以上）8例，占40%；2类（治疗过程中，闭经者出现月经，淋漓出血者血止，基础体温曲线呈双相型的周期小于50%）12例，占60%。

4．经行头痛

龙胆泻肝汤治疗本病肝火上扰型30例，均经脑电图检查及头颅CT扫描排除器质性病变。药用：龙胆草、当归、柴胡、生甘草各6 g，黄芩、栀子、木通、车前子、生地黄、泽泻各10 g。如伴脾胃虚弱者，加山药、茯苓；气血亏虚者加黄芪、枸杞子；气滞血瘀者加红花、香附。经前3日开始煎服。结果：总有效率为93.33%。

5．先兆子痫

用龙胆泻肝汤加减治疗先兆子痫60例。基本方：龙胆草、栀子、当归、白芍、钩藤、白蒺藜、生地、茯苓、丹皮。脾虚水肿甚者加白术、大腹皮、陈皮健脾利水，血热者加丹皮、白茅根凉血清热。结果：总有效率为97%。

（三）男科

1．前列腺炎

本方加味治疗慢性前列腺炎30例，药用龙胆泻肝汤加红花、山甲、丹参、王不留行等。结果：治愈18例，显效8例，好转2例，无效2例。

2．阳痿

用加味龙胆泻肝汤治疗湿热型阳痿病40例。药用：龙胆草10 g，黄芩10 g，栀子10 g，泽泻8 g，木通8 g，车前子8 g，当归10 g，柴胡10 g，生地黄10 g，蜈蚣2条，甘草3 g。结果：总有效率为90%。

（四）儿科

1．口疮

本方为主治疗小儿口疮，临床表现为局部灼热疼痛，流涎伴淋巴结肿大，头痛发热等。治以加味龙胆泻肝汤：龙胆草2～5 g，山栀、黄芩、柴胡、生地、当归、木通、泽泻、竹叶各6～10 g，车前子、地榆各12～20 g，甘草3～6 g，兼表证者加薄荷；兼阴虚者酌加麦冬、石斛；湿浊重者加藿香、佩兰。治疗211例，99.6%有效，用药最短2日，最长14日，平均3.5日，疗效优于西药组（贴敷消炎镇痛膏，含服溶菌酶、维生素B_6）。

2．多发性抽动症

用龙胆泻肝汤为基本方加减治疗本病58例，其中45例曾做脑电图检查，38例正常，7例有轻度非特异性慢波；30例做头颅CT或MRI检查，均未发现异常。药用：龙胆草4～6 g，黄芩、焦山栀、洋泻、柴胡、生地、白芍各10 g，钩藤6～10 g，全蝎1～2 g，生甘草3～6 g。加减：发作期肝胃热盛者重用清肝药并酌加中白、杭菊花、生龙牡；便干者加用枳壳；便秘者酌加大黄；病情缓解后则酌情减少清肝药的药味或用量，并选加鲜石斛、麦冬、山萸肉、当归等。治疗以1个月为1疗程，病情基本控制后再续服杞菊地黄丸3个月。结果：总有效率为98.27%。

（五）眼科

1．化脓性角膜溃疡

本方加减治疗该病48例。加减方法：前房积脓，溃疡面大，尿赤便秘者等，加大黄、玄明粉、蒲公英、连翘、皂角刺；前房积脓多或结膜囊及溃疡面分泌物呈黄绿色，或细菌培养为绿脓杆菌，或溃疡进展迅猛而痛甚者，加千里光、生石膏、天花粉、银花、夏枯草、刘寄奴；服药后肝胆热毒症状减轻后去玄明粉、生石膏、木通、栀子、天花粉，加青葙子、密蒙花、木贼草、蝉蜕等以明目退翳；年老体虚或久服本方自觉体倦乏力，面色无华，脉沉而缓者，加黄芪、党参、枸杞子。待病情好转后，配合1%阿托品，抗生素眼药水滴眼，维生素类口服，热敷患者眼睛。结果：总有效率为89.5%。

2．卡他性角膜炎

本方为主治疗该病50例，目痒者加防风、谷精草、刺蒺藜；白睛充血者加桑白皮。结果：全部治愈，其中服药3剂痊愈12例，4～7剂痊愈19例，8～10剂治愈19例。

3．病毒性角膜炎

病毒性角膜炎分三层论治，采用银翘荆防汤（银花、连翘、荆芥、防风等）治疗浅表型；龙胆泻肝汤（龙胆草、黄芩、栀子、大黄等）治疗中层型；银翘蓝根汤（银花、连翘、板蓝根、黄连、生石膏、大黄、玄明粉等）治疗深层型，共治82例130只眼。结果：治愈76例121只眼，好转4例7只眼，无效2例2只眼。

4．虹膜睫状体炎

本方加减治疗急慢性虹膜睫状体炎30例，配以1%阿托品散瞳及0.5%可的松眼药水滴眼，经2周至3个月的治疗。结果：治愈25例，显效4例，好转1例。

（六）皮肤科

1．结节性痒疹

以本方加防风、红花等治疗该病17例，水煎内服，局部外擦10%硫黄软膏，每日2次。结果：痊愈16例，无效1例，总有效率达94%。

2．脂溢性皮炎

本方加减治疗该病50例，红斑较盛者加防风、荆芥；继发性感染者加银花、菊花；痒甚者加苦参、白鲜皮；皮损局限于下半身者加牛膝、黄柏。结果：总有效率达82%。

3．带状疱疹

102例带状疱疹患者随机分为两组，治疗组51例内服龙胆泻肝汤加减治疗，对照组51例给予抗病毒、补液等抗感染治疗。治疗组药用：薏苡仁30 g，龙胆草、生地黄、车前子各15 g，黄芩、赤芍、当归各12 g，栀子、柴胡、紫草各10 g，甘草6 g。加减：发于头面者加菊花、石决明，颈部者加葛根，眼部者加决明子，胸胁者加郁金，上肢者加桑枝、桂枝，下肢者加牛膝、木瓜；带状疱疹消退后，加黄芪；仍有局部刺痛或色素沉着者，加丹参、桃仁、地龙、白芷。结果：治疗组有效率为100.0%，对照组有效率为73.5%，两组总有效率比较，有显著性差异（$P<0.01$）。

4．白塞病

以本方为主，气虚者加黄芪、党参，肝肾阴虚者加女贞子、旱莲草，痒剧者加苦参、白鲜皮，大便秘结者加大黄，湿重者加苍术，治疗白塞病21例，经过治疗后，眼、皮肤、口腔黏膜、肛门、生殖器等处溃疡均有好转。结果：18例痊愈，2例好转，1例无效。

5．扁平疣

采用龙胆泻肝汤治疗扁平疣72例。药用：龙胆草15 g，黄芩15 g，栀子15 g，泽泻15 g，木通12 g，车前子15 g，当归15 g，生地15 g，柴胡15 g，甘草10 g。加减：肝气郁结者重用柴胡、栀子，加郁金；痰热壅盛者加昆布、海藻，热盛者加大青叶、菊花；血瘀者加丹参、赤芍、三棱、莪术；肝阳上亢者加牡蛎、磁石、珍珠母。结果：总有效率为97.2%。

七、实验研究

1．对机体免疫功能的影响

实验表明，龙胆泻肝汤可显著增强实验动物腹腔巨噬细胞对异物的吞噬能力，提高其吞噬百分率，龙胆泻肝汤还可使小鼠胸腺显著增重，促进淋巴细胞转化，对小鼠的绵羊红细胞抗体生成及初次免疫有抑制作用，而对再次免疫反应则呈显著的增强效果，从而显示出一种对特异性体液免疫的调整效应。

2．利尿

有关实验表明，龙胆泻肝汤有显著的利尿作用，可使尿量显著增加，而对钠、钾的排泄则无显著的影响。其对麻醉猫有显著的降压作用，且剂量越大，作用越强；还能扩张离体兔耳血管，增加灌流滴数。

3．对消化系统的影响

龙胆草为苦味健胃剂，能刺激胃液分泌。实验证明，龙胆泻肝汤可使豚鼠离体回肠张力降低，收缩幅度变小，能显著抑制小鼠肠道推进功能，减慢肠内容物的推进速度。

4．抗炎、抗过敏及抑菌抗感染

龙胆泻肝汤煎剂单提液能抑制小鼠毛细血管的通透性，对大鼠蛋清性足肿胀也有明显的抑制作用，该单提液及煎剂对大鼠皮肤被动过敏反应有显著的抑制作用；煎剂能保护蛋清所致豚鼠过敏性休克、死亡的作用也很显著；牛津杯法抑菌实验结果显示龙胆泻肝汤煎液及单提液对乙型链球菌有一定的抑制作用。

5．对大鼠肾毒性的研究

观察龙胆泻肝汤对大鼠肾毒性的影响，取大鼠30只，随机分为给药组和对照组。各组相应处理后观察大鼠第1，2，3，4周末24 h尿蛋白定量（MTP）、MTP与尿肌酐（Cr）比值、血尿素氮（BUN）、血肌酐（Cr）及肾皮质丙二醛（MDA）含量，肾皮质超氧化物歧化酶（SOD）活性等指标，通过光镜、电镜观察大鼠肾小球、肾小管结构的改变。结果：灌服龙胆泻肝汤的大鼠，在给药后1～3周内尿蛋白明显上升，MTP，MTP/尿Cr与对照组比，有显著性差异（$P<0.01$）；血BUN与对照组相比，有显著性差异（$P<0.05$）；血Cr、肾皮质MDA、肾皮质SOD与对照组相比，无显著性差异（$P>0.05$）。光镜检验显示：2组各有一处局灶性间质性肾炎，其余各肾脏组织学结构均未见异常。电镜检查显示：灌服龙胆泻肝汤样本均见基底膜有节段增厚外凸，但未见沉积物。部分样本见足突小部分融合，肾小管上皮未见异常，少数小管腔内可见脱落细胞。提示该方对大鼠肾功能有一定损伤。另有报道，观察配伍不同剂量关木通的龙胆泻肝汤给药不同时间的大鼠肾功能和组织形态学变化。结果：龙胆泻肝汤中配伍小剂量关木通（1.5 g/kg）连续用药12周，未见肾功能明显损伤；配伍中剂量关木通（3 g/kg）连续用药12周，肾近曲小管上皮细胞出现轻微损害；大剂量的关木通（6 g/kg）连续用药4周即出现明显的肾损伤，且随着给药时间的延长，损伤程度逐渐加重；病理检查观察到肾损伤的部位主要为足皮髓交界处的近曲肾小管。这说明龙胆泻肝汤的肾毒性与其关木通配伍用量和服药时间相关，龙胆泻肝汤中配伍小量关木通在较短时间内具有相对安全性，而大剂量使用关木通可引起肾损害。

八、注意事项

本方药性苦寒，易伤脾胃，且以清泻肝胆实火为主，故不宜用于脾胃虚寒和阴虚阳亢者。

泻青丸

（《小儿药证直诀》卷下）

一、功能

清肝泻火。

二、主治

肝经郁火证。目赤肿痛，烦躁易怒，不能安卧，尿赤便秘，脉洪实，以及小儿急惊，热盛抽搐等。

三、组成

当归去芦头，切，焙，秤、龙脑焙，秤、川芎、山栀子仁、川大黄湿纸裹煨、羌活、防风去芦头，切，焙，秤各等分。

四、用法

上为末。炼蜜为丸，如芡实大。每服半丸至一丸，煎竹叶汤同砂糖温水送下。

五、组方原理

本方证乃肝经郁火所致，故治当清肝泻火。方中龙胆草大苦大寒，归经于肝，直泻肝火，用为君药。大黄、栀子助龙胆草泻肝胆实火，导热下行，从二便分消，用为臣药。肝火郁结，木失条达，羌活、防风取其辛散，且羌活、防风能祛风邪，散肝火，能畅遂肝木条达上升之性，乃“火郁发之”之意；竹叶清热除烦，引热从小便而出，当归、川芎养肝血以防火热伤及肝血，使泻肝而不致伤肝，俱为佐药。蜂蜜、砂糖调和诸药，同为使药。诸药合用，共奏清肝泻火，养肝散郁之效。

本方的配伍特点是：以清泻肝火为主，辅以升散之品，以散郁火，清中有疏，寓升于降，泻火而不凉遏，升散而不助火，更佐以养血之品，可使泻肝而不伤肝，相辅相成，故为泻肝之良方。

六、临床应用

1．高血压病

用泻青丸治疗高血压病64例，其中，Ⅰ期者23例，Ⅱ期者28例，Ⅲ期者13例；合并高血压性心脏病者21例，其中心衰者4例，合并脑血管病者4例，合并肾脏改变者5例。中医辨证属肝火上炎，治宜清肝泻火，拟泻青丸加减治疗。药用：当归20 g，川芎15 g，栀子15 g，大黄7 g，羌活15 g，防风10 g，龙胆草20 g，并随证加减。结果：所有患者临床症状治疗后有明显改善（$P<0.01$）；治疗前后的血压亦有明显下降（$P<0.01$）；疗效以Ⅰ期患者为佳，Ⅱ期次之，Ⅲ期患者疗效较差。

2．小儿发热

本方加减：羌活、川芎、防风各3～6 g，大黄4～6 g，栀子10～12 g，龙胆草10 g。若扁桃体肿大者，加蚤休或青黛。治疗小儿发热62例，病程最短半日，最长7日。结果：62例中，1日半以内退热者占73.1%。

3．单纯疱疹性角膜炎

泻青丸加减治疗本病50例，并与西药治疗30例进行对照观察。治疗组50例共61只眼，其中双眼11例，单眼39例；病程最短2日，最长17日。诱发因素有明显感冒史8例，过度疲劳6例，不明原因36例。对照组30例共34只眼，其中双眼3例共6只眼，单眼28例28只眼；病程最短6日，最长16日，平均8日。诱发因素：有明显感冒史5例，过度疲劳10例，不明原因15例。治疗组以泻青丸（汤）为主。药用：龙胆草、山栀、连翘、赤芍各15 g，大黄（酒制）、羌活、防风、川芎、木贼各10 g，甘草6 g。对照组以0.5%吗啉胍滴眼液，1次/h，球结膜下注射聚肌胞0.5 mg，每日1次。2周为1疗程，观察4个疗程。结果：治疗组总有效率为98.36%。治愈时间最短13日，最长47日，平均31日；对照组有效率为88.23%。治愈时间最短11日，最长53日，平均为33日。两组总有效率有显著性差异（$P < 0.05$）。

七、实验研究

泻青丸的制备及质量控制

处方：龙胆草、青黛、焦栀子、大黄（酒炙）、羌活、防风、川芎。制备：方中各药混合烘干后，粉碎，过80目筛，将药粉搅拌均匀，用117 ℃炼蜜趁热与之混合均匀，每100 g药加136～154 g炼蜜，制丸。采用薄层层析法对制剂中青黛、大黄进行鉴别。结果表明，在薄层色谱中能检验出青黛、大黄。这说明泻青丸工艺简单，设计合理，质控方法简便，稳定性好。

八、注意事项

脾胃虚弱者，不宜使用本方。

左金丸

（《丹溪心法》卷1）

一、功能

清泻肝火，降逆止呕。

二、主治

肝火犯胃证。症见胁肋疼痛，嘈杂吞酸，呕吐口苦，舌红苔黄，脉弦数。

三、组成

黄连180 g，吴茱萸30 g。

四、用法

上药为末。水丸或蒸饼为丸，白汤下6 g。

五、组方原理

本方为肝经火旺，横逆犯胃而设，故其治法为清肝泻火，降逆止呕。方中重用黄连，因其味苦性寒，一者清泻心火以泻肝火；二者清胃火，胃火降则其气自降，标本兼顾，一举两得，对肝火犯胃之呕吐吞酸尤为适宜，故用为君药。纯用苦寒又恐郁结不开，故又少佐辛热疏利之吴茱萸，取其下气之用，可助黄连和胃降逆；其性辛热，开郁力强，反佐于大剂寒凉药中，非但不会助热，且使肝气条达，郁结得开；又能制黄连之苦寒，使泻火而无凉遏之弊。合而成方，共成清泻肝火，降逆止呕之功。

本方的配伍特点为：辛开苦降，寒热并投，泻火而不凉遏，温通而不助热，使肝火得清，胃气得降，则诸证自愈。

六、临床应用

1．慢性胃炎、溃疡病

本方随证加苏梗、佛手、竹茹、陈皮等治疗胆汁反流性胃炎27例，10日为1疗程，3个疗程后，总有效率为88.9%。另有以本方加味治疗胃炎吐酸112例，其中高酸性胃炎69例，浅表性胃炎26例，胃溃疡17例。热证者加竹茹、青蒿；气虚者加党参、白术；湿阻中焦者加苍术、厚朴。结果：总有效率为92.2%。另有报道，用左金丸加味治疗老年胃脘痛50例，其中浅表性胃炎13例，萎缩性胃炎14例，糜烂性胃炎6例，胃溃疡病8例，十二指肠溃疡病9例。结果：临床治愈20例，症状消失，食生冷硬食后，无自觉症状，X线检查无异常所见；显效16例，自觉症状基本消失，X线检查明显好转；有效10例，自觉症状较前明显好转，但多食或食生冷硬食后，仍有不适感，X线检查均有好转；无效4例，自觉症状无明显改善，X线检查未见任何改变。

2．慢性泄泻

用左金丸加味并变换剂量，治疗本病68例。基本方：川连1 g，吴茱萸5 g，太子参30 g，白术20 g，茯苓20 g，扁豆花20 g，陈皮8 g，生薏苡仁20 g，白芍15 g。寒偏重者吴茱萸量加倍，川连减量；热偏重者川连加量，吴茱萸减量；腹胀、腹痛甚者加枳实、元胡；虚偏重者太子参改为党参。结果：总有效率为96%。

3．返流性食道炎

用左金丸加味治疗返流性食管炎86例。处方：川黄连12 g，炒吴茱萸3 g，炙甘草8 g，生白芍15 g，延胡索15 g，乌贼骨15 g，煅瓦楞15 g，炒白术12 g，炒枳实12 g，焦山楂20 g。加减：恶心甚者加竹茹、半夏、旋覆花；吞咽不畅者加苏梗、厚朴；大便干结甚者加大黄；病程日久胃阴虚者加沙参、麦冬。结果：总有效率为94.19%。

七、实验研究

1．抗溃疡

本方加味能提高阿司匹林、氢氧化钠、盐酸乙醇所致大白鼠胃黏膜损伤的溃疡指数抑制率，有效地减轻大白鼠胃黏膜损伤程度。其保护作用随用药剂量递增，当剂量至4 g/kg体重时，溃疡指数抑制率达91.18%。

2．制酸

本方加味能明显抑制大白鼠活体胃灌流模型的基础胃酸分泌，并显示效价与剂量有关，4 g/kg剂量时抑制率为83.6%，优于生理盐水空白组和阳性药雷尼替丁组（$P<0.01$）。此外，还抑制五肽胃泌素诱导泌酸，抑制率为53%。

3．对应激性溃疡大鼠下丘脑室旁核c-fos及HPA轴的调节作用

研究应激性溃疡中枢调节机制及其与丘脑-垂体-肾上腺皮质（HPA）轴间的关系，并观察左金丸的预防作用。结果：①模型组各指标与正常组比较均有显著性差异（$P<0.01$）；②左金丸能够显著抑制c-fos、CRH mRNA表达，下调ACTH、CORT，升高胃液pH值，降低IU（P均<0.05）；③雷尼替丁能够显著升高胃液pH值，降低IU（$P<0.01$）。说明左金丸通过抑制下丘脑c-fos表达和HPA轴通路启动，有效防治应激性溃疡。

4．对胃肠功能的影响

研究表明，左金丸总生物碱明显抑制胃液、胃酸、胃泌素分泌和胃蛋白酶活性，增加前列腺素E_2分泌；延长胃排空和番泻叶诱导小鼠排稀便的时间，减少稀便次数。上述作用与等效剂量左金丸的作用类似。提示左金总生物碱可能是左金丸治疗消化道疾病的主要有效成分，能抑制胃肠运动、胃酸分泌及胃蛋白酶活性，且与其调控胃泌素和前列腺素E_2分泌有关。

5．对肿瘤的影响

研究表明：左金丸对移植性S_{180}肿瘤的抑瘤率为50.54%，对小鼠的生命延长率（ILS）为64.91%。

同时左金丸可显著提高小鼠血清ACP（126.72±11.16）U·100/mL和AKP（67.27±13.49）U·100/mL的活力，且显著降低小鼠血清CK（20.65±4.28）U/mL，ALD（319.13±53.87）U/L和LDH（1 029.04±468.56）U/L的活力，与黄连和吴茱萸单独给药相比，有着显著性差异（$P<0.01$）。说明左金丸方中黄连和吴茱萸能产生明显的配伍协同抗肿瘤作用，对血清5种肿瘤标志物的影响可能是其抗肿瘤作用的潜在机制。

观察加味左金丸对大鼠胃癌前病变胃黏膜EGFR、VEGF、C-met、Bcl-2、P53表达的影响。结果：加味左金丸高、中组EGFR（25.0%，0 vs 100%，$P<0.05$，$P<0.01$），中、低组VEGF（12.5%，25.0% vs 100%，P均<0.05），以及高、中、低组Bcl-2蛋白（12.5%，0，25.0% vs 100%，$P<0.01$或0.05）阳性率与自然恢复组比较差异有统计学意义；与维甲酸组比较差异无统计学意义（$P>0.05$）；加味左金丸各组C-met蛋白阳性率与自然恢复组、维甲酸组比较差异均无统计学意义（$P>0.05$）；各组均未见P53表达。说明加味左金丸通过下调EGFR，VEGF，Bcl-2蛋白表达而抑制细胞增殖和诱导细胞凋亡，进而发挥治疗大鼠胃癌前病变的作用。

八、注意事项

①本方黄连与吴茱萸用量比例为6：1。

②吐酸属胃虚寒者，本方忌用。

泻白散

（《小儿药证直诀》卷下）

一、功能

清泻肺热，平喘止咳。

二、主治

肺热喘咳证。气喘咳嗽，皮肤蒸热，日晡尤甚，舌红苔黄，脉细数。

三、组成

地骨皮、桑白皮$_{炒}$各15 g，甘草$_{炙}$3 g。

四、用法

上药锉散，入粳米一撮，水二小盏，煎七分，食前服。

五、组方原理

本方为肺有伏火郁热而设。肺热喘咳，治当清泄肺热，平喘止咳。方中桑白皮甘寒入肺，清肺热泻肺气而平喘咳。桑白皮气薄质液，不燥不刚，虽泻肺而不伤肺，用为君药。地骨皮甘淡而寒，归肺、肾经，助君药泻肺中伏火，且有养阴之功。病或风寒散而未尽，作潮往来，非柴、葛所能治，用地骨皮走表又走里之药，消其浮游之邪，服之未有不愈者，君臣相合，清泻肺火，以复肺气之肃降。炙甘草、粳米养胃和中以培土生金，扶正祛邪，且借其甘缓之性，既可使君臣清热之力缓留于上，又可使其泻肺之力缓行于下，用为佐使。四药合用，共奏泻肺清热，止咳平喘之功。

本方配伍特点针对小儿“稚阴”素质，兼顾肺为娇脏而立法用药。方取桑白皮、地骨皮较为平和之品，而避芩、连之苦燥伤阴，且有粳米、甘草养胃益肺，使金清气肃，以平喘咳，有标本兼顾之妙。

六、临床应用

1．小儿咳嗽

本方合茅根汤治疗43例小儿咳嗽，药物组成：桑白皮6 g，地骨皮8 g，杏仁5 g，黄芩4 g，白茅根10 g，莱菔子10 g，瓜蒌仁3 g，前胡6 g，胆南星3 g，生甘草3 g。3剂为1疗程。结果：总有效率为98%。服药最短2日，最长4日。小儿上呼吸道感染热退后咳嗽在临床上颇为常见，采用泻白散治疗该病35例。药用：桑白皮10 g，地骨皮10 g，生甘草5 g，粳米（可用食用大米代）一汤勺。加水100 mL，煎至50 mL，取汁。再煎1次，两次药液混合，1日分5～6次均匀服下，3日为1个疗程。服药期间停用一切抗生素及其他药物。另外35例为对照组，给予口服复方甘草合剂，按不同年龄、不同剂量按时服下。两组均治疗2个疗程。结果：治疗组总有效率为91.4%，对照组总有效率为81.3%。

2．小儿咳嗽变异性哮喘

应用泻白散加味治疗本病64例，并与应用酮替芬、茶碱缓释片治疗56例进行对照观察。治疗组给予泻白散加味。药用：生黄芪15 g，桑白皮20 g，地骨皮15 g，黄芩10 g，葶苈子10 g，赤芍药20 g，蝉蜕10 g，薄荷6 g，地龙10 g。加减：痰多者加莱菔子、苏子；内热甚者加生石膏；大便干者加生大黄。10日为1个疗程，1个疗程后统计疗效。对照组给予酮替芬和茶碱缓释片，连用10日。结果：治疗组总有效率为96.9%，对照组总有效率为85.7%。两组总有效率比较有显著性差异（$P < 0.01$），治疗组疗效优于对照组。

3．小儿肺炎

泻白散加减治疗小儿肺炎50例。药用：桑白皮9 g，地骨皮9 g，甘草3 g，桔梗6 g，杏仁9 g，黄芩6 g，茯苓10 g，薄荷3 g，陈皮6 g，枳壳6 g。如禀赋薄弱者加黄芪、防风、细辛；里热亢盛者加生石膏、葛根、知母、前胡；痰多气逆者加法半夏；气阴两伤者加党参、麦冬。结果：49例临床治愈，另1例治疗3日以后体温仍高，经使用抗生素临床治愈。总有效率达98%以上。

5．感染性胸膜炎

运用加味泻白散治疗本病50例。肺部X线片示：肋膈角见少许粘连12例，肋膈角变钝或消失34例，胸腔中等量积液3例，大量积液1例。处方：桑白皮15 g，地骨皮15 g，黄芩12 g，瓜蒌15 g，桔梗10 g，葶苈子15 g，薏米30 g，元胡12 g，桃仁10 g，红花6 g，甘草3 g，并随证加减。结果：总有效率为96%。

七、注意事项

由外感风寒引起的喘咳，或虚寒性咳嗽，不宜使用本方。

苇茎汤

（《古今录验》，录自《外台秘要》卷10）

一、功能

清肺化痰，逐瘀排脓。

二、主治

肺痈。身有微热，咳嗽痰多，甚则咳吐腥臭脓血，胸中隐隐作痛，舌红苔黄腻，脉滑数。

三、组成

锉苇60 g、薏苡仁30 g、桃仁去皮尖、两仁者9 g、瓜瓣24 g。

四、用法

㕮咀。以水二半，先煮苇令得五升，去滓，悉纳诸药，煮取二升，分两次服。

五、组方原理

本方为热毒壅肺，痰瘀互结之肺痈而设。治当清肺化痰，逐瘀排脓。方以苇茎为君药，其性甘寒轻浮，善清肺热，为治肺痈要药。瓜瓣清热化痰，利湿排脓，能清上彻下，肃降肺气，与君药苇茎配合则清肺宣壅，涤痰排脓；薏苡仁甘淡微寒，上清肺热以排脓，下利肠胃以渗湿，同为臣药。桃仁活血逐瘀，且润燥滑肠，与瓜瓣配合，可使痰瘀从大便而解，瘀去则痈消，用为佐药。四药合用，共具清热、排脓、逐瘀之功，对于肺痈脓未成者，服之可使消散；脓已成者，可使痰瘀两化，而痈得痊愈。

六、临床应用

（一）内科

1．肺脓肿

本方为主治疗18例肺脓肿，根据病情变化酌加或选用其他方药，极少配合使用抗生素，经临床及X线等检查，18例中，痊愈13例，好转4例，未愈1例，平均住院40.7日。有人以本方加减治疗16例肺脓肿，药方组成：苇根30～60 g，冬瓜仁30 g，薏米15～30 g，桃仁9 g，蒲公英30 g，双花30 g，地丁30 g，连翘15 g，黄连9 g，栀子9 g，甘草3 g，口渴者加石膏、花粉；吐血者加白及、仙鹤草。结果：治愈13例，好转2例，无效1例。

2．肺炎

本方加银花、连翘为基本方，依病情酌加川贝、桑叶、丝瓜络及麻杏石甘汤，治疗15例大吐性肺炎。病情重者每日2剂，每3～4 h服药1次，症状明显好转后改为每日1剂。结果：全部治愈。有人用本方治疗24例病毒性肺炎，药后咳嗽、咯痰显著减轻，7例发热患者，平均2.7日退热，24例中20例病变完全吸收，3例部分吸收，1例无改变。有人以本方加减治疗10例支原体肺炎，处方：鲜芦根30 g，冬瓜仁、薏苡仁、炒莱菔子、浙贝母各9 g，桃仁、杏仁各6 g，银花、连翘、黛蛤散、鱼腥草各12 g。咳甚者加炙冬花、炙紫菀；痰多者加全瓜蒌、天竺黄；热不退者加生石膏；胸痛者加广郁金，同时重用桃仁。结果：全部治愈。

3．慢性阻塞性肺病急性加重期

慢性阻塞性肺疾病急性加重期患者60例，随机分为对照组和实验组各30例。对照组采用常规西药治疗，实验组在此基础上加用加味千金苇茎汤。观察两组临床疗效以及治疗前后Is用力呼气量（FEV_1）、用力肺活量（FVC）、FEV_1与FVC比值、呼吸总阻抗（Zrs）、气道总黏性阻力（R5）等肺功能指标的变化，并重点观察两组治疗前后气道清除率（Ct）的变化。结果：实验组显效率为70.00%，优于对照组的23.33%（$P<0.01$）。两组治疗后的肺功能指标FEV_1、FEV_1/FVC、Zrs、R5较治疗前均有不同程度的改善（$P<0.05$或$P<0.01$），且试验组较对照组改善更为明显（$P<0.05$或$P<0.01$）。两组气道清除率值治疗后较治疗前均有改善（$P<0.05$）；在30 min时两组比较无显著性差异（$P>0.05$），在60 min和90 min时实验组较对照组改善更为明显（$P<0.05$或$P<0.01$）。说明加味千金苇茎汤治疗慢性阻塞性肺病急性加重期，有改善患者肺功能和气道黏液-纤毛清除的作用。

4．肺源性心脏病急性加重期

将60例肺心病急性加重期患者随机分为两组，每组各30例。对照组单用常规西药治疗；治疗组在常规西药治疗基础上加用加味千金苇茎汤。治疗前和治疗后10日，分别测定并记录两组患者的症状、体征、血气分析及血浆可溶性血栓调节蛋白水平，并进行临床分析。结果：治疗组显效率为70.00%，明显高于对照组的23.33%（$P<0.01$）；两组患者治疗后可溶性血栓调节蛋白水平、动脉血氧分压、动脉血二氧化碳分压均较治疗前明显改善（P均<0.01），且治疗组更优于对照组（P均<0.05）。

5．支气管扩张大咯血

应用千金苇茎汤治疗支气管扩张大咯血45例，并设对照组51例，所有病例均经X线胸片及CT确诊。治疗组全部采用千金苇茎汤加减治疗：鲜芦根、薏苡仁、冬瓜仁、桃仁。偏热盛者加黄芩炭、黄连、银花、鱼腥草；气虚者加党参，或大剂红参先煎汤频饮之；咳甚者加杏仁、桔梗、五味子；有瘀未尽者加丹皮、三七粉。6日为1疗程。待咯血止后转他方祛痰止咳，扶正固本治之。对照组全部采用垂体后叶素针10 U加入5%葡萄糖液250 mL静滴维持治疗。控制感染，两组均采用青霉素G加庆大霉素与二代头孢菌素等。结果：治疗组总有效率为100%；对照组总有效率为86.27%。两组总有效率有显著性差异（$P<0.05$）。

6．渗出性胸膜炎

（二）儿科

1．小儿肺炎

本方加减治疗45例小儿肺炎，基本方：苇茎12 g，薏米、冬瓜仁各9 g，桃仁6 g（2岁量）。气促鼻煽者加杏仁；痰不易咯出者加瓜蒌；大便干结者加大黄；热盛者加石膏。结果：痊愈39例，有效5例，好转1例。一般服药3～5剂即可痊愈。另有以本方加味治疗小儿肺炎42例。处方：鲜芦根30 g，杏仁、枇杷叶各9 g，冬瓜仁12 g，生薏米、鱼腥草各15 g，黄芩、桃仁各6 g。高热者加生石膏、银花；气急者加葶苈子、桑白皮；咳嗽痰多者加冬花、紫菀；大便秘结者加大黄。结果：痊愈37例，好转5例；平均住院10日。

2．小儿急性支气管肺炎

本方加杏仁、前胡、白前、苏子、莱菔子、玉蝴蝶、胆南星治疗小儿急性支气管炎200例。每日1剂，分3～4次温服，年长儿可一次顿服。结果：治愈率为84.5%。

3．咳嗽变异性哮喘

运用加味苇茎汤治疗本病52例，病程均在30日以上，最长4个月；有湿疹、尘螨或其他物质过敏史27例；有哮喘家族史8例；体检两肺呼吸音粗糙36例，均未闻及干、湿啰音和哮鸣音；嗜酸细胞增多15例；IgE增高18例；胸部X线检查双肺纹理增粗31例。处方：鲜苇茎15～30 g，冬瓜仁、杠板归各9～12 g，生薏苡仁12～20 g，桃仁4.5～6 g，地龙、苦杏仁、浙贝母、炙款冬花、桑白皮、黛蛤散（包）、炙百部各6～9 g。加减：鼻塞，打喷嚏（过敏性鼻炎）者加辛夷、苍耳子、白芷；咽红而痛者加连翘、射干、薄荷；痰多者加海浮石、天竺黄、竹沥半夏；大便干燥者加瓜蒌仁、莱菔子；呕吐者加旋复花、代赭石、姜竹茹；舌红苔黄热重者加黄芩、鱼腥草；伤食者加鸡内金、山楂。药物剂量根据患儿年龄而定。结果：总有效率为88.46%。

（三）五官科

上颌窦炎

以本方为主，热盛者加银花、连翘；清涕者加细辛、桂枝；黄脓涕者加连翘、忍冬藤。12剂为1个疗程，治疗本病86例。结果：总有效率为91.9%。

七、实验研究

1．对免疫功能等的影响

实验表明，苇茎汤复方煎剂能增强小白鼠耐寒能力，延长生存时间，亦能延长小白鼠游泳时间，并能激活肝脾中巨噬细胞的作用，增强其吞噬能力。

2．对肺心病肺动脉高压模型大鼠的影响

观察加味苇茎汤（由苇茎、生薏米、冬瓜仁、桃仁、鱼腥草、丹参、浙贝母等组成）对野百合碱诱发肺心病肺动脉高压模型大鼠的作用。结果：加味苇茎汤能明显降低肺动脉高压模型大鼠的mPAP及RV/LV＋S，以加味苇茎汤高剂量组效果最好。这说明加味苇茎汤能有效降低肺动脉高压，改善心功能。

八、注意事项

本方药物多为滑利之品，并有活血祛瘀作用，故孕妇慎用。

清胃散

（《脾胃论》卷下）

一、功能

清胃凉血。

二、主治

胃火牙痛。牙痛牵引头痛，面颊发热，其齿喜冷恶热；或牙宣出血；或牙龈红肿溃烂；或唇舌颊腮肿痛；口气热臭，口干舌烂，舌红苔黄，脉滑数。

三、组成

生地黄、当归身各6 g，牡丹皮9 g，黄连（如黄连不好，更加二分，如夏月倍之）6 g，升麻9 g。

四、用法

上药为末。都作一服，水盏半，煎至七分，去滓，放冷服之。

五、组方原理

本方为胃火牙痛而设，故用黄连为君药，因其味苦性寒，直清胃腑之火。升麻为臣药，清热解毒，升而能散，可宣达郁遏之火，有“火郁发之”之意，升麻与黄连相配，则泻火而无凉遏之弊，散火而无升焰之虞，两药清上彻下，使上炎之火得散，内郁之热得降，热毒尽解而牙痛可止。胃热则阴血必受损，故以生地凉血滋阴；丹皮凉血清热，皆为臣药。当归养血活血，以助消肿止痛，用为佐药。升麻兼以引经为使药。诸药合用，共奏清胃凉血之功。

本方的配伍特点是以苦寒清胃为主，辅以升阳散火，如此苦寒得升散而不凉遏，升散辅苦寒而不助热；又辅以凉血滋阴，则苦寒无燥伤阴血之虑，且凉血又助清胃之功。配伍之妙，堪为典范。

六、临床应用

1．口腔溃疡

本方加味治疗顽固性口腔溃疡75例。处方：黄连、升麻、当归各6 g，生地、射干各15 g，丹皮10 g，银花，连翘各20 g，用药3～9剂，一般6剂。结果：全部治愈。又有以本方加减治疗口腔溃疡，基本方：生地20 g，当归、黄连、丹皮各10 g，升麻6 g。胃热烦躁不安，口渴多饮者加知母、生石膏；便秘者加大黄；火热壅盛，溃疡严重者加金银花、连翘、黄芩。6日为1个疗程，一般停用其他药物，治疗86例。结果：总有效率为98.8%。复发性口腔溃疡患者58例，随机分为治疗组30例，对照组28

例。治疗组采用清胃散治疗，同时配合五倍子煎剂含漱。处方：生石膏15 g，升麻10 g，生地15 g，黄连10 g，当归10 g，丹皮10 g，甘草3 g。五倍子煎剂含漱剂：五倍子10 g加清水两碗煎至1碗含漱。每日1剂，疗程8周。对照组采用常规治疗，复合维生素B，每次2片，每日3次，口服；维生素C，每次1片，每日3次，口服；金达油局部涂用；疗程8周。结果：治疗组有效率为96.7%；对照组有效率为75%。两组有效率比较，有显著性差异（$P<0.05$）。

2．牙周炎

本方加减治疗牙周炎40例。基本方：黄连5 g，生地20 g，当归、丹皮各12 g，升麻15 g，生石膏30 g。发热明显，伴口渴者，重用生石膏30～100 g；牙龈充血，肿胀明显者，加山栀、黄柏；化脓者加桔梗、皂角刺；出血明显者，重用生地至30 g，加水牛角20 g。结果：治愈27例，有效12例，无效1例。其疗效明显优于西药螺旋霉素组（$P<0.01$）。

另有报道，急性牙周炎28例用清胃散加味治疗。药方：黄连、竹叶各10 g，生地黄15 g，连翘30 g，牡丹皮、升麻、当归、大黄各10 g，生石膏30 g（先煎），天花粉15 g。7日为1个疗程。结果：总有效率为96.4%。

3．痤疮

本方加味治疗寻常痤疮50例。处方：当归20 g，生地25 g，丹皮20 g，升麻15 g，黄连5 g，黄芩20 g，连翘20 g，蒲公英20 g，白芷15 g，知母15 g，石膏25 g，甘草15 g，并配合清热解毒燥湿中药外洗。结果：用药3～9剂，一般用药6剂，全部治愈。

4．慢性糜烂性胃炎

慢性糜烂性胃炎82例，随机分为两组，治疗组41例，对照组41例。治疗组内服清胃散加味，药方：黄连6 g，生地黄9 g，当归9 g，牡丹皮9 g，升麻9 g，厚朴12 g，芦根18 g，薏苡仁30 g，茯苓18 g，香附12 g。加减：恶心欲呕者，加制半夏、代赭石；大便不爽者，加全瓜蒌、大黄；湿重者，加苍术、藿香；脾虚甚者，加炒山药、白术；消化不良者，加焦三仙。对照组：口服硫糖铝1.0 g，每日3次，餐前1 h服；奥美拉唑10 mg/次，每日2次，早晚各1次。结果：治疗组有效率为97.8%；对照组有效率为56.1%。两组有效率比较有显著性差异（$P<0.05$）。

七、实验研究

1．抑制实验性炎症

清胃散对蛋清及甲醛致炎的实验动物足跖水肿有明显的抑制作用；对纸片法形成的大鼠肉芽肿也有明显的抑制作用。清胃散煎剂具有增强小鼠腹腔巨噬细胞吞噬功能的作用，吞噬百分率和吞噬指数显著增大，但在体外并无明显的抑菌作用。

2．清胃热作用的实验研究

用5%乙醇代水供小鼠自由饮用，并用附子、干姜、肉桂提取物灌胃造模。部分模型鼠同时给予清胃散（生地、当归、丹皮、黄连等）。3周后观察小鼠肛温，炭末排出时间，胃组织中cAMP、SOD、MDA含量及胃和舌的组织学变化。结果表明，清胃散治疗对胃热证模型组的生化和组织学变化等均有所改善。

3．单煎与合煎药理作用比较

清胃散单煎、合煎对醋酸所致疼痛有明显的抑制作用，两者无显著性差异。清胃散单煎、合煎可明显促进小鼠小肠推进度。清胃散急性毒性实验表明，单煎、合煎的最大耐受量都超过人用量100倍以上，两者无显著性差异。

4．单煎与合煎中盐酸小檗碱含量的测定

对清胃散单煎与合煎中黄连的有效成分盐酸小檗碱进行薄层扫描测定。结果：清胃散单煎混合后盐酸小檗碱的含量为2.76%；合煎的含量为1.83%。这说明两种煎剂中盐酸小檗碱的含量单煎明显高于合煎。

八、注意事项

凡属风火牙痛或肾虚火炎所致的牙龈肿痛、牙龈出血者，不宜使用本方。

泻黄散

（《小儿药证直诀》卷下）

一、功能

泻脾胃伏火。

二、主治

脾胃伏火证。口疮口臭，烦渴易饥，口燥唇干，舌红脉数，以及脾热弄舌等。

三、组成

藿香叶21 g，山栀子仁3 g，石膏15 g，甘草90 g，防风$_{去芦，切，焙}$120 g。

四、用法

上药锉，同蜜、酒微炒香，为细末。每服3～6 g，水200 mL，煎至五分，温服清汁，无时。

五、组方原理

脾胃有伏火郁热，治当泻脾胃伏火。方中石膏、山栀相配，石膏辛寒用以清热，山栀苦寒用以泻火，并能引热下行，从小便而解，具清上彻下之功，用为君药。防风味辛微温，在本方是为“火郁发之”而设。藿香化湿醒脾，与防风相配伍，有振复脾胃气机之用，两药为臣药。甘草和中泻火，用蜜和酒调服，可缓调中上二焦，使泻脾而不伤脾，皆为佐使药。

本方的配伍特点是：清泻为主，辅以升散，则清中有散，降中有升，寒凉而不致冰伏，升散而不助火焰，佐以甘润和中，以使泻脾而不伤脾。

六、临床应用

1．口腔溃疡

本方加减：藿香6～10 g，山栀子6～10 g，石膏10～15 g，防风10～15 g，甘草6～10 g，茯苓15～20 g，苍术10～15 g，半夏6～10 g，薏米10～20 g，黄芩10～15 g，陈皮10～15 g。结果：总治愈率为80%。其中最少服药2剂，最多服药9剂。又有报道，泻黄散加味治疗脾胃湿热型口腔溃疡60例。药用：生石膏30 g（先煎），栀子10 g，防风10 g，藿香10 g，生甘草6 g，黄连6 g，苦参12 g，牡丹皮10 g，蒲黄10 g（包煎）。结果：治疗3日后诸症皆减，其中57例服5～12剂而愈，3例因病情顽固，病程缠绵，服20剂许而愈。再用六味地黄丸善其后，随访半年均未见复发。

2．小儿口疮

本方为基本方，邪热较甚，溃疡面较大，疼痛剧者，加黄连、竹叶、生地；口臭，苔腻，口腔黏膜水肿者，加鸡苏散、车前子；大便秘结者，加大黄泡服；食欲不振者，加神曲、山楂；症状缓解后酌加麦冬、山药等养阴之品。治疗小儿口疮32例。结果：服药1～2剂后体温正常者23例（72%），服药3～4剂后体温正常者7例（22%），其余2例在服药6剂后体温恢复正常。溃疡平均消退愈合时间为治疗后5日。

3．过敏性紫癜

本方为主，兼风热者加银花、连翘；咽红喉核赤肿者加射干等；皮肤瘙痒者加蝉衣；血热者去藿香，加丹皮、赤芍、紫草、仙鹤草、寒水石等；阴虚者去藿香、防风，加生地、知母、麦冬；关节肿痛者合四妙散；伴胃脘疼痛者合丹参饮或失笑散，痛甚者加乳香、没药；血尿者合地榆散或二至丸加减。治疗小儿过敏性紫癜38例。结果：痊愈27例（紫癜全退，诸症消失，1周无复发）；有效11例（皮肤紫癜消失或有小反复，终至控制，唯肾损害未能恢复者）。见效时间2～10日，一般在2周内紫癜全消，1例伴消化道大出血休克的危重患者21日见效，治疗88日痊愈。另有报道，用泻黄散为主治疗过敏性紫癜40例，结果：总有效率为90%，疗效明显优于对照组（$P < 0.05$）。

4．剥脱性唇炎

运用泻黄散加减治疗剥脱性唇炎160例，并与158例采用西药治疗者作对照，对其临床疗效进行观察。治疗组处方：藿香叶10 g，生石膏15 g，防风15 g，山栀子12 g，甘草6 g。10日为1个疗程。口干渴者加石斛、沙参；大便秘结者加大黄。对照组：口服息斯敏，外涂丁酸氢化可的松软膏。结果：治疗组总有效率为100%，对照组总有效率为44.3%。总有效率两组比较有显著性差异（$P < 0.01$）。其中，对所有痊愈患者进行1年随访，治疗组78例中有5例复发；对照组11例中有7例复发。

5．小儿手足口病

将本病60例患儿随机分为两组，治疗组36例，以泻黄散加味（处方：藿香、防风、甘草各20 g，生石膏、生地黄、灯心草、牛膝各10 g，淡竹叶6 g，栀子3 g）治疗；对照组24例以利巴韦林颗粒、维生素C治疗。结果：治疗组总有效率为91.7%，对照组总有效率为79.2%，两组比较，有显著性差异（$P < 0.05$）。

6．小儿厌食症

60例厌食症患儿，辨证属于湿热内结型者随机分为两组。治疗组以泻黄散为基础方加减治疗，对照组单纯使用锌剂口服治疗。治疗1个月后，观察疗效。结果：治疗组在临床症状、体重、治愈率方面明显优于对照组，经统计学分析，有显著性差异（$P < 0.05$或$P < 0.01$）。

七、实验研究

抗炎：将本方药物按原书比例及炮制方法制成泻黄散（含生药30%，简称泻黄散Ⅰ），泻黄散去五分之四防风（简称泻黄散Ⅱ），泻黄散去防风（简称泻黄散Ⅲ）以及单味防风（浓度同泻黄散Ⅰ中的防风含量）水煎液，观察其对实验性炎症的影响。对巴豆油所致小鼠耳肿胀的影响。结果表明，泻黄散不同配伍对巴豆油性小鼠耳肿胀有明显的抑制作用（与生理盐水组相比有显著性差异），其中泻黄散Ⅱ的抑制作用强于泻黄散Ⅲ（$P < 0.05$），泻黄散Ⅰ的平均肿胀度略大于泻黄散Ⅱ，但无统计学意义。单味防风无明显抑制作用。对组胺所致大鼠毛细血管通透性增高的抑制作用。结果表明，泻黄散及不同配伍对于组胺所致大鼠腹部皮肤毛细血管通透性增高亦有明显抑制作用，泻黄散Ⅰ、Ⅱ抑制作用均强于Ⅲ（$P < 0.01$），单味防风未见明显抑制作用。

八、注意事项

阴虚火旺之口疮口臭，不宜使用本方。

玉女煎

（《景岳全书》卷51）

一、功能

清胃热，滋肾阴。

二、主治

胃热阴虚证。头痛，牙痛，齿松牙衄，烦热干渴，舌红苔黄而干。亦治消渴，消谷善饥等。

三、组成

石膏15～30 g，熟地黄9～30 g，麦冬6 g，知母、牛膝各5 g。

四、用法

上药用水一盅半（300m），煎七分（200 mL），温服或冷服。

五、组方原理

方中石膏清胃火之有余，用为君药。熟地滋肾水之不足，为臣药。君臣合用，清火而壮水。佐以知母，既助石膏清胃泻火，又助熟地滋补肾阴；麦冬清热养阴。牛膝导热而引血下行，亦为佐药。诸药配伍，共奏清胃热，滋肾阴之功。

本方的配伍特点是：清补并投，标本兼顾，佐以引热下行，使热彻阴存，上炎之火下行，阴阳水火臻于平衡，则诸症自愈。

六、临床应用

1．口疮

本方加味治疗32例复发性口疮，处方：石膏40 g，熟地、麦冬、怀牛膝各15 g，知母12 g。伴牙龈肿痛者加银花、蒲公英；便秘者加大黄、芒硝；胃火盛者加山栀、黄连；阴虚明显者加北沙参、石斛，一般20日为1个疗程。结果：治愈15例，好转10例，无效7例。

用玉女煎加减治疗口腔溃疡61例，处方：生石膏30 g，生熟地各15 g，知母10 g，麦冬15 g，川牛膝10 g，玄参30 g，大黄10 g。口干舌红少津者加北沙参、石斛；舌苔黄腻者加胆南星、黄柏；热病后者加蒲公英、黄芩；舌边溃疡者加龙胆草、焦山栀。1周为1个疗程。患者治疗期间忌烟酒、辛辣甜品及煎烤食品。结果：总有效率达100%。

2．鼻衄

本方加味治疗55例鼻衄，中医辨证属肝火上炎，灼伤鼻窍32例；胃火亢盛，重灼阳络13例；阴虚火旺，迫血上溢10例。西医诊断：鼻黏膜糜烂15例，肝硬化3例，原因不明2例。出血量最多者约1 200 mL，最少者300 mL。方剂组成：生石膏30～60 g（先煎），肥知母9～15 g，麦门冬9～15 g，细生地15～30 g，怀牛膝9～12 g，生藕节9～12 g，白茅根15～30 g，侧柏叶9～12 g，仙鹤草9～15 g，茜草根9～12 g，生大黄6～9 g。凉服。结果：治愈38例，有效14例，无效3例。

3．牙痛

本方治疗牙痛102例，其中急性牙髓炎73例，慢性活动性牙髓炎21例，冠周炎8例。全部病例均牙痛难忍并呈放射痛，牙龈红肿80例。治以玉女煎加减：生石膏40 g，熟地20 g，知母10 g，麦冬10

g，牛膝15 g等。结果：治愈68例，占66.7%；好转34例，占33.3%。

4．三叉神经痛

采用加减玉女煎（石膏、知母、麦冬、生地、石斛、牛膝、细辛、白芷、白蒺藜、白芍、炙甘草、全蝎、蜈蚣）治疗胃火上攻型原发性三叉神经痛72例，与卡马西平治疗的63例作对比观察。结果：治疗组总有效率为94.4%，对照组总有效率为54.0%，两组总有效率比较，有显著性差异（$P<0.01$）

5．急性牙龈出血

本组62例患者运用玉女煎加外治法治疗，治愈28例，好转34例。

6．糖尿病

玉女煎加减治疗本病68例，均为非胰岛素依赖型。临床空腹血糖在7.784 mmol/L以上。治疗方药：石膏50 g，知母、天花粉各25 g，生地黄、麦门冬各20 g，黄连、栀子、红参各15 g，牛膝10 g。结果：总有效率为89.7%。另有报道，以玉女煎加减治疗糖尿病性周围神经病变50例，并与西药治疗的38例（对照组）作对照。结果：治疗组总有效率达82%，对照组为31.6%，两组比较有显著性差异（$P<0.01$）。

七、实验研究

1．对小鼠实验性糖尿病的影响

结果显示：玉女煎对正常小鼠血糖无明显影响；对由四氧嘧啶所致的糖尿病小鼠有明显的治疗和预防作用，对抗肾上腺素引起的小鼠血糖升高有显著作用。此外，该方给小鼠灌胃，其最大耐受量为275 g/kg，相当于成人日用量的112倍，显示其临床用药较安全。

2．对心室重塑大鼠血流动力学和RAS的干预作用

研究加减玉女煎对心室重塑大鼠肾素-血管紧张素系统和血流动力学的干预作用，建立大鼠心室重塑模型，观察加减玉女煎对其血流动力学和心脏指数、心肌肾素、血管紧张素Ⅱ、肿瘤坏死因子α、心钠素等神经内分泌因子含量的影响。结果：与模型组相比，加减玉女煎可显著改善血流动力学，降低动物心脏指数、心肌肾素、血管紧张素Ⅱ、肿瘤坏死因子α和心钠素含量，表明复方加减玉女煎对心室重塑具有明显的改善作用。

八、注意事项

大便溏泻者，不宜使用本方。

芍药汤

（《素问病机气宜保命集》卷中）

一、功能

清热燥湿，调气和血。

二、主治

湿热痢疾。腹痛，便脓血，赤白相兼，里急后重，肛门灼热，小便短赤，舌苔黄腻，脉弦数。

三、组成

芍药20 g，当归、黄连各9 g，槟榔、木香、甘草$_{炙}$各5 g，大黄6 g，黄芩9 g，官桂5 g。

四、用法

上药㕮咀。每服15 g，水240 mL，煎至120 mL，食后温服。

五、组方原理

本方主治病证，乃湿热壅阻肠道，气血不和，治宜清热燥湿，调和气血，并因势利导，通因通用。方中黄芩、黄连苦寒而入肠道，清热燥湿解毒，用为君药。大黄苦寒通里，凉血泻垢，既可助黄芩、黄连泻火燥湿，又可荡涤积滞，是为臣药。重用芍药以行血排脓，缓急止痛，与当归相配，行血和血。又用少量肉桂，温而行之，能入血分，可协归、芍行血和营，且制芩、连苦寒之性，使无凉遏滞邪之弊。大黄与肉桂配伍，尤有妙用，大黄得肉桂，则行血之力更著，肉桂得大黄，则无助火之忌。木香、槟榔行气导滞，“调气则后重自除”，且槟榔又可协大黄导滞，以上诸药共为佐药。甘草调和诸药，为使药，与芍药相配，更能缓急止痛。诸药合用，共成清热燥湿，调和气血之效。

本方配伍特点：以清热燥湿为主，兼以气血并治，通因通用，肝脾同调，与寻常纯用苦寒止痢之方不同。

六、临床应用

1．细菌性痢疾

本方为主加减治疗30例细菌性痢疾。处方：白芍、木香、黄连、黄柏、秦皮、玉片、甘草。加减：以湿为主者加藿香、苍术、滑石；以热为主者加蒲公英、大青叶；恶寒发热者加柴胡、黄芩；腹痛下坠者加栀子、大黄；纳呆者加山楂；寒湿凝滞者加肉桂、炮姜；气虚者加党参；血虚者加当归。结果：治愈率为90%。又有以芍药汤加减治疗30例菌痢，组成：白芍、木香、黄连、黄芩、黄柏、槟榔、马齿苋。身热汗出脉促者加葛根、防风、荆芥；痢下赤白，赤多白少，或纯下赤冻，肛门灼热，口渴欲饮，苔黄脉数者，加白头翁、银花、赤芍；血热瘀阻，腹痛较甚者，加地榆、桃仁、赤芍。5～7日为1个疗程，必要时可重复用药。结果：全部治愈。其疗效优于复方新诺明组，腹泻、腹痛、便脓血、里急后重等症状消失时间更优于复方新诺明组。

2．溃疡性结肠炎

本方内服加灌肠治疗该病36例，用药1月，治愈31例，显效5例。轻、中度溃疡性结肠炎（湿热内蕴型）患者60例随机分为两组各30例，治疗组给予芍药汤合白头翁汤加减治疗，对照组给予美沙拉嗪治疗，疗程均为6周。结果：治疗组总有效率为76.7%，对照组总有效率为80.0%，两组比较，无显著性差异（$P>0.05$），均未见严重不良反应。

探讨加味芍药汤对湿热内蕴型慢性溃疡性结肠炎患者血小板功能的影响，将57例湿热内蕴型慢性溃疡性结肠炎患者随机分为治疗组（30例）和对照组（27例），治疗组口服中药加味芍药汤，对照组口服柳氮磺氨吡啶。治疗1个疗程后观察疗效，并检测患者治疗前后血浆血栓素B_2（TXB_2）与6-酮-前列腺素1α（6-Keto-PGF1α）的水平。结果：治疗组痊愈17例，显效8例，有效3例，无效2例；对照组痊愈8例，显效10例，有效6例，无效3例。两组疗效无显著性差异（$P>0.05$），但痊愈率有显著性差异（$P<0.05$）。治疗前，两组间TXB_2、6-Ke-to-PGF1α、TXB_2/6-Keto-PGF1α差异均无统计学意义（$P>0.05$）；治疗后TXB_2与TXB_2/6-Ke-to-PGF1α有显著性差异（$P<0.05$），6-Keto-PGF1α无显著性差异（$P>0.05$）。提示调节TXB_2与6-Keto-PGF1α的平衡状态，抑制血小板的活化状态可能是加味芍药汤的作用途径之一。

3．肛窦炎

本方治疗60例该病患者，处方：黄芩、生大黄（后下）、槟榔、木香、当归、白芍各10 g，黄连6 g，甘草5 g，肉桂1.5 g（冲）。第3煎加水至3 000 mL熏洗肛门20 min，1周为1疗程，一般连用1～3个疗程。结果：治愈48例，有效12例。

4. 肠易激综合征

芍药汤加减治疗肠易激综合征30例，总有效率为93.3%，设单用西药的对照组总有效率为80%，两者疗效有显著性差异（$P<0.05$）。

七、实验研究

1. 抗菌抗炎

①试管内抑制福氏痢疾杆菌的作用：芍药汤在1∶5、1∶10及1∶20均无作用，单用槟榔未见杀菌及抑制作用；②对感染痢疾杆菌的预防性治疗作用试验：结果芍药汤组小鼠存6/10只，芍药汤去槟榔组无一存活。表明槟榔本身无抗菌作用，但在芍药汤中无论体内或体外都能加强抗菌作用。另有研究表明，芍药汤煎剂对大肠杆菌、绿脓杆菌、变形杆菌、金黄色葡萄球菌均有抑制作用，其中对变形杆菌抑制作用更为明显。并且该品还能明显减轻小鼠耳廓的充血水肿，从而起到消除炎性肿胀的作用。

2. 对兔离体肠管活动的影响

剂量为4×10^{-2}、2×10^{-2}、1×10^{-2}时，芍药汤组能使肠管出现急剧而短暂的张力上升现象，很快转为下降，振幅逐渐变小，甚而消失，肠肌松弛，即呈短暂的兴奋后转为抑制，其作用强弱，尤其是抑制作用与剂量成正比。芍药汤去槟榔组同样出现肠管张力逐渐下降，振幅逐渐变小以致消失的抑制现象，无张力上升等兴奋现象。这说明芍药汤的先兴奋作用是由槟榔引起，同时又增加芍药汤的毒性、可能与槟榔加强胃肠活动有关。

3. 对溃疡性结肠炎大鼠模型的免疫学作用机制研究

探讨芍药汤治疗溃疡性结肠炎的免疫学作用机制，采用三硝基苯磺酸法造模，随机分组处理，分别检测各组大鼠结肠黏膜ICAM-1、TNF-α和IL-10水平。结果：与正常组比较，各组ICAM-1、TNF-α水平均显著升高（$P<0.05$），而IL-10水平明显降低（$P<0.05$）；与模型组比较，各治疗组ICAM-1、TNF-α均显著下降（$P<0.05$），而IL-10明显升高（$P<0.05$）。芍药汤+SASF治疗组与芍药汤治疗组之间各指标具有显著性差异（$P<0.05$），而芍药汤治疗组与SASP治疗组之间各指标无显著性差异。这说明芍药汤治疗组与SASP治疗组疗效相当，芍药汤+SASP治疗组疗效最好，提示中西药结合可提高疗效。

4. 测定芍药苷的含量

应用高效液相色谱法对芍药汤中芍药苷进行含量测定。方法为选用Kromasil C18分析柱（250 mm×4.6 mm，5 μm），甲醇-水（35∶65）为流动相，检测波长为230 nm，流速0.8 mL/min。结果：线性范围为1.6～9.6 μg（r=0.9999），平均回收率为97.76%，RSD为1.0%，说明本法简便、灵敏、准确。

八、注意事项

痢疾初起有表证者不宜使用本方，久痢及虚寒痢者亦不宜使用。阴虚内热者忌用。

黄芩汤

（《伤寒论》）

一、功能

清热止利，和中止痛。

二、主治

热泻、热痢。身热口苦，腹痛下利，舌红苔黄，脉数。

三、组成

黄芩9 g、芍药9 g、甘草$_{炙}$3 g、大枣$_{擘}$4 g。

四、用法

上四味，以水一斗，煮取三升，去滓。温服一升，日夜一服。

五、组方原理

本方所治热泻热痢的病机为少阳火郁，内迫胃肠，故治以清里热为主。方中黄芩苦寒，清少阳、阳明在里之热，清热燥湿，解毒止利为君药；芍药酸寒，泄热敛阴和营，并于土中泻木而缓急止痛为臣药；甘草、大枣调中和脾，益气滋液，固护正气，共为佐使之用。四药组合，共奏清热止利，和中止痛之功。

六、临床应用

溃疡性结肠炎

本病35例湿热内蕴型者，采用黄芩汤加味（黄芩9 g，白头翁6 g，黄连3 g，广木香10 g，仙鹤草10 g，炒白芍10 g，炙甘草6 g，大枣5枚）治疗，观察其疗效及对T淋巴细胞亚群功能的调节作用。结果：近期治愈总有效率为91.4%，治疗后患者CD3、CD4及CD8细胞水平较治疗前显著提高（$P<0.05$），CD4/CD8值较治疗前显著下降（$P<0.05$）。这说明黄芩汤加味治疗溃疡性结肠炎疗效显著，对T淋巴细胞亚群具有调节作用。

七、实验研究

1．药理研究

动物实验证明，黄芩汤有非常明显的抗炎、退热、解痉、镇痛作用和一定的抗炎免疫、镇静等作用。上述各项药理作用，可以初步阐明黄芩汤清热止痢、和中止痛的方义。

2．组方配伍研究

拆方研究实验结果表明，全方对大鼠离体回肠的收缩频率、收缩幅度及紧张性有非常明显的抑制作用。如果减去君药黄芩，其作用呈现相反的兴奋作用。全方与各单味药比较，全方作用最佳，从而证明全方作用优于单方。君药在复方中起主要作用，这一方剂学理论的合理性、科学性已得以证实。本方如果减去君药，加大芍药、甘草、大枣的用量至古方用量的4倍，其解痉作用强度与全方古方用量相等，也证明了经方配伍优于其他配伍关系。通过黄芩汤的组方配伍研究可初步说明，全方药理作用强度优于各单味药。君药黄芩在全方中起主要作用。本方清热止痢的功效，可能以黄芩为主，而缓急止痛的功效，主要是芍药配伍甘草的作用。君臣药配伍（黄芩配伍芍药）有助长药理作用的相须关系。佐、使药甘草和大枣在全方中也发挥一定的作用。本研究从药理学的角度，证明了中医方剂的组方原则和配伍理论的合理性、科学性，并为阐明本方的疗效机制提供了科学依据。

3．药代动力学研究

研究黄芩汤中黄芩苷在大鼠体内的药代动力学规律。结果：大鼠灌服黄芩汤4.5 g/kg后，黄芩苷主要药代学参数分别为$t_{max1}=(20±7.07)$min，$t_{max2}=(6.4±0.94)$ h，$C_{max1}=(0.88±0.15)$μg/mL，$C_{max2}=(1.33±0.22)$μg/mL，$t_{1/2}=(7.22±1.5)$h，$V_d=(21.75±6.2)$L/kg，$C_1=(2.07±0.19)$L/kg·h。说明本方法简单、灵敏、准确，可用于黄芩苷血药浓度分析及其药代动力学研究。

另有报道，对黄芩汤中多种主要成分在大鼠体内的药代动力学进行研究，并对肠道菌群与黄芩汤多成分的体内代谢的相关作用进行研究。结果：在无菌小鼠盲肠内容物和粪便中，黄芩汤没有发生明显的代谢转化，而普通小鼠和悉生小鼠发生了显著的代谢转化，其代谢规律与体外实验基本相同。普通小鼠盲肠内容物中代谢产物的浓度达峰时间比原型化合物的浓度达峰时间要延迟4 h左右。结果表明，黄芩汤对普通小鼠有保肝降酶的作用，而代谢产物对伪无菌小鼠有显著的保肝降酶作用。黄芩汤对由金黄色葡萄球菌和大肠杆菌腹腔感染引起的伪无菌小鼠死亡都没有明显的保护作用，而代谢产物对伪无菌小鼠死亡均具有明显的保护作用。黄芩汤代谢产物对沙门菌、痢疾杆菌和变形杆菌的体外抗菌作用均明显强于黄芩汤。黄芩汤中的苷成分在胃肠道各部位都很难吸收；而其苷元成分的吸收率明显高于相应的苷成分。大肠是进行代谢转化的主要部位，盲肠的转化率最高，其次是直肠和胃，在小肠没有发生转化；黄芩汤复方中大多数成分的组织分布明显高于单味黄芩水煎剂。口服后，黄芩汤中各成分及代谢产物在血浆中的药时曲线均符合一室模型。在复方和单味药中药动学参数存在差异，大多数成分在复方中吸收慢，消除慢，体内滞留时间长，并且Cmax和AUC高于单味药。单味药中大多数成分的排泄总量和总排泄率高于黄芩汤复方，在单味药中比在复方中不但排泄得多，而且排泄得快。口服黄芩汤或单味黄芩水煎剂的大鼠血浆中，发现了一种新的代谢产物黏毛黄芩素Ⅰ，其结构为3,5,7,2',6'-五羟基黄酮。这说明肠道菌群在黄芩汤体内代谢的过程中起到了重要的作用。中药复方与单味药水煎剂在药物体内过程中的诸多方面，如分布、代谢和排泄中存在显著的差异，各成分在复方中组织分布较多，Cmax和AUC高，总排泄率低于单味药，都有利于药物在体内滞留，更好地发挥药理作用。这也说明了中药方剂的配伍具有一定的物质基础。

通过对大鼠尿中黄芩汤多成分及其代谢物的分析，比较复方和单味药中相应成分的代谢差异，建立高效液相梯度洗脱的多成分分析方法，对口服黄芩汤及其各单味药后的大鼠尿中多种成分的排泄进行比较研究。结果表明，从尿中排泄物达峰时间（Tmax）比较，黄芩汤中的多种成分可以分为三种：一是快速排泄的成分，如芍药苷（PF）、甘草苷（LG）（Tmax为4 h左右）；二是中等速度排泄的成分，如黄芩苷（BG）、汉黄芩苷（WG）、千层纸素A苷（OG）、黄芩素（B）和甘草酸（GL）（Trrmx为8～12 h）；三是延迟排泄的成分，如汉黄芩素（W）、千层纸素A苷（O）、芍药苷代谢素工（PM-Ⅰ）和甘草次酸（GA）（Tmax > 12 h）。延迟排泄的成分都是代谢产物型化合物，经肠道内细菌作用，代谢转化后再吸收进入体内。单味药中WG、OG、W、O、PM-Ⅰ、LG和甘草素（L）的排泄总量和总排泄率高于黄芩汤复方。其中W、O、LG和L具有显著性差异，尤其是LG和L，其总排泄量是复方中的3倍左右。排泄速率在复方和单味药中也有差别，其中BG、WG、OG、B和GL的Tmax在复方中为8 h，在单味药中缩短为4 h。说明黄芩汤大多数成分及代谢产物经尿的排泄在复方和在单味药中具有明显的差别，复方成分的代谢排泄较缓慢。

八、注意事项

下利初起有表证及虚寒性下利者，不宜使用本方。

白头翁汤

（《伤寒论》）

一、功能

清热解毒，凉血止痢。

二、主治

热毒痢疾。腹痛，里急后重，肛门灼热，下痢脓血，赤多白少，渴欲饮水，舌红苔黄，脉弦数。

三、组成

白头翁15 g、黄柏12 g、黄连6 g、秦皮12 g。

四、用法

上药四味，以水七升，煮取二升，去滓，温服一升，不愈再服一升。

五、组方原理

本方证为热毒深陷血分，病发于大肠。治宜清热解毒，凉血止痢，使热清毒除，则血痢自止。方中白头翁为君药，归大肠与肝经，味苦性寒，能入血分，清热解毒，凉血止痢。臣药以黄连之苦寒，清热解毒，燥湿厚肠；黄柏泻下焦湿热，两药共助君药以清热解毒，尤能燥湿止痢。秦皮为佐药，归大肠经，苦寒性涩，主热痢下重。四药相合，清热解毒，凉血止痢作用较强，为热毒血痢之良方。

六、临床应用

1．急性胃肠炎及细菌性痢疾

将白头翁汤改为“白头翁灌肠液”，用于小儿腹泻患者，并与痢特敏对照。处方：白头翁15 g，黄柏12 g，秦皮12 g，制成每毫升含生药1.125 g的灌肠液。用法：4个月至3岁小儿每次5 mL，4～14岁每次10 mL，每日4次，保留灌肠。对有急性胃肠炎症状，大便镜检有红、白细胞者，诊为肠炎；具备以上条件，大便培养有痢疾杆菌生长者诊为细菌性痢疾。按上述标准共治小儿患者62例（急性肠炎49例，细菌性痢疾13例），灌肠组32例，痢特敏组30例。结果：退热、止泻、食欲好转或消失数天，白头翁灌肠液组与痢特敏组无明显差异（$P > 0.05$）。白头翁灌肠液组32例全部治愈，平均治愈天数2.62日；痢特敏组30例，治愈28例，两组疗效比较无显著性差异。

2．溃疡性结肠炎

本方去黄柏，加苦参、地榆、白芍、大黄、甘草煎液灌肠，每日1～2次，治疗慢性非特异性溃疡性结肠炎20例。结果：临床治愈16例，好转3例，1例并发阑尾炎转科治疗。

应用白头翁汤加味治疗溃疡性结肠炎48例，其中38例经电子纤维肠镜检查确诊，10例经钡剂灌肠检查确诊；单纯性溃疡38例，多发性溃疡10例；轻度25例，中度13例，重度10例。药用：白头翁25 g，黄柏15 g，黄连6 g，秦皮15 g，白花蛇舌草15 g，五倍子10 g，乌梅15 g，茯苓15 g。若脓血便较甚者加云南白药0.5 g兑开水冲服；里急后重甚者加广木香、白芍。7日为1个疗程，间隔2日进行下1个疗程，共3个疗程。服药期间忌辛辣刺激性燥热食物。结果：总有效率为93.8%。

采用白头翁汤（白头翁、黄柏、黄连、秦皮）为主方，随证加减，结合中药煎剂灌肠，对68例溃疡性结肠炎患者进行治疗，并与单纯性西药治疗组40例进行对照。结果：临床疗效，治疗组总有效率为94.1%。对照组为77.5%，有显著性差异（$P < 0.05$）。

3．滴虫性肠炎

本方加减治疗滴虫性肠炎。处方：生山药30 g，白头翁、生杭芍各12 g，秦皮、生地榆各10 g，甘草6 g，三七粉10 g，鸦胆子（去皮）60粒。先将三七粉、鸦胆子用白蔗糖水送服一半，再将余药煎汤服，其相隔时间约30 min。所余一半，至二煎时再如此服用。治疗18例，均获痊愈。

4．泌尿系感染

本方加木通、萹蓄、车前子、瞿麦治疗63例泌尿系感染。其中急性泌尿系感染19例，显效9例，有效8例，无效2例，总有效率为89.5%；慢性泌尿系感染急性发作44例，显效20例，有效16例，无效8例，总有效率为81.9%。

七、实验研究

1．抗菌

本方对志贺氏、施氏等痢疾杆菌有较强的抑制作用，而对福氏和宋内氏菌作用较弱，对多种沙门氏菌作用也很弱，或无抑菌作用；对金黄色葡萄球菌、表皮葡萄球菌及卡他球菌等也有较强的抑制作用。本方组成4药中，以黄连、秦皮作用最强，黄柏次之，白头翁最弱。全方抗菌效果反较黄连、秦皮为弱。由于白头翁对阿米巴原虫抑制作用较强，因而以本方治疗阿米巴痢疾时，宜加大白头翁用量。用蒸馏法从白头翁根中提取得到原白头翁素，用乙醇提取纯化法得到白头翁总皂苷，用煎煮法得到白头翁浸膏，分提白头翁汤各组成药物，合煎白头翁汤。将它们配制成1∶1、1∶2、1∶4梯度浓度的溶液。用K-B纸片扩散法对金黄色葡萄球菌、大肠杆菌、绿脓杆菌、副伤寒杆菌进行抑菌试验。结果：白头翁不同提取物、白头翁汤的组成药物对以上细菌均有抑菌作用。说明白头翁中的原白头翁素抑菌效果最好。复方抑菌作用不是各组成药物的作用相加。

2．抗腹泻、抗炎及对溃疡性结肠炎大鼠模型的影响

结果表明：白头翁汤较其组方的各单味药对蓖麻油和番泻叶引起的小鼠腹泻有更好的拮抗作用；白头翁汤的抗炎作用是以黄连、黄柏为主。说明白头翁汤复方有较好的抗腹泻和抗炎作用。

3．对兔离体十二指肠运动性能的影响

观察不同剂量的白头翁汤及白头翁、黄连、黄柏、秦皮的水煎液对家兔离体十二指肠运动性能的影响。结果：白头翁汤及白头翁、黄连、黄柏、秦皮的水煎液对兔离体肠管均具有抑制作用，并且剂量越大抑制作用越强，其中白头翁汤及黄连、黄柏的水煎液抑制作用较强，而秦皮、白头翁水煎液的抑制作用稍缓和。

4．化学成分的研究

运用天然药物化学的分离精制方法，对白头翁汤剂进行单体化合物的分离。结果表明：本方汤剂含3类化学成分，分别为香豆素类、皂苷类、柠檬苦素类。分离并研究确定了其中14个化合物的结构，通过与单味药化学成分进行比较，确定了化合物的来源。报告者又对白头翁汤沉淀的化学成分进行了研究，结果表明，沉淀中分得6个单体化合物，通过光谱解析鉴定了其结构，并与汤剂中化学成分进行了比较。结论：沉淀中化学成分为汤剂中的主要成分。

（本节作者：杨华）

第三章 祛暑剂

第一节 清暑益气

清暑益气汤

（《温热经纬》卷4）

一、功能

清暑益气，养阴生津。

二、主治

暑热气津两伤证。身热汗多，口渴心烦，小便短赤，体倦少气，精神不振，脉虚数。

三、组成

西洋参5 g、石斛15 g、麦冬9 g、黄连3 g、竹叶6 g、荷梗15 g、知母6 g、甘草3 g、粳米15 g、西瓜翠衣30 g（原方未著分量，据统编教材《方剂学》4版补）。

四、用法

水煎服。

五、组方原理

本方为暑热耗伤气津之证而设。方中西洋参甘苦凉，益气生津，养阴清热；西瓜翠衣甘凉，清热解暑，生津止渴，两药共为君药。荷梗助西瓜翠衣解暑清热；石斛、麦冬皆甘寒之品，助西洋参养阴生津，且石斛兼能清热，麦冬兼能清心除烦，以上三药共为臣药。黄连苦寒，功专清热泻火，以助清热祛暑之力；知母苦寒甘润，清热泻火，滋阴润燥；竹叶甘淡，清热除烦，均为佐药。甘草、粳米益胃和中，为使药。诸药相合，使暑热得清，气津得复，诸症自除，故名"清暑益气汤"。

本方配伍特点：用大量甘凉濡润之品，稍佐苦寒清泄，兼顾清热解暑与益气生津，使清热而不伤阴，补虚而不恋邪。

六、临床应用

1．中暑高热

以清暑益气汤去粳米，荷梗易为鲜荷叶，加藿香、佩兰，治疗中暑高热45例，其中气分热盛型26例，热盛伤阴型19例。结果：痊愈25例，显效8例，有效9例，无效3例，总有效率为93.4%。以热盛伤阴型疗效尤其明显。

2．夏季热

用本方治疗小儿夏季热12例，方中西洋参和西瓜翠衣分别用参须和鲜西瓜皮代替。结果：发热、口渴、尿多3项主要症征总分平均减少3.69±0.99，治疗前后有显著性差异（$P<0.01$）。痊愈4例，好转6例，无效2例。以本方加减治疗小儿夏季热20例，对照组18例给予青霉素、三磷酸腺苷、辅酶A、复方氨基比林、复方新诺明、多种维生素等治疗。7日为1个疗程，治疗2个疗程。结果：两组治愈分别为18例和11例，好转2例和4例，无效0例和3例，总有效率以治疗组为优（$P<0.05$）。以本方加减治疗老年人夏季热26例，体检、实验室检查一般无异常，抗生素治疗效果不满意。以本方为主随证化裁，结果表明，全部治愈。

七、注意事项

本方间有滋腻之品，故暑病夹湿、舌苔厚腻者，不宜使用。暑证，高热烦渴，而无气虚见证者，亦不宜用。

（本节作者：徐杰）

第二节　祛暑利湿

六一散（益元散）

（《黄帝素问宣明论方》卷10）

一、功能

清暑利湿。

二、主治

①暑湿证。身热烦渴，小便不利，或呕吐泄泻。

②膀胱湿热所致之小便赤涩淋痛以及砂淋等。

③皮肤湿疹，湿疮，汗疹（痱子）。

三、组成

滑石180 g、甘草30 g。

四、用法

上为细末。每服9 g，加蜜少许，温水调下，或无蜜亦可，每日3次。或欲冷饮者，新井泉调下亦得。解利伤寒，发汗者，煎葱白、豆豉汤调下；难产者，紫苏汤调下（现代用法：为细末，每服6～18 g，包煎，或温开水调下，每日2～3次；亦可加入其他方药中煎服。外用扑撒患处）。

五、组方原理

本方为暑热夹湿之证而设。方中滑石，味甘淡性寒，质重而滑，甘以和胃气，寒以散积热，淡能渗水湿，质重下降，滑能利窍，以通水道；“是为祛暑散热，利水除湿，消积滞，利下窍之要药”

（《本草经疏》卷3），既能清三焦，解暑热，又能渗湿邪，利小便，故方中以之为君药。甘草，甘缓性平，既可清热泻火和中，又可缓滑石之寒滑重坠太过，为佐使药。两药配伍，清热解暑，利水通淋，使内蕴之湿从下而泄，则热可退，渴可解，淋可通，利可止，正合“治暑之法，清心利小便最好”（《明医杂著》卷3）之意。

本方的配伍特点：应用六份质重寒滑的滑石，与一份甘缓和中的甘草相配，清热利水，甘寒生津，使清热而不留湿，利水而不伤正。

本方用六份滑石，一份甘草，研为散服，故名“六一散”。

六、临床应用

（一）外科

1．泌尿系结石

以本方加蝼蛄为基本方，治疗泌尿系结石36例。结石较大，部位较高者，加海金沙、金钱草；小便热涩者加车前子、石韦；血尿者加白茅根、萹蓄、瞿麦；肾绞痛者加琥珀、沉香。经治疗后，疼痛消失，30例排下结石，其中1例排出结石12块，6例结石消失。

2．包皮环切术后包皮水肿

以本药加艾叶煎后外用浸洗，每日3次，治疗术后已拆线的包皮水肿40例。结果：全部治愈。疗程3～10日，平均6日。

（二）儿科

1．暑泻

以六一散加山药治疗暑泻伤阴型，小便涩少者加车前子，日便15次以上者加白芍，烦躁者加鸡子黄一枚。结果：全部治愈。疗程1～6日。以本药治疗暑泻150例，若腹泻较重，湿甚者，加石榴皮1份（滑石：甘草：石榴皮=6：1：1）；发热者，加生石膏1份（滑石：甘草：生石膏=6：1：1），连服3日。结果：痊愈121例，好转20例，无效9例，总有效率为94%。

2．新生儿腹泻

以六一散加味治疗新生儿腹泻150例，有效率为96.6%。外感者加砂仁末、黄连末；伤乳者加砂仁末、山楂末、鸡内金、陈皮末；脾虚者加白术末、人参末。

3．病毒性肠炎

以本药配合西药补液、纠酸等对症治疗婴幼儿病毒性肠炎148例；对照组126例给予利巴韦林，并给予磷霉素、补液、纠酸等对症治疗。连用2～5日。结果：两组显效分别为107例和51例，有效30例和51例，无效11例和24例，总有效率为92.6%和81.0%；止泻时间平均为39.5 h和51.2 h。显效率、总有效率均以治疗组为优（$P<0.05$）。

（三）皮肤科

1．黄水疮

取鲜丝瓜叶（或鲜丝瓜）捣烂取汁，合六一散调成糊状，均匀涂在患处，每日数次，合并感染者适当应用氯霉素注射液配合外涂效果更佳。治疗109例，用药3～15日，全部治愈。

2．肛周皮肤护理

对于肛周皮肤红肿、湿疹、破损的卧床老年及婴幼儿患者，常以本药外用进行肛周皮肤护理，破损者应先用碘伏消毒，再将本药洒敷在皮肤表面，也可将装有本药的纱袋包留置贴敷在肛周皮肤表面使用。如本药外用于长期卧床的老年患者30例，结果：肛周发红1～2日消退，湿疹2～4日消退，破损伤口1～2日收敛，肛周干燥，1周左右基本痊愈。本药外用于ICU老年腹泻患者40例，并配合红外线照射治疗。结果：局部红肿1～3日消除；皮肤破溃1～2日渗出明显减少，创口变干燥，3～7日基本愈合；伴肛旁脓肿1例配合切开排脓术2周后愈合。本药外用于腹泻患儿60例，观察组30例配合纯氧直吹创面，每日2～4次；对照组30例配合红霉素软膏外涂。治疗3日比较疗效。结果：2组治愈分别为18例和7例，好转12例和10例，无效0例和13例，总有效率为100%和56.67%，有显著性差异（$P < 0.01$）。

七、实验研究

利尿作用

本方对小鼠有明显的利尿作用。按2 g/kg灌胃给药，结果服药后3个h内尿量明显增加，3 h后恢复正常。拆方研究证明，滑石具有一定的利尿作用，但作用时间较短，甘草无利尿作用。本药和滑石的利尿高峰均在服药后第1 h，以后逐渐下降。

八、注意事项

①阴亏液伤，内无湿热，或小便清长者，忌用本方。

②孕妇不宜服。

③重症者可加倍服用。

桂苓甘露散

（《黄帝素问宣明论方》卷6）

一、功能

清暑解热，化气利湿。

二、主治

①暑湿证。发热头痛，烦渴引饮，小便不利。

②霍乱吐下，腹痛满闷。

③小儿吐泻，惊风。

三、组成

茯苓$_{去皮}$30 g、甘草$_{炙}$60 g、白术15 g、泽泻30 g、桂$_{去皮}$15 g、石膏60 g、寒水石60 g、滑石120 g、猪苓15 g。

四、用法

上为末，每服9 g，温汤调下，新汲水亦得，生姜汤尤良。小儿每服一钱（3 g），用如上法（现代用法：亦可水煎服，用量参考原方比例酌定）。

五、组方原理

本方为暑热兼湿证而设。方中滑石甘寒滑利，“滑以利诸窍，通壅滞，下垢腻；甘以和胃气，寒以散积热，甘寒滑利，以合其用，是为祛暑散热，利水除湿，消积滞，利下窍之要药”，故为君药。方中寒水石辛咸气寒，其大寒微咸之性，能清热降火；石膏辛甘气寒，二药配伍滑石，加强清热解暑之功，共为臣药。猪苓、茯苓、泽泻皆甘淡之品，以利水渗湿；白术健脾益气，燥湿利水；更用官桂助下焦气化，使湿从小便而去，且可制约君、臣药之寒凉重坠，使其寒而不遏，以上五味共为佐药。甘草合苓、术以健脾，使清利而不伤正，调和诸药，作为使药。诸药合用，共奏清暑解热，化气利湿之功，使升降之机得以恢复，则暑去湿消，诸症自愈。

本方配伍特点：以性寒清热、质重而降的三石，配伍淡渗利湿之品，清热利水共用，使邪去正安。

本方即五苓散、甘露散和六一散合方而成，功善清暑利湿，“一若新秋甘露降而暑气潜消矣”（《绛雪园古方选注》卷中），故命名为“桂苓甘露散”。

六、临床应用

小儿湿热泻

以桂苓甘露饮结合饮食调护治疗80例。其中，属消化道内感染60例（致病性大肠杆菌肠炎39例，秋季腹泻14例，真菌性肠炎5例，耐药性金黄色葡萄球菌性肠炎2例），消化道外感染12例（上呼吸道感染10例，泌尿系感染2例），消化功能紊乱8例；轻型腹泻44例，重型腹泻36例。除表证明显者加葛根、银花，鹅口疮者加晚蚕砂之外，均用原方治疗，每日1剂，服4～6剂为1疗程。其间以新鲜米汤为主食，配合“口服补液盐”；重型腹泻，中度以上脱水者，给予静脉补液。结果：痊愈49例，显效22例，好转3例，无效6例，总有效率为92.5%。

七、注意事项

本方对暑热夹湿，暑湿俱盛，或热重湿轻，病情较重者尤宜；若湿重而暑热较轻，暑为湿遏者，则本方又当慎用。

（本节作者：徐杰）

第三节　祛暑解表

香薷散

（《太平惠民和剂局方》卷2）

一、功能

祛暑解表，化湿和中。

二、主治

阴暑。恶寒发热，头痛，身痛无汗，胸脘痞闷，或四肢倦怠，腹痛吐泻，舌苔白腻，脉浮。

三、组成

香薷$_{去土}$500 g、白扁豆$_{微炒}$250 g、厚朴$_{去粗皮，姜汁炙熟}$250 g。

四、用法

上为粗末，每服9 g，水一盏，入酒一分，煎七分，去滓，水中沉冷，连吃两服，不拘时候（现代用法：水煎服，或加酒少量同煎，用量按原方比例酌定）。

五、组方原理

本方为暑令乘凉饮冷，以致外感寒邪，内伤于湿而设。治当辛温发表，苦温燥湿，芳香化湿，故以祛暑解表，化湿和中。方中香薷芳香质轻，辛温发散，为夏月解表祛暑要药，重用，为君药。厚朴为苦辛性温之品，为臣药。扁豆甘平，“气清香而不窜，性温和而色微黄，与脾性最合。主治霍乱呕吐，肠鸣泄泻，炎天暑气，酒毒伤胃，为和中益气佳品”（《药品化义》卷5），以之健脾和中，渗湿消暑，为佐药。入酒少许同煎，意在温通经脉，活血通阳，使药力通达全身。诸药合用，祛暑解表，化湿和中，有表里双解之功。

本方配伍特点：以辛温表散与苦温燥湿、甘缓和中配伍，既能散外邪以解表证，又可化湿滞而和肠胃。

六、临床应用

1．高热

以四味香薷饮（香薷、厚朴、扁豆、黄连）随证加减治疗高热286例。其中，流行性乙型脑炎46例，腹部手术愈合后67例，原因不明98例，肠伤寒36例，急性扁桃体炎28例，流行性脑脊髓膜炎21例；体温在39～40 ℃者93例，40.1～41 ℃者131例，41.1～42 ℃者62例，中医辨证均属“伏暑”范畴。结果：治愈249例，有效28例，无效9例，总有效率为96.85%。以原因不明和流行性乙型脑炎疗效较好，其次是腹部手术愈合后和肠伤寒，再次是流行性脑脊髓膜炎和急性扁桃体炎。

2．流行性感冒

以本方加金银花、连翘、青蒿、板蓝根，治疗夏季流行性感冒258例，均获痊愈，用药后，平均1.78日退热，2～3日自觉症状完全消失。

3．低血钾

本病每逢酷暑发病，症见四肢无力或迟缓性瘫痪，同时伴有倦怠，食少，腹胀，口渴，皮肤烧灼等表现，似属中医暑病范畴。以香薷饮为主，稍佐鸡苏散，治疗24例，每日1剂，水煎服。结果：痊愈19例，好转4例，效果不明显1例。其中最快者2日治愈，长者4～5日治愈。

七、实验研究

1．对胃肠功能的影响

香薷散对胃肠道运动具有双向调节作用。对小鼠离体回肠的运动性、胃液分泌、肠内容物输送能力的研究表明，香薷散对离体回肠的自主运动、抗乙酰胆碱、抗氯化钡的作用均呈抑制效应，并呈浓度依赖性；对胃液分泌、游离酸度、总酸度和胃蛋白酶产出量均呈抑制作用；对幽门结扎和消炎痛所致的溃疡有预防作用；并可加强小鼠小肠的输送能力，而抑制大肠的输送能力。香薷散对麻黄碱诱导形成的小鼠胃排空受阻模型，具有显著促进胃排空的作用；对正常小鼠的肠推进运动有促进作用；还能抑制番泻叶引起的小鼠腹泻，大剂量组的作用尤为显著。

2．对中枢神经系统的影响

香薷散可缩短苯巴比妥钠引起麻醉的时间。

3．止痛消炎作用

香薷散对醋酸扭体方法引起的小鼠疼痛具有抑制作用；并具有消炎作用。

4．对红细胞糖酵解的影响

以糖酵解所产生的乳酸含量为指标，观察香薷散对小鼠红细胞糖酵解的影响。结果显示：香薷散有促进红细胞糖酵解的作用。

5．煎服法

在香薷散煎液中加入少量乙醇，能增强其所含挥发油的乳化作用。该煎液对实验动物一次性口服给药，仅呈现短暂的退热作用，对整个发热过程的体温反应指数无明显影响；连续3次给药，能延长其退热时间，对发热过程的体温反应指数有明显的影响。本实验结果为香薷散传统煎煮法“煎时加酒少许”和“连两服，随病不拘时”的传统服法，提供了客观依据。

八、注意事项

若属表虚有汗，或中暑发热汗出，心烦口渴者，不宜使用。

新加香薷饮

（《温病条辨》卷1）

一、功能

祛暑解表，清热化湿。

二、主治

暑湿兼寒证。发热头痛，恶寒无汗，口渴面赤，胸闷不舒，身重酸痛，小便赤涩，舌红，苔白腻，脉浮而数者。

三、组成

香薷6 g、金银花9 g、鲜扁豆花9 g、厚朴6 g、连翘6 g。

四、用法

水五杯，煮取两杯。先服一杯，得汗，止后服；不汗再服，服尽不汗，更作服。

五、组方原理

本方为暑、湿、寒三气交感，表里同病而设。辛凉清暑，辛温发表，苦温燥湿，以祛暑解表，清热化湿立法。温病最忌辛温，恐其化燥助热，然暑邪夹湿而兼寒闭于表，汗不能出，不唯不忌，且正欲借助辛温药物以散寒化湿，开闭疏郁；暑病而卫表闭郁，其病初起，又当辛凉清散，遂成辛温复以辛凉之剂。香薷芳香质轻，辛温发散，既能外散肺卫闭郁之寒，又能内化水液停滞之湿，为夏月解表祛暑要药，方中用为君药。暑湿内郁，法当涤暑化湿，故以鲜扁豆花芳香微寒，散邪解暑而不伤津液，且可健脾和胃，清热化湿；银花“清络中风火湿热，解瘟疫秽恶浊邪”（《重庆堂随笔》卷下）；连翘“能透肌解表，清热逐风，又为治风热要药”（《医学衷中参西录》中册），“连翘、银花辛凉解散，以清上焦之暑热”（《成方便读》卷3），三药辛凉宣散，清透暑热，共为臣药。湿为阴邪，非温不化，故以厚朴苦辛性温，燥湿化滞，行气消闷，助香薷理气化湿，用为佐药。诸药相合，共奏祛暑解表，清热化湿之功。

本方配伍特点有二：一为清温合用，以清为主，银花、连翘之凉，正合暑为阳邪，非凉不清之旨，香薷、厚朴之温，正合湿为阴邪，非温不化之旨；二为集一派辛味药，辛温以散在表之寒邪、化内蕴之湿滞，辛凉以清内郁之暑热。

本方即《太平惠民和剂局方》卷2之香薷散加银花、连翘，以扁豆花易扁豆而成，故名“新加香薷饮”。

六、临床应用

1．流感

以新加香薷饮加减（原方去扁豆花、厚朴，加青蒿、板蓝根）为基础方，治疗夏季流感96例，有较好疗效，平均热退为1.77日，自觉症状消失平均为2.1日。

2．夏季发热

以本方辨证化裁治疗小儿夏季发热43例，西医诊断为上呼吸道感染、支气管炎、支气管肺炎、腹泻等。对照组50例，给予抗生素及对症支持等综合治疗。结果：治疗组在1～3日内退热，其他症状好转；对照组在2～5日内退热，且退热后纳差、腹胀等症状改善较慢。平均退热天数两组分别为2.1日和3.6日，有显著性差异（$P<0.01$）。治疗组60例，给予新加香薷饮加苇茎、羚羊角、青蒿、浙贝母、白薇、谷芽为基本方，对证加减。对照组60例予穿琥宁注射液、头孢类抗生素静滴。用药3日后评定疗效。结果：两组分别痊愈30例和18例，显效23例和14例，有效3例和13例，无效4例和15例，总有效率为93.33%和75.00%，疗效以治疗组为优（$P<0.01$）。

3．暑湿病

以本方加味（鲜扁豆易扁豆花，加藿香、白蔻仁、生甘草）为基本方，对证加减，治疗该病158例。6日为1个疗程。结果：痊愈148例，好转10例。1个疗程痊愈128例，2个疗程痊愈20例，好转者均服药3个疗程。

4．“空调病”

以本方加减（厚朴花易厚朴，加神曲、荆芥）治疗50例本病，对症予液体支持、维生素C、维生素B_6、氯化钾等。对照组50例予头孢拉啶，对症予液体支持、氯化钾、乙酰氨基酚等。治疗2日。结果：两组治愈分别为33例和30例，好转16例和18例，无效1例和2例，总有效率为98%和96%，无显著性差异。治疗组190例用加味香薷饮袋泡剂（香薷、苏叶、金银花、连翘、扁豆、厚朴、石菖蒲、薄荷），对照组110例服扑尔敏、强力银翘片、维生素C。结果：两组痊愈分别为135例和38例，有效52例和30例，无效3例和42例，总有效率为98%和62%，疗效以治疗组为优（$P<0.05$）。

七、实验研究

抗流感病毒作用

新加香薷饮在狗肾细胞中对流感病毒FM_1无明显抑制作用；对小鼠流感病毒性肺炎有明显抑制作用，而对感染后的死亡保护作用不明显。提示本方不一定直接杀灭流感病毒，而可能是通过调节机体免疫等途径达到治疗流感的目的。本方对甲3（H_3N_2）亚型流感病毒小鼠肺炎有抑制作用，而对死亡保护作用和延长生命作用均不明显。

八、注意事项

①若汗自出者，不可用之；用后汗出，勿再服，以免过汗伤阴。

②使用本方，一般不宜热饮。

③本方药含有较多挥发性成分，故不宜久煎。

（本节作者：徐杰）

第四节　祛暑清热

清络饮

（《温病条辨》卷1）

一、功能

解暑清肺。

二、主治

暑伤肺经气分之轻证。身热口渴不甚，头目不清，昏眩微胀，舌淡红，苔薄白。

三、组成

鲜荷叶边6 g、鲜银花6 g、西瓜翠衣6 g、鲜扁豆花6 g、丝瓜皮6 g、鲜竹叶心6 g。

四、用法

以水两杯，煮取一杯，日两服。

五、组方原理

本方为暑伤肺经气分之轻证而设，为善后廓清之剂。方中鲜金银花辛凉解散，“清络中风火湿热，解瘟疫秽恶浊邪”（《重庆堂随笔》卷下），善清气分热邪及上焦暑热；鲜荷叶清芳醒神，“清凉解暑，止渴生津”（《本草再新》卷5），用其边则疏散之力更强，“上清头目之风热，止眩晕，清痰，泄气，止呕，头闷疼”（《滇南本草》卷3）。两药辛凉轻清，清上焦肺络暑热，解头目昏眩不清，共为君药。西瓜翠衣甘凉，清热解暑，生津止渴，利尿除湿，有清透暑热之效；鲜扁豆花甘淡微寒，芳香而散，长于解暑化湿，健脾和胃。两药助君药清热解暑利湿，共为臣药。鲜竹叶心气味清香，甘淡而寒，清心利水，使暑湿从下而泄，“又取气轻入肺，是以清气分之热，非竹叶不能”（《药品化义》卷4），故为佐使药。丝瓜甘凉，可通达经络，生津止渴，解暑除烦，取皮者偏于入肺，可清肺络，解暑热，以透邪外出，作为使药。诸药相合，共奏解暑清肺之功。

本方配伍特点为：集诸植物药花、叶、皮之鲜嫩者，取其辛凉轻清，芳香祛暑，以清肺络余邪。

因本方为“清肺络中余邪”而设，可代茶饮，故名“清络饮”。

六、临床应用

小儿暑热症

本方加青蒿、黄芩、益元散、爵床、五叶莲，治疗小儿暑热症28例，全部获愈。服药时间最短1日，最长4日，平均治愈时间2.8日。

七、注意事项

本方适用于暑热伤肺经气分之轻证，重证不宜。

（本节作者：徐杰）

第四章 泻下剂

第一节 温 下

大黄附子汤

（《金匮要略》）

一、功能

温里散寒，通便止痛。

二、主治

寒积里实证。腹痛便秘，胁下偏痛，发热，手足厥冷，舌苔白腻，脉弦紧。

三、组成

大黄9 g、附子$_{炮}$12 g、细辛6 g。

四、用法

以水五升，煮取二升，分温三服。若强人煮取二升半，分温三服。服后如人行四五里，进一服（现代用法：水煎服）。

五、组方原理

本方主治证的病机为寒实内结。方中重用附子辛温大热，入心、脾、肾经，温里散寒，止腹胁冷痛。因其寒实内结，故用温药以祛其寒，同时需泻下之品以通其结，大黄性味苦寒，入脾胃、大肠经，功能泻下通便，荡涤里实积滞，与附子相配，寒温同用，以奏温下之功，共为君药。细辛性味辛温，主入肺、肾二经，兼入肝、脾诸经，“利九窍”（《神农本草经》卷2），方中用之，辛温宣通，散寒止痛，助附子以温散脏腑之积冷，用以为佐。方中大黄，性味虽属苦寒，但得附子、细辛之辛热，则苦寒之性被制，而泻下之功犹存。三药合用，具有寒温同用，相反相成之配伍特点，而成温通寒积之剂。

仲景治寒邪深伏阴分时，常以附子与细辛相配，如麻黄细辛附子汤，治少阴病，始得之，反发热，脉沉者，方以附子、细辛与麻黄同用，功在助阳解表；本方主治寒积里实之证，以附子、细辛与大黄相配，重点在于温下寒积。二方仅一药之更，即变解表为温下。仲景用药制方微妙之处，于此可见一斑。另外，麻黄细辛附子汤中附子只用一枚，此方附子则用三枚，所以然者，麻、附、细辛是三味温药，只相助而不相制，故附子一枚即可。此方大黄苦寒且系三两，若只用附子一枚，岂不为大黄牵制，阻碍其逐寒兴阳之功。两方仅是一味药和用量上的出入，而主治各异，于此可知，古人的用药制方，法度严谨，而有泛应曲当。

六、临床应用

1．肠梗阻

大黄附子汤加减（大黄10 g，附子6 g，细辛3 g，莱菔子12 g，大腹皮16 g）治疗肠梗阻21例。配合针刺足三里，必要时可转手术治疗。共21例，全部治愈，其中半年后复发3例，再经复诊治疗全部治愈，随访1年以上未再复发，无1例死亡。

2．慢性结肠炎

以本方为主，用大黄9～25 g，附片（开水先煨2 h）25～50 g，细辛3～6 g。便秘者，重用大黄加枳实；腹痛里急后重者，加白芍、延胡索、木香；腹泻者，大黄改后下为久煎，并加炒白术、五倍子；食欲不振者，加神曲、山楂；偏湿热者，重用大黄，加黄连、白头翁；偏寒者，重用附片，加干姜、小茴香；便血者，加炒地榆、藕节。治疗慢性结肠炎27例，本组病例服药量最少4剂，最多19剂，平均服药9剂。服本方前均经中西药治疗，部分患者应用其他疗法。结果：治愈17例，好转8例，无效2例，总有效率为92.5%。

3．急性胆囊炎

以本方为主，用生大黄10 g，制附子15 g，细辛2 g。寒战者，附子、细辛量加倍；黄疸者，加茵陈；气滞者，加枳实、郁金；呕吐者，加制半夏、陈皮、吴茱萸、黄连；胀甚者，加六神曲、鸡内金之类，另可随证加入川楝子、延胡索、金钱草、蒲公英、虎杖之品，然柴胡为必用之品，可入少阳枢机以作和缓疏泄引经之用。结果：治疗急性胆囊炎25例，治愈16例，占64%；好转7例，占23%；无效2例，占8%。总有效率达92%。疗程最短3日，最长7日，平均治疗天数为4.6日。血象恢复最快3日，最慢6日。B超复查胆囊，恢复正常的为16例，占64%；欠佳的为7例，占28%；无变化的为2例，占8%。

七、实验研究

1．抗缺氧作用

本方有较好的抗缺氧作用，可明显延长多种原因所致缺氧动物的存活时间，如抗常压下致小鼠缺氧；抗氰化钾致小鼠缺氧；抗亚硝酸钠中毒致小鼠缺氧；抗结扎颈总动脉致小鼠缺氧；抗异丙肾上腺素致小鼠缺氧。以上实验结果显示，本方的抗缺氧作用可能是通过降低肾上腺素能系统的功能，减少动物整体耗氧量，增加心肌组织细胞的缺氧能力，提高脑组织对缺血的耐受力，降低脑组织的耗氧量等多方面的作用来实现的，从而使缺氧小鼠的平均存活时间显著长于对照组。

2．温阳通便作用

取生大黄、附子、细辛，按3∶3∶1配伍。煎液浓缩至1 mL含总生药0.7 g，进行排便实验，体温实验，寒积便秘型小鼠肠道推进实验，正常小鼠肠道推进实验。结果表明：该方能显著促进寒积便秘型小鼠的排便，增加其排便量。经拆方分析，附子和细辛能对抗寒积便秘型小鼠体表温度的下降及改善肠道运动有显著作用；单用大黄对模型无泻下作用，与附子、细辛合用作用明显增强。说明三药配伍，对寒积便秘型小鼠有温阳散寒通便作用。

3．对重症急性胰腺炎细胞因子的影响

采用胆胰管内逆行注入去氧胆酸钠（1 mL/mg）方法建立大鼠重症急性胰腺炎模型。模型组血清淀粉酶与TNF-α、IL-1β及IL-18水平变化呈正相关，血清淀粉酶、TNF-α、IL-1β及IL-18明显高于假手术对照组；中药组血清淀粉酶、TNF-α、IL-1β及IL-18水平与模型组相比均明显降低。

八、注意事项

本方功专温下，若实热内结，正盛邪实，殊非所宜。此外，服用本方后，若大便通利，则可转危为安；若药后大便不通，反见呕吐，肢冷，脉细，为病势恶化之象，应予注意。

温脾汤

（《备急千金要方》卷15）

一、功能

泻下冷积，温补脾阳。

二、主治

阳虚冷积证。大便秘结，或久痢赤白，腹痛，手足不温，苔白，脉沉弦。

三、组成

大黄12 g、附子大者9 g、干姜6 g、人参6 g、甘草6 g。

四、用法

上五味，㕮咀，以水八升，煮取二升半，分三服。临熟下大黄（现代用法：水煎服，大黄后下）。

五、组方原理

本方为脾阳不足，冷积内停之证而设。此时治疗，如单用温补，则积滞不去；若予以攻下，又恐更伤中阳。故必须泻下冷积与温补脾阳并用。方中大黄苦寒沉降，入脾、胃、大肠经，荡涤泻下而除积滞；附子辛温大热，入心、肾、脾经，壮脾阳以散寒凝，共为君药。干姜辛热，入脾、胃经，助脾胃阳气，祛脾胃寒邪，为臣药。脾阳虚弱，脾气亦惫，故用人参甘温，入脾、肺经，补益脾气；甘草甘平，入心、肺、脾、胃经，健脾益气，与人参配伍，助其补脾益气；与干姜、附子配伍，助其温补脾阳，即助阳须先益气之理，故人参、甘草同为佐药。甘草尚能调药和中，故又用以为使药。诸药相合，共成温脾攻下之剂，使积滞行，寒邪去，脾阳复，诸证可愈。

六、临床应用

1．消化性溃疡

加味温脾汤（熟大黄、甘草各5 g，附子、莪术各10 g，高良姜、白术各15 g，党参20 g）治疗消化性溃疡45例。痛甚者加沉香，呕吐者加代赭石，兼见郁热者去高良姜，加郁金、蒲公英，出血较多者党参易人参，加黄芪。结果：痊愈（临床症状完全消失或基本消失，胃镜检查溃疡愈合）39例；好转（临床症状完全消失或基本消失，胃镜检查溃疡由活动期变为愈合期或溃疡面积缩小1/2以上）4例；无效（胃镜检查溃疡面改变不明显）2例。治疗最长62日，最短28日。治疗前大便潜血（+ + +）的23例用药一周后潜血全部相继转阴。

2．肠易激综合征

温脾汤合良附丸加减（香附、制附片、高良姜、柴胡、干姜、红参各10 g，枳实、白术各30 g，炙甘草6 g，熟大黄3 g）治疗肠易激综合征30例。兼夹湿热者加贯众、败酱草、黄芩；兼气虚者加黄芪；兼阴伤者去制附片加山药、麦冬。14日为1个疗程。治疗期间停用一切西药。结果：治愈（症状消失且2年内未复发）9例，显效（主要症状消失，大便正常，但在2年内有复发）8例，有效（腹泻或便秘较前好转，但大便仍然为每日2次以上或3～4日1次）9例，无效（主要症状无明显改善）4例。总有效率为86.6%。

3．肠梗阻

在常规补液，抗炎，维持水、电解质平衡的基础上应用加味温脾汤（炮附子、干姜、枳壳各5～12 g，人参8～20 g，黄芪15～50 g，当归、桃仁、芒硝各10～15 g，大黄10～30 g，甘草、升麻、没药各6～10 g）治疗腹部手术后粘连性肠梗阻61例。术后近期发病或术前患急性、化脓性疾病者加败酱草、金银花、白花蛇舌草；腹痛腹胀重者加厚朴、延胡索；口臭唇燥，苔黄燥者减干姜，加玄参、金银花、黄芩；舌暗红或瘀斑，脉涩者加红花、丹参、乳香；年老久病体虚者增加黄芪、人参用量。胃肠减压者胃管分次注入。结果：治愈（治疗7日内梗阻症状、体征完全消失）46例（75.4%）；无效（治疗7日症状无改善或逐渐加重，转手术治疗）15例（24.6%）。

4．慢性结肠炎

温脾汤（生大黄9 g，党参15 g，炮姜6 g，制附片10 g，甘草6 g）治疗慢性结肠炎41例。腹部胀满者加厚朴12 g；脘胀者加砂仁4.5 g，木香9 g；脘痛者加炒延胡索12 g；便带黏液量多者加荆芥炭15 g，年老体弱者药量酌减。30日为1个疗程。治疗结果：治愈（腹泻、腹痛基本消失，停药治疗半年以上未复发）28例（63%）；有效（腹泻、腹痛基本消失，停止治疗半年以内有复发）12例（29%）；无效（治疗后症状无明显改善）1例（2%）；总有效率为97%。

七、实验研究

1．抗自由基/抗氧化

采用腺嘌呤诱导肾衰模型。与正常组C-PROXYL旋转清除率常数（k）相比，模型组k值降低，而温脾汤组k值显著增加。因此，模型组C-PROXYL的半衰期增加，再予以温脾汤后，可观察到明显的翻转效应。肾内GSH-GSSG循环：模型组GSH和GSSG水平明显增加，GSH/GSSG值由5.94升至6.81。与模型组相比，温脾汤组能有效抑制GSH氧化，氧化物GSSG的水平降低。与模型组相比，GSH/GSSG值升高了12%。相关酶活性测定：模型组大鼠体内的SOD和过氧化氢酶活性均显著降低，而GSH-Px活性增加。与模型组相比，温脾汤组SOD活性显著降低，而增加的GSH-Px活性减弱，过氧化氢酶活性的变化不明显。肾及血浆中的TBA反应物：与正常组相比，模型组TBA反应物在血浆中显著增加，温脾汤组大鼠肾和血浆中的TBA反应物显著减少。上述结果表明，温脾汤能够清除自由基，具有抗氧化作用。亦有研究发现，动物实验：缺血-再灌注以及给予LPS组大鼠血中产生$ONOO^-$，BUN、Cr水平也显著增加。温脾汤提取物组这些参数明显降低。培养细胞实验：加入SIN-1后培养基中$ONOO^-$虽然增加，但添加温脾汤提取物对此有抑制作用，DNA片段化的程度以及组织损害减轻。说明温脾汤具有清除$ONOO^-$，保护肾脏的作用。

2．调节脂代谢

温脾汤用于5/6肾切除所致慢性肾衰（CRF）脂代谢紊乱的大鼠，实验结果表明，模型组与正常组比较，总胆固醇（TC）、甘油三酯（TG）和低密度脂蛋白胆固醇（LDLC）明显升高，而高密度脂蛋白胆固醇（HDLC）降低。温脾汤治疗组与模型组各指标有显著性差异（$P < 0.01$），TC、TG和LDLC明显降低，而HDLC明显升高，且其效果好于盐酸贝那普利组，说明温脾汤对5/6肾切除所致慢性肾衰大鼠的脂代谢紊乱有明显的改善作用。

3．保护肾脏

温脾汤能够显著降低5/6肾切除大鼠的血清肌酐（$P < 0.05$）、尿素氮（$P < 0.01$）及24 h尿蛋白水平（$P < 0.01$），降低肾重体重比，抑制残余肾脏的代偿性肥大，减轻肾小球硬化及肾间质纤维化程度。

八、注意事项

本方属温下之剂，若为里实热结，津伤便秘者，当用寒下之剂而非此方所宜。

三物备急丸

（《金匮要略》）

一、功能

攻逐寒积。

二、主治

寒积急证。猝然心腹胀痛，痛如锥刺，气急口噤，大便不通，甚或暴厥，苔白，脉沉而紧。

三、组成

大黄30 g、干姜30 g、巴豆去皮心，熬，外研如脂30 g。

四、用法

上药先捣大黄、干姜为末，研巴豆纳中，合治一千杵，炼蜜和丸。密器中贮之，莫令泄。若中恶客忤，心腹满，猝痛如锥刺，气急口噤，停尸猝死者，以暖水、苦酒服大豆许三四丸，或不下，捧头起，灌令下咽，须臾当差；如未差，更与三丸，当腹中鸣，即吐下便差；若口噤，亦须折齿灌之（现代用法：为丸剂，成人每服0.6～1.5 g，用米汤或温开水送下；若口噤不开者，用鼻饲法给药）。

五、组方原理

本方是为寒凝气滞，里实寒积，发病暴急之证而设，以攻逐寒积而立法。因证属寒积，发病暴急，故此时非用大辛大热之品，不能开结散寒，非用急攻峻下之品，不能去其积滞。方中巴豆辛热泻下，入胃、大肠经，"开窍宣滞，去脏腑沉寒"（《本草从新》卷8），为君药。干姜辛热温中，入脾、胃经，"温经逐寒"（《本草从新》卷11），助巴豆以攻逐肠胃寒积，为臣药。大黄苦寒，入脾、胃、大肠经，本方用之，攻下积滞，且能监制巴豆辛热之毒，为佐药。三药合用，力猛效捷，为急下寒积之峻剂。故原方方后云："当腹中鸣，即吐下便差。"本方三药峻厉，以备暴急寒实之证而用，故方名三物备急丸。

六、临床应用

1．肠梗阻

本方用大黄250 g，干姜160 g，巴豆（去皮，研末，除油）90 g。各为细末，使药量大致呈3∶2∶1，制成丸剂，每丸重1 g。用法：14岁以内者服1丸，15岁以上者1～2丸，1次/4 h。治疗肠梗阻39例，其中男36人，女3人；年龄最小1.5岁，最大75岁。发病时间最长48 h，最短11 h。结果：痊愈（大便通畅或矢气频频，腹胀痛消失，梗阻解除）35例，有效（少有矢气，但大便仍不通，肠鸣腹痛，腹胀尚未减轻）3例，无效1例；总有效率为97.4%，治愈率为89.7%。本方治疗肠梗阻21例，用大黄、干姜、巴豆（去皮、心）炼蜜为丸，每粒含巴豆0.1 g。首服4粒，6～8 h后再服3粒。结果18例痊愈（服药1次通便者7例，2次者8例，3次者3例），3例无效。

2．慢性腹泻

以本方为主，应用制巴豆霜0.5 g，大黄炭12 g，干姜6 g，制附子15 g，硫黄粉、甘草各3 g。每日1剂，连煎2次，取汁相加，分3次温服。治疗肠炎200例。临床表现：全部病例皆有溏泄，肠鸣腹胀，遇寒冷则发，得温暖则轻，泻稀水便及带白色黏液者67例，腹泻与便秘交替者6例，带血便27例，

80%腹部有轻压痛，脉沉迟兼滑细弦，舌质淡紫，苔白根腻。大便化验：白细胞（++）178例，未消化食物（+～++）14例，阿米巴滋养体2例。细菌培养41例中，福氏痢疾杆菌生长9例，阴性32例。钡剂灌肠99例中，痉挛性结肠炎2例，肠结核1例。纤维结肠镜检查121例中，浅表性溃疡10例，点状出血12例，肠腔充血、水肿伴黏液分泌99例。肠黏膜活检10例，皆为肠黏膜炎性浸润。治疗结果：195例痊愈，治愈时间最短2日，最长16日，大多在4～7日。

七、实验研究

1．对家兔离体十二指肠的作用

当三物备急丸药液浓度为40 μg/mL时，可明显提高肠管紧张性，表现为其可使肠管在紧张性升高的状态下发生收缩，但收缩幅度有所变小。当药液浓度加大到400 μg/mL时，则表现为肠管紧张性先升高而后降低，收缩幅度也变小。拆方研究结果表明，巴豆对肠管所产生的效应与全方一致；大黄小剂量时作用不一致，大剂量时则产生抑制效应，使肠管抑制性下降，收缩幅度也多变小；干姜的作用效果与大黄基本相同。以上实验证明，本方对肠管的兴奋作用，主要来自巴豆。

2．对脾肾虚寒型便秘排便时间的影响

用10%的活性炭2 ℃的水溶液给小鼠灌服，1 mL/(支·日)，连续3日，造成脾肾虚寒型动物模型，按6 g/kg给予三物备急丸水溶液（药液冷至2 ℃），观察其对排便的影响。结果：给药组排便时间明显缩短，为（131.0±72.36）分，对照组为（220.8±40.57）分，排便颗粒数给药组有所减少，但无显著性差异（$P>0.05$）。

八、注意事项

①方中巴豆的毒性较剧烈，对胃肠的刺激性较强，须根据病情的轻重，适当掌握用量，严密观察，慎重使用。

②孕妇、年老体弱者，以及温暑热邪所致的暴急腹痛之证，均当忌用。

③服本方后泻下不止者，可食冷粥以止之。

半硫丸

（《太平惠民和剂局方》卷6）

一、功能

温肾祛寒，通阳泄浊。

二、主治

老年虚冷便秘，或阳虚寒湿久泄。小便清长，面色青白，手足不温，腹中冷痛，或腰脊冷重，舌淡苔白，脉沉迟。

三、组成

半夏汤浸七次，焙干，为细末、 硫黄明净好者，研令极细，用柳木槌子杀过各等分。

四、用法

以生姜自然汁同煮，入干蒸饼末捣和匀，臼内杵数百下，丸如梧桐子大。每服十五丸至二十丸，空心温酒或生姜汤送下；妇人醋汤下。

五、组方原理

本方是为肾阳虚寒，浊阴凝聚而致便秘或泄泻之证而设。方中硫黄酸温，入肾、大肠经，补火壮阳，以推动阳气，为君药。半夏辛温，入脾、肾经，苦温燥湿，降逆泄浊，消痞散结，为臣药。两味同用，使脾气得升，胃气得降，升降有权，则便秘或泄泻均愈。用法中以生姜自然汁同煮，温中散寒降逆，解半夏之毒，亦助硫黄祛寒通阳，为佐药。全方药简力专，共奏温肾祛寒，通阳泄浊之功。此方配伍之妙，在于未用泻下之品，而收泄浊通便之效，别开便秘证治又一法门，成为既能治疗阳虚冷秘，又能治疗寒湿泄泻的代表方剂。

六、实验研究

1．调节内分泌

半硫丸可升高大鼠血清FT_3、FT_4水平，降低血清TSH水平，改善甲状腺功能；同时，明显升高雄性大鼠FSH、LH、T水平，升高雌性大鼠FSH、LH、E_2、P水平，并且其作用呈剂量依从性，半硫丸大剂量组优于小剂量组。用他巴唑混悬液灌胃诱导甲减肾阳虚动物模型。半硫丸可以提高甲减肾阳虚大鼠血清SIL-2R水平，增强机体免疫力。

2．影响脑神经元

甲减大鼠海马Giα蛋白的表达较正常组显著升高，半硫丸可显著下调甲减大鼠海马Giα蛋白的表达。通过解除对生长锥的过度抑制，利于神经突起和突触的改建和塑形，进而促进甲减脑神经元功能的恢复。甲减大鼠海马组织T_3NRalmRNA和T_3NRβ1mRNA的表达水平明显下降，与正常组比较有显著性差异（$P<0.05$）。甲状腺素片和半硫丸均可明显增强甲减大鼠海马组织T_3 NRα1 mRNA和T_3 NRβ1 mRNA的表达，与模型组比较均具有显著性差异，治疗组之间无明显差异。两种药物均可通过上调甲减大鼠海马T_3核受体mRNA表达水平，增加T_3核受体数目，改善甲减造成的脑神经损伤。

七、注意事项

老年气虚，或产后血虚，以及燥热便秘者等，本方不宜适用。

（本节作者：徐杰）

第二节　寒　下

大承气汤

（《伤寒论》）

一、功能

峻下热结。

二、主治

1．阳明腑实证

大便秘结，频转矢气，脘腹痞满，腹痛拒按，按之则硬，甚或潮热谵语，手足濈然汗出，舌苔黄燥起刺，或焦黑燥裂，脉象沉实。

2．热结旁流证

下利清水，色纯青，脐腹疼痛，按之坚硬有块，口舌干燥，脉象滑数。

3．里热实证之热厥、痉病或发狂

三、组成

大黄酒洗12 g、厚朴去皮，炙24 g、枳实炙12 g、芒硝9 g。

四、用法

上四味，以水一斗，先煮两物，取五升，去滓；内大黄，更煮取二升，去滓；内芒硝，更上微火一二沸，分温再服。得下，余勿服（现代用法：水煎，大黄后下，芒硝溶服）。

五、组方原理

本方治证虽多，但均由邪热积滞，阻于肠腑而致。方中大黄苦寒，归脾、胃、大肠诸经，“破症瘕积聚，留饮宿食，荡涤肠胃，推陈致新，通利水谷，调中化食，安合五脏”（《神农本草经》卷4）。本方用之，取其泻热通便，荡涤肠胃，活血化瘀，以治胃肠宿食燥屎，腹部胀满，大便秘结等里热积滞证，用为君药。芒硝咸苦而寒，主入胃、大肠经，为泻热通便，润燥软坚之佳品，协大黄则峻下热结之力尤增，用为臣药。硝、黄合用，既可苦寒泻下，又能软坚润燥，泻热推荡之力颇猛。积滞内阻，致使腑气不通，内结之实热积滞，更难下泻，故本方以厚朴、枳实行气散结，消痞除满，为佐药。煎药时大黄后下，意在增其泻下之功。四药合用，使塞者通，闭者畅，阳明腑实之证可愈。

本方的配伍特点在于：寒性泻下药大黄、芒硝与大量的行气消积药枳、朴相配，使胃、肠气机畅通，以增强泻下通便之力。

本方具有峻下热结，承顺胃气下行，使塞者通，闭者畅之效，故方以“承气”名之。本方的“大”，是与小承气汤相对而言。“亢则害，承乃制，此承气之所由；又病去而元气不伤，此承气之义也”（《伤寒来苏集·伤寒附翼》卷下）。吴瑭亦云：“承气者，承胃气也……曰大承气者，合四药而观之，可谓无坚不破，无微不入，故曰大也。”（《温病条辨》卷2）

六、临床应用

1．脾（肝）曲综合征

以加味大承气汤［大黄（后下）15 g，芒硝（冲服）10 g，枳壳10 g，厚朴10 g，木香10 g，青皮10 g，郁金10 g，白芍15 g，陈皮6 g］随证加减，治疗脾（肝）曲综合征13例。结果：全部治愈，腹胀腹痛消失，嗳气呕吐停止，大便通畅，饮食正常，腹部透视无肠腔充气。服1剂治愈者5例，服2剂治愈者6例，服3剂治愈者2例。

2．肠麻痹

用大承气汤（生大黄、芒硝、厚朴、枳实各15 g）煎取500 mL保留灌肠治疗胸腰椎骨折后肠麻痹256例。灌肠后若当日未解出大便，不必立即再次灌肠，次日仍未大便者重复使用1剂。结果：显效（灌肠1剂后排气排便，腹部胀痛消失，食欲增加，精神状态随之明显好转）203例（79.3%）；有效（灌肠1剂后仅有肛门排气，未排便，腹部胀痛未彻底消除，灌肠2剂后排气排便，腹部胀痛消失，食欲增加，精神状态明显好转）53例（20.7%）。排气排便最早为灌肠后0.5 h，最晚36 h，平均5 h。

3．卒中伴急性胃黏膜病变

大承气汤加味（大黄、芒硝、枳实、赤芍、丹参各10 g，厚朴6 g等）保留灌肠（250 mL，日一剂），治疗卒中伴急性胃黏膜病变患者33例。对照组30例，给予一般的对症治疗。其他治疗措施如抗感染、病因治疗、脏器功能支持、维持内环境稳定、营养支持等两组相同。两组均观察5日。结果：两组胃肠功能衰竭、肺部感染发生情况及病死率比较，治疗组分别为2例（7.50%）、7例（15.00%）、1例（5.00%）；对照组分别为7例（23.68%）、14例（34.21%）、3例（10.52%），结果均以治疗组为低

($P < 0.05$)；治疗组治疗后12 h、24 h、120 h血清白介素-6与治疗前以及同期对照组相比亦明显下降($P < 0.01$)。

4．急性胰腺炎

观察大承气汤在治疗急性胰腺炎中的临床疗效。对照组28例，予西医常规治疗：胃肠减压，抑制胰腺外分泌，抗炎补液治疗等。治疗组24例，在上述基础上给予大承气汤加味（生大黄、枳实、厚朴、玄明粉、柴胡、黄芩、半夏、白芍各10 g），生大黄后入煎2 min，玄明粉冲服，每日2剂，分4次经胃管注入，控制大便每日3～5次，通便效果不理想者，可加用大黄9 g煎汤或杜秘克2包保留灌肠，每日2次。结果：治疗组治愈11例，显效12例，1例恢复后遗留糖尿病，须经皮下注射胰岛素治疗，无死亡，总愈显率为95.83%；对照组治愈9例，显效14例，2例出现假胰腺囊肿，6个月后行手术内引流，3例无效死亡，总愈显率为82.14%。两组比较亦有显著性差异($P < 0.01$)。

5．功能性消化不良

报道以加味大承气汤（生大黄30 g，厚朴30 g，枳实20 g，芒硝30 g，鸡内金60 g，炒延胡索30 g，炒白术60 g，研粉装胶囊）治疗功能性消化不良96例。对照组32例，以多潘立酮治疗。结果：治疗组治愈71例，有效23例，无效2例，有效率为97.92%；对照组治愈13例，有效15例，无效4例，有效率为87.50%。

6．糖尿病性胃轻瘫

报道以大承气汤加减（大承气汤加莱菔子、桃仁、黄芪、白术、赤芍）治疗糖尿病性胃轻瘫42例，对照组40例以多潘立酮治疗。结果：治疗组降低症状积分明显优于对照组，治疗组餐后2 h血糖亦明显低于对照组，对乙酰氨基酚胃排空值显著高于对照组，胃排空指数明显低于对照组。

7．顽固性便秘

以大承气汤加减保留灌肠治疗顽固性便秘76例。若热盛伤津者加生地黄20 g，玄参15 g；血虚者加火麻仁10 g，当归15 g；气虚者加黄芪30 g，党参20 g，升麻10 g；阴寒盛者加肉苁蓉20 g，巴戟天20 g。结果：显效60例（大便通调便质转润，1～2日内排便1次，随访半年内无复发）；好转15例（大便1～2日1次，便质干结或便质转软，但有时仍有排便不畅）；无效1例（大便仍秘结，症状未见明显好转），总有效率为98.67%。

8．中风急性期脑水肿

报道以大承气汤加减适当加用胆南星、天竺黄、石菖蒲治疗中风急性期脑水肿35例。对照组35例，以西药常规治疗。结果：治疗组35例，显效25例，有效8例，无效2例，总有效率为94.29%；对照组35例，显效10例，有效15例，无效10例，总有效率为71.43%。两组比较，治疗组疗效明显优于对照组。

9．急性湿疹

以大承气汤加味治疗急性湿疹34例。处方：大黄9 g，芒硝9 g，枳实9 g，厚朴9 g，蝉蜕9 g，赤芍9 g，金银花15 g，桃仁9 g，麻黄5 g。瘙痒甚者加白鲜皮20 g，苦参10 g。连服3日后改为隔日1剂，10日为1个疗程，间隔5日，再行第2个疗程。其间禁食辛辣、鸡、鸭、牛、羊肉等食物，避免热水烫洗和肥皂等刺激物洗涤。结果：1个疗程治愈19例，2个疗程治愈13例，好转2例。

七、实验研究

1．抗氧化

采用直肠不全结扎造成大鼠急性肺损伤模型，大承气汤可增加支气管肺泡灌洗液中MDA、白蛋白的含量，与模型组相比肺系数（肺湿重/体重×100%）降低。

2．调节免疫

大承气汤可迅速恢复严重创伤、感染患者的人白细胞抗原（HLA-DR）并降低多脏器功能障碍综合征的发生率（对照组发生率为66.67%，治疗组发生率为29.17%）。大承气汤治疗的多脏器功能障碍综合征患者血浆内毒素水平显著降低，并下调促炎介质TNF-α、IL-1β、IL-6和抗炎介质IL-4、IL-10

的产生，上调HLA-DR的表达。同时，大承气汤治疗组患者病死率显著低于对照组。大承气汤可降低脂多糖诱导的肠巨噬细胞分泌TNF增加，效果与地塞米松无明显差异。

3．调节肠蠕动

大承气汤颗粒剂对正常豚鼠离体回肠的作用是双向的：小剂量时随剂量加大而增强，大剂量时随剂量加大而减弱。大承气汤颗粒剂在浓度1×10^{-4}～2.5×10^{-3}范围时，其作用是随剂量加大而逐渐增强的，当浓度大于2.5×10^{-3}时，其作用是随剂量加大而逐渐减弱；浓度在1×10^{-5}～1×10^{-3}时，可使乙酰胆碱作用增强，浓度在1×10^{-3}～1×10^{-2}时可使乙酰胆碱作用逐渐减弱。

4．影响消化功能

大承气汤经胃给药，30 min后胃动素分泌和胃电活动均受到明显抑制；给药后90 min胃动素水平仍低于给药前，但呈上升趋势，而胃电活动已恢复至给药前水平且呈逐渐加强趋势；210 min时胃动素水平超过给药前，胃电活动则明显增强。总体上，大承气汤对家兔胃动素分泌和胃电活动有先抑制后促进的作用。采用直肠不全结扎法建立出口梗阻性便秘动物模型，经大承气汤治疗后结肠黏膜炎症反应明显减轻，血浆胃动素含量较正常组显著升高，但血浆血管活性肠肽的含量低于模型组和正常组。大承气汤能够通过修复多器官功能不全综合征大鼠小肠深部肌间Cajal间质细胞形态学的损伤，改善多脏器功能不全综合征大鼠胃肠运动障碍。大承气汤、大黄均能促进细胞膜去极化，加快慢波电位发放，并能增加峰电位的发放频率，提示二者均可直接增强肠管平滑肌细胞的电兴奋性，促进肠道收缩。大承气汤、大黄均能阻止肠管对葡萄糖和钠的吸收，继而肠容积增大，刺激肠壁蠕动增强，产生攻下作用。

5．调整肠道菌群

腹腔注射无菌酵母多糖A制备大鼠多器官功能不全综合征模型，模型的外周血和门静脉血内毒素水平以及肠腔内游离内毒素含量均明显升高；肠球菌、肠杆菌数量明显增加，而双歧杆菌和乳酸杆菌数量出现显著下降，类杆菌数量亦出现明显下降；厌氧菌总数明显下降而需氧菌总数明显增加，同时厌氧菌总数/需氧菌总数的比值和B/E比值呈相应下降，发生倒置；肠道细菌向肠系膜淋巴结的易位阳性率是83.33%。大承气汤具有减轻以上改变的作用。

6．调节凝血功能

脓毒症患者常伴有严重凝血功能障碍。报道以大承气汤治疗脓毒症22例，治疗组治疗第7日的凝血酶原时间、凝血酶时间、活化部分凝血活酶时间较对照组明显缩短；纤维蛋白原和血小板计数显著延长，具有保护凝血功能作用。这可为大承气汤防治脓毒症进展为多脏器功能障碍综合征提供理论依据。采用尾静脉注射油酸的方式复制急性呼吸窘迫综合征大鼠模型，大承气汤可显著改善模型组的凝血功能。包括增加平均血小板体积，降低血小板计数，增加活化部分凝血酶时间和凝血酶原时间，达到治疗大鼠急性呼吸窘迫综合征的目的。

7．改善肺水肿

对于耳缘静脉注入油酸建立的家兔实验性肺水肿的动物模型，大承气汤具有改善肺水肿，促进肺泡上皮增生特别是Ⅱ型上皮增生，保护多脏器功能，促进损伤修复的作用。

8．脑保护作用

大承气汤可降低脑出血急性期家猫脑组织中NO水平，增强Na^{+}-K^{+}-ATP酶的活性，对家猫脑组织有保护作用。对于Ⅳ型胶原酶局部注射所致的脑血肿大鼠模型，血肿周围神经元活化凋亡蛋白酶3表达明显上调，大承气汤能减少活化凋亡蛋白酶3的表达，阻止神经元的凋亡；同时也具有一定的促进血肿吸收的作用。大鼠脑出血后血肿周围神经元线粒体内细胞色素C的释放明显上调；大承气汤能阻止细胞色素C释入胞浆，从而阻断凋亡信号进一步传导，保护脑出血后神经元。

9．保肝作用

大承气汤可逆转肝细胞DNA合成；减少库普弗细胞分泌TNF，对肝细胞具有双重保护作用。

10．抗炎

大承气汤可使小鼠炎症模型的血清锌浓度、SOD活性明显上升，但中药汤剂测定含锌量少，可能是通过高层次的调整作用而发挥疗效。

八、注意事项

本方为泻下峻剂，如气虚阴亏，六脉沉微，或胃肠无热结者，均不宜应用。

大陷胸汤

（《伤寒论》）

一、功能

泻热逐水。

二、主治

结胸证。从心下至小腹硬满而痛不可近，大便秘结，日晡潮热，或短气烦躁，舌上燥而渴，脉沉紧按之有力。

三、组成

大黄去皮10 g、芒硝10 g、甘遂1 g。

四、用法

上三味，以水六升，先煮大黄，取二升，去滓，纳芒硝，煮一二沸，纳甘遂末，温服一升。得快利，止后服（现代用法：水煎，溶芒硝，冲甘遂末服）。

五、组方原理

本方治证为水热结实之结胸证，治宜急泻其热，破结逐水。方中甘遂苦寒，功善泻水逐饮，泄热散结，且生药研末，随汤冲服，其力更峻。《伤寒寻源》下集谓本方“关键全在甘遂一味，使下陷阳明之邪，上格之水邪，从膈间分解，而硝、黄始得成其下夺之功”，故为方中君药。大黄先煮，熟则行迟，其意不在速下，而在于荡涤胸腹邪热；芒硝咸苦泻热，软坚润燥，与大黄同用，共为臣药，以助君药泻热逐水。本方药虽三味，但力峻而效宏，使水热互结之邪，迅从大便而下，故为泻下逐水之峻剂。

六、临床应用

1．急性重症胰腺炎

对比研究大陷胸汤治疗急性重症胰腺炎的作用。单纯西药治疗组30例，绝对禁食，留置胃管并胃肠减压；给予生长抑素抑制胰腺分泌，奥美拉唑抑制胃酸分泌，抗生素防治感染；补充能量和维持水、电解质平衡；积极处理并发症，如胰性脑病，呼吸衰竭，心肝肾功能损害或消化道出血，高血糖、高血脂等给予相应处理，并建立重症监护。大陷胸汤治疗组30例，在前治疗基础上加用大陷胸汤，用免煎颗粒剂大黄3包（相当于原生药9 g），芒硝1包（相当于原生药10 g），并把草药制甘遂1 g研末，与上两味药混匀，用生理盐水配成150 mL混悬液，每日3次由胃管内注入后夹闭胃管30～60 min。观察1周。结果：大陷胸汤组患者胃肠功能恢复时间和血、尿淀粉酶，白细胞恢复时间，以及平均住院日较对照组减少（$P<0.05$），APACHE Ⅱ评分，胰腺和胰周感染的发生率，早期及最终病死率方面，均明显低于对照组（$P<0.05$）。

2．结核性渗出性胸膜炎

用本方治疗6例结核性渗出性胸膜炎。方用大黄、芒硝各9 g，甘遂3 g，水煎服。结果：4例少量胸腔积液患者服1～3剂后，胸腔积液消失，另2例服6～9剂，胸腔积液亦退，其他症状均消失。药后除出现腹泻外，无其他副作用。2年内随访无复发。

七、实验研究

1．利尿作用

对本方水煎剂进行了利尿实验。结果表明，本方具有类似呋塞米的利尿作用，此作用可能与其抵制肾小管对Na^+、K^+重吸收有关，因而其治疗急性肾功能衰竭和肺水肿的临床效果，可能与其利尿和泻下作用使血容量减少有关。

2．对中毒性急性肾功能衰竭的作用

本方对氯化汞所致家兔急性肾衰竭有明显保护效果，能促进尿闭动物排尿，减少尿毒症胸腔积液、腹水，抑制血中尿素氮的明显升高，加速毒物排泄。肾脏病理切片中再生细胞的发现，提示本方有减轻肾实质损害的作用，可能还与其对肾脏具有某种保护作用，如促进再生或加强肾组织的防卫功能等有关。

3．调节免疫

大陷胸汤能明显增加小白鼠腹腔巨噬细胞吞噬率和吞噬指数，提示大陷胸汤有提高机体非特异性免疫功能作用；但对T淋巴细胞无明显影响，即无提高机体特异性免疫功能之细胞免疫功能作用。采用胆管注射去氧胆酸钠诱导大鼠急性胰腺炎。大陷胸汤可改善模型组大鼠的血淀粉酶、TNF-α和IL-6水平的显著升高及炎细胞浸润。

八、注意事项

①本方力峻效宏，为寒下峻剂，宜中病即止，故原书用法指出："得快利，止后服"，以免过剂伤正。《黄帝素问宣明论方》卷6又云："未快利，再服。势恶不能利，以意加服。"由此可见，本方所治证情急且重，既要防止攻伐过度，损伤正气，又要及时峻下袪邪，以免留邪为患，总以快利为度，能否继续攻下，应视药后利下的程度而定。

②泻后注意调理脾胃，其原则是补中缓急，健脾益气，方法包括进食糜粥以养胃气，或进服理中丸、六君子汤等调养脾胃之剂。另外，还应注意饮食，对油腻及不易消化的食物，不宜早进，以防重伤胃气。

③若平素体弱，或病后不忍攻伐者，以及孕妇，禁用本方。

大黄牡丹汤

（《金匮要略》）

一、功能

泻热破瘀，散结消肿。

二、主治

肠痈初起，湿热瘀滞证。右小腹疼痛拒按，甚则局部肿痞，小便自调，或善屈右足，牵引则痛剧，或时时发热，自汗恶寒，舌苔薄腻而黄，脉迟紧。

三、组成

大黄12 g、牡丹3 g、桃仁9 g、瓜子30 g、芒硝9 g。

四、用法

以水六升，煮取一升，去滓，纳芒硝，再煎沸，顿服之。有脓当下，如无脓，当下血（现代用法：水煎，芒硝溶服）。

五、组方原理

本方为肠痈初起，而见湿热内结，气血凝聚，热结不散之证而设。方中大黄苦寒，归脾胃、大肠经，泻热逐瘀，荡涤肠中湿热瘀结之毒；牡丹皮苦辛微寒，入心、肝、肺经，凉血清热，活血祛瘀。二药合用，泻瘀热之结，共为君药。芒硝咸苦大寒，主入胃、大肠经，软坚散结，泻热导滞，协助大黄荡涤实热，推陈致新。桃仁苦平，归心、肝、肺、大肠经，性善破血，助君药活血破瘀，泻热散结，俱为臣药。瓜瓣，多用冬瓜子，本品甘寒，清肠利湿，排脓散结，为治内痈要药，为佐药。诸药合用，共奏泻热破瘀，散结消肿之功，使湿热瘀结荡涤消除，热结通而痈自散，血行畅而痛自消。

本方的配伍特点：寒性泻下药大黄、芒硝与凉血活血药牡丹皮、桃仁相配，泻热破瘀，临床尤宜于湿热内结，气血凝聚之肠痈初起证。

六、临床应用

1．单纯性阑尾炎

采用大黄牡丹汤加减配合西药抗感染治疗单纯性阑尾炎368例。基本方药组成：大黄9 g，牡丹皮9 g，桃仁12 g，冬瓜子30 g，芒硝9 g，苦参30 g，黄柏9 g，红藤18 g，败酱草30 g。结果：治愈273例，占74.2%；显效88例，占23.9%；无效7例，占1.9%；总有效率为98.1%。

2．阑尾切除术后肠排空障碍

大黄牡丹汤合剂（大黄、芒硝、牡丹皮各12 g，桃仁9 g，冬瓜仁、虎杖、三叶鬼针草、白花蛇舌草各15 g，制成100 mL）治疗阑尾切除术后肠排空障碍。对照组：50%硫酸镁溶液30 mL，口服，日2次；新斯的明1 mg，肌注，日2次，并行胃肠减压。结果：治疗组自服药后腹胀腹痛消失最短者1 h，最长者48 h，小于12 h者21例，12～24 h者13例，大于24 h者1例，平均10.6 h。对照组：自对症处理起至腹胀满痛消失，最短者4 h，最长者50 h，12 h内消失者6例，12～24 h内消失者21例，大于24 h者3例，平均18.2 h。两组比较有显著性差异（$P<0.05$）。

3．慢性盆腔炎

大黄牡丹汤［大黄（后下）10 g，丹皮10 g，桃仁10 g，冬瓜仁15 g，猫爪草20 g，猫人参20 g，山慈姑20 g，马齿苋20 g］加减灌肠治疗慢性盆腔炎。浓煎200 mL，低位灌肠，保留2 h，每日1次，7日为1个疗程。对照组予左氧氟沙星联合甲硝唑静点，1次/日，7日为1个疗程。结果：治疗组痊愈18例，显效8例，好转5例，无效2例，总有效率为94%；对照组痊愈14例，显效7例，好转7例，无效3例，总有效率为90%。2组疗效无显著性差异（$P>0.05$）。

七、实验研究

对实验性结肠炎的影响

研究发现大黄牡丹汤对三硝基苯磺酸诱导的结肠炎小鼠的一般状况及病理活动度指数评分有改善作用，并能缓解结肠局部的炎症，降低血清中IL-1β和TNF-α的水平。

八、注意事项

本方对于重型急性化脓性或坏疽性阑尾炎、阑尾炎合并腹膜炎（或有中毒性休克，或腹腔脓液多者）、婴儿急性阑尾炎、妊娠阑尾炎合并弥散性腹膜炎、阑尾寄生虫病等以及老人、孕妇、体质过于虚弱者，均应禁用或慎用。

（本节作者：徐杰）

第三节　润　下

五仁丸（滋肠五仁丸）

（《杨氏家藏方》卷4）

一、功能

润肠通便。

二、主治

津枯肠燥，大便艰难，以及年老或产后血虚便秘。舌燥少津，脉细涩。

三、组成

桃仁、杏仁麸炒，去皮、尖各30 g，柏子仁15 g，松子仁3 g，郁李仁麸炒3 g，陈皮另研末120 g。

四、用法

将五仁研为膏，入陈皮末同研匀，炼蜜为丸，如梧桐子大。每服三十丸至五十丸，食前米饮下（现代用法：五仁研为膏，陈皮为末，炼蜜为丸。每服9 g，每日1～2次，温开水送服）。

五、组方原理

本方为津枯肠燥便秘证而设。方用杏仁味苦而性微温，功能滋肠燥，降肺气，而利大肠传导之职；桃仁味苦性平，功能润燥滑肠，二药共用为君药。柏子仁性味甘平，质润多脂，润肠通便；郁李仁味辛、苦而性平，质润性降，润滑肠道，功效类似麻仁；松子仁润五脏，三味共为臣药。佐以陈皮理气行滞，使气行则大肠得以运化，《本草纲目》卷30谓其治“大肠闭塞”。使其炼蜜和丸，调和诸药，更能助其润下之功。五仁合用，取其润肠通便而不伤津液，用于津枯肠燥、便秘，奏功甚捷。

六、临床应用

1．幽门梗阻

以本方合旋覆代赭汤，治疗幽门梗阻13例。药用：桃仁45 g，杏仁30 g，柏子仁45 g，郁李仁10 g，松子仁30 g，当归30 g，火麻仁60 g，旋覆花15 g，代赭石30 g，党参15 g，半夏15 g，甘草6 g，生姜3片，大枣5枚。结果：痊愈9例，好转2例，无效2例。

2．便秘型肠易激综合征

五仁丸加减（桃仁10 g，杏仁20 g，郁李仁12 g，松子仁15 g，陈皮10 g）治疗便秘型肠易激综合征42例。热重者加黄连6 g，蒲公英20 g；胀痛拒按、舌暗红或有瘀斑、脉涩者，加丹参12 g，乳香、没药各9 g；嗳气、情志不畅时诱发，苔薄白或黄燥者，加柴胡6 g，白芍9 g，香附12 g。结果：治愈16例，好转20例，未愈6例，总有效率为85.7%。

七、实验研究

《杨氏家藏方》所载五仁丸与《世医得效方》中五仁丸各药物的剂量稍有改变。《杨氏家藏方》：柏子仁15 g，陈皮120 g，桃仁30 g，杏仁30 g，松子仁3 g，郁李仁3 g，蜂蜜适量。《世医得效方》：柏子仁9 g，陈皮20 g，桃仁15 g，杏仁15 g，松子仁5 g，郁李仁5 g，蜂蜜适量。研究发现，两方对小白鼠小肠推进率的疗效皆优于空白对照组和溴吡斯的明组；《杨氏家藏方》的五仁丸较《世医得效方》的五仁丸具有更好的通便作用。

八、注意事项

方中桃仁能祛瘀通经，郁李仁通便作用较强，对孕妇便秘，当慎用。

更衣丸

（《先醒斋医学广笔记》卷1）

一、功能

泻火通便。

二、主治

肠胃燥热，大便不通。心烦易怒，睡眠不安，舌红苔黄，脉弦数。

三、组成

朱砂$_{研如飞面}$15 g，真芦荟$_{研细}$21 g。

四、用法

滴好酒少许和丸。每服5 g，好酒吞，朝服暮通，暮服朝通，须天晴时修合为妙（现代用法：滴白酒适量将研细之朱砂、芦荟调和为丸，每服3～6 g，用黄酒或米汤送下）。

五、组方原理

本方主治肠胃燥热便秘证，兼见心神不安者，故以泻火通便立法。方中重用芦荟苦寒，归肝、心、胃、大肠经，清热凉肝，泻火通便，为君药；朱砂性寒，归心经，泻心经邪热，重坠下达，为臣药。因芦荟气味秽恶，用好酒少许以辟秽和胃。合用以奏泻火通便之效。

方名“更衣”者，是言其通便之功效，以古人入厕必更衣，故名。

六、注意事项

脾胃虚弱，胃呆纳少者，以及孕妇便秘，均不宜用。

济川煎

（《景岳全书》卷51）

一、功能

温肾益精，润肠通便。

二、主治

肾阳虚衰，精津不足。大便秘结，小便清长，腰膝酸软，舌淡苔白，脉沉迟。

三、组成

当归9～15 g，牛膝6 g，肉苁蓉酒洗去咸6～9 g，泽泻4.5 g，升麻1.5～3 g，枳壳3 g。

四、用法

水一盅半，煎七八分，食前服。

五、组方原理

本方为肾阳虚衰，精津不足，大便秘结，小便清长，腰膝酸软者而设。其配伍意义，是以肉苁蓉为君药，本品性味甘、咸而温，入肾、大肠经，方中用之，温肾益精，暖腰润肠。当归性味甘、辛而温，入肝、心、脾经，《本草纲目》卷1言其“润肠胃”，故用当归养血润肠。牛膝性味苦、酸、平，《本草从新》卷3载其“能引诸药下行……益肝肾”，二药配伍，为臣药。枳壳宽肠下气而助通便。升麻功擅轻宣升阳，清阳得升，浊阴自降，与枳壳相配，使清升浊降，便秘自通；复用泽泻甘淡润降，分泄肾浊，使浊降腑通而便秘得解，以上共为佐药。诸药合用，共成温润通便之剂。需要指出的是：配伍意义启迪最深者，是以肉苁蓉、当归、牛膝温肾益精，养血润肠为主，在温润治本的前提下，考虑到肾虚气化失职，水液代谢失常，以致浊阴不降，故以泽泻入肾泄浊，枳壳降气宽肠，使浊降腑通而大便得下，以增其润下之功；又浊阴不降，因于清阳不升，故少佐升麻升清以降浊，有重要的配伍意义。全方以温肾益精，养血润肠为主，与升清降浊相合，具有欲降先升，寓通于补之配伍特点。

方名“济川”者，乃资助河川以行舟车之义，本方温润之中而寓有通便之功，服之可使肾复精充，五液并行，开合有序，肠得濡润而大便自调，故方名“济川”。

六、临床应用

1．肾阳虚型便秘

济川煎加减（肉苁蓉15 g，当归10 g，怀牛膝10 g，枳壳6 g，升麻3 g，肉桂3 g）治疗肾阳虚型便秘40例，对照组口服酚酞片、甲氧氯普胺。结果：治疗组治愈26例，有效10例，无效4例，有效率为90%；对照组治愈16例，有效16例，无效8例，有效率为80%。

2．老年慢性功能性便秘

采用加味济川煎（肉苁蓉10～20 g，当归10～20 g，牛膝10～15 g，升麻3～6 g，枳壳6～10 g，黄芪20～30 g，白术30～60 g，生地黄10～30 g，玄参10～15 g，麦冬10～15 g）配合莫沙必利治疗老年慢性功能性便秘86例。结果：治愈62例，有效21例，无效3例，总有效率为96.5%。

3．产后便秘

济川煎加减（肉苁蓉15 g，生地黄15 g，怀牛膝10 g，杏仁10 g，紫菀10 g，当归10 g，白芍10 g，何首乌10 g，木瓜10 g，怀山药15 g，枳壳6 g，炙升麻3 g）治疗产后便秘50例。血虚甚者加阿胶，黑芝麻；气虚甚者加太子参，炙黄芪；燥热甚者加麦冬，玉竹；肾阳虚者加补骨脂，桃仁。结果：治愈20例，显效17例，有效10例，无效3例，总有效率为94%。

4．肿瘤便秘

在化疗的同时，以济川煎加味（肉苁蓉15 g，当归20 g，牛膝15 g，枳壳5 g，升麻3 g，大黄5 g）治疗肿瘤患者便秘26例；对照组24例只行化疗。结果：治疗组显效20例，有效4例，无效2例，有效率为92.3%；对照组显效12例，有效3例，无效9例，有效率为62.5%。

5．2型糖尿病便秘

济川煎加减（当归20 g，牛膝15 g，肉苁蓉、升麻、火麻仁各10 g，泽泻、枳壳、党参、天花粉、生地黄、知母各12 g）治疗2型糖尿病便秘120例。结果：治愈53例，好转57例，无效10例，总有效率为91.6%。

麻子仁丸

（《伤寒论》）

一、功能

润肠泄热，行气通便。

二、主治

脾约证。肠胃燥热，津液不足，大便干结，小便频数。

三、组成

麻子仁500 g、芍药250 g、枳实$_{炙}$250 g、大黄$_{去皮}$500 g、厚朴$_{炙，去皮}$250 g、杏仁$_{去皮尖，熬，别作脂}$250 g。

四、用法

上六味，蜜和丸，如梧桐子大。饮服十丸，日三服，渐加，以知为度（现代用法：共为细末，炼蜜为丸。每服9 g，每日1～2次，温开水送服。亦可作汤剂，用量按原方比例酌减）。

五、组方原理

本方所治为肠胃燥热之大便秘结，小便频数。方中重用麻子仁为君药，本品性味甘平，质润多脂，入脾、胃、大肠经，润肠通便。大黄苦寒沉降，入脾、胃、大肠经，泻热通便；肺与大肠相表里，宣降肺气有助于通畅肠腑，故配杏仁以降气润肠；芍药苦酸微寒，入肝、脾经，养阴和里，以上三味共为臣药。枳实苦辛微寒，入脾、胃、大肠经，行气破结；厚朴苦辛而温，入脾、胃、肺、大肠经，行气除满，枳、朴同用，破结除满，以加强降泄通便之功，用为佐药。蜂蜜为使，性味甘平，入脾、肺、大肠经，润肠通便，调和诸药。诸药合用，共奏润肠泄热，行气通便之效。

本方即小承气汤合麻子仁、杏仁、芍药而成。方用小承气汤消痞除满，泄热通便，以荡涤胃肠燥热积滞，更以质润多脂之麻子仁、杏仁，滋阴润肠之芍药，益阴润肠之蜂蜜，使腑气得通，津液四布，便秘自除。综观全方，润肠药与泻下药同用，具有润而不腻，泻而不峻，下不伤正的配伍特点。原方用法中要求只服10丸，依次渐加，表明本方意在缓下，是一润肠通便的缓下剂。

六、临床应用

1．便秘

以厚朴产地及服药量之异，按《伤寒论》名方麻仁丸组成三种不同组分浓缩丸，经临床66例便秘患者的疗效观察，证实三种麻仁丸均有润肠通便功能，其中以中国厚朴组方者较佳；和厚朴组方者次之；和厚朴组方服半量者又次之。

2．肛肠疾病术后

用麻子仁丸治疗500例肛门手术后患者，服药后大便变软，呈条状易于排出者为有效，以服药后大便仍干燥或2～3日排便1次者为无效。为防止术后第一次排便时由于大便干燥引起的疼痛及出血，常规服每日2次，每次6 g。如无大便干燥史，1日可服1次。如药后不见显效时，可增加至3～4次。手术10日以后用量减少或停用，一般服用15～20日。结果：有效479例（98.5%），无效者21例。无效病例中属习惯性便秘者16例。

3．肛肠术后并发症

手术患者496例中，术前一天服用麻子仁汤327例，余下169例未服，作为参考组。327例中，肛裂132例，痔疮107例，肛瘘48例，肛旁脓肿40例。年龄最大70岁，最小14岁，平均年龄33岁。除96例术前有便秘，提前3～5日服用本方外，其余均在术前1日开始服用。处方：麻子仁12 g，大黄（后下）6 g，枳实12 g，厚朴12 g，白芍20 g，蜂蜜20 mL，白茅根30 g。用法：术前1日水煎服，每日1剂，早晚各1次。服用丸药者，每次6 g，每日2次，温开水冲服。服用汤或丸剂均5日为1个疗程（服本药期间，其他药物停用。结肠炎患者，症见腹泻、大便次数增多、腹痛、下坠者忌服）。服用本方后，痔、裂、瘘及肛旁脓肿等并发症均有明显改善，且缩短了愈合期，对于肛裂的预防和治疗作用尤为明显，有效率高达98.5%。

七、实验研究

1．调节血糖血脂

麻子仁丸对链脲霉素诱导的糖尿病大鼠有一定的降糖、降脂作用，提示本方可以调节糖尿病的糖、脂代谢紊乱，控制糖尿病高脂血症。麻子仁丸可以改善STZ大鼠的肾功能，尤其是可以降低血清肌酐、血清尿素氮水平，提示本方对糖尿病肾病有一定的治疗作用。

2．对麻仁丸与果导片的药理作用比较研究

小白鼠致泻实验结果表明，给药4 h后粪便粒数、重量与对照组及自身前后比较具有显著性差异（$P < 0.01$）；小鼠小肠、大肠推进实验炭末移动的长度、推进率与对照组、自身前后比较均有显著性差异（$P < 0.01$）；豚鼠离体回肠平滑肌活动实验结果表明，不论是在生理状况下或是低温状况下，二者均能增加豚鼠回肠收缩的频率、最大振幅和平均振幅，对平滑肌的收缩力有增强作用。对家兔在体肠的实验结果表明，麻仁丸能增加兔在体肠的最大振幅和平均振幅，与对照组、自身前后比较亦同样具有显著性差异（$P < 0.05$）。

3．制剂改革

将麻仁丸改为片剂，并从片剂的制备、制剂中主要有效成分1,8-二羟基蒽醌的含量测定及丸、片的泻下作用比较等方面进行实验。结果表明：麻仁片中大黄蒽醌含量比麻仁丸中高，说明麻仁片的制法是可行的，能使处方中的有效成分充分发挥作用。小鼠泻下实验表明，低剂量时，1 h内麻仁片和麻仁丸与对照组均有显著性差异（$P < 0.05$），提示两组均有泻下作用；高剂量时，1 h内两组均有显著性差异，2 h排便粒数麻仁丸组虽有增加但与对照组比无明显差异，而麻仁片组仍有显著性差异，提示麻仁片比麻仁丸效果要持久些。总之，将麻仁丸改为片剂既保持了原有疗效，又减少了服用量。由麻仁丸服用6 g/次，改为服用2片（0.6 g/次）加1粒滴丸（0.08 g/次），其服用量少了约10倍。剂型改革使该方更方便有效地发挥了药理作用。

此外，由麻仁丸改制成的麻仁软胶囊，动物实验结果表明，二者均可明显增强动物离体及在体肠平滑肌活动，使肠平滑肌收缩振幅增高，收缩强度增大，收缩频率加快，从而使小肠、大肠推进速度加快。两剂型不论对正常动物还是燥结型便秘模型动物均可产生一定程度的致泻作用，可软化大便，增加排便次数和粪便重量。实验同时表明，麻仁软胶囊与麻仁水蜜丸均非强烈致泻药，其致泻作用相对缓和。作用强度上，软胶囊与蜜丸两种剂型之间无明显差异。在同等剂量下，二者所产生的生物效应基本一致，但部分指标显示，麻仁胶囊有强于蜜丸的趋势。鉴于软胶囊在体内崩解时限短，生物利用度会提高，临床生物效应有可能较明显地强于蜜丸剂型。

4．通便作用

通过记录小鼠第1次排黑便时间、小鼠小肠墨汁推进率、大鼠大肠炭末推进率及小鼠肠道水分含量等指标，观察辰时、酉时不同时间服用麻子仁丸对津伤肠燥便秘模型的药效作用。发现麻子仁丸酉时服药优于辰时服药。

八、注意事项

本方虽为缓下剂，但其药物组成中有大黄、枳实、厚朴等攻下之品，故对孕妇及便秘纯由血少津亏、脾虚气弱所致者，不宜使用。

（本节作者：徐杰）

第四节　逐　水

十枣汤

（《伤寒论》）

一、功能

攻逐水饮。

二、主治

1．悬饮

胁下有水气，以致咳唾胸胁引痛，心下痞硬，干呕短气，头痛目眩，甚或胸背掣痛不得息，舌苔白滑，脉弦滑。

2．水肿

一身悉肿，尤以身半以下肿甚，腹胀喘满，二便秘涩，脉沉实。

三、组成

芫花熬、甘遂、大戟各等分。

四、用法

上三味，等分，个别捣为散，以水一升半，先煮大枣肥者十枚，取八合，去滓，纳药末。强人服一钱匕，羸人服半钱，温服之，平旦服。若下后病不除者，明日更服，加半钱。得快下利后，糜粥自养（现代用法：上三味等分为末，或装入胶囊，每服0.5～1 g，每日1次，以大枣10枚煎汤送服，清晨空腹服。得快下利后，糜粥自养）。

五、组方原理

本方治证系水饮壅盛于里，上下泛溢所致。方中甘遂苦寒有毒，善行经隧络脉之水湿；大戟苦寒有毒，善泻脏腑之水邪；芫花辛温有毒，善消胸胁伏饮痰癖。三药药性峻烈，通利二便，攻逐水饮，除积聚，消肿满之功虽同，但各有专攻，合而用之，相济相须，泻周身上下、内外之水饮，其功甚著。由于三药峻猛有毒，易伤正气，故方中配以大枣十枚煮汤送服，既可固护脾胃，培土制水，又能缓解诸药峻烈之性及毒性，减少药后反应，使邪去而不伤正。合而用之，共成峻逐水饮之良方。

本方配伍大枣，寓意深刻，体现了“攻邪勿忘扶正”的组方配伍特点。

因本方攻逐之力甚猛，且方中甘遂等三味逐水药毒性较强，故仲景对其服药剂量的要求甚为严格，“强人服一钱匕，羸人服半钱”，如泻后水饮未尽去者，次日渐加再服，总以快利为度，不可过剂。如药后水饮尽去，则应以调补脾胃之品巩固疗效。《本草纲目》卷17亦指出：“芫花、甘遂、大戟之性，逐水泄湿，能直达水饮窠囊隐僻之处，但可徐徐用之，取效甚捷。不可过剂，泄人真元也。”

原书方后注云：“得快下利后，糜粥自养”，含意深长。甘遂等三药攻下逐水，且皆有毒性，峻下之后，必伤胃气，故用糜粥调养，一则以谷气充养胃气，再则使胃气得充，而饮不复作。又示人泻下之后，宜调摄饮食，不可骤进油腻等不易消化之食物，以免重伤胃气。

六、临床应用

1．渗出性胸膜炎

十枣汤对渗出性胸膜炎继发的胸腔积液能较快消除胸腔积液，改善症状，且可避免西医之穿刺以及丢失大量蛋白等后果。以本方治疗渗出性胸膜炎51例，结果在20日内胸腔积液完全消失者占88.2%。用法：甘遂、大戟、芫花各0.9 g，研末，以大枣十枚煎汤送服。临床体会：粉剂较丸剂、汤剂效果为好。治疗结核性胸膜炎28例，其中胸腔积液平2～3间肋以下者18例，3～4间肋以下者6例，4～5间肋以下者4例。以本方（甘遂、大戟、芫花各等分，大枣15枚）治之，结果：胸腔积液于24 h内吸收者13例，48 h内吸收者9例，72 h内吸收者6例。其用法是：以大枣煎汁300 mL，于晨空腹先服150 mL，5 min后再将甘遂等三药末4 g用余汤送服。有人用十枣汤治疗渗出性胸膜炎6例，胸透见积液大量1例，中等量5例；超声检查显示最大液平面为7 cm，最小为2.5 cm；有体温升高者4例，最高39 ℃；伴结核性腹膜炎、腹水1例，妊娠3个月1例。治法：用大戟、甘遂、芫花等量研末，晨起空腹以红枣19枚煎汤送服3 g，隔日1次，连续3次为1个疗程；1个疗程后酌予温阳化饮或养阴清热利水之剂，间隔5日后再行第2个疗程。治疗中均配以抗结核药物。经治疗后症状明显好转，胸腔积液减少直至完全消失；胸腔积液完全消失最短者10日，最长者50日。提示十枣汤治疗渗出性胸膜炎确有效果，具有安全、方便、取效快捷等优点。

十枣汤辨证治疗胸腔积液38例。治疗组在常规西药治疗的同时给予十枣汤辨证治疗。辨证为虚实夹杂者用十枣汤加黄芪，辨证为实证者用十枣汤。对照组采用西医治疗。结果：十枣汤效果优于西药组。

2．原发性肺癌所致胸腔积液

在使用化疗药物基础上加用十枣汤治疗原发性肺癌所致胸腔积液35例。结果：A组CR 16例，PR 15例，总有效率达88.6%；4例无效患者均已出现多脏器转移且一般状态较差。B组CR 8例，PR 6例，对照组总有效率约26.7%。十枣汤外用治疗恶性胸水34例。方法是：十枣汤煎浓汁为溶剂，取生大黄、香白芷、山豆根、石打穿等芳香开窍、破坚消积药研成细粉，作基质。将基质与溶剂调和，加少许冰片调成膏状。每周用60 g药粉，溶入50 mL溶剂，外敷2～4 h，部位以背部肺俞及病变处为主。结果：治愈率为20.5%，显效率为44.1%，总有效率为88.2%。临床治疗情况表明，十枣汤对改善患者临床症状效果十分明显，能控制恶性胸水的增长速度；外用药不经口服，不影响患者食欲，无创，无副作用，患者易于接受。

3．肝硬化腹水

临床上，各种类型肝硬化在失代偿期均有不同程度的腹水形成。我国在20世纪50年代后期至60年代初期，中医中药以逐水为主，攻补兼施；20世纪60年代中期以后中西医结合治疗肝硬化腹水渐转为中药辨证论治加西药利尿。有报道将本方用于肝硬化腹水严重、顽固难消而体质尚好、无出血倾向者，取得较好疗效。制法：甘遂（面煨）、大戟、芫花（醋炒黄）各3 g，研细末，大枣6枚煮熟取肉与上药和匀，做成6丸（每丸含生药1.5 g）。服法：晨空腹取2丸，以大枣煎汤送服。药后2～3 h后肠鸣腹泻，一般腹泻2～4次，泻后以米粥调养，并频服黄芪大枣粥（黄芪、大枣、薏米）。由于腹水患者多有本虚标实，故在消除腹水的同时，应当配合益气健脾利湿等药，多治法合用，以收标本兼治之效。有报道以十枣丸治疗肝硬化腹水51例，均能使腹水消退之，但易复发，而与补益气血方合用则疗效稳定。本方系泻下性利尿剂，泻下和利尿在本方对体内积液的疗效上占有重要地位。临床观察肝硬化腹水患者服用十枣丸后2～3 h即腹泻，一般泻2～4次，排粪水2 500～4 000 mL，并见尿量增加，还发现长期服用利尿药无效的患者改用十枣丸后，尿量亦多增加。且无低钾、电解质紊乱之副作用。

4．肾性水肿

对于急、慢性肾炎及肾病综合征等肾性水肿，本方亦有良好疗效，往往随泻下、利尿而迅速消肿。以十枣汤治疗水肿40例，阳水、阴水均获良效，其中对急性肾炎、慢性肾炎之水肿效果显著。但具体应用时，要分辨虚实。属虚证者，宜先补后攻，或寓攻于补，宜随证应变而用之。

七、实验研究

1．泻下作用

芫花、甘遂、大戟均属刺激性泻下药，具有强烈的泻下作用。芫花能兴奋肠道，使其蠕动增强，张力提高，引起强烈水泻和腹痛，并增加肝胆流量。甘遂的泻下作用以生者为强，但毒性亦较大。小鼠的实验表明，甘遂能增强肠内的推进和推进速度。提取乙醇浸膏后的残渣或甘遂的煎剂则无泻下作用，因此泻下的有效成分存在于酒精浸膏，难溶于水，可能是一种树脂。说明本方的剂型以散剂或丸剂为宜，作汤剂效果较差。

2．利尿作用

十枣汤方中，芫花有显著的利尿作用，可使大鼠尿量及排钠率显著增加，加大剂量时排钾亦增加，无论灌服或静脉注射，也无论对正常动物或对盐水负荷的动物，其利尿作用均很显著。大戟对盐水负荷动物也有显著利尿作用，但甘遂利尿作用则不显著。说明同为逐水药，但各自的特点和机制是不同的，合为全方后可能起到相辅相成的效果。这为治疗胸腔积液、肝硬化腹水肿提供了部分实验药理学依据。

3．反甘草的研究

《本草经集注》记载，甘遂、大戟、芫花与甘草不可配伍应用，属十八反之列。对甘遂反甘草的机制进行的研究发现，甘草酸与甘遂同在50%乙醇中回流，甘草酸越多，由生成的复合物中解离出来的甾萜成分越多，认为两药共浸增加的原因，与复合物的易溶性以致产生甘草酸对甘遂甾萜的溶出作用有关。由于大戟、芫花同甘遂一样都含有三萜、二萜、甾萜、皂苷成分，若与甘草酸相互作用，其毒性成分溶解度会增大。

八、注意事项

①水饮由外邪而致或外邪引动内饮而发者，须俟“表解者，乃可攻之”（《伤寒论》）。病证初起而有寒热表证者，可先用小青龙汤解表兼以化饮，表解后方可予本方攻下逐水。若见寒热往来或朝轻暮重之半表半里证者，则先予小柴胡汤或柴胡桂枝汤等方。上述各证，临床常先后互见，且易混淆，须审慎鉴别之。

②该方药物毒大性烈，体弱、慢性胃肠病患者及孕妇，应慎用或忌用。如患者体虚邪实，非攻不能祛疾者，可用本方与健脾补益剂交替使用，或先攻后补，或先补后攻。

③本方必须在空腹时服用，每日1次，一般宜从小剂量（1.5 g）开始，水饮未尽者，翌日再服，用量酌增至3 g。总以快利为度，得效即止，慎勿过剂。

④如泻后精神疲乏，瞑眩，恶心，厥冷，食欲减退者，则暂停攻逐；如药后水饮已尽，则需进糜粥调养胃气，或调以健脾和胃之剂。切忌骤进油腻、味厚等不易消化之食物，以免重伤胃气。

⑤服用本方后，泻下不止者，可服冷稀粥或冷开水以止之。

⑥本方不宜作汤剂水煎。甘遂、大戟、芫花宜研末或装入胶囊内，以大枣煎汤送服，因甘遂之有效成分不溶于水，若水煎服则影响疗效。

⑦甘遂、大戟、芫花醋制后，可减轻其毒副作用。

⑧本方禁忌与甘草同服。

舟车丸

（《太平圣惠方》，录自《袖珍方》卷3）

一、功能

行气破滞，逐水消肿。

二、主治

水热内壅，气机阻滞，水肿水胀病。肿胀，口渴，气粗，腹坚，二便秘涩，脉沉数有力。

三、组成

黑丑头末120 g，甘遂$_{\text{面裹，煮}}$、芫花$_{\text{醋炒}}$、大戟$_{\text{醋炒}}$各30 g，大黄60 g，青皮$_{\text{去白}}$、陈皮$_{\text{去白}}$、木香、槟榔各15 g，轻粉3 g。

四、用法

上为末，水为丸如梧桐子大。每服三五十丸，临卧温水送下，以利为度。初服五丸，日三服，以快利为度，服如前三花神祐丸（现代用法：研末，水泛为丸。每服3~6 g，每日1次，清晨空腹温开水送下，以利为度）。

五、组方原理

本方是以十枣汤去大枣，加大黄、牵牛子、青皮、陈皮、木香、槟榔而成，主治水热内壅，气机阻滞所致的水肿水胀，形气俱实之证，病位在脘腹。方中甘遂、大戟、芫花即十枣汤中峻下逐水之品，攻逐脘腹经隧之水为君药。大黄苦寒沉降，性猛善走，功可泻下“留饮宿食，荡涤肠胃，推陈致新，通利水谷，调中化食，安和五脏”（《神农本草经》卷3）；牵牛子苦寒，既能泻水，又能利尿，使水湿之邪从二便排出。两药相伍，荡涤肠胃，泻下水热湿浊为臣药；君臣相配，相助为用，使水热湿浊从二便分消而去。水湿内停，最易阻遏气机，水停气阻，相因为患，故以青皮破气散结，陈皮理气燥湿，木香调气导滞，槟榔下气利水，合用以使气畅水行，共为佐药。更用轻粉一味尤具巧思，取其气味辛寒，走而不守，无微不达，无窍不入，无坚不摧，功可通利二便，逐水退肿。入方中协助逐水药使水热之邪尽从小便而去。然其性极毒，故只用小量，亦为佐药。综观全方，意在祛邪为主，使之一鼓荡平，邪去而正安。

本方配伍特点是：于大队逐水药中配以行气导滞之品，而成行气逐水之剂。

方名“舟车”者，因本方治证病情至重，形气俱实，宜用急攻。服用本方，使水热壅实之邪，犹如顺流之舟，下坡之车，顺势而下，故以“舟车”名之。

六、临床应用

肝硬化腹水

舟车丸胶囊合用软肝汤在西医综合治疗而避免用利尿药的基础上治疗肝硬化腹水29例。软肝汤基本方：茵陈30 g，栀子8 g，大黄5 g，枳实15 g，川厚朴10 g，香附15 g，郁金15 g，砂仁10 g，醋鳖甲10 g，鸡内金10 g，焦三仙各30 g，大腹皮10 g，猪苓12 g，茯苓15 g，泽泻10 g，甘草3 g，三七粉（冲服）3 g。加减：服舟车丸泻后气虚者加黄芪30 g，当归6 g；泻利甚者去大黄。对照组常规治疗：保护肝脏、补充白蛋白、抗感染、限制水钠摄入量、纠正电解质紊乱、利尿等。结果：治疗组显效16例，有效12例，无效1例，总有效率为96.6%；对照组显效7例，有效15例，无效8例，总有效率为73.3%。治疗组随访28例，复发3例，复发率为10.9%；对照组随访21例，复发9例，复发率为43%。

七、注意事项

①本方攻逐之力甚猛，如肿胀虽盛而形气不实者，不可轻投。孕妇、产后者忌服。

②服药后水肿胀满未尽，病者体质强壮尚可支持者，次日或隔日按原量或稍减量再服。病甚者，忌盐、酱百日。

③服药后水去而肿胀基本消退者，宜用调补脾肾之剂以巩固之。

禹功散

（《儒门事亲》卷12）

一、功能

逐水通便，行气消肿。

二、主治

阳水。遍身浮肿，腹胀喘满，大便秘结，小便不利，脉沉有力。水疝。阴囊肿胀，坠重而痛，囊湿汗出，小便短少。

三、组成

黑牵牛头末120 g、茴香$_{炒}$30 g或加木香30 g。

四、用法

上为细末。以生姜自然汁调3～6 g，临卧服（现代用法：每服3 g，食后临卧，以生姜汁或温开水送服）。

五、组方原理

本方所治阳水、水疝虽为两病，然病机则一，乃水气内聚为患。方中黑牵牛苦寒，入肺、肾、大肠经，其性降泄，《本草从新》卷4言其“利大小便，逐水消肿”，为君药。佐以茴香辛温，入肝、肾、脾、胃经，行气止痛，与牵牛同用，可增其逐水之功而无寒凝碍水之弊。两药配伍，药简义长，制小力宏，共奏逐水通便，行气消肿之功。用法中加姜汁调服以行水而和胃。

“禹功”，原指大禹治水的功绩，后以“禹功”形容帝王功业。本方逐水消肿，喻其功用如同大禹治水一样，功效卓著，故名“禹功散”。

六、注意事项

孕妇及年老体弱者慎用。

防己椒目葶苈大黄丸

（《金匮要略》）

一、功能

攻逐水饮，行气消胀。

二、主治

肠间水气证。肠鸣，腹胀满，口舌干燥，二便不利，舌苔黄腻，脉弦滑或沉实微数。

三、组成

防己、椒目、葶苈$_{熬}$、大黄各30 g。

四、用法

上四味，研为末，蜜丸如桐子大。先食饮服一丸（6 g），日三服，稍增，口中有津液（现代用法：上药共研细末，炼蜜为丸，每丸重6 g，每次1丸，食前温水送服，每日3次。酌情渐增）。

五、组方原理

本方证治为水饮滞留肠间，郁而化热，腑气壅塞不通所致。方用防己苦辛而寒，利水消肿；椒目苦辛寒，能行水消胀，二药相合，导水饮下行，从小便而出。肺为水之上源，肺气通则水道行，葶苈子苦辛大寒，能泻肺气之闭塞，故可下气行水利尿，兼通大便；大黄苦寒沉降，力猛善走，长于攻逐肠胃积滞，故方中借其荡涤肠胃之功，以泻下水饮；二味相合，逐水通下，使饮邪从魄门而去。四药皆攻下之品，易伤胃气，故以蜜为丸，甘以缓之，使其泻下逐饮而无伤正之虞。诸药相伍，辛宣苦泄，前后分消，共奏攻逐水饮，行气消胀之功。俾水饮得下，升降复常，气能补津，则腹满减，口干舌燥之证亦除。

六、临床应用

1．幽门梗阻

本方治疗不全性幽门梗阻22例，其中十二指肠溃疡17例（5例伴胃炎），幽门管溃疡2例，胃癌2例，复合性溃疡1例。梗阻阶段均选用防己椒目葶苈黄汤治疗，药用防己10 g，椒目5 g，葶苈子（包煎）15 g，生大黄（后下）10 g，浓煎成150 mL，分次口服或胃管内注入，每日1剂，1周为1个疗程，辅以禁食或少量流质饮食，必要时补液（2/22），维持水、电解质平衡，梗阻严重者予胃肠减压（1/22）。结果：全部病例均获治愈，梗阻解除2～7日（平均3.6日），腹痛呕吐消失，能进半流质饮食，通下大便（平均1.8日）。另有报道用本方治疗幽门梗阻14例，患者中十二指肠溃疡7例（并发胃炎者2例），胃溃疡2例，复合性溃疡5例（并发胃炎者2例）。本组病例中有12例曾用过西药阿托品、甲氧氯普胺等，有3例经过洗胃、禁食、补液等治疗，疗效均不理想。入院后，患者均用防己椒目葶苈大黄丸加枳实、旋覆花、代赭石、甘草为基础方。大便燥结者加芒硝，阴虚者加生地黄、玄参、麦冬，气虚者加黄芪、白术，气滞者选加乌药、槟榔、青皮、陈皮。呕吐严重者，可将药液一次煎成，少量多次分服。结果：全部病例经服药2～7剂后，幽门梗阻均获解除，有10例于呕吐控制半个月后进行了钡餐造影复查，仅1例胃仍有轻度扩张，内有中等量滞留液，蠕动慢，钡剂排空延缓，其余9例胃形态和蠕动均正常。原发病中，十二指肠溃疡1例痊愈，2例好转，胃溃疡和慢性胃炎各1例好转，其余无变化。随访半年，仅1例复发，复发后仍用前方获效。

2．肝硬化腹水

用防己椒目葶苈大黄丸配合滋补肝脾肾方药，制成臌胀Ⅰ号方、Ⅱ号方，先补后攻再补，治疗肝硬化腹水，收效满意。臌胀Ⅰ号方系防己椒目葶苈大黄丸合五苓散加减，加蟋蟀以攻坚决壅，分利水湿。服药后腹水多在7～14日消退，1个疗程后腹水完全消退44例，Ⅲ型腹水完全消退5例（5/15），提示本方除适用于一般腹水外，亦可用于难治性肝硬化腹水的治疗。服本方之后，又需以Ⅰ号方（由黄芪、白术、茯苓、山药、黄精、女贞子等组成）进一步巩固。对其中44例显效病例进行追访，1年后病情稳定（腹水未出现，肝功能稳定）者36例（占81.82%）。另报道用防己椒目葶苈大黄丸合黄体酮治疗肝硬化腹水27例，亦取得较好疗效。方法：中药用防己椒目葶苈大黄丸加味：汉防己、葶苈子、白术各30 g，川椒目8 g，大黄6 g，紫参、大腹皮、炙鳖甲（先煎）各20 g，日1剂，至腹水消退。黄体酮40 mg，肌内注射，每日1次，腹水消退后改为每周2次，继之1周1次，共3周。结果：少量腹水经治疗1周吸收，中量腹水平均治疗2.5周吸收，大量腹水平均治疗4周吸收。18例曾先单用西药，其中13例用白蛋白治疗无效，而后改用本方有效。

3．心力衰竭

用本方加味结合西药对症治疗，对30例右心衰竭患者进行了研究观察，其中心功能不全Ⅲ级18例，Ⅱ级10例，Ⅰ级2例。临床表现：咳喘不能平卧，全身水肿，以腰以下及四肢为主，指按凹陷不起，兼胸闷，心烦，口干，纳呆，小便短少，大便干燥，舌质红，或紫绛，苔白腻或黄腻，或光剥无苔，脉滑数或弦数或细数。基本方：防己、椒目、土鳖虫各9 g，葶苈子、车前子、泽泻各15 g，大黄12 g，丹参30 g，莪术20 g。水煎2次取汁，早晚分服，日1剂，10日为1个疗程。水肿不退者加西药呋塞米10 mg，静脉推注。4例加用洋地黄类药物。结果：用药1日、3日、4日、5日后浮肿开始消退分别为7例、12例、6例、3例；用药3日、4日、5日、6日、7日、8日、9日、10日、11日后水肿退净分别为4例、4例、3例、5例、4例、3例、1例、2例、1例。显效（1周内水肿退尽，主症消失）16例，好转（7～10日内水肿退尽，主症基本消失）10例，无效（10日以上水肿仍未退尽，主症仍在）4例，总有效率为86.6%。实验室检查表明，治疗前后血钾、血钠无明显差异，血细胞比容和血二氧化碳分压下降，但无显著性差异（$P > 0.05$）。提示本方有较好的利水作用，且对电解质影响较小。

4．胸腔积液

以防己椒目葶苈大黄汤加味治疗该病15例，效果满意。基本方为：防己、椒目、葶苈子、大黄、全瓜蒌、桑白皮、苦桔梗各10 g，甘草3 g，水煎服，每日1剂。其中属结核性胸膜炎的，配合抗结核西药。一般用药7～10剂，胸腔积液基本吸收，临床症状及体征消失，胸片X线透视胸腔积液完全吸收，无复发。

七、注意事项

对脾胃虚弱，水饮内停者，应慎用，勿犯“虚虚”之戒。使用攻下逐水之法，可暂不可久，以免攻逐太过，损伤正气。

疏凿饮子

（《济生方》卷5）

一、功能

泻下逐水，疏风发表。

二、主治

水气。遍身水肿，喘呼气急，烦躁口渴，二便不利。

三、组成

泽泻12 g、赤小豆炒15 g、商陆6 g、羌活去芦9 g、大腹皮15 g、椒目9 g、木通12 g、秦艽去芦9 g、槟榔9 g、茯苓皮30 g。

四、用法

上㕮咀。每服12 g，水盏半，生姜五片，煎至七分，去滓，温服，不拘时候。

五、组方原理

本方主治为水邪泛溢上下、表里，邪盛气实之证。方中商陆苦寒有毒，主泻水饮，疗“水肿……疏五脏，散水气”（《名医别录》卷3），盖因“其性下行，专于行水”（《本草纲目》卷17），功同大戟、甘遂，可通利二便，为方中君药。茯苓皮、木通、泽泻、椒目、赤小豆渗利在里之水湿，为臣药。其中，茯苓皮专为利水祛湿要药；木通“利小便……主水肿浮大”（《药性论》）；椒目“主水，腹胀满，利小便”（《新修本草》卷14）；赤小豆“其性下行，通乎小肠，能入阴分，治有形之病。故行津液，利小便，消胀除肿”（《本草纲目》卷24）；泽泻，气寒味甘而淡，最善渗泄水道，专能通行小便。以上诸药合用，导在里之水湿从二便而出。配以羌活、秦艽、生姜疏泄发表，开泄腠理，使在表之水，从肌肤而泄；湿为阴邪，最易阻遏气机，故伍以大腹皮、槟榔行气利水，使气化则湿亦化，共为佐药。诸药合用，上下内外，分消其势，以消其水。

本方名“疏凿饮子”者，是取夏禹疏凿三峡，以利水势之意。本方证为水湿泛溢上下、表里，而见遍身水肿，故用疏表攻里，外散内消之法，亦夏禹疏凿江河之意，故名。

六、临床应用

1. 肝硬化腹水

疏凿饮子加减治疗肝硬化腹水100例。气臌型：腹胀明显，按之不坚，胁下胀满或疼痛，食后作胀，嗳气不爽，腹胀随情志而变化，舌苔白腻，脉弦，加醋香附、莱菔子、槟榔；血臌型：腹大坚满，胁腹疼痛，面色萎黄甚则黯黑，蜘蛛痣，唇紫，舌质紫，舌边有瘀血，舌苔灰，脉涩，加益母草、郁金、赤芍、三七粉；水臌型：腹大如鼓，青筋暴露，按之坚满，下肢浮肿，按之凹陷，小便短少，舌质淡，边有齿痕，苔薄白，脉滑，加猪苓、葶苈子、黄芪。30日为1个疗程。腹水消退后，均以香砂六君子汤调理善后。结果：显效78例，有效11例，无效7例，恶化4例，有效率为89%。气臌型疗效最好，水臌型疗效次之，血臌型疗效较差。

2. 肾病综合征

以疏凿饮子为基本方治疗原发性肾病综合征48例。风水泛滥者，加防己10 g，葶苈子6 g；湿毒浸淫者，加金银花、连翘各15 g，紫花地丁10 g；水湿浸渍者，加茯苓、白术各15 g；湿热壅盛者，加桑白皮、滑石各10 g，生甘草4 g。对照组38例采用纯西医治疗。结果：治疗组治愈32例，显效9例，有效4例，无效3例，总有效率为93.8%；对照组治愈19例，显效5例，有效3例，无效11例，总有效率为71.1%。

3．颅内压增高

颅内压增高是神经科的一种常见综合征。用疏凿饮子为主加减与常用降颅内压西药进行对照观察，本方疗效明显优于西药。中药组25例，男20例，女5例；西药组25例，男22例，女3例。年龄11～50岁，平均31岁。全部病例均有头痛、头晕、呕吐、视乳头水肿，腰椎穿刺（侧卧位）脑脊液压增高为200～600 mmH_2O（1 mmH_2O=0.0098 kPa）。治法：西药以渗透性脱水为主，主要用20%甘露醇250 mL，快速静脉滴注（15～20 min滴完）。山梨醇250 mL，静脉滴注，同时用氯化钾，防止丢失钾。中药组：主方为羌活、秦艽、商陆、槟榔、椒目、大腹皮、茯苓、木通、泽泻各9 g，赤小豆15 g，生姜皮6 g，水煎，每日1剂，分2次服。加减：体温高者加金银花、蒲公英、连翘，去生姜皮；口苦口干者，加北沙参、黄芩；体温不高者个别加玉米须、车前子。15日为1个疗程，10日后复查腰穿，查脑脊液压。结果：中药组25例中除2例三脑室肿瘤和1例颅内压蛛网膜炎（后颅凹囊型）无效外，余22例均显效，脑脊液压平均降至60～250 mmH_2O。西药组不如中药组脑压下降显著，有显著性差异（$P<0.01$）。认为本方治疗颅内压增高症之所以优于常用的西药甘露醇、山梨醇、呋塞米、高渗葡萄糖等单纯降脑脊液压药品，乃因此方不但有利尿、降脑脊液压之功，并且尚有抑菌、强心和解痉以及抗过敏和抗组胺的效用。推测本方加减具有促进脑脊液的循环和吸收，减少分泌并加速排尿的作用；同时，具有消除脉络丛炎症，改善脑循环功能，故对颅内压升高有显效。本方对占位性病变引起的脑脊液循环受阻所致的颅内压增高，效果不佳。

七、注意事项

本方为攻逐之剂，用治水肿形气俱实而无明显寒热见证者，孕妇忌用。

（本节作者：徐杰）

第五节　攻补兼施

黄龙汤

（《伤寒六书》卷3）

一、功能

泻热通便，补气养血。

二、主治

里热腑实而又气血不足证。自利清水，色纯青，或大便秘结，脘腹胀满，硬痛拒按，身热口渴，神倦少气，谵语甚或循衣撮空，神昏肢厥，舌苔焦黄或焦黑，脉虚。

三、组成

大黄12 g、芒硝9 g、枳实9 g、厚朴12 g、甘草3 g、人参6 g、当归9 g（原书未著用量）。

四、用法

水二盅，姜三片，枣子二枚，煎之后，再入桔梗煎一撮，热沸为度（现代用法：上药加桔梗3 g，生姜3片，大枣2枚，水煎，芒硝溶服）。

五、组方原理

综观本方治证，其病机乃里热腑实而兼气血两虚，证属邪实正虚。此时，不攻则不能去其实，不补则无以救其虚。方用大黄、芒硝、枳实、厚朴（即大承气汤）泻热通便，荡涤胃肠实热积滞以攻邪；人参、当归补气养血，扶正以利祛邪，使之下不伤正，为方中的主要部分。肺与大肠相表里，胃肠热结，阻滞不通，则肺气亦不得顺利宣降，欲通胃肠则开上焦肺气，故用法中加桔梗开宣肺气，宣通肠腑，有助于里实下行。且大承气汤性降下泻，桔梗性宣上行，两相配伍，一升一降，使气机升降复常，寓“欲降先升”之妙；生姜、大枣和胃调中，扶其胃气；甘草调和诸药，均为辅助部分。合而成方，共成泻热通便，补气养血，扶正攻下之剂，洵为邪正合治之良方。由于邪不去则正难安，扶正是为了更好地发挥攻邪的作用，故虽为扶正攻下之剂，而侧重点仍在于攻。

方名“黄龙”者，是喻本方之功效，取龙能兴云致雨以润燥土之意而命名。

六、临床应用

1．骨折后便秘

黄龙汤加减（大黄6 g，芒硝、甘草各8 g，厚朴、桔梗各10 g，枳实12 g，人参15 g，当归20 g）治疗骨折后便秘83例。纳差者加白术15 g；小便黄者加茯苓10 g；脊柱骨折者加续断15 g；骨盆骨折者加血余炭6 g；髋部骨折者加牛膝10 g。结果：全部病例服药1～4剂后，腹部胀痛、大便不通等症状均有不同程度的改善，且能减轻骨折疼痛。

2．粘连性肠梗阻

用黄龙汤［大黄（后下）、枳实、厚朴各15 g，芒硝冲服12 g，党参、当归各20 g，生姜6 g，大枣5枚］配合超激光照射治疗仪治疗粘连性肠梗阻36例。口干者加麦冬、玄参、生地黄，腹痛明显者加延胡索、木香。结果：治疗组总有效率为97.2%，对照组总有效率为81.3%，治疗组疗效优于对照组（$P<0.05$）。两组患者第一次排便时间治疗组为（18.58±10.21）h，对照组为（36.40±17.96）h，治疗组优于对照组（$P<0.01$）。

3．胃癌手术后早期

通过对21例胃癌根治术后患者氮平衡指标、体重及部分内脏蛋白质参数的观察，发现黄龙汤肠道营养支持组负氮平衡及体重显著较对照组下降为低（$P<0.01$），黄龙汤组手术前后内脏蛋白质变化也较对照组小。表明手术后早期使用黄龙汤进行肠道营养支持，能有效地减轻负氮平衡，促进蛋白质合成，有利于伤口愈合，且费用低廉。

增液承气汤

（《温病条辨》卷2）

一、功能

滋阴增液，泻热通便。

二、主治

阳明温病，热结阴亏证。燥屎不行，下之不通，脘腹胀满，口干唇燥，舌苔薄黄或焦黄而干，脉细数。

三、组成

玄参30 g、麦冬连心24 g、细生地24 g、大黄9 g、芒硝4.5 g。

四、用法

水八杯，煮取三杯，先服一杯，不知，再服（现代用法：水煎，芒硝溶服）。

五、组方原理

本方所治，为热结阴亏之证。方中重用玄参苦甘咸寒，入肺、胃、肾经，清热养阴；麦冬甘微苦微寒，入肺、心、胃经，养阴生津；生地黄甘寒，入心、肝、肾经，滋阴生津润燥，三药相配，补而不腻，有滋阴润燥，增液通便之功。大黄、芒硝软坚润燥，泄热通便。诸药合用，甘寒濡润，以滋阴清热，咸苦润降，以软坚降泄，使阴液得复，燥屎得下，热结可除，是为“增水行舟”，攻补兼施之剂。

本方的配伍特点在于滋阴药与泻下药同用。该方系增液汤（玄参、生地黄、麦冬）合调胃承气汤去甘草组成，故名“增液承气汤”。

六、临床应用

1．骨折术后便秘

报道以加味增液承气汤（玄参15 g，麦冬15 g，生地黄12 g，知母12 g，大黄10 g，枳壳10 g，黄芪18 g，当归12 g）治疗老年髋部骨折后便秘75例。结果：显效40例，有效28例，无效7例，总有效率为90.7%。

2．肛肠病术后发热

增液承气汤加减（玄参30 g，麦冬、生地黄各25 g，大黄9 g，芒硝4.5 g）治疗肛肠病术后发热43例。腹胀者加枳实、厚朴，渴甚者加天花粉、黄连，呕吐者加竹茹。结果：治愈33例，显效5例，有效3例，无效2例，总有效率为95.35%。

3．幽门梗阻

增液承气汤加味［枳实15 g，厚朴12 g，大黄（后下）10 g，芒硝（冲服）15 g，玄参30 g，麦冬30 g，生甘草6 g］治疗幽门梗阻36例。结果：治愈28例，好转6例，无效2例，总有效率为94.4%。

4．肛裂

应用本方加减：玄参、生地黄、麦冬各15 g，生大黄（后下）7 g，芒硝5 g。便血者加炒地榆、炒槐花；痛甚者加枳壳、延胡索。若药后大便次数增多、便溏，可将大黄改为先煎或减量。治疗肛裂31例，疗程最短7日，最长5年。肛门局部检查可见肛管皮肤全部裂开。结果：治愈（裂口愈合，临床症状消失）29例；好转（裂口基本愈合，临床症状减轻）2例。平均服药7剂。

5．寻常痤疮

应用本方加味：玄参15 g，麦冬12 g，生大黄10 g，生地黄20 g，芒硝6 g，白花蛇舌草30 g，生山楂10 g。加减法：皮损重而感染者，加黄连、生栀子、蒲公英、紫花地丁；有结节、囊肿者，加贝母、白芷、夏枯草；皮脂溢出过多者，加生薏苡仁、生白术、生枳壳；月经不调者，加桃仁、红花、丹参、益母草。每日1剂，水煎两次服用，同时取其药渣，另加入芒硝44 g，白花蛇舌草120 g，加水1 000 mL，煎水熏洗患处，每日4～5次，每次20 min，20日为1个疗程。炙甘草锌胶囊0.25 g，甲硝唑0.2 g。结果：治疗组110例，痊愈69例，显效21例，有效15例，无效5例，总有效率为90.0%；对照组50例，痊愈17例，显效10例，有效7例，总有效率为68%，两组经统计学处理有显著性差异（$P<0.01$）。

6．流行性出血热急性肾功能不全

本方加减，药用：大黄30 g，枳实10 g，芒硝20 g，生地黄30 g，麦冬30 g，白茅根30 g，桃仁10 g，猪苓12 g。治疗流行性出血热肾功能不全202例，另随机设西药对照组77例。结果：治疗组显效率为88.6%，总有效率为96%；对照组显效率为42.9%，总有效率为78%，两组比较有显著性差异（$P<0.01$）。另以增液承气汤加味：生地黄、玄参、麦冬、水牛角各30 g，赤芍、牡丹皮各15 g，大黄（开水泡）30 g，芒硝（冲服）30 g，先服芒硝，后分次服上药，治疗流行性出血热少尿期危重型患者75例。不能口服者可鼻饲或保留灌肠，药后3 h不泻，重服硝、黄1剂，腹胀肠麻痹加枳实、厚朴各12 g，直至泻下水样便和有小便出为止。渴甚者加天花粉15 g，呕吐者加竹茹12 g，呃逆者加柿蒂9 g，逆传心包、神昏谵语者加安宫牛黄丸。结果：治愈73例，死亡2例。

七、实验研究

导泻作用

增液承气汤与大承气汤在抢救急性有机磷中毒患者导泻作用上无显著性差异，但长期观察，增液承气汤更有利于减少体内脏器的损害，有利于胆碱酯酶及各脏器功能的恢复。

八、注意事项

本方较寒下之剂药力缓和，但也不能孟浪使用。吴瑭指出："阳明温病，无上焦证，数日不大便，当下之，若其人阴素虚，不可行承气者，增液汤主之。服增液汤已，周十二时观之，若大便不下者，合调胃承气汤微和之。"又说："阳明温病，下之不通……津液不足，无水舟停者，间服增液，再不下者，增液承气汤主之。"（《温病条辨》卷2）可见热结阴亏，燥屎不行之证，应用本剂亦当审慎，以免燥屎未下，而阴液更伤，致停药后便结更甚。

（本节作者：徐杰）

第五章　和解剂

第一节　调和肝脾

四逆散

（《伤寒论》）

一、功能

透邪解郁，疏肝理气。

二、主治

1．阳郁厥逆证

手足不温，身微热，咳，悸，小便不利，腹痛，泄利下重，脉弦。

2．肝脾不和证

胁肋胀闷，脘腹疼痛，脉弦等。

三、组成

甘草炙、枳实破，水渍，炙干、柴胡、芍药各6 g。

四、用法

上四味，捣筛，白饮和，服方寸匕，日三服（现代用法：水煎服）。

五、组方原理

本方证由阳郁气滞所致，故治宜宣畅气机，透达郁阳，疏肝理脾之法。方中柴胡入肝胆经，其性轻清升散，既疏肝解郁，又透邪升阳，为君药。白芍功能敛阴养血，以养肝体，助肝用。肝体阴而用阳，肝体得养，则肝用易复；另能防柴胡“劫肝阴”；再者，柴胡又是缓急止痛之佳品，与甘草配伍则疗效益增，是为臣药。佐以枳实，该药苦降辛行寒清，具有下气破结泄热之功。甘草为使药，一调和诸药；二益脾和中，以扶土抑木；三缓急以助白芍止痛。综观全方，柴胡配芍药一散一收，一疏一养；伍枳实一升一降；柴胡、芍药与枳实、甘草，亦肝亦脾，亦气亦血，四药合用，散而不过，疏而无伤，肝脾同治，气血兼顾，这也是本方的配伍特点。本方致使邪祛郁解，阳伸肢温，诸证自愈。由于本方主治“四逆”，原书剂型为散剂，故名“四逆散”。

六、临床应用

（一）内科

1．咳嗽变异性哮喘

用四逆散加味（柴胡、白芍、五味子、枳壳、桔梗、瓜蒌皮、炙枇杷叶、炙甘草）治疗咳嗽变异性哮喘60例。诊断依据：无明显诱因持续干咳少痰2个月以上。运动、吸入冷空气或异常气味以及上呼吸道感染可诱发或加剧。常在夜间或晨起发作影响睡眠。一般临床无感染征象或经长期用抗生素及止咳化痰药无明显疗效。用支气管扩张剂或皮质类固醇药物治疗可使咳嗽发作缓解。加减：兼风寒表证者加炙麻黄、杏仁、荆芥；风燥伤肺者加沙参、天花粉、浙贝丹；痰热较甚者加黄芩、桑白皮；肝火盛者加服黛蛤散；久病短气，动则尤甚者加补骨脂、胡桃仁等。10日为1个疗程。结果：显效31例，好转27例，无效2例，总有效率为97%。

2．反流性食管炎

采用加味四逆散（柴胡、白芍、枳实、牡丹皮、黄连、半夏、党参、炙甘草）治疗反流性食管炎40例，若嘈杂、反酸明显者加乌贼骨、煅瓦楞子制酸；若痛甚者加川楝子、延胡索行气止痛；若嗳气者加旋覆花、代赭石；若口苦、舌苔黄腻者加黄芩、栀子。对照组40例采用雷尼替丁和多潘立酮合用治疗。结果：治疗组临床治愈13例，显效16例，有效6例，无效5例，总有效率为87.5%；对照组临床治愈10例，显效12例，有效10例，无效8例，总有效率为80%。两组总有效率比较无显著性差异。治疗组随访32例，其中复发6例，复发率为18.75%；对照组随访30例，其中复发12例，复发率为40%。两组复发率有显著性差异（$P<0.01$）。

3．胃食管反流病

加味四逆散（柴胡、白芍、枳壳、清甘草、蒲公英、半夏、海螵蛸、制香附）为基本方，治疗胃食管反流病26例。反酸、嗳气者加旋覆花、郁金；烧心胸痛者加浙贝母、煅瓦楞子；口苦、呕吐者加左金丸；上腹饱胀者加佛手、陈皮。结果：26例中临床治愈18例（69.2%），好转7例（26.9%），无效1例（3.9%），总有效率为96.2%。

4．慢性胃炎

四逆散加味治疗慢性胃炎56例，其中浅表性胃炎42例，萎缩性胃炎14例。普利胃炎胶囊对照组48例，其中浅表性胃炎34例，萎缩性胃炎14例。腹痛腹胀者加炒川楝子、青皮、延胡索、蒲公英；神疲乏力者加黄芪、焦冬术；食欲不振者加大腹皮、鸡内金；嗳气、呕吐者加黄连、苏梗、姜半夏；泛酸者加乌贼骨、瓦楞子。结果：治疗组痊愈24例，显效9例，有效18例，无效5例，总有效率为91%；对照组痊愈12例，显效12例，有效14例，无效10例，总有效率为79%，两组疗效比较有显著性差异（$P<0.05$）。以加味四逆散（柴胡、枳实壳、白芍、白术、郁金、虎杖、丹参、黄芪、人参、香橼皮、陈皮、法半夏、砂仁）治疗慢性萎缩性胃炎30例，同时设对照组30例口服叶酸片、奥美拉唑肠溶片、阿莫西林、甲硝唑等。结果：治疗组临床治愈5例，显效12例，有效11例，无效2例，总有效率为93.33%。对照组治愈2例，显效8例，有效13例，无效7例，总有效率为76.67%。以加味四逆散（柴胡、薄荷、黄连、枳实、三七粉、白及粉、蒲公英、白芍、炙甘草、山楂、红藤、陈皮）治疗慢性萎缩性胃炎34例，对照组31例口服猴菇菌、胃复春、维生素C、维酶素。全部病例经纤维胃镜及病理活检后确诊为慢性萎缩性胃炎，治疗前后各做一次胃镜检查进行对照。结果：治疗组治愈3例，好转27例，无效4例，总有效率为88.2%；对照组好转19例，无效12例，总有效率为61.3%。

5．胆汁反流性胃炎

四逆散加味（柴胡、黄芩、白芍、枳实、甘草、甘松、连翘、丹参、半夏、白芷、儿茶、延胡索）治疗胆汁反流性胃炎80例，设多潘立酮、法莫替丁、谷维素等对照组40例。结果：治疗组治愈率为65%，对照组治愈率为30%；治疗组总有效率为95%，对照组总有效率为75%，两组有显著性差异（$P<0.01$）。以四逆散加味（柴胡、枳实、白芍、大黄、川厚朴、郁金、蒲公英、甘草）治疗胆汁反流

性胃炎65例，如痛甚者加延胡索、川楝子；胃酸者加吴茱萸、川黄连、乌贼骨；便秘者加虎杖；恶心欲呕者加半夏、佩兰；纳差者加莱菔子。设熊去氧胆酸40例作为对照组。结果：治疗组治愈46例，显效14例，无效5例，总有效率为92.3%；对照组治愈17例，有效14例，无效9例，总有效率为77.5%。两组疗效比较有差异（$P<0.05$）。

6．功能性消化不良

以四逆散加味（柴胡、炒白芍、炙甘草、枳实、当归、木香、陈皮、佛手、姜半夏、厚朴、白术、竹茹）治疗功能性消化不良40例。若以恶心、呕吐为主者加藿香、姜半夏；若腹泻、舌苔白腻者加苍术、草豆蔻；伤食嗳腐、苔白厚者加莱菔子、鸡内金、炒麦芽、连翘；持续腹痛者加延胡索、川楝子；胃脘部寒凉怕冷、四肢不温者加高良姜、干姜；若胃脘灼热疼痛、泛酸者加乌贼骨、瓦楞子或加黄连、吴茱萸。设对照组26例，以西沙必利治疗。结果：治疗组显效16例，有效23例，无效1例，总有效率为98%；对照组显效5例，有效15例，无效6例，总有效率为77.3%。治疗组显效率和总有效率均优于对照组（$P<0.05$）。以四逆散加味（柴胡、白芍、枳实、法半夏、甘草）治疗功能性消化不良180例，设莫沙必利治疗对照组120例。若伴有肝郁较甚、游走性腹痛者，选加郁金、川芎、佛手、延胡索、青黛；郁热甚、胃脘部疼痛为主，大便带黏液、大便不爽者，选加黄连、黄芩、蒲公英、栀子、夏枯草；腹胀、饱胀，餐后尤甚、嗳气较甚者，选加厚朴、大腹皮、砂仁、广木香，枳实改用枳壳；恶心、呃逆者，选加竹茹、柿蒂、丁香、沉香、苏梗。疗效指数=[（治疗前症状总分数－治疗后症状总分数）÷治疗前症状总分数]×100%。显著：疗效指数>75%；有效：疗效指数为35%～75%；无效：疗效指数<35%。结果：治疗组总有效率为92.8%，对照组为76.7%，两组有显著性差异（$P<0.01$）。将64例功能性消化不良肝郁脾虚证患者分为治疗组（32例）和对照组（32例）。治疗组服用加味四逆散（柴胡、白芍、枳壳、党参、白术、佛手、茯苓、甘草），对照组服用多潘立酮片，疗程均为4周。结果：治疗组临床治愈17例，显效7例，有效5例，无效3例，总有效率为91.7%；对照组临床治愈12例，显效5例，有效7例，无效8例，总有效率为66.7%。治疗组临床总有效率、治疗前后症状总积分比较及单项症状比较均优于对照组。

7．肠易激综合征

用加味四逆散（柴胡、枳实、白芍、香附、半夏、厚朴、甘草）治疗肠易激综合征52例，并设硝苯吡啶、谷维素对照组52例。结果：对照组显效21例（40.38%），有效17例（32.69%），无效14例（26.92%），总有效率为73.08%；治疗组显效35例（67.31%），有效15例（28.85%），无效2例（3.85%），总有效率为96.15%，两组患者治疗后疗效比较有差异（$P<0.05$）。用加味四逆散（白头翁、白芍、郁金、连翘、柴胡、佛手、枳壳、甘草）治疗肠易激综合征32例，设匹维溴铵对照组24例。结果：治疗组治愈10例，显效11例，有效7例，无效4例，总有效率为87.5%；对照组治愈6例，显效10例，有效4例，无效4例，总有效率为83.3%。用四逆散加味（柴胡、枳壳、白芍、延胡索、川楝子、瓜蒌仁、杏仁、莱菔子、甘草）治疗便秘型肠易激综合征50例，并设西沙必利片对照组30例。结果：治疗组临床痊愈20例，有效22例，无效8例，总有效率为84.0%；对照组临床痊愈8例，有效13例，无效9例，总有效率为70.0%。组间比较有差异（$P<0.05$）。治疗组临床痊愈、有效的42例中，疗程结束后6个月内复发6例，复发率为14.2%；对照组临床痊愈、有效的21例中复发10例，复发率为47.6%。治疗组复发率明显低于对照组（$P<0.05$）。

8．便秘

用加味四逆散（柴胡、枳壳、生白芍、炙甘草、生白术、升麻、杏仁、桃仁、当归、炙紫菀）治疗慢性功能性便秘94例，设麻仁丸对照组90例。结果：治疗组临床痊愈40例，显效30例，有效20例，无效4例，总有效率为96%；对照组临床痊愈20例，显效20例，有效25例，无效25例，总有效率为72%。两组疗效比较，有差异（$P<0.05$）。

9．胆囊炎

以四逆散加味治疗慢性胆囊炎38例。基本方为：柴胡、白芍、枳实、延胡索、川楝子、炙甘草。伴结石者加金钱草、海金沙、郁金、炒鸡内金；口苦甚者加栀子、牡丹皮、黄芩；大便秘结者加生大黄。结果：临床治愈28例，有效6例，无效4例，有效率为89.3%。

10．乙型肝炎病毒携带者

四逆散化裁（柴胡、枳实、白芍、丹参、党参、白花蛇舌草、甘草）治疗乙型肝炎病毒携带者128例，若肝郁气滞者加香附、郁金、川楝子；脾虚纳差者加陈皮、白术、炒谷芽、炒麦芽、炒山楂、黄芪；血瘀者加香附、郁金、川芎、红花、桃仁、鸡血藤、延胡索；湿热者加龙胆、木通、黄连、土茯苓、黄芩、黄柏；无症状型者加贯众、败酱草、鸡血藤、土茯苓、赤茯苓、金银花。结果：HBsAg转阴61例，转阴率为47.65%；HBeAg转阴72例，转阴率为56.2%；抗-HBc转阴38例，转阴率为29.7%；出现抗-HBs阳性79例，抗-HBe阳性87例，产生抗原抗体分别为61.71%和67.96%。

11．脂肪肝

四逆散加减（柴胡、白芍、枳实、葛根、石决明、制大黄、生山楂、鸡内金、郁金、泽泻、何首乌、丹参、川芎、莱菔子、石菖蒲、荷叶、甘草）治疗脂肪肝60例，同时设对照组60例仅采取科学合理的饮食（高蛋白、低糖、适量脂肪、充足维生素），戒酒，体育锻炼。结果：治疗组临床治愈18例，显效17例，有效18例，有效率为88.3%。对照组治愈6例，显效13例，有效18例，有效率为61.7%。两组总有效率比较有显著性差异（$P<0.01$）。另以解醒四逆散（白芍、柴胡、枳实、丹参、姜黄、郁金、茯苓、白术、白蔻仁、神曲、甘草）治疗酒精性肝病42例。结果：临床显效32例，有效8例，无效2例，总有效率为95%。

12．慢性胰腺炎

以茵虎四逆散加味（茵陈、虎杖、柴胡、赤白芍、枳实、甘草、大黄、厚朴、郁金、丹参、鸡内金）治疗慢性胰腺炎18例，所有病例均有胰腺炎病史，B超、CT检查胰腺增大或缩小、内部回声增强或胰管变形等。结果：显效13例，好转3例。以四逆散加减（柴胡、黄芩、白芍、枳实、木香、郁金、甘草）治疗慢性胰腺炎100例，上腹剧痛者加延胡索、香附；发热者加金银花、蒲公英、鱼腥草；发黄者加茵陈、山栀子。结果：痊愈75例，有效15例，无效10例，总有效率为93%。

13．躯体化障碍

应用加味四逆散（柴胡、炒白芍、枳实、竹茹、炙甘草、陈皮、桂枝、广郁金、石菖蒲、半夏、白术、生铁落、灯心草、钩藤）治疗躯体化障碍32例，设阿米替林对照组31例，63例诊断均符合《中国精神障碍分类与诊断标准》（第3版）的躯体化障碍诊断标准，采用症状自评量表评价疗效。第8周末疗效比较，治疗组显效7例（21.88%），好转13例（40.63%），有效9例（28.13%），无效3例（9.38%），总有效率为90.63%；对照组显效5例（16.13%），好转9例（29.03%），有效13例（41.94%），无效4例（12.90%），总有效率为87.10%。两组总有效率差异无统计学意义（$P>0.05$）。

14．失眠

用加味四逆散（柴胡、枳实、白芍、党参、丹参、五味子、生地黄、柏子仁、酸枣仁、竹茹、甘草）治疗顽固性失眠51例。设对照组51例给予地西泮、谷维素治疗。结果：治疗组总有效率为94.11%，对照组总有效率为72.55%。两组疗效比较有显著性差异，治疗组优于对照组。

15．室性早搏

用四逆散加味（柴胡、白芍、枳实、炙甘草、丹参、当归、酸枣仁、五味子）治疗冠心病所致的室性早搏32例，伴有心血瘀阻者加桃仁、红花；痰浊阻滞者加半夏、陈皮、茯苓；心气不足者加党参、黄芪；心阴不足者加天冬、麦冬、生地黄。设对照组30例服用盐酸普罗帕酮片。结果：治疗组18例痊愈（56.3%），12例好转（37.5%），2例无效（6.3%），总有效率为93.8%；对照组10例痊愈（33.3%），9例好转（30.0%），11例无效（36.7%），总有效率为63.3%。

16．亚健康状态

以桂枝四逆散（柴胡、枳实、桂枝、白芍、甘草、大枣、生姜）治疗213例亚健康状态中老年人，另设对照组213例用谷维素治疗。10日为1个疗程。采用睡眠和疲劳量表及90项症状清单进行疗效观察和评定。结果表明，桂枝四逆散对中老年人的亚健康状态有较好的改善作用，可提高亚健康人群睡眠质量，改善其疲劳状态和临床症状，与对照组相比有显著性差异（$P<0.01$）。

（二）外科

1．胆囊切除术后综合征

以加味四逆散（柴胡、炒枳实、赤芍、白芍、郁金、木香、川楝子、制延胡索、丹参、法半夏、茯苓、陈皮、炒莱菔子、炙甘草）治疗胆囊切除术后综合征34例，2个星期后评定疗效。结果：临床治愈（症状消失，B超、X线等检查正常）21例，占61.8%；好转（症状明显改善，B超、X线等检查有好转或无变化）10例，占29.4%；无效（症状部分改善，短时复发，其他检查无变化）3例，占8.8%；总有效率为91.1%。

2．胆结石术后肝功能异常

以四逆散加味为基础方治疗胆结石术后肝功能异常30例，气滞型者加当归、木香、生地、半夏、党参、茵陈、陈皮、佛手；血瘀型者加丹参、鸡血藤、牡丹皮、赤芍、制大黄、栀子、田基黄、蒲公英、茵陈。结果：显效25例，有效3例，无效2例，总有效率为93.3%。其中气滞型21例中，显效17例，有效3例，无效1例；血瘀型9例中，显效5例，有效3例，无效1例。

3．乳腺增生症

以四逆散加味（柴胡、青皮、香附、赤芍、王不留行、丹参、牡蛎、淫羊藿、甘草）治疗乳腺增生症100例。若经前乳房疼痛明显，肿块增大，随情志变化加重或减轻者加郁金、川楝子；肿块呈条索状，或结节状，质韧或较硬，疼痛明显者加三棱、莪术、鳖甲；肿块较大，质中有囊性感，乳头溢液者加海藻、山楂、浙贝母。治疗2个疗程6个月后评定疗效。结果：治愈（乳房肿块及疼痛消失，或肿块明显缩小，质软无疼痛）38例，显效（乳痛减轻，肿块缩小1/3以上）54例，无效（乳房肿块及疼痛无变化）8例，总有效率为92%。疗程最短2周，最长6个月。以加味四逆散（麦芽、山楂、柴胡、枳壳、白芍、甘草、香附、川楝子、丹参、延胡索、浙贝母、橘核、赤芍、王不留行、郁金、陈皮、茯苓）为基本方治疗乳腺增生症110例，若经前乳房疼痛明显，肿块增大，随情绪变化加重者，郁金、川楝子加量；肿块呈条索状或结节状，质韧或较硬，疼痛明显者加重麦芽、山楂、香附、王不留行量；肿块较大，质中有囊性感，乳头溢乳者加重浙贝母、橘核、陈皮、茯苓量；伴痛经、闭经者加蒲黄、五灵脂、益母草、当归；伴心烦者加牡丹皮、生栀子；伴失眠多梦者加远志、酸枣仁；伴脘闷、纳呆者加木香、砂仁、神曲；伴气血虚者加黄芪、太子参。结果：治愈61例，有效6例，总有效率达100%。疗程最短2个周期，最长6个月。

（三）妇科

1．不孕症

四逆散加味（柴胡、白芍、枳实、紫石英、益母草、郁金、香附、栀子、穿山甲、泽兰叶、甘草、路路通、当归）治疗不孕症76例。结果：62例受孕，14例无效，总有效率为84%。

2．高催乳素血症

以四逆散加减（柴胡、枳实、白芍、甘草、紫河车、吴茱萸）为基本方治疗高催乳素血症100例，并设溴隐亭和维生素B_6治疗作为对照组60例，若溢乳较多者加山楂、麦芽、牛膝、五味子、红花；子宫偏小者加高丽参、鹿茸，并于方中加入淫羊藿、牛膝、石楠叶、鹿角霜、鸡血藤、阳起石；体形偏胖者加山楂、白术、茯苓、制半夏、黄精。结果：治疗组治愈80例，有效15例，无效5例，半年后复发2例，总有效率为95%；对照组治愈30例，有效6例，无效24例，半年后复发15例，总有效率为60%。

3．慢性盆腔炎

四逆散加味（柴胡、赤芍、白芍、枳壳、香附、当归、桃仁、莪术、川芎、红藤、败酱草）治疗慢性盆腔炎86例，痊愈44例，有效31例，无效11例，总有效率为87.2%。

（四）儿科

小儿热厥

四逆散加味（柴胡、枳壳、白芍、炙甘草、连翘、竹叶、薄荷、滑石）治疗小儿热厥，以热退身凉，四肢转温，口不渴，小便清利为治愈。结果：110例均服药1～2剂而愈，服药后，0.5 h体温开始下降，微出汗，直至正常。70例周期发作者，服药后随访3～5年无复发。

（五）男科

1．阳痿

以四逆散加味（柴胡、仙茅、白芍、枳实、山药、淫羊藿）为基本方治疗阳痿81例，如早泄、遗精、盗汗者加煅龙骨、煅牡蛎、芡实、山茱萸；腰膝酸软、疼痛者加韭子、补骨脂、菟丝子、杜仲；尿频、尿道灼热者加败酱草、蒲公英、益母草、蛇床子；会阴、睾丸隐痛、下坠者加当归、丹参、橘核、延胡索、川楝子；临房胆怯者加石菖蒲、远志、茯神。结果：痊愈（阴茎能勃起，且能舒适完成性交）35例，好转（阴茎勃起能完成性交，但不舒适）33例，无效（阴茎不能勃起）13例。总有效率为83.5%。以四逆散加减（柴胡、赤白芍、枳壳、当归、生地黄、桃仁、红花、蜈蚣、甘草）治疗阳痿56例，如命门火衰，阳气虚甚者加淫羊藿、巴戟天、肉苁蓉；小腹、睾丸胀痛者加荔枝核、橘核、乌药。结果：痊愈36例，占64.3%；有效12例；占21.4%，无效6例，占10.7%；中途中断治疗2例，占3.6%。总有效率为85.7%。另以四逆散加减治疗糖尿病阳痿56例，其中痊愈36例，有效12例，无效6例，中断治疗2例，总有效率为85.7%。

2．勃起功能障碍

用四逆散加味（柴胡、白芍、枳实、甘草、王不留行、蜈蚣、当归）配合心理疗法治疗心理性勃起功能障碍40例。结果：痊愈（能进行正常性生活，ⅡEF-5评分 > 21分）31例，占77.5%；有效（能进行性生活，但持续时间较正常稍短，ⅡEF-5评分较治疗前增加5分以上）2例，占5%；无效（服药后症状无改善，ⅡEF-5评分无明显增加）7例，占17.5%；总有效率为82.5%。

七、实验研究

1．对胃肠道的影响

四逆散可显著抑制正常小鼠小肠的推进作用，显著对抗新斯的明所致小鼠小肠的运动亢进。其对兔离体肠管亦有抑制作用。本方水煎醇沉剂可对抗乙酰胆碱、氯化钡所致的肠痉挛，可抗大鼠实验性胃溃疡。用模具加水浴方法制备肝气郁结证候动物模型，观察四逆散对肝郁证模型大鼠胃肠组织细胞形态及胃肠激素的影响。结果：四逆散能使模型大鼠活动及体重均增加，学习记忆能力增强，使大鼠胃肠的病理改变得以很好地恢复，能提高血清中胃泌素、血浆中胃动素和血管活性肠肽的含量，降低血浆中生长抑素的含量。认为四逆散能通过保护胃肠黏膜、调节胃肠激素，使肝胆疏泄及脾胃升降恢复正常，气机调畅。

2．对睡眠时相的影响

采用电刺激诱导大鼠失眠，利用脑电图描记的方法，观察给予四逆散水煎液后失眠大鼠睡眠时相的变化。结果显示，四逆散水煎液可显著延长失眠大鼠的总睡眠时间，在睡眠时相上主要表现为延长慢波睡眠Ⅱ期和快速眼动睡眠，对慢波睡眠Ⅰ期没有显著的影响，并使觉醒时间显著减少。

3．对离体子宫的影响

四逆散对未孕家兔的离体子宫呈抑制作用，使子宫节律性收缩减少，子宫平滑肌弛缓，并对抗肾上腺素对子宫的兴奋作用；对家兔在体子宫，经耳静脉给药后，呈兴奋作用，使子宫收缩力及张力均增强，收缩频率加快。

4．对正常血压的影响

静脉注射四逆散水煎醇沉液，能使兔、狗的正常血压明显升高。其升压作用的特点是：升压曲线与去甲肾上腺素相似；升压同时，对呼吸的抑制不明显，而去甲肾上腺素升压同时对呼吸明显抑制；升压持续时间较去甲肾上腺素长；升压作用无快速耐受性，同时心电图监测也未出现心律失常。其升压作用可能与兴奋肾上腺素能α、β-受体，加强心脏功能有关。

5．抗休克作用

四逆散水煎醇沉液静脉注射，对家兔或狗的内毒素休克、心源性休克、失血性休克及胰岛素休克均有明显保护效果，抗休克机制与该液能兴奋肾上腺素能α、β-受体，增强心脏功能，提高耐缺氧能力及血氧分压、抑制血小板聚集及抗心律失常等有关。运用方剂分解法，以升压和LD_{50}为指标，测得以枳实、柴胡、白芍配伍的制剂升压效果最强，毒性最低。

6．对心功能的影响

四逆散可增加麻醉猫心脏的泵血功能，主要是通过增加心室舒张时心肌纤维收缩成分延长的最大速度及增加后负荷来实现的。离体兔心实验观察到，1∶2醇沉剂0.4 g灌注后，对心缩力、心率和冠脉流量均无明显影响。当剂量增加到4.6 g时，心脏呈抑制作用，心收缩力减弱，心率减慢，甚至心搏暂停。在兔体内心实验观察到，四逆散能增加心肌收缩振幅，加快心搏。用于治疗戊巴比妥钠引起的急性心肌损害，四逆散醇沉剂0.5 g的强心作用优于0.2 mg西地兰。

7．提高耐缺氧能力及血氧分压

四逆散煎剂可提高小鼠常压耐缺氧能力和对异丙肾上腺素所致缺氧的耐受力，延长其结扎双侧颈总动脉后的生存时间，并能提高动物和人的血氧分压。

8．抑制血小板聚集和抗体外血栓形成

四逆散能抑制ADP诱导的血小板聚集，且随剂量增加抑制率增强，对正常小白鼠、家兔血小板计数和对家兔血流变学参数均无显著影响。其对体外血栓形成有明显抑制作用。

9．其他

本方静脉注射2.5 g/kg能救活利多卡因中毒小鼠，降低其死亡率，并明显推迟死亡发生的时间；腹腔给药5 g/kg，可显著预防利多卡因的毒性，并增加大鼠对其的耐受量；预防利多卡因毒性的半数有效量为6.1±0.69 g/kg，随着四逆散的剂量增加预防作用增强，呈显著的量效关系。本方对小鼠腹腔巨噬细胞的吞噬功能有较明显的促进作用，增强其免疫力；对中枢神经有镇静作用，并可降低正常小鼠的体温。

10．毒性

①急性毒性：本方煎剂小鼠口服LD_{50}为413 g/kg，水醇沉液小鼠腹腔给药LD_{50}为122.8 g/kg，尾静脉给药LD_{50}为22.4 g/kg。另外，在30 min内经静脉连续给药，不同累加剂量的药物对大鼠、家兔心电图均有影响；大鼠1.5 g/kg、家兔4.5 g/kg可使P-R间期延长，同时使大鼠发生传导阻滞，T波高耸；3.5 g/kg、7.0 g/kg时，可明显减慢大鼠、家兔的心率，并使家兔的S-T段下移；但对家兔心乳头肌的收缩性无明显影响。证明该药对心脏有一定的毒性。

②亚急性毒性：15 g/kg煎剂大鼠灌胃，每日1次，连续20日。其体重、肝功能、肾功能均无明显变化。20 g/kg水醇沉液给小鼠腹腔注射，每日1次，连续20日。结果可见，体重减轻，血小板减少。在小鼠和兔亚急性毒性的病理形态学检查中，可见到20 g/kg剂量对心、肝、肾等主要脏器均有一定程度的损害。如充血水肿，实质细胞变性，重者点状坏死，小血管内有微血栓形成。而微血栓以纤维蛋白和血小板为主要成分，单味枳实所致的损害较复方更为严重。以该方中枳实为主，将其分解组合成七种不同的配方，制成水醇沉液。结果：以枳实、柴胡、白芍方和枳实、柴胡、甘草方升压效果最强，而前者和原方腹腔给药的LD_{50}为最大，即毒性最低。并且上述各配伍制剂的LD_{50}均比单味枳实的LD_{50}大，说明本方各种不同配伍均降低了单味枳实的毒性。

八、注意事项

阴虚气郁而致的脘腹、胁肋疼痛，忌用本方。

逍遥散

（《太平惠民和剂局方》卷9）

一、功能

疏肝解郁，养血健脾。

二、主治

肝郁血虚脾弱证。两胁作痛，头痛目眩，口燥咽干，神疲食少或往来寒热，或月经不调，乳房胀痛，舌质淡红，脉弦而虚者。

三、组成

甘草$_{微炙赤}$15 g，当归$_{去苗，锉，微炒}$、茯苓$_{去皮，白者}$、白芍药、白术、柴胡$_{去苗}$各30 g。

四、用法

上为粗末，每服6 g，水一大盏，烧生姜一块切碎，薄荷少许，同煎至七分，去渣热服，不拘时候（现代用法：共为散，每服6～9 g，加煨姜、薄荷少许共煎汤温服，日3次。亦可作汤剂，水煎服，用量按原方比例酌情增减。亦有丸剂，每服6～9 g，日服2次）。

五、组方原理

本方主治肝郁血虚脾弱之证，但重在肝气郁滞，故治宜疏肝解郁为主，配合养血健脾之法。方中首选柴胡为君药，目的在于疏肝解郁，使肝气条达，以复肝用。臣药以当归、白芍，两药皆入肝经，均能补血，合用相得益彰，共治血虚，既养肝体助肝用，又防柴胡劫肝阴。另外，白芍又能养阴缓急以柔肝，当归还能活血以助柴胡疏肝郁。木郁则土衰，肝病易于传脾。故以白术、茯苓、甘草健脾益气，非但扶土以抑木，且使营血生化有源，以增归、芍养血之功，共为佐药。用法中加薄荷少许，疏散透达肝经之瘀滞；烧生姜降逆和中，且能辛散达郁，亦为佐药。柴胡为肝经引经药，甘草调和药性，又兼使药之用。合而成方，深合《素问·脏气法时论》“肝苦急，急食甘以缓之”“脾欲缓，急食甘以缓之”“肝欲散，急食辛以散之”之旨，可使肝郁得疏，血虚得养，脾弱得复。本方的配伍特点是：疏中寓养，气血兼顾，肝脾同调。关于本方方名，《绛雪园古方选注》卷下曾谓：“《庄子·逍遥游》注云，‘如阳动冰消，虽耗不竭其本，舟行水摇，虽动不伤其内’。譬之于医，消散其气郁，摇动其血郁，皆无伤乎正气也。”该方服后可使肝气条达，郁结消解，气血调和，神情怡悦，故名之。

六、临床应用

（一）内科

1．慢性咽炎

逍遥散加味（柴胡、当归、白芍、白术、茯苓、生甘草、薄荷、煨生姜、佛手、玄参、浙贝母、桔梗、郁金）治疗慢性咽炎92例，并随证加减：外感视其寒热而加苏叶、荆芥、金银花、连翘等；咽干甚者加麦冬、知母；滤泡伴咽部充血甚者加白花蛇舌草、丹参；咽痒偏热者加僵蚕，偏寒者加露蜂房。结果：临床痊愈43例，好转47例，无效2例，总有效率为97.8%。以逍遥散加味（柴胡、当归、炒白芍、炒白术、茯苓、牡丹皮、浙贝母、桔梗、玄参、甘草、薄荷、煅龙骨、煅牡蛎）治疗慢性咽炎40例。结果：26例痊愈，10例好转，4例无效。

2．咳嗽

逍遥散加味治疗干咳32例。伴有火旺者加牡丹皮、焦山栀；咳逆上气者加旋覆花、枳壳；痰液黏稠难咯者加浙贝母、瓜蒌；咽喉中有异物感、胸膈满闷者加苏子、厚朴、姜半夏；胸痛者加郁金、香附；胃纳减少者加木香、砂仁；咽痒者加牛蒡子、前胡；咽痛者加玄参、射干；咽燥口干、咳嗽日久不减者加沙参、麦门冬、天花粉、诃子；咯血甚者加仙鹤草、藕节。结果：治愈15例，好转14例，无效3例，总有效率为90.62%。

3．慢性阻塞性肺病

采用常规治疗联合逍遥散加减（当归、白芍、柴胡、茯苓、白术、薄荷、黄芩、瓜蒌、前胡、射干、枇杷叶）治疗本病稳定期肝气郁结证32例，另设对照组28例给予常规治疗（氨茶碱、复方甘草合剂等）。结果：治疗组临床控制5例，显效12例，有效12例，无效3例，总有效率为90.60%；对照组临床控制1例，显效4例，有效11例，无效12例，总有效率为57.14%。

4．心脏神经官能症

加味逍遥散（当归、柴胡、白芍、白术、炙甘草、香附、石菖蒲、郁金、木香、丹参、百合）治疗79例心脏神经官能症。伴有心虚胆怯者加茯神、龙骨、炒枣仁、琥珀粉、远志；心肝火旺者去白术、茯苓加栀子、黄连、莲子心、柏子仁；肝气郁结者加佛手、桔梗、枳壳；气血两虚者去茯苓、木香、丹参加黄芪、炒枣仁、鹿衔草。对照组39例给予氟西汀治疗。结果：治疗组显效30例，有效41例，无效8例，总有效率为89.9%；对照组显效8例，有效20例，无效11例，总有效率为71.8%，治疗组显效率和总有效率均明显优于对照组（$P<0.01$）。另用逍遥散加减（柴胡、白芍、炒白术、郁金、朱远志、琥珀末）治疗60例本病；对照组30例予以谷维素、地西泮、倍他乐克治疗。若兼有肝火盛者加山栀子、牡丹皮；胸部胀痛较甚者加香附、佛手；口苦、嘈杂吞酸、嗳气者加竹茹、浙贝母、乌贼骨。90例患者均经过心电图、动态心电图、心脏超声、胸片以及颈部血管超声，排除冠心病、高血压性心脏病、肺栓塞、颈椎病（交感神经型）、病态窦房结综合征、预激综合征以及非器质性心律失常，辨证为肝气郁结。结果：治疗组治愈45例，好转11例，无效4例，总有效率为93.3%；对照组治愈11例，好转10例，无效9例，总有效率为70.0%。两组疗效有差异。

5．脂肪肝

逍遥散加减（柴胡、枳实、白术、茯苓、生山楂、当归、生蒲黄、决明子、泽兰、地龙、海藻）治疗非酒精性脂肪肝58例，对照组55例口服护肝片。结果：治疗组治愈21例，有效32例，无效5例，总有效率为91.38%；对照组治愈15例，有效23例，无效17例，总有效率为69.09%。两组有显著性差异（$P<0.01$）。

6．胆结石

逍遥散加味（柴胡、白术、云茯苓、当归、白芍、薄荷、片姜黄、鸡内金、金钱草、王不留行、穿山甲、甘草）治疗肝内胆管结石60例，若伴有右胁胀痛者加川楝子、延胡索、香附；右胁刺痛者加丹参、赤芍、桃仁；黄疸者加茵陈、栀子、车前子。设对照组60例服用金茵利胆胶囊。结果：治疗组痊愈16例，占26.7%；好转41例，占68.3%；无效3例，占5%，总有效率为95%。对照组痊愈6例，占10%；好转14例，占23.3%；无效40例，占66.7%，总有效率为33.3%。

7．肝炎

逍遥散加减（柴胡、茯苓、炒白术、白芍、陈皮、丹参、赤芍、香附、枳壳）治疗慢性乙型肝炎80例。若脾虚甚者加炙黄芪、党参；阴虚甚者加枸杞、玄参、牛膝；气滞甚者加木香、延胡索；血瘀者加桃仁、泽兰或水蛭；胁痛甚者加川楝子。结果：临床治愈（主要症状如右胁肋部疼痛不适、脘腹胀满、倦怠乏力消失，面色晦暗改善明显，肝功能恢复正常，HBsAg滴度下降，但HBsAg阳性持续存在，以上各项保持一年以上）21例，占26.25%；好转（主要症状部分消失或缓解，肝功能各项指标接近正常值，HBsAg滴度下降不明显）43例，占53.75%；无效（主要症状与治疗前相同或加重）16例，占20%。逍遥散加减（柴胡、陈皮、白术、三七、牡丹皮、茯苓、当归、黄芪、牛膝、党参、甘草）

治疗自身免疫性肝炎，设对照组服用复方甘草酸苷片，两组各60例。结果：治疗组肝功能平均分值下降，与用药前比较均有显著性差异（$P<0.05$），其中丙氨酸氨基转移酶较对照组明显下降，对照组未显示明显变化；治疗组症状、体征改善明显，较对照组有显著性差异。

8．肠易激综合征

用逍遥散加味（柴胡、当归、白芍、白术、茯苓、甘草、何首乌、党参、桃仁）治疗便秘型肠易激综合征27例，并设立对照组26例给予口服麻仁丸治疗。结果：治疗组痊愈21例，显效4例，有效2例，总有效率为100%；对照组痊愈10例，显效8例，有效5例，无效3例，总有效率为88.5%，两组差异显著。逍遥散治疗肠易激综合征50例，便溏者加炒山药、莲子、藕根；大便艰涩不爽者加枳实、白芍、代赭石；大便干结者加桃仁、瓜蒌仁；肠鸣腹泻者加陈皮、防风、生龙骨、牡蛎。结果：治愈（症状和体征消失，3个月以上无复发，季节性发作者1年以上无复发）36例，显效（症状、体征明显改善，发作次数明显减少）10例，好转（症状大部分消失，体征有部分改善，发作次数减少）4例，总有效率为100%。另以逍遥散加味（白术、白芍、当归、柴胡、茯苓、香附、陈皮、防风、党参、补骨脂）治疗肠易激综合征64例，并与莫沙必利分散片、四磨汤口服液、思连康片、元胡止痛软胶囊治疗的44例对照比较。若气虚者加黄芪；气滞者加枳壳、木香；阴虚者加沙参、麦冬、生地黄；阳虚者加肉苁蓉、升麻；便秘者加决明子、虎杖。结果：治疗组临床治愈41例，显效19例，无效4例，总有效率为93.8%；对照组治愈16例，显效20例，无效8例，总有效率为81.8%。

9．便秘

逍遥散加减（柴胡、白术、白芍、当归、茯苓、枳壳、桔梗、杏仁、玄参、麦冬、柏子仁、甘草、生地黄、熟地黄）治疗51例便秘。中青年女性者加重当归、白芍用量，并加桃仁、台乌药；老年便秘者加党参、黄芪、制首乌、黄精、肉苁蓉、黑芝麻。结果：服药3～15剂后，显效（排便通畅，每日一行，排出软便，停药2个月后无复发）32例，有效（每日排软便1次，排便畅快无不适感，但停药2～6个月后有复发，需再次服药）19例。加味逍遥散（当归、白芍、茯苓、白术、柴胡、甘草、熟地黄、肉苁蓉、枳壳、郁金、淫羊藿、陈皮）治疗女性更年期便秘94例，对照组62例服用便秘通口服液。结果：治疗组治愈63例（67.02%），好转27例（28.72%），无效4例（4.26%），总有效率为95.74%；对照组治愈23例（37.10%），好转28例（45.16%），无效11例（17.74%），总有效率为82.26%。

10．慢性胃炎

逍遥散加味（白芍、丹参、茯苓、炒白术、薏苡仁、白花蛇舌草、枳壳、莪术、当归、柴胡、穿山甲、炙甘草）治疗慢性萎缩性胃炎68例，其中伴肠上皮化生23例，异型增生18例，幽门螺杆菌阳性45例。兼气虚者加党参、黄芪，去枳壳；阴虚者加沙参、麦门冬、玉竹、乌梅，去茯苓、白术、薏苡仁、白花蛇舌草；阳虚者加炮姜、制附子；肝火重者加黄芩、栀子；湿热重者加黄连、车前子；嗳气者加旋覆花、代赭石；恶心呕吐者加半夏、竹茹；泛酸者加海螵蛸、煅瓦楞子；食后腹胀者加鸡内金、焦三仙；便秘者加大黄或当归加量；便溏者加白扁豆、芡实。结果：痊愈25例（36.76%），显效21例（30.88%），有效15例（22.06%），无效7例（10.29%），总有效率为89.71%。其中，伴肠上皮化生者23例，有效18例，有效率为78.26%；伴异型增生者18例，有效13例，有效率为72.22%；伴幽门螺杆菌阳性者45例，转阴39例，转阴率为86.67%。逍遥散加减（柴胡、枳壳、白芍、丹参、茯苓、炒白术、薏苡仁、连翘、当归、生山楂、炙甘草、生姜、薄荷）治疗慢性萎缩性胃炎112例，结果：临床痊愈37例（33.04%），显效41例（36.60%），有效23例（20.54%），无效11例（9.82%），总有效率为89.08%。其中，伴肠上皮化生者45例，有效36例，有效率为80.00%；伴异型增生者60例，有效43例，有效率为71.67%；肠化生和异型增生合并存在7例，有效3例，有效率为42.85%；伴幽门螺杆菌阳性者95例，转阴78例，转阴率为82.11%。逍遥散加减方（川芎、三七、蒲公英、薄荷、炙甘草、枳壳、柴胡、白芍、生姜、白术、茯苓、当归、黄芪）治疗慢性萎缩性胃炎30例，对照组30例服用维生素片。结果：治疗组30例，显效18例，有效10例，无效2例，总有效率为93.33%。对照组30例，显效16例，有效10例，无效4例，总有效率为86.67%。两组总有效率无显著性差异。

11．胆汁反流性胃炎

自拟加味逍遥散（柴胡、白术、白芍、当归、茯苓、炙甘草、厚朴、佛手、石斛）治疗胆汁反流性胃炎68例，若泛酸烧心重者加黄芩、黄连；舌质紫暗者加丹参；大便干燥者加大黄或麻仁；打嗝、嗳气者加代赭石、制半夏。设对照组60例，服用莫沙必利治疗。结果：治疗组治愈（胃镜检查胆汁反流消失，胃黏膜光滑，症状、体征消失，随访1年无复发）66例，好转（胆汁反流减少1级，黏膜炎症减轻，临床症状、体征基本消失，随访2个月以上有1～3次复发）2例，治愈率为97%；对照组治愈43例，好转15例，无效（胃镜复查胆汁反流改善不明显，胃液仍呈黄色，黏膜病变变化不大，临床症状无缓解，易反复发作）2例，治愈率为73%。两组治愈率有显著性差异（$P<0.05$）。

12．功能性消化不良

逍遥散为基本方治疗功能性消化不良82例，显效（1周内自觉症状消失）65例，占79.3%；有效（2周内自觉症状好转）14例，占17.0%；无效（2周内症状无改善者）3例，占3.7%，总有效率为96%。另以逍遥散加减（柴胡、白芍、郁金、白术、茯苓、枳壳、山楂、神曲、麦芽、当归、炙甘草）治疗功能性消化不良53例，对照组51例给予多潘立酮口服治疗。结果：治疗组临床治愈15例，显效20例，有效13例，无效5例，总有效率为90.57%；对照组临床治愈9例，显效13例，有效15例，无效14例，总有效率为72.55%。治疗组疗效优于对照组（$P<0.01$）。

13．失眠

逍遥散加味（醋柴胡、当归、远志、白芍药、茯苓、白术、夜交藤、合欢皮、柏子仁、酸枣仁、薄荷、炙甘草）治疗更年期不寐28例，对照组28例按西医给予地西泮、谷维素和维生素E治疗。结果：治疗组痊愈20例，显效4例，有效2例，无效2例；对照组痊愈14例，显效5例，有效4例，无效5例。

14．眩晕

逍遥散加减（当归、白芍、柴胡、云茯苓、羌活、藁本、葛根、香附、青皮、木香、郁金、丹参、川芎、菊花、杞果、生地黄、秦艽、白芷、合欢皮、夜交藤、远志）治疗椎-基底动脉供血不足所致眩晕76例，临床痊愈32例，占42.1%；显效24例，占31.6%；好转10例，占13.2%；无效10例，占13.2%，总有效率为86.8%。

15．头痛

加味逍遥散（柴胡、牛膝、川芎、香附、当归、白芍、葛根、桃仁、地龙、生地黄、红花）治疗紧张性头痛36例，并随证加减（头晕目眩者加天麻、钩藤；头痛甚者加全蝎、白芷；口干目赤者加牡丹皮，栀子；心烦失眠者加酸枣仁、柏子仁）。治疗结果：治愈（头痛及伴随症状消失，3个月内无复发）21例，好转（头痛及伴随症状减轻，发作时间缩短或周期延长）12例，无效（头痛等症状无改善）3例，总有效率为90.83%。

16．抑郁症

将肝郁气滞痰阻型抑郁症54例，分为两组，治疗组32例服用逍遥散（柴胡、白术、茯苓、陈皮、薄荷、合欢皮、白芍、天麻、甘草、郁金、牡丹皮、栀子、大枣），对照组22例，服用越鞠丸。以汉密尔顿量表观察并判断临床疗效。结果：治疗组汉密而顿量表总分由（24.72±7.1）分降至（8.1±5.3）分；32例病情由中、重度转为轻度或治愈，总有效率为83%；对照组为70.0%，两组患者临床总疗效比较，差异具有统计学意义（$P<0.05$）。这提示逍遥散对肝郁气滞痰阻型抑郁症具有较好的治疗作用，其临床疗效优于越鞠丸。逍遥散加味（柴胡、白芍药、茯神、白术、当归、薄荷、牡丹皮、郁金、浮小麦、夜交藤、太子参）治疗冠心病合并抑郁症40例，设对照组39例服用百忧解，两组同时服用硝酸酯类药物、他汀类药物、抗血小板聚集剂、钙离子拮抗剂、β-受体阻滞剂等。结果：治疗组40例，痊愈6例，显效16例，有效13例，无效5例，有效率为87.5%；对照组39例，痊愈3例，显效12例，有效15例，无效9例，有效率为76.9%。两组疗效比较有显著性差异（$P<0.05$）。两组治疗前后汉密而顿抑郁量表评分比较：汉密而顿抑郁量表分数分别为（12.5±2.3）分和（5.8±3.6）分，有显著性差异（$P<0.01$）。治疗组在治疗过程中无1例出现副作用；对照组出现的主要副作用有：口干10例、便秘8

例、视力模糊7例、震颤3例、厌食1例、心动加速1例。

17．纤维肌痛综合征

加味逍遥散（牡丹皮、炒栀子、柴胡、香附、当归、白芍、茯苓、白术、薄荷、大枣、生甘草、生姜）治疗纤维肌痛综合征33例，对照组17例给予阿米替林及芬必得胶囊治疗。两组均以4周为1个疗程。结果：治疗组临床控制9例（27.3%），显效11例（33.3%），有效10例（30.3%），无效3例（9.1%），总有效率为90.9%；对照组临床控制3例（17.6%），显效4例（23.5%），有效4例（23.5%），无效6例（35.4%），总有效率为64.7%。两组疗效有显著性差异（$P < 0.05$）。另以加味丹栀逍遥散（牡丹皮、栀子、柴胡、当归、白芍、白术、茯苓、香附、川芎、薄荷、生姜、甘草）治疗纤维肌痛综合征27例，治疗结果：治愈16例（占59.3%，疼痛消失，随访半年无复发者），显效6例（占22.2%，疼痛基本消失，随访半年无加重者），有效3例（占11.1%，疼痛有改善但未达到显效者），无效2例（占7.4%，疼痛无改善者）。

18．亚健康状态

逍遥散加减治疗亚健康状态50例。汗多者加浮小麦、龙骨、牡蛎；眩晕耳鸣者加石决明、珍珠母、钩藤；失眠者加栀子、淡豆豉、夜交藤；心悸，气短者加黄芪、刺五加；胁痛者加延胡索、川楝子；妇女月经不调者加牡丹皮、栀子。结果：治愈（临床症状基本消失，情绪恢复正常，舌苔、脉象恢复正常）20例，显效（临床症状明显减轻，舌苔、脉象明显好转）24例，有效（临床症状有所改善）4例，无效（临床症状无改善或加重）2例，总有效率为96%。

（二）外科

乳腺增生

将117例患者分为治疗组62例，对照组55例。治疗组以逍遥散加减（柴胡、茯苓、芍药、白术、当归、甘草、郁金、青皮、薄荷、血竭、贝母）为基本方，伴随心烦易怒、情绪不畅者加服香附、丹参；乳房胀痛较甚者加川楝子、延胡索；肿块明显或病程久者酌情加三棱、莪术；伴经期不调者则加狗脊、淫羊藿、益母草、女贞子、龟甲。对照组给予乳癖消片。结果：治疗组临床治愈27例，显效24例，有效6例，无效5例，总有效率为91.9%；对照组临床治愈17例，显效17例，有效11例，无效10例，总有效率为81.8%。逍遥散加减（柴胡、白芍、当归、茯苓、白术、王不留行、昆布、郁金、川楝子、台乌药、瓜蒌壳、甘草）治疗乳腺增生98例。结果：临床治愈67例，显效19例，有效9例，无效3例，总有效率为96.9%。另以加味逍遥散（柴胡、炒白术、当归、川楝子、青皮、茯苓、牡丹皮、穿山甲、赤芍、三棱、橘核、荔枝核、生甘草）治疗乳腺增生112例。结果：痊愈54例，占48.2%；显效20例，占17.9%；有效28例，占25%；无效10例，占8.9%，总有效率为91.1%。

（三）妇科

1．卵巢囊肿

逍遥散加味（柴胡、白芍、当归、茯苓、延胡索、川楝、三棱、莪术、穿山甲、炙鳖甲等）治疗卵巢囊肿36例，对照组10例服桂枝茯苓丸。46例患者经妇科检查，B超检查，确诊为良性卵巢囊肿。偏肾虚者加杜仲、川续断、菟丝子；偏气血虚者加党参、黄芪。20日为1个疗程。结果：治疗组痊愈28例，有效6例，无效2例，总有效率为94.44%。对照组痊愈3例，有效3例，无效4例，总有效率为60%。两组有显著性差异（$P < 0.05$）。

2．经前期紧张综合征

逍遥散加减（炒柴胡、当归、白芍、炒白术、茯苓、甘草、青皮、陈皮、钩藤、香附等）治疗肝郁气滞型经前期紧张综合征50例，对照组40例口服谷维素、维生素B_6。两组均于经前14日开始治疗，至下次月经来潮为1个疗程，治疗3～6个疗程。疗效标准为治愈：临床症状消失，基础体温或内分泌基本正常，治疗结束后观察3个月经周期无复发；显效：主要症状明显好转，基础体漫或内分泌测定接近正常，治疗结束后观察3个月经周期未加重；有效：主要症状得到控制，程度有所减轻，治疗结束后部分症状有反复，但较治疗前有所减轻；无效：各种症状无好转或加重，观察指标无改善。结果：治疗组治愈25例，显效17例，有效5例，无效3例，总有效率为94.0%；对照组治愈2例，显效6例，有效17例，无效15例，总有效率为62.5%。治疗组疗效优于对照组（$P<0.01$）。治疗组泌乳素、血雌二醇、孕酮治疗前后比较有显著性差异（$P<0.01$），与对照组治疗后比较也有显著性差异（$P<0.01$）。治疗组能明显提高患者基础体漫积分值（$P<0.01$），与对照组比较有差异（$P<0.05$）。

3．痛经

以逍遥散为基本方治疗原发性痛经60例，并随证加减：小腹两侧刺痛，经血色暗红有块者去当归，加牡丹皮、栀子、莪术；胁痛乳房胀痛者加郁金、香附；经血淋漓不畅者加桃仁、川芎；腰酸痛者加熟地黄、菟丝子。结果：治疗60例，痊愈28例（46.67%），显效22例（36.67%），有效7例（11.67%），无效3例（5%），总有效率为95%。其中服药1个疗程获效者21例，服药2个疗程获效者28例，服药3个疗程获效者8例。逍遥散加减（柴胡、当归、白芍、白术、甘草、茯苓、郁金、香附、丹参）治疗痛经45例，若伴有肝郁兼肾虚者加覆盆子、菟丝子、车前子、枸杞子、五味子；肝郁兼血瘀者加桃仁、川芎、川牛膝、益母草；肝郁兼痰湿者加陈皮、苍术、制半夏、天南星。经过2～5个月经周期的调治，显效（疼痛消失，连续3个月经周期未见复发）12例，占26.67%；有效（疼痛减轻或疼痛消失，但不能维持3个月以上）29例，占64.44%；无效（疼痛未见改善）4例，占8.89%。有效率为91.11%。

4．经前乳房胀痛

加味逍遥散（柴胡、白芍、佛手、白术、茯苓、延胡索、川楝子、陈皮、香附、当归、炙甘草）治疗经前乳房胀痛69例，若疼痛甚者加没药；嗳气频频、胸胁胀满者加百合、郁金；如伴乳房肿块者加瓜蒌、海藻、夏枯草；若腰酸腿软者加菟丝子、杜仲、续断。服药最少30日，最多60日。结果：治愈41例，好转24例，无效4例，总有效率为94.2%。另以逍遥散加味（当归、白芍、香附、郁金、茯苓、白术、甘草、柴胡、枳壳、川芎）治疗经行乳胀37例。若腹痛者加五灵脂、延胡索；乳房胀硬、结节成块者加路路通、橘叶、王不留行；胸胁痛者加川楝子。结果：显效23例，有效12例，无效2例，总有效率为94.6%。

5．经行头痛

逍遥散加减（柴胡、当归、白芍、白术、茯苓、生地黄、炙甘草、薄荷、牡丹皮、栀子、生姜）治疗经行头痛60例，若头痛较剧者加石决明、山羊角粉、珍珠母；口干口苦者加麦门冬、石斛；便秘者加全瓜蒌、柏子仁；有顽固性便秘者加生大黄、枳实；抑郁不欢者加佛手、合欢皮、夜交藤；瘀血较重者加丹参、益母草。自经行前1周开始服药，服至经行。3个疗程后，痊愈（经行头痛消失）56例，好转（经行头痛次数、时间减少或疼痛减轻）3例，无效1例，总有效率为98%。

6．经期特发性水肿

逍遥散加减（柴胡、当归、白芍、苍术、白术、茯苓、苏子、苏梗、泽兰、益母草）治疗经期特发性水肿45例。结果：临床痊愈（水肿及伴随症状消失，体重明显减轻）32例，好转（水肿及伴随症状明显改善，体重相应减轻）10例，无效（水肿及伴随症状改善不明显，体重无明显变化）3例，总有效率为93.3%。

7．不孕症

以逍遥散加减（当归、白芍、柴胡、茯苓、白术、枳壳、陈皮、薄荷、生姜）为主治疗原发性不孕症118例。肝郁气滞而烦躁、经前乳胀者加青皮、王不留行、绿萼梅、皂角刺；肾阳不足而腰酸足弱、性欲冷淡、经少色淡、小便清长者加川椒、淫羊藿、补骨脂；阴血亏虚而月经先期、五心烦热、经少者加女贞子、墨旱莲、地骨皮；身体肥胖、痰湿内阻、带下量多者加制半夏、苍术；血瘀而有经行腹痛、月经后期色暗有血块者加没药、乳香、延胡索。结果：痊愈73例，占62%；有效29例，占25%；无效16例，占13%。总有效率为87%。

8．高泌乳素血症

加味逍遥散（当归、白芍、柴胡、茯苓、炒白术、丹参、泽兰、牛膝、炙甘草、生麦片、生地黄、香附、石菖蒲）治疗高泌乳素血症30例。结果：痊愈22例，有效5例，无效3例，总有效率为90%，除孕酮和黄体生成素外，血清雌二醇、泌乳素、促卵泡素等指标治疗前后比较，有差异（$P<0.05$）。

（四）男科

逆行射精

以逍遥散加减（柴胡、当归、白芍、白术、茯苓、甘草、龙骨、牡蛎、怀牛膝、代赭石、黄芪、夏枯草、蝉蜕）治疗逆行射精98例。结果：治愈（性交能正常射精，性交后第1次小便不混浊，女方已怀孕）85例，好转（临床症状缓解，性交可见少量精液射出或比以前射出后的精液增加）11例，无效（临床症状未见明显好转）2例。其中治疗1个月治愈38例，2个月治愈32例，其余为2个月以上。

（五）五官科

耳鸣

逍遥散加减（当归、白芍、柴胡、白术、茯苓、半夏、石菖蒲、牛膝、薄荷、生姜、甘草）治疗主观性耳鸣86例。治疗2个疗程后，痊愈（耳鸣消失，且伴随症状消失，随访1个月无复发）8例，显效（耳鸣程度降低2个级别以上，包括2个级别）22例，有效（耳鸣程度降低1个级别）24例，无效（耳鸣程度无改变）32例。愈显率为34.88%，总有效率为62.79%。

（六）皮肤科

1．斑秃

运用逍遥散加减（柴胡、当归、白术、茯苓、黑芝麻、制首乌、补骨脂、甘草）治疗斑秃36例，伴有心脾气虚者，加人参、黄芪、龙眼肉、陈皮、半夏；肝郁血瘀者，加香附、陈皮、枳壳、川芎、红花、延胡索、郁金、川楝子；气血两虚者，加桂枝、淫羊藿、巴戟天、山药、郁金、川楝子、木香；肝肾不足者，加龟甲、鳖甲、麦冬、枣仁、枸杞子、银柴胡、玄参。结果：痊愈25例，显效6例，有效5例。另以逍遥散为基本方治疗斑秃48例。肺脾气虚者加黄芪、龙眼肉；肝郁血虚者加丹参、川楝子；肝肾亏虚者加菟丝子、桑椹子、黄精。并用药渣外熏洗头部，治疗3个月。结果：临床治愈29例，显效12例，有效4例，无效3例，总有效率为93.8%。

2．汗疱疹

逍遥散加减（柴胡、当归、白芍、土茯苓、牡蛎、荆芥、防风、白鲜皮、地肤子、乌梅、生甘草、明矾）治疗汗疱疹60例，设对照组口服谷维素或者普鲁本辛，两组皆同时取中药明矾浸泡。结果：治疗组痊愈32例，显效13例，有效9例，无效6例，总有效率为90.0%；对照组痊愈9例，显效23例，有效17例，无效11例，总有效率为81.6%。疗程结束后2年随访痊愈病例，治疗组32例中8例复发，复发率为25.0%；对照组9例中6例复发，复发率为66.7%。

3．黄褐斑

加味逍遥散（牡丹皮、炒山栀、柴胡、当归、桑白皮、白术、茯苓、薄荷、丹参、益母草、蝉蜕、甘草）治疗面部黄褐斑32例，治疗2个月判定疗效。结果：痊愈（黄褐斑全部消退）8例，占25%，最快2周见效，6周完全消退；显效（消退75%以上）15例，占46.9%；有效（消退40%以上）8例，占25%；无效（无明显改变）1例，占3.1%。总有效率为96.9%。

七、实验研究

1．镇静、镇痛作用

小鼠灌服逍遥口服液，能协同阈剂量戊巴比妥钠的镇静催眠作用，提高入睡率，明显延长睡眠时间；能明显对抗戊四氮的致惊厥作用；大剂量可明显抑制小鼠自发活动，提示逍遥口服液有明显的中枢抑制作用。逍遥散片剂可明显减少冰醋酸所致小鼠扭体反应的扭体次数，提高小鼠热板发痛阈值，有明显的镇痛作用。

2．抗抑郁作用

采用自主活动、小鼠悬尾实验及强迫游泳等方法观察逍遥散和丹栀逍遥散抗抑郁作用。结果表明，两方均能明显缩短悬尾及强迫游泳实验中小鼠的不动时间，而对其自主活动无显著影响，说明两方均有较好的抗抑郁作用，且无中枢兴奋性作用。运用大鼠“颈部带枷单笼喂养法”复制肝郁证模型，造模4周后，大鼠大脑、间脑、脑干中5-羟色胺、多巴胺和去甲肾上腺素与正常对照组比较显著升高，而逍遥散治疗组与正常对照组比较无显著性差异。另以慢性束缚法造成大鼠肝郁模型，造模1周后大鼠脑内去甲肾上腺素与多巴胺的含量均降低，逍遥散治疗后可使去甲肾上腺素与多巴胺的含量均显著增高。逍遥散可影响中枢5-羟色胺、去甲肾上腺素的含量及多巴胺系统，提示逍遥散可能通过调节中枢单胺类神经递质改善临床症状。

3．保肝作用

逍遥口服液能明显降低四氯化碳致肝损伤大鼠血清中谷丙转氨酶的活力，减轻肝细胞变性，抑制炎细胞浸润，降低肝糖原破坏程度。逍遥片对D-半乳糖胺致急性肝损伤小鼠、四氯化碳致急性肝损伤大鼠和小鼠均有明显的保护作用，能降低肝损伤动物血清中谷丙转氨酶、谷草转氨酶活性。逍遥片还可降低正常小鼠和肝损伤模型小鼠肝组织匀浆中丙二醛的含量，显著升高模型小鼠肝组织匀浆中的谷胱甘肽S-转移酶活性。提示提高机体抗氧化力，减轻脂质过氧化反应，是逍遥片保肝的作用机制之一。观察逍遥散组成各药对急性肝损伤的作用，结果显示，方中茯苓、当归的保肝作用最为显著。

4．对胃肠道的作用

给正常和利血平致脾虚小鼠灌服逍遥片后，采用小肠炭末推进法观察药物对小肠运动的影响。结果显示，逍遥片能明显促进正常小鼠的小肠运动；对抗利血平致脾虚小鼠小肠功能的亢进，可明显改善其体重减轻、便溏、萎缩、体温下降等症状，表明该药能调节胃肠功能紊乱。将逍遥丸配制成15%的溶液，兔耳静脉注射，观察对小肠活动的影响。结果表明，逍遥丸的作用与平滑肌所处状态有关。对处于正常状态下的肠平滑肌呈现兴奋作用；对处于肠麻痹的肠平滑肌则可使其逆转，恢复小肠的正常蠕动；而肠平滑肌痉挛时，逍遥丸又有缓解痉挛的作用。

5．对肠易激综合征大鼠血清皮质醇变化的影响

采用慢性束缚加夹尾刺激作为心理应激原诱导大鼠肠易激综合征模型，观察逍遥散对肠易激综合征大鼠内脏高敏感性及血清皮质醇水平的影响。结果：与正常组比较，肠易激综合征模型大鼠肠运动功能增强，内脏敏感性明显增高，血清皮质醇含量明显增高，而逍遥散能提高大鼠腹部收缩反射最小容量阈值，降低皮质醇含量，且有一定的量效关系。表明逍遥散可降低肠易激综合征大鼠内脏高敏感性，其机制可能在于通过下丘脑-垂体-肾上腺皮质系统轴调节皮质醇的分泌与释放。

6．对生殖系统的影响

逍遥口服液可使未成熟雌性小鼠的子宫重量增加，但较己烯雌酚弱；有一定的诱发动情作用，可促进未成熟雌性间情期小鼠动情和阴道上皮细胞角化；大剂量组可使大鼠精囊质量减轻，但比己烯雌酚作用弱，说明本方有温和的雌激素样作用。给子宫肌瘤大鼠模型服用逍遥丸，结果显示，逍遥丸可降低模型大鼠的血清雌二醇、孕酮浓度及子宫匀浆中一氧化氮合成酶活力。提示逍遥丸有拮抗雌孕激素和子宫一氧化氮合成酶的作用，这是逍遥丸治疗子宫肌瘤的作用机制之一。

7．抗癌及减轻抗癌药副作用

逍遥散提取液可诱导人乳腺癌细胞发生凋亡，其诱导细胞凋亡的机制可能部分是通过Caspase-3途径。抗癌剂顺铂的主要副作用为肾毒性。大鼠给予顺铂后，BUN值升高至正常值的4.4倍，而同时口服加味逍遥散1 000 mg/kg，可明显防止顺铂所致的BUN上升。同时还以100 mg/kg、300 mg/kg、1 000 mg/kg给药，进行作用依赖性的探讨，结果表明，加味逍遥散呈用量依赖性地防止顺铂所致BUN及肌酸酐的升高。但本方对顺铂皮下1次给药所致的小鼠死亡率无显著抑制作用。

八、注意事项

肝郁多因情志不遂所致，治疗时须嘱患者心情达观，方能获效。否则，药“逍遥”而人不逍遥，

终无济也。

痛泻要方

（《丹溪心法》卷2）

一、功能

补脾柔肝，祛湿止泻。

二、主治

脾虚肝郁之痛泻。肠鸣腹痛，大便泄泻，泻必腹痛，舌苔薄白，脉两关不调，左弦而右缓者。

三、组成

炒白术90 g、炒芍药60 g、炒陈皮45 g、防风30 g。

四、用法

上细切，分作八服，水煎或丸服（现代用法：作汤剂，水煎服，用量按原方比例酌减）。

五、组方原理

痛泻由肝旺脾虚所致，故方中重用白术苦甘而温，补脾燥湿以治土虚，是为君药。白芍酸寒，柔肝缓急止痛，与白术相配，于土中泻木，为臣药。陈皮辛苦而温，理气燥湿，健脾和胃，为佐药。防风专入肝脾二脏，辛能散肝郁，香能舒脾气，且为脾经引经药，其性升浮，能胜湿止泻，故兼具佐使之用。四味相合，使脾健肝舒，气机调畅，痛泻自止。全方具有补缓之中寓有疏散的配伍特点。方主“痛泻”之治，故以“痛泻要方”名之；又因方有白术、白芍君臣相配，故又有“白术芍药散”之称。

六、临床应用

（一）内科

1．溃疡性结肠炎

用加味痛泻要方（陈皮、防风、白芍、薏苡仁、炒白术、姜黄）治疗溃疡性结肠炎癌变62例，另设敛溃愈疡汤（黄芪、菟丝子、乌贼骨、炒白术、柴胡、白及、广木香、白矾、赤石脂）对照组54例。结果：观察组好转3例，稳定57例，加重2例；对照组稳定41例，加重13例。以加味痛泻要方（白术、苍术、肉豆蔻、白芍、诃子、陈皮、防风、党参、黄芩、儿茶）治疗慢性复发型溃疡性结肠炎60例，电子结肠镜检查：直肠及结肠黏膜有多发性浅溃疡，伴充血、水肿54例，肠黏膜仅有轻度水肿、充血6例。其中病变于直肠者7例，乙状结肠者35例，左半结肠者10例，广泛性者8例。结果：完全缓解（临床症状消失，肠镜复查黏膜病变大致正常）11例，占18.33%；有效（临床症状基本消失，结肠镜复查黏膜轻度炎症或假息肉形成）46例，占76.67%；无效（临床症状、纤维结肠镜检查及病理检查均无改善）3例，占5%；总有效率为95%。用痛泻要方加味（白术、白芍、党参、陈皮、防风、升麻、山药、当归）治疗溃疡性结肠炎40例。若腹痛甚者加延胡索、木香、乌药；大便溏、黏液多者加白扁豆、败酱草、秦皮；坠胀不适者加青皮、槟榔；泄泻剧者加秦皮、诃子；病久体弱、神疲乏力者加党参、黄芪；腹泻次数频繁者加赤石脂、禹余粮；食滞或食纳不佳者加山楂、麦芽、神曲、鸡内金。10日为1个疗程，治疗2～3个疗程后观察疗效。结果：近期治愈21例，占52.5%；好转16

例，占40.0%；无效3例，占7.5%；总有效率为92.5%。

2．慢性结肠炎

用加味痛泻药方（炒白芍、炒白术、炒防风、陈皮、山药、椿根皮、桃仁、玫瑰花、合欢花）治疗结肠炎30例，脓血便者加白头翁、黄柏；里急后重甚者加槟榔、木瓜；黎明泄泻者加补骨脂、煨肉蔻；腹胀纳差者加山楂、谷芽；腹痛而拒按者加延胡索、赤芍；泻下清稀者加煨诃子、乌梅；病程已久泻下脱肛者加黄芪、葛根、升麻；溃疡者加锡类散1支。经过2周1个疗程的治疗，治愈16例（其中慢性结肠炎15例，慢性溃疡性结肠炎1例），占53.33%；好转8例（其中慢性结肠炎5例，慢性溃疡性结肠炎3例），占26.67%；无效6例（其中慢性结肠炎2例，慢性溃疡性结肠炎4例），占20%。经过两个疗程治疗，治愈21例（其中慢性结肠炎19例，慢性溃疡性结肠炎2例），占70%；好转8例（其中慢性结肠炎4例，慢性溃疡性结肠炎4例），占26.67%。中途间断治疗1例（为慢性溃疡性结肠炎），占3.33%。总有效率为96.67%。以痛泻要方加味（白术、白芍、防风、陈皮、山药、谷芽、麦芽）治疗慢性结肠炎29例，腹痛剧者加延胡索，白芍用量加大；肝郁气滞者加木香、枳壳、厚朴；肠中湿浊郁积者加制大黄、槟榔、黄连；脾虚明显者加党参、扁豆、黄芪、薏苡仁；脾肾阳虚者合四神丸。全部病例均作纤维结肠镜检查确诊。结果：痊愈20例，好转7例，无效2例。总有效率为93.3%。

3．腹泻

以痛泻要方为主治疗功能性腹泻228例，水样便者加炒薏苡仁；大便黏液多者加炒苍术；大便溏薄者加补骨脂；脘腹胀痛甚者加煨木香，乌药；胸脘痞闷者加枳壳；倦怠乏力者加党参，生黄芪；有肛门下坠感者加生黄芪，升麻。5剂为1个疗程，一般连用2～3个疗程。结果：显效者129例；好转者88例；无效者11例。总有效率为95.2%。以加味痛泻要方（炒白术、炒白芍、陈皮、防风、浙贝母、玄参、五味子、升麻）治疗甲状腺功能亢进性腹泻26例，7日为1个疗程。服中药期间均常规口服抗甲状腺药物他巴唑或丙硫氧嘧啶片。结果：治疗1～3个疗程后，治愈（大便成形，每日1～2次，大便常规正常）18例，好转（大便每日2～3次，有时不成形，大便常规正常）6例，无效（症状无改善）2例。另以加味痛泻要方（炒白术、炒白芍、葛根、浙贝母、防风、陈皮、鹿角霜、大枣）治疗甲状腺功能亢进性腹泻24例，腹痛明显者加延胡索；心烦失眠者加五味子。7日为1个疗程。所有病例在服中药期间仍同时常规口服抗甲状腺药物（他巴唑或丙硫氧嘧啶片）。结果：经1～3个疗程后，17例痊愈（大便成形，每日1～2次，无腹痛，大便常规检查正常），6例好转（大便每日2～3次，有时不成形），1例无效（症状无改善）。

4．肠易激综合征

以痛泻要方治疗肠易激综合征73例，肝郁脾虚者加柴胡、当归、郁金；脾肾阳虚者加补骨脂、肉桂；久泻不止者加炒升麻、赤石脂；兼有瘀血者加丹参、川芎；兼有胃纳呆滞者加鸡内金、焦山楂、焦神曲、砂仁；腹痛甚者加川楝子、延胡索。治疗3个疗程45日。结果：显效40例，有效25例，无效8例，总有效率为89.00%。另以痛泻要方加味（炒白术、炒白芍、陈皮、防风、煨木香、茯苓、炒枳壳、炒薏苡仁、甘草）治疗腹泻型肠易激综合征50例，腹痛甚者，加延胡索；泄泻甚者，加石榴皮；肠鸣音亢进者，加重防风用量；纳差、泻物不化者，加炙鸡内金、焦山楂；脾胃虚者，加党参、扁豆；情志不畅、急躁易怒者，加柴胡、郁金；湿从热化、苔黄腻者，加黄连、蒲公英。7日为1个疗程，连服4个疗程。结果：治愈29例（占58.0%），有效13例（占26.0%），无效8例（占16.0%），总有效率为84.0%。

5．胃肠神经症

以痛泻要方加味（白术、白芍、陈皮、防风、半夏、干姜、黄芩、合欢花、草果、酸枣仁、茯苓、甘草）治疗胃肠神经症40例，10日为1个疗程。结果：治愈（症状、体征消失，半年内无复发）21例，好转（症状、体征消失，半年内有复发）16例，无效（症状、体征无改善）3例，总有效率为92.5%。

（二）儿科

1．抽动秽语综合征

用痛泻要方加味（白术、生龙骨、生牡蛎、白芍、益智仁、陈皮、龟甲、防风）治疗抽动秽语综合征18例。吸鼻明显者加白芷、苍耳子、辛夷；记忆力下降、学习差者加柏子仁、远志、石菖蒲；秽语明显者加法半夏、天竺黄；清喉者加蝉蜕、僵蚕；抽动明显者加全蝎、地龙。15日为1个疗程，连服6个疗程。结果：痊愈（临床症状全部消失，随访1年以上无复发）3例，显效（病情明显好转，身体各部位抽动及喉中发声次数比治疗前减少75%以上）6例，有效（病情有所好转，身体各部位抽动及喉中发声次数比治疗前减少50%以上）8例，无效（病情改善不明显）1例，总有效率为94.4%。

2．婴幼儿腹泻

用痛泻要方加味（白术、白芍、陈皮、防风、茯苓、焦山楂、广木香、车前仁、甘草）治疗婴幼儿腹泻80例。兼风寒者加干姜；兼湿热者加黄芩、滑石：脾虚盛者加怀山药、炒扁豆；兼呕吐者加藿香、竹茹；兼渴者加葛根、麦冬。对照组80例采用常规治疗，即合理喂养，加强护理，针对病因治疗，应用微生物制剂及肠黏膜保护剂。结果：治疗组显效68例，有效11例，无效1例，总有效率为98.75%；对照组显效58例，有效10例，无效12例，总有效率为85.00%。最短服药3日，最长5日。

七、实验研究

1．对肠易激综合征模型的影响

用新生鼠母子分离与避水应激复合方法建立肠易激综合征大鼠模型，观察药物对大鼠的止痛止泻作用。结果：痛泻要方总挥发油、水提液可提高肠道扩张引起的腹壁收缩反射阈值，减少水应激诱导的排便粒数。表明痛泻要方总挥发油与水提液对肠易激综合征大鼠模型有明显的治疗效果，且总挥发油效果优于水提液。用束缚应激刺激加灌服番泻叶煎剂的方法造成肠易激综合征大鼠模型，观察痛泻要方对模型大鼠体内胃肠激素血管活性肠肽的影响。结果：痛泻要方组血浆和局部肠组织中血管活性肠肽含量与模型对照组比较均显著降低。提示肠易激综合征模型大鼠体内存在血管活性肠肽水平升高的病理状态，痛泻要方可调控胃肠激素血管活性肠肽的分泌和释放，进而达到治疗目的。

2．对胃肠运动的影响

痛泻要方灌胃对大黄致小鼠腹泻模型、新斯的明致小鼠小肠推进功能亢进均有一定的抑制胃肠运动的作用；对复方地芬诺酯致小鼠便秘模型、阿托品致小鼠小肠推进功能抑制均有一定的促进胃肠运动的作用；对正常小鼠及其小肠推进运动均无明显作用。提示痛泻要方对小鼠不同功能状态下的胃肠运动有不同影响，具有双向调节作用。

3．抑菌作用

痛泻要方在培养基中浓度为25%时，对痢疾杆菌、大肠杆菌及金黄色葡萄球菌均有抑制作用。

八、注意事项

应与伤食痛泻相鉴别，若伤食腹痛者，不宜使用本方。

（本节作者：徐杰）

第二节 调和脾胃

半夏泻心汤

（《伤寒论》）

一、功能

寒热平调，消痞散结。

二、主治

胃气不和之痞证。心下痞，但满而不痛，或呕吐，肠鸣下利，舌苔腻而微黄。

三、组成

半夏$_{洗}$12 g，黄芩、干姜、人参各9 g，黄连3 g，大枣$_{擘}$4枚，甘草$_{炙}$9 g。

四、用法

上七味，以水一斗，煮取六升，去渣，再煮，取三升，日三服。

五、组方原理

本方适应证的病机甚为复杂，既有寒热错杂，又虚实相兼，以致中焦不和，升降失常。尽管如此，实以邪热内陷为主，故方宜选黄连为君药，该药苦降寒清，以泻内陷之热邪，病因既除，胃气自和。黄芩性能近似黄连，增强其寒清苦降之功，是为臣药。半夏、干姜均为辛开之物，合用能散结消痞，其中半夏味苦，又降逆止呕，与黄连相伍，和胃之效尤佳。夏、姜性皆温热，又能散寒，两味亦为臣药。更用人参、大枣、甘草补中益气，以调养下后损伤之胃气，另外，既可防芩、连之苦寒伤阳，又防夏、姜之辛热伤阴，共为佐药。而甘草尚能调和诸药，可兼使药之用。综观全方，连、芩苦寒降泄清热，夏、姜辛温开结散寒，参、枣、草甘温益气补虚。诸药合用，将聚于心下之邪气横疏纵畅中运，则痞满易消，清升浊降，则吐泻自止。另外，连、芩、夏味苦，还可燥湿，若胃有湿热或痰湿者，亦甚合适。总之，寒热并用，苦降辛开，补泻兼施为本方的配伍特点。

六、临床应用

（一）内科

1．反流性食管炎

用半夏泻心汤加味（半夏、黄连、党参、甘草、黄芩、干姜、大枣、代赭石、乌贼骨、枳壳、砂仁）治疗反流性食管炎60例，另设对照组60例口服多潘立酮片和雷尼替丁胶囊，两组均以30日为1个疗程，2个疗程后检查胃镜。结果：治疗组治愈31例，好转24例，无效5例，总有效率达91.67%；对照组治愈14例，好转30例，无效16例，总有效率为73.33%。用半夏泻心汤合左金丸加减（半夏、吴茱萸、干姜、瓦楞子、黄连、黄芩、延胡索、海螵蛸、党参、炙甘草）治疗反流性食管炎32例，若嗳气较频者加旋覆花、沉香；若气滞明显者加佛手、枳壳；若胃脘部隐痛者加沙参、麦冬。设对照组30

例给予奥美拉唑胶囊。两组治疗均以8周为1个疗程。结果：治疗2个疗程后，治疗组治愈4例，显效7例，有效16例，无效5例，总有效率为84%；对照组治愈1例，显效4例，有效13例，无效12例，总有效率为60%。两组总有效率比较，有差异（$P<0.05$）。

2．慢性胃炎

加味半夏泻心汤（半夏、黄连、甘草、干姜、黄芩、党参、白及、枳实、竹茹、大枣）治疗慢性萎缩性胃炎1 000例。腹痛反酸者加延胡索、乌贼骨；恶心、呕吐者加旋覆花；肠鸣腹泻者加白术、木香、焦三仙；腹胀者加紫苏、大腹皮、九香虫；腹痛久治不愈者加丹参。服药时间长者2个月，短者5日。结果：显效804例，有效101例，无效45例，总有效率高达95.5%。用半夏泻心汤加味（姜半夏、黄连、黄芩、干姜、人参、海螵蛸、浙贝母、生甘草、大枣）治疗慢性浅表性胃炎65例，若呕哕、嗳气重者加生姜、竹茹；恶心反酸重者加佩兰、砂仁；疼痛较重者加木香、蒲黄；下利重者加葛根、炙甘草；镜下胃黏膜糜烂、出血重者加茜草、蒲公英。对照组41例给予西咪替丁、多霉素片。14日为1个疗程。结果：治愈17例，好转40例，无效8例，总有效率为87.6%。对照组41例中，治愈7例，好转22例，无效12例，总有效率为70.7%，治疗组明显优于对照组。

3．胃轻瘫

用半夏泻心汤加减（半夏、党参、茯苓、白术、黄芩、黄连、干姜、焦三仙）治疗糖尿病胃轻瘫83例。另设对照组39例服用多潘立酮，3周为1个疗程，3个疗程为限。两组治疗期间继续按糖尿病常规治疗，控制饮食，适当运动，合理选用口服降糖药或用胰岛素治疗。结果：治疗组用药5～7日后胃轻瘫症状明显缓解；对照组用药10～14日后胃轻瘫症状缓解。治疗组显效40例，有效2例，无效2例，有效率为96.7%；对照组显效26例，有效6例，无效7例，有效率为80%。用半夏泻心汤为主方治疗胃轻瘫综合征42例，伴胃脘痛腹胀者加延胡索、枳壳；嗳气频繁者加沉香、旋覆花、代赭石；伴腹泻肠鸣者黄连加至9 g。15日为1个疗程，治疗2个疗程评定疗效。结果：治愈30例，占71.4%；好转7例，占16.7%；无效5例，占11.9%。总有效率为88.1%。1年后随访全部病例无复发。

4．消化性溃疡

用半夏泻心汤加减（半夏、黄芩、黄连、干姜、党参、枳实、白及）治疗消化性溃疡37例。肝胃不和型加郁金、柴胡，肝胃郁热型加黄连、竹茹，瘀血阻络型加延胡索、蒲黄、蒺藜，脾胃虚寒型加人参、香附、肉桂，脾胃阴虚型加麦冬、百合、生地黄。结果：治愈29例，占78.4%；好转6例，占16%；未愈2例，占5%。用半夏泻心汤原方治疗消化性溃疡51例。嘈杂吞酸者加煅瓦楞子、乌贼骨；胃痛隐隐、神疲乏力者加黄芪、党参；嗳气频繁、两肋胀痛者加香橼、柴胡、青皮；肠鸣下利加白术、干姜、防风；口燥、咽干而不欲饮、舌红少津者加沙参、麦门冬、玉竹；食少纳呆者加炒麦芽、神曲。4周为1个疗程。结果：治愈28例（54.9%），显效15例（29.4%），有效5例（9.8%），无效3例（5.9%），总有效率为94.1%。

5．呃逆

用四逆半夏泻心汤加减（软柴胡、炒枳实、炒白芍、炙甘草、制半夏、炒黄芩、炒川黄连、淡干姜、炒党参、公丁香、柿蒂、红枣）治疗顽固性呃逆23例，并根据症状加减用药。7日为1个疗程。治疗后以症状消失为痊愈，15例；症状明显缓解或减轻为有效，6例；症状无改善者为无效，2例。痊愈者中服药最少者为1个疗程，最长达4个疗程。

6．艾滋病腹泻

用半夏泻心汤加味（半夏、黄芩、黄连、干姜、党参、甘草、赤石脂、大枣）治疗艾滋病腹泻20例，设对照组20例给予氟哌酸和黄连素口服。两组均以2周为1个疗程，观察2个疗程。结果：治疗组痊愈13例，显效3例，有效2例，无效2例；对照组痊愈5例，显效4例，有效2例，无效9例，疗效明显不如治疗组。以半夏泻心汤为基本方加减（肛门灼热者，加白头翁；腹痛者，加炒白芍、炒白术、防风、陈皮；大便黏滞不爽者，加槟榔、厚朴；大便夹有脓血者，加地榆；大便稀如水样者，加山药、苍术、马齿苋、诃子）治疗艾滋病腹泻68例。结果：治愈24例，好转31例，未愈13例，有效率占80.88%。

7．慢性乙型病毒性肝炎

采用半夏泻心汤（法半夏、黄芩、干姜、党参、炙甘草、黄连、大枣、茵陈、白术、茯苓）治疗慢性乙型病毒性肝炎肝胃不和证48例，15日为1个疗程。其中中度36例，重度12例。结果：治愈11例，显效15例，有效19例，无效3例。总有效率为93.8%。治疗后，患者丙氨酸氨基转移酶活性和总胆红素含量均明显改善，与治疗前比较有显著性差异（$P<0.01$）。

8．慢性胆囊炎

用半夏泻心汤治疗慢性胆囊炎68例，对照组54例用柴胡疏肝散治疗。胁痛明显者加金铃子、延胡索；大便干结者加生大黄；胆囊有小沙石者加鸡内金、海金沙、金钱草；肝胆有热者加焦栀子、蒲公英；食少纳差者加鸡内金、谷麦芽；腹胀甚者加木香；背胀者加姜黄。两组均15日为1个疗程，休息3日后进行第2个疗程，2个疗程结束后评价疗效。结果：治疗组痊愈46例，显效14例，无效8例，总有效率为88.24%；对照组痊愈26例，显效13例，无效15例，总有效率为72.22%，两组疗效比较，治疗组明显优于对照组。另用半夏泻心汤加减（黄连、黄芩、干姜、制半夏、党参、大枣、炙甘草）治疗慢性胆囊炎寒热错杂证60例，若右胁痛甚、腹胀者，加枳壳、厚朴、青陈皮；若口苦、心烦、急躁易怒、右上腹灼热者，加龙胆、蒲公英、金钱草；大便稀溏偏胃中虚寒者，加吴茱萸、高良姜。口服汤剂最少者9剂，最多者28剂，平均12剂。结果：治愈49例，好转10例，无效1例，总有效率为98.3%。

9．失眠

运用半夏泻心汤加味（半夏、黄连、黄芩、党参、干姜、炙甘草、酸枣仁、夜交藤、大枣）治疗失眠102例。若口干、舌红者加炒栀子、麦冬；脘腹胀满者加枳壳、厚朴；纳差者加砂仁、焦三仙。另设对照组60例服用刺五加片、谷维素片、维生素B_1片、艾司唑仑片。2个疗程共14日后统计结果。结果：治疗组显效60例，占58.8%；有效35例，占34.3%；无效7例，占6.9%；总有效率为93.1%。对照组显效12例，占20%；有效28例，占46.7%；无效20例，占33.3%；总有效率为66.7%。治疗组治疗时间最短7日，最长28日；对照组治疗时间最短14日，最长60日。

10．眩晕症

用半夏泻心汤加味（半夏、黄芩、黄连、甘草、人参、葛根、荷叶、干姜、车前子、白术、木香、川芎、陈皮）治疗眩晕症52例。眩晕重者加生龙骨、生牡蛎；气虚甚者加黄芪；血虚甚者加当归、龙眼肉；失眠者加炒酸枣仁、夜交藤；肢体麻木者加天麻、钩藤；肝胆火盛者去干姜，加龙胆、泽泻；便干者加大黄；纳呆便溏者去黄芩、黄连，加砂仁、白蔻仁。结果：治愈（临床症状消失，恢复正常工作，观察1年无复发）32例，占61.54%；显效（临床症状消失，1年内偶有发作，症状较前明显减轻）16例，占30.77%；好转（临床症状消失，1年内仍有反复发作但症状减轻）4例，占7.69%。

11．肿瘤

运用半夏泻心汤化裁（半夏、党参、黄芩、干姜、黄连、炙甘草、大枣）治疗消化系统肿瘤54例。其中食管癌10例，胃癌16例，肝癌6例，胰腺癌5例，胆管癌5例，结肠癌5例，直肠癌7例。呕吐症状明显者加代赭石、旋覆花、竹茹；厌食明显者加焦楂曲、生麦芽；腹泻甚者加山药、诃子肉；痞满腹胀重者加枳实、厚朴、陈皮；气虚乏力明显者加黄芪、鸡内金、枸杞子；痰湿甚者加茯苓、生薏苡仁；痰瘀重者加莪术、川芎；状况较好者常加入白花蛇舌草、藤梨根等抗肿瘤药物。证候评分标准按国家药品监督管理局《新药研究指导原则》，辨证属寒热错杂型者。疗效标准：证候积分减少≥70%为显效；证候积分减少>30%为有效；证候积分减少不足30%为无效。一般服用7～28剂。结果：食管癌显效4例，有效6例；胃癌显效4例，有效8例，无效4例；胰腺癌显效1例，有效2例，无效2例；肝癌显效2例，有效2例，无效2例；胆管癌有效3例，无效2例；大肠癌显效3例，有效7例，无效2例。

（二）儿科

1．胃幽门螺杆菌感染

以半夏泻心汤为基础方治疗儿童胃幽门螺杆菌感染58例。舌苔厚腻，湿邪偏重者，去甘草、人参、大枣；热邪偏重，舌质红，口苦，胃痛重者，加重清热之黄连、黄芩或加蒲公英；痞胀较甚者则加木香、枳壳、陈皮。服药4周。结果：治愈38例，有效率为76%。

2．厌食症

用半夏泻心汤加减（制半夏、黄连、煨干姜、党参、茯苓、炒麦芽、鸡内金、砂仁、大枣、炙甘草）治疗小儿厌食症36例。腹胀明显者加木香、莱菔子；口吐清涎，大便稀溏者倍干姜，加肉豆蔻；手足心热，溲黄者加胡黄连、莲子心；口渴多饮，舌红苔少者加沙参、玉竹；体虚，易出汗者加黄芪、防风、煅牡蛎。10日为1个疗程，每疗程间休息10日，2个疗程后统计疗效。结果：临床控制8例，显效16例，有效7例，无效5例。总有效率为86.1%。

（三）五官科

1．咽喉炎

用半夏泻心汤加减（法半夏、炒黄芩、黄连、代赭石、旋覆花、枇杷叶、海螵蛸、白及粉、浙贝母、桔梗、党参、炙甘草、大枣）治疗胃食管反流性咽喉炎40例，另设对照组38例选用金嗓利咽丸治疗。两组均4周为1个疗程。结果：治疗组痊愈10例，显效11例，有效14例，总有效率为87.50%；对照组痊愈3例，显效7例，有效11例，总有效率为55.26%；治疗组疗效明显优于对照组。

2．复发性口腔溃疡

用半夏泻心汤加减（半夏、黄连、黄芩、干姜、党参、炙甘草、板蓝根、炒栀子）治疗复发性口腔溃疡98例。兼胃阴虚者，加麦冬、玉竹；心火亢盛者，加竹叶。7日为1个疗程，服用1～3疗程。结果：治愈59例，占60.1%；有效32例，占32.7%；无效7例，占7.2%；总有效率为92.8%。

七、实验研究

1．对胃肠功能的影响

半夏泻心汤胶囊提取物皮下给药，有增加小鼠胃排空作用；结扎幽门与十二指肠结合部后，在十二指肠注入本品，对胃液分泌、酸度和胃酶活性无明显影响。小鼠小肠内容物推进实验表明，半夏泻心汤胶囊能大大提高小肠推进率，但对肠容积无明显影响。

2．对实验性胃溃疡的作用

半夏泻心汤可以抑制胃溃疡发生。给予大鼠半夏泻心汤胶囊30 min后，采用水浸应激法致胃溃疡，结果表明，大鼠胃溃疡的发生率明显降低；对醋酸法致胃溃疡的大鼠连续11日给予半夏泻心汤胶囊，其溃疡面积明显减少。半夏泻心汤对乙酸性胃溃疡大鼠模型攻击因子（胃液、胃蛋白酶、血浆内皮素）影响不明显，对防御因子（NO、血浆前列腺素）有显著的调节作用，提示半夏泻心汤对胃溃疡的治疗作用主要是通过升高防御因子在体内的含量，来维持攻击因子与防御因子之间的动态平衡来实现的。比较半夏泻心汤不同服药方法（饭前2次服组、饭前3次服组、饭后2次服组、饭后3次服组）对乙酸性胃溃疡大鼠的疗效影响，结果表明，各服法组中以饭后2次服组效果最显著。

3．对反流性食管炎的影响

半夏泻心汤可使胃十二指肠混合反流模型大鼠食管黏膜的炎症、鳞状上皮增生和固有层延伸的发生率明显降低，胃酸含量明显减少，食管下端pH值显著升高，食管黏膜中的降钙素基因相关肽含量明显增高。提示半夏泻心汤可能通过降低食管炎大鼠胃酸分泌，调节体内降钙素基因相关肽的合成和分泌来保护食管黏膜。

4．组方配伍研究

采用水浸-束缚应激造成大鼠急性胃溃疡模型，观察半夏泻心汤及各拆方组的治疗作用及对大鼠脑组织和胃组织生长抑素表达的影响。结果：在病理形态学方面，半夏泻心汤全方及其拆方各组对应激性胃溃疡大鼠胃黏膜溃疡均有不同程度的治疗作用，甘补组、辛开苦降组和全方组药物在促进溃疡愈合方面表现出最佳效果。在生长抑素表达方面，甘补组和全方组脑组织、胃组织生长抑素的表达增强，全方组的效果最明显，表明半夏泻心汤通过增加生长抑素的表达发挥治疗作用，全方配伍合理。另取老年大鼠随机分为5组，分别以半夏泻心汤辛开、苦降、甘润和全方相应药液及生理盐水（对照组）灌胃21日。结果：与对照组比较，甘润组和全方组血浆胃动素、胃泌素含量显著升高，胃内残留率显著降低；苦降组血浆胃泌素含量显著升高，但血浆胃动素、胃内残留率与对照组比较无显著性差异；辛开组血浆胃泌素含量与对照组比较无显著性差异，血浆胃动素含量显著降低，胃内残留率显著高于对照组。表明半夏泻心汤全方组可增加血浆胃动素、胃泌素的含量，调节老年胃动力的作用最为显著，充分体现了经方的科学性、合理性和配伍严谨的特点。

5．抗缺氧作用

本方有明显的抗缺氧作用，对多种方法所致的动物缺氧模型，均能延长其存活时间，如对常压下小鼠整体缺氧，异丙肾上腺素所致心肌缺氧，氰化钾和亚硝酸钠中毒所致小鼠细胞缺氧，结扎双颈总动脉所致小鼠脑缺氧，均有明显的对抗作用，可使小鼠存活时间显著延长。

八、注意事项

本方适用于寒热错杂之痞证。若痞为气滞或食积等原因所致者，不宜使用本方。

黄连汤

（《伤寒论》）

一、功能

平调寒热，和胃降逆。

二、主治

上热下寒证。胸脘痞闷，烦热，气逆欲呕，腹中痛，或肠鸣泄泻，舌苔白滑，脉弦者。

三、组成

黄连9 g，半夏9 g，甘草炙、干姜、桂枝各9 g，人参6 g，大枣擘10枚。

四、用法

以水一斗，煮取六升，去渣，温服一升，日三服，夜两服。

五、组方原理

本方为半夏泻心汤去黄芩加桂枝而成，善治上热下寒所致诸证。方中黄连苦寒，入心、肝、胃、大肠经，主清胸中之热，兼和胃气，是为君药。臣药以干姜、桂枝辛散温通，共祛在下之寒，以止腹痛。佐以半夏既和胃降逆止呕，又宽胸散结消痞，与黄连、干姜、桂枝为伍温清并用，苦泻辛散，则寒热平调，呕止痛愈。再佐人参、大枣、甘草益气健脾，以复中州。甘草又调和诸药，缓急止痛，为使药。由此观之，该方的配伍特点是：清上温下，辛开苦降，补泻同施，但以辛开温通为主。因以黄连为君药，故名黄连汤。

六、临床应用

1．胆汁反流性胃炎

本方治疗胆汁反流性胃炎60例。中药组40例中，合并十二指肠溃疡19例，十二指肠炎14例，十二指肠球部与幽门变形7例；胃黏膜病理检查14例，诊断为慢性浅表性胃炎8例，慢性萎缩性胃炎4例，肠化生和异型增生各1例。对照组20例中，合并十二指肠溃疡8例，十二指肠炎11例，十二指肠球部与幽门变形1例；病理检查11例，诊为慢性浅表性胃炎7例，慢性萎缩性胃炎3例，肠化生1例。中药组辨证为肝胃失和22例，脾胃湿热10例，脾胃虚寒8例，用新黄连汤（黄连、吴茱萸、莪术、枳壳、旋覆花、半夏、党参、干姜、大枣、甘草）治疗。脾胃湿热者去干姜、大枣，加生薏苡仁、佩兰；伴血瘀证者加三棱、赤芍；胃痛甚者加白芍、延胡索；泛酸者加乌贼骨、煅牡蛎；胃黏膜粗糙不平起结节或肠化生者加血竭、穿山甲珠。对照组服用胃复安治疗。治疗结果：中药组治愈13例，显效24例，无效3例；对照组治愈2例，显效8例，无效10例。两组总有效率分别为92.5%和50.0%。疗效比较有显著性差异（$P < 0.01$）。中药组上述三证型治愈率和显效率相比较无显著性差异（$P > 0.05$）。以黄连汤合左金丸加味（黄连、法半夏、生姜、吴茱萸、桂枝、白参、大枣、甘草）治疗胆汁反流性胃炎30例。反酸、嗳气重者加旋覆花、郁金；胸痛烧心甚者加浙贝母、煅瓦楞子；口苦、呕吐苦水者加竹茹、枇杷叶；上腹胀满者甚去白参加佛手、陈皮。对照组30例服用奥美拉唑、西沙必利治疗。两组均以4周为1个疗程，连续治疗2个疗程。结果：治疗组临床治愈10例，显效12例，有效8例，总有效率为100%；对照组临床治愈9例，显效8例，有效9例，无效2例，总有效率为93.33%。

2．慢性胃炎

黄连汤治疗幽门螺杆菌相关性慢性浅表性胃炎48例，对照组44例服用西咪替丁、多潘立酮、甲硝唑治疗。两组病例均经胃镜和HP检测确诊，具有病程缠绵，反复发作的特点。4周为1个疗程，疗效判定标准停药4周后复查HP阴性者为根除。结果：治疗组HP根除率为60.3%，而对照组HP根除率则为67.6%，结果相似，无显著性差异（$P > 0.05$）。经治1个疗程，治疗组痊愈34例（71.0%），显效6例（12.5%），有效8例（17.0%）；对照组痊愈33例（45.0%），显效7例（10.0%），有效4例（9.0%）。两组疗效比较无显著性差异（$P > 0.05$）。以黄连汤治疗慢性萎缩性胃炎54例，伴脾胃虚弱者去黄连，加白术、茯苓、山药；胃气壅滞者加苏梗、佛手、香附；肝胃不和者加柴胡、白芍、枳壳、郁金等；湿热中阻加厚朴、藿香；胃热内壅者加栀子、黄芩；瘀血阻滞者加川楝子、延胡索、五灵脂；寒热错杂者加荜澄茄、吴茱萸等。结果：显效20例，有效29例，无效4例，恶化1例，总有效率达90.7%。

3．慢性结肠炎

以黄连汤为基本方治疗慢性结肠炎108例。湿热内蕴型加白头翁、大黄、木香、黄柏、金银花、白芍；肝脾不和型加柴胡、香附、白芍、白术、茯苓；脾虚湿困型加黄芪、茯苓、白术；脾肾阳虚型加补骨脂、肉豆蔻、吴茱萸、五味子、附子；气滞血瘀型加延胡索、红花、三七、白术、茯苓。结果：治愈42例，占38.9%；好转60例，占55.6%；无效6例，占5.5%。

4．口腔溃疡

以黄连汤（黄连、炙甘草、干姜、桂枝、党参、制半夏、大枣）治疗复发性口腔溃疡51例，对照组51例口服叶酸、复合维生素B、维生素C。两组均连服6周，停药2周为1个疗程，服用2～3个疗程。治疗期间每周复查2次，并作记录。结果：治疗组治愈15例，显效12例，有效18例，无效6例，总有效率为88.2%；对照组治愈1例，显效7例，有效10例，无效33例，总有效率为35.3%。

七、实验研究

对胃黏膜损伤的影响

以应激、幽门结扎和阿司匹林造成胃黏膜损伤模型，观察加味黄连汤（黄连、黄芩、桂枝、干姜、党参、半夏、柴胡、三棱、炙甘草、大枣）对胃黏膜损伤的影响及病理组织学的改变。结果表明，加味黄连汤能通过降低胃黏膜的损伤指数，对大鼠急性应激性、幽门结扎型和阿司匹林致胃黏膜损伤起到明显的保护作用。采用放免法观察加味黄连汤对大鼠慢性胃黏膜损伤预防及治疗过程中前列腺素E_2的变化。结果，经过30日的预防治疗，加味黄连汤组前列腺素E_2的含量显著提高（$P<0.01$），阳性对照组前列腺素E_2的含量亦明显提高（$P<0.05$）。在模型复制完毕后进行治疗，用药30日，加味黄连汤高、低剂量组胃黏膜前列腺素E_2的含量均显著提高（$P<0.01$），而阳性对照组作用不明显（$P>0.05$）。结果表明，加味黄连汤能明显提高胃黏膜前列腺素E_2的含量，改善病理组织学坏死和损伤程度，对胃黏膜慢性损伤起预防和保护作用。

八、注意事项

本方仅治上热下寒之呕吐腹痛。若为气滞或食积等原因所致者，不宜使用本方。

（本节作者：徐杰）

第三节　和解少阳

小柴胡汤

（《伤寒论》）

一、功能

和解少阳。

二、主治

1．伤寒少阳证

往来寒热，胸胁苦满，不欲饮食，心烦喜呕，口苦，咽干，目眩，舌苔薄白，脉弦。

2．热入血室证

妇人中风，经水适断，有时寒热发作。

3．疟疾、黄疸等病而见少阳证者

三、组成

柴胡24 g、黄芩9 g、人参9 g、甘草炙9 g、半夏洗9 g、生姜切9 g、大枣擘12枚。

四、用法

上七味，以水一斗两升，煮取六升，去渣，再煎，取三升，温服一升，日三服。

五、组方原理

伤寒，邪在表者，当从汗解；邪在里者，则当攻下；今邪既不在表，又不在里，而在表里之间，则非汗下之所宜，故用和解一法。方中重用柴胡，其性味苦辛微寒，入肝胆经，具有轻清升散、宣透疏解的特点，既能透达少阳之邪从外而散，又能疏泄气机之瘀滞。《本草正义》卷2则指出“外邪之在半表半里者，引而出之，使还于表而外邪自散”；《本草经疏》卷6称之为“少阳解表药”，故为君药。黄芩苦寒，为臣药。柴胡之升散，得黄芩之降泄，两者配伍，共使邪热外透内清，从而达到和解少阳之目的。正如《本草纲目》卷13所载：“黄芩，得柴胡退寒热。”胆气犯胃，胃失和降，故佐以半夏、生姜和胃降逆止呕。其中半夏辛温有毒，降逆之功颇著。生姜辛微温，既解半夏之毒，又助半夏和胃止呕。邪从太阳转入少阳，缘于正气本虚，故又佐以人参、大枣益气健脾，一者取其扶正以祛邪，二者取其益气以御邪内传，俾正气旺盛，则邪无内传之机。炙甘草助参、枣扶正，且能调和诸药，为使药。本方配伍特点是：以祛邪为主，兼顾正气；以和解少阳为主，兼和胃气。使邪气得解，枢机得利，胆胃调和，则诸证自除。

六、临床应用

（一）内科

1．咳嗽

用小柴胡汤加减治疗感冒后咳嗽不愈46例，其中寒痰夹饮型5例、痰热型15例、燥热型16例、阴虚型10例。寒痰夹饮者加干姜、细辛、五味子；痰热者加全瓜蒌、浙贝母、胆南星、桃仁、杏仁；燥热者加川贝母、生石膏、南北沙参、天麦冬；阴虚者加麦冬、五味子、生地黄、白芍、枸杞子；若咳而上气或痰多者，加苏子、莱菔子、葶苈子。服药1周。结果：治愈（一周内咳嗽消失，短期内未复发者）35例，有效（服药后咳嗽减轻）7例，无效（咳嗽未减而改用他药治疗者）4例，总有效率为91.3%。另以小柴胡汤加减（柴胡、黄芩、半夏、细辛、五味子、生姜或干姜、杏仁、枳壳、甘草）治疗郁火咳嗽50例，治愈44例，占88%；好转6例，占12%。总有效率为100%。

2．胆汁反流性胃炎

用小柴胡汤原方治疗86例，并设对照组69例口服硫糖铝片，4～6周为1个疗程，1个疗程后胃镜复查，评定疗效。结果：治疗组治愈（临床症状消失，胃镜复查胃黏膜像正常，胆汁反流消失）53例，有效（临床症状好转，胃镜复查胃黏膜像基本正常或有所好转，胆汁反流减少）26例，无效（临床症状有所好转或无好转，胃镜复查胃黏膜像和胆汁反流无改善或加重）7例，总有效率为91.86%；对照组治愈18例，有效28例，无效23例，总有效率为66.67%。另以小柴胡汤加减治疗原发性胆汁反流性胃炎155例，并设对照组92例服多潘立酮片治疗。治疗组以小柴胡汤加黄芪等为基本方，兼痰湿内阻者，加陈皮、茯苓；兼肝胃气滞者，加枳壳、木香；兼饮食停滞者，加神曲、麦芽；兼胃阴不足者，加麦门冬、石斛，疗程4周。结果：治疗组治愈率为31.9%，显效率为37.8%，有效率为23.1%，总有效率为92.8%；对照组治愈率为13.1%，显效率为20.2%，有效率为33.2%，总有效率为66.5%。两组比较有差异（$P < 0.05$）。

3．慢性胃炎

用小柴胡汤治疗慢性胃炎70例。胃热反酸者，去党参，加黄连、吴茱萸；肝胃不和者，加用郁金、香附；腹胀甚者，加佛手、玫瑰花等。1个月为1个疗程。疗程视病情而定，轻度服药1～1.5个疗程，中、重度服药2～3个疗程。结果：慢性浅表性胃炎9例治愈，3例显效，2例有效，1例无效；慢性浅表萎缩性胃炎16例治愈，8例显效，7例有效，4例无效；慢性萎缩性胃炎6例治愈，6例显效，8例有效，5例无效；合计总有效率为97.1%。另用小柴胡汤为主治疗慢性萎缩性胃炎86例，脾胃热盛型可加用枳实、栀子；脾胃虚寒型去黄芩，生姜改用干姜，加白术、茯苓、白芍；肝胃不和型加用郁金、香附；睡眠不好型加酸枣仁。14日为1个疗程，治疗2～3个疗程后评定疗效。结果：治愈（治疗后症状基本消失，3个月内无复发，饮食正常）42例，占48.84%；好转（症状缓解，偶有轻微症状出现，3个月内基本稳定）33例，占38.37%；无效（症状无明显改善，或略有好转，但3个月内仍有发作）11例，占12.79%。其中脾胃热盛型总有效率为95.00%，脾胃虚寒型总有效率为81.25%，肝胃不和型总有效率为88.24%。

4．厌食症

以小柴胡汤为基本方，兼肝郁气滞甚者加郁金、制香附；夹湿阻者加藿香梗、川厚朴；兼食滞者加鸡内金、谷麦芽；兼脾虚不运者加白术、怀山药、茯苓，治疗厌食症80例。经10日治疗后，好转（食欲比治前增加1倍或与原来食量接近）58例，有效（食欲较前改善）15例，无效（食欲无改善或加重）7例，总有效率为91%。

5．慢性乙型肝炎肝纤维化

用小柴胡汤浓缩煎剂治疗40例，另设对照组36例口服大黄䗪虫丸治疗，疗程均为3个月。结果：治疗组HBsAg阴转率为0（0例），HBeAg阴转率为52%（21例），抗-HBe阴转率为42%（17例），HBV-DNA阴转率为40%（16例）。对照组HBsAg阴转率0（0例），HBeAg阴转率25%（9例），抗-HBe阴转率17%（6例），HBV-DNA阴转率14%（5例），治疗组优于对照组。治疗组肝功能和血清肝纤维化指标均有明显改善（$P<0.01$），该方对乙肝病毒的清除作用也优于对照组。另用阿德福韦酯联合小柴胡片治疗乙肝肝纤维化60例，对照组仅服阿德福韦酯。疗程为12个月。结果：联合治疗组HBV-DNA阴转率明显高于对照组，而HBeAg的阴转率2组无明显差别；联合治疗组肝功能和肝纤维化的各项指标的改善程度均明显优于对照组（$P<0.01$）。可见小柴胡汤有显著的抗肝纤维化作用。

6．慢性胆囊炎

采用金郁小柴胡汤（柴胡、厚朴、半夏、甘草、郁金、党参、牡丹皮、白芍、薏苡仁、金钱草等）治疗本病45例，并设对照组30例口服消炎利胆片，2组均以2周为1个疗程，3个疗程后统计疗效。结果：治疗组临床治愈21例，有效18例，无效6例，总有效率为86.7%；对照组临床治愈7例，有效16例，无效7例，总有效率为76.6%。两组差别有显著性意义。

7．发热

用小柴胡汤治疗晚期肝癌发热25例，对照组25例采用肌注小柴胡注射液。1个疗程5日。结果：治疗组显效（用药后5日内体温降至正常，观察3日无回升）9例，有效（体温降低，但未恢复正常，停药后能稳定）13例，无效（体温未能控制，或用药时降低，停药后又回升到用药前）3例，总有效率为88%；对照组显效2例，有效15例，无效8例，总有效率为68%。用小柴胡汤治疗肿瘤晚期非感染性发热25例，其中肝癌9例，肺癌13例，胰腺癌2例，胃癌1例。对照组25例服用吲哚美辛，其中肝癌12例，肺癌10例，结肠癌1例，精原细胞癌1例，睾丸胚胎癌1例。治疗组以小柴胡汤为主方，肺癌加地骨皮，肝癌加牡丹皮、焦栀子，有效率为88%，平均退热时间为3.5日。在热退的同时，患者原有的和化疗后出现的消化道症状及精神状况均有显著改善。而吲哚美辛对照组有效率为72%，平均起效时间为3.7日。另用小柴胡汤加减（柴胡、黄芩、连翘、法半夏、鱼腥草、板蓝根、葛根、车前子、生石膏、甘草）治疗外感高热62例，体温39～39.5 ℃者生石膏给予30 g，39.6～39.9 ℃者生石膏给予45 g，40 ℃以上者生石膏给予60 g；细菌感染性高热者加败酱草、蒲公英，病毒感染性高热者加蚤休、金银花；伴咳嗽者加苇茎汤，伴泌尿系感染者加导赤散。结果：62例中经1日治愈39例（62.9%），经2日治愈12例（19.35%），好转11例（17.75%），全部有效。

8．糖尿病

用小柴胡汤加减（柴胡、黄芩、玄参、生或炒白术、枳实、知母、生或炒山楂、生或炙首乌、五味子、鸡内金、苍术、败酱草、蒲公英、甘草等）合二甲双胍治疗2型糖尿病60例。口干舌燥偏盛者加生地黄、马齿苋，烦渴多饮者加生石膏、茯苓，多食易饥偏盛者加胡黄连、栀子、竹茹，肾虚尿频者加黄精，倦怠乏力较甚者加太子参、黄芪，糖尿病舌底脉络紫暗迂曲者加生水蛭。并设对照组（预混型诺和灵30 R人胰岛素）60例，两组病例均在适当饮食控制和运动的基础上进行观察治疗，疗程均为60日。结果：治疗组显效36例，有效24例，总有效率为100.0%；对照组60例，显效22例，有效30例，无效8例，总有效率为86.7%。治疗组总有效率优于对照组（$P<0.01$）。

9．慢性疲劳综合征

用小柴胡汤为基本方治疗本病128例，头晕目眩明显者加黄芪、天麻、枸杞子、菊花，心悸不宁、失眠多梦者合甘麦大枣汤加朱砂、灯心草、龙骨、炒枣仁，腰背酸痛、下肢麻木者加龟甲、杜仲、牛膝、木瓜，伴肝气郁结、胸闷喜叹息者加郁金、香附、玫瑰花，低热反复、烘热汗出者加青蒿、炙鳖甲、黑大豆、五味子，舌苔厚腻、纳谷不香者加佩兰、薏苡仁、谷麦芽、鸡内金，舌红口干者加天麦冬、石斛、制玉竹，心烦易怒，肝火上炎者加牡丹皮、黑山栀。其中，自觉症状消失，情绪稳定者60例，占62.5%；自觉症状明显好转，偶有反复，继续服药可以缓解者29例，占22.5%；自觉症状无明显改善者19例，占15%。总有效率为85%。服药时间最短7日，最长2个月。另用小柴胡汤加味治疗本病37例，并设西医对照组35例给予维生素C、复合维生素B，两组均以3周为1个疗程。结果：两组总有效率分别为83.78%和31.42%，两组间显效率、有效率比较均有显著性差异（$P<0.01$）。治疗组疗效明显优于对照组。

10．桥本甲状腺炎

用小柴胡汤为主治疗本病50例，上呼吸道感染者加蒲公英、连翘、赤芍，紧张、劳累诱发者加黄芪、白术，生气着急诱发者加木香、厚朴、枳壳。观察2个疗程6个月。结果：治愈16例，占32%；显效17例，占34%；好转8例，占16%；无效9例，占18%；总有效率为84%。

11．血证

用小柴胡汤加减治疗本病115例，其中脑出血8例，眼出血22例，耳出血2例，皮下瘀斑3例，鼻出血34例，口舌出血9例，皮肤出血2例，小便出血10例，大便出血18例，阴道出血6例，胃出血1例。中医诊断为外感导致出血73例，火盛导致出血24例，气虚导致出血12例，血虚导致出血6例。外感风寒传入半表半里者，加荆芥、防风；外感风热传入半表半里者，加桑叶、枇杷叶；肝火上逆者，加龙胆；肝逆犯胃，气郁化火者，加生石膏、焦山栀；肝肾阴亏，肝火上亢者，加生地黄、牡丹皮；邪热犯及营血者，加紫草、生地黄；脉沉紧者，加附子；胃溃疡者，加海螵蛸；脉弦细无力者，加当归；气血两虚者，倍用党参、红枣；胃肠湿浊者，加藿香；痔疮者，加木棉花。服药最少2剂，最多50剂。结果：76例显效（临床症状基本缓解，出血消失）；34例有效（临床症状好转，出血基本消失）；5例无效（临床症状无变化，出血未止）。总有效率为90.7%。

12．中风后抑郁症

用小柴胡汤治疗本病58例，并设对照组40例口服百忧解治疗。治疗60日。全部病例均以汉密顿抑郁量表17项作为评分标准。结果：治疗组31例显效，22例有效，5例无效，总有效率为91.38%；对照组17例显效，11例有效，12例无效，总有效率为70.00%。与对照组比较，治疗组疗效显著（$P<0.01$）。

（二）妇科

1．妊娠呕吐

用小柴胡汤原方治疗妊娠剧吐10例，服1剂后即减轻，3剂后即停止，所有病例均获痊愈。

2．乳腺增生

用小柴胡汤加味（柴胡、党参、昆布、海藻、连翘、浙贝母、陈皮、当归、川楝子、黄芩、半夏、夏枯草、蒲公英、全瓜蒌、牡蛎）治疗本病376例；并设对照组202例给予乳癖消片。所有病例均符合乳腺囊性增生的诊断标准，并经红外线或彩超证实。两组均治疗28～70日。结果：治疗组乳房疼痛消失或减轻时间为7～60日，平均为24.8日；肿块缩小或消失时间为14～90日，平均48.2日。两组总有效率比较，治疗组优于对照组（$P<0.01$）。另用小柴胡汤加减（柴胡、黄芩、半夏、党参、生牡蛎、浙贝母、路路通、三棱、莪术、夏枯草 皂角刺、生姜）治疗本病50例。结果：乳核及疼痛消失者34例，乳核数目及大小减少1/2以上，疼痛明显减轻者10例，症状、体征无明显变化者6例。

3．产后发热

对38例经西药对症治疗无效的产后发热患者，采用小柴胡汤加减（柴胡、黄芩、党参、半夏、当归、桃仁、川芎、益母草、生甘草）治疗，体温均恢复正常，其中体温3日内恢复正常15例，5日内恢复正常17例，1周内恢复正常6例。

4．经行发热

用小柴胡汤为主方治疗本病18例，若气血亏虚者加黄芪、当归头、白术、茯苓、白芍，血热者加生地黄、地骨皮、黄柏、牡丹皮、白芍、玄参、栀子，肝肾阴虚者加熟地黄、山萸肉、杜仲、牡丹皮、玄参、麦冬、天冬。治疗3个月后，治愈（连续3个月无经行发热）12例，好转（有低热但全身症状减轻）4例，无效（症状无明显改变）2例。

（三）儿科

腮腺炎

用小柴胡汤加味（柴胡、黄芩、板蓝根、大青叶、玄参、甘草、生姜、射干、陈皮、大枣）治疗小儿腮腺炎140例，其中一侧腮腺肿大93例，双侧腮腺肿大47例，就诊时均有发热，体温最高者39.6 ℃，最低者38.2 ℃，伴有头痛22例，合并睾丸肿痛10例。加减：睾丸肿痛者加黄连、金银花、炒川楝子，头痛者加菊花、决明子、大黄，高热、烦躁、口渴者加生石膏。结果：140例全部治愈（临床症状、体征消失，实验室检查恢复正常）。疗程最短者3日，最长者7日，平均5日。

（四）皮肤科

慢性荨麻疹

应用小柴胡汤加味（柴胡、制半夏、黄芩、生姜、大枣、党参、荆芥、防风、白鲜皮、蝉蜕、土茯苓、白术、当归、甘草）治疗慢性顽固性荨麻疹36例。遇冷空气、冷水突然加重者加桂枝、地肤子，血虚生风者加制首乌、白芍、牡丹皮，去生姜。结果：治愈（临床症状消失，停服药后随访1年以上未见复发者）28例，占78%；显效（服药期间及停药后偶有发作，但临床症状明显好转，随访半年以上未加重者）7例，占19%；无效（服药期间仍有发疹，停药后症状加重）1例，占3%。总有效率为97%。36例中，服药最少者10剂，最多者30剂。

七、实验研究

1．解热、抗炎作用

小柴胡汤可显著降低腐败甘草浸膏和2，4-二硝基酚所致家兔体温升高，明显降低内毒素致发热模型动物各时间段体温的升高水平（$P<0.05$）。本方口服液可对抗角叉菜胶诱发大鼠踝关节肿胀和醋酸引起小鼠的毛细血管通透性增加。小柴胡汤的抗炎机制是作用于巨噬细胞，在直接抑制花生四烯酸游离的同时，诱导脂类皮质素，从而抑制磷酸酯酶A_2的活性，抑制前列腺素、白细胞三烯的产生而发挥抗炎作用。

2．抗菌、抗病毒作用

用100 mg/kg小柴胡汤灌喂小鼠，6 h和4日后分别在腹腔或静脉以绿脓杆菌和李司忒细胞感染。结果表明，小柴胡汤具有显著的抗菌作用。小柴胡汤可明显降低肺炎链球菌感染模型动物死亡的发生率（由93.3%降至26.7%）。不同剂量的小柴胡汤对鸭乙肝病毒的复制均有一定的抑制作用，而以20倍剂量组的抑制作用最佳；方中不同的药物对鸭乙肝病毒均有一定的抑制作用，而全方作用较半方及单味柴胡为优，显示了复方的优势。

3．对免疫功能的影响

①对免疫淋巴细胞的作用。小柴胡汤对促细胞分裂素活性、多克隆B细胞均有诱导作用，能促进B细胞成熟，并促进机体产生抗体。以T细胞集落为指标，发现小柴胡汤对T细胞集落形成功能有增强作用，经拆方研究表明，这种作用不是以柴胡为主体，而是有人参、生姜和半夏的一部分。注射环磷酰胺建立免疫抑制小鼠模型，同时给予小柴胡汤。结果表明，给予小柴胡汤的正常小鼠T淋巴细胞增殖能力提高，TH1和TH2型细胞因子产生也有所增加，但与正常组比较没有显著性差异。与免疫抑制小鼠相比较，给予小柴胡汤的免疫抑制小鼠的T淋巴细胞增殖能力及TH1和TH2型细胞因子的产生均明显增加。

②对巨噬细胞功能的影响。小鼠腹腔注射小柴胡汤提取物，12 h后腹腔多核细胞增加，4日后淋巴细胞和巨噬细胞增加。小柴胡汤作用的主要靶细胞是巨噬细胞，并使其产生淋巴细胞活性因子（IL-1）和促进巨噬细胞清除碳粒的作用。

③其他。在直接作用于巨噬细胞发挥免疫作用的同时，本方还间接作用于枯否细胞，使雌二醇受体量增加而发挥免疫激活作用。以伯氏疟原虫感染小鼠为实验模型研究小柴胡汤的免疫学作用。结果

表明：小柴胡汤可显著提高疟疾小鼠的体液免疫、非特异性免疫、红细胞免疫的能力，对ConA诱导的淋巴母细胞转化有显著的免疫抑制作用。

4．对肝胆系统的作用

①对实验性肝损伤的保护作用。小柴胡汤有效成分柴胡皂苷能抑制D-半乳糖胺、四氯化碳及异氰酸α-萘酯所致的实验性肝损害，该方的抗肝炎作用，与柴胡皂苷作用于细胞实质和免疫活性细胞，通过非特异性地保护细胞膜，从而抑制肝炎的发病及发展有关。小柴胡汤对二氯化二甲联吡啶（PQ）肝损害有作用，可抑制GOT的逸出和肝切片中LPO的增高，并和浓度有关，也可抑制组织学的变化，说明小柴胡汤对PQ肝损害有抑制作用，对PQ引起的肝微粒体的脂质过氧化反应所引起的O^{2-}有消除作用，小柴胡汤的O^{2-}消除作用是抑制PQ肝损害的机制之一。小柴胡冲剂对乙酰氨基酚诱导的小鼠肝损伤具有保护作用，可通过升高肝内高谷胱甘肽（GSH）的水平来显著地降低乙酰氨基酚诱导而产生的肝脏毒性，且具一定的剂量依赖关系。

②对肝细胞再生能力的影响。对切除部分肝脏小鼠给予小柴胡汤，结果表明，实验组小鼠肝重量及肝蛋白的RNA和DNA含量较对照组显著上升，认为小柴胡汤能刺激肝细胞的再生。通过测定胸腺激酶（TK）及肝损伤时血浆中的各种酶活性，表明小柴胡汤在促进肝再生的同时，有抑制肝损伤的作用，且有延长细胞周期Gl期的作用。

5．对胃肠道的影响

大鼠口服本方可抑制胃酸分泌，并可抑制用水浸刺激引起的大鼠胃溃疡。其能松弛豚鼠离体回肠平滑肌，有明显的抗乙酰胆碱、抗钡、抗组胺作用。亦有报道表明，本方对动物离体肠管蠕动有增强作用，且此作用不被阿托品所对抗。用牛黄胆酸钠和碱性上部小肠液造成大鼠胃黏膜急性炎症和弹簧机械性，使大鼠幽门括约肌持续扩张造成慢性反流性胃炎模型，观察小柴胡汤对上述实验性胃黏膜损伤的作用，结果表明，本方对上述胃黏膜损伤有明显的抑制作用。

6．抗纤维化作用

给雄性大鼠胰管内注射含三硝基苯磺酸（TNBS）的乙醇PBS以诱发慢性胰腺炎，每日喂食小柴胡汤，持续8周，其余各组不作处理。结果表明，TNBS诱导4周后，治疗组胰腺纤维化程度和腺体破坏程度均极显著低于非治疗组（$P<0.001$），治疗时间越长，作用越明显；同时胰腺组织内超氧化物歧化酶（SOD）、谷胱甘肽过氧化物酶（GSH-Px）活性显著高于非治疗组，丙二醛（MDA）含量显著低于非治疗组，α-平滑肌肌动蛋白（SMA）、结蛋白（desmin）、胶原（Col）Ⅰ、Col Ⅲ、转化生长因子（TGF）-β_1和纤维连接蛋白（FN）的表达亦较非治疗组有不同程度的减少。实验表明，早期应用小柴胡汤不能完全抑制胰腺纤维化的发生，但可在一定程度上抑制纤维化的进展，4周后疗效显著。该方治疗TNBS诱导的大鼠慢性胰腺炎的机制可能为抗氧化，抑制胰腺星状细胞（PSCs）增生、活化和减少TGF-β_1的分泌。小柴胡汤能减轻实验性肝纤维化模型大鼠肝纤维化程度，下调其Ⅰ、Ⅲ型胶原表达。该方减轻大鼠肝纤维化程度的机制与下调金属蛋白酶抑制因子TIMP-Ⅰ mRNA的表达有关。

7．调节内分泌功能

小柴胡汤对垂体-肾上腺皮质系统呈现双向调节作用，表现在：在类固醇减量过程中并用本方，可缓解因连续投予类固醇引起的ACTH分泌抑制；对应激时ACTH分泌亢进有抑制倾向；对Dex 4 μg所致ACTH弱抑制状态有使之恢复的倾向。但对肾上腺切除后ACTH分泌强亢进状态和投予Dex 40 μg所致的ACTH分泌强抑制状态未见影响。由此认为，本方对内分泌异常在一定范围内有恢复作用。本方既具有糖皮质激素样作用，又能使糖皮质激素引起的糖皮质激素受体的调节作用明显减弱。

8．对子宫内膜异位症的干预作用

对大鼠子宫内膜异位症造模，通过透射电镜技术免疫组化方法，观察小柴胡汤对异位内膜细胞形态结构和Fas及Caspase-3蛋白表达的影响。结果表明，连续给药4周后，异位内膜体积明显减小；透射电镜下可见腺上皮细胞出现凋亡特征，表现为细胞体积变小、核固缩、胞浆和核染色质凝集、密度增高、细胞间凋亡小体，间质细胞中也有一些坏死细胞。异位内膜Fas蛋白、Caspase-3蛋白的表达水平明显高于在位内膜。提示小柴胡汤对内异症大鼠异位内膜生长有明显抑制作用，其作用机制可能是通过调整宿主局部环境中的免疫状态和功能，上调Fas蛋白的表达，诱导异位内膜细胞的凋亡。

9．抗衰老作用

小柴胡汤煎剂灌胃能明显提高D-半乳糖致亚急性衰老模型大鼠血清与海马组织中超氧化物歧化酶（SOD）活性，降低丙二醛（MDA）和心肌脂褐素（LPF）的含量。提示小柴胡汤可通过抗自由基氧化、减轻自由基损伤而发挥抗衰老作用。

10．抗肿瘤作用

对柴胡皂苷-D的抗癌作用研究证明，其对腹水系艾氏腹水癌（EAC）细胞的作用，以腹腔内投法或口服法均呈强作用。用MH_{134}腹水肝癌细胞、Ehrlich腹水癌细胞和肉瘤细胞注入实验动物腹腔，同时于腹腔内注入小柴胡汤提取液，结果上述各种癌细胞的小柴胡汤给药组动物均延长了寿命。对移植了Lewis肺癌的小鼠有的延长了生存率。在小鼠足底皮下移植Lewis肺癌细胞，小柴胡汤给药组有轻度抗转移作用。小柴胡汤和抗癌药5-FU和环磷酰胺联用，能显著增强其抗转移作用。小柴胡汤中甘草的有效成分之一——甘草酸对癌细胞有较强的抑制作用。从人参中提取出的人参皂苷可使大鼠Morris肝细胞瘤转变为正常细胞。柴胡皂苷和黄芪苷也有抗肿瘤作用。在小柴胡汤试管内对11种不同分化程度的人肝、胆道系统癌细胞株进行观察，结果表明，呈浓度依赖性抑制效果，特别是对胆囊、胆道系统癌细胞株作用明显。其作用机制是抑制细胞周期G_0、G_1期。小柴胡汤能剂量依赖性地诱导外周血单核细胞产生肿瘤坏死因子，对荷瘤鼠S_{180}有明显抑制作用，可诱导S_{180}细胞凋亡及坏死。

11．对中枢神经系统的影响

本方对由N-苯酰胺脒诱发癫痫模型的发作波有抑制作用，并能抑制外伤性癫痫发作波，用类似人类癫痫发作的EL-小鼠模型也证明本方有抑制癫痫发作的作用。本方对大白鼠脑内注射铁盐引起的癫痫波有抑制作用。本方合桂枝加芍药汤对戊四氮引起的癫痫发作波有明显的抑制作用，并可使发作波出现的时间延长或出现后迅速恢复正常。这些研究结果认为，本方使大脑半球的多巴胺含量增加和脑内过氧化物减少，可能与其抗癫痫作用有关。用高效液相色谱电化学检测方法，测定小柴胡汤对大鼠不同脑区单胺类神经递质及代谢产物含量的影响，结果提示，小柴胡汤对大鼠脑中5-羟色胺能神经元及多巴胺能神经元可能有激活作用，由此而影响机体的内分泌功能。

12．对血液系统的影响

用叶酸拮抗剂氨甲蝶呤（MTX）喂饲大鼠，观察本方对血流动力学的影响。结果表明：单用MTX组血液黏度切变率比对照组显著增加，与本方合用，其切变率比MTX组显著下降，其机制是小柴胡汤使血细胞容积变化率升高，使血清过氧化脂质水平下降。关于小柴胡汤的用量，实验显示，1.5%浓度的作用比3%的强。小柴胡汤对小鼠体内多胶原诱发血小板聚集具有抑制作用。服用小柴胡汤1 h和5 h后，出现抑制率分别为53%和68%。此外，其在体内外实验中能抑制前列腺素的生物合成，使血浆水平从263 pg/mL降至165 pg/mL。证明小柴胡汤对血小板的聚集有关甾体样和解甾体样双重抑制作用，这种作用可能将应用于治疗某些动脉硬化症和血栓形成病。小柴胡汤能提高原发性血小板减少性紫癜模型小鼠的体重增长率，提高血小板计数，促进骨髓巨核细胞成熟。

13．对循环系统的影响

用本方0.03～0.18 g/kg可使冠状动脉血液量增加，2.0～4.0 g/kg可使肾血流量增加；但对血压、心率、心电图、左心室压力及心输出量均无明显影响。也有实验证明本方有明显的降压作用，也有学者认为本方对血压有双向调节作用。其对豚鼠离体心房的心搏数有明显的抑制作用。

14．对放射性损害的防护作用

将本方1.2 g溶于1 L水中，从小鼠3周龄起任其自由饮用，对照组饮水。6周龄时用同等剂量X射线照射，给药组存活率为40%，对照组仅10%。本方还可加速恢复由X射线照射所致的白细胞血小板急剧减少，可明显地促进造血干细胞自我复制能力的恢复。

15．其他

离体实验所见，本方可使离体大鼠子宫自发运动收缩增强，对离体豚鼠输精管无明显作用。另据报道，本方还有促消化、镇吐、祛痰、镇咳、镇静等各种作用。

16. 毒性

实验表明，本方毒性很低。慢性毒性实验证明，大鼠每日灌胃本方浸膏粉40 mg/kg、160 mg/kg、640 mg/kg，连续半年。动物一般情况、体重、进食与饮水量、末梢血象均和对照组相似，主要脏器的肉眼观察结果和组织学检查未见异常。脏器指数：肝脏增加，前列腺及卵巢减少；雄鼠胸腺小剂量时增加，而中大剂量时减少，垂体也增加；雌鼠则胸腺增加，垂体减少。血液生化学检查发现，40 mg/kg剂量中，雄鼠HBD值与中性脂肪值比对照组显著升高；160 mg/kg和640 mg/kg剂量组中，雄鼠的碱性磷酸酶值明显减少，其他无变化。亦有报道，雄性大鼠口服给予本方5 g/kg（相当于生药），连续给药4周。结果4周后给药组体重明显增加，与对照组比差异显著；肾上腺重量也明显增加，肝、脾、胸腺重量无明显变化。镜下所见，给药组肝细胞质呈略粗大的颗粒状特征，脾脏未见差异，胸腺皮层淋巴细胞减少，皮髓质界限稍不明显，髓质扩张，但未见脂质浸润等变化；肾上腺束状带的上层透明细胞增加，下层及网状带致密细胞的细胞质内脂质小滴显著增加。本方加入饮水中给小鼠连续喂饲6代，完全无畸形发生。以小鼠为对象，用小柴胡汤一次给药或连续给药10日，剂量为15 g/kg、30 g/kg、60 g/kg，对小鼠多染性细胞未诱发微核，说明小柴胡汤对染色体没有损伤，无诱变性。

八、注意事项

阴虚血少者忌用本方。因方中柴胡升散，芩、夏性燥，易伤阴血。

蒿芩清胆汤

（《重订通俗伤寒论》）

一、功能

清胆利湿，和胃化痰。

二、主治

少阳湿热痰浊证。寒热如疟，寒轻热重，口苦胸闷，吐酸苦水或呕黄涎而黏，甚则干呕呃逆，胸胁胀痛，舌红苔白腻，脉数而右滑左弦。

三、组成

青蒿脑4.5～6 g、淡竹茹9 g、仙半夏4.5 g、赤茯苓9 g、青子芩4.5～9 g、生枳壳4.5 g、陈广皮4.5 g、碧玉散（包）9 g。

四、用法

水煎服。

五、组方原理

方中青蒿脑（即青蒿新发之嫩芽）苦寒芳香，既清透少阳邪热，又辟秽化湿，故为湿温疫病要药。黄芩苦寒，清泄胆腑湿热，并为君药，既透邪外出，又内清湿热。竹茹清胆胃之热，化痰止呕；半夏燥湿化痰，和胃降逆，两药配伍，加强化痰止呕之功；碧玉散（滑石、青黛、甘草），赤茯苓清热利湿，导湿热下泄，俱为臣药。枳壳下气宽中，消痰除痞；陈皮理气化痰，宽畅胸膈，为佐药。诸药合用，使湿去热清气机通利，少阳枢机得运，脾胃气机得和，自然寒热解，呕吐平，诸证悉除。

六、临床应用

（一）内科

1．发热

以黄芩、半夏、陈皮、枳实、竹茹、青蒿、茯苓、青黛、滑石、甘草为基本方，治疗病毒性发热54例，其中外感病毒引发36例，湿热病毒弥漫三焦发热久不退18例。若为寒热重者，加柴胡；胸脘满胀甚者，加苍术、川厚朴；若咽红肿痛者，加桔梗。疗程最短1日，最长20余日。结果：临床治愈28例，显效24例，无效2例，总有效率为96.3%。用蒿芩清胆汤为主方治疗高热22例，全部患者均以恶寒发热、继而高热、寒轻热重为主要症状，发热多以下午为甚，伴有口苦，心烦胸闷，呕逆酸水或黄色黏液，不欲饮食，大便干，小便黄赤短少，舌质红，苔白腻或黄腻，脉弦数兼滑。热甚者加栀子、地骨皮，湿甚者加白蔻仁，恢复期者加白人参。经治疗3～5日，痊愈21例，好转1例。以蒿芩清胆汤治疗外感发热100例，其中体温39～40.2 ℃ 74例，38.5～38.9 ℃ 26例。诊断标准：急性发热，体温高于38.5 ℃，午后、夜间尤甚，汗出复热或高热无汗，或伴恶寒，咽痛，口干口苦，咳嗽，小溲短赤，舌红苔薄腻或黄或白，脉数，小儿指纹青紫。血常规可正常或异常。其中，上呼吸道感染88例，急性支气管炎8例，其他原因发热4例。结果：痊愈（服药1剂，24 h内体温恢复正常，伴随症状缓解）37例，显效（服药1剂，24 h内体温下降1～2 ℃，服药2剂，48 h内体温恢复正常，伴随症状缓解）58例，无效（用药1剂后，24 h内体温下降小于1 ℃，或仍保持在38.5 ℃以上，症状未缓解）5例，总有效率为95%。以蒿芩清胆汤为基本方治疗夏季高热56例，主要症状：发热、微恶寒或寒热往来，有汗或无汗，脘腹胀满，纳呆泛恶，舌苔白腻或黄腻，脉浮数或滑数。若热邪偏重者加金银花、连翘；湿浊偏重者加白蔻仁、厚朴、藿香、佩兰；阳明热盛见身大热、多汗烦渴、脉洪大者合白虎汤；热盛津伤者加北沙参、麦冬、石斛。56例中体温39～39.5 ℃ 47例，40 ℃以上9例。结果：痊愈43例，占76.8%；有效11例，占19.6%；无效2例，占3.5%。

2．胆汁反流性胃炎

本方治疗胆汁反流性胃炎400例。设对照组50例，服用多潘立酮。治疗前均经纤维胃镜检查确诊，其中伴有食管炎26例，浅表性胃炎210例，萎缩性胃炎37例，胃糜烂胃炎37例，残胃炎14例，胃黏膜脱垂13例，胆囊切除12例。伴食管炎者加白及、生地榆、石见穿，胃糜烂者加仙鹤草、参三七，吐酸、嘈杂者合左金丸或乌贝散，胆囊炎、胆石症者加金钱草、片姜黄、郁金等。结果：治疗组治愈216例，有效147例，无效37例，总有效率为90.8%。对照组治愈16例，有效17例，无效17例，总有效率为66.0%。两组比较有差异（$P<0.05$）。用蒿芩清胆汤为主方治疗胆汁反流性胃炎40例，泛酸、嘈杂者加乌贝散或左金丸，上腹痛甚者加延胡索、川楝子，呕恶呃逆明显者加旋覆花、代赭石，心烦便干者加栀子、大黄；并设对照组30例，服用多潘立酮。两组均以1个月为1个疗程。结果：治疗组治愈17例，有效20例，无效3例，总有效率为92.5%。对照组治愈10例，有效12例，无效8例，总有效率为73.3%。两组比较有差异（$P<0.05$）。用加减蒿芩清胆汤（茵陈、青蒿、黄芩、黄连、枳壳、陈皮、半夏、姜竹茹、熟大黄、白及粉、甘草）治疗原发性反流性胃炎35例。治疗1个月后经胃镜复查27例，有25例完全治愈，仅2例胃窦部仍有轻度炎性改变。8例未做胃镜检查者，因临床症状基本消失，饮食正常，无任何不良反应，而拒绝胃镜复查。复查率达77.14%，复查者有效率达92.59%，总有效率达94.28%。

3．浅表性胃炎

用蒿芩清胆汤为基本方治疗浅表性胃炎121例，所有病例均经纤维胃镜检查确诊。若口黏较甚者加藿香、佩兰，纳谷减少者加炒麦芽、鸡内金，胃脘部火灼难忍者加蒲公英、浙贝母。服药最多35日，最少13日。结果：临床治愈（胃脘痛及其他症状消失，胃镜检查正常者）88例，占72.7%；好转（胃脘痛缓解，发作次数减少，其他症状减轻，胃镜检查有好转者）26例，占54.5%；无效（症状无改善，胃镜检查无变化者）7例，占5.8%。总有效率为94.2%。

4．功能性消化不良

蒿芩清胆汤治疗功能性消化不良35例，痰湿困脾者去青蒿、黄芩、碧玉散，加苍术、厚朴、石菖蒲，痰热壅胃者加土茯苓、蒲公英，痰气滞胃者加柴胡、香附、郁金、炒栀子。结果：20例治愈，占57.1%；10例好转，占28.6%；5例无效，占14.3%。总有效率为85.7%。

5．胆囊炎

用加减蒿芩清胆汤治疗胆囊炎275例，其中合并胆结石67例，合并胆道蛔虫96例；若痛甚者加乳香，白细胞过高者加金银花、连翘，若发热有黄疸者加茵陈、黄柏，合并蛔虫者先以乌梅丸安蛔，若有结石者加用金钱草、海金沙、茵陈，或加服硝石矾石散，热盛津伤及大便秘结者加用大黄、芒硝。结果：痊愈235例，占85.4%；基本痊愈34例，占12.4%；无效6例，占2.2%；总有效率为97.8%。最长服药时间30日，最短服药时间为6日，平均治愈天数为15.8日。用加味蒿芩清胆汤（青蒿、黄芩、枳壳、竹茹、半夏、陈皮、茯苓、滑石、生甘草、青黛、柴胡、大黄、龙胆、车前子、茵陈）治疗胆囊炎28例。结果：显效24例，好转3例，无效1例。27例治疗后均获得近期疗效，有效率占95.8%。服药剂数一般在10～26剂。随访就近的病例13例，一年均未见复发。

6．更年期综合征

采用蒿芩清胆汤为基本方治疗本病30例，皆以阵发性潮热为主。其中伴有月经紊乱28例，月经先期18例，月经错后8例，经期先后不定4例，伴有子宫肌瘤3例，伴有血压轻度增高6例，伴有冠心病3例，伴有失眠16例。治疗方法上伴眩晕者加天麻、钩藤，重者加龙骨、牡蛎，伴失眠心悸者加菖蒲、远志、枣仁、朱麦冬，伴月经量多者加仙鹤草、阿胶，伴面目虚浮者加白芍、槟榔，伴大便干结难解者加生白术、生地黄。结果：痊愈（治疗1个月内头面烘热症状消失，潮红未作）20例，有效（治疗1个月内症状好转，但未消失）6例，无效4例，总有效率为86.67%。

7．系统性红斑狼疮

选取系统性红斑狼疮患者120例，分为2组，治疗组用蒿芩清胆汤和泼尼松，对照组用泼尼松和环磷酰胺，疗程3个月。观察治疗前后系统性红斑狼疮活动指数及各项免疫指标、血尿常规、肝肾功能及其他不良反应发生情况。结果：总有效率治疗组为81.67%（49/60例），对照组为76.67%（46/60例），两组比较无显著性差异（$P>0.05$）。两组对改善系统性红斑狼疮、血沉、C_3、24 h尿蛋白定量、抗dsDNA抗体等均取得满意效果，治疗组未发现明显不良反应。说明蒿芩清胆汤治疗系统性红斑狼疮活动期疗效显著，安全性好。

（二）儿科

发热

采用蒿芩清胆汤加减（青蒿、陈广皮、黄芩、淡竹茹、生枳壳、仙半夏、赤茯苓、青黛、甘草、大青叶）治疗小儿上感196例，病例选择均是夏秋季体温在38.5 ℃以上的急性上呼吸道感染患儿。其中病程半日～1日134例，2日42例，3日14例，3日以上6例。全部患儿均有咽部充血，扁桃体Ⅰ度～Ⅲ度肿大，化脓性扁桃体炎7例，并发支气管炎41例。血常规检查：WBC在（8.6～18.9）×10^9/L。结果：1日内退热141例，2日内退热39例，3日及以上退热12例，4例住院西药治疗。

七、实验研究

1．抗病毒、抗菌、抗内毒素作用

采用鸡胚培养法测定蒿芩清胆汤对3种流感病毒的抑制作用。当蒿芩清胆汤在浓度为2 g/mL时对鸡胚无毒副作用；当药物浓度在1：8时，对不同的流感病毒均有较强的抑制作用；当药物浓度在1：32时，可抑制甲3型流感病毒的繁殖；当药物浓度在1：16时，对甲、乙型流感病毒仍有一定的抑制作用。结果提示，蒿芩清胆汤对甲、乙型流感病毒均有抑制作用。采用平皿法，观察含药培养基的菌落生长情况。结果表明，蒿芩清胆汤对金黄色葡萄球菌、大肠埃希菌、绿脓假单胞菌均有抑制作用，其中对绿脓假单胞菌的作用最强。蒿芩清胆汤对大肠杆菌内毒素所致的感染性小鼠有明显的抗内毒素作用，可保护动物存活约半数以上。这提示蒿芩清胆汤对某些外感热病的治疗作用，可能与抗菌、抗内毒素有关。

2．解热、抗炎作用

蒿芩清胆汤能显著抑制大鼠啤酒酵母与2,4-二硝基苯酚所致的体温升高，并能降低小鼠二甲苯性耳肿胀。这表明蒿芩清胆汤具有较好的解热与抗炎作用。

3．对温病湿热证的影响

用饮食因素、气候环境因素与生物因子因素对大鼠进行湿热造模，然后给予蒿芩清胆汤水煎液8.9 g/kg体重灌胃，每日2次，连续6日。结果：蒿芩清胆汤能显著降低湿热证大鼠的体温，增加其饮食饮水量，对血液流变学有显著改善作用。

4．对胃肠的影响

蒿芩清胆汤水煎剂灌胃，每日1次，连续3日，对吲哚美辛所致实验性大鼠胃黏膜损伤有拮抗作用，能显著抑制溃疡产生；对番泻叶所致小鼠腹泻有止泻作用。采用幽门结扎法观察大鼠胃酸分泌，酚红法观察胃排空情况，给药方法同上。结果表明，蒿芩清胆汤具有促进大鼠胃运动功能的作用，能明显抑制总酸度、总酸排出量，显著促进胃排空。

八、注意事项

本方药性寒凉，素体阳虚者慎用。

柴胡加龙骨牡蛎汤

（《伤寒论》）

一、功能

和解少阳，通阳泄热，重镇安神。

二、主治

伤寒下后，邪陷正伤证。胸满烦惊，小便不利，谵语，一身尽重，不可转侧。

三、组成

柴胡12 g，龙骨、生姜切、人参、桂枝去皮、茯苓各4.5 g，半夏洗10 g，黄芩3 g，铅丹1 g，大黄6 g，牡蛎熬4.5 g，大枣擘六枚。

四、用法

上十二味，以水八升，煮取四升，内大黄，切如棋子，更煮一两沸，去渣。温服一升（现代用法：先煮前十一味，再入大黄微煮，分四次服）。

五、组方原理

本方实为小柴胡汤原量减半、去甘草，加龙骨、牡蛎、铅丹、大黄、桂枝、茯苓组成，由于病邪仍在少阳，故取小柴胡汤之意以内解外清，扶正祛邪。其中柴胡、黄芩配伍，和解少阳之邪；半夏、生姜相合，以和胃降逆；人参与大枣益气扶正。另加龙骨、牡蛎、铅丹以镇惊安神，该三药均有重镇安神之功，三味配伍，相得益彰。大黄气味重浊，泻热通腑。桂枝、茯苓通阳化气而利小便。再者，大黄、茯苓还能使邪气从二便分消。诸药合用，既能和少阳，泻邪热，又可扶正气，镇正神，利小便，实有表里并治，虚实兼顾之妙。

六、临床应用

（一）神经系统疾病

1．精神分裂症

选择有口苦咽干、怕风烘热、胸胁苦满、神思疲乏、默默无言、不思饮食、脉弦等，辨证为少阳证及少阳病兼有气滞血瘀证的67例患者作为治疗对象，其中偏执型37例，紧张型1例，青春型1例，未定型28例。分为三组：A组15例少阳证，采用本方（去铅丹加丹参）治疗，有睡眠障碍者加服地西泮或利眠宁，不给其他西药；B组31例少阳证，以上方为主，合并氯丙嗪或泰尔登（日服量小于200 mg）；C组21例为少阳兼气滞血瘀证，投以柴胡加龙骨牡蛎汤衍化方（原方去铅丹、桂枝、党参、茯苓，加当归、赤芍、桃仁、红花），西药同B组。30剂为1个疗程，获效者可继服2个疗程。近期疗效：67例中，痊愈1例，显效35例，进步15例，总有效率为76.1%；A、B、C三组的有效率分别为80%、83.9%、62%，以偏执型、未定型疗效较好。以本方（去铅丹加丹参）治疗45例精神分裂症，其中偏执型23例，单纯型9例，青春型7例，紧张型4例，未定型2例。30剂为1个疗程，35例配合口服小剂量抗精神病药物氯丙嗪治疗。结果：显著进步31例（68.88%），进步8例（17.77%），无效6例（13.33%），总有效率为86.67%。其中合并抗精神病药物者有效率为68.89%，未合并抗精神病药物者有效率为80%。平均见效剂数为15剂。观察表明，本方对具有失眠、多疑、恐惧不安、被害妄想等证候者效果较为显著。

2．围绝经期精神病

以柴胡加龙骨牡蛎汤加减（柴胡、生龙骨、生牡蛎、黄芩、半夏、大枣、远志、白术、酸枣仁、大黄）治疗50例，并设对照组30例给予常规西药治疗（多塞平、阿米替林、地西泮等）。结果：治愈（减分≥75%）46例，显著进步（减分50%～75%）4例，治愈率为92.0%；对照组临床治愈26例，显著进步2例，中断治疗2例，治愈率为86.7%。两组临床疗效比较无显著性差异。

3．癫痫

以柴胡加龙骨牡蛎汤治疗癫痫65例，痰扰心神者，加菖蒲、远志；抽搐甚者，加全蝎、僵蚕；气血亏虚者，加黄芪、当归；若虚烦不眠者，去铅丹加枣仁、柏子仁。5剂为1个疗程，一般需要5～10个疗程。因方中铅丹有毒，服5剂后去铅丹，改用朱砂或枣仁等。结果：近期治愈（与治疗前发作间歇时间比较，延长1年不发作）26例，占40%；好转（发作时症状较以前减轻，间歇期明显延长）34例，占52.30%；无效（症状无改善或加重）5例，占7.70%，总有效率为92.30%。

4．抑郁状态

用本方治疗12例抑郁状态患者，其中内因性10例，神经症性1例，疑为反应性1例，病程均在5个月以上。除1例外，均持续服药2周以上。结果：显效（症状基本消失或接近病前状态）3例，有效（症状明显改善）4例，稍有效（症状稍有改善）2例，无效3例。症状改善出现较快，多在服药后3～5日。本方对抑郁状态显示了良好疗效，以至有“抑郁状态为柴胡加龙骨牡蛎汤之证”的说法。为研究柴胡加龙骨牡蛎汤与加味逍遥散对精神、躯体化不定愁诉的临床特点，选9例（女性，平均年龄54.1岁）服用柴胡加龙骨牡蛎汤，基本疾病有高血压、室上性期前收缩、糖尿病、失眠、异位性皮炎等，2～4周症状改善；9例（男性2例，女性7例，平均年龄50.3岁）服用加味逍遥散，基本疾病有高血压、失眠、不定愁诉、围绝经期综合征，2～4周症状改善。利用CMI量表和自主神经失调问卷评定临床特征。结果：两组按CMI精神性愁诉评定，符合神经症者两组分别为5例、3例；准神经症4例、6例。精神性愁诉症状数平均为17.8±5.2个、16.7±6.7个。问卷躯体愁诉症状数平均为18.1±6.0个、19.9±6.1个。精神性愁诉症状两组分别为抑郁44.4%、7.4%，紧张44.4%、18.5%，敏感40.7%、55.6%，焦虑32.1%、37%，易怒22.2%、44.4%，不适应家庭或社会感为31.5%、32.4%。按问卷中躯体症状与各系统的归类划分，两组分别为呼吸、循环系统的为55.6%、42.9%，运动系统的为51.1%、

71.1%，消化系统的为34.7%、23.6%，神经血管系统的为35.2%、46.3%，头痛眩晕的为40.7%、48.1%，疲劳的为48.1%、61.1%。结果表明，柴胡加龙骨牡蛎汤适用于有效症状多见的抑郁、紧张，而加味逍遥散适用于敏感、易怒。

5．中风后抑郁症

以柴胡加龙骨牡蛎汤（柴胡、桂枝、半夏、黄芩、龙骨、牡蛎、党参、远志、茯苓、大黄、石菖蒲、郁金、白芍、枳实、香附、甘草）治疗中风后抑郁症38例，设对照组27例口服阿米替林。两组均以2周为1个疗程，2个疗程后观察疗效。结果：治疗组痊愈6例（占15.79%），显效20例（占52.63%），有效10例（占26.32%），无效2例（占5.26%），总有效率为94.79%；对照组痊愈3例（11.11%），显效3例（11.11%），有效13例（48.15%），无效8例（29.63%），总有效率为70.37%。另以柴胡加龙骨牡蛎汤治疗中风后抑郁症24例，气虚血瘀者加黄芪、桃仁、当归，脾虚痰湿者加半夏、胆南星，阴虚火旺者加生地黄、知母、牡丹皮、珍珠母，气郁化火者加牡丹皮、龙胆，气滞痰郁者加瓜蒌皮、厚朴。对照组24例采用百忧解治疗。30日为1个疗程，共2个疗程。结果：治疗组24例中，显效16例，有效4例，无效4例，总有效率为83.3%；对照组24例中，显效15例，有效4例，无效5例，总有效率为79.1%。治疗组脱落1例（失访），计为无效；对照组脱落1例（失访），计为无效。治疗组与对照组比较，总有效率无显著性差异。

6．焦虑症

采用本方加减治疗72例焦虑症，患者主要表现为焦虑和烦恼、运动不安、自主神经功能亢进症状、过分警惕。其中轻度焦虑8例，中度焦虑48例，重度焦虑16例。基本方为柴胡加龙骨牡蛎汤去人参、生姜、铅丹，加甘草、酸枣仁、淮小麦、珍珠母。30剂为1个疗程。服完3个疗程63例，2个疗程9例。8例服完3个疗程病情不稳定，仍用本方加减隔日服共15剂，症状基本稳定后改服逍遥丸3个月以资巩固，对地西泮类依赖及失眠较严重者仍给予原剂量减半治疗。结果：49例痊愈（68.06%），显著进步13例（18.05%），有效7例（9.72%），无效3例（4.17%），总有效率为95.83%。观察一年，复发率为11.59%。用本方随证加减结合小剂量抗焦虑药及心理疗法治疗30例焦虑症，30日为1个疗程，痊愈20例，显效7例，有效3例。

7．失眠

以柴胡加龙骨牡蛎汤（柴胡、生龙骨、生牡蛎、黄芩、半夏、茯苓、党参、酸枣仁、合欢皮、夜交藤、茯神、桂枝、珍珠母、甘草）治疗失眠症40例，心烦易怒者加夏枯草、代赭石，大便结者加大黄，阵发烘热者加焦山栀、牡丹皮，舌苔白腻者加苍术、白术、石菖蒲、炙远志，神疲乏力者加黄芪、白术。结果：治愈（每晚入睡5 h以上，伴随症状消失，疗效稳定1个月以上）25例，好转（每晚入睡3～5 h，伴随症状明显减轻或消失，疗效稳定1个月以上）12例，未愈（每晚入睡不足3 h，伴随症状无明显改变）3例，总有效率为92.5%。以柴胡加龙骨牡蛎汤化裁（柴胡、黄芩、制半夏、茯苓、生龙骨、生牡蛎、小麦、酸枣仁、合欢皮、夜交藤、甘草）治疗失眠42例。结果：痊愈（睡眠正常，伴随症状消失，舌脉恢复正常）20例，占47.6%；显效（睡眠质量改善，睡眠时间5 h以上，伴随症状消失或明显改善）12例，占28.6%；好转（睡眠质量好转，睡眠时间增加1 h以上，伴随症状减轻）8例，占19.0%；无效（睡眠质量无改善，睡眠时间增加不足1 h）2例，占4.8%；总有效率为95.2%。

（二）内分泌系统疾病

甲状腺功能亢进

本方加减（柴胡、黄芪、半夏、龙骨、牡蛎、生石膏、生铁落、葛根、钩藤、僵蚕、朱砂、甘草、大黄）治疗100例本病。结果：显效50例，服药30～60剂，此类患者多为单纯性甲亢、弥散性甲状腺肿伴甲亢、甲状腺瘤伴甲亢手术后复发者；有效41例，服药60～80剂，此类患者多为甲状腺瘤伴甲亢者；无效9例。

（三）妇科疾病

围绝经期综合征

以柴胡加龙骨牡蛎汤加减（柴胡、生龙骨、生牡蛎、黄芩、党参、茯苓、炙甘草、半夏）治疗妇女围绝经期综合征38例，并随证加减。结果：痊愈16例（潮热汗出、情志异常等症状消失），好转20例（治疗后诸症减轻），无效2例（症状无明显改善），总有效率为94.7%。以柴胡加龙骨牡蛎汤加减（柴胡、黄芩、半夏、人参、桂枝、茯苓、龙骨、牡蛎、百合、合欢皮、甘草）治疗围绝经期综合征385例，若气滞者加香附、川芎，肝肾阴虚者加女贞子、旱莲草、生地黄，肾阳虚者加淫羊藿，脾虚者加白术、茯苓。结果：痊愈312例，占81%；好转42例，占10.9%；无效31例，占8%，有效率为92%。以柴胡加龙骨牡蛎汤治疗围绝经期综合征100例。结果：显效（服药1个月内症状全部消失）58例，占58%；有效（服药1个月症状减轻或部分消失）33例，占33%；无效（服药1个月症状无缓解）9例，占9%。以柴胡加龙骨牡蛎汤加生地黄、百合、淮小麦、丹参，治疗围绝经期综合征100例，并设对照组50例给予西药治疗（尼尔雌醇片、安宫黄体酮片）。结果：显效24例，占24%；有效55例，占55%；无效21例，占21%，总有效率为79%；对照组显效8例，有效16例，无效26例，总有效率为24%。另将围绝经期综合征患者分为四组，分别采用：雌激素疗法（混合型雌激素制剂双睾雌醇合剂），5例；汉方疗法（柴胡加龙骨牡蛎汤），17例；钙制剂治疗（对照组），5例；精神治疗（无治疗组），14例。疗程6个月。分别于服药前后测定雌二醇（E_2），骨盐量和骨皮质指数，比较治疗前后其平均值的变化。结果：雌激素治疗组E_2明显增加，骨量无明显增加。汉方治疗组E_2明显增加，骨量大致平衡。对照组：钙制剂治疗组E_2没有变化，骨量明显增加；无治疗组E_2无变化，骨量有减少倾向。以上结果表明，柴胡加龙骨牡蛎汤对预防骨质疏松有效，并用钙制剂能有效地预防绝经期骨质疏松。对以神经精神症状如烦躁、焦虑、头晕、失眠、抑郁等为主诉的围绝经期综合征12例，不辨证给予柴胡加龙骨牡蛎汤2周。服药2周后自觉症状减轻者，继续服用该方。2个月内症状完全消失者为显效；症状明显减轻，患者对疗效满意，继续服药者为有效；症状稍减轻，需要更换方剂者为无效；因出现副作用而停药者作为副作用评价。结果：显效8例，无效2例，有副作用2例。柴胡加龙骨牡蛎汤对处于低E_2、高卵泡刺激素和促黄体素状态，以神经精神症状为主诉的围绝经期综合征患者有效，即内分泌学指标可作为选用柴胡加龙骨牡蛎汤的参考依据。

七、实验研究

1. 抗抑郁作用

（1）对抑郁动物模型的影响

采用小鼠强迫游泳、悬尾、利血平拮抗、高剂量阿朴吗啡拮抗、5-羟色氨酸（5-HTP）诱导甩头等经典的抑郁动物模型，观察柴胡加龙骨牡蛎汤的影响。结果表明，柴胡加龙骨牡蛎汤能显著减少小鼠强迫游泳和悬尾的不动时间，证实柴胡加龙骨牡蛎汤具有抗抑郁作用；柴胡加龙骨牡蛎汤能拮抗利血平和高剂量阿朴吗啡引起小鼠体温下降，增加5-HTP诱导的甩头次数，提示该方的作用机制可能与增强去甲肾上腺素和5-HT神经系统功能有关。采用大鼠未知的慢性应激和孤养结合的抑郁症模型，给予柴胡加龙骨牡蛎汤（1 g/kg），结果表明，本方可以提高大鼠的自发活动、水平活动次数和垂直活动次数，改善大鼠的抑郁表现。本方1 g/kg和3 g/kg灌胃，均能明显缩短小鼠强迫游泳的不动时间，而小剂量（1 g/kg）作用更为明显。埋球试验（MBT）表明，本方具有剂量依赖性抗MBT作用，如与西药并用，既可改善抑郁症状，又可抑制抗抑郁药的副作用。

（2）对抑郁模型大鼠不同脑区单胺类神经递质含量的影响

采用高效液相偶联电化学的方法，观察柴胡加龙骨牡蛎汤对未知的慢性应激和孤养结合所致抑郁模型大鼠不同脑区的单胺类神经递质及其主要代谢产物含量的影响。结果表明，柴胡加龙骨牡蛎汤可使抑郁大鼠下丘脑、纹状体、边缘区和大脑皮层去甲肾上腺素、多巴胺、3,4-二羟基苯乙酸、5-羟吲哚乙酸含量普遍增加，纹状体和边缘区5-羟色胺水平显著升高。提示柴胡加龙骨牡蛎汤的抗抑郁作用可能与增加脑内单胺类神经递质含量有关。

（3）对慢性应激大鼠下丘脑-垂体-肾上腺轴的影响

采用不同应激因子交替持续应激21日复制大鼠慢性应激抑郁模型，经口分别给予柴胡加龙骨牡蛎汤浸膏干粉200 mg/kg、500 mg/kg，观察该方对大鼠糖水消耗、开野实验行为学指标变化及血浆促肾上腺皮质激素、皮质酮水平的影响。结果：经过21日慢性应激，大鼠出现糖水消耗量减少，开野实验水平得分及垂直得分均明显减少，中央格停留时间显著延长等抑郁状态，同时血浆促肾上腺皮质激素、皮质酮浓度较空白对照组显著升高；经口给予柴胡加龙骨牡蛎汤后可显著改善慢性应激抑郁模型大鼠的上述行为学和神经内分泌变化。说明柴胡加龙骨牡蛎汤可抑制慢性应激引起的HPA轴功能亢进，改善大鼠的抑郁状态。

（4）组方配伍研究

将大鼠分为9组：正常组，模型组，阳性药对照组，柴胡加龙骨牡蛎汤高、低剂量组，小柴胡汤高、低剂量组，龙牡桂苓均高、低剂量组。采用不可预见性慢性的应激抑郁模型，观察小柴胡汤、柴胡加龙骨牡蛎汤以及龙骨、牡蛎、桂枝、茯苓、大黄（龙牡桂苓均）对大鼠自发活动、糖水消耗、海马体积、肾上腺指数的影响。结果：经过21日慢性应激，大鼠出现开野实验水平得分及垂直得分均明显减少，糖水消耗量降低等抑郁状态，同时肾上腺指数较正常组显著升高，海马体积显著减小；经口给予柴胡加龙骨牡蛎汤及龙牡桂苓均部分可显著改善慢性应激抑郁模型大鼠上述行为学和肾上腺、海马体积的变化。提示小柴胡汤经过加减成为柴胡加龙骨牡蛎汤后，功效发生了明显的改变，柴胡加龙骨牡蛎汤的龙牡桂苓均部分可能是该方抗抑郁的主要组成药物。

2．对实验性动脉硬化的影响

对4月龄小鼠，以添加5%胆固醇的食物饲养，同时给予本药提取物0.4 g/(kg·d)，连续服用12个月，测定各项观察指标。结果：给药组动物肝总胆固醇含量、甘油三酯及磷脂含量均比对照组明显减少；心脏甘油三酯和磷脂含量也比对照组显著减少；主动脉总胆固醇、甘油三酯及磷脂有减少之趋势，但差异不显著；主动脉Mg值，P值均明显降低，Ca值亦有降低的趋势，羟脯氨酸含量比对照组明显降低；Ca在动脉与心脏组织的结合，有降低倾向。以上表明，本药对小鼠实验性动脉硬化，可使其心、肝、主动脉脂质含量明显降低，主动脉的Ca、P、Mg值及Ca结合量降低，胶原含量减少，有较好地防止动脉硬化的作用。

以柴胡加龙骨牡蛎汤治疗具有中间证的非胰岛素依赖型糖尿病，治疗4周、12周后血清总胆固醇明显低于治疗前；低密度脂蛋白在治疗4周、8周、12周后明显低于治疗前；在治疗8周、12周后动脉粥样硬化形成指标明显下降。而甘油三酯、高密度脂蛋白水平均无变化。临床实验结果表明，柴胡加龙骨牡蛎汤对中间证的非胰岛素依赖型糖尿病患者可起到改善非正常脂蛋白，降低动脉粥样硬化形成的作用。

3．对儿茶酚胺心血管损伤的保护作用

造模方法，给家兔静脉滴注4 mg/100 mL的去甲肾上腺素和肾上腺素1∶3混合盐液，以8.4 μg/(kg·min)速度，第1～4日点滴30 min，第5～6日45 min，第7日60 min，造模即成。防治组在造模前3日开始灌胃给药，剂量为12.6 g/(只·日)，连续10日。然后测定各项指标。结果：造模组12只动物半数出现腹泻，7只出现双肺湿啰音，2只因肺水肿死于第5、6日，剩下10只动物心电图检查全部异常，T波倒置，ST段移位，心律失常。防治组10只动物仅1只出现腹泻，3只出现肺湿啰音，无1只死亡。心电图检查半数出现异常。病理检查可见造模组所有动物都有不同程度的肺瘀血，肺出血，肺泡间质和肺泡水肿，心脏扩大，心肌肥厚，心内膜下及心肌出血，心肌纤维变性和局灶坏死等损伤。防治组心肺组织损伤较造型组明显为轻，其中3只动物病理检查完全正常，肺水肿程度显著低于造模组，肺组织湿重/干重比值较造模组减小11.1%，有显著性差异。心功能测定结果表明，本方对儿茶酚胺造成的心功能不全有显著对抗作用。与造模组相比，中心静脉压下降63.9%，舒张末压下降46.9%，总外周阻力下降23.6%，心肌收缩力增加36.9%，心脏指数增加37.8%，均有显著性差异。以上表明，本方可有效地保护机体抵抗儿茶酚胺的心血管损伤作用，这可能是本方治疗高血压等心血管疾病的重要机制之一。

4．对健康人血小板凝集功能的影响

本方对血小板没有直接的凝集作用，但能增强肾上腺素对血小板的凝集作用。这一作用不受时间、温度、加药顺序及加药时间的影响，对二磷酸腺苷、胶原蛋白所致的凝集无增强作用。本方这种增强凝集的作用，可被育亨宾阻断，而不被哌唑嗪和乙基马来酰胺阻断。因此，认为本方对α_2-肾上腺素能受体具有激动作用。

5．镇静作用

经旋转笼法观察小鼠自发运动量。结果表明，小鼠灌服本方200 mg/kg后，对甲苯丙胺引起的动物自发运动量加大，而服药后2～3 h有明显抑制作用。这种抑制作用与多巴胺和去甲肾上腺素无关。

6．其他

本方对48/80复合物引起的小鼠腹膜肥大细胞脱颗粒与组胺释放作用无明显抑制作用，这可能与本方中龙骨、牡蛎所含的钙盐有关。

八、注意事项

本方中含有铅丹，其成分为四氧化三铅，久用易致蓄积中毒，造成血红蛋白合成障碍，故应慎用，且不宜久服。

（本节作者：徐杰）

第四节　治　疟

截疟七宝饮（七宝饮）

（《太平惠民和剂局方》，录自《医方类聚》卷122）

一、功能

燥湿祛痰，理气截疟。

二、主治

痰湿疟疾。寒热往来，数发不止，舌苔白腻，寸口脉弦滑浮大。食疟，不服水土，山岚瘴气，寒热如疟，并皆治之。

三、组成

常山9 g，陈橘皮不去皮、青橘皮不去皮、槟榔、草果子仁、甘草炙、厚朴去粗皮，生姜汁制各6 g。

四、用法

上药㕮咀，每服半两，用水一碗，酒一盏，同煎至一大盏，去滓，露一宿，来日再烫温服（现代用法：用水酌加酒煎，疟发前2 h温服）。

五、组方原理

疟疾数发不止，治当截之，宜采用燥湿祛痰，行气散结之法。常山对于疟疾具有特效，长期以来一直被视为治疟专药，且能祛痰，故为君药。现代药理研究已证实常山的抗疟作用。臣药以槟榔行气散结，草果燥湿祛痰，两味均可解疟，与常山配伍相得益彰。对该两药的上述功能，前贤早有论述。其中槟榔，《名医别录》卷2谓“主消谷逐水，除痰癖”；《本草纲目》卷31补充曰：“疗诸疟，御瘴疠。”关于草果，《本草求真》卷3、《本草正义》卷5分别记载：“气味浮散，凡冒巅雾不正瘴疟，服之直入病所皆有效”“按岚瘴皆雾露阴湿之邪，最伤清阳之气，故辟瘴多用温燥芳香，以胜阴霾湿浊之蕴祟。草果之治瘴疟，意亦犹是。”再佐温中燥湿的厚朴、疏肝破气的青皮和理脾行气的陈皮，三药共奏燥湿理脾、行气化痰之功，共助君臣药以标本兼顾。甘草益气和中，制约诸药辛温燥烈之性为使药。以上七药合用，既能截除疟邪，又能消除痰湿，故称“截疟七宝饮”。本方的配伍特点是：集截疟祛痰行气之品于一方，纯属祛邪之剂，邪去则正自安。

六、临床应用

1．间日疟

用截疟七宝饮合小柴胡汤治疗间日疟45例。结果：全部病例均于单用中药后终止发作，其中计服中药2剂者25例，3剂者15例，4剂者5例；随访的30例中，除1例外其余均未复发。

2．结缔组织病

截疟七宝饮改为汤剂，略加增减，用于重叠结缔组织病、皮肌炎等结缔组织病证。重叠结缔组织病表现为恶寒发热、肌痛、关节痛、口苦心烦、舌苔黄腻或厚如积粉等病属少阳者，并非少见。皮肌炎因湿热邪毒遏阻少阳，外淫肌肤者也常见上述症状。用截疟七宝饮燥湿祛痰，切中病机，获得良效。

3．肠阿米巴病

用截疟七宝饮等治疗6例肠阿米巴病。急慢性肠阿米巴病属痢疾中的疫毒证型，其主要病因、病机也因感受湿热、疫毒之邪而起；疟疾和肠阿米巴病，其临床表现有所不同，但病因、病机、辨证有一致性，故可“异病同治”。在临床上治疗肠阿米巴病，采用截疟法之疗效要优于清热解毒、凉血除积法。

七、实验研究

抗疟作用与副作用

复方实验研究证明，截疟七宝饮中的各药均不减弱常山抗疟效果。而本方对鸽的致吐作用则比单味常山小3～4倍。减去厚朴等，并不增加其致吐程度，减去槟榔则致吐强度与单味常山相同，若用常山和槟榔两药，致吐作用与七宝饮相似。这说明槟榔是本方中抗常山呕吐副作用的主要药物。

八、注意事项

凡疟因痰生，数发之后，正气未虚者，当以此方解之，以免久发而伤正气。然本方属温燥之剂，对于中气虚弱，或内有郁火者，均不宜用。

清脾饮（清脾汤）

（《济生方》卷1）

一、功能

和解清热，燥湿化痰，行气运脾。

二、主治

疟疾痰湿化热证。寒热往来，热多寒少，膈满心烦，不思饮食，口苦舌干，小便黄赤，大便不利，舌苔黄腻，脉弦数。

三、组成

青皮去白、厚朴姜制，炒、白术、草果仁、柴胡去芦、茯苓去皮、半夏汤泡七次、黄芩、甘草炙各等分。

四、用法

上㕮咀。每服四钱，水一盏半，姜五片，煎至七分，去渣温服，不拘时候（现代用法：水煎，疟发前两三小时服）。

五、组方原理

本方适应证部位在少阳、脾胃，病性属痰、湿、热，病证以热多寒少为特点，因此治以和解清热，燥湿化痰，行气运脾之法。方选柴胡、黄芩和解少阳，透邪清热，共为君药。臣药以草果截疟，半夏散结消痞，二味均能燥湿化痰，以除痰湿；青皮、厚朴行气除满燥湿，“气化湿亦化”“气顺则痰消”，与果、夏合用则疗效益增。更佐白术、茯苓、甘草健脾益气祛湿，既杜生湿之源，又除已成之湿。甘草尚可调和药性，以之为使药。综观全方，其配伍特点是：扶正与祛邪并举，以祛邪为主；少阳和脾胃同治，重在治脾。这也是清脾汤命名的依据。

六、临床应用

1．急性血吸虫病

用清脾饮加味治疗13例急性血吸虫病。处方：白术、云茯苓、厚朴、青皮、柴胡、知母各10 g，黄芩、甘草、草果各6 g。高热者加金银花、连翘，有痢疾史，大便黏垢带脓血者加白头翁、秦皮，肝区有叩击痛者加川楝子、延胡索，腹胀纳呆者加枳壳、焦三仙，干咳带血者加沙参、仙鹤草，腹泻腹胀肠鸣者加车前子、泽泻。结果为全部获愈。退热时间最短4日，最长8日，平均6日。肝区及脘腹胀痛、腹泻等减轻或消失时间最短6日，最长13日，平均10.5日。

2．妊娠合并疟疾

以清脾饮治疗20例妊娠合并疟疾。基本方：柴胡、黄芩、法半夏、茯苓、白术、青皮、草果、知母、青蒿、甘草。气虚者加党参、太子参，头痛者加白蒺藜、桑叶、菊花，发热重者加生石膏，腰痛者加续断、桑寄生，身痛者加秦艽，疟久作不止者加常山，并用白蜜30 g，加白酒适量，于疟疾发作前2 h顿服。服2～3剂后，疟疾均被控制，直至分娩未再发作。

3．发热

用清脾饮加味（青皮、姜厚朴、制白术、草果仁、柴胡、茯苓、黄芩、制半夏、炙甘草、生姜、青蒿、穿山甲、首乌）治疗发热88例。患者病程均在2周以上，体温在37.2～39.5 ℃，其中37.2～38.5 ℃ 69例，38.6～39 ℃ 12例，39 ℃以上7例；不规则热型43例，间歇热31例，颠倒热9例，弛张热4例，双峰热1例；查出疟原虫而口服抗疟药物无效21例，症状似疟疾而查不出疟原虫43例，其他无名发热24例。结果：痊愈（用药后体温降至正常，观察2周无复发）68例，占77.27%；好转（用药后体温降低，或降至正常后又复发者）11例，占12.5%；无效（用药后体温未明显改善而转科或转院治疗）9例，占10.23%。总有效率为89.7%。

七、注意事项

疟疾属痰湿偏寒者，本方不宜应用。

柴胡达原饮

（《重订通俗伤寒论》卷2）

一、功能

透达膜原，祛湿化痰。

二、主治

瘟疫痰湿阻于膜原证。间日发疟，胸膈痞满，心烦懊侬，头眩口腻，咯痰不爽，苔白粗如积粉，扪之糙涩，脉弦而滑者。

三、组成

柴胡4.5 g、生枳壳4.5 g、川朴4.5 g、青皮4.5 g、炙甘草2.1 g、黄芩4.5 g、苦桔梗3 g、草果1.8 g、槟榔6 g、荷叶梗10～15 g。

四、用法

水煎服。

五、组方原理

本方主治间日疟者，系瘟疫痰湿所致，但湿重于热。本方以柴胡、黄芩为君药，透表解热以疏达膜原气机，“为外邪之在半表半里者引而出之，使达于表而外邪自散”（《本草正义》卷2）；而且黄芩清热泻火以降泄膜原郁热，“得柴胡退寒热”（《本草纲目》卷13），两者是为和解半表半里之邪的重要药对。配伍枳壳、厚朴、草果行气燥湿，消痞除满，草果尚能截疟祛痰，以宽畅中焦，均为臣药。佐以青皮、槟榔下气散结，以疏利上焦。桔梗宣肺化痰，荷梗升清透邪，二药合用，以开宣上焦，亦为佐药。甘草调药补中，是为使药。总之，该方的配伍特点是：透表清里，宣上畅中疏下，使膜原开达，表里和解，三焦通利，则邪祛热清，湿化痰消，疟自缓解。

六、临床应用

1．流行性感冒

用柴胡达原饮原方治疗流感发热100例，患者均为接受过多种抗生素及抗病毒药物治疗无效者。病程在3日以内的21例，4～10日的56例，10日以上的23例。临床主要表现为发热。体温在37～38 ℃的41例（占41%），38～39 ℃的39例（占39%），39 ℃以上的14例（占14%），伴恶寒，头痛，全身肌肉关节酸痛，痞满纳呆，乏力，咽干咽痛，尿少而黄，舌红，苔厚腻或如积粉，脉弦滑等。部分病例出现流涕、咳嗽、吐痰等症。查体可见咽部充血、软腭滤泡增生。辅助检查：白细胞总数为5.0×10⁹/L以下22例（22%），（5.1～10.0）×10⁹/L 42例（42%），10.0×10⁹/L以上36例（36%）。胸部透视及拍片发现有13例肺纹理增强。结果：服药后热退，1日之内恢复正常体温的62例（62%），2日以内恢复正常体温的33例（33%），3日恢复正常体温的5例（5%）。全部病例均于3日内恢复正常体温，头痛恶寒、肌肉关节酸痛等症状基本消失，食欲增加、舌苔变薄，调养3～5日后全部恢复正常。

2．慢性乙型肝炎

将134例慢性乙型肝炎HBeAg阴性患者随机分为两组，治疗组煎服柴胡达原饮加味，同时应用安达芬（干扰素IFN-α2b）6 MU；对照组给予双环醇片口服，同时应用安达芬6 MU治疗。两组均以6个月为1个疗程。结果：治疗组和对照组的近期（治疗疗程结束后）基本有效率分别为94%和70.5%，两组比较有显著性差异，治疗组明显高于对照组（$P < 0.05$），而总有效率无显著性差异（$P > 0.05$），随访6个月时，治疗组HBV-DNA阴转率明显高于对照组（$P < 0.05$）。治疗疗程结束后与治疗前比较：两组丙氨酸氨基转移酶、天冬氨酸氨基转移酶水平均有明显下降，有显著性差异（$P < 0.01$），但两组间比较无显著性差异（$P > 0.05$）。提示柴胡达原饮联合干扰素治疗HBeAg阴性慢性乙型肝炎有效。

七、注意事项

湿郁热伏、热重于湿者不宜使用本方。原书云：若湿已开，热已透，相火炽盛，再投此剂，反助相火愈炽，适劫胆汁而烁肝阴，酿成火旺生风，痉厥兼臻之变矣。用此方者宜慎之。

（本节作者：徐杰）

第六章 表里双解剂

第一节 解表温里

五积散

（《仙授理伤续断秘方》）

一、功能

发表温里，顺气化痰，活血消积。

二、主治

外感风寒，内伤生冷之证。身热无汗，头痛身疼，项背拘急，胸满恶食，呕吐腹痛，以及妇女血气不和，心腹疼痛，月经不调等。

三、组成

苍术、桔梗各600 g，枳壳、陈皮各180 g，芍药、白芷、川芎 当归、甘草、肉桂、茯苓、半夏汤泡各90 g，厚朴、干姜各120 g，麻黄去根、节180 g。

四、用法

上除枳壳、肉桂外，余锉细，用慢火炒令色变，摊冷，次入枳壳、肉桂。每服9 g，水一盏，加生姜三片，煎至半盏，热服；凡被伤头痛伤风发寒，每服6 g，加生姜、葱白煎，食后热服。

五、组方原理

本方为外感风寒，内伤生冷所致的五积之证而设，而五积中，尤以寒积为主，故治疗当以发汗解表，温里祛寒为主，以除内外之寒，佐以健脾助运，燥湿化痰，调气活血之品，以治气血痰湿之积。方中麻黄、白芷辛温发汗，解表散邪，以除外寒；干姜、肉桂辛热温里祛寒，四药合用，可除内外之寒，为方中主要组成部分。配伍苍术、厚朴苦温燥湿，健脾助运，以祛湿积；半夏、陈皮、茯苓、甘草相伍，则为二陈汤，可行气燥湿化痰，以消痰积；当归、川芎、芍药活血止痛，以化血积；桔梗与枳壳一升一降，以升降气机，宽胸利膈，善行气积，并可加强理气化痰之力；炙甘草能和中健脾，调和诸药，以上均为本方的辅助部分。诸药合用，共收表里同治，气血痰湿并行之功。使脾运复健，气机通畅，痰消湿化，血脉调和，诸证解除。

本方配伍特点：以解表温里，祛除寒邪为主，佐以健脾助运，燥湿化痰，调气活血。全方配伍全面，示人以治疗寒、湿、气、血、痰五积之证之大法，洵为治疗五积证之效方。

方中除枳壳、肉桂、白芷、陈皮外，余药均炒制，摊冷，然后同煎者，称之为“熟料五积散”（见《医方集解·表里之剂》）；若诸药生用，水煎服，则为“生料五积散”（见《易简方》）。两者应用上略有区别：以温散寒邪为主者，用熟料五积散；以发散风寒为主者，用生料五积散。

六、临床应用

1．慢性腹痛

用五积散加减治疗慢性腹痛42例。其中慢性结肠炎12例，溃疡性结肠炎4例，肠粘连6例，结肠溃疡5例，慢性阑尾炎5例，痛经6例，不明原因腹痛4例。药物组成：苍术、厚朴、枳壳、桔梗、白芷各10 g，姜半夏、茯苓、当归、川芎各12 g，麻黄5 g，肉桂（后下）3 g，白芍20 g，陈皮、干姜、甘草各6 g。加减：外感风寒、饮食积滞者，加紫苏叶10 g，大腹皮15 g；腹胀便秘者，加槟榔10 g，莱菔子15 g；腹冷便溏、畏寒喜热者，加制附子（先煎）、吴茱萸各3 g；经期腹痛者，加香附10 g，延胡索20 g。经3～6个月治疗，15例治愈（腹痛消失，随访1年无复发），22例好转（腹痛减轻，但时有复发，经治疗后好转），5例无效（腹痛未缓解），总有效率达88%。

2．慢性盆腔炎

用五积散化裁治疗慢性盆腔炎80例。基本方：白芷10 g，川芎10 g，炙甘草10 g，茯苓10 g，当归10 g，肉桂10 g，白芍10 g，半夏10 g，陈皮10 g，枳壳10 g，苍术10 g，厚朴10 g，干姜3 g。上方水煎服，10剂为1疗程。伴痛经者，经期服上药时，加益母草9 g，蒲黄10 g，五灵脂10 g，带下量多者加芡实10 g。所选病例均经检查明确有附件增厚、盆腔结缔组织炎、输卵管积水，且已排除结核、子宫内膜异位症等。治疗3疗程后评定效果，显效54例，有效20例，无效6例，总有效率为92.5%。

七、实验研究

对鼠胃排空及小肠推进功能的影响

用葡聚糖蓝2000作为胃肠道标记物研究五积散对小鼠胃排空及小肠推进功能的影响。通过测定小鼠在给药一定时间后，胃内葡聚糖蓝2000残留率及该色素先端推进比，证明五积散有明显促进胃排空及小肠推进功能的作用，并与目前已被公认的全胃肠道动力促进药西沙必利作用相近，提示五积散可作为促进胃肠运动药用于胃肠动力障碍性疾病，尤其对兼有慢性胃炎或消化性溃疡者的治疗可能成为一种较理想的药物。

八、注意事项

素体阴虚，或湿热患者，不宜使用本方。

桂枝人参汤

（《伤寒论》）

一、功能

解表温里，益气消痞。

二、主治

太阳病，外证未除，而数下之，遂协热而利，利下不止，心下痞硬，表里不解者。

三、组成

桂枝别切12 g、甘草炙12 g、白术9 g、人参9 g、干姜9 g。

四、用法

上五味，以水九升，先煮四味，取五升，纳桂，更煮取三升，去滓，温服一升，日夜一服。

五、组方原理

本方证为表里同病，表里皆寒的证候，治宜辛温解表，温里益气。方中桂枝辛温以解太阳之表，后下是保全其辛香之气；人参大补元气，助运化而正升降，共为君药。以辛热之干姜为臣药，温中焦脾胃而祛里寒。脾阳不足，脾气不运，水湿易生，故佐以白术，健脾燥湿止利。甘草味甘平，脾不足者，以甘补之，补中助脾，必以为甘剂，故方中重用甘草，益气健脾和中，为佐使之用。诸药配合，使利止痞消，表证亦解。

本方为解表温里，表里同治之剂，但从本方的药物组成分析，是以温阳益气、顾护中阳为主，解表为辅，故所治之证应以里证为重。

六、临床应用

1．小儿秋季腹泻

用桂枝人参汤加减治疗小儿秋季腹泻595例。其中除99例失水征明显可配合补液外，其余均为单用桂枝人参汤加减治疗。基本方：桂枝5 g，红参5 g，干姜5 g，白术6 g，甘草3 g，车前子（另包）6 g，方中各药量系指1岁小儿的用量，其他年龄酌情加减。口渴甚伴烦躁不安者重用红参，加白芍、乌梅；呕吐甚者重用干姜，加法半夏；腹泻甚而尿少者重用白术、车前子；伴伤食拒乳者加建曲；体温超过38 ℃者，给退热针剂1次，加重桂枝用量。用法：每日1剂，水煎3次，昼2夜1，温服。同时浓熬米汤，少量频频喂服，至痊愈后停止治疗。结果：595例病儿除1例并发高热惊厥，经西医诊断为“脑病”，9例服中药即呕吐而无法继续服药者改用西药治疗外，其余585例全部痊愈。痊愈标准为：热退，呕止，大便成形或便次每日不超过3次，尿量增多，口渴消失，精神转佳。

2．慢性胃炎

用加味桂枝人参汤合艾灸治疗慢性胃炎92例。药物组成：桂枝15 g，人参10 g，白术10 g，干姜10 g，甘草12 g。伴呕恶泛酸者加半夏12 g，白豆蔻仁12 g；手足欠温者加制附子10 g；纳差甚者加山楂、鸡内金各10 g。每日1剂，水煎分早晚2次饭后30 min后服。10日为1疗程，随证加减连续服用3～6个疗程。艾灸治疗：取穴关元、足三里、太白、陷谷等。隔日1次，5次为1个疗程，连续灸治3～5个疗程。结果：92例中，痊愈48例，显效22例，有效16例，无效6例，总有效率为93.48%。

七、注意事项

本方药性偏于温燥，热证下利及阴虚患者，均不宜使用。

（本节作者：徐杰）

第二节　解表清里

葛根黄芩黄连汤

（《伤寒论》）

一、功能

解表清里。

二、主治

表证未解，邪热入里证。身热，下利臭秽，胸脘烦热，口干作渴，喘而汗出，舌红苔黄，脉数或促。

三、组成

葛根15 g、甘草炙6 g、黄芩9 g、黄连9 g。

四、用法

上四味，以水八升，先煮葛根，减二升，内诸药，煮取二升，去滓。分温再服。

五、组方原理

针对本方主治证的病机，治当外解肌表之邪，内清胃肠之热。方中重用葛根为君药，以其甘辛而凉，入脾胃经，既能解肌发表以散热，又可升发脾胃清阳之气而止泻利，使表解里和。臣药以黄芩、黄连清热燥湿，厚肠止利。黄芩、黄连皆味苦性寒之品，其性寒能清胃肠之热，味苦可燥肠胃之湿，肠中湿热除则下利可止。使药以甘草甘缓和中，调和诸药。四药合用，外疏内清，表里同治，使表解里和，则身热下利自愈。

本方为解表清里、表里同治之剂，然从方中所用药物看，是以清里热为主，解表散邪为辅，所主治的证候应以里热下利为主。

本方根据药物组成而命名，后世常将本方简称为“葛根芩连汤”。

六、临床应用

1．痢疾

用葛根芩连汤加味治疗细菌性痢疾42例。42例均为门诊病例，病程1～3日。临床主要表现为发热畏寒，腹痛腹泻，大便每日10～20余次，为黏液水样便或黏液脓血便，呈里急后重，舌红，苔黄，脉数。查体可有腹部压痛、肠鸣亢进；血白细胞升高，或有中性粒细胞升高；大便常规示黏液便，可见大量白细胞或脓细胞、红细胞或巨噬细胞。基本方：葛根20 g，黄芩15 g，黄连10 g，炙甘草5 g。腹胀腹痛甚者加木香15 g，白芍15 g，厚朴10 g；有食积、腹胀拒按者加神曲20 g，麦芽15 g，槟榔10 g，每日1剂，水煎分3次服用，3日为1个疗程。严重脱水、酸中毒及电解质紊乱者予静脉输液纠正脱水及电解质紊乱。经1个疗程治疗后，42例中治愈35例，有效7例；经2个疗程治疗后，有效病例均恢复正常。

2．肠伤寒

用本方治疗伤寒及副伤寒。治疗组用葛根芩连汤：葛根15 g，黄连20 g，黄芩30 g，甘草3 g。每日服1剂，1剂煎3次，每次约250 mL，饭后1 h服药，以免胃黏膜受刺激。对照组：用氨苄青霉素及氟哌酸治疗，常用剂量。用药后，治疗组：原实验室检查血培养阳性143例，治疗后转阴时间为6～22日，平均为12.66日；原肥达氏反应阳性128例，治疗后转阴时间为11～25日，平均为16.5日。对照组：原实验室检查血培养阳性38例，转阴时间为10～25日，平均为16.82日；原肥达氏反应阳性35例，转阴时间为14～27日，平均为20.12日。综上所述，伤寒及副伤寒杆菌对葛根芩连汤的治疗比较敏感，疗效比对照组满意。作者认为，本方治伤寒及副伤寒，比一般抗生素敏感，疗效佳，未发现耐药现象，并且远期疗效理想，治愈后一般很少有复发，有使用和推广价值。

3．秋季腹泻

加减葛根芩连汤治疗婴幼儿秋季腹泻187例。方药组成：葛根6～15 g，黄连3～5 g，黄芩3～5 g，土茯苓6～9 g，白术6～8 g，车前子3～5 g，炙甘草3～5 g，焦山楂4～6 g。上药以200～400 mL水浸泡20 min后文火煎30 min，取汁100～200 mL，分3～5次喂服。经治疗痊愈141例，好转39例，无效5例，加重2例。总有效率为96%。

4．胃肠炎

用葛根芩连汤治疗嗜酸性胃肠炎。以葛根芩连汤为基本方：葛根、黄芩、黄连各10 g，甘草5 g。全身有风疹块者加薄荷、蝉衣各7 g，午后傍晚低热者加银柴胡、青蒿各10 g，水煎服，每日1剂，分3次温服。结果：30例中临床治愈27例（泄泻、腹痛止，大便成形，体温复常，血象及X射线胃肠道表现均正常）；显效2例（临床症状基本消失）；无效1例。病程最长者12日，最短者4日。

七、实验研究

1．解热

100%的葛根芩连汤煎剂，5 g/kg灌胃，能使五联疫苗致发热家兔体温明显下降（$P < 0.01$），其效果近似0.2 mg/kg复方阿司匹林和0.6 mL/kg复方氨基比林注射液。90%的葛根芩连汤煎剂灌胃能使内毒素致发热大鼠体温明显下降。

2．解痉

葛根芩连汤水醇提取物体外能松弛气管、肠道平滑肌，对抗乙酰胆碱致平滑肌痉挛。

3．抗心律失常

静脉注射本方水煮醇沉液，能显著减慢正常大、小鼠心率，并能对抗异丙肾上腺素所致家兔和大鼠的心率加快作用。本方对于乌头碱、氯化钙所致大鼠心律失常，氯仿-肾上腺素所致家兔心律失常，以及氯仿诱发的小鼠室颤，本方均有显著的保护作用，能降低乌头碱及氯化钙所致室颤发生率及死亡率，对抗氯仿-肾上腺素所致的早搏及氯仿所致小鼠室颤的发生。提示本方可能对多种类型的心律失常有一定防治效果。

4．抗缺氧作用

用氰化钾、亚硝酸钠、异丙肾上腺素、结扎两侧颈总动脉和常压下致缺氧的方法制备小鼠急性缺氧模型。实验结果表明：葛根芩连汤水醇法提取液对动物急性缺氧有不同程度的对抗作用，这可能与其具有抗异丙肾上腺素加快心率和降低肾上腺素系统功能的效应有关，从而减少动物整体的耗氧量，增加心肌耐缺氧能力，提高脑对缺氧的耐受力和降低脑组织的耗氧量，产生明显的抗缺氧作用，使急性缺氧的动物存活时间延长。这为本方治疗心绞痛和脑血管疾病提供了依据，发现了新的用途。

5．配伍规律研究

采用HPLC法测定各主要成分，考察HPCE指纹图谱的变化，药理指标采用体外抑菌、体内抑菌、解热实验、抗腹泻实验和病理损害模型。结果：葛根和黄连可降低黄芩苷的含量，黄连能降低甘草酸的含量，葛根、黄芩、甘草使小檗碱的含量降低。配伍产生的沉淀，经分析含有黄芩苷、小檗碱、葛根素、甘草酸。各药配伍组合中，以黄连的体内外抑菌活性最强，不同的菌株强度有差异；解热实验中，最佳组合为葛根和黄芩；在抗腹泻实验中，最佳组合为黄连和炙甘草。但全方同时所具有的解热、体内外抑菌、抗腹泻等作用，是各单味药及其他配伍组所不具备的，所以从治疗“协热下利”证来说，全方4味药组合最佳。采用液体试管两倍稀释法测定葛根芩连汤各煎液对埃希氏大肠杆菌的最低抑菌浓度，从葛根芩连汤各配伍组合对埃希氏大肠杆菌的抑菌作用的差异来探讨其配伍规律。结果：葛根芩连汤各配伍组合水煎液对埃希氏大肠杆菌抑菌作用不全相同，在全方中，抑菌作用药物主要为黄连与黄芩，炙甘草与葛根无明显抑菌作用；两药与黄芩、黄连配伍时对其抑菌拮抗作用不同。

6．有效成分分析

以葛根芩连汤的主要有效成分：葛根素、黄芩甙、盐酸小檗碱为质量评价指标，对其煎剂及片剂，采用薄层层析——紫外分光光度法进行含量测定。结果表明，本方法灵敏、简便，实用可靠，还证明了片剂含量高于煎剂。

八、注意事项

下利而不发热，脉沉迟或微弱，病属虚寒者，不宜应用本方。

石膏汤

（《深师方》，录自《外台秘要》卷1）

一、功能

清热泻火，发汗解表。

二、主治

伤寒表证未解，里热已炽证。壮热无汗，身体沉重拘急，鼻干口渴，烦躁不眠，神昏谵语，脉滑数或发斑。

三、组成

石膏30 g，黄连、黄柏、黄芩各6 g，香豉$_{\text{绵裹}}$9 g，栀子$_{\text{擘}}$9 g，麻黄$_{\text{去节}}$9 g。

四、用法

上七味，切，以水一斗，煮取三升，分为三服，一日并服，出汗。初服一剂，小汗；其后更合一剂，分两日服。常令微汗出，拘挛烦愦即差，得数行利，心开令语。毒折也。

五、组方原理

本方为表邪未解，里热炽盛而设。方中石膏辛甘大寒，辛可解肌，寒能清热，为清热除烦之要药，又不碍解表药之发散，用以为君药，并以之命名。配伍麻黄、豆豉辛温而散，发汗解表，为臣药，使在表之邪从外而解；君臣相协，而成表里同治之功。黄连、黄芩、黄柏、栀子（即黄连解毒汤）皆大苦大寒之品，长于泻火解毒，其中黄芩善清上焦心肺之火，黄连善清中焦胃火，黄柏善清下焦肾火，栀子通泄三焦之火，四药与石膏相伍，使三焦之火从里而泄，共为佐药。诸药配伍，麻黄、豆豉得石膏、三黄、栀子，则发表而不助里热；三黄、石膏、栀子得麻黄、豆豉，则清里而不碍表邪，如此表里分消，内外同治，而具清热泻火，发汗解表之功，为解表清里之良剂。

六、临床应用

流感高热症

有人报道用三黄石膏汤治疗流行性感冒持续高热53例。患者皆为高热持续40 h以上者，其中兼见咽喉痛者6例，便秘者5例。方法：以三黄石膏汤方（黄连9 g，黄芩9 g，黄柏9 g，栀子9 g，淡豉9 g，麻黄8 g，石膏（先煎）40～50 g，生姜3片，大枣3枚，细茶10 g）治之。每日1～2剂，水煎温服。伴咽痛者，以三棱针点刺少商、商阳（双穴）出血1～2滴，方加元参9 g、重楼6 g。便秘者加大黄10 g。热降后以增液汤加味保津善后。结果：治疗53例，其中6 h退热（体温降至37 ℃，症状基本消失）7例，占13.2%（以兼针刺退热最快）；12 h内热退12例，占30.2%；24 h内热退32例，占60.2%；36 h内热退45例，占84.9%：48 h内热退51例，占96.2%，2例48 h以后退热，全部有效。

七、注意事项

方中清热之品皆大苦大寒，久服易伤脾胃，非火盛者不宜使用，虚人慎用。原书忌猪肉、冷水。《医宗金鉴·删补名医方论》卷4云：“若表有汗，麻黄减半，桂枝倍加，以防外疏；里有微溏，则减去石膏，倍加葛根，以避中虚也。”

（本节作者：徐杰）

第三节　解表攻里

大柴胡汤

（《金匮要略》）

一、功能

和解少阳，内泻热结。

二、主治

少阳、阳明合病。往来寒热，胸胁苦满，呕不止，郁郁微烦，心下满痛或心下痞硬，大便不解或胁热下利，舌苔黄，脉弦数有力。

三、组成

柴胡15 g、黄芩9 g、芍药9 g、半夏$_{洗}$9 g、枳实$_{炙}$9 g、大黄6 g、大枣$_{擘}$12枚、生姜$_{切}$15 g。

四、用法

上八味，以水一斗二升，煮取六升，去滓，再煮。温服一升，日三服（现代用法：水煎两次，去滓，再煎，分两次温服）。

五、组方原理

本方所治乃少阳、阳明合病，少阳病的治法是和解少阳，阳明热结之证的治法是内泻热结，今少阳、阳明合病则上述两法并用，和解少阳以祛外邪，泻下阳明以除热结。

本方是小柴胡汤去人参、甘草，加大黄、枳实、芍药而成，亦可看作是由小柴胡汤合小承气汤加减变化而来。小柴胡汤为和解少阳之主方，小承气汤为泻下阳明之轻剂，故本方为少阳、阳明同治，表里双解之剂。方中以柴胡、大黄为君药，柴胡专入少阳，疏邪透表，大黄入阳明泻热通腑。臣药以黄芩味苦性寒，擅清少阳之郁热，与柴胡同用，起到和解少阳的作用；枳实行气破结，与大黄配合，可内泻热结，行气消痞。这四味药是本方的主要组成部分。再用芍药缓急止痛，与大黄相配可治腹中实痛，与枳实相伍能调和气血，以除心下满痛；半夏和胃降逆，又重用生姜，则止呕之功更增，以治呕逆不止，共为佐药。大枣和中益气，合芍药酸甘化阴，既可防热邪入里伤阴，又能缓和枳实、大黄泻下伤阴之弊，大枣与生姜相配，还可调和营卫，调和诸药，为使药。诸药合用，共奏和解少阳，内泻热结之功，使少阳与阳明合病得以双解。

从以上所用之药分析，本方乃和解与泻下并用之剂，然方中仅用小承气汤之半（大黄用量减半，并去厚朴），故是以和解少阳为主，泻下之力较缓，适宜于少阳初入阳明之证。

六、临床应用

1．急性胆囊炎

以大柴胡汤加减治疗急性胆囊炎疗效满意。基本方为：柴胡、枳实、半夏、大腹皮、制香附各10 g，黄芩6 g，制大黄3 g，金钱草15 g。若热重者，加银花、连翘；湿重者，加苍术、厚朴、茯苓；伴黄疸者，加茵陈、山栀、泽泻、猪苓；有结石者，金钱草重用至30 g，并加郁金、枯矾、鸡内金。所治56例中，除3例伴胆结石转手术外，余均获临床治愈，服药最少者5剂，最多者20剂。6例出现黄疸，均在7～10日内消退；17例白细胞升高，平均5.6日恢复正常；32例发热，平均4.3日体温降至正常。因此，急性胆囊炎来势迅猛，早期舌苔未必见黄，但若腹诊剑突下腹痛者，即可诊为实热证，并宜尽早使用生大黄以通腑泄热，挫其锐势，截其传变。但腑气一旦通畅，应立即撤去大黄，否则过用可因伤正而致痞证。还有人用大柴胡汤加减配合西药治疗急性胆囊炎102例，结果治愈52例，占81%；显效47例，占46%；无效3例，占3%，总有效率为97%。与单用西药组相比，有显著意义（$P<0.05$）。

2．胆绞痛

用大柴胡汤加减治疗胆绞痛324例。方药加减及服法：柴胡、黄芩、芍药、半夏、枳实、大枣、生姜。热偏盛者加银花、公英、连翘，湿偏重者加苍术、薏米，寒偏重者加附子、干姜，痛剧者加九香虫、元胡、五灵脂，芍药倍量，两胁顶窜作痛者加川楝子、广郁金，肝胆湿热并重者加黄连、栀子、龙胆草，大便燥结不通者加芒硝，腹满燥实俱盛者加川朴、芒硝。为了消除炎症，预防复发，在解除疼痛后，仍继续服药治疗，直至临床症状消失，肝区无叩击痛后开始停药。治疗结果：本组病例单服中药解除疼痛306例，占94.5%；中西药并用解除疼痛13例，占4%；经保守治疗无效，转外科手术5例，占1.5%。服用中药解除疼痛的306例中，服药2～3剂止痛84例，4～5剂62例，6～7剂108例，8～10剂34例，11～12剂18例。保守治疗的319例中随着疼痛消除而同时排出结石112例，占35.1%；疼痛消除后在继续服药治疗中又先后排出结石35例，占11%，总排石率为46.1%。319例治疗后观察1年无复发98例，占30.7%；观察2年无复发86例，占27%；观察3年无复发68例，占21.3%；观察4年无复发67例，占21%。作者认为，大柴胡汤加减治疗胆绞痛有解痉止痛、泻热通结作用，除可使患者热退痛止外，对排出结石也有较好作用。

3．急性胰腺炎

用大柴胡汤加味治疗急性胰腺炎84例。基本方为：柴胡、黄芩、赤芍、半夏、枳实、大黄、生姜。肝郁气滞者加川楝子、元胡、川朴，肝胆湿热者加茵陈、金钱草，胃肠湿热者加元明粉、败酱草、蒲公英，血瘀者加桃仁、红花。治疗前84例均有不同程度的腹痛，治疗后2日内腹痛消失36例，3～5日内44例，6日以上4例。治疗前伴有呕吐71例，治疗2日内呕吐消失59例，3日以上12例。治疗前大便不通73例，治疗后大便通畅时间从4 h到4日不等，其中2日内50例，3日以上23例。治疗前78例体温有不同程度的升高，治疗后2日内体温降至正常19例，3～5日51例，6日以上8例。治疗前血淀粉酶升高79例，最高达2 560 U%，平均为536.1 U%，经治疗2日内降至正常20例，3～5日58例，6

日以上1例。治疗前尿淀粉酶升高80例，最高达15 259 U%，平均为2 613.3 U%，经治疗2日内降至正常14例，3～5日62例，6日以上4例。又有人用大柴胡汤加减治疗急性胰腺炎216例。基本方：柴胡6～9 g，生大黄（后下）9～20 g，玄明粉（冲）5～10 g，黄芩、枳壳、姜半夏、白芍、苏梗各9 g。加减法：气滞夹积型加川朴6 g，大腹皮9 g；肝胃实热型去枳壳加川朴、黄连各6 g，山栀9 g；气滞血瘀型去玄明粉、姜半夏，加赤芍、桃仁、红花、五灵脂各9 g；大结胸型去枳壳、白芍、苏梗，加黄连6 g、甘遂3 g、生米仁、败酱草、红藤各30 g，配合针刺，取穴双侧足三里、阳陵泉、内关。经过治疗，210例水肿型均康复出院；6例出血型，其中1例死于脑血管意外，2例因病情加重转外科做腹膜冲洗术，无效死亡，其余3例也治愈。腹痛缓解天数，最短者1日，最长为11日，平均为2.86日。尿淀粉酶恢复正常时间，最短1日，最长6日，平均2.9日。

还有人用大柴胡汤治疗急性胰腺炎52例，方药组成：柴胡、大黄各15 g，黄芩、半夏、白芍、枳实各10 g。湿热重者加黄连、龙胆草，疼痛重者加元胡、川楝子，食滞者加焦三仙，呕吐者加竹茹、代赭石，黄疸者加茵陈、栀子，通导力弱者加芒硝。轻者，每日1剂早晚分服。较重者，每日2剂，分4次服。重者，静脉输液，营养支持，维持水、电解质平衡，1日2剂，分4次服。治疗结果：住院最短4日，最长13日，平均住院5.8日，显效50例，达96.2%。

4．胆道蛔虫病

用大柴胡汤治疗胆道蛔虫病32例。药物组成：柴胡、黄芩、枳壳、法半夏、白芍、生姜、大枣、大黄。合并结石者加金钱草，伴有黄疸者去白芍、生姜、大枣，加茵陈、栀子，大黄后下，每日1剂，分3次煎服。15日为1个疗程。治疗结果：治愈29例，有效1例，无效2例，总有效率为93.75%，治愈者平均服药15日。无效2例因胆总管结石梗阻严重，外科手术治疗。作者观察到大柴胡汤具有消炎止痛，利胆排蛔作用。还有人用大柴胡加味治疗胆道死蛔虫病105例，基本方由柴胡、枳实、制半夏、黄芩、芒硝（冲服）各10 g，制大黄、莪术、皂角刺各15 g，白芍、生姜各30 g，大枣5枚，甘草5 g组成。日1剂，水煎服，5日为1个疗程。结果：105例中，1个疗程治愈39例，显效41例；2个疗程治愈39例，显效2例，总有效率为100%。作者认为，虫体已死，仍投乌梅丸温脏安蛔，则多有不应。大柴胡汤利胆止痛，泻热通腑，加莪术、皂角刺、芒硝，旨在软坚散结，化滞逐虫，合奏利胆清腑，驱虫通瘀之功，故获满意疗效。

5．术后肠粘连

用加味大柴胡汤治疗术后肠粘连78例。患者均有腹部手术史及腹痛腹胀、肛门停止排便排气症状，大部分病例兼有呕吐，可闻及高调气过水声，X射线腹透或腹平片符合肠梗阻征象。在常规禁食、胃肠减压、纠正脱水、纠正酸碱平衡及电解质紊乱、抗生素治疗的基础上，予大柴胡汤加味治疗。处方：柴胡、黄芩、姜半夏各12 g，白芍、生姜、炒枳实、厚朴、大黄（后下）各15 g。加减法：湿热偏甚者，加茵陈20 g；阳明燥实者，加芒硝（冲）10 g；年老体弱者，去大黄，加太子参、火麻仁、当归各15 g，黄芪25 g；热毒壅盛者，加金银花、生地黄各15 g，赤芍12 g。每日1～2剂，从胃管注入或口服，连用3～5日为1个疗程。78例中，完全控制（腹痛、腹胀、呕吐消失，停药后3月不复发）48例，基本控制（腹痛、腹胀、呕吐消失，其他症状显著改善，但停药后，又出现轻度腹痛、腹胀，再投药有效）27例，无效（腹痛、腹胀、呕吐无改善）3例，总有效率为96.1%。

6．脂肪肝

用大柴胡汤加味治疗脂肪肝32例。患者均经肝脏彩色超声检查确诊为脂肪肝，无肝纤维化或肝硬化表现，除病毒性肝炎外。基本方：柴胡15 g，黄芩、制半夏各10 g，白芍15 g，枳实、大黄各10 g，丹参、决明子各25 g，生山楂15 g，生姜10 g，大枣5枚。大便干燥者大黄后下；脾胃虚弱者大黄同煎，加党参、黄芪各30 g，白术15 g；胁部胀痛者加郁金、川楝子各15 g；腰膝酸软者加何首乌15 g，枸杞子20 g；高血压者加石决明60 g；伴肝损害者，加茵陈25 g，五味子10 g。每日1剂水煎，每次80 mL，早晚分服。30日为1个疗程，控制饮食总热量，适当运动，控制体重。结果：32例经2个疗程治疗后临床治愈9例，好转18例，无效5例，治愈率为28.13%，总有效率为84.38%。

7. 急性扁桃体炎

有人用大柴胡汤治疗急性化脓性扁桃体炎60例。方药组成：生大黄（后下）6～15 g，柴胡、黄芩各6～12 g，半夏、枳实各5～10 g，蒲公英、大青叶各20～30 g，生甘草梢6 g，每日1剂，水煎服。表热盛者可选加银花、连翘、薄荷，里热较盛者可选加生石膏、黄连，热毒较盛者加地丁、栀子，痰黄稠者加瓜蒌、射干，便秘日久者加玄明粉。痊愈：3日内热退身凉，临床症状及扁桃体红肿、脓性分泌物消失，血象正常53例。好转：3日内热退或降至低热，局部脓性分泌物明显减少，症状明显减轻5例。无效：3日以上体温不降，症状无好转2例，总有效率为96.7%。作者认为急性化脓性扁桃体炎多为素体阳盛或肺胃积热，复感风湿时邪，内外合邪，袭于喉部，热盛肉腐而成脓。本方具分清表里邪热，消肿排脓之功，因而效佳。

8. 小儿高热

用大胡汤治疗小儿高热39例，患儿均接受足量抗生素和解热药治疗效果不明显而转中医治疗。患者体温最高40.5 ℃，最低38 ℃，停用抗生素和解热药，给予大柴胡汤煎剂。方药：柴胡10 g，黄芩10 g，半夏10 g，大黄6 g，枳实10 g，白芍10 g，大枣3枚，生姜3片，每日1剂，水煎至100～250 mL，分2次服用。第1剂中大黄后下，若患儿服药后腹泻1～2次，第2剂中大黄可同煎，如患儿热退则可去大黄，5岁以下患儿减半。结果：服第1剂退热17例（43.6%），服2剂退热14例（35.9%），服药3～6剂退热6例（15.3%），2例右下肺炎无效（5.1%）。

七、实验研究

1. 利胆

给猕猴在不同时辰灌胃不同剂量大柴胡汤，可见大剂量组胆汁分泌量及胆汁酸含量明显增加，胆红素、胆固醇含量明显降低，有利胆和防止结石形成的作用。最佳投药时间则在子丑或戌亥两个时辰段。用实验狗经十二指肠导管灌注复方大柴胡汤（柴胡、木香、白芍各25 g，黄芩、枳壳、元胡各15 g，大黄（后下）40 g，金钱草50 g），煎60 mL（4 mL/kg），观察药物对胆胰功能的影响。结果：给药后胆汁反流量增加约3倍，与对照组比较有非常显著意义，胰腺流量给药前后未见变化。括约肌张力降低，说明本方有明显的利胆和降低括约肌张力的作用，而且并不抑制括约肌的运动功能。这对解除胆汁、胰腺的瘀滞无疑是具有积极意义的。它能使括约肌放松，再加上其显著的利胆作用，通过“内冲洗”，又会有助于炎症、感染的消退。

2. 保肝

实验研究证明，本方有显著的保肝作用，对于D-半乳糖胺所致大鼠急性肝炎，本方能抑制SGPT的升高，效果与小柴胡汤相似，抑制率均为60%。对于四氯化碳所致小鼠肝硬化的进展，本方也有显著抑制作用，于5、6、7日可分别降低肝胶原至24%、41%及41%，并可抑制纤维化的进展。

3. 对血液流变性的影响

36例胆绞痛患者根据中医辨证，分为气滞证与血瘀证两组，均以大柴胡汤为主治疗，并分别测定各组治疗前后血流动力学各项指标。治疗前血瘀证是全血黏度、血浆黏度、全血还原黏度、白细胞电泳时间均较气滞证高，两者差异显著或非常显著，提示气滞证治疗前属“低黏综合征”，血瘀证属“高黏综合征”。用大柴胡汤原方浓煎150 mL灌肠，静脉滴注丹参注射液，并辅以抗感染、抗休克、驱虫等对症处理方法。经治疗后，全血黏度气滞证较治疗前有所增高，差异显著；血瘀证则有所降低，差异非常显著。血浆黏度，气滞证较治疗前亦有所增高，差异显著；血瘀证则有所降低，差异显著。红细胞电泳时间，气滞证治疗前后无变化，血瘀证治疗后有所缩短，差异显著。血沉、气滞证治疗前后变化不明显，血瘀证治疗后明显下降，差异非常显著。所有指标，气滞证治疗后大多有不同程度的升高，血瘀证都有不同程度的下降。实验表明，当给大鼠连续7日注射倍他米松时，可见血中中性脂质、磷脂、过氧化脂质等血清脂质上升，血液黏度增高，血液凝固系统之抗凝血酶Ⅳ活性下降，凝血酶时间缩短，以及血液凝固亢进等“瘀血证”表现，但给予大柴胡汤者则可见血清脂质及血液黏度的上升均被抑制，抗凝血酶Ⅳ活性降低及凝血酶缩短均得到改善。

4．改善脂质代谢

实验以15例原发性高血压患者为对象，投予大柴胡汤7.5 g/日，分3次服用，共12周。投药前后测定血压、脉搏、血清脂质、高密度脂蛋白、亚型胆固醇、阿朴蛋白，进行比较。结果：收缩压、舒张压、平均血压以及脉搏数未见明显变化，血清总胆固醇、甘油三酯基本未见变化。但高密度脂蛋白胆固醇及卵磷脂-胆固醇酰基转移酶明显上升，HDL2及HDL3-C虽有升高，但无统计学意义。故认为大柴胡汤对原发性高血压虽无降压作用，但有利于高密度脂蛋白代谢。

大柴胡汤对高胆固醇饲喂的家兔在血脂水平、磷脂氢谷胱甘肽过氧化物酶、铜锌超氧化物歧化酶、脂质过氧化物，以及动脉粥样硬化斑块厚度方面，与动脉粥样硬化组比较有显著性差异（$P<0.01$）。显示大柴胡汤具有抗动脉粥样硬化作用，其机制可能与降低血脂、抗脂质过氧化有关。

5．对应激性溃疡的防治作用

用束缚水浸法复制大鼠应激性胃溃疡模型，给予大柴胡汤灌胃，观察模型大鼠胃黏膜病损情况和溃疡指数的变化，检测模型大鼠血清胃泌素和促甲状腺素含量的变化。结果显示，大柴胡汤能明显降低模型大鼠胃黏膜病损程度及溃疡指数，降低模型大鼠血清胃泌素和促甲状腺素含量。说明大柴胡汤对大鼠应激性溃疡有明显防治作用。

八、注意事项

本方为少阳与阳明合病而设，单纯少阳证或阳明证非本方所宜。使用时尚需根据少阳证与阳明热结的轻重，斟酌方中药量的比例。

防风通圣散

（《黄帝素问宣明论方》卷3）

一、功能

疏风解表，泻热通便。

二、主治

风热壅盛，表里俱实证。憎寒壮热，头目昏眩，目赤睛痛，口苦而干，咽喉不利，胸膈痞闷，咳呕喘满，涕唾稠黏，大便秘结，小便赤涩，舌苔黄腻，脉数有力。并治疮疡肿毒，肠风痔漏，鼻赤瘾疹等。

三、组成

防风、川芎、当归、芍药、大黄、薄荷叶、麻黄、连翘、芒硝各15 g，石膏、黄芩、桔梗各30 g，滑石90 g，甘草60 g，荆芥、白术、栀子各3 g。

四、用法

上为末，每服6 g，水一大盏，生姜三片，煎至六分，温服。

五、组方原理

对于风热壅盛，表里俱实之证，治当疏散风热以解表邪，泻热攻下以除里实。方中薄荷、防风、荆芥、麻黄疏风散表，使表邪从汗而解；大黄、芒硝泻热通便，荡涤积滞，使实热从下而去。两组药物相配，既可表散外邪，又能泻热除实，解表攻里，表里同治，为方中主要药物。石膏辛甘大寒，为清泄肺胃之要药，连翘、黄芩苦寒，为清热解毒泻火之要药，桔梗苦辛性平，可除肺部风热，清利头目，四药合用，以清解肺胃之热，栀子、滑石清热利湿，与硝、黄相伍，使里热从二便分消；火热之邪，灼血耗气，汗下并用，亦易伤正，故用当归、芍药、川芎养血和血，白术健脾燥湿，甘草和中缓急，又能调和诸药，以上均为辅助药物。煎药时加生姜三片，意在和胃，与白术、甘草相配，尚有健脾和胃助运之功。通过以上配伍，使汗不伤表，清、下不伤里，达到疏风解表，泻热通便之效。

综观本方，有薄荷、防风、荆芥、麻黄以解表，又有石膏、黄芩、连翘、桔梗以清里；有大黄、芒硝泻热通便，又有栀子、滑石清热利湿；有当归、芍药、川芎养血和血，又有白术、甘草益气和中，故为汗、下、清、利、补五法并用之剂，具有表里双解、前后分消、气血两调之功，寓补养于散泻之中，使祛邪而不伤正，扶正又不碍邪。但从其配伍及用药剂量来看，是以解表、泻下、清热为主，为治疗表里实热证候的有效方剂。

六、临床应用

1．偏头痛

用防风通圣丸治疗偏头痛15例。治疗前先进行血小板聚集率测定，按规定早上空腹抽血，用PMA-2型自动平衡血小板聚集仪及LML4-164型自动平衡仪进行常规操作，吸200 μL血小板分别加诱导剂ADP及肾上腺素，观察记录所出现的聚集曲线，分别算出ADP及肾上腺素在30 s、1 min的有效聚集率及最大聚集率。抽血后即给患者服防风通圣丸6 g，1日2次。服1个月及2个月再分别抽血，按上述方法检查、计算血小板聚集率，进行自身对比。结果：偏头痛患者对ADP及肾上腺素诱导的血小板30 s、1 min的有效聚集率及最大聚集率均高于正常人。服药后1个月对ADP诱导的最大聚集率的平均数由64.33%下降至59.67%，均差值为4.67%，经统计学处理分析有差异（$P < 0.05$），服药后第2个月下降至5.81%，均差为6.23%，亦有显著性差异（$P < 0.01$），服药后1个月及2个月对诱导剂肾上腺素的最大聚集率的平均值由62.12%下降至54.13%及46.48%，均差值为8.03%及15.68%，亦有显著意义。临床疗效：15例中有8例2个月来头痛未发作，发作明显减少有3例，发作次数减少一半1例，有效率占80%；有3例对ADP/肾上腺素诱导血小板聚集率无变化，临床表现头痛发作未见减轻，属无效病例，占20%。

2．肥胖症

用防风通圣散和防己黄芪汤内服，治疗68例女性肥胖患者，其中30%的人体重得到减轻，20～30岁的女性尤有显著疗效。另有报道，防风通圣散对于肥胖症伴发无排卵者，亦有较好疗效。

3．高脂血症

用防风通圣散治疗高脂血症40例。方法：口服防风通圣散每日3 g，服后第4、12、24周各查血脂、电解质、血糖、肌苷等，并记录临床症状（血压、心率、体重等）及不良反应。结果：40例经连续应用防风通圣散治疗24周后，显效20例，有效15例，无效5例，总有效率为87.5%。对血清胆固醇、甘油三酯、低密度脂蛋白有较好疗效（$P < 0.05$），而对高密度脂蛋白影响不明显。

4．面部蝴蝶斑

用防风通圣丸治疗面部蝴蝶斑89例。方法：防风通圣丸，每袋6 g，1日2次口服，1月为1疗程。89例中，治疗最短的为2疗程，最长的为6个疗程。痊愈：面部色素沉着斑片完全消失；显效：色素沉着斑片明显缩小，斑色不显见；好转：色素沉着斑片有所缩小，斑色较显见；无效：色素沉着斑片的大小、斑色无改变。结果：痊愈49例，显效17例，好转23例，有效率达100%。作者认为，面部蝴蝶斑属内分泌紊乱之表现，是气机逆乱，邪毒犯表的结果。本方具有表里双解、前后分消、气血均调之功，寓散泻于补养之中，使祛邪不伤正，扶正不留邪，故为治疗内分泌功能紊乱蝴蝶斑的良方。

5．老年性瘙痒症

以防风通圣散为基本方：防风10 g，荆芥10 g，连翘15 g，麻黄6 g，薄荷10 g，川芎10 g，当归10 g，白芍15 g，黑栀子6 g，大黄6 g，芒硝6 g，石膏15 g，黄芩12 g，桔梗15 g，滑石15 g，甘草6 g。夜卧不宁者加合欢皮12 g，夜交藤15 g，珍珠母（先煎）15 g；肠胃湿热偏盛者去石膏，减大黄、芒硝用量，加土茯苓30 g，苍白术各15 g，苦参15 g，白鲜皮20 g。外用三合粉擦局部（滑石粉、炉甘石、氧化锌各等分），每晚1次。2周为1疗程，2个疗程后评定疗效。治疗40例，痊愈：瘙痒消失，继发皮疹减退，伴见症状消失35例。无效：瘙痒或其他症状略减或不减，继发皮损无改善5例。

6．慢性荨麻疹

用防风通圣散加减治疗慢性荨麻疹58例。基本方药：防风10 g，荆芥9 g，连翘10 g，麻黄9 g，薄荷6 g，当归10 g，川芎9 g，炒白芍10 g，白术10 g，栀子10 g，酒大黄15 g，芒硝15 g，生石膏30 g，黄芩10 g，桔梗10 g，滑石30 g，甘草6 g，随证加减。每日1剂，水煎取汁600 mL，早、晚2次分服，7日为1个疗程，3个疗程后评定疗效。结果：1个疗程治愈15例（占25.86%），2个疗程治愈13例（占22.41%），3个疗程治愈10例（占17.24%）；好转14例（占24.13%），无效6例（占10.34%）；有效率为89.66%。

7．多发性麦粒肿

用防风通圣散治疗小儿多发性麦粒肿118例。118例（146眼）中，病程最短1周，最长2个月。为单眼多发或双眼单发。用防风通圣散（丸）2～6 g，根据患者年龄及体重，酌情内服，每日2次，7日为1个疗程。辅以氦氖激光外照射，每日2次；局部点用抗生素眼药水，每日4～6次。经1～3个疗程治疗后，治愈106例，治愈率为89.83%；好转12例，总有效率达100%。作者认为多发性麦粒肿多为脾胃伏热上攻，复感风邪，客于胞睑，营卫失调，气血凝滞而成。用防风通圣散疏风解表，清脾泻热，表里双解而取效。

七、实验研究

1．减肥

以大鼠为对象，连续7周给予高热量饲料制成单纯性肥胖动物模型，将其分为两组，给药组大鼠的饲料中加入防风通圣散，连续服药11周，另一组为对照。分别测定大鼠的体重、摄食量、粪便及尿量，并于用药前、用药第11周及停药后第3周进行血液生化检查。结果：给药组的体重增加曲线略受抑制。饮水量：给药组明显减少（$P < 0.01$）。给予防风通圣散后第8周至第12周，大鼠的尿量明显减少（$P < 0.05$），但第12周以后又有增加的趋势。摄食量：没有明显变化。粪量：第14周以后，给药组有粪量增加的倾向，至第18周明显增加（$P < 0.05$）。血液生化检查：给药组大鼠的总胆固醇、甘油三酯及过氧化脂质明显降低（$P < 0.05$），β脂蛋白及GOT未见明显变化，GPT值明显上升（$P < 0.05$）。还有人对防风通圣散减肥作用的基础进行了研究，认为本方减肥作用的机制之一是通过活化棕色脂肪组织而引起体重的减轻。

2．降脂

以高脂饲料喂养，造大鼠高血脂模型，灌胃给药防风通圣丸2.0 g/kg、4.0 g/kg，每日1次，连续14日，测定血清总胆固醇、甘油三酯、高密度脂蛋白胆固醇、低密度脂蛋白胆固醇含量。结果：造模前各组大鼠血清总胆固醇、甘油三酯含量均无显著性差异（$P > 0.05$）。用药后防风通圣丸组大鼠血清总胆固醇及低密度脂蛋白胆固醇含量可明显降低，有差异；高密度脂蛋白胆固醇明显提高，有差异（$P < 0.05$）；对甘油三酯含量未见明显影响。表明防风通圣丸有明显的降血脂作用，这为防风通圣丸用于高脂血症的治疗及预防心脑血管疾病发生提供了科学依据。

八、注意事项

本方汗、下之力较峻猛，有损胎气，虚人及孕妇慎用。

（本节作者：徐杰）

第七章 温里剂

第一节 温经散寒

当归四逆汤

（《伤寒论》）

一、功能

温经散寒，养血通脉。

二、主治

血虚寒厥证。手足厥寒，或局部青紫，口不渴，或腰、股、腿、足疼痛，或麻木，舌淡苔白，脉沉细或细而欲绝。

三、组成

当归12 g、桂枝$_{\text{去皮}}$9 g、芍药9 g、细辛3 g、甘草$_{\text{炙}}$6 g、通草6 g、大枣$_{\text{擘}}$25枚。

四、用法

以水八升，煮取三升，去滓，温服一升，日三服。

五、组方原理

本方为养血通脉的常用方。方中当归苦辛甘温，补血和血，为温补肝血之要药；桂枝辛温，温经通脉，以祛经脉中客留之寒邪而畅血行。两药配伍，养血温通并施，使寒邪除，血脉畅，共为方中君药。白芍养血和营，配当归更增补益阴血之力，伍桂枝则成调和营卫之功。细辛辛温走窜，外温经脉，内温脏腑，通达表里，以散寒邪，助桂枝温经散寒之力，与白芍同为方中臣药。木通苦寒，通利血脉，又可防桂枝、细辛温燥太过可能耗血伤津，为佐药。重用大枣，既助归、芍补血，又助桂、辛通阳；甘草益气健脾，调和诸药，均为使药。诸药相伍，使阴血充，阳气振，阴寒除，经脉通，则手足温暖，其脉亦复。

本方以当归为君药，主治厥阴伤寒，手足厥寒之四逆证，脉细欲绝者，故名当归四逆汤。

本方配伍特点：养血和营与辛散温通相合，使血脉得充而畅行，且温经而不燥，养血而不滞。

六、临床应用

（一）外科

1．血栓闭塞性脉管炎

本方加地龙、牛膝、丹参、制乳没、桃仁、红花等，治疗寒性瘀型血栓闭塞性脉管炎33例。结果：临床治愈22例，好转10例，无效1例。

2．雷诺氏病

本方加黄芪、葱白为基本方治疗雷诺氏病50例。4～6周为1疗程，连续治疗2个冬季。结果：治愈25例，显效18例，有效7例，总有效率为86%。

（二）骨伤科

1．肥大性脊椎炎

用当归四逆汤加狗脊、伸筋草、杜仲、牛膝，治疗肥大性脊椎炎24例。临床上除局部症状外，常见冷痛、活动受限等寒痹征象。结果：显效（随访6个月，临床症状基本消失，恢复正常工作者）12例，有效（随访6个月，症状较以前大减，重体力劳动或天气变冷时感局部隐痛不适者）11例，无效（经2个疗程以上治疗，症状无改善）1例。

2．膝骨性关节炎

当归四逆汤加乌梢蛇、熟附子内服并药熨，治疗膝骨性关节炎52例。膝部冷痛，遇寒加重，得温即减，舌淡苔白，脉沉细者，熟附子加量，加肉苁蓉、淫羊藿；关节肿胀较重，叩之有弹性，舌淡苔白腻，脉滑或弦滑者，加白芥子、秦艽、萆薢；膝部自觉有热感，扪之微热，皮肤微红，大便秘结，小便黄赤，舌红苔黄腻，脉细数或滑数者，加薏苡仁、黄柏、忍冬藤；并用药渣醋泡热敷。结果：显效15例，有效30例，无效7例。

3．不宁腿综合征

当归四逆汤为基本方加木瓜、鸡血藤治疗不宁腿综合征45例。糖尿病伴阴虚火旺者去细辛、木通，加石斛，类风湿关节炎关节疼痛者加独活、牛膝，不寐者加远志、酸枣仁，贫血者加黄芪。结果：治愈42例，好转3例，治愈率为93.3%。

（三）内科

1．头痛

用当归四逆汤加吴茱萸为基本方，治疗顽固性头痛86例。风寒重者，加羌活、川芎；风热重者，加薄荷、菊花、生石膏；风湿重者，加苍术、白芷；气虚重者，加人参、黄芪；血虚重者，加首乌，倍归、芍；肾虚重者，加山萸肉、枸杞子、龟甲；痰湿重者，加二陈汤；肝阳亢者，去桂、吴茱萸，加栀子、胆草、钩藤、僵蚕。结果：痊愈31例，显效29例，有效21例，无效5例，总有效率为94.3%。用当归四逆汤治疗偏头痛48例。结果：近期治愈18例，显效20例，好转7例，无效3例，总有效率为93.8%。

2．胸痹

当归四逆汤加味治疗胸痹40例，若胸痛甚者加丹参、郁金；血脂高者加山楂、决明子。结果：临床治愈3例，显效22例，有效12例，无效3例。

3．心绞痛

用当归四逆汤加黄芪、人参、附子、川芎、郁金、丹参、红花、水蛭治疗心绞痛60例。结果：显效29例，有效28例，无效3例。

4．类风湿性关节炎

当归四逆汤加苍术、防风、蒲公英、紫花地丁、生地黄、生姜治疗类风湿性关节炎167例。寒湿者加附子，湿热者加黄柏、雷公藤，瘀血者加川芎、地鳖虫，肝肾虚者加五加皮、桑寄生。结果：临床治愈29例，显效93例，好转31例，无效14例。

5．糖尿病足

当归四逆汤加黄芪、红花治疗早期糖尿病足52例。血瘀为主者酌加行气活血之品如川芎，通络活血之品如地龙等；阳虚为主者酌加温阳之品，如附子等；气虚为主者则黄芪倍量。结果：显效25例，好转23例，无效4例，有效率为92.3%。

（四）妇科

1．产后身痛

用本方加黄芪、桑枝、秦艽、没药为基本方，治疗产后身痛52例。病程最短20日，最长3个月。腰背酸痛者，加桑寄生；颈项强者，加葛根；头痛甚者，加荆芥穗；足跟痛者，加杜仲。结果：痊愈28例，有效24例。用本方加制附子、川牛膝、威灵仙、黄芪治疗产后身痛56例。气虚者加党参，血虚者加鸡血藤，血瘀者加益母草，肾虚者加杜仲、川续断。药渣用布袋包好，热敷患处，每次热敷30 min。产后1～2周发病13例，4周发病23例，4周以上发病20例，用药10～20剂，平均13剂。结果：痊愈41例，好转13例，无效2例。

2．子宫内膜异位症

当归四逆汤加乌药、熟附子、生姜治疗子宫内膜异位症有痛经（中医辨证为寒凝血瘀型）34例，病程最长15年，最短1年。结果：痊愈9例，显效13例，有效9例，无效3例。

（五）皮肤科

1．冻疮

以加味当归四逆汤内服结合熏洗，治疗冻疮36例。结果：治愈32例，显效4例。疗程最长者7日，最短者2日。

2．皲裂

当归四逆汤加苍术、防风、蒲公英、紫花地丁、生地黄、生姜治疗皲裂54例。随证加减：寒湿者加附子，湿热者加黄柏、雷公藤，瘀血者加川芎、地鳖虫，肝肾虚者加五加皮、桑寄生。结果：治愈50例，无效3例，终止治疗1例，治愈率为93%。其平均连续用药为9剂。

七、实验研究

扩张血管作用

用兔10只，按患者每千克体重服药量的2倍喂当归四逆汤7日，在室温不变下观察兔耳一定区域内可见的小血管数，发现喂药后兔耳小血管数增加为喂药前血管数的1.9倍，停药5日和2周后则分别为2.3倍和2.4倍，有的有大片充血区或散在的充血斑。表明本方有扩张末梢血管、改善血运的功能，且停药后作用持续。

黄芪桂枝五物汤

（《金匮要略》）

一、功能

益气温经，和血通痹。

二、主治

血痹。肌肤麻木不仁，脉微紧。

三、组成

黄芪9 g、芍药9 g、桂枝9 g、生姜18 g、大枣4枚、一方有人参。

四、用法

以水六升，煮取三升，温服七合，日三服。

五、组方原理

本方为血痹而设。方中黄芪大补元气，扶助正气，祛邪外出，固护肌表，为君药。桂枝温经通阳，又可祛散外邪，与黄芪配伍，益气温阳，和血通经。桂枝得黄芪，益气而振奋卫阳；黄芪得桂枝，固表而不留邪。芍药养血和营通痹，与桂枝相伍，调和营卫，驱散在表之风邪，共为臣药。病在肌表，以生姜发散风邪，温行血脉，以助桂枝之力，为佐药。大枣调和诸药，与生姜相配，助桂、芍调和营卫，为使药。诸药相伍，使风邪除，气血行，则血痹可愈。

本方配伍特点：补气养血与通经散邪同施，使固表而不留邪，祛邪而不伤正。

六、临床应用

1．眩晕

用黄芪桂枝五物汤加丹参、川芎、葛根，治疗颈性眩晕52例。病程最短者7日，最长达15年之久。结果：治愈34例，显效15例，无效3例，有效率为94.23%。

2．产后身痛

黄芪桂枝五物汤治疗产后身痛36例。若上肢痛者加羌活、姜黄，下肢痛者加独活、川木瓜，腰痛者加寄生、续断，足跟痛者加川牛膝、狗脊。结果：治愈30例，好转5例，无效1例。所有治愈患者随访半年无一例复发。

3．肩周炎

用黄芪桂枝五物汤为基本方，治疗肩周炎65例。气虚者倍黄芪加党参，血虚者加当归、鸡血藤，寒甚者加川乌、防风，湿盛者加薏苡仁、威灵仙，血瘀者加丹参、赤芍，外伤者加三七、苏木，痛甚者加元胡、乳香、没药，麻木者加木瓜、乌梢蛇。结果：近期治愈41例，好转24例。

4．血管性头痛

以黄芪桂枝五物汤为主方，加川芎、当归、红花、牛膝、延胡索、甘草，治疗血管性头痛112例。结果：治愈48例，显效36例，有效19例，无效9例。

5．颈椎病

黄芪桂枝五物汤加葛根、鸡血藤、王不留行、木通、木瓜、威灵仙、甘草，治疗颈椎病50例。下肢活动受限者加牛膝，痉挛重者加重木瓜用量，年龄大者加羊藿叶、鹿角霜，血压高者加钩藤，血压低者加枳实。服药1个疗程，症状消失18例；服药2个疗程，症状消失27例；治疗3个疗程以上，症状消失5例。

阳和汤

（《外科证治全生集》卷4）

一、功能

温阳补血，散寒通滞。

二、主治

阴疽，贴骨疽、脱疽、流注、痰核、鹤膝风等。患处漫肿无头，皮色不变，酸痛无热，口中不渴，舌淡苔白，脉沉细或迟细。

三、组成

熟地30 g、肉桂去皮，研粉3 g、麻黄2 g、鹿角胶9 g、白芥子6 g、姜炭2 g、生甘草3 g。

四、用法

水煎服。

五、组方原理

本方为阴疽诸证而设。方中肉桂、姜炭味辛性热，既可温经通脉，又能散寒祛邪，从而解散寒凝以治标，共为君药。熟地温补营血，伍以血肉有情的鹿角胶，则温肾助阳，填精补髓，强壮筋骨之功尤著，两药相伍，补血助阳以治本，同为臣药。麻黄辛温达卫，以驱散在表之寒邪；寒凝痰结，以白芥子散寒开结，除皮里膜外之痰，两味合用，既能使气血宣通，又可使熟地、鹿角胶补而不滞，为方中佐药。甘草解毒，调和诸药，为使药。诸药合用，化阴凝，布阳和，则阴疽诸证自除。

本方配伍特点有二：一为补阴药与温阳药合用，温补营血之不足；二为辛散药与温通之品相伍，以解散阴寒之凝滞，两者相辅相成，温而不燥，散不伤正，使阴破阳振，寒消痰化。

本方名为“阳和汤”。阳和者，是指春天的暖气。《史记·秦始皇本纪》：“二十九年，始皇东游……登之，刻石，其辞曰：维二十九年，时在中春，阳气方和起。”中春，即仲春，意思是说，到了仲春二月，阳和之气，方始升起。本方是外科治疗阴疽的著名方剂，其功效犹如仲春和煦之气，普照大地，驱散阴霾，而布阳和，故以“阳和”名之。

六、临床应用

（一）骨伤科

1．慢性骨髓炎

以本方为基本方，治疗慢性骨髓炎39例。患者病程最短2个月，最长23年。热重者加金银花、蒲公英、葛根，阴虚者加生地、赤芍、玄参或知柏地黄丸，血虚者重用熟地，加黄芪、当归，肾虚者加牛膝、杜仲、桑寄生，脾虚者加白术、炒山药，湿重者加苍术、薏苡仁、藿香，并外敷金黄膏。结果：痊愈25例，好转12例，无效2例，总有效率为95%。疗程最短27日，最长13个月。

2．骨槽风

运用阳和汤随证加减，配合外治法治疗骨槽风87例。早期热盛发烧，局部红肿者，加金银花、连翘、石膏、知母；脓多者，加穿山甲、皂角刺、白芷；脓水稀薄，体虚者，加黄芪、白术、鳖甲。结果：痊愈69例，好转14例，无效4例，总有效率为95.4%。

3．慢性盆腔炎

阳和汤加黄芪、白术、煨当归、陈皮、薏苡仁、败酱草、皂角刺、昆布、桃仁治疗慢性盆腔炎65例。如面白不华，四肢不温，大便溏泻，寒象明显者，酌加淫羊藿、巴戟天、菟丝子、仙茅；如下腹坠胀明显者，倍用黄芪，加党参、升麻；瘀象明显者，加用红花、丹参、刘寄奴、川芎；痰湿偏盛者，酌加半夏、茯苓、厚朴、陈皮等。结果：治愈42例，好转17例，无效6例。

4．胸腰椎结核

以本方去鹿角胶，加忍冬藤、蒲公英、浙贝母为基本方，治疗胸腰椎结核伴截瘫93例。病情稳定者，加炙山甲、延胡索、桃仁、丹参；大便不通者，加枳壳、生大黄、荆芥、莱菔子；小便不通者，加荆芥、生大黄、木通。结果：疗效优23例，良44例，差26例，优良率达70%。

5．骨转移癌痛

以阳和汤加制附子为基本方，治疗骨转移癌疼痛32例。疼痛时间最短半月，最长1年，平均3.9个月。Ⅰ级疼痛5例，Ⅱ级疼痛20例，Ⅲ级疼痛7例。结果：显效14例，有效13例，无效5例。其中Ⅰ级疼痛5例均获效；Ⅱ级疼痛20例中，获效18例，无效2例；Ⅲ级疼痛7例中获效4例，无效3例。

6．肩周炎

以阳和汤加当归、姜黄、红花、桃仁、乳香、全蝎、蜈蚣为基本方，治疗肩周炎32例。病程大于6个月者，加白术、附子。结果：痊愈15例，显效9例，好转6例，无效2例，总有效率为93.8%。

7．腰椎间盘突出症

用阳和汤加酒军、蜈蚣为基本方，治疗腰椎间盘突出症62例。口干者，加黄柏、知母；舌苔厚腻者，加茯苓、白豆蔻；痛剧者，加淫羊藿、制川乌、制草乌；便溏者，去酒军。结果：痊愈43例，显效8例，有效9例，无效2例，总有效率为96.77%。

8．坐骨神经痛

用阳和汤加防风、独活、防己、牛膝为基本方，治疗坐骨神经痛33例。偏重行痹者，重用麻黄、独活、防风；偏重痛痹者，重用干姜、肉桂；偏重着痹者，重用白芥子、防己、独活；阳气虚弱者，重用肉桂、干姜；肝血虚者，重用熟地、鹿角胶。结果：痊愈21例，显效7例，有效3例，无效2例，总有效率为93.94%。

（二）皮肤科

荨麻疹

阳和汤加红花、荆芥、防风、黄芪为基本方，治疗寒冷性荨麻疹50例。腰酸冷痛，形寒肢冷者，加制附片、金狗脊；四肢末节青紫者，加桑枝、丹参；瘙痒较重者，加乌梢蛇、全蝎。结果：痊愈42例，有效6例，无效2例，总有效率为96%。疗程最短3日，最长1个月。

八、注意事项

若疮疡红肿热痛，或阴虚有热者，或疽已溃破，不宜使用本方。马培之说："此方治阴证，无出其右。乳岩万不可用，阴虚有热及破溃日久者，不可沾唇。"（《马评外科全生集》）

（本节作者：徐杰）

第二节 温中祛寒

理中丸

（《伤寒论》）

一、功能

温中祛寒，补气健脾。

二、主治

1．脾胃虚寒证

呕吐下利，脘腹疼痛，喜温喜按，不欲饮食，畏寒肢冷，舌淡苔白，脉沉细。

2．阳虚失血证

吐血，衄血，便血，崩漏，血色黯淡，四肢不温，面色萎黄，舌淡脉弱。

3．小儿慢惊证

小儿慢惊，病后喜唾涎沫，霍乱及胸痹等由中焦虚寒而致者。

三、组成

人参、干姜、甘草炙、白术各9 g。

四、用法

上为末，炼蜜为丸，如鸡子黄许大（9 g），以沸汤数合，和一丸，研粉，温服之，日三四服，夜二服；腹中未热，益至三四丸。汤法：以四物依两数切（按上丸药量为一剂量），用水八升，煮取三升，去滓，温服一升，日三服。

五、组方原理

本方为饮食劳倦，或久病伤及中阳以致中焦虚寒之证而设。方中以干姜为君药，大辛大热，温脾胃，化阴凝，以达温中散寒，扶阳抑阴之功。病属虚证，虚则补之，故配人参补中益气，培补后天，助干姜以复中阳，在方中为臣药。脾虚易于生湿，故以甘温苦燥之白术，燥湿运脾，除湿益气，其在方中既助人参增强健脾益气之力，又可除湿运脾以健中州，为佐药。更以甘草蜜炙，益气补中，调和诸药，用为使药。四药配伍，共收温中祛寒，补益脾胃之功效。

本方配伍特点：以温为主，辅以补养，两者相辅相成，使阳气复，脾胃健，寒凝化，则中焦虚寒诸证自解。

六、临床应用

（一）内科

1．慢性胃炎

本方加茯苓、丁香、小茴香、藿香、荔枝核等，治疗浅表性胃炎60例。结果：基本治愈9例，显效25例，有效21例，无效5例，总有效率为91.6%。

2．泄泻

以本方加诃子、乌梅炭、神曲为基本方，治疗虚寒型秋季腹泻36例，呕吐者加法半夏，发热者加藿香。结果：36例全部治愈，平均泻止时间为22日。

3．肠道易激综合征

以本方加黄连、茯苓为基本方，治疗肠道易激综合征20例。粪便中黏液多，兼里急后重者，加当归、赤芍、木香、槟榔；下痢日久者，加乌梅；口干不欲饮者，加煨葛根；恶寒手足不温者，加补骨脂、山茱肉。结果：治愈17例，好转3例，疗效最短8日，最长31日，平均14日。

（二）儿科

1．小儿腹泻

以本方加乌药、桂枝、茯苓、薏苡仁、诃子为基本方，重症者加用附子，治疗小儿秋季腹泻40例。结果：痊愈24例，有效11例，无效5例，总有效率为87.5%。另有以本方加附子为基本方，敷脐治疗小儿秋季腹泻150例，方法是将该药做成半粒花生米大小药丸纳于神阙穴内，外用胶布固定，2日换药1次，经过1～2次敷脐治疗后，治愈102例，有效45例，无效3例，总有效率为98%。

2．小儿多涎症

以本方加益智仁为基本方，治疗小儿脾阳虚多涎症42例。若吐涎日久，纳差便溏者，加砂仁、鸡内金；兼虫积腹痛者，去甘草，加乌梅、使君子仁、花椒。结果：痊愈40例，好转2例。服药最少3剂，最多9剂，平均4.6剂。

七、实验研究

1．对胃溃疡的作用

本方可显著促进实验性胃溃疡的痊愈，并对实验性胃溃疡的发生有保护作用。其抗溃疡机制有二：一为本方能降低胃液中游离盐酸浓度，从而减轻对黏膜的侵蚀和减少胃蛋白酶激活，对溃疡的发生起到了保护作用；二为本方能促进醋酸性胃溃疡愈合，说明它能够促使黏膜细胞再生修复。因此本方通过抑制攻击因子和强化防御因子两方面综合作用而发挥其抗溃疡作用。其中甘草抗溃疡成分为三萜类和黄酮类，前者以生胃酮为代表，其主要作用机制是促进黏液的形成和分泌，并使黏液的分子结构改变，增强胃黏膜屏障，且能与胃蛋白酶结合沉淀，对抗酶的活性，后者以FM100为代表，实验表明其能显著抑制胃酸与胃液的分泌以及胃蛋白酶活性，并对阿司匹林、消炎痛及5-羟色胺等所致的胃溃疡有抑制作用，且甘草甜素与甘草黄酮还有抑制胃肠运动的作用。

2．对内分泌的影响

经测定，脾胃阳虚患者24 h尿17-羟、17-酮的含量均降低。以本方为主治疗后，上述含量均显著增加，差异显著（$P<0.01$）。说明脾胃阳虚患者肾上腺皮质功能减退，以本方温补脾阳，对肾上腺皮质功能有一定调整作用。

3．对免疫功能的影响

本方加附子对大黄合剂所造成的脾虚模型的免疫功能低下有改善作用，并能提高动物的耐寒能力和体力，说明本方有提高免疫功能和增强体力的作用。

八、注意事项

本方药性温燥，阴虚内热者忌用。

吴茱萸汤

（《伤寒论》）

一、功能

温中补虚，降逆止呕。

二、主治

虚寒呕吐证。食谷欲呕，畏寒喜热，或胃脘痛，吞酸嘈杂；或厥阴头痛，干呕吐涎沫；或少阴吐利，手足逆冷，烦躁欲死。

三、组成

吴茱萸汤洗9 g、人参9 g、大枣擘4枚、生姜切18 g。

四、用法

以水七升，煮取二升，去滓，温服七合，日三服。

五、组方原理

本方针对胃寒气逆之证，以辛热入肝、胃、脾、肾经的吴茱萸暖肝温胃，下气降逆，和中止呕，为君药。本方重用生姜六两为臣药，为本方一大特色，意在温中止呕，和胃降逆，助吴茱萸散寒降逆止呕。虚寒之证，治当温补，故以人参补气健脾，以复中虚为佐药，且生津，安神，兼顾过吐伤津，烦躁不安。大枣甘缓和中，既可助人参以补虚，又可配生姜以调脾胃，且可制约吴茱萸、生姜之辛燥，为使药。四药配伍，共奏温中补虚，抑阴扶阳，降逆止呕之功。

本方配伍特点：温中降逆药与补气益胃药相伍，温补并施，温降为主。

六、临床应用

1．吐涎证

本方治疗上消化道癌并发泛吐清涎证168例，6剂为1疗程。结果：痊愈116例，显效21例，有效17例，无效14例，总有效率为91.7%。

2．慢性浅表性胃炎

以本方加佛手、延胡索、甘松、玫瑰花、厚朴、草豆蔻、砂仁为基本方，治疗肝寒犯胃型慢性浅表性胃炎150例。头晕者去草豆蔻加草果、泽泻，嗳气者加丁香、降香，泛酸者加海螵蛸、煅瓦楞子，口苦者加川黄连，7日为1个疗程。结果：显效69例，有效71例，无效10例，总有效率为93.3%。

3．神经官能症

以本方为基本方治疗神经官能症100例。肝血不足者加当归、阿胶（烊化），痰涎壅盛者加胆南星、天竺黄、半夏，气机郁结者加柴胡、香附、枳壳、川芎，躁动不安者加朱砂（冲服）、琥珀（冲服），惊悸恐慌者加生龙骨、生牡蛎，多梦者加酸枣仁、合欢皮，厌食者加川楝子、砂仁、厚朴，倦怠乏力者加白术、茯苓、天麻，血瘀闭阻者加桃仁、红花。结果：痊愈51例，显效20例，好转16例，无效13例，有效率为87%。

4．头痛

吴茱萸汤配合中成药天舒胶囊为基本方，治疗偏头痛60例；痛偏前额者加葛根、升麻，痛在颈部、口干者加柴胡，兼外感者加羌活。天舒胶囊每次4粒，每日3次，10日为1个疗程。结果：痊愈29例，好转18例，显效8例，无效5例，总有效率为91.67%。

5．眩晕

以本方加桂枝为基本方，治疗梅尼埃病引起的眩晕23例。伴恶寒，四肢不温者，加炮附子；呕多者，加法半夏；气虚甚者，加黄芪，每日1剂。结果：痊愈20例（眩晕消失），好转3例（眩晕症明显减轻），一般服3剂即可改善症状。

七、实验研究

1．止呕作用

本方有明显的镇吐作用，对硫酸铜所致的家鸽呕吐，有显著的抑制效果，且经正交实验发现方中单味药以吴茱萸的作用最强，配生姜后效果增强，而四药皆用表现出最强的镇吐效果。

2．止泻作用

实验组小鼠用吴茱萸汤液灌胃，剂量为20 g/kg；对照组给同体积生理盐水。1 h后均用大黄冷浸液12.5 g/kg灌胃，观察给大黄后7 h内滤纸上大便情况，结果显示：排稀便者，实验组为15/23，对照组为23/24。实验组稀粪点数为2.96±0.55，对照组为4.75±0.64，两组比较有极显著差异（$P < 0.001$）。小白鼠禁食12 h后随机分为三组，分别腹腔注射吴茱萸汤（30 g/kg）、硫酸阿托品（10 mg/kg）或生理盐水，30 min后给炭乳10 mL/kg灌胃，20 min处死小鼠，剖腹取肠，测量炭乳前沿至贲门的距离，计算其与胃肠道全长的百分比。结果显示：吴茱萸汤及阿托品组小肠推进率分别为26.5%±4.7%与37.3%±5.3%，均明显低于生理盐水组（65.3%±4.8%）。说明本方对生大黄的冷浸液灌胃引起的小鼠泄泻有明显的止泻效果，能显著降低小鼠小肠推进率。

3．抗消化性溃疡作用

采用幽门结扎法复制大鼠胃溃疡模型。收集胃液，测其胃液量、胃液总酸度、胃蛋白酶活性、一氧化氮（NO）含量；制备胃组织匀浆，测其超氧化物歧化酶（SOD）活性及丙二醛（MDA）含量。实验结果：吴茱萸汤对幽门结扎型胃溃疡大鼠胃液量、总酸度及胃蛋白酶活性有明显的抑制作用，能显著增加其胃液中NO含量；能使胃组织中SOD活性明显升高。结果表明：吴茱萸汤抗幽门结扎型胃溃疡的作用是通过抑制攻击因子与促进防御因子，即抑制胃液总酸度、胃蛋白酶活性，增加黏膜血流量，提高机体抗氧化能力实现的。

4．强心、抗休克作用

本方用水煎醇沉法制成注射液，能显著加强离体蟾蜍心和兔心的心肌收缩力，增加蟾蜍心输出量，升高麻醉狗和大鼠血压，对麻醉兔球结膜微动脉呈先短暂收缩，后持久扩张，迅速增快血流流速，改善流态，离散聚集的红细胞，增加毛细血管网交点数；能显著提高晚期失血性休克兔的生存率，升高血压，增加尿量。这些实验结果提示，吴茱萸汤注射液对失血失液后的气虚阳脱型厥脱证（包括休克）有一定的回阳固脱功效。

八、注意事项

本方药性偏于温燥，而呕吐吞酸之证又有寒热之异，若因郁热所致之呕吐苦水，吞酸或胃脘痛者忌用。

小建中汤

（《伤寒论》）

一、功能

温中补虚，和里缓急。

二、主治

虚劳里急证。腹中时痛，喜温欲按，舌淡苔白，脉细弦；或虚劳而心中悸动，虚烦不宁，面色无华，或手足烦热，咽干口燥等。

三、组成

桂枝$_{去皮}$9 g、甘草$_{炙}$6 g、大枣$_{擘}$4枚、芍药18 g、生姜$_{切}$9 g、饴糖30 g。

四、用法

上六味，以水七升，先煮五味，取三升，去滓，内饴糖，更上微火消解，温服一升，日三服。

五、组方原理

本方由桂枝汤倍芍药加饴糖组成，以温中补虚，和里缓急为法，重用甘温质润的饴糖为君药，温中补虚，和里缓急。芍药倍用，合饴糖酸甘益阴，缓急止痛；桂枝伍饴糖辛甘温阳而祛寒，两味共为臣药，一温一凉，一散一收，以调和阴阳，化生气血。卫为阳，不足者益之必以辛；营为阴，不足者补之必以甘。生姜、大枣辛甘相合，健脾益胃，调和营卫，为佐药。甘草益气健脾，调和诸药，为使药，且与桂枝相合有辛甘养阳之意，配芍药又有酸甘化阴之功。诸药相伍，使中气健，化源足，气血生，营卫调，则虚劳诸证可解。

本方的配伍特点为：以甘温药为主，伍以辛酸，以成辛甘化阳和酸甘化阴之剂，使阴阳相生，中气自立。

六、临床应用

1．胃脘痛

以本方基本方为治疗胃脘痛96例，寒重者加蜀椒、干姜、炮姜，气滞者加枳壳、厚朴、木香，大便溏稀者加白术、山药，体虚乏力者加党参、黄芪，大便血者加槐花、地榆、藕节，呕血者加白及、侧柏叶，吐酸水者加瓦楞子、乌贼骨。结果：症状消失89例，症状明显减轻5例，无效2例，总有效率为98%。

2．消化性溃疡

以本方加黄芪、木香为基本方，配合口服痢特灵片治疗消化性溃疡38例。7日为1个疗程，连用6个疗程。结果：治愈27例，显效8例，无效3例。

3．老年性便秘

以本方加锁阳、当归、生黄芪为基本方，治疗老年性便秘68例。气虚明显者，加党参、白术以增补气之力；若气虚下陷，肛门坠胀者，可合用补中益气；腹胀明显者，加枳实、厚朴；食欲不振者，加鸡内金、炒谷芽。每日1剂，1周为1个程。治疗2～3周后，判断疗效。结果：治愈38例，显效26例，无效4例。

4．肠易激综合征

以本方为基本方治疗肠易激综合征36例，血虚明显者加当归，自汗盗汗多者加浮小麦、茯神，便秘严重者加火麻仁、瓜蒌。结果：痊愈16例，显效9例，好转7例，无效4例，总有效率为88.9%。疗程最短1个月，最长6个月。

七、实验研究

抗免疫作用

以二甲苯所致小鼠耳廓肿胀及醋酸诱发小鼠血管通透性增高的炎症模型研究小建中汤的抗炎作用，采用小鼠炭粒廓清实验和溶血空斑生成，观察小建中汤对免疫系统的作用。结果显示：小建中汤对二甲苯所致小鼠耳廓肿胀、醋酸诱发小鼠血管通透性增加有明显的抑制作用，给药组与模型组比较差异显著；能提高吞噬指数和溶血空斑光密度值。实验表明，小建中汤具有抗炎、增强机体免疫力的作用。

八、注意事项

阴虚火旺、呕家、吐蛔、中满者，不宜应用本方。

黄芪建中汤

（《金匮要略》）

一、功能

温中补气，和里缓急。

二、主治

虚劳病，阴阳气血俱虚证。里急腹痛，喜温喜按，形体羸瘦，面色无华，心悸气短，自汗盗汗。

三、组成

芍药酒炒18 g、桂枝去皮9 g、炙甘草6 g、生姜切9 g、大枣擘4枚、饴糖30 g、黄芪9 g。

四、用法

以上七味，以水七升，先煮六味，去滓，内饴糖，更上微火消解。温服一升，日三服。

五、组方原理

本方为小建中汤加黄芪而成，以温中补虚立法，是治疗虚劳的著名方剂。方中黄芪甘温入肺，健脾益气；饴糖甘温补虚，缓急止痛，共为方中君药。桂枝助阳，芍药益阴，两药相合，调和阴阳，化生气血为臣药。生姜、大枣辛甘相合，健脾益胃，调和营卫，为佐药。炙甘草益气健脾，调和诸药为使药。炙甘草味甘，与桂枝、饴糖相配“辛甘化阳”，合芍药“酸甘化阴”。诸药相合，益气建中，方可化源足，气血生，营卫调，诸证平。

六、临床应用

1．胃脘痛

黄芪建中汤治疗虚寒性胃脘痛34例，病程在1年以上3例，1年以内3例。吞酸嘈杂者，加海螵蛸、浙贝母；嗳气泛恶者，加旋覆花、代赭石；大便溏薄者，加茯苓、山药。结果：治愈10例，显效

23例，无效1例，总有效率为97%。

2．萎缩性胃炎

黄芪建中汤为基本方，治疗慢性萎缩性胃炎101例。患者病程均在1～20年，5年以上者占45%，其中合并十二指肠球炎35例。虚寒型加党参，肝郁气滞型加丹参、川楝子，脾胃阴虚型加百合。结果：临床痊愈59例，显效24例，有效14例，无效4例，总有效率为96.03%。

3．胃窦炎

黄芪建中汤加丹参、桃仁、延胡索为基本方，治疗胃窦炎41例。虚寒明显者加熟附片、党参，胃阴不足者去干姜、桂枝，加沙参、麦冬，肝胃不和者加柴胡、香附，痰浊中阻者加半夏、陈皮，食滞者加神曲、山楂。结果：痊愈23例，显效9例，好转6例，无效3例，总有效率为92.6%。

4．消化性溃疡

黄芪建中汤加乌贼骨、煅瓦楞、木香、白及为基本方治疗消化性溃疡40例。结果：痊愈24例，有效12例，无效4例，总有效率为90%。

5．胃倾倒综合征

黄芪建中汤加半夏、党参、白术、玫瑰花为基本方，治疗胃倾倒综合征16例。患者病程15日内4例，1年之内12例。血虚者，加当归、枸杞子、阿胶、鹿角胶；脘腹胀满者，加香橼皮、炒枳壳、煨木香；失眠者，加肉桂、黄连；吻合口溃疡者，加浙贝母、三七粉；吻合口炎症，苔黄厚者，加蒲公英、黄芩，减桂、姜；大便溏者，加扁豆、山药、麦芽、芡实。结果：痊愈15例，无效1例，痊愈率为93.7%。

6．反流性食管炎

本方为基本方，治疗老年性反流性食管炎40例。吐酸者，去饴糖加吴茱萸、煅瓦楞、乌贼骨；腹胀痞满者，加枳实、炒白术；纳呆者，加砂仁、炒麦芽。结果：显效14例，有效24例，无效2例，总有效率为95%。又有以本方加高良姜、木香、砂仁、丹参、海螵蛸为基本方，治疗胃食管反流病40例，8周为1疗程。结果：显效26例，有效11例，无效3例，总有效率为92.5%。

七、实验研究

增强机体免疫作用

用水杨酸钠灌胃、饥饱失常、劳倦过度的方法，复制出脾虚大鼠模型，并用黄芪建中汤防治。可使红细胞计数、血红蛋白、血浆白蛋白含量、红细胞C3b2受体花环率、红细胞免疫复合物花环率、淋巴细胞转化率趋于正常。这表明黄芪建中汤有增强机体免疫力的作用。

八、注意事项

阴虚火旺者，呕吐及中满者，均忌用本方。

大建中汤

《金匮要略》

一、功能

温中补虚，降逆止痛。

二、主治

中阳衰弱，阴寒内盛之脘腹剧痛证。心胸中大寒痛，呕不能食，腹中寒，上冲皮起，出见有头足，上下痛而不可触近，或腹中辘辘有声，舌苔白滑，脉弦紧。

三、组成

蜀椒去汗6 g、干姜12 g、人参6 g。

四、用法

以水四升，煮取二升，去滓，内胶饴30 g，微火煮取一升半，分温再服。如一炊顷，可饮粥二升，后更服。当一日食糜粥，温敷之（现代用法：三味水煎二次，取汁，兑入饴糖3 g，分两次温服）。

五、组方原理

中阳衰弱，阴寒内盛，非温则寒不除，非补则虚损不复。方中蜀椒味辛性热，温中散寒，降逆止痛，为君药。干姜辛热，温中祛寒，和胃止呕，以助蜀椒温建中阳，散寒止痛之力，为臣药。人参补脾益胃，扶助正气；重用饴糖建中缓急，既能增强椒、姜止痛之功，又可制约其过于辛燥，还具甘缓益气，补虚助阳之功，共为佐药。诸药合用，使中阳建，阴寒去，阳气复。

本方的配伍特点：温补并施，以温为主，温中以除阴寒，补中土以建中阳，两者相得益彰。

六、临床应用

1．胆道蛔虫病

以大建中汤加乌梅、苦楝皮、槟榔、黄连、炙甘草为基本方，治疗胆道蛔虫病45例，若寒中见热者，出现舌苔厚而黄燥，脉象沉迟，腹满拒按，大便秘结，以上方合大承气汤；苦寒盛者，加入桂枝、细辛、吴茱萸；若寒中兼瘀者，加三棱、莪术、乳香、没药；若兼气滞者，加砂仁、檀香、香附等。结果：痊愈（临床症状完全消失，血象检验均正常）39例，好转（临床症状消失缓慢，血象检验在正常范围）4例，治愈率达86%。

2．慢性浅表性胃炎

本方加桂枝、厚朴、半夏、白芍、黄芪、木香、砂仁等为基本方，治疗慢性浅表性胃炎80例，病程最短者2个月，最长者3年。结果：痊愈58例，好转20例，无效2例，服药最少者6剂，最多者20剂。

七、实验研究

对神经递质的影响

给脾阳虚大鼠灌服大建中汤，股静脉取血，以观察本方对大鼠血清神经递质的影响。结果提示：大建中汤能显著降低脾阳虚大鼠血清中5-羟色胺（5-HT）、5-羟基色氨酸（5-HTP）、5-羟吲哚乙酸（5-HIAA）含量，大、中、小剂量组之间有量效关系。实验表明：大建中汤能够降低血浆中与疼痛刺激相关的神经递质5-HT、5-HTP、5-HIAA含量，从而达到镇痛作用。

八、注意事项

实热内结，湿热积滞，或阴虚血热而致之腹痛忌用本方。

（本节作者：徐杰）

第三节　回阳救逆

四逆汤

（《伤寒论》）

一、功能

回阳救逆。

二、主治

少阴病。四肢厥逆，恶寒蜷卧，呕吐不渴，腹痛下利，神衰欲寐，舌苔白滑，脉微细；或太阳病误汗亡阳，而见四肢厥逆，面色苍白，脉微细者。

三、组成

甘草$_{炙}$6 g、干姜9 g、附子$_{生用，去皮，破八片}$15 g。

四、用法

以水三升，煮取一升二合，去滓，待温再服。强人可加大附子一枚，干姜三两。

五、组方原理

本方所治系寒邪深入少阴所致的寒厥证。病至少阴阳衰阴盛，脉微肢厥，非大剂辛热之剂，不足以破阴回阳而救逆。方中附子为大辛大热之品，为补益先天命门真火之第一要品，能通行十二经脉，迅达内外以温肾壮阳，祛寒救逆，为君药。干姜为臣药，温中焦之阳而除里寒，助附子伸发阳气。附、姜同用，可温壮脾肾之阳，祛寒救逆。但两药过于温燥，恐伤阴液，因而以炙甘草为佐药，调和诸药，以制约附、姜大辛大热之品劫伤阴液之弊。此外甘草配干姜又可温健脾阳，脾阳得健，则水谷运化正常。如此则脾肾之阳得补，先后天相互滋助，以建回阳救逆之功。若服药后呕吐，可用冷服法。

方名“四逆汤”，逆，有违逆之意；四逆，指四肢自指（趾）端向上逆冷，直至肘膝以上。四肢为诸阳之本，三阴三阳之脉相接于手足。一旦阳衰阴盛，少阴枢机不利，阳气不达于四肢，则形成四肢厥逆之候。本方解四肢厥逆，使阳气舒展而达四肢，故名四逆汤。

六、临床应用

1．头痛

本方加细辛为基本方，治疗阳虚型头痛。头痛剧烈者加白芷，脾虚纳呆者加党参、陈皮，伴有舌淡苔白腻者加藿香、神曲、陈皮。

2．小儿秋季腹泻

本方加藿香、陈皮、五倍子、石榴皮、茯苓为基本方，治疗小儿秋季腹泻。疗程最长者9日，最短者3日。

3．肩周炎

本方加羌活、三七为基本方，治疗肩周炎。病程最短1个月，最长2年。全部病例均以肩部关节炎为主，证属寒邪痹阻者加川草乌、威灵仙，证属痰瘀痹阻者加全蝎、乌蛸蛇，证属经络血瘀者加红花、川芎、桃仁、丹参。外用药渣煎水热熏患处。

4．单纯性晕厥

本方加炒枳实、炒白芍、党参、当归、川芎、生地为基本方，治疗单纯性晕厥。若面色苍白、汗出不止者，加龙骨（先煎）、牡蛎（先煎）；胃纳差、神疲乏力者，加炒白术、黄芪、茯苓；心悸不宁、失眠多梦者，加远志、酸枣仁、合欢皮；恶心欲呕，胸闷者，加姜半夏、陈皮、桂枝。

5．心律失常

四逆汤加五味子、红参、麦冬治疗心律失常。每日1剂，水煎分2～3次口服，连服15日。

七、实验研究

（一）药效研究

1．抗休克作用

用阻断家兔肠系膜上动脉的方法，造成原发性小肠缺血损伤性休克和继发性小肠缺血性损伤的晚期失血性休克，采用肠道内灌注四逆汤煎剂以观察其抗休克的疗效和对休克小肠的保护作用。结果表明，不论一次给药组或持续给药组，血压下降值均较对照组明显降低，腹腔渗液明显减少，血压-时间曲线明显抬高。实验结束时解剖动物，肉眼所见小肠病变给药组明显减轻，色泽红润，出血点极少，而对照组小肠黏膜色泽发暗，弥漫出血，常有多发性溃疡及大片坏死。推测休克时本方主要作用于肠道，保护休克小肠，阻断致死性休克不可逆发展的肠道因素形成，此外本方可能有改善肠微循环的作用。

2．对血压的影响

实验表明，四逆汤对麻醉家兔低血压状态有升压效应。单味附子虽有一定的强心升压效应，但其作用不如四逆汤，且可导致异位性心律失常；单味甘草虽有升压效应，但不能增加心脏收缩幅度；单味干姜未能显示任何有意义的生理效应。由附子、干姜、甘草组成的四逆汤，其强心升压效应优于各单味药组，且能减慢窦性心律，避免了单味附子所产生的异位心律失常。四逆汤的升压效应，展示了四逆汤可作为临床抗休克中药制剂的良好前景。

3．对心脏功能的影响

四逆汤对应激老年小鼠心脏具有显著的保护作用，表现在削弱应激引起的自由基损伤因素，增强自由基防御机制，改善心肌的血流灌流，克服应激引起的心肌缺血等方面。四逆汤及其单味药附子、甘草有显著的抗脂质过氧化作用，而干姜无此作用。四逆汤还可有效地清除氧自由基，其各单味药在某种程度上有类似作用，但不及全方。

4．对免疫功能的影响

四逆汤各单味组成药均可阻止激素引起的血清IgG水平下降，显著提高血清IgG水平。其中干姜和甘草可将血清的IgG水平维持在正常范围。四逆汤不仅可提高正常大鼠血清IgG水平，而且也可提高注射氢化可的松的大鼠血清IgG水平。四逆汤对正常机体的巨噬细胞吞噬率、吞噬指数及溶菌酶含量无明显影响，能明显对抗CY的抑制作用而达正常对照水平，对T、B淋巴细胞增殖有相应效应，即对正常机体和免疫功能低下状态的T细胞增殖有促进作用，并使后者达到正常对照水平，对B细胞增殖应有抑制作用，且有明显协同效应，提示四逆汤的免疫药理作用是多方面的，其临床疗效是它对机体呈现免疫调节活性的综合反应。

5．镇痛抗炎作用

用小鼠热板法测定不同时程痛阈，发现四逆汤的镇痛效应强度与剂量呈正相关，镇痛效应半衰期为6.84 h。又用ED_{50}测定四逆汤抗大鼠蛋清性关节肿效应，推算得到药物抗炎成分在大鼠体内6 h存留率是0.69，抗炎药物半衰期为11.35 h。

（二）制剂研究

将本方汤剂改为滴丸。工艺：选取基质为PEG6000（或PEG4000），将干姜挥发油吸附混合后熔融，加入附片、甘草混合提取物，混匀保温于90 ℃±5 ℃。用内口径3.5 mm，外口径5.0 mm的滴管，以22～26粒/min的滴速滴入甲基硅油中，收集滴丸，吸除冷却剂即可。经药效学实验，显示出其具有药理活性，证明方法可行。

应用薄层层析的方法对四逆汤进行薄层层析鉴别。以单味药材以及已知化学成分为对照，对四逆汤成药中各个组分分别进行鉴别。结果表明，该方法可行，对控制成品的质量有一定的意义。

八、注意事项

①本方乃治阳衰阴盛之厥逆，如属真热假寒者，当禁用。

②凡因寒盛格阳于外而见面红、烦躁等真寒假热者，为防热汤格拒，可将汤冷服。

回阳救急汤

（《伤寒六书》卷3）

一、功能

回阳救急，益气生脉。

二、主治

寒邪直中三阴，真阳衰微证。恶寒蜷卧，四肢厥冷，吐泻腹痛，口不渴，神衰欲寐，或身寒战傈，或指甲口唇青紫，或口吐涎沫，舌淡苔白，脉沉迟无力，甚或无脉。

三、组成

熟附子9 g、干姜5 g、肉桂3 g、人参6 g、白术炒9 g、茯苓9 g、陈皮6 g、甘草$_{炙}$5 g、五味子3 g、半夏$_{制}$9 g。

四、用法

水二盅，加生姜三片，煎之，临服入麝香（0.1 g）调服。中病以手足温和即止，不得多服。

五、组方原理

本方证为阴寒内盛，阳微欲脱之重证。治宜回阳救逆，益气生脉。寒邪直中三阴，阴寒极盛，真阳欲脱，本方以附、姜、桂大辛大热破阴回阳，但阳气衰微，骤用辛热香窜之品，恐反致真气亡散，虚阳暴脱。故方用六君子汤补益脾胃，固守中州；入少量五味子酸涩敛气，以防真气亡散；且人参与五味子相合，还有益气生脉之功。更入麝香少许，借其辛香走窜，通行十二经脉，使药力遍布周身；且麝香辛散与五味子酸收相伍，散中有收，既助回阳救急之效，又无真气耗散，虚阳散越之弊。诸药合用，共收回阳生脉之功。

本方配伍特点在于：一是温阳救逆与补脾益胃相合，即在破阴回阳之际，犹兼固护中州，是温补并行而不悖；二是发中有收，散则使药力迅捷，收则无虚阳散越之弊。

六、临床应用

心力衰竭

以本方去麝香，加薏苡仁为基本方，治疗肺心病心力衰竭，年龄最小者48岁，最大者75岁，病程最短者20年，最长者50年。

七、注意事项

本方为回阳救急剂，不宜过量，服药后手足温和即止。

参附汤

（《济生续方》，录自《医方类聚》卷150）

一、功能

益气，回阳，固脱。

二、主治

元气大亏，阳气暴脱证。手足逆冷，头晕喘促，面色苍白，冷汗淋漓，脉微欲绝。

三、组成

人参9 g、附子15 g。

四、用法

上㕮咀，分三服，水二盏，加生姜十片，煎至八分，去滓，食前温服。

五、组方原理

本方针对阳气暴脱之证，以大补元气，回阳固脱为法。方中人参甘温大补元气，重用以固后天。附子为大辛大热之品，温壮元阳，以补先天，又可助人参补气之力。两药相伍，上温心阳，下补命火，中助脾土，力专效宏，作用迅捷。

本方配伍特点是：益气固脱与回阳救逆相伍，相须而用，则益气固脱之力尤著。

六、临床应用

1．休克

本方加丹参（红参93.75 g，黑附片、丹参各156.25 g）制成1 000 mL注射液，一般用量为40～100 mL注射液加入10%葡萄糖液250～500 mL内缓慢静脉滴注，治疗急性心肌梗死所致的感染性、中毒性休克，均取得较好疗效，升压作用温和。

本方加黄芪、麦冬、五味子、炙甘草为基本方，治疗心肌梗死合并心源性休克。血瘀者加丹参，烦躁不安者加酸枣仁、远志等。

2．厥脱证

以30%的参附注射液10～20 mL，加入10%～15%葡萄糖液或生理盐水20 mL中静脉推注，必要时每隔0.5～1 h重复1次，治疗厥脱证。

3．病态窦房结综合征

本方加麻黄为基本方，治疗病态窦房结综合征。上药浸泡12 h，加水煎煮0.5 h，取液200 mL，早晚饭前0.5 h各服100 mL，连续服药30日。

4．心力衰竭

用参附注射液治疗心力衰竭。其中风湿性心脏病、冠心病、扩张性心肌病、其他心脏病也可用本方治疗。治疗方法：用参附注射液20 mL加入5%～10%葡萄糖注射液或0.9%生理盐水或林格液20 mL中静脉推注。再用40～60 mL参附注射液加入250 mL上述液体中静点，每日1次，10日为1个疗程，重症患者日可用至100 mL。

七、实验研究

1．免疫调节作用

用免疫组化方法探讨参附汤对小鼠免疫功能的影响。结果显示：参附汤能显著促进小鼠脾淋巴细胞产生白细胞介素-2（IL-2），方中人参和附子能促进小鼠脾淋巴细胞分泌IL-2。结果表明：人参、附子与参附汤三者均有调节机体免疫功能的作用。用免疫组化观察加味参附汤对吗啡依赖戒断小鼠免疫功能的影响。结果显示：吗啡依赖小鼠自然戒断后可见脾脏、胸腺萎缩，巨噬细胞Fc受体阳性百分率及吞噬功能、外周血T淋巴细胞总数、T淋巴细胞对PHA的增殖反应、脾T淋巴细胞$CD4^+$百分率及$CD4^+/CD8^+$比值均明显下降；吗啡继续成瘾而未戒掉的小鼠以上指标进一步损伤；用加味参附汤治疗小鼠以上指标均有不同程度的恢复；而丁丙诺啡治疗后免疫功能状态仍低于或相当于自然戒断时。这提示加味参附汤能促进吗啡依赖戒断小鼠损伤的免疫功能的恢复，这一作用可能与其对神经内分泌系统的调节有关。

2．兴奋垂体-肾上腺皮质功能

以急性失血性休克大鼠为实验对象，同步观察参附汤对血浆皮质酮及肝胞液、胸腺细胞糖皮质激素受体的影响。结果表明，参附汤组大鼠肝胞液及胸腺细胞GR的结合位点都明显高于单纯失血组，参附汤组血浆皮质酮略高于失血组。以急性失血性休克大鼠模拟气随血失、亡阳虚脱证，以热损伤大鼠模拟气阴两亏证，并根据辨证施治原理，观察参附汤和生脉散对模型大鼠肝胞液中糖皮质激素受体的影响。结果表明，两种模型大鼠血浆糖皮质激素含量明显增高的同时肝胞液中糖皮质激素受体均显著下降，参附汤和生脉散对相应模型大鼠血浆糖皮质激素无明显调节作用，但对其肝胞液中糖皮质激素受体均有明显的上调作用。

3．对心血管系统的影响

将73例急性心肌梗死后心绞痛患者随机分为两组，硝酸异山梨酯西药组和生脉饮加参附汤中药组。两组常规治疗相同，比较两组临床疗效及用药后2周、1个月、3个月的超声心动图左室收缩末期容量（ESV）、舒张末期容量（EDV）和射血分数（EF）的变化。结果表明：中药组临床疗效总有效率为94.3%，西药组总有效率为92.1%，两组比较无显著性差异；治疗后两组患者的EF均较治疗前明显增加，ESV明显缩小，EDV下降不明显，两组EF与ESV比较均无明显差异。结论提示：AMI后心绞痛加用生脉饮和参附汤治疗可使患者左室EF增加，心功能改善，病死率降低，与硝酸异山梨酯疗效相似。

4．戒毒治疗作用

剂量连续递增腹腔内给予吗啡造成小鼠及大鼠依赖模型，经参附汤（MSFD）及丁丙诺啡（Bup）治疗后，对各组动物的纳洛酮（Nal）催促戒断症状进行评估和综合评分。结果表明：MSFD能明显抑制吗啡依赖小鼠及大鼠戒断后第2日、第6日Nal引起的催促戒断反应，能减轻戒断后小鼠及大鼠体重的下降，并促进体重的回升；MSFD联合Bup治疗，能协同抑制小鼠及大鼠的戒断反应。结果显示：MSFD具有一定的戒毒治疗作用，MSFD联合Bup治疗，戒毒作用加强。以参附汤加味、丁丙诺啡对吗啡依赖大鼠进行脱毒治疗，观察其对湿狗样抖动、齿颤等戒断症状及位置偏爱效应的影响。结果表明：参附汤与丁丙诺啡联合应用能有效地缓解和控制戒断症状，递减顺利，但不能影响位置偏爱效应，推测亦不能减轻大鼠对阿片类药物的渴求感。

5．提升血压和改善微循环的作用

选择重度失血性休克60例，随机分为观察组和对照组，每组30例。每组在抢救中采用止血、输血、输液等相同措施外，观察组加用参附注射液（SF）。两组同步观测血压、尿量、血气恢复正常及末梢循环改善所需的时间。实验表明：观察组血压、尿量、血气恢复正常及末梢循环改善所需要的时间均较对照组少，两组有极显著性差异（$P<0.001$）。结果表明，用SF抢救失血性休克有提升血压和改善微循环的作用。

八、注意事项

①本方大温大补，乃急救之方，不可久服，一俟阳气来复后则当另行调理。

②方中人参，不可用党参代替，患者休克无法服药时，可用鼻饲法。

（本节作者：王志程）

第八章 补益剂

第一节 补 气

四君子汤

（白术汤）

一、功能

益气健脾。

二、主治

脾胃气虚证。面色萎白，语声低微，气短乏力，食少便溏，舌淡苔白，脉虚弱。

三、组成

人参$_{去芦}$、白术、茯苓$_{去皮}$各9 g，甘草6 g。

四、用法

上为细末。每服15 g，水一盏，煎至七分，通口服，不拘时候；入盐少许，白汤点亦得。

五、组方原理

对于脾胃气虚，运化无权之证，理当以补气健脾为治。方中人参甘温，尤擅大补元气，而且主入脾经，故本方用为君药，以大补脾胃之虚；白术甘温而兼苦燥之性，甘温补气，苦燥健脾，与脾喜燥恶湿、以健运为本之性相合，与人参相协，益气补脾之力益著，用为臣药；茯苓甘淡，健脾渗湿，与白术相伍，前者渗湿助运，走而不守，后者补中健脾，守而不走，两者相辅相成，健脾助运之功益彰，用为佐药；炙甘草甘温益气，合人参、白术可加强益气补中之力，又能调和方中诸药，因而兼有佐使药的双重作用。本方组成虽仅四药，但皆味甘入脾，且益气之中有燥湿之功，补虚之中有运脾之力，诸药相辅相成，配伍严谨，药简力专，颇合脾欲甘，喜燥恶湿，喜通恶滞的生理特性，体现了治疗脾胃气虚证的基本治法。

本方配伍特点为：以益气补脾为主，伍以祛湿助运之品，补中兼行，温而不燥，为平补脾胃之良方。

六、临床应用

1. 功能性消化不良

将符合脾虚肝郁型功能性消化不良诊断标准的85例，随机分为两组，治疗组49例，对照组36例。治疗方法：治疗组给予加味四君子汤（党参10 g，白术12 g，茯苓15 g，甘草6 g，枳实15 g，木香10 g，法半夏12 g，陈皮12 g，黄连6 g，柴胡9 g，佛手10 g，生姜9 g，炒二芽各15 g）。乏力、纳呆、面色无华、舌淡、脉细等脾虚症状突出者，加黄芪、山药；伴胁胀痛、喜叹息者，加郁金、丹皮；腹胀甚者，加厚朴；疼痛剧烈者，加白芍、元胡；反酸烧心者，加吴茱萸、乌贼骨；食积嗳腐吞酸者，加焦三仙。对照组口服多潘立酮10 mg，每日3次。治疗期间停用其他药物，忌辛辣肥腻之品。7日为1个疗程，4个疗程后评定疗效。结果：治疗组49例中，显效15例，有效24例，好转7例，无效3例，总有效率为93.88%，治疗组临床总有效率及症状改善均优于对照组（$P < 0.01$）。中药服用过程中，患者未诉不良反应。

2. 慢性萎缩性胃炎

加味四君子汤治疗慢性萎缩性胃炎，治疗前均经胃镜和胃黏膜活检确诊为慢性萎缩性胃炎。治疗方法以加味四君子汤，具体方药为：党参、白术、茯苓、甘草、枳壳、刺猬皮、八月札、半枝莲、仙鹤草、丹参。脾虚湿困者，加木香、砂仁、半夏、陈皮、苍术、九香虫；湿热蕴结者，加川黄连、厚朴、蒲公英、丹皮、郁金；气阴不足者，加乌梅、山楂、北沙参、香橼皮、当归、杭白芍；胃络瘀血者，加桃仁、当归、生地、丹参、川楝子、延胡索、山楂、莪术；胃黏膜充血水肿、渗出，或糜烂者，酌加滑石、黄芩、白及、蒲公英、海螵蛸；伴有不典型增生肠化者，酌加莪术、白花蛇舌草、丹参、蜂房；有HP阳性胆汁反流或有溃疡者，酌加煅瓦楞子、象贝、川黄连、吴茱萸。

3. 消化性溃疡

加味四君子汤（党参、茯苓、白术、甘草、川楝子、瓦楞子、白及、延胡索、白芍、丹参等组成）治疗消化性溃疡，所治72例中，治疗7周后，46例（63.9%）溃疡愈合，治疗8周后58例（80.6%）溃疡愈合，64例HP阳性患者中50例转阴，HP清除率为78.1%，58例已愈合的消化性溃疡患者继续维持治疗，12例没能完成疗程，余46例中4例（8.7%）溃疡复发。

4. 肠易激综合征

肠易激综合征40例，症状均以腹痛、腹泻为主，将患者随机分为治疗组和对照组各20例。治疗组给予四君子汤加味，方药组成：黄芪、人参、白术、茯苓、当归、白芍、陈皮、鸡内金、炙甘草，连服10剂。对照组给予西咪替丁0.4 g、复方地芬诺酯2片、硝苯地平10 mg，赛庚啶片4 mg，口服，均每日3次，连服14日。结果：治疗组显效10例，有效8例，无效2例，总有效率为90%；对照组有效7例，无效13例，总有效率为35%。两组疗效比较有显著性差异（$P < 0.01$）。

5. 慢性肾小球肾炎

四君子汤化裁治疗慢性肾小球肾炎蛋白尿36例，完全缓解7例，基本缓解12例，好转10例，有效4例，无效3例，总有效率为91.7%。

七、实验研究

（一）成分研究

1. 微量元素

本方含有丰富的锌、铁、铜、锰、镁等微量元素，有人将四君子汤按常法水煎成每毫升含生药1 g的浓度，测锌、铜、铁含量分别为7.069 μmol/L、3.533 μmol/L和281.334 μmol/L，且随煎煮时间增加，煎出率亦相应提高。

2. 质控指标

采用薄层色谱扫描等技术，检测本方获得的4种特征峰指纹图谱，可以证实党参、白术、甘草的存在。采用薄层层析等对本方中白术的主要成分进行考核，结果表明，本方煎剂中白术主要成分苍术醚、脱水苍术内酯等与单味白术相比没有发生变化，因此上述成分可作为本方剂的质控指标。

（二）药效研究

1．对消化系统的影响

四君子汤复方的各个不同提取部位均能够抑制家兔离体小肠的自发收缩运动，拮抗氯乙酰胆碱或氯化钡所致的肠管强直性收缩，但作用强度有差异，其中以四君子汤复方乙醇提取物的药理作用最强。家兔离体小肠药理实验与化学成分的分析结果提示，四君子汤复方乙醇提取正丁醇萃取物，基本能代表四君子汤复方对离体肠管的主要药理作用。本方对在体小鼠小肠的运动无明显影响，但四君子汤25 g/kg能对抗新斯的明的作用，剂量减少则作用不明显。四君子汤还能降低利血平家兔离体空肠平滑肌异常增加的收缩力，因而本方可能具有一定的抗胆碱能神经递质作用。另有研究发现：四君子汤可显著降低脾虚泄泻模型豚鼠的回肠、结肠增加的快波出现率，盲肠的快波出现率也显著减少；对脾虚豚鼠的回肠、结肠的快波平均频率及平均振幅也有明显降低作用，但对盲肠的频率和振幅影响不明显，提示四君子汤具有对抗乙酰胆碱作用，对动物在体胃肠道运动具有抑制作用，从而有利于食物的化学消化和营养吸收过程。用利血平造成脾虚证大鼠模型，用竞争性放射免疫非平衡法测定发现其血浆和近段空肠组织胃动素的含量明显下降，降结肠和直肠组织前列腺素E_2的含量显著升高，以四君子汤每日4 g/只鼠连续灌胃14日后，上述改变明显恢复正常，提示四君子汤益气健脾作用与其调整胃肠激素失衡有关。

2．对脑内单胺介质的影响

四君子汤对利血平化小鼠脑内单胺类介质影响的研究表明：利血平化小鼠体重下降或增重缓慢、活动减少，并有畏寒、体温下降、便溏等表现，灌服四君子汤煎剂的利血平化动物体温下降有所减缓，便溏症状有所改善。四君子汤组动物实验前后较之正常对照组无明显变化，说明本方对促进利血平化动物的单胺介质合成有一定作用，而对正常动物则不表现这一作用。提示四君子汤可能是由于提高利血平化动物脑内单胺介质的水平，从而改善了利血平化造成的症状，或者是由于改善了利血平化动物机能的紊乱，如增进摄食、改善肠胃功能、提高能量代谢等，从而间接地促进了脑内单胺介质的合成。

3．对免疫器官的影响

测定控制饲料小鼠的肝脏和胸腺组织中核酸的含量，发现控制饲料量后，小鼠的体重、胸腺重和肝重均明显下降；胸腺重量系数和肝重量系数也明显下降，可见胸腺重和肝重减轻比体重下降更为明显。小鼠胸腺、肝脏中RNA含量亦明显下降，DNA含量在胸腺中下降，在肝脏中升高。四君子汤能够促进胸腺重和肝重的恢复，尤以后者为著；并可促进胸腺细胞的恢复增殖，对肝细胞则无此作用，但对正常小鼠的体重、胸腺重、肝重以及胸腺和肝脏中核酸含量均无显著影响。另有研究表明，四君子汤对“气虚”模型小鼠胸腺组织结构各计量形态学指标的恢复有明显促进作用，而对正常小鼠胸腺结构无明显影响。

4．对免疫功能的影响

42例脾虚患者，服用四君子汤2个月后，测定患者治疗前后血清白细胞介素-4（IL-4）、白细胞介素-8（IL-8）、免疫球蛋白G（IgG）、免疫球蛋白M（IgM）、免疫球蛋白A（IgA）。结果发现，脾虚能引起免疫功能下降，经四君子汤治疗后IL-4、IL-8、IgG、IgA水平均较治疗前明显升高（$P<0.01$）。给小鼠灌服四君子加黄芪汤，可促进其脾T细胞IL-2的生成和^{60}Co辐射损伤的小鼠脾T细胞的增殖，而对两者的脾B细胞无增殖作用，本方亦无丝裂原作用。还有研究表明，以限制食量导致营养不足的方法造成幼鼠胸腺萎缩、功能减退，给服四君子汤可促进其萎缩胸腺的结构和功能的恢复。给予地塞米松致巨噬细胞功能受抑制的小鼠灌服四君子汤，能够显著恢复其腹腔巨噬细胞EA花环阳性率及受抑的细胞内酸性磷酸酶活性，表明四君子汤可以从多方面、不同程度上对抗地塞米松的免疫抑制作用，增强腹腔巨噬细胞的活性。四君子汤还能对抗由环磷酰胺造成的小鼠巨噬细胞介导的肿瘤细胞溶解作用和抗体依赖细胞介导的细胞毒作用活性降低，而对正常小鼠腹腔巨噬细胞活性没有明显增强作用。

四君子汤对正常小鼠NK细胞活性影响不大，但能增强细胞毒活性，而当NK及巨噬细胞活性被环磷酰胺所抑制时，四君子汤能显著恢复这两类细胞毒活性。四君子汤水提液在体外可不同程度地抑制人外周血中性粒细胞的黏附，减低化学发光的强度，减少超氧阴离子的产生和血栓素B_2的含量。中性粒细胞黏附于内皮细胞是中性粒细胞进入组织执行其功能的第一步，也是中性粒细胞活化的关键。四君子汤可能是通过改变中性粒细胞表面黏附分子的数量、亲和力或分布从而改变其黏附能力。

5．对血小板聚集的影响

四君子汤、四物汤和八珍汤的抗血小板聚集作用相互比较表明，三方对ADP诱导的家兔血小板聚集具有明显的拮抗作用。八珍汤的抗血小板聚集作用大于四君子汤，八珍汤和四物汤、四君子汤和四物汤抗血小板聚集作用无显著性差异。

6．抗自由基损伤作用

四君子汤能明显改善衰老模型出现的体力下降、御寒能力和对缺氧的耐受力降低，并降低脂质过氧化物含量和脑B型单胺氧化酶活力，升高血清超氧化物歧化酶的活力，证明四君子汤具有抗自由基损伤的功能，从而可延缓衰老。

7．抗突变及抗肿瘤作用

观察四君子汤对环磷酰胺所致基因突变的影响，并按Schmid和Heddle的方法测定微核出现率，结果发现，四君子汤组微核出现率明显低于模型对照组，表明该方有明显的抗突变作用。对小鼠在体S_{180}移植性肿瘤，四君子汤不仅能明显降低平均瘤重，而且能显著延长腹水型S_{180}小鼠平均存活时间。本方不仅有明显的抗突变和抗肿瘤作用，并具有免疫调节功能，提示在临床上使用抗肿瘤化疗药物时配合本方，可提高疗效，降低化疗药物毒副反应。四君子汤及单味药人参、党参、白术、甘草均有抗变效应，而茯苓无抗变效应。

8．对方中药物配伍作用的研究

四君子汤中党参、白术、茯苓两两配伍或三药配伍均可提高小白鼠腹腔巨噬细胞的吞噬功能，其配伍基本呈相加作用。单味党参作用最显著，炙甘草为一拮抗剂，其拮抗作用与炙甘草在方中配伍的剂量有关。

六君子汤

（《太平惠民和剂局方》，录自《医学正传》卷3）

一、功能

益气健脾，燥湿化痰。

二、主治

脾胃气虚兼痰湿证。面色痿白，语声低微，气短乏力，食少便溏，咳嗽痰多色白，恶心呕吐，胸脘痞闷，舌淡苔白腻，脉虚。

三、组成

陈皮3 g、半夏4.5 g、茯苓3 g、甘草3 g、人参3 g、白术4.5 g。

四、用法

上切细，作一服。加大枣两个，生姜三片，新汲水煎服。

五、组方原理

本方治证以脾虚为本，痰湿为标，方由四君子汤加半夏、陈皮而成。故方中用四君子（人参、白术、茯苓、甘草）益气补虚，健脾助运以复脾虚之本，杜生痰之源，且重用白术，较之原方四药等量则健脾助运，燥湿化痰之力益胜。半夏辛温而燥，为化湿痰之要药，并善降逆以和胃止呕。陈皮亦为辛温苦燥之品，既可调理气机以除胸脘之痞，又能和胃止呕以降胃气之逆，还能燥湿化痰以消湿聚之痰，其行气之功亦有助于化痰，所谓“气顺则痰消”是也。两药合用，燥湿化痰、和胃降逆之功相得益彰，故相须以除痰阻之标。煎煮时少加生姜、大枣，协四君可助益脾，伍夏、陈而能和胃。综观本方药物，实乃四君子汤与二陈汤（陈皮、半夏、茯苓、甘草）相合而成，两方并施，意在甘温益气而不碍邪，行气化滞而不伤正，使脾气充而运化复健，湿浊去而痰滞渐消。

本方配伍特点为：以益气健脾之品配伍燥湿化痰之药，补泻兼施，标本并治；且甘温补脾，助运化之功，可杜生痰之源；燥湿化痰，除中焦之湿，又能助脾运之复，两者相辅相成，共奏益气健脾，燥湿化痰之功。

六、临床应用

1．十二指肠球部溃疡

应用本方加延胡索、代赭石各15 g，乌贼骨20 g，白芷10 g为基本方，剧痛者加乳香、没药，嘈杂者加黄连，口苦、泛酸者合左金丸，胁痛、嗳气者合四逆散，心下痞者加枳实，大便隐血或便血者加白及、地榆等。30日为1个疗程。

2．化疗中消化道毒副反应

用党参、炒白术、茯苓、山药各15 g，法夏、陈皮、神曲各10 g，生甘草6 g，川厚朴9 g为基本方随证加减，服至化疗完成。

3．帕金森病

用人参2 g，茯苓、白术各3 g，甘草1 g，陈皮、半夏各4 g，生姜1 g，大枣2 g，观察本方对7例用L-多巴/C-多巴治疗效果不稳定的帕金森病患者的作用。结果表明，本方能改善不规则的胃排空运动，稳定血浆L-多巴浓度，延长其作用的有效时程。因此作者提出，六君子汤与L-多巴/C-多巴合并应用治疗帕金森病有效，并能改善L-多巴/C-多巴治疗时患者运动功能时好时坏的现象。

4．口服铁剂无反应性贫血

用本方治疗口服铁剂无反应性贫血11例，其中10例六君子汤与铁剂并用治疗，1例未并用铁剂治疗。测定服药前后血常规、网状红细胞计数、血清铁及不饱和铁结合力的变化。结果：六君子汤治疗后，血红蛋白升高9例，升至100 g/L 5例。血清铁值、铁蛋白值有上升趋势，但网状红细胞计数未见变化，总蛋白由（71±5）g/L上升到（75±4）g/L。

七、实验研究

1．对家兔离体十二指肠运动的影响

本方对家兔离体十二指肠肌运动具有明显的双向调节作用，对兴奋状态的肠肌运动有抑制能力，对抑制状态的肠肌运动有兴奋功效，即具有抗乙酰胆碱和抗肾上腺素的双重作用；对寒热因素引起的肠管运动失常也有明显的调整作用。同时观察到本方出现作用虽缓慢，但药效持续时间较长。

2．对消化管空腹期强收缩运动的影响

将8支双极电极埋植于3只狗的消化管，以其肌电图的变化探讨六君子汤对消化管空腹期强收缩运动的影响。结果发现，六君子汤可以明显缩短消化管空腹期强收缩运动出现周期，以及十二指肠至回肠蠕动运动的传播时间，即全部小肠传播时间，并能改善宿食停滞、无饥饿感、食欲不振、吐逆、便秘等情况。六君子汤对食后期消化管运动、肌电图未见明显影响，认为其作用机制不是直接作用于消化管平滑肌，促进乙酰胆碱释放，而是影响平滑肌毒蕈碱受体，或者肌收缩机构钙离子等的第二信使，说明本方的给药时间以两餐之间或饭前为佳。

3．对动物离体子宫收缩功能的影响

本方能强烈、持久地兴奋家兔子宫，使收缩幅度增大，收缩频率加快，肌张力增高，反复用药不出现快速耐受性。但本方对于小鼠子宫则呈明显抑制作用，使其收缩幅度逐渐降低，收缩频率减慢，肌张力降低。由此可见，动物种类不同，其子宫对药物的反应也有差异。本方能对抗麦角新碱和缩宫素对小鼠子宫的兴奋作用，使麦角新碱或缩宫素兴奋后小鼠子宫肌张力和收缩频率降低，但收缩幅度几乎不变。本方与缩宫素两药回归直线基本平行，比缩宫素效价作用强度比值1 g六君子汤高3.18倍，95%平均可信限为1.64～4.72倍。

八、注意事项

本方性较温燥，真阴亏损者忌用。

参苓白术散

（《太平惠民和剂局方》卷3绍兴续添方）

一、功能

益气健脾，渗湿止泻。

二、主治

1．脾胃气虚夹湿证

饮食不化，胸脘痞闷，或吐或泻，四肢乏力，形体消瘦，面色萎黄，舌淡苔白腻，脉虚缓。

2．肺脾气虚夹痰湿证

咳嗽痰多色白，胸脘痞闷，神疲乏力，面色㿠白，纳差便溏，舌淡苔白腻，脉细弱而滑。

三、组成

莲子肉去皮500 g、薏苡仁500 g、缩砂仁500 g、桔梗炒令深黄色500 g、白扁豆姜汁浸，去皮，微炒750 g、白茯苓1 kg、人参去芦1 kg、甘草炒1 kg、白术1 kg、山药1 kg。

四、用法

上为细末。每服6 g，枣汤调下。小儿量岁数加减（现代用法：作汤剂煎服，用量按原方比例酌情增减）。

五、组方原理

本方是为脾虚夹湿之证而设，治当补益脾胃，兼以渗湿为法。方中人参甘温，主入脾经，擅补脾胃之气；白术甘温而性燥，既可益气补虚，又能健脾燥湿；茯苓甘淡，为利水渗湿，健脾助运之要药。参、术相合，益气补脾之功益著；苓、术为伍，除湿运脾之效更彰，三味合而用之，脾气充则有化湿之力，湿浊去自有健脾之功，共同发挥益气健脾渗湿作用，同为君药，故本方以此三药为名。山药甘平，为平补脾胃之品；莲子肉甘平而涩，长于补脾厚肠胃，涩肠止泻，又能健脾开胃，增进食欲，两药助人参、白术以健脾益气，兼以厚肠止泻；扁豆甘平补中，健脾化湿，薏苡仁甘淡微寒，健脾利湿，两药助白术、茯苓以健脾助运，渗湿止泻，四药共为臣药。砂仁辛温芳香，化湿醒脾，行气和胃，既能助术、苓、扁、薏除湿之力，又可畅达湿遏之气机；桔梗宣开肺气，通利水道，并载诸药上行而成培土生金之功，与砂仁俱为佐药。炙甘草益气和中，调和诸药为使药。大枣煎汤调药，更增补益脾胃之效。诸药配伍，补中焦之虚，助脾气之运，渗停聚之湿，行气机之滞，恢复脾胃受纳与健运之职，则诸证自除。

本方配伍特点有三：一是以益气补脾之品配伍渗湿止泻药物，虚实并治；二是配伍桔梗上行入肺，宣通肺气，与诸药配伍而发挥多方面的治疗作用；三是用药甘淡平和，补而不滞，利而不峻，久服无不良反应。

六、临床应用

1．腹泻

应用本方治疗溃疡性结肠炎60例，并随证加减，结果治愈39例，有效17例，无效4例，总有效率为93.3%。以本方为主治疗肠易激综合征55例，处方：人参10 g，白术10 g，炙甘草10 g，淮山药10 g，莲子肉5 g，茯苓10 g，白扁豆8 g，薏苡仁5 g，砂仁5 g，陈皮3 g，桔梗5 g。消化不良者，加焦三仙；湿重者，改用炒白术、炒山药；咳甚者，加太子参、五味子，1个月为1个疗程。治疗结果：服药1/2～1个疗程痊愈18例，占31.4%；服药2个疗程痊愈42例，占76.4%；服药3个疗程痊愈51例，占92.7%；另有4例服药3个疗程，诸证虽有改善但未痊愈，因没有坚持服药而失去联络。对治愈患者随访均超过1年以上，有5例复发（占9%），再服1～3疗程仍能治愈。

2．慢性丙型肝炎

本方加减治疗慢性丙型肝炎，处方：党参20 g，茯苓20 g，白术20 g，扁豆20 g，陈皮15 g，莲子肉20 g，山药15 g，砂仁10 g，薏苡仁20 g，桔梗10 g，鸡内金20 g，炒麦芽20 g，丹参30 g，蚤休20 g，垂盆草30 g，柴胡15 g，五味子15 g，甘草10 g，虎杖20 g。2个月为1疗程，本组均治疗1疗程。

3．肺心病缓解期

以本方为主加减治疗肺心病缓解期78例，显效34例，好转31例，无效13例，总有效率为83.3%，病死率为5.1%。疗程最短1个月，最长为2年，平均为3.1个月。

4．慢性肾炎

用本方加减治疗慢性肾炎，在给予强的松、环磷酰胺、力平脂、潘生丁等治疗的基础上，给予加味参苓白术散（党参20 g，茯苓20 g，白术12 g，山药20 g，薏苡仁20 g，白扁豆10 g，陈皮10 g，仙鹤草20 g，小蓟10 g，生地12 g，阿胶10 g，益母草20 g；水肿明显者，加大腹皮；畏寒神倦者，加干姜；腰膝酸软者，加菟丝子；五心烦热者加知母）。6个月为1疗程，2个疗程后统计疗效。

5．痞证

用本方为主治疗胃阴不足型痞证，党参3～10 g（或太子参6～30 g），炒白术、赤芍、白芍、茯苓、炒扁豆、淮山药、鸡内金、陈皮各3～10 g，砂仁1～6 g，薏苡仁6～30 g。

七、实验研究

1．对胃肠收缩功能的影响

本方小剂量可兴奋肠管收缩，大剂量则主要引起抑制。小剂量可解除肾上腺对肠管的部分抑制现象，大剂量又可解除氯化钡或毛果芸香碱引起的肠管痉挛。这一结果与本方补气健脾的功能颇为吻合。本方对胃肠收缩活动的兴奋和抑制作用，与剂量大小有关。方中部分药物如茯苓、甘草、白术及陈皮主要有抑制作用；个别药物如桔梗主要呈兴奋作用。但总的看来，其抑制作用占优势。故本方似为一种以抑制为主，兴奋为辅的胃肠活动调整剂。

2．对肠管吸收功能的影响

本方能增加肠管对水及氯化物的吸收，而且在大剂量时能抑制肠管的收缩，此类作用可能与参苓白术散促进水湿运化和治疗脾虚泄泻有关。以参苓白术散加减而成的脾胃1号方治疗婴儿泄泻的研究表明，服药后随着泄泻的控制，还伴有腹壁脂肪的增厚及体重的增加，并可见D-木糖吸收明显增加，证明本方能显著改善脾虚泄泻患儿的小肠吸收功能。

3．对肠道菌群的影响

脾虚证小鼠肠道双歧杆菌、乳杆菌及类杆菌等厌氧菌含量显著下降。应用参苓白术散治疗后，上述三种厌氧菌含量均恢复正常，且双歧杆菌明显超过造模前水平（$P<0.05$）。需氧菌群中，大肠杆菌在造模完成时含量明显上升（$P<0.01$），参苓白术散治疗后含量恢复造模前水平；肠球菌含量造模前后没有显著性差异，但参苓白术散治疗之后则极显著地低于造模前水平（$P<0.01$）；造模及中药治疗对葡萄球菌含量变化均不明显。故本方具有扶植厌氧菌和抑制需氧菌之调整功能，尤其是通过扶植健康因子双歧杆菌，强烈抑制主要耐药性菌株肠球菌等，达到菌群调整的作用。

补中益气汤

（《内外伤辨惑论》卷中）

一、功能

补中益气，升阳举陷。

二、主治

1．脾不升清证

头晕目眩，视物昏瞀，耳鸣耳聋，少气懒言，语声低微，面色萎黄，纳差便溏，舌淡脉弱。

2．气虚发热证

身热，自汗，渴喜热饮，气短乏力，舌淡而胖，脉大无力。

3．中气下陷证

脱肛，子宫脱垂，久泻久痢，崩漏等，伴气短乏力，纳差便溏，舌淡，脉虚弱。

三、组成

黄芪18 g，甘草$_{炙}$9 g，人参$_{去芦}$、升麻、柴胡、橘皮、当归身$_{酒洗}$、白术各6 g。

四、用法

上㕮咀，都作一服，水三盏，煎至一盏，去渣，早饭后温服。如伤之重者，两服而愈，量轻重治之。

五、组方原理

本方是为饮食劳倦损伤脾胃，以致脾胃气虚，清阳不升之证而设，根据《素问·至真要大论》“劳者温之”“下者举之”的治疗原则，以益气升阳，调补脾胃立法。

补中升阳之品首推黄芪。中气既虚，清阳不升，土不生金，往往肺气亦渐形虚馁，而黄芪不仅长于益气补脾，又能“入肺补气，入表实卫”，故被誉为“补气诸药之最”（《本草求真》卷5）。因而本方重用黄芪为君药，一则取其补中益气，升阳举陷，二则用之补肺实卫，固表止汗。

方中人参为补气要药，因较之黄芪更侧重于补益脾胃，故《得配本草》卷2有“肌表之气，补宜黄芪；五内之气，补宜人参”之说；白术专补脾胃；甘草，“炙用温而补中，主脾虚滑泄，胃虚口渴，寒热咳嗽，气短困倦，劳役虚损，此甘温助脾之功也”（《药品化义·脾药》）。三药俱属甘温补中要药，与黄芪相辅相成，则补气健脾之功益著，均为本方臣药。

气虚日久，必损及血，故方中又配伍甘辛而温的当归补养阴血。所以，本方用之既有补而不滞之长，又不悖立法甘温之旨，加之得参、芪、术、草益气生血之助，补血之力益彰。清阳当升不升，则浊阴当降不降，升降失常，清浊相干，气机不畅，故配伍陈皮调理气机，以助升降之复，使清浊之气各行其道，并可理气和胃，使诸药补而不滞。以上二味同为佐药。

再入轻清升散的柴胡、升麻，以协诸益气之品助清阳之上升。两药并无补益之功，故"在脾虚之病用之者，乃借其升发之气，振动清阳，提其下陷，以助脾土之转输，所以必与补脾之参、芪、术并用"（《本草正义》卷2）；而且用量宜轻，因为柴胡"若多用二三钱，能祛散肌表……若少用三四分，能升提下陷"，升麻"善提清气，少用佐参、芪升补中气"（《药品化义》卷3），故两药兼具佐使之功。炙甘草调和诸药，亦兼作使药。

上药合而用之，可使脾胃健运，元气内充，气虚得补，气陷得举，清阳得升，则诸证可除。本方甘、补、温、通、升、燥具备，故在补益脾胃诸方中颇具特色。

本方配伍特点主要有二：一为补气药与升提药配伍，以补气为主，以升提为辅，补中寓升；二为补益药中配伍少量行气药物，既可调气机之升降，又使补而不滞。

六、临床应用

（一）内科

1．消化系统疾病

（1）胃下垂

以本方加减治疗胃下垂，药物组成：黄芪30 g，党参15 g，生白术10 g，当归10 g，枳壳10 g，五味子10 g，炒山药15 g，川楝子10 g，陈皮10 g，柴胡10 g，升麻10 g，鸡内金10 g，炙甘草6 g，砂仁10 g，生姜2片，大枣1枚。随证加减：痛甚者加延胡索、制乳香、制没药，形寒肢冷者加干姜、制附子，气虚甚者加黄芪量至60 g，党参量至50 g，食欲不振者加焦三仙，腹胀甚者加木香、大腹皮。以本方加减同时予以针刺、艾灸，选穴为梁丘（左）、中脘、下脘、气海、天枢、内关、足三里，手法均用补法。

（2）呃逆

本方加桂枝、白芍、茯苓为基本方，治疗中虚内热之顽固性呃逆30例，结果服药6～18剂，呃逆消失26例，好转2例，无效2例。

（3）肠道易激综合征

本病主要表现为久泻或久痢，以本方为主加防风、白芍、辣蓼治疗34例，15日为1个疗程。结果：痊愈20例（2个疗程内获效16例），有效8例，无效6例，总有效率为82.4%。

（4）出口梗阻型便秘

以本方加枳壳、肉苁蓉、杏仁为主方，随证略作加减，治疗便秘。患者均为女性，大便周期2～5日不等，排便平均耗时30 min左右。患者排粪造影及专科检查提示有直肠前突，直肠黏膜松弛内套叠，会阴下降，子宫后倾等，故属于出口梗阻型便秘。

2．神经系统疾病

（1）重症肌无力

以补中益气汤重用黄芪治疗重症肌无力。药用：黄芪60～120 g，党参30 g，白术24 g，陈皮3 g，升麻、柴胡、当归各10 g，甘草5 g，并随证加减。结果：治愈8例，好转15例，无效2例。

（2）血管扩张性头痛

用本方加藁本、白芷、川芎、细辛等，治疗血管扩张性头痛34例。结果：治愈26例，显著好转7例，有效1例，与治疗前脑血流图相比波幅总和有显著下降。

（3）美尼尔综合征

本方加味治疗美尼尔综合征，呕吐重者加半夏、生姜、代赭石，眩晕重者党参改用红参或高丽参，加天麻，心悸、恐惧者加酸枣仁、柏子仁，头痛者加川芎、蔓荆子。

3．造血系统疾病

（1）白细胞减少症

本方重用党参、黄芪，加紫河车、黄精、大枣为基本方，肝肾亏虚者加枸杞子、山茱萸、覆盆子，畏寒肢冷者加桂枝、巴戟天、补骨脂，气阴两虚者加天冬、女贞子、何首乌，治疗白细胞减少症。

（2）嗜酸粒细胞增多症

本方为主，痰多者加杏仁、桑白皮，喘甚者加苏子、麻黄根，苔滑腻者加佩兰、白豆蔻，有虫卵者加贯众、使君子，治疗嗜酸粒细胞增多症。

4．泌尿系统疾病

无痛性血尿

根据“中气不足，溲便为之变”的理论，以本方去陈皮，加仙鹤草、车前草、凤尾草、白茅根治疗无痛性血尿，兼阳虚者，去白茅根，加鹿角霜、淫羊藿；兼阴虚者，加生地、山茱萸；兼腰痛者，加桑寄生。

5．传染病与寄生虫病

（1）流行性出血热多尿期

本方加金樱子、桑螵蛸、覆盆子、黄柏，治疗流行性出血热多尿期17例，年龄最大者52岁，最小者17岁，每日2剂，日夜频服，等尿量减少至2 000 mL/24 h以下，再改为1日1剂。结果显示，尿量减少至1 500 mL/24 h以下所需时间最长6日，最短3日，平均4.2日。其中有4例服药后尿量增多，最高达5 600 mL/24 h，但很快减少至正常。其自觉症状随尿量减少而减轻，疗效明显优于西药对照组。

（2）乙型肝炎及乙肝病毒携带者

本方为主治疗慢性乙型肝炎78例，有肝掌、蜘蛛痣者加虎杖、丹参，腹水者加茯苓、泽泻、白花蛇舌草，肝脾肿大者加郁金，肝功能异常者加土茯苓。2个月为1个疗程，同时设西药对照组76例。结果：治疗组基本治愈32例，显效21例，有效16例，无效9例，总有效率为88.5%。治疗中发现本方能较快（服药后1～2周内）改善慢性乙型肝炎的临床症状和体征，改善肝功能，促使乙型肝炎病毒血清学标志好转（HBsAg、HBeAg转阴或滴度下降，抗-HBe或抗-HBs转为阳性），与西药对照组比较有显著性差异（$P<0.05$）。研究表明，本方抗肝炎作用的机制可能与该方增强肝脏蛋白质的合成，促进肝组织的修复，改善机体整体的抗病机能有关。又以本方加减治疗慢性肝炎合并某些并发症48例，其中合并荨麻疹或过敏性鼻炎者，加苍术、蝉蜕、乌梅、防风、五味子；合并浅静脉栓塞或脑血栓形成者，加丹参、赤芍、鸡血藤、王不留行。结果：治愈26例，基本治愈8例，有效14例，疗程最短3周，最长12周，多数为4～8周，随访治愈或基本治愈者3～12年，均无复发。

（3）乳糜尿

本方去陈皮、当归，加茯苓、萆薢、车前子为基本方，再随证加味，治疗乳糜尿44例。结果：治愈38例，好转4例，无效2例。疗程最长21日，最短5日，平均8.7日。

（二）妇科

1．子宫脱垂

采用放环型子宫托、热盐水坐浴、口服补中益气汤加减方（简称三联疗法）治疗子宫脱垂。环型子宫托分大、中、小三号，因病理情况而选择环号。上午起床后用50 g食盐溶于2 000 mL 40 ℃的温开水中坐浴10～15 min后，将环由阴道口斜位徐徐放入放平，站立蹲下不脱出即可。晚上取出环后同法坐浴，同时服补中益气汤加减方。

2．慢性盆腔炎

补中益气汤加味治疗慢性盆腔炎51例，并随证加减。7日为1个疗程，连服2个疗程。结果：治愈44例，占86.2%，好转5例，占9.8%，无效2例，占4%，总有效率为96%，优于西药治疗组。

3．崩漏

本方为主，重用党参、黄芪治疗崩漏。兼郁火者，去白术，加胆草、黑栀仁；兼湿热者，加黄柏、薏苡仁；兼肾虚腰膝酸软者，加菟丝子、鹿角霜；兼阴虚而口干咽燥者，加麦冬、生地。

4．产后压力性尿失禁

以补中益气丸口服，10 g，2次/日，连服3个月，同时结合针灸治疗百会穴。

5．子宫肌瘤

本方加昆布、龙骨、牡蛎、肉苁蓉、夏枯草、海藻为主治疗子宫肌瘤。其中下血多者，加地榆炭、仙鹤草，另服云南白药；腹痛者，加五灵脂、炒蒲黄；血热者，加生地、黄芩；漏下不止或黄带绵绵者，加槐花、赤石脂。

七、实验研究

1．解热

本方对实验性家兔脾虚发热有较明显的解热作用，表现在能抑制其体温升高，缓解热势，缩短热程。从补中益气汤对正常致热家兔和脾气虚致热家兔体温的影响来看，补中益气汤对两者均有降低体温的作用，但就影响两者发热的热程、热势和发热峰值来看，其对脾气虚家兔的发热有较明显的作用，提示补中益气汤对“气虚邪侵”的发热有较好的解热作用。其解热机制可能与降低脑脊液前列腺素E_2和丘脑下部-视前区组织环磷酸腺苷含量有关。

2．对胃肠机能的影响

广州中医学院脾胃研究室近年来对本方有关“调理脾胃”方面的作用进行了较为系统的研究。结果发现：本方水煎剂能明显促进小肠对葡萄糖的吸收，使动物体重明显增加，明显增加胰蛋白的浓度和蛋白的排出量，并对小鼠肝、胃组织及血清DNA、RNA和蛋白质合成有明显的促进作用。实验还发现，本方对动物胃肠功能的影响随剂量不同而异，如小剂量时对家兔十二指肠的自发活动呈兴奋作用，升高胃蛋白酶活性及增加其排出量；大剂量时则对肠自发活动呈抑制作用，对胃液分泌量、总酸排出、胃蛋白酶排出有明显抑制作用，并对毛果芸香碱、胃泌素、组织胺的促泌酸作用有明显的拮抗作用。在抗胃黏膜损伤作用及其机制研究方面，发现本方对实验性溃疡模型具有良好的保护作用，能明显促进溃疡愈合，其机制与本方抑制胃分泌和胃运动，增加胃黏膜血流量以及一定的中枢抑制作用有关。本方还对胃黏膜ATP-膜ATPase-ADP系统和ATP-腺苷酸环化酶-cAMP系统平衡具有调整作用，提高正常大鼠以及消炎痛处理大鼠胃壁结合黏液含量和腺胃部组织前列腺素E_2含量，促进胃黏液分泌，从而加强胃黏膜屏障作用。

3．对免疫功能的影响

本方可促进细胞免疫，使虚寒胃痛和脾虚泄泻患者的淋巴细胞转化率上升，显著提高气虚小鼠外周血T细胞的百分率，提高小鼠脾细胞的NK活性，影响T细胞亚群（L3T4和Lyt2）的消长，可作为B细胞刺激剂，促进抗体的产生。本方对体液免疫呈双向调节作用，高剂量补中益气汤还能明显提高脾虚小鼠IL-2活性和IFN-γ活性，并可使它们恢复至接近正常水平。

4．抗突变及抗肿瘤

本方可在一定程度上降低实体癌患者淋巴细胞微核率，证明该方具有抗染色体损伤细胞突变的作用，可以明显抑制S_{180}荷瘤小鼠瘤体的生长，延长H_{22}荷瘤小鼠的生存时间。本方煎剂与注射剂均可显著提高环磷酰胺的抗癌活性，注射剂作用大于煎剂；对环磷酰胺所致染色体畸变，红、白细胞减少，以及脾脏的萎缩有显著的对抗作用。这提示在使用抗肿瘤化疗药物时配合本方，将会提高疗效，降低化疗药物毒性副反应。

5．强心和抗缺氧

本方能显著提高正常大鼠的血压，减慢心率，使脉压增大，提示本方有一定的强心效应；并能明显延长小鼠常压缺氧存活时间和亚硝酸钠中毒小鼠的存活时间，以及小鼠断头后呼吸动作的持续时间，提示本方可提高机体对抗毒物攻击的能力，并对脑缺血缺氧有一定的对抗作用。

6．抗疲劳

本方可明显降低运动后血乳酸水平和提高运动后血尿素恢复速率，表明本方能显著提高机体对运动负荷的适应能力，对于加速激烈运动后疲劳的消除具有一定作用。本方可以提高疲劳综合征模型小鼠每日的活动能力，增加模型鼠体重及体重/脾重的比值。

八、注意事项

阴虚火旺及实证发热者，禁用本方。下元虚惫者，亦不可服用本方。如陆丽京所说："此为清阳下陷者言之，非为下虚而清阳不升者言之也。倘人之两尺虚微者，或是癸水销竭，或是命门火衰，若再一升提，则如大木将摇而拨其本也。"（录自《古今名医方论》卷1）

生脉散

（《医学启源》卷下）

一、功能

益气生津，敛阴止汗。

二、主治

1．久咳伤肺，气阴两虚证

干咳少痰，短气自汗，口干舌燥，脉虚细。

2．暑热耗气伤阴证

汗多神疲，体倦乏力，气短懒言，咽干口渴，舌干红少苔，脉虚数。

三、组成

麦冬、人参各9 g，五味子6 g。

四、用法

水煎服。

五、组方原理

本方所治诸证皆由气阴不足而致，故治宜益气养阴生津为法。方中人参甘温而不燥，既可补益肺气，又擅补气生津，用为君药；麦冬甘寒生津，长于润肺养阴，与人参相协，气阴双补，相得益彰，故为臣药；五味子酸温收涩，益气生津，敛阴止汗，既可固气津之外泄，又能复气阴之耗损，与参、麦相辅相成，用为佐药。三药皆入肺经，一补一润一敛，既可补气阴之虚，又可敛气阴之散，故肺虚久咳之证得之，可收益气养阴，敛肺止咳之效；暑热气耗津泄之证得之，可奏益气生津，敛阴止汗之功。

本方虽有气阴双补之功，但实以人参补气为主，由于气复津生，汗止阴存，脉得气充，则可复生，故以"生脉"名之。

六、临床应用

（一）呼吸系统疾病

1．肺心病

对肺心病缓解期患者给予生脉饮（红参10 g，麦冬30 g，五味子10 g，煎成300 mL澄清液），每次20 mL，1日3次，每年10月底至次年3月底为治疗期。经治42例（男性35例，女性7例；发病年龄为52～73岁；病程5～25年），结果显示，患者的静息时气喘、咳嗽、咯痰、水肿等，以及心电图、感冒、肺心病发作次数等均与治疗前有显著差异。另据报道，以生脉散治疗本病24例，按“慢性肺源性心脏病病情分级和疗效判断标准”进行病情分级和疗效评定，该组重型16例，中型8例，结果：重型中显效与好转各8例，中型中8例均为显效，总显效率为66.7%，好转率为33.3%。对照组37例中，重型23例，中型14例，结果：重型中12例显效，8例好转，无效死亡3例；中型中14例均为显效，总显效率为70.3%，好转率为21.6%，无效率为8.1%。用参麦注射液治疗15例肺心病低氧血症及酸碱失衡患者，与同期具有可比性的其他疗法治疗的14例做对照，结果：参麦注射液组治疗前后动脉血氧分压、动脉血氧饱和度、碱剩余等指标均有改善，并与对照组比较有显著性差（$P<0.01$）。

2．心源性哮喘

以本方为基本方，气虚甚者加黄芪，阴虚重者加沙参、生地，伴瘀血者加丹参、赤芍、益母草、泽兰，伴痰湿水肿者加桑白皮、杏仁、全瓜蒌等，治疗心源性哮喘。

（二）心血管系统疾病

1．冠心病

冠心病患者中多数表现为气虚或气阴两虚之证，故以生脉散治疗有效。有人用生脉注射液（每mL含红参0.1 g、麦冬0.31 g、五味子0.15 g）10 mL加10%葡萄糖10 mL静脉缓慢推注，先后治疗冠心病患者属气虚证74例，结果显示，患者的心功能均获明显改善，表明本方具有正性肌力作用。另用本方加炙黄芪、丹参各15 g，川芎6 g，瓜蒌皮、郁金各12 g（一般用太子参，重症用人参）为基本方，心悸、失眠者加酸枣仁、夜交藤，心痛、胸闷者加降香、参三七粉，早搏频发者加苦参，头晕、血压高者加枸杞子、天麻。治疗冠心病50例，结果：治愈7例，显效12例，有效18例，无效13例。生脉注射液能改善冠心病的心肌缺血，防止再灌注心律失常的发生。有人使用生脉注射液治疗心电图有心肌缺血改变的冠心病患者，治疗15日后，静息心电图ST-T有明显改善，说明生脉注射液扩张冠脉，改善心肌缺血缺氧功能显著。生脉注射液能升高冠心病患者的一氧化氮水平，降低内皮素和C反应蛋白含量，提高心肌对缺氧的耐受力，减少心肌对氧和化学能的消耗。

（1）心绞痛

有人报道收治72例典型心绞痛患者，用生脉散加味治疗后消失。有人以生脉散为基本方，即人参（红参或太子参）10～30 g，葛根15 g，麦冬15 g，五味子5 g。若气虚自汗者加黄芪，夜寐不安者加灵芝、炒枣仁，心绞痛频发者加细辛。治疗冠心病心绞痛患者，临床症状均有不同程度的改善，特别是胸闷、气短、畏寒、肢冷、自汗症状的好转尤为显著，一般服药2～3剂后即有明显效果。一般服用8～12剂后，症状基本消失。

（2）心肌梗死

生脉注射液可使急性心肌梗死患者血清超氧化物歧化酶水平逐渐增高，丙二醛水平逐渐下降，通过对抗氧自由基和脂质过氧化，对急性心肌梗死所致的缺血心肌起到一定的保护作用。急性心肌梗死尤其是伴有休克的患者，静脉注射生脉注射液后，临床症状得到显著改善。生脉注射液能促进损伤心肌的修复，缩小心肌梗死的面积，降低急性心肌梗死的病死率。急性心肌梗死患者尿激酶溶栓治疗后使用本方，能减少再灌注心律失常、严重心律失常、心力衰竭、梗死后心绞痛、休克的发生，防治急性心肌梗死溶栓后再灌注性损伤。

2．心律失常

有人以生脉散加黄连为基本方，心悸、失眠者加酸枣仁、夜交藤，头晕、血压高者加天麻、枸杞子，早搏频发者加苦参，10日为1疗程。治疗过早搏动86例，服药1～4个疗程，显效45例，有效30例，无效9例，总有效率为87.2%。以生脉散加减治疗老年人心房颤动30例，结果显示，26例服药1～3剂，在1～3日内恢复正常心律，心电图复查均报告窦性心律；4例服药后，虽自觉症状明显减轻，但未能恢复正常心律，改用或加用西药，此4例均有心房颤动既往史。

3．病态窦房结综合征（简称“病窦”）

以黄芪注射液加生脉散加味治疗本病，基本方：人参10 g，麦冬10 g，五味子10 g，黄芪30 g，黄连6 g，苦参10 g，当归6 g，麻黄10 g，洋金花散剂冲服0.6 g，甘草10 g，连服20日为1疗程。随证加减：汗出过多，肢体发凉，阳虚明显者，加桂枝、白芍、附子；食少便溏者，加白术、陈皮、法半夏；体虚自汗易感冒者，加防风、白术；血虚明显者，加熟地、白芍、阿胶；有咳嗽吐痰者，加半夏、杏仁、川贝。以上药物均用3～4个疗程。以本方加味（党参30～60 g，黄芪30 g，麦冬15 g，五味子12 g，细辛2 g，麻黄8 g，丹参30 g，远志8 g，柏子仁30 g），治疗病窦73例。结果：中药组37例中显效22例，改善11例，无效4例；对照组36例中显效13例，改善14例，无效9例。改善和无效病例进行第2疗程，结果：中药组显效12例，改善3例；对照组显效8例，改善8例，无效7例。第2疗程改善和无效病例再进行第3疗程，中药组3例全部显效，对照组显效2例，改善7例，无效6例。显效病例，心率都在60～70次/min，其中中药组显效37例，对照组显效23例。还有用生脉散加肉桂、细辛各3 g，水煎至90 mL，每次30 mL，1日3次，治疗本病11例（其中气阴两虚型5例，阴阳两虚型6例），结果：临床症状均有所改善，3例Ⅱ度固定型窦房结阻滞者，用药5～15日转成窦性心律；8例窦性心动过缓中4例痊愈。

4．其他心血管疾病

（1）充血性心力衰竭

有人将72例本病患者随机分为两组，治疗组32例，对照组40例，观察充血性心衰治疗前后症状、超声心动图中的搏出量（SV）、每min排血量（CO）的变化。所有病例均针对基础病给予降压、抗感染治疗，注意保持水、电解质平衡。对照组：西地兰0.2 mg加入生理盐水20 mL中静脉推注；地高辛0.25 mg，1次/日，口服维持；速尿40 mg，1次/日，口服；能量合剂（ATP 40 mg、CoA 100 U、VitC 2.0 g、VtiB 60.2 g、10%氯化钾5 mL加入5%葡萄糖水250 mL中），1次/日，静脉滴注。治疗组：在对照组的基础上再给予中药（炙黄芪30 g，太子参30 g，麦门冬20 g，五味子20 g）。两组均以2周为1个疗程。治疗组结果：显效12例，有效17例，无效3例，总有效率为90.0%。对照组结果：显效8例，有效16例，无效16例，总有效率为60.0%。组间比较有显著性差异（$P<0.01$）。超声心动图变化情况，治疗前后治疗组SV、CO均有差异（$P<0.05$）；对照组SV、CO无显著性差异（$P>0.05$）。治疗后2组组间比较SV、CO均有差异（$P<0.05$）。以生脉散加味配合西药治疗充血性心力衰竭68例（治疗组），并与西药治疗的70例做对照（对照组），治疗组中显效39例，有效25例，无效4例，总有效率为94.1%；对照组中显效35例，有效23例，无效12例，总有效率为82.9%。两组患者住院期间症状明显改善平均时间，治疗组为（5.3±1.5）日，对照组为（8.4±1.6）日，两组疗效比较有显著性差异（$P<0.01$）。

（2）病毒性心肌炎

在常规西药治疗本病时，加用生脉散加减治疗，其疗效优于单纯西药治疗。有人将67例本病患者分为两组，中西医结合组34例，在西医常规治疗同时，用生脉散加味治疗；西医对照组33例，仅用西医治疗。中西医结合组治疗结果：显效25例，有效9例，总有效率达100%；对照组：显效19例，有效12例，无效2例，总有效率为93.9%。经统计学处理，两组有差异（$P<0.05$）。有人提出，在治疗气阴两虚型病毒性心肌炎时，采用加味生脉散治疗要优于单纯生脉饮治疗。治疗方法：加味生脉散（党参20 g，麦冬12 g，五味子5 g，生黄芪30 g，生地12 g，金银花20 g，连翘12 g，丹参12 g，郁金10 g，炙甘草6 g），1疗程为4周，共治疗气阴两虚型病毒性心肌炎44例。对照组用生脉饮口服液治疗22例，疗程亦为4周。结果：治疗组的综合疗效总有效率为90.9%，心电图总有效率为68.2%；对照组

分别为77.3%和54.5%，组间比较有显著性差异（$P<0.01$）。在改善症状、改善左心功能、降低血清心肌酶谱、抑制柯萨奇病毒复制方面，组间比较亦有显著性差异（$P<0.01$）。

（3）低血压

加味生脉散合丹参片治疗原发性低血压，药用：人参10 g，麦冬15 g，五味子6 g。若偏气虚者，加黄芪、炙甘草；偏阴虚者，加女贞子、旱莲草、何首乌；血虚者，加熟地、柏子仁；阳虚者，加桂枝、肉桂。口服丹参片，1次3片，1日3次。赵菁华等发现，生脉注射液除能够纠正低血压外，对高血压患者血压有降低作用，而对于正常患者血压则无明显影响。

（三）休克

休克为急重危症，其原因较多，如感染性、失血性、心源性等。应用本方治疗，不论何因，均可收到较好效果。如有报道以本方针剂治疗顽固性休克30例，其中感染性休克20例，心源性休克3例，低血容量休克7例，病程12～72 h，均经积极祛除病因，扩容，维持水、电解质与酸碱平衡，对症处理，升压等治疗无效，且休克持续并加重，改用本方注射液10～20 mL，加入5%葡萄糖液500 mL静滴，30～70滴/min。结果：感染性休克全部治愈，低血容量休克均渡过休克关，心源性休克1例度过休克，2例死亡。另有报道，对休克患者首剂给予生脉注射液（每10 mL内含红参1 g、麦冬3.12 g、北五味1.56 g）15～20 mL，加入50%葡萄糖40 mL稀释后静脉推注，必要时在15 min、30 min、60 min后重复使用；或用生脉注射液35～50 mL加入5%～10%葡萄糖注射液250～500 mL内静脉滴注，1日用药量一般为20～90 mL，共治31例。结果：血压一般在20～60 min恢复正常，四肢厥冷、精神疲惫、出冷汗等症状均消失，脉象沉细欲绝或弦细均转为沉弦有力，其中1例神志昏迷者经治疗神志转为清醒。

有人用生脉注射液与西医联合治疗低血容量性休克、感染性休克。结果：与单用西医常规抗休克治疗相比，其总有效率分别为92.8%和70.3%，两组相比有显著性差异（$P<0.01$）。对心源性休克、感染性休克、失血性休克、过敏性休克患者，除常规治疗外加用中药生脉注射液作为治疗组。结果：治疗组纠正休克所需时间明显少于不用中药的对照组，而成功率为89.5%，与对照组63.1%相比，差异显著。患者严重烧伤后早期应用生脉注射液可有效防治“休克心”损害，对心肌细胞起到一定的保护作用。

（四）儿科疾病

1．小儿肺炎合并心衰

有人用生脉液治疗小儿肺炎合并心衰17例，其中1～3日内症状消失10例（58.8%），3日以上消失7例（41.1%），平均消失时间为（3.81±0.39）日，而12例对照组中，3日以上消失7例（58.3%），1～3日以内消失5例（41.7%），平均消失时间为（6.08±1.19）日（$P<0.05$）。

2．脑功能轻微障碍综合征

以生脉饮（人参3 g，麦冬6 g，北五味6 g）治疗本病，与西药对照组比较，疗效满意。中药组以本方煎水代茶，西药组用左旋苯丙胺5～10 mg，早晨、中午分服，均2个月为1疗程。对患儿治疗前后行为异常，注意力不集中，接受能力差，控制力薄弱，意识障碍等五项症状群用评分方法记录，症状明显，不能自我控制者记3分，症状一般尚能自我控制者记2分，症状轻微记1分，无诸症状记0分。两组显效百分率比较有差异（$P<0.05$），治疗后各项评分生脉饮组均明显优于西药组（$P<0.01$）。

3．新生儿缺氧缺血性脑病

有人报道，将106例新生儿缺氧缺血性脑病患儿随机分为两组，治疗组用生脉注射液3 mL/kg加入5%葡萄糖液中静脉滴注14日，重症患儿病初每日2次，连用2～3日。对照组重症患儿用纳洛酮0.15～0.2 mg加入5%葡萄糖中静脉滴注2～3日，然后改为复方丹参注射液2 mL/kg加入5%葡萄糖中静脉滴注，总疗程14日。两组其他治疗相同。由专人对出院患儿填随访表，每月来院做相关检查，再次住院强化治疗。长期随访结果表明，治疗组在异常症状、体征、脑性瘫痪等后遗症，脑CT或MRI异常、EEG异常、第2次或第3次住院方面都与对照组有显著性差异（$P<0.01$）。因此，生脉注射液不仅对近期治疗新生儿缺氧缺血性脑病有效，长期随访证实其远期疗效也是肯定的。

（五）其他疾病

1．原发性血小板减少性紫癜

以党参、麦冬、五味子、阿胶珠、三七粉、藕节炭、当归、甘草为主方，气阴两虚者加石斛、玉竹，偏气虚者加黄芪、炒白术、茯苓，气阴两虚兼有实热者加石斛、玉竹、川连、黄芩。一般每日1剂，正值出血之际每日2剂。

2．老年性痴呆

应用生脉饮（红参5 g，麦冬10 g，五味子10 g），煎水代茶，2个月为1疗程，治疗老年性痴呆14例，及多发性梗死性痴呆17例。结果：老年性痴呆中，痊愈1例，有效10例，无效3例；多发性梗死性痴呆中，有效12例，无效5例，总有效率为74.2%。

3．体虚易感

选取中老年患有慢性疾病或肿瘤术后体质虚弱易于感冒32例作为观察组，其中男17例，女15例，年龄38～73岁，中医辨证属气虚、气阴两虚或兼气滞血瘀。另选性别一致，年龄相近的健康人14例作为对照。观察组对象在治疗原发病的同时，用生脉注射液40 mL＋丹参注射液20mL+5%葡萄糖注射液250 mL静滴，每日1次，共14日。用药前后检测中性粒细胞吞噬功能各1次，结果：观察组治疗前吞噬率、吞噬指数均低于正常对照组，统计学处理有显著性差异，而治疗后有明显提高，与治疗前比较亦有显著性差异，但与正常组比较仍较低，统计学处理吞噬率有显著性差异，吞噬指数则无显著性差异。

（六）毒副反应

本方临床运用甚广，且毒性极低。但据报告，以本方治疗350例心血管病变中，发现有2例引起黄疸，黄疸指数上升为20～60 U，后经治疗，黄疸均退。此2例均为风心伴心源性肝硬化，提示有肝硬化，本方当慎用或少量应用。

七、实验研究

1．对心肌血流量的影响

生脉注射液能有效地增加犬在体心肌的冠脉流量，并明显增加大鼠离体心脏灌流量，使实验犬的左心室舒张末期压降低，心内膜下区灌注压升高，改善急性缺血区心肌血流量，从而改善氧的利用，因而推测生脉液可能改善缺血区的营养血流。生脉散注射液能够改善冠心病心气虚患者的左心室功能，其正性肌力作用与西地兰对心肌的作用相类似。

2．对在体心肌缺血再灌流损伤的保护

以与氧自由基损伤有关的生化指标，即血浆肌酸磷酸激酶（CPK）、心肌组织脂质过氧化物（LPO）和硒谷胱甘肽过氧化物酶（SeGSHPx）以及心肌功能指标，即左心室峰压（LVSP）、左心室舒张末压（LVEDP）和心室内压最大上升、下降速率等，观察了生脉散对心肌缺血再灌流损伤的影响，结果表明，生脉散对在体心肌缺血再灌流损伤有明显的保护作用，其效果与超氧化物歧化酶（SOD）相当。进一步观察生脉散和SOD在不同给药时间的保护作用，结果发现，术前及缺血期给药两者均有较好的保护作用，但在灌流时给药，SOD有保护作用而生脉散则无效，可见生脉散与SOD的作用机理是有差异的。有人研究了生脉注射液、生脉饮、生脉胶囊这3种直接用于临床的成药剂型是否也具有抗氧自由基作用，并且不同剂型之间是否有差异。用邻二氮菲-Fe^{2+}氧化法测定·OH，用改进的邻苯三酚自氧化法测定O_2^-·。结果表明，3种剂型生脉散均有清除·OH和O_2^-·的能力，与对照组比较有显著性差异（$P<0.01$），各剂型之间无显著性差异（$P>0.05$）。

3．对实验性心肌梗死修复作用的影响

用结扎家兔冠状动脉前降支方法及用大白鼠腹腔注射脑垂体后叶素方法造成心肌梗死的动物模型，治疗组给予生脉散注射液，对照组给予等量生理盐水。结果发现，治疗组家兔和大白鼠在心肌梗死的第2日、第3日已进入修复期，坏死灶周围有大量成纤维细胞增生，而对照组仍处于炎性反应期，坏死灶周围有明显炎性反应，表明生脉散有促进损伤心肌DNA合成，加速损伤心肌的修复作用。本方还能显著提高小鼠的耐缺氧能力，对抗垂体后叶素引起的家兔S-T段变化和心律失常。

4．抗休克

生脉散可升高失血性休克大鼠血浆糖皮质激素含量，提高失血性休克大鼠肝细胞糖皮质激素受体结合容量和受体特异结合位点，并增加糖皮质激素受体解离常数。生脉散的抗休克作用与其减轻休克时糖皮质激素受体且不影响血浆糖皮质激素水平，增强糖皮质激素受体功能有关。丁永芳等采用内毒素合并D-氨基半乳糖造成大鼠感染性休克模型，观察生脉注射液对模型大鼠不同时刻各种血压的影响。结果表明，生脉注射液使血压维持在一定水平或血压下降速度变缓，因此，生脉注射液对感染性休克动物有一定的保护作用。蒙定水等对心脏骤停模型白兔采用生脉注射液辅助复苏，发现其能够促进循环和自主呼吸恢复。生脉注射液可以通过改善心功能而显著改善脓毒性休克绵羊的血流动力学效应，同时通过提高组织氧供给和组织利用氧的能力而改善组织氧代谢。

5．对本方强心机制的研究

生脉散增强心肌收缩、改善心功能的作用是通过多种途径而实现的，主要有：抑制心肌细胞膜Na-K-ATP酶活性，改善心衰心肌的能量代谢，改善心衰心肌蛋白的代谢，兴奋垂体-肾上腺功能等。

6．对微循环的影响

大鼠尾静脉注射大分子右旋糖酐后，全血比黏度、红细胞压积明显增加，提示血流缓慢；红细胞电泳时间延长，表示红细胞聚集性增强。而生脉散注射液可使全血比黏度、血球压积明显降低，在4 h后变化最为显著（$P<0.001$），红细胞电泳时间明显缩短（$P<0.001$），表明生脉注射液对右旋糖酐所致微循环障碍有保护作用。

7．对体外血栓形成及凝血功能的影响

给雄性家兔静脉注射生脉液（每支2 mL，每mL含生药红参0.1 g，麦冬0.312 g，北五味子0.156 g），剂量为2 mL/kg，分别于注射前和注射后2 h取血观察。结果表明，本方可使体外血栓形成时间明显延长，重量（湿重）明显减轻，长度缩短，提示生脉注射液有抑制体外血栓形成的作用。生脉注射液还能明显延长正常血浆凝血酶原时间及凝血酶原消耗时间，即对外源性凝血系统及内源性凝血系统均有明显抑制作用，表明生脉注射液的抗凝血作用较强。生脉注射液能使血浆纤维蛋白含量减少，使优球蛋白溶解及凝血酶时间有一定程度延长，说明纤维蛋白原降解产物增多，而纤维蛋白原降解产物有明显抗凝作用。

8．保护脑组织

实验观察了生脉注射液对大鼠伤寒内毒素性脑水肿的影响，结果表明：本品对内毒素性脑水肿在保护脑细胞及血脑屏障的完整性、增强机体的抗病能力、延长存活时间等方面，均有一定作用，其存活时间与对照组相比，有差异（$P<0.05$）。动物实验显示，生脉注射液能阻止窒息白鼠大脑皮层的过氧化脂质含量、白细胞数及病变神经元数，改善脑组织毛细血管充盈不良等症状。

9．对肾上腺皮质功能的影响

生脉注射液能显著提高家兔及大鼠的血浆皮质酮的水平，其作用程度随剂量增加而增高，并强于人参皂苷。生脉注射液可使健康人24 h血浆皮质醇含量显著提高，提示本方对人体皮质醇分泌有促进作用。糖皮质激素是主要内源性抗炎物质之一，生脉注射液显著提高实验动物和健康人体内内源性糖皮质激素水平，可能是临床抗感染性休克有效的药物机制之一。

八、注意事项

本方乃补敛合法，故宜于气阴两虚，纯虚无实之证。若温病气阴虽伤，但余热未清，或久咳肺虚，仍有痰热者，均非所宜。

人参蛤蚧散（蛤蚧散）

（《博济方》卷2）

一、功能

补肺益肾，止咳定喘。

二、主治

肺肾气虚，痰热内蕴咳喘证。咳嗽气喘，呼多吸少，声音低怯，痰稠色黄，或咳吐脓血，胸中烦热，身体羸瘦，或遍身水肿，脉浮虚。

三、组成

蛤蚧一对新好者，用汤洗十遍，慢火内炙令香，研细末、人参、茯苓、知母、贝母去心，煨过，汤洗、桑白皮各60 g，甘草炙150 g，大杏仁汤洗，去皮尖，烂煮令香，取出，研180 g。

四、用法

上为细末，入杏仁拌匀研细。每服半钱，加生姜两片，醋少许，水八分，煎沸热服。如以汤点频服亦妙。

五、组方原理

本方是为肺肾气虚，痰热内蕴之证而设，治宜补肺益肾，清热化痰，止咳定喘。方中蛤蚧甘咸微温，归经肺肾，功擅峻补肺肾之气而纳气平喘，又能止痨嗽，为治虚喘之要药；人参甘温不燥，归经肺脾，长于大补元气而益肺脾，两药相伍，益肺肾而止喘嗽，乃补虚定喘的常用药对，验方“参蛤散”即由此两味组成，为本方君药。茯苓甘淡，渗湿健脾以绝生痰之源；甘草重用，合茯苓健脾补中，并助人参、蛤蚧益气扶正之力，用为臣药。佐以杏仁、桑白皮肃降肺气，止咳定喘，合茯苓通调水道，利水以消面浮足肿；知母、贝母清热润肺，化痰止咳，两药相合，即古方“二母散”（《太平惠民和剂局方》，录自《证治准绳·类方》卷2），善治喘急咳嗽，痰涎壅盛。甘草调和药性，兼作使药。诸药配伍，共成补肺益肾，止咳定喘之功。

本方配伍特点有二：一为补益肺肾之药配伍肃肺清热化痰之品，虚实并治，标本兼顾；二为用药清润平和，补益而不腻滞，利气而不峻厉，故补肺纳气而不留痰邪，清热化痰而不伤肺气，与久病正虚邪实之证甚合。

六、临床应用

以人参蛤蚧散化裁治疗虚喘患者，方药组成：人参或太子参、蛤蚧粉或海蛤壳（打碎）、杏仁、甘草、知母、桑白皮、茯苓、川贝粉、瓜蒌、炙苏子、炒莱菔子、淮山药、枸杞子、当归、沉香片。所有患者均在发作期就诊入院。

七、实验研究

采用改良烟熏加气管滴加脂多糖并结合中医证型造模方法复制肾气虚型慢性阻塞性肺病模型大鼠，以免疫组化法检测核因子（NF-κB）和γ-谷氨酸半胱氨酸合成酶（γ-GCS）水平。结果：与正常对照组相比，造模组支气管和肺泡上皮细胞、平滑肌细胞以及炎性细胞的NF-κB、γ-GCS等都为高表达（$P<0.01$），经治疗后，阳性表达率明显降低，与治疗前比较有显著性差异（$P<0.01$）。因此，人参蛤蚧散有纠正氧化/抗氧化失衡、减轻炎性反应的作用，对于肾气虚型慢性阻塞性肺病疗效确切。

八、注意事项

咳喘属肺肾两虚偏寒者，或兼新感外邪者，均不宜使用本方。

（本节作者：王志程）

第二节　补　血

四物汤

（《仙授理伤续断秘方》）

一、功能

补血和血。

二、主治

营血虚滞证。心悸失眠，头晕目眩，面色无华，形瘦乏力，妇人月经不调，量少或经闭不行，脐腹作痛，舌淡，脉细弦或细涩。

三、组成

白芍药、川当归、熟地黄、川芎各等分。

四、用法

每服9 g，水一盏半，煎至七分，空心热服。

五、组方原理

本方是为营血虚滞之证而设，故以补血调血立法。方中熟地味甘微温，归经肝肾，质润而腻，为滋阴补血之要药，故本方以之为君药。当归甘温质润，归经肝心，长于补血，兼能活血，本方用之，一则可助熟地补血之力，二则可行经隧脉道之滞，为臣药。白芍酸甘质柔，归经肝脾，功擅养血敛阴，与地、归相协则本方滋阴养血之功益著，并可缓挛急而止腹痛；川芎辛散温通，归经肝胆，上行头目，下行血海，中开郁结，旁通络脉，为血中之气药，长于活血行气，与当归相伍则畅达血脉之力益彰，两者并为方中佐药。方中地、芍阴柔，专于养血敛阴，故有血中血药之称；归、芎温通，补中有行，而有血中气药之誉。前者补血力胜，然其性阴柔凝滞；后者补力逊之，却有温通流动之机，对归、芎配伍之义的阐释颇为透彻详明。四药相伍，动静结合，刚柔相济，血虚者得之可收补血之功，血滞者得之可奏行血之效，为补血调血之良方。

本方配伍特点有二：一为补血与活血之品并用，补血而不滞血，和血而不伤血，临床尤宜用于血虚血滞之证；二为诸药皆归肝经，因而本方重在调补肝血。肝为血海，女子以肝为先天，一旦肝血不足，极易出现肝郁血滞之病机，妇科疾患之胎产诸疾及月经不调多与肝血虚滞有关，故本方亦为妇科调经的常用方剂。

六、临床应用

（一）妇科疾病

1．月经失调

本方加香附、茯神、甘草为基本方，月经先期血热者，加黄芩、栀子、续断、地榆；月经后期血寒者，加黄芪、干姜、艾叶、丹参；月经量少血滞者，加元胡、青皮、泽兰叶；月经量多气虚者，加黄芪、白术、枣仁、远志。有人对于月经不调患者，以四物汤为基本方（当归、川芎、白芍、熟地）进行加减：月经先期若伴量多色淡，四肢乏力，纳少便溏，舌淡红，脉细弱者，方加人参、黄芪、茯苓等。若伴量多，色暗紫，质黏稠，小腹胀痛者，方去白芍加赤芍、桃仁、红花、丹皮、益母草、延胡索等。月经后期若伴量少，色淡，质稀，头晕眼花，腰部酸痛者，方加人参、山药、枸杞、杜仲、炙甘草等。若伴色暗，有块，小腹作胀，经期腹痛舌有瘀点者，方加桃仁、红花、丹参、玄胡、香附等。月经先后无定期者，按以上两型辨证论治。

2．痛经

本方加当归、川芎、白芍、熟地、桃仁、红花、香附、炮姜、延胡索、益母草、炙甘草，月经来潮时开始服用，连服5日，连用3个月经周期，共治疗原发性痛经48例，总有效率为93.8%。

以本方加白芷、木香、香附各10 g为基本方，治疗痛经效果满意。气滞血瘀型加牛膝、益母草、桃仁、红花、五灵脂，寒湿凝滞型加艾叶、肉桂、吴茱萸、干姜、小茴香，气血虚弱型加黄芪、党参、茯苓、女贞子、山药，肝郁气滞型加柴胡、川楝子，子宫发育不良加紫石英、淫羊藿、巴戟天、肉苁蓉，肝肾阴虚型加枸杞子、女贞子、山萸肉、山药，膜样痛经型加血竭、苏木、土元。

3．黄体功能不全

本方加味治疗黄体功能不全40例，其中单纯中药治疗27例，平均服药45剂，治疗后获妊娠19例（20次），妊娠率为70.4%，流产2例（1例于流产后继续治疗，再妊娠）。其余13例中，中药加克罗米芬（50 mg/日，5日，月经第5日开始服用）治疗7例，妊娠2例；中药加绒毛膜促性腺激素治疗5例，妊娠4例（5次），流产1例（流产后继续治疗，再妊娠）；经中药加克罗米芬、绒毛膜促性腺激素治疗均无效，后改用中药加溴隐亭治疗1例，经治妊娠并已足月分娩。本组妊娠率为65%，流产率为7.5%，与自然流产率相近。共娩新生儿20例，均无畸形，显示了中药治疗黄体功能不全的安全性。

4．功能性子宫出血

四物汤合当归补血汤加减治疗功能性子宫出血，每次于月经来潮第3日开始服用，连服3～6日。

5．宫内置环后月经过多

四物汤加减治疗本病，处方：炙黄芪、当归、熟地各15 g，白芍药12 g，川芎10 g，大黄炭18 g，三七粉6 g。加减：乏力、自汗者，加党参，并增炙黄芪量为30 g；头晕、心悸、失眠者，加何首乌、龙眼肉、茯神；经期腹痛，夹血夹瘀者，增洋兰、坤草；兼有五心烦热、口干、盗汗者，加丹皮、生地。于月经前7～10日服用，经至停药，连用3个月经周期。

6．子宫肌瘤

本方加三棱、莪术、香附各5 g，丹皮6 g，丹参、桃仁各10 g，红花、苏木、甘草各3 g为基本方，治疗体质较好或病程短的子宫肌瘤，一般在3～6个月内治愈。

（二）内科疾病

1．头痛

本方加桂圆肉、牡丹皮、天麻、僵蚕、全蝎、炒枣仁、石决明、蜈蚣等治疗神经性头痛。以本方药物加减治疗血管性头痛，药物组成：当归15 g，川芎12 g，白芍15 g，熟地25 g，白芷15 g，香附10 g，元胡12 g，羌活10 g。水煎服，日服3次，10日为1疗程。本方可对经络循行的不同部位及不同证型的患者加减用药。在5种证型中，以血瘀、血虚型效果最好，其次是风寒、阳亢、痰湿型。

2．慢性脑供血不足

应用本方加味治疗慢性脑供血不足，处方：当归15 g，川芎12 g，生地12 g，熟地12 g，赤芍15 g，白芍12 g，丹参15 g，天麻12 g，珍珠母15 g，决明子12 g，夏枯草12 g，疗程为4周，用药后疗效出现时间为4～7日。

3．眩晕

应用四物汤治疗缺血性眩晕36例，并设对照组32例。治疗组采用四物汤加减治疗，基本方为当归10 g，川芎12 g，生地20 g，白芍15 g，党参15 g，白术15 g，茯苓20 g，桂枝20 g，丹参15 g，牛膝15 g，葛根15 g，生龙牡各30 g，7日为1疗程。随证加减：睡眠不佳者，加远志、夜交藤；视物不清者，加菊花、枸杞；耳鸣者加郁金、石菖蒲。对照组采用口服氟桂利嗪、眩晕停等药物治疗。结果：治疗组显效15例，有效18例，总有效率为91.6%；对照组显效12例，有效15例，总有效率为84.3%。两组比较，有差异（$P<0.05$）。

（三）骨伤科疾病

1．坐骨神经痛

本方加蜈蚣、乌蛇、穿山甲等治疗坐骨神经痛，2周内疼痛缓解，不复发者为显效；治疗1个月疼痛缓解者为有效；治疗1个月后症状无明显改善者为无效。

2．肩周炎

本方加桂枝、生姜、甘草为基本方治疗肩周炎，寒气盛者，加附片、干姜；兼见寒热者，加防风、连翘；疼痛不止者，加羌活、威灵仙；局部红肿、灼痛拒按者，去生姜，加石膏、贝母、鹿衔草；久病活动受限较重者，加红花、桃仁。

3．颈椎病

本方加味治疗颈椎病，处方：当归15 g，川芎15 g，熟地15 g，白芍15 g，威灵仙15 g。如上肢走窜性疼痛、发麻、灼痛者，加黄芪、桂枝、伸筋草、茯苓皮；如头目眩晕，偶有猝倒，症状与颈部活动有关，且有耳鸣、耳痛者，加葛根、水蛭、土虫；如头晕、心悸、汗出、胸闷、恶心、视物不清者，加天麻、半夏、钩藤、茯苓、石决明、菊花；如下肢软弱无力，有麻木感者，加黄芪、党参、杜仲、牛膝。每15日为1个疗程，根据患者症状的变化情况，可连续服用2个疗程。并设西药对照组，以氟桂利嗪为主，酌情加维生素B_1、维生素B_{12}、曲克芦丁、谷维素等。结果：经服中药汤剂1～2个疗程后，治疗组显效率为73.8%，好转率为24.6%，总有效率为98.36%，疗效明显优于西药对照组（$P<0.01$）。

（四）皮肤科疾病

1．荨麻疹

本方加减治疗荨麻疹，方药组成：全当归10 g，杭白芍10 g，细生地30 g，口防风6 g，荆芥穗6 g，牛蒡子10 g，地肤子10 g，蛇床子10 g，金银花30 g，苦参10 g，生甘草3 g。

2．皮肤瘙痒症

本方加首乌、白鲜皮、刺猬皮、乌梢蛇等内服，同时针刺百虫窠穴，治疗皮肤瘙痒症134例，结果显示，治疗后瘙痒消失，皮疹全部消退，且经随访观察3年未复发81例；经3年随访，有轻度复发22例；经3年随访，有中度以下发作20例，无效11例，有效率为91.8%。因此，应用口服四物汤加味配合中药熏蒸疗法可治疗老年性皮肤瘙痒症。

3．扁平疣

四物汤加味方内服治疗扁平疣，处方：生地20 g，当归、赤芍、川芎、蝉蜕、苍术、白附子、甘草各10 g，白鲜皮、海桐皮各15 g，5日为1疗程。对照组以无环鸟苷片口服及膏剂外用，交替使用重组人干扰素软膏外用。

（五）五官科疾病

1．过敏性鼻炎

以本方加味治疗过敏性鼻炎42例，其中症状消失，鼻黏膜肿胀及颜色复常，涂片EOS阴性者为治愈，共23例；症状明显减轻或部分减轻，发作次数减少或发作时间缩短，鼻黏膜肿胀颜色改善，涂片EOS多数呈阴性者为好转，共13例；症状与发作情况无明显变化者为无效，共6例。总有效率为85.7%。

2．葡萄膜炎

此证属血虚肝胆积热，故拟四物汤加柴胡、黄芩养血活血，清泻肝胆，治疗葡萄膜炎32例。结果：痊愈14例，好转10例，无效8例，总有效率为75%。

3．高度近视并发黄斑出血

以本方为基本方辨证加味，治疗高度近视并发黄斑出血41例。结果：30只眼痊愈，11只眼基本痊愈，2只眼好转，1只眼无效，总有效率为97.8%，全部患者视力均有所恢复。

4．糖尿病视网膜病变

四物汤加味（黄芪、桃仁、当归、赤芍、川芎、熟地、生地、泽泻、丹参、甘草）治疗单纯性糖尿病视网膜病变。

5．干眼症

四物汤加味治疗干眼症。处方：当归20 g，熟地25 g，川芎6 g，白芍15 g，防风10 g，羌活10 g，太子参30 g，生黄芪30 g。如果异物感明显、角膜荧光素钠染色阳性者可局部点用鱼腥草滴眼液，每日3次。

七、实验研究

（一）成分研究

有人测定了四物汤中的微量元素含量，结果表明，铁和锌在四物汤中的含量均较高，为18 μg/mL，这与现代医学用铁化合物治疗贫血的理论相一致。还有人测定了四物汤中Cu、Fe、Zn、Mn、Ni、Cd、Pb、Cr共8种微量元素，这几种元素对人体血液代谢起着重要作用。而Fe、Mn、Zn、Ni、Cr是元素周期表中第四周期的元素，该周期的多数元素都具有不同程度的生血刺激作用。研究还发现，四物汤中含有高量氮、还原糖、叶酸和游离氨基酸，推测这些为补血作用的物质基础。

此外，对四物汤的群煎液和分煎混合液成分分析比较发现，群煎液中水溶性煎出物和17种氨基酸含量均高于分煎混合液。但除Cd、Co外，群煎液中的微量元素低于分煎液。因此，在创伤恢复期、病愈恢复期及妊娠期贫血蛋白质合成增多，需要大量的氨基酸，此时治疗应采用群煎液服用。当血液系统疾病患者需要大量微量元素时，可考虑用单味药分煎混合液。

采用大孔吸附树脂法分离制备四物汤各部位样品（SW-1～SW-15），采用小鼠离体子宫收缩模型评价该方及各部位的生物效应，采用HPLC-DAD-ESI-MS法对活性显著部位SW-4中的主要色谱峰进行分析鉴定。结果发现，本方拮抗子宫平滑肌收缩的活性部位主要是SW-4、SW-7、SW-11 3个部位，部位SW-8、SW10、SW-13、SW-14也有一定的活性；通过标准化合物对照及质谱特征对活性显著部位SW-4色谱峰进行了归属和指认，鉴定了其中9个化合物分别为没食子酸、原儿茶酸、香草酸、咖啡酸、芍药内酯苷、芍药苷、阿魏酸、洋川芎内酯I、洋川芎内酯H。

（二）药理研究

1．抗缺氧

利用亚硝酸钠、异丙肾上腺素、结扎双侧颈总动脉和常压下致缺氧的方法，制备急性缺氧小鼠动物模型，用四物汤水醇法提取液腹腔注射给药，结果表明，四物汤对上述原因引起的动物缺氧现象有不同程度的对抗作用。这一作用可能是通过该方剂可改善血液功能，增加动物整体耗氧量等药理作用来实现的，从而使急性缺氧动物存活时间延长。

2．对造血系统的影响

通过本方对血虚大鼠造血功能影响的观察发现，四物汤能显著促进正常大鼠造血功能，最佳口服剂量为每日8 g/kg；同时发现，血虚大鼠口服四物汤后白细胞数显著升高。进一步用集落刺激因子刺激骨髓细胞增殖，实验结果证实，四物汤口服后能够增强造血细胞的功能，升高血虚大鼠外周血中集落刺激因子的含量。四物汤配方颗粒能明显促进小鼠骨髓G_0/G_1期细胞向S期细胞以及S期细胞向G_2/M期细胞的转化，增殖指数明显升高，提高骨髓细胞中Bc1-2 mRNA的表达，降低Bax mRNA的表达。因此，四物汤配方颗粒通过促进骨髓抑制小鼠细胞周期的转化及抑制骨髓细胞凋亡，而达到促进造血功能的目的。四物汤还能显著升高小鼠血清促红细胞生成素水平，明显促进肾组织促红细胞生成素mRNA的表达。四物汤还可以通过增强免疫，减轻基因损伤，增加血红蛋白等途径治疗血虚证。

陈薇等用石油醚、乙酸乙酯、氯仿和二次蒸馏水分别提取四物汤药剂，得到不同极性部位的溶剂提取物，结果表明，四物汤乙酸乙酯提取部位具有促进骨髓间充质干细胞增殖作用，其成分是藁本内酯、棕榈酸甲酯和十八酸乙酯。

3．对血液流变学的影响

四物汤抑制体外血栓形成的作用非常突出，说明其对血液流变性及心血管系有影响，可改善高黏度血流。四物汤及其有效部位可以使兔子全血低黏度和血细胞比容均显著下降，进而降低全血黏度。

4．免疫调节

通过淋巴细胞转化实验及活性斑实验，表明四物汤对细胞免疫反应有较明显的促进作用；通过溶血空斑实验，显示本方具有抑制抗体形成的作用，说明四物汤在体液免疫功能方面有抑制作用。利用小鼠腹腔巨噬细胞吞噬功能实验，测定其吞噬百分率和吞噬指数，表明四物汤对小鼠巨噬细胞吞噬功能影响不大。上述实验提示四物汤不仅能促进细胞免疫，而且能抑制体液免疫，具有调节机体免疫功能的作用。

5．植物雌激素活性

通过四物汤及其组方的四味中药的药物血清对人乳腺癌细胞系MCF-7细胞体外增殖、细胞周期和凋亡的影响，评价其植物雌激素活性。结果发现，熟地、白芍、当归和川芎等中药有植物雌激素活性，四物汤复方的植物雌激素活性弱于其组方的各味中药。

6．抗自由基损伤

用四物汤煎液对自由基损伤模型进行实验研究，结果表明，吸入臭氧造成的衰老动物耐缺氧能力明显减弱，给予四物汤的小鼠在同样环境下存活时间显著延长，且高于对照组；模型组血浆及肝、脑组织LPO含量明显升高，给予四物汤小鼠LPO含量明显降低，大剂量组LPO含量降至对照组水平；自由基损伤模型组化学发光抑制率明显低于其他各组，SOD活力显著减弱，而给药组SOD活力升高，化学发光抑制率高于对照组；自由基损伤模型组脑组织MAO-B活力明显高于对照组，给药组MAO-B活力升高不明显，大剂量组与对照组基本接近。这说明四物汤能调节下丘脑衰老生物钟的发条，从而延缓衰老。

7．止痛

利用痛经模型小鼠，观察四物汤及其治疗痛经加减方的水提液及醇沉上清液对痛经模型小鼠的干预作用，观察指标包括其对小鼠40 min内扭体次数、扭体发生率的影响。结果表明，各方水提液的作用强度依次为芩连四物汤 > 小腹逐瘀汤 > 香附四物汤 > 桃红四物汤 > 四物汤，但各方间无显著性差异；各方醇沉上清液的作用强度依次为小腹逐瘀汤 > 香附四物汤 > 芩连四物汤 > 桃红四物汤 > 四物汤，但各方间无显著性差异；各方水提液的作用稍强于其醇沉上清液，但各方两种提取物间均无显著性差异。

8．提高记忆

四物汤能提高血管性痴呆大鼠的学习记忆能力，同时可提高SOD和氧化物酶活性，降低乙酰胆碱酯酶的活性。因此，改善胆碱能神经功能、减轻自由基损伤可能是四物汤改善血管性痴呆的机制之一。

9．其他

四物汤能抑制肉芽肿增殖，其中川芎、当归起主要作用，其作用机制是通过抑制血管平滑肌细胞的增殖而起作用。有学者观察了四物汤对接受致死量放射线照射的小鼠的保护作用，发现在放射线照射前注射四物汤甲醇或水提取物均有较强的防护作用，而在放射后给药则无此作用。这种作用和川芎有依存关系，当归和芍药有辅助效果。

四物汤为补血剂之代表方，实验研究表明，本方可增强造血细胞的功能，并能抑制体外血栓形成，改善血液的高黏状态，为本方补血调血的作用提供了客观依据。研究发现，本方还具有抗缺氧、免疫调节和抗自由基损伤等作用，这与四物汤通过补血而内养脏腑，外充形体的功用颇为一致。今后可继续围绕本方的补血作用进行深入研究，进一步探讨其补血作用的机制，并寻找其有效部位。同时还可通过拆方研究，以揭示本方补中有行的配伍作用机制。

八、注意事项

方中熟地滋腻，当归滑润，故湿盛中满，大便溏泄者忌用。

当归补血汤

（《内外伤辨惑论》卷中）

一、功能

补气生血。

二、主治

血虚发热证。肌热面赤，烦渴欲饮，舌淡，脉洪大而虚，重按无力。亦治妇人经期、产后血虚发热头痛，或疮疡溃后，久不愈合者。

三、组成

黄芪30 g、当归$_{\text{酒洗}}$6 g。

四、用法

上㕮咀。以水二盏，煎至一盏，去滓，空腹时温服。

五、组方原理

本方是为血虚阳浮之虚热证而设，是证虽以阴血亏虚为本，阳浮发热为标，但有形之血不能速生，而外浮之阳气若不及时挽回则恐有散亡之虞！故治疗当遵“急则治标”之训，力挽其浮越之阳气，留得一分阳气，便有一分生机，俟阳气渐回，虚热渐退，再缓图其本。方中黄芪甘温纯阳，功擅补气固表，本方重用该药，意在取其量大力宏，以急固行将散亡之阳气，浮阳若得挽回，则诸危殆之候可缓，此即“有形之血不能速生，无形之气所当急固”之理，且其补气亦助生血之功，使阳生阴长，气旺血充，故本方以之为君药。配以少量当归养血和营，补虚治本为臣药，再得黄芪生血之助，使阴血渐充，阳气渐可潜涵，则虚热自退。

本方配伍特点在于以大剂补气之药配伍少量补血之品，重在益气固表以治阳浮之标，并可冀补气生血之力以复血虚之本，故尤宜于血虚阳浮发热之证。

六、临床应用

(一) 内科疾病

1. 白细胞减少症

以本方治疗白细胞减少症40例。治疗组20例，用当归补血汤加三棱15 g，甘草10 g治疗；对照组20例，服用利血生20 mg治疗，疗程均为14～21日。结果：治疗组显效8例，有效11例，无效1例，总有效率为95%；对照组显效1例，有效10例，无效9例，总有效率为55%。治疗组疗效明显优于对照组。对照组的无效病例再用本方治疗，仍能提高临床疗效。另15例原因不明白细胞减少症患者，随机分为3组，每组5例。一组为当归补血汤组，一组为当归补血汤加三棱组，一组服蜂乳胶囊、多种维生素作为对照。从治疗日起查末梢血液白细胞计数1次，连续3次，各组自身比较，经统计学处理，当归补血汤组有差异（$P<0.05$），加三棱组有显著性差异（$P<0.01$），对照组无显著性差异（$P>0.05$）。

2. 再生障碍性贫血

将慢性再生障碍性贫血患者随机分为两组，对照组给予康力龙片2 mg，每日3次，环孢素A胶囊100 mg，每日3次；治疗组在对照组基础上服用当归补血汤加味方，均治疗6周。结果表明，治疗组疗效优于对照组。

3. 原发性血小板减少性紫癜

本方加血余炭、生甘草、仙鹤草为基本方，气虚者选加党参、白术、黄精，血虚者选加熟地、阿胶、枸杞子，阴虚者选加生地、麦冬、五味子、山萸肉、鳖甲，肾阳虚者选加菟丝子、补骨脂、鹿角胶、巴戟天，胃热盛者选加石膏、知母、川军、川连，血热盛者选加丹皮、赤芍、紫草、羚羊角等。应用加味当归补血汤治疗血小板减少性紫癜58例，对照组给予生血片，4周为1个疗程。结果：显效10例（17.2%），良效28例（48.3%），进步15例（25.8%），无效5例（8.6%），总有效率为91.4%。观察组明显优于对照组，有显著性差异（$P<0.01$）。

4. 慢性肾功能不全

将慢性肾功不全患者，随机分为两组，治疗组52例，对照组32例。两组均给予济脉欣（促红细胞生成素）皮下注射，剂量50 μg/kg，每周2次，并常规补充铁剂、维生素、叶酸等。治疗组在上述治疗方案不变的基础上，加服当归补血汤（黄芪100 g，当归25 g），服用12周。两组患者分别于治疗前后检测血红蛋白和血细胞比容。结果表明，治疗12周后，两组血细胞比容和血红蛋白均显著升高（$P<0.05$），且治疗组的升高幅度大于对照组（$P<0.05$）。

5. 肾病综合征

采用晨起顿服强的松1 mg/(kg·日)，并予潘生丁及肝素治疗肾病综合征患者，治疗组加用当归补血汤（黄芪30 g，当归6 g），共21日。治疗前后TG、TC、血浆黏度、血小板聚集率、24 h蛋白尿定量均明显下降，有显著性差异（$P<0.01$），治疗组与对照组比较TG、TC、血小板聚集率、血浆黏度及24 h尿蛋白定量均明显下降（$P<0.05$）。

(二) 妇科疾病

1. 子宫发育不良性闭经

本方加莪术、三棱、丹参、月月红治疗子宫发育不良性闭经。

2. 更年期综合征

以本方加夜交藤、桑叶、胡桃仁、三七为基本方治疗更年期综合征，气血双虚型加熟地、白芍，肝肾阴虚型加枸杞子、丹皮，脾肾阳虚型加附子、山药、白术，心肾不交型加丹参、枣仁、黄柏。

3. 宫颈癌

中晚期宫颈癌放疗过程中联用加味当归补血汤口服，能增强免疫功能和造血功能，提高局控率。有人将60例初治中晚期宫颈癌住院患者按组间均衡设计分为单纯放疗组（单放组）和放疗联合加味当归补血汤口服组（当归组），每组各30例，进行外周血象、T细胞亚群及局控率的对比观察。结果：治疗后外周血象、T细胞亚群，当归组与治疗前无明显变化（$P>0.05$），而单放组下降明显（$P<0.05$），治疗后两组比较，有显著性差异（$P<0.01$）；单放组局控率为80.0%，当归组为96.7%，两者差异有统计学意义（$P<0.05$）。

（三）其他

1．老年性皮肤瘙痒

以本方为主治疗老年性皮肤瘙痒症。服药7～21剂，瘙痒完全消失，抓痕血痂消退，皮肤润泽，半年未复发者为治愈；瘙痒基本消失，皮肤尚留少量抓痕，半年瘙痒未加重者为显效；瘙痒减轻，皮肤有散在抓痕或干燥脱屑者为好转；治疗前后瘙痒与皮肤改变无明显变化者为无效。

2．牙龈出血

以本方合失笑散加味，治疗顽固性牙龈出血。

七、实验研究

1．促进造血

用乙酰苯肼造成小鼠、家兔溶血性贫血模型，结果表明，本方具有促进造血，对抗酰苯所致的溶血。克隆刺激因子（CSFs）为体内强烈的造血刺激物，调控骨髓细胞的增殖与分化。有研究表明，当归补血汤能显著促进正常及血虚小鼠脾条件培养液（SCM）和肺条件培养液（LCM）中CSFs的产生。拆方研究显示，当归促进，而黄芪显著抑制正常小鼠SCM中CSFs生成。提示当归补血汤的补血作用与其刺激CSFs分泌有关，且系当归的作用所致。当归补血汤煎剂、颗粒剂能通过平衡骨髓微环境中EPO、TPO、GM-CSF的表达，促进骨髓造血细胞从G_0/G_1期进入G_2/M期和S期，促进造血祖细胞增殖，从而提高骨髓抑制小鼠外周血象和骨髓象。其中配方颗粒剂疗效较为突出。建立典型同基因骨髓移植（BMT）小鼠模型，随机分成BMT模型对照组和BMT＋当归补血汤组，另取正常小鼠外周血及骨髓做空白对照，分别给予生理盐水、当归补血汤10 g/(kg・日）灌胃治疗。于BMT后第1、11、22日观察外周血细胞、骨髓单个核细胞（BMMNC），镜下观察小鼠骨髓切片。结果：BMT＋当归补血汤组第11、22日外周血白细胞、红细胞、血小板、BMMNC水平均显著高于BMT模型对照组（$P<0.01$），骨髓造血组织学情况也明显好于对照组。以失血与环磷酰胺并用所致气血双虚模型大鼠为研究对象，观察药物对外周血红细胞（RBC）、白细胞（WBC）、血红蛋白（Hb）及血小板（PLT）水平的影响。结果表明，当归补血汤组多糖及单味药多糖可显著提高失血与环磷酰胺并用致气血双虚模型大鼠外周血RBC、WBC、Hb及PLT的水平，以当归补血汤组多糖的作用最好。

2．补气

通过对小白鼠进行常压耐缺氧实验，大鼠窒息缺氧实验，对缺氧小鼠血液和心、脑组织乳酸含量的影响，对大鼠梗死心肌耗氧量的影响等实验观察，表明当归补血汤能提高机体对氧的利用率，增强耐缺氧能力，延缓心和脑功能障碍的发生及促进供氧后脑电的恢复，降低缺氧动物的心脑组织和血液乳酸含量，减轻代谢性酸中毒，有利于维持其功能活动；能减轻大鼠冠脉结扎后梗死区心肌组织的耗氧量，可能是药物改善了心肌的缺氧状态，减轻了代谢产物积累的结果。另有研究根据6-Keto-PGF1α降低可能是气（阳）虚证的实质之一，而本方能显著增加小鼠6-Keto-PGF1α水平（$P<0.01$），降低TXB_2水平，两者比值较对照组显著提高；并根据阳气虚患者cAMP/cGMP值明显下降，用助阳药治疗后，两者比值有所回升，实验证实当归补血汤能显著提高小鼠心肌cAMP水平（$P<0.01$），且明显提高cAMP/cGMP的比值。由此推断，当归补血汤是一道补气为主的方剂。

3．对心血管系统的作用

当归补血汤能增强体外培养的心肌细胞收缩功能。本方原方中、当归、黄芪均对缺糖缺氧所致心肌细胞损伤有保护作用，表现为线粒体嵴密集，糖原颗粒丰富，肌浆内可见肌原纤维，并形成肌小节。肌原纤维保护整齐，排列规则，表明心肌细胞收缩功能良好。另外，通过本方对乳鼠心肌细胞缺糖缺氧性损伤保护作用的研究，并经电子显微镜观察，提示缺糖缺氧能引起乳鼠心肌细胞的超微结构明显改变，而使用当归补血汤后其形态结构特征接近有糖有氧对照组，说明本方对缺糖缺氧性损伤乳鼠心肌细胞有保护作用。本方水煎浓缩液5～20 g/kg十二指肠给药，能显著提高麻醉大鼠收缩压、舒张压和平均压，对心率无明显影响；10 g/kg能提高心肌张力-时间指数。小鼠常压耐缺氧实验表明，10 g/kg可显著延长小鼠生存时间，10～20 g/kg可显著延长小鼠断头呼吸动作的持续时间。

将不同浓度当归补血汤超滤膜提取物、表皮生长因子（EGF）和生理盐水（NS）分别通过载体加到孵化7日的鸡胚绒毛尿囊膜（CAM）上，继续孵化3日，显微镜下观察CAM特异性血管生长情况及血管数目变化。结果表明，当归补血汤超滤膜提取物（0.1～0.3 g/L）有明显的促进CAM血管新生作用，与生理盐水组比较有统计学意义（$P<0.05$），其作用与浓度呈正相关，其中以0.3 g/L作用最显著，但与EGF组比较，促CAM血管新生作用相对较弱（$P<0.05$）。当归补血汤超滤膜提取物能够明显促进CAM血管新生，且作用与剂量呈正相关，提示当归补血汤超滤膜提取物在治疗缺血性疾病方面可能与其促进血管新生有关。

4．对免疫系统的作用

研究结果表明，当归补血汤具有增强机体红细胞的免疫黏附及清除免疫复合物的能力，增强吞噬细胞的吞噬功能，增强NK细胞的杀伤功能，不同程度地促进T、B淋巴细胞的增殖和相应的免疫功能。上述作用的发生机制可能与其调节基因活性和活性分子作用相关。当归补血汤及其单味药对辐射小鼠脾脏抗体形成细胞释放溶血素量、血清溶菌酶量、ANAE阳性淋巴细胞比率、脚垫迟发超敏反应及RBC-C_3b受体花环率均有不同程度的促进或提高作用；红细胞-免疫复合物花环形成率，除当归外都有明显增强作用。当归补血汤还有显著促进血虚模型小鼠脾淋巴细胞产生白细胞介素-2（IL-2）的作用（$P<0.001$），拆方研究证明当归或黄芪均能显著促进血虚脾淋巴细胞产生白细胞介素-2（$P<0.001$）。

本方有对抗免疫抑制剂的作用，而单味药当归、黄芪的作用明显不及全方。另有通过对NK活性、IL-2活性、巨噬细胞活性、CIC含量、溶菌酶含量共5项免疫指标的测定，分析黄芪在当归补血汤内的量效关系。结果表明，本方内黄芪的用量既不可增，也不可减，而以"五倍黄芪归一份"的组方规律才是黄芪的最佳剂量。

采用超滤膜分离技术提取当归补血汤，用双抗体夹心ELISA法检测培养脾淋巴细胞上清液中IL-2和IFN-γ的含量，用反转录-聚合酶链式反应（RT-PCR）法测定脾淋巴细胞IL-2和IFN-γ mRNA的表达水平。结果表明，超滤膜提取当归补血汤各剂量组小鼠脾淋巴细胞培养上清液中IL-2和IFN-γ的含量均较模型组增高，大剂量组与模型组比较有显著性差异（$P<0.05$）。各剂量组小鼠脾淋巴细胞IL-2和IFN-γ mRNA的表达水平均增高，中剂量组和大剂量组与模型组比较，均有显著性差异（$P<0.01$）。

5．保肝及抗肝纤维化

采用不同剂量的当归补血汤煎剂灌喂小白鼠，使四氯化碳所致小鼠肝损害明显减轻，坏死面积明显缩小；同时小鼠的肝功能（SGPT）值也明显降低，与四氯化碳模型组比较差异显著（$P<0.01$）。提示本方对四氯化碳所致小鼠肝损害有明显保护作用，并且在该实验所采用的当归补血汤剂量范围内，这种保肝效应与剂量成正比。

将Wistar雄性大鼠采用四氯化碳皮下注射及高脂低蛋白饮食复合因素诱导复制大鼠肝纤维化模型，结果与正常大鼠比较，模型大鼠血清谷丙转氨酶（ALT）与谷草转氨酶（AST）水平、总胆红素（TBil）含量明显升高，白蛋白（Alb）含量明显降低；肝组织脂肪变性与胶原沉积明显，肝组织甘油三酯（TG）与丙二醛（MDA）含量增加，超氧化物歧化酶（SOD）活性降低（$P<0.05$）。当归补血汤组大鼠肝组织脂肪变性与胶原病理沉积显著改善；血清ALT、AST水平及TBil含量降低，血清Alb含量升高；肝组织羟脯氨酸（Hyp）、TG与MDA含量降低，SOD活性提高（$P<0.05$）。因此，当归补血汤具有良好的抗实验性大鼠肝纤维化作用，其主要作用机制与抗肝脏脂质过氧化损伤有关。黄芪当归5∶1、1∶1、1∶5三种配伍比例的当归补血汤均有良好的抗实验性大鼠肝纤维化作用，但以黄芪当归5∶1的经典配比方剂综合效果较好，其作用机制与抗肝脏脂质过氧化损伤有关。

6．抗自由基损伤

当归补血汤体外给药对小鼠肝匀浆温浴后LPO的生成和小鼠肝匀浆在Fe^{2+}作用下LPO的生成均有明显抑制作用；当归补血汤高、低剂量灌胃给药能明显降低小鼠肝组织LPO含量，此作用与当归液、黄芪液及维生素E的作用无显著性差异。提示当归补血汤可能通过抗氧化作用减少LPO的生成及其对组织细胞的损害而发挥较广泛的药理作用。

7．对化疗的减毒增效

将乳腺癌术后患者随机分为对照组和治疗组，治疗组在化疗同时予以当归补血汤口服，对照组单纯化疗。两组均在化疗前后进行KS评分、血象和T淋巴细胞亚群的比较。结果表明，与对照组相比，治疗组在KS评分、骨髓抑制等方面均优于对照组（$P<0.05$）；治疗组的CD8明显下降（$P<0.01$），CD4/CD8比值明显上升（$P<0.01$）。因此，当归补血汤可通过改善乳腺癌术后化疗患者的生活质量，提高免疫功能和减轻化疗的毒副反应起到增效减毒作用。

当归补血汤可提高5-Fu对小鼠肝癌H_{22}的抑瘤率（$P<0.01$），对抗化疗药物所致脾脏、胸腺萎缩，白细胞（WBC）、血小板（PLT）和骨髓有核细胞减少，降低化疗后H_{22}小鼠脾脏NO和小肠MDA的含量（$P<0.01$）。因此，当归补血汤对化疗药物5-Fu抗小鼠H_{22}肝癌具有增效减毒的作用。

8．煎出率研究

采用反向高效液相色谱法，测定黄芪、当归（1∶1，5∶1，10∶1）三种不同配伍比例的合煎及当归单煎液中当归活性成分阿魏酸的煎出率。黄芪、当归按经典比例5∶1配伍时，阿魏酸的煎出率最高。

当归补血汤因其药简力专，配伍及用药比例独具特色，故受到科技工作者的广泛关注，在实验研究方面做了大量的工作。综上所述，本方具有促进造血机能，提高心肌细胞的耐缺氧能力，增强免疫机能，保肝和抗自由基损伤等作用。拆方实验表明，在对免疫机能的影响方面全方作用优于各单味药，观察本方的量效关系发现，原书剂量的处方对某些免疫功能的促进作用最为明显，上述结果对于阐明本方的作用机理有重要的意义。但有关本方治疗血虚发热机理的研究报道甚少，今后可尝试在此方面做一些探索，并应通过多指标的观察对其量效关系进行深入研究，从而为临床运用本方提供指导。

八、注意事项

阴虚潮热者，慎用本方。

（本节作者：王志程）

第三节　气血双补

八珍汤（八珍散）

（《瑞竹堂经验方》卷4）

一、功能

益气补血。

二、主治

气血两虚证。面色苍白或萎黄，头晕目眩，四肢倦怠，气短懒言，心悸怔忡，饮食减少，舌淡苔薄白，脉细弱或虚大无力。

三、组成

当归去芦、川芎、熟地黄、白芍药、人参、甘草炙、茯苓去皮、白术各30 g。

四、用法

上㕮咀。每服9 g，水一盏半（300 mL），加生姜5片，大枣1枚，煎至七分（200 mL），去滓，不拘时候，通口服。

五、组方原理

本方所治诸症均由气血两虚而致，故以益气补血立法。方中人参、熟地甘温益气补血，同为君药。白术、茯苓健脾利湿，助人参益气补脾；当归、白芍养血和营，助熟地补益阴血，共为臣药。川芎活血行气，炙甘草和中益气，调和药性，俱为佐使药。煎加生姜、大枣，亦可调脾胃而和诸药。数药合用，共收补益气血之功。本方乃四君子汤与四物汤的合方，四君子汤为补气诸方之首，四物汤乃补血诸方之冠，本方合二为一，兼具两者之长，故以“八珍”名之。

本方配伍特点在于补气药与补血药并用，气血同补，为治气血两虚证之良方。

六、临床应用

1．冠心病

八珍汤煎剂治疗老年心气血亏虚型冠心病。孙志欣等用八珍汤颗粒治疗42例气虚血瘀型冠心病心绞痛，14日为1疗程。观察其治疗前后心绞痛症状的变化及心电图疗效，并进行比较。结果表明，治疗1个疗程后心绞痛症状疗效总有效率为90.48%，心电图疗效总有效率为85.71%。

2．低血压症

以八珍汤为主方治疗原发性低血压，处方：党参20 g，白术10 g，云苓6 g，炙甘草10 g，当归10 g，白芍10 g，川芎9 g，熟地15 g，麻黄9 g，附片10 g，每日1剂，水煎服。20剂为1疗程，治疗结果，收缩压平均升高（15±5）mmHg，舒张压平均升高（10±5）mmHg。

3．慢性萎缩性胃炎

以本方加鸡内金、砂仁、三棱、没药、乌药为基本方治疗慢性萎缩性胃炎54例。肝胃气滞者加柴胡、枳壳，脾胃气虚者加黄芪，胃热阴虚者加沙参、石斛，湿热中阻者加白花蛇舌草、土茯苓。结果：总有效率为98.15%，与猴头菌片治疗组（27例，有效率为76.2%）比较，有极显著性差异（$P<0.001$）。

4．慢性疲劳综合征

八珍汤加减治疗慢性疲劳综合征，所用药物为：当归、川芎、白芍、熟地、人参、炒白术、茯苓、炙甘草、生姜、大枣。其具体用量须根据患者体质状况及病情灵活运用，并随证加减。1个月为1疗程，服用1～2个疗程。

5．功能失调性子宫出血

八珍汤加减治疗功能失调性子宫出血（气不摄血证），基本方：党参、黄芪、茯苓、白术、白芍、熟地黄、当归、川芎、甘草。对照组30例，用妇康片治疗。其疗程为3个月经周期。

6．更年期综合征

应用八珍汤加减治疗更年期综合征，处方：人参15 g，当归15 g，熟地20 g，白芍15 g，炙甘草10 g，肉苁蓉20 g，枸杞子20 g，山茱萸15 g，龙骨20 g（先煎），酸枣仁15 g，合欢皮15 g，石菖蒲10 g。心烦易怒者加黄芩、山栀子，耳鸣者加磁石，头痛者加钩藤、菊花。20日为1个疗程，连服3～5个疗程。

七、实验研究

1．对血液流变学及免疫功能的影响

对气、血虚模型动物灌服八珍汤煎液，测定血液流变学变化、Hb、RBC，以及体液免疫功能、腹腔巨噬细胞吞噬功能。结果表明，实验组全血黏度明显降低，血浆黏度、红细胞电泳时间、红细胞压积及血沉无明显变化，Hb、RBC明显升高，体液免疫功能无明显变化，巨噬细胞吞噬率及吞噬指数皆明显升高。表明八珍汤的动物实验结果与其功能主治及临床实际效用是一致的。

2．对造血功能的影响

八珍汤对环磷酰胺所致血虚模型小鼠骨髓细胞有促进增殖作用；经八珍汤诱导制备的巨噬细胞、脾细胞、肺条件培养液和骨骼肌条件培养液能促进血虚模型小鼠骨髓细胞增殖，促进血虚模型小鼠骨髓基质细胞分泌肿瘤坏死因子。八珍汤对环磷酰胺所致化疗损伤的造血调控作用可能与直接或间接刺激造血微环境的基质细胞分泌正性和负性造血生长因子有关。有人也发现本方具有拮抗骨髓细胞凋亡、促进骨髓造血功能的恢复的作用。

综观本方的实验研究，虽然报道不多，但已发现了一些有意义的结果，揭示了本方益气养血的部分作用机理。今后可开展本方与四君子汤、四物汤三方的比较研究，以期阐明补气、补血和气血双补法的作用实质，为临床使用本方提供依据。

十全大补汤（十全散）

（《传信适用方》卷2）

一、功能

温补气血。

二、主治

气血两虚证。面色萎黄，倦怠食少，头晕目眩，神疲气短，心悸怔忡，自汗盗汗，四肢不温，舌淡，脉细弱，以及妇女崩漏，月经不调，疮疡不敛等。

三、组成

人参去芦6 g，白术、白芍药、白茯苓各9 g，黄芪12 g，川芎6 g，干熟地黄12 g，当归去芦9 g，桂去皮、甘草炒各3 g。

四、用法

上㕮咀。每服9 g，加生姜3片，大枣2个擘破，水一盏半，煎至八分，去滓温服，不拘时候。

五、组方原理

以上诸种见证，均由气血两虚而致，故治宜益气养血为法。本方乃四君子汤合四物汤再加黄芪、肉桂而成。四君子汤和四物汤分别为补气与补血之要方，两方相伍，共奏气血双补之功。黄芪甘温，为补气要药，即肺所吸入的自然之清气与脾所吸收的水谷之精气合而成为后天之气，由于黄芪归经脾肺，大补后天之气，又兼具升阳、固表、托疮等多方面作用，与四君子相伍，则本方补气之力益著；肉桂辛甘大热，补火助阳，温通血脉，与诸益气养血之品同用，可温通阳气，鼓舞气血生长，从而增强本方补益虚损之功。

本方配伍特点为，在诸益气养血药中配伍辛热之肉桂，寓温阳于补养之中，以收阳生阴长之功。

本方由十味药组成，功能大补气血，故以“十全大补”名之。

六、临床应用

1．癌症患者白细胞减少症

以本方制成口服液，每次10 mL，1日2次，10日为1疗程，连服3个疗程，治疗经放疗、化疗或手术后引起白细胞减少的恶性肿瘤患者，白细胞数均低于4 000/mm³。经治，患者的白细胞回升至正常。

2．对术后患者血浆蛋白等恢复的影响

十全大补汤口服或从胃管注入，手术损伤程度在中度以上的41例患者经服本药，结果表明，术后第10日，血浆白蛋白（A）、白蛋白/球蛋白比值（A/G）、血红蛋白（Hb）、血红细胞（RBC）、血小板（PT）值均较服药前增高（$P<0.01$）；血浆总蛋白（SP）虽也较服药前增高，但差异不显著（$P>0.05$），球蛋白（G）较服药前降低。而对照组（除不服中药外，其他治疗与服药组相同）39例术后第10日SP、G增高，有差异（$P<0.05$）；A、Hb、RBC也增高，但无显著性差异；A/G比值、PT降低，但无显著性差异。另外，服中药对改善症状、体征、舌苔、脉象似有一定帮助。服本药后未见明显不良反应。

3．减少手术中和手术后出血

应用本方每日7.5 g，饭前服，治疗食管癌行右开胸开腹，胸部食管全摘，颈、纵隔、腹部淋巴结扩大清扫的患者9例；并以同样条件实行同样手术的9例为对照组。手术前一天用药，时间为19～76日。手术当天测量术中的出血量、输血量，术后逐日测定胸腔内引流管的排液量。结果：术中出血量，十全大补汤组为290～1 530 mL，平均为893.3 mL；对照组为556～1 564 mL，平均为1 051.0 mL；输血量的平均值，十全大补汤组为633.3 mL，对照组为1 011.1 mL。术后胸腔引流管的排液量，至术后第5日其平均值十全大补汤组为低。提示术后应用本方可减少术中出血和术后渗出性出血。

4．低血压症

康永等应用十全大补汤治疗低血压症168例，处方：人参6 g，肉桂3 g，川芎8 g，熟地12 g，茯苓12 g，白术10 g，炙甘草8 g，黄芪15 g，川当归10 g，白芍8 g，并随证加减。168例患者治疗前收缩压均值为11.24 kPa，治疗后为14.72 kPa，治疗后上升（3.48±0.41）kPa（均值±标准误，下同），治疗前后有极显著性差异（$P<0.001$）。治疗前舒张压均值为7.51 kPa，治疗后为9.39 kPa，治疗后上升（1.88±0.13）kPa，有极显著性差异（$P<0.001$）。经临床观察，168例的升压总疗效判定，显效：114例，占67.9%；有效：48例，占28.6%；无效：6例，占3.6%，总有效率为96.5%。治疗后头晕目眩、心悸气短、失眠健忘、形寒肢冷等亦有明显改善和缓解。

七、实验研究

1．对免疫功能的影响

十全大补汤具有显著的免疫增强效果，能明显促进特异性抗体生成。当用绵羊红细胞于体外一次免疫小鼠脾细胞后，发现脾脏溶血空斑数（PFC）明显增多，且与剂量有关。其热水浸出物按0.5、1.0、2.0 g/kg剂量连续灌服7日，PFC分别增加20%、40%、80%，2.0 g/kg即达最大效果。用绵羊红细胞静脉注射免疫小鼠，如在免疫前或免疫后给予十全大补汤均可使PFC有所增加，于免疫前后连续给药，可使PFC增加70%，与对照组比较，有显著性差异，表明本方可促进抗体生成。十全大补汤对FT-207所致的白细胞下降能起到保护作用，与FT-207组相比可升提20.6%（$P<0.05$），能明显对抗FT-207所致免疫器官萎缩，与FT-207组相比，胸腺提高30%。本方能提高小鼠腹腔巨噬细胞吞噬功能，与FT-207组相比吞噬率提高80%（$P<0.01$），吞噬指数提高72%（$P<0.01$），表明本品有一定的增强非特异免疫力的作用。

2．抗肿瘤作用

本方热水提取物与人乳癌细胞体外培养于37 ℃作用1 h，对雌激素受体ER及雄激素受体PgR均阳性的MCF-7株及两种受体均阴性的ES79-1株克隆形成率均无明显影响；时间延长两周，则可显著抑制两株细胞之克隆形成，在0.8～500 μg/mL浓度时呈浓度依赖性抑制，且以对ES79-1株为敏感，100 μg/mL浓度时癌细胞存活率约为40%，当500 μg/mL时为17%，而对MCF-7株为500 mg/mL时存活率为40%，本方作用较补中益气汤为强，较小柴胡汤更强。十全大补汤具有能提高对小鼠实验肿瘤化疗和热疗的疗效及减轻免疫毒性的作用。实验证明，43 ℃、MMC或十全大补汤三种方法对S_{180}细胞均有抑制肿瘤增殖效果的作用。而三者联用比其他方法疗效显著，与MMC + 43 ℃组比较有差异。对B_{16}黑色素瘤作了大致相同的实验，结果与上述基本一致，且有统计学意义。IMC肿瘤实验结果也基本相同。为观察宿主化疗后免疫与肿瘤生长的关系，把从足部切除的S_{180}细胞再移植到原小鼠腋窝下，看到MMC或MMC + 43 ℃组肿瘤增殖显著，而十全大补汤或十全大补汤并用组肿瘤生长均有不同程度的抑制。在移植后第7日、20日，诸药并用组比MMC + 43 ℃组肿瘤抑制显著（$P < 0.05$）。

十全大补汤抗肿瘤作用可能与其提高免疫功能，抑制肿瘤的生长有关，有人将60只昆明种小鼠（雌雄各半）随机分为6组，分别灌服生理盐水及低、中、高浓度的十全大补汤，腹腔注射5-氟尿嘧啶（5-FU），10日后颈椎脱臼坏死。用鸡红细胞法检测H_{22}肝癌小鼠腹腔巨噬细胞（Mφ）吞噬功能，^{3}H-TdR掺入法检测T淋巴细胞转化功能，采用YAC-1为靶细胞的^{3}H-TdR前标法进行NK细胞活性测定。结果表明，十全大补汤中剂量组、高剂量组抑瘤率与模型组比较，有显著性差异（$P < 0.01$）；与正常对照组比较，模型组、5-FU组T淋巴细胞转化功能、NK细胞活性和Mφ吞噬百分率均明显下降，有显著性差异（$P < 0.01$）；十全大补汤高、中剂量组T淋巴细胞转化功能、NK细胞活性与正常对照组比较无显著性差异（$P > 0.05$）；与模型组比较，各组小鼠的Mφ吞噬率无显著差异（$P > 0.05$）。

3．对应激能力的影响

有学者进行小鼠耐缺氧、耐寒、耐疲劳实验，并观察了本方对小鼠血凝的影响，表明十全大补汤能极显著地提高小鼠抗疲劳、耐缺氧、耐寒的能力，提示本方能提高机体应激能力并促进血凝。刘雅男等通过爬杆实验以及相应的生化指标，以分光光度法测定血清尿素氮和肝糖原含量观察加减十全大补汤的抗疲劳作用。结果表明，给予加减十全大补汤高、中、低3种不同剂量的药物3周后，能明显提高小鼠爬杆时间、血清尿素氮及肝糖原含量，与对照组比较有显著性差异（$P < 0.01$）。提示本方具有明显抗疲劳作用，可缓解精神疲劳。

综上所述，十全大补汤为大补气血之剂，用于治疗多种慢性虚弱之证，实验研究表明，本方可增强机体的非特异性免疫功能，并能提高机体的应激能力，与本方补虚培本的功能颇为一致，特别是本方在抗肿瘤方面所显示的作用值得重视。今后可就此进行深入研究，进一步揭示有关机理，为恶性肿瘤的防治提供切实可靠的方法。

人参养荣汤（养荣汤）

（《三因极一病证方论》卷13）

一、功能

益气补血，养心安神。

二、主治

心脾气血两虚证。倦怠无力，食少无味，惊悸健忘，夜寐不安，虚热自汗，咽干唇燥，形体消瘦，皮肤干枯，咳嗽气短，动则喘甚，或疮疡溃后气血不足，寒热不退，疮口久不收敛。

三、组成

黄芪、当归、桂心、甘草$_{炙}$、橘皮、白术、人参各30 g，白芍药90 g，熟地黄、五味子、茯苓各22 g，远志$_{去心，炒}$15 g。

四、用法

上锉散。每服12 g，水一盏半（300 mL），加生姜3片，大枣2个，煎至七分（200 mL），去滓，空腹服。

五、组方原理

本方所治为心脾气血两虚而兼有内热之证，故方中重用酸寒之白芍，以养血补虚，敛阴止汗，兼清虚热；人参大补元气，为养心益肺补脾之要药，两者合用，益气养血，共为君药。当归、熟地助白芍以补血，黄芪、白术、茯苓、甘草助人参以补气，并助白芍固表敛汗，肉桂鼓舞气血生长，均为臣药。佐以陈皮行气和胃，远志、五味子养心安神。再加生姜、大枣调和脾胃，为使药。诸药相伍，共奏益气补血，养心安神之功。

本方配伍特点有二，一是益气补血药配伍行气和中之品，使补而不滞；二是益气养血配伍宁心安神之药，故使本方兼具养心宁神之功。

六、临床应用

1．雷诺病现象

用人参养荣汤提取剂每日9 g，连服4周治疗有雷诺现象的结缔组织病30例。结果表明，通过给药前后自身对照，硬皮病5例中有1例、混合性结缔组织病（MCTD）18例中有13例、系统性红斑狼疮（SLE）3例中有2例，雷诺现象出现的频度减少，手指温度上升。2例未分类结缔组织病（UCTD）及2例干燥综合征也同样有改善。通过各种检查数值比较发现，MCTD病例中RNP抗体价显著增高的病例，效果很差。

2．失眠

人参养荣汤治疗失眠，处方：党参15 g，白术12 g，茯苓18 g，甘草6 g，当归10 g，生白芍10 g，熟地18 g，炙黄芪20 g，五味子6 g，远志5 g，肉桂3 g，陈皮9 g，生姜3片，大枣2枚。同时设对照组30例：硝基安定每晚5～10 mg，口服。谷维素10 mg/次，3次/日。两组均用药1个月为1疗程，治疗期间停服其他治疗药物

3．老年性痴呆

治疗组用人参养荣汤治疗老年性痴呆，处方：黄芪30 g，当归15 g，桂心10 g，炙甘草3 g，橘皮6 g，白术15 g，红参15 g，白芍15 g，熟地黄30 g，五味子4 g，茯苓15 g，远志15 g。对照组40例用石杉碱甲片100 mg，每日2次，口服。两组均治疗12周。

七、实验研究

1．促进造血功能

采用骨髓细胞培养法和动物贫血模型观察人参养荣汤联合铁剂对小鼠血细胞生成的影响。结果表明，人参养荣汤联合铁剂对正常小鼠血细胞生成有一定的影响，且能明显促进腹腔注射苯肼、^{60}Co照射所致血虚小鼠血细胞生成，主要表现为促进红系细胞和粒单系细胞的生成，效果优于单纯用人参养荣汤，且以中剂量作用最为明显。以环磷酰胺、阿糖胞苷、丝裂霉素3种化疗药制作小鼠化疗后白细胞减少模型，探讨人参养荣汤对白细胞减少的影响。结果表明，本方可有效地对抗化疗药所致白细胞下降及免疫器官抑制。

2．对免疫功能的影响

本方可提高免疫功能低下小鼠CTL细胞毒活性，上调免疫功能低下小鼠$CD4^+$和$CD8^+$T细胞数量，对免疫功能低下小鼠的产生具有一定的正向调节作用。

3．对神经系统的影响

本方能明显抑制D-半乳糖制备老化模型小鼠大脑皮质神经元密度的下降（$P<0.01$），对海马区神经元密度的作用不显著，对大脑皮质神经元的保护作用可能是其抗衰老机制之一。

八、注意事项

气血两虚证而兼有寒象者不宜使用本方。

归脾汤

（《正体类要》卷下）

一、功能

益气补血，健脾养心。

二、主治

1．心脾气血两虚证

心悸怔忡，健忘失眠，盗汗虚热，体倦食少，面色萎黄，舌淡，苔薄白，脉细弱。

2．脾不统血证

便血，皮下紫癜，妇女崩漏，月经超前，量多色淡，或淋漓不止，舌淡，脉细弱。

三、组成

白术、当归、白茯苓、黄芪$_{炒}$、龙眼肉、远志、酸枣仁$_{炒}$各3 g，木香1.5 g，甘草$_{炙}$1 g，人参3 g。

四、用法

加生姜、大枣，水煎服。

五、组方原理

本方治证以心脾气血两虚为基本病机，故治宜益气健脾与养血安神兼顾。方中人参甘温补气，归经心脾，故既为补益脾胃之要药，又能补心益智，助精养神；龙眼肉甘温味浓，归经心脾，为补益心脾，养血安神之滋补良药，二药合用，补气生血，益脾养心之功甚佳，共为君药。黄芪、白术甘温入脾，补气健脾，助人参益气补脾之力，使脾胃气充，既可复其统血摄血之职，又能使气血生化有源，而收补气生血，阳生阴长之效；当归甘辛微温，滋养营血，助龙眼肉养血补心之功，用为臣药。茯神、远志、酸枣仁宁心安神；木香理气醒脾，与补气养血药配伍，使之补不碍胃，补而不滞，以上俱为佐药。使药以炙甘草补气和中，调和诸药。煎药时少加生姜、大枣调和脾胃，以资生化。诸药配伍，共奏益气补血，健脾养心之功。

本方配伍特点有二：一是心脾同治，重在补脾，使脾旺则气血生化有源，故方以“归脾”名之；二是气血并补，重在补气，气旺而能生血，血足则心有所养，神有所舍。

六、临床应用

1．十二指肠溃疡

翟云天用加味归脾汤（党参、当归、龙眼肉、白术、木香、炙甘草、石菖蒲各12 g，黄芪、乌贼骨各30 g，茯神、熟枣仁、香附各15 g，炙远志6 g，高良姜5 g）为治疗组，治疗十二指肠溃疡50例，并根据病情酌情加减。对照组：西咪替丁，每日3餐前服200 mg，睡前加服400 mg。两组治疗均以30日为1疗程，1个疗程后复查X线钡餐透视，服药期间均不再用其他药物。治疗组50例中，痊愈38例，有效12例，总有效率为100%。对照组46例中，痊愈25例，有效11例，无效10例，总有效率为78%，两组比较有显著性差异。

2．神经衰弱

用归脾汤加减治疗神经衰弱。基本方：党参15 g，黄芪20 g，白术10 g，茯神15 g，枣仁15 g，远志10 g，当归10 g，木香10 g，炙甘草10 g，生姜2片，大枣10个，桂圆6个。加减运用：心悸、健忘者加珍珠母、磁石，头晕眼花者加女贞子、何首乌，心火亢盛，舌红心烦者加生地、麦冬，腰酸遗精者加熟地、山萸肉、金樱子。7日为1个疗程，连服3个疗程。

3．原发性血小板减少性紫癜

以本方加减治疗原发性血小板减少性紫癜，瘀斑明显者加丹参、鸡血藤、赤芍、三七粉，牙龈出血、鼻衄者加仙鹤草、茜草根、侧柏叶、白茅根。连续服用2个月，服药期间注意休息，忌辛辣之品。

4．贫血

用本方加味治疗缺铁性贫血兼有脾肾阳虚者加淫羊藿、补骨脂、淫羊藿，兼有肝脾不和者加白芍、陈皮，兼有阴虚血热者加生地、玄参，兼有失血者加地榆炭、艾炭、茜草等，重度贫血者加龟板胶、鳖甲胶。10日为1疗程，最少治疗2个疗程，最多治疗6个疗程。高月香等以本方为主治疗贫血，药物组成：太子参30 g，白术10 g，黄芪20 g，当归10 g，酸枣仁30 g，神茯10 g，甘草10 g，木香6 g，阿胶（烊化）10 g，远志9 g，生姜3片，大枣3枚。同时设西药对照组，用叶酸、维生素B_{12}和右旋糖酐铁片等药，4周为1疗程。两组疗效比较，中药组明显优于西药组。

5．低血压病

本方加味治疗慢性低血压病，药物组成：党参15 g，黄芪15 g，白术15 g，甘草6 g，当归20 g，茯神18 g，酸枣仁12 g，龙眼肉12 g，远志12 g，木香12 g，生姜3片，大枣4枚。随证加减：两胁闷胀不舒者加柴胡、郁金，失眠多梦者加合欢花、夜交藤，纳差者加焦楂、建曲，10剂为1个疗程。

6．功能性室性早搏

60例功能性室性早搏患者，根据有无意愿接受单纯中药和西药治疗将病人分成中药归脾汤治疗组和心律平对照组两组。结果表明，中药治疗组较对照组无论是临床症状还是24 h动态心电图均显著改善，经过统计学分析，有极显著性差异（$P < 0.001$）。

7．慢性疲劳综合征

以本方为基本方治疗慢性疲劳综合征，咽痛者加桔梗、紫苏，头痛者加川芎，淋巴结肿大、触痛者加炮山甲，肌肉和关节疼痛者加木瓜，嗜睡者去酸枣仁、龙眼肉，加石菖蒲。30日为1疗程，1～3个疗程观察疗效。

8．郁证

归脾汤加减治疗心脾两虚型郁证。处方：白术15 g，茯神9 g，黄芪12 g，龙眼肉12 g，酸枣仁12 g，人参6 g，木香6 g，炙甘草3 g，当归9 g，远志6 g。

9．崩漏

用本方为基本方治疗崩漏，5～7日为1个疗程。随证加减：流血多，血虚明显者加首乌、阿胶、白芍，气滞血瘀明显者加香附、桃仁、红花，益母草，阴虚有热者加黄柏、地骨皮，大便干者加火麻仁，心烦失眠者加五味子、夜交藤，小腹疼痛者加元胡、没药。血止后当调理脾肾，给予归脾丸、乌鸡白凤丸、六味地黄丸等成药，善后调理。对辨证为脾气不足，不能摄血统血所致的崩漏，以归脾汤加减配合针刺断红穴治疗。基本方：党参、黄芪各30 g，白术、当归、茯苓、远志、龙眼肉各12 g，炒枣仁15 g，益母草15 g，仙鹤草30 g，木香、炙甘草各6 g，生姜3片，大枣3枚。

七、实验研究

1．对小鼠记忆行为的影响

用跳台、避暗和水迷宫法观察归脾汤对小鼠记忆行为的影响。结果发现，本方有明显增强小鼠记忆力获得的作用，能显著对抗东莨菪碱所致的记忆障碍作用，有非常显著地抑制胆碱酯酶活性的作用，对小鼠肝、脑过氧化脂质生成有显著抑制作用，对小鼠脑内脂褐质生成有显著抑制作用，对小鼠血浆中SOD活性呈剂量依赖性激活作用，随归脾汤剂量增加，CAT活性呈一定增强趋势。

有人采用苦降泻下、饮食失节加劳倦过度法建立脾虚大鼠模型，以免疫组化方法检测下丘脑腹侧核、海马CA1区、前额叶皮层胆囊收缩素（CCK）、P物质（SP）、血管活性肠肽（VIP）变化。结果发现，模型组在上述脑区CCK、SP免疫阳性反应物显著降低，治疗组CCK、SP免疫阳性反应物显著增加；模型组VIP免疫阳性反应物在海马CA1区、前额叶皮层显著减少，治疗组则明显增加。因此，脾虚模型脑内对学习记忆有促进作用的神经肽CCK、SP、VIP有变化，归脾汤对上述脑区的CCK、SP、VIP变化有调节作用。

有报道还发现脾虚大鼠模型上述脑区一氧化氮合酶（NOS）与乙酰胆碱酯酶（AchE）以及脑源性神经营养因子（BDNF）免疫阳性反应物明显降低，而经本方治疗后上述脑区的NOS和AchE以及BDNF免疫阳性反应物明显增加，提示归脾汤通过影响NOS与AchE来调节学习记忆功能。

2．抗氧化

通过本方对小鼠脑、肝脏脂质过氧化的抑制作用，对小鼠大脑骨脂褐素含量的影响，对小鼠血浆SOD活性的影响及对小鼠红细胞内过氧化氢酶（CAT）活性的影响等进行实验研究，提示归脾汤能抑制小鼠脑、肝中过氧化脂质的生成，对脑内脂褐素生成也有显著抑制作用，并揭示了本方能降低自由基诱发过氧化反应的重要机制之一可能与提高机体SOD和CAT活性有关。

3．抗抑郁

观察归脾汤对抑郁模型大鼠血清T_3（三碘甲腺原氨酸）、T_4（四碘甲腺原氨酸）、血清雌二醇含量、血清皮质酮以及行为学和海马形态学的影响，初步探讨其防治抑郁症的可能机制。将40只Wistar雌性大鼠分为对照组、模型组、盐水组、中药组，应用慢性不可预见性中等强度刺激复制抑郁症动物模型。Open-field法检测大鼠行为学得分，放免法测定血清中T_3、T_4及皮质酮含量，酶联免疫方法检测血清雌二醇、FSH、LH，电镜观察海马形态学变化。结果表明，与对照组比较，模型组和盐水组大鼠的体重，行为学得分，血清T_3、T_4，血清皮质酮，雌二醇含量均有显著性差异，海马损伤明显，而中药组上述指标均无显著性差异。因此，归脾汤的抗抑郁机制与其维持正常的T_3、T_4分泌，血清皮质酮、E_2、FSH、LH水平及海马形态等有关。

本方为益气养血，健脾宁心的常用方，研究结果表明，归脾汤可明显增强实验动物的记忆功能，抑制过氧化脂质的生成，还有良好的抗抑郁作用。但对于本方在养心安神与益气摄血方面的报道却较少，因而今后可围绕本方的主要功用开展研究，进一步揭示其作用机制，为临床处方用药提供依据。

炙甘草汤

（《伤寒论》）

一、功能

益气养血，通阳复脉。

二、主治

①脉结代，心动悸。虚羸少气，舌光少苔，或质干而瘦小者。

②虚劳肺痿。咳嗽，涎唾多，形瘦短气，虚烦不眠，自汗盗汗，咽干舌燥，大便干结，脉虚数。

三、组成

甘草炙12 g、生姜切9 g、人参6 g、生地黄50 g、桂枝去皮9 g、阿胶6 g、麦门冬去心10 g、麻仁10 g、大枣擘10枚。

四、用法

上以清酒七升，水八升，先煮八味，取三升，去滓，纳胶烊消尽，温服一升，一日三次（现代用法：水煎服，阿胶烊化，冲服）。

五、组方原理

本方原为治疗心之气血两虚的脉结代，心动悸而设，故以益心气、补心血，养心阴，通心阳立法。方中重用炙甘草，以其擅补心气，并长于补中益脾，化生气血，滋后天之本以裕气血生化之源，本品甘平柔润，补而不峻，缓以定悸，故为君药。臣药以生地黄甘凉滋润，养阴补血，方中重用达一斤之多，意在与炙甘草相伍益气养血以复脉之本。人参、大枣补益心脾，合炙甘草则养心复脉，补脾化血之功益著；阿胶、麦冬、胡麻仁甘润养血，配生地黄则滋心阴，养心血，充血脉之力尤彰；桂枝、生姜辛温走散，温心阳，通血脉，使气血流畅以助脉气接续，同为佐药。原方煎煮时加入清酒，以酒性辛热，可行药势，助诸药温通血脉之力。数药相伍，使阴血足而血脉充，阳气复而心脉通，气血充沛，血脉畅通，则悸可定，脉可复。由于炙甘草、人参亦可补肺气，润肺止咳；阿胶、麦冬又善养肺阴，治肺燥；生地、胡麻仁长于滋补肾水，与胶、地相合而有“金水相生”之功，故本方又可用于治疗虚劳肺痿而证属肺之气阴两虚者。

本方配伍特点有三：一是气血阴阳并补，尤以益气养血之力为著；二是心脾肺肾四脏同调，尤以补益心肺之功为大；三是补血之中寓有通脉之力，使气足血充畅行于脉，则脉气接续，诸证自痊。

方中炙甘草的剂量重达四两，远远超出常规剂量，意在益气补心，缓急定悸，为引起医家重视，强调其非同于一般方剂的调和之功，故以“炙甘草汤”名方。服用本方后有使悸定而脉复之效，故又名“复脉汤”。

六、临床应用

（一）心律失常

1．室性早搏

本方加味治疗室性早搏，基本方：炙甘草15 g，党参15 g，阿胶10 g，生地15 g，麦冬20 g，火麻仁15 g，桂枝15 g，黄芪50 g，黄连15 g，炒枣仁20 g。对照组：稳心颗粒9 g，每日3次，口服，4周为1疗程。治疗组与对照组比较，疗效有显著性差异（$P<0.05$）。另据报道，以本方为主，气阴两伤者，加玉竹、玄参；心脾不足者，加白术、黄芪；心阳不足者，加熟附片；夜寐不安者，加酸枣仁、柏子仁治疗室性早搏。

2．病态窦房结综合征

应用炙甘草汤加减治疗病态窦房结综合征，基本方：炙甘草12 g，红参8 g，桂枝10 g，麦冬15 g，生地18 g，阿胶10 g，生姜6 g，大枣5枚。兼瘀血者，加丹参、桃仁、红花；兼痰浊者，加瓜蒌、半夏、陈皮；阳虚明显者，加附片、补骨脂、淫羊藿。1个月为1疗程。

3．心动过缓

以炙甘草汤加减治疗心动过缓，药物组成：炙甘草、黄芪、丹参各30 g，生地15 g，当归15 g，人参、阿胶各12 g，麦冬、桂枝、川芎各10 g。胸闷、胸痛严重者加栝蒌、薤白、半夏、三七。

4．心力衰竭并发房颤

加味炙甘草汤治疗心力衰竭并发房颤，处方：炙甘草30 g，人参20 g，生地30 g，桂枝30 g，阿胶30 g（烊化），麦冬40 g，胡麻仁20 g，大枣60 g，丹参40 g，白芍40 g，黄芪30 g，葶苈子15 g。

5．其他心律失常

炙甘草汤对于多种心律失常均有良好的治疗效果。有报道用炙甘草、麦冬、酸枣仁各9 g，党参、生地、丹参各12 g，桂枝3～6 g，治疗房性早搏、房颤、阵发性室上性心动过速，频发室性早搏，房室传导阻滞（Ⅰ°～Ⅲ°）及室内不全性阻滞、心动过缓。

（二）病毒性心肌炎

以炙甘草汤治疗病毒性心肌炎，原则上不用西药，取得较好疗效。基本方：炙甘草10～50 g，生地10～45 g，白芍10～25 g，当归10～20 g，阿胶（烊化冲服）10～20 g，大枣5～10枚，夜交藤10～25 g，寸冬5～20 g，五味子10～25 g，枣仁10～15 g。症状较重者或开始治疗时每日1剂半，症状减轻后日1剂，恢复期2日1剂。

（三）房室传导阻滞

炙甘草汤治疗房室传导阻滞，基本方：炙甘草20 g，大枣6枚，阿胶（烊化）10 g，生姜15 g，党参12 g，生地12 g，桂枝15 g，麦冬15 g，火麻仁15 g。随证加减：胸痛者加川芎、桃仁、红花，下肢水肿者加猪苓、泽泻，加水800 mL，低度白酒50 mL，水煎服。

七、实验研究

1．抗心律失常

本方能明显推迟乌头碱、氯化钙引起的大鼠室性早搏、室性心动过速、心室颤动和死亡时间，并能促使氯化钙致大鼠心律失常的心律恢复，缩短心律失常持续时间，能对抗氯仿致小鼠心室纤颤和大鼠冠脉结扎再灌注所致心律失常的发生率。

利用常规的玻璃微电极细胞内记录的方法，观察正常灌流液、缺血缺氧灌流液和缺血缺氧＋炙甘草汤（40 mg/mL）灌流液对豚鼠左心室流出道慢反应自律细胞动作电位时程（APD），50%复极化时间（APD_{50}），90%复极化时间（APD_{90}），4相自动去极速度（VDD）及自发放电频率（RPF）等的影响。结果表明，与正常对照组相比，缺血缺氧组心室流出道细胞动作电位的APD_{50}和APD_{90}、APD均明显缩短（$P<0.05$），VDD及RPF显著变慢（$P<0.01$），并出现心律不齐；在缺血缺氧灌流液中加入炙甘草汤可明显延缓APD_{50}、APD_{90}和APD（$P<0.05$），并使VDD及RPF逐渐加快，在灌流后20 min时自发放电频率基本恢复正常的节律。因此，缺血缺氧可明显影响豚鼠左心室流出道自律性电活动，使其自律性发生改变，而炙甘草汤可拮抗缺血缺氧诱发的心律失常，提示炙甘草汤对治疗缺血缺氧导致的左心室流出道慢反应自律细胞的异常电生理所诱发的心律失常有显著疗效。

2．对心肌缺血再灌注损伤的保护

炙甘草汤能降低大鼠心肌缺血再灌注诱发心律失常发生率，缩小再灌注后心肌梗死范围，减少再灌注后心肌肌酸激酶和乳酸脱氢酶的释放，以及减少脂质过氧化产物丙二醛的生成。这提示炙甘草汤对心肌缺血再灌注损伤有保护作用。

3．对离体心肌生理特性的影响

心肌的自律性增加和（或）折返激动是快速心律失常的重要原因。炙甘草汤能减慢大鼠右心房窦房结的自律性活动，明显抑制肾上腺素诱发的豚鼠乳头肌的自律性，还可延长心肌的功能不应期，揭示了本方抗心律失常的又一作用机制。

八、注意事项

本方用药偏温，阴虚内热者慎用。

泰山磐石散

（《古今医统大全》卷85）

一、功能

益气健脾，养血安胎。

二、主治

气血虚弱，胎元失养证。胎动不安，堕胎，滑胎，面色淡白，倦怠乏力，不思饮食，舌淡苔薄白，脉滑无力。

三、组成

人参、黄芪各3 g，白术、炙甘草各1.5 g，当归3 g，川芎、白芍药、熟地黄各2.4 g，续断3 g，糯米一撮，黄芩3 g，砂仁1.5 g。

四、用法

水一钟半（300 mL），煎八分（240 mL），食远服。但觉有孕，三五日常用一服，四月之后方无虑也。

五、组方原理

本方主治气血虚弱，胎元失养之证，故以益气健脾，养血安胎立法。方中人参大补元气以固胎元，熟地补血滋阴以养胎元，两者配伍以复冲任气血不足之本，共为君药。续断补肾安胎，黄芩清热安胎，白术补脾安胎，三者均为安胎要药，黄芩、白术乃安胎圣药，俗以黄芩为寒而不敢用，盖不知胎孕宜清热凉血，血不妄行，乃能养胎，黄芩乃上、中二焦药，能降火下行，白术能补脾也，三药合用，补肾健脾清热而保胎元，共为臣药。黄芪益气升阳，与人参、白术相伍，一则补气升阳以助胎元之固，一则补后天之本而滋气血生化之源；当归、白芍、川芎皆为人肝养血调血之品，肝为藏血之脏，女子以肝为先天，故为妇科补血之良药，与熟地相合，则补血养胎之功尤著；砂仁行气和胃，安胎止呕，并可防诸益气养血之品滋腻碍胃，以上俱为佐药。糯米补脾养胃，调药和中，用为佐使。诸药配伍，使气血旺盛，冲任安固，自无堕胎之患。

本方配伍特点有二：一是益气养血药配伍安胎之品，以收补虚安胎之功；二是补脾养肝益肾并用，以冲任皆隶属于肾，女子以肝为先天，脾为后天之本，气血生化之源，故宜于妇人气血虚损证候的治疗。

本方通过益气养血安胎之功，使胎有所养，胞有所系，则胎元犹如泰山之稳固，磐石之坚实而无陨堕之虑，故以“泰山磐石散”名之。

六、临床应用

复发性流产

本方加减治疗复发性流产，基本方：人参6 g（另煎），黄芪30 g，炒白芍15 g，炒白术15 g，当归

15 g，熟地黄15 g，砂仁3 g（冲），甘草5 g，续断15 g，川芎5 g，另糯米30 g烧粥，每天早餐服用。体质素弱，腰膝酸软，头晕耳鸣，精神萎靡者，加阿胶、鹿角胶、紫河车等血肉有情之品，补精血以养肾；心烦咽干，大便燥结者，加石斛、女贞子、旱莲草；纳呆者，加鸡内金、谷麦芽。从准备怀孕开始，每月服15剂，每日1剂，经净后服，汤药服至孕3月。如已有胎漏、胎动不安征兆，则随证加减，同时黄体酮针20 mg肌内注射，每日1次，止血后，改为隔日1次，持续至孕3月。

七、注意事项

戒欲事恼怒，远酒醋辛热之物。

（本节作者：王志程）

第四节　补　阴

六味地黄丸（地黄丸）

（《小儿药证直诀》卷下）

一、功能

滋阴补肾。

二、主治

肾阴虚证。腰膝酸软，头晕目眩，耳鸣耳聋，盗汗，遗精，消渴，骨蒸潮热，手足心热，舌燥咽痛，牙齿动摇，足跟作痛，以及小儿囟门不合，舌红少苔，脉沉细数。

三、组成

熟地黄24 g，山萸肉、干山药各12 g，泽泻、牡丹皮、白茯苓$_{去皮}$各9 g。

四、用法

上为末，炼蜜为丸，如梧桐子大。每服3丸，空心温水化下。亦可水煎服。

五、组方原理

本方是为肾阴亏损，兼有虚火内扰之证而设，故从滋阴补肾立法，“壮水之主，以制阳光”。方中重用熟地黄，味甘纯阴，主入肾经，长于滋阴补肾，填精益髓，为本方之君药。山茱萸酸温，主入肝经，滋补肝肾，秘涩精气，益肝血以生肾精；山药甘平，主入脾经，补后天以充先天，两药同为臣药。君臣相协，不仅滋阴益肾之力相得益彰，而且兼具养肝补脾之效。肾为水脏，肾元虚馁每致水浊内停，故又以泽泻利湿泄浊，并防熟地黄之滋腻恋邪；阴虚阳失所致，故以牡丹皮清泄相火，并制山茱萸之温；茯苓淡渗脾湿，既助泽泻以泄肾浊，又助山药之健运以充养后天之本。三药相合，一则渗湿浊，清虚热，平其偏胜以除由肾虚而生之病理产物；二则制约上述滋补之药的副作用，使补而不滞气，涩而不恋邪，俱为佐药。三味补药与三味泻药配伍，且补重于泻，寓泻于补，故补而不碍邪，泻而不伤正，共奏平补肾阴之功。

本方配伍特点有二：一是三补三泻，以补为主；二是肝脾肾三阴并补，以补肾阴为主。

本方由六味药物组成，以熟地黄为君药，故名“六味地黄丸”。

六、临床应用

（一）内科

1．心血管系统疾病

（1）高血压病

以本方为主治疗1期高血压病。药物组成：熟地黄20 g，山药20 g，山萸肉10 g，茯苓10 g，泽泻10 g，丹皮8 g。加减：阴虚火旺甚者加知母、黄柏、玄参、天门冬，兼有痰湿阻滞者去熟地黄，加半夏、白术、天麻、竹茹，肠胃燥热者去熟地黄，加生地黄、大黄、火麻仁，瘀血阻窍者加白芷、石菖蒲、地龙、红花、川芎。治疗前血压指标为（165～140）/(110～90）mmHg，治疗后血压指标为（139～100)/(95～75)mmHg。六味地黄丸还具备良好的保护靶器官的功能，从不同程度上延缓或逆转了老年性高血压患者的肾损害，对老年性高血压患者具有多重性肾保护作用。给予原发性高血压患者服用拜新同，30 mg/日；治疗组在对照组用药基础上加服六味地黄丸，12 g/日。2组在观察期间均未应用其他降压药物，观察时间为4周。治疗后对照组和治疗组的血、尿β_2-微球蛋白（β_2-MG）含量均呈现显著性下降（$P < 0.01$），治疗组下降幅度大于对照组，2组之间有显著性差异（$P < 0.01$）。

（2）心功能不全

选取60例西医心衰诊断标准和中医阴虚血瘀的患者，每组各30例。甲组为临床治疗组，在抗心衰的基础上加用六味地黄汤加味：生地10 g，山茱萸10 g，山药10 g，云苓12 g，泽泻10 g，丹皮10 g，赤芍10 g，白芍10 g，龙齿30 g，葛根12 g，芦根12 g，天花粉10 g为基础方，进行辨证治疗，疗程均为3周；乙组为临床对照组，仅行抗心衰基础治疗（给予利尿合剂，同时给予消心痛口服，必要时加用地高辛），实行随机平行对照。治疗组治疗后的血液黏度指标包括：全血黏度、血浆黏度、血细胞比容、纤维蛋白原均较治疗前有明显降低（$P < 0.05$），在统计学上有显著性差异。治疗组治疗后的血液流变学比对照组治疗后的亦有明显降低，说明滋养肾阴在治疗心衰后期高凝状态，疗效较佳。

（3）慢性原发性血小板减少性紫癜

以加味六味地黄丸口服治疗慢性原发性血小板减少性紫癜为治疗组，药用：黄芪30 g，当归18 g，旱莲草、山茱萸、玄参各12 g，仙鹤草、生地黄各15 g，阿胶、赤芍、牡丹皮、泽泻各10 g，甘草6 g。水煎服，连服3个月，并随证加减。对照组：醋酸强的松，每次10～15 mg，每日3次，连服3个月。治疗3个月后2组近期疗效，治疗组有效率为90%，对照组为80%。远期疗效为停药后随访2年的疗效，治疗组有效率为86.7%，对照组为65%，治疗组的远期疗效明显优于对照组（$P < 0.05$）。

2．消化系统疾病

（1）慢性乙型肝炎

以六味地黄汤加味治疗肝肾阴虚型慢性乙型肝炎。将50例患者随机分为两组，治疗组30例采用六味地黄汤加味治疗，对照组20例采用复方益肝灵片治疗，2个疗程后观察疗效。结果表明，治疗组总有效率达86.7%，疗效明显优于对照组，提示本方加味治疗肝肾阴虚型慢性乙型肝炎安全有效。

（2）便秘

所有便秘患者在经大便常规、钡剂肠道造影及结肠镜检查排除器质性病变后，口服丽珠肠乐0.5 g，早晚各服1次；六味地黄丸1丸（5 g），每日2次，餐前温开水送服，均连服1个月。

（3）食道上皮细胞重度增生

以本方试治食管癌的癌前病变-食道上皮细胞重度增生92例，1年后病理脱落细胞复查，癌变仅2例，稳定8例，好转或正常82例。而同期未服药的对照组89例中，8个月后癌变11例，稳定23例，好转55例，两组比较有极显著性差异（$P < 0.001$）；并对治疗组湖北57例和河北30例患者做了5年以上的随访，癌变率和重增率均明显比对照组低，好转或正常率明显上升，食道黏膜炎性细胞浸润和真菌感染明显减轻，血清极谱较治疗前明显下降。

(4) 胃癌

应用本方（熟地30 g，山茱萸、山药各12 g，泽泻、茯苓各10 g，丹皮15 g）加川芎、莪术各20 g，鸡血藤30 g，天冬15 g，长期服用，症状改善后亦可改为隔日1剂。治疗Ⅳ期胃癌患者35例，其中胃窦部16例，胃体部8例，贲门胃底部10例，皮革样胃1例；35例均证实为Ⅳ期胃癌，患者拒绝化疗，单服中药，多数病例坚持服药1～2年。结果表明，治疗后近期效果明显，大多症状缓解，食欲增加，一般情况改善。

(5) 肝癌介入术后

将原发性肝癌介入术后患者随机分为治疗组和对照组，治疗组肝动脉化疗栓塞（TACE）后服用六味地黄合四君子汤，对照组TACE后服维生素C等。通过观察患者临床总证候、临床症状、生活质量（KPS）变化以及安全性观察明确该方临床疗效，通过检测患者外周血T细胞亚群、NK细胞比例，外周血细胞因子IFN-γ、IL-12的产生明确该方对患者细胞免疫功能的调节作用。结果表明，六味地黄合四君子汤临床总证候治疗有效率优于对照组（$P<0.05$），对口干、盗汗、乏力、纳呆症状的改善优于对照组（$P<0.05$），可明显提高患者生活质量（$P<0.05$），该方无毒副反应，可明显上调患者$CD4^+$ T淋巴细胞，NK细胞比例（$P<0.05$），提高IFN-γ的产生。

3．内分泌系统疾病

(1) 糖尿病

将2型糖尿病患者分为两组，治疗组44例，根据中医辨证属阴虚燥热型、气阴两虚型、阴阳俱虚型，以上3型病例初诊均以六味地黄汤为基础方加减，一般服汤药4周后，燥热、瘀血、痰饮等表证解除，气虚、血虚、阴虚、阳虚等得以纠正，改服六味地黄丸。对照组44例，服用格列本脲每日5～10 mg，临床上根据血糖水平调整剂量，分早晚两次饭后服用或两联用药。结果表明，治疗组44例中：显效27例，占61.4%；有效17例，占38.6%；总有效率达100%。对照组44例中：显效18例，占41%；有效22例，占50%；无效4例，占9%，发生并发症21例，发生率为47.7%。

(2) 雄激素缺乏综合征

为了观察六味地黄汤加减治疗中老年男性部分雄激素缺乏综合征（PADAM）临床疗效及其对睾酮（T）的影响，选择符合研究条件者138例，随机分为两组。观察组76例，以六味地黄汤加减治疗；对照组62例，以十一酸睾酮补充治疗。结果：观察组总有效率为89.5%、对照组为77.4%，2组比较，观察组优于对照组，但差异无显著性意义（$P>0.05$）。治疗后两组T值均有不同程度升高，与治疗前比较，均有显著性差异（$P<0.01$）；观察组T值升高较对照组更为显著（$P<0.01$）。治疗后两组临床症状评分均有不同程度降低，与治疗前比较，差异有显著性（$P<0.01$）；观察组临床症状评分改善较对照组更为显著（$P<0.01$）。提示六味地黄汤能提高PADAM患者的血T水平，并能改善患者体能、血管舒缩症状、精神心理，提高性功能等，且不良反应小。

4．泌尿系统疾病

(1) 慢性肾小球肾炎

有人将60例慢性肾小球肾炎，随机分为治疗组（六味地黄汤组）和对照组，观察两组患者治疗前后的24 h尿蛋白定量和肾功能变化。结果表明，治疗组治疗后24 h尿蛋白定量和肾功能和对照组治疗后比较有显著性差异（$P<0.01$）。翟炜等将94例本病患者随机分为治疗组和对照组各47例，对照组以贝那普利、雷公藤多甙片、潘生丁片三联口服治疗；治疗组在对照组的基础上加味六味地黄汤口服治疗。结果表明，两组综合疗效、水肿消退时间、24 h尿蛋白比较、血浆白蛋白比较及尿中红细胞比较，差异均有统计学意义（$P<0.05$）。这说明在西医三联疗法的基础上加用加味六味地黄汤口服治疗，能明显提高临床综合疗效，且对患者症状改善明显。

(2) 慢性肾功能衰竭

应用本方重用山茱萸治疗慢性肾功能衰竭12例，其中慢性肾炎肾衰8例，慢性肾盂肾炎肾衰2例，系统性红斑狼疮所致的慢性肾衰1例，非典型性出血热所致的肾衰1例。治疗时重用山茱萸至120 g，疗程30～60日。结果表明，基本痊愈8例，症状明显改善3例，好转1例。肾功能化验：尿素氮值由原来的20 mmol/L以上降至7 mmol/L以下8例，9 mmol/L 2例，10 mmol/L 1例，16 mmol/L 1例。

将慢性肾功能衰竭尿毒症30例设为对照组，给予西医常规治疗，即复方α-酮酸片4～5粒，每日3次，口服；爱西特片5片，每日3次，口服。所有患者均控制感染，血压高者降压，纠正水、电解质紊乱及酸中毒等，禁用血管紧张素转化酶抑制剂及其受体拮抗剂，2个月为1个疗程。治疗组30例是在对照组治疗的基础上，应用六味地黄汤加减。基本方：熟地黄10 g，泽泻10 g，山茱萸12 g，牡丹皮10 g，山药15 g，茯苓15 g。脾肾气虚者，加红参末、赤芍药、白芍药、生黄芪、当归；肝肾阴虚者，加当归、白芍药、槐花、藕节、白茅根；气阴两虚者，加党参、黄芪；阴阳两虚者，则加肉桂、附子。2个月为1个疗程。在治疗前后的血尿素氮（BUN）、肌酐（Cr）、内生肌酐清除率及中医证候方面，均有明显疗效（$P<0.05$）。

5．减轻化疗毒副反应

在胃癌、恶性淋巴癌化疗的同时联合应用六味地黄口服液（每次10 mL，每日3次，连服20日），可以减轻化疗药毒副反应，改善造血功能，增强机体免疫能力。共观察60例（男45例，女15例；平均年龄45岁），其中治疗组（即化疗药加六味地黄口服液）40例（胃癌术后16例，恶性淋巴瘤24例），对照组（即化疗药加十全大补口服液，用法同六味地黄口服液）20例（均为恶性淋巴瘤病例）。结果表明，在44例恶性淋巴瘤患者中，治疗组食欲下降，恶心、脱发、口腔炎等发生率均小于对照组，临床症状亦较轻，但无统计学意义。从血红蛋白、白细胞、血小板、自然杀伤细胞和T淋巴细胞转化率检查结果来看，治疗组各项指标治疗前后变化不明显，而对照组各项指标治疗后明显下降，两组有显著性差异。

（二）外科

乳腺增生病

以加味六味地黄汤治疗乳腺增生病。处方：生地、熟地各12 g，山药12 g，茯苓12 g，山茱萸18 g，泽泻10 g，牡丹皮10 g，柴胡12 g，夏枯草20 g，海藻10 g，穿山甲5 g。加减：窜痛明显者加制香附、桔梗、橘核，乳房肿块坚硬者加三棱、莪术，属痰凝者加生牡蛎、浙贝母，局部灼热者加金银花、连翘，乳头溢血者加仙鹤草、旱莲草，失眠多梦者加炒酸枣仁、山栀子，烘热汗多者加制鳖甲、生牡蛎，大便干者加当归、全瓜蒌。每个月经周期为1个疗程，经期停服，观察1～3疗程。治疗期间患者忌食辛辣，避免情志刺激，停用其他治疗药物。

（三）妇科

1．更年期综合征

采用六味地黄汤加减治疗更年期综合征，基本方：熟地、山药、茯苓、女贞子、旱莲草各15 g，丹参、枸杞子各20 g，丹皮、郁金各12 g，当归、白芍各10 g，山茱萸、甘草各6 g。15日为1个疗程，连服1～2个疗程。

2．绝经后骨质疏松症

加味六味地黄汤可提高骨密度，改善临床症状，促进骨形成，抑制骨吸收，可用于防治绝经后骨质疏松症，与强骨胶囊功效相当。

3．免疫性不孕症

将289例免疫性不孕症患者随机分为两组，治疗组口服六味地黄汤加减，处方：生地黄、熟地黄、山茱萸、山药、炒当归、赤芍、柴胡、白术、牡丹皮、茯苓、五味子、甘草；对照组口服地塞米松。两组均2个月为1疗程。结果表明，治疗组疗效明显优于对照组。

（四）儿科

小儿汗证

六味地黄丸治疗小儿汗证，基本方：熟地、山茱萸、山药、泽泻、丹皮、茯苓。湿重者加木通、车前子，阴虚甚者加女贞子、鳖甲，虚热者加知母、青蒿。剂量根据患儿年龄确定，以常规剂量为准。

（五）男科

1. 不育症

以六味地黄汤加淫羊藿、海狗肾、白鲜皮为基本方，无精子者，加鹿茸；活动力不良、活动率低者，加蛇床子、巴戟天、菟丝子；死精、畸形多者，加土茯苓、蚤休；精液中有脓细胞者，加蒲公英、龙胆草，或加服龙胆泻肝丸；有射精者，加鳖甲、蜈蚣、急性子。

2. 慢性前列腺炎

以六味地黄汤治疗慢性前列腺炎，方法是以本方煎汤，1个月为1个疗程，连服1～3个疗程，同时配合热水坐浴，每日1～2次，每次15～20 min。具体加减法：膀胱湿热型加萹蓄、瞿麦、车前子，肾阳虚者加附子、肉桂，肾阴虚火旺者加知母、黄柏。

（六）五官科

慢性喉喑

用六味地黄丸每日服3次，饭前服用，每次1丸，温淡盐水送服，治疗喉喑（病程以1～3年为多见）。

（七）口腔科

1. 复发性口疮

治疗组采用六味地黄口服液治疗复发性口疮30例，口服1次1支，1日2次，1个月为1疗程。对照组29例以头孢氨苄缓释片、复合维生素B各2片，口服，1日3次，1个月为1疗程，所有患者用药1疗程后观察，观察1至1.5年。结果表明，治疗组30例中，痊愈21例（70%），显效3例（10%），无效6例（20%），总有效率为80%；对照组29例中，痊愈7例（24%），显效10例（35%），无效12例（41%），总有效率为59%。治疗组与对照组比较差异有统计学意义。

2. 灼口综合征

加减六味地黄汤治疗妇女更年期灼口综合征，治疗组选用熟地20 g，山萸肉10 g，山药10 g，泽泻10 g，甘草15 g，生地10 g。1疗程为10日，每服2～3个疗程。对照组46例，经妇科医生指导口服尼尔雌醇，首次1 mg，15日后再服用1 mg，以后每月服用1 mg。两组均配合服用复合维生素B、维生素E。结果表明，治疗组52例中，痊愈15例，好转29例，无效8例，有效率为84.6%。

3. 牙周炎

将80例糖尿病肾气虚损型牙周炎的患者，随机分为两组。实验组给予牙周基础治疗和口服六味地黄丸，对照组仅做牙周基础治疗，分别于治疗前和治疗6个月后复查牙周指标的变化。结果表明，两组患者治疗前，菌斑指数（plaque index，PLI）、牙龈指数（gingival index，GI）、受试部位的探针深度（probing depth，PD）及附着丧失（attachment loss，AL）均无显著性差异（$P > 0.05$），治疗6个月后复查，两组患者PD，AL有极显著性差异（$P < 0.001$）。这提示六味地黄丸口服配合常规牙周基础治疗对肾气虚损型牙周炎有明显的改善作用。

（八）眼科

干眼

将332例干眼患者分为两组，对照组180例，患者滴泪然滴眼液；观察组152例患者在滴眼液的基础上口服六味地黄丸加味中药，观察用药前及用药后30日内患者主观症状，客观指标及舌象、脉象变化。结果表明，观察组患者主观症状、客观指标及舌象、脉象的改善均优于对照组（$P < 0.05$）。

（九）皮肤科

黄褐斑

对本病属肾阴虚者，给予六味地黄丸6 g，早晚各服1次；属肝郁气滞者，给予逍遥丸6 g，早晚各服1次；两者皆有者，早服六味地黄丸，晚服逍遥丸，半个月为1个疗程。患者服药期间须避免日晒。

七、实验研究

（一）成分研究

用荧光分光光度法测定了六味地黄汤中六味药材及其煎剂，以及方中组成药物的5种不同配伍的煎剂和全方煎剂的硒含量。结果表明，熟地和山药均有明显的富集硒的作用，硒在各药材通煎液中的溶出率为30%～40%；而硒具有刺激免疫蛋白及抗体生成的生物功能，因而在考虑到六味地黄汤的补益作用时，不可忽视它含有较高的硒含量。王喜军等初步确定所分离得到的六味地黄丸的血中移行成分是六味地黄丸补肾的药效物质基础，其中以莫诺苷，獐牙菜苷和马钱子苷的作用最为明显，是补肾的核心成分。

（二）药理研究

1．对缺血-再灌注损伤的保护

观察六味地黄丸对缺血-再灌大鼠梗死区的影响，结果发现，冠状动脉闭塞1 h后再灌23 h的大鼠，其梗死区/(灌流区 + 梗死区）为40.4%±1.6%；灌流区/心室为19.1%±1.4%。大鼠灌服本方后，梗死区/(灌流区+梗死区）及灌流区/心室分别下降了32%和增加了27%，提示本方能明显缩小缺血再灌大鼠心肌的梗死区，增加灌流区，即能一定程度地阻止或延缓心肌坏死。结扎大鼠左冠状动脉闭塞15 min，梗死区SOD活性下降了50%，MDA含量则增加了96%。大鼠灌服本方后，以上2项指标的变化得到明显抑制，但对抗MDA升高的作用较阳性药普萘洛尔弱。缺血15 min后的肾、脑组织中SOD活性分别下降59%及32%，MDA含量分别增加31.7%及33%。本方能明显保护缺血肾组织上SOD活性，但对缺血肾组织中MDA含量及脑组织中SOD、MDA均无明显的保护作用，对小鼠常压缺氧15 min后肾、脑组织中SOD活性及MDA含量亦无明显的保护作用。

缺血心肌再灌注损伤的一个重要结果是恶性心律失常。实验表明，六味地黄汤能够显著对抗Langendorff灌流大鼠心脏低灌-再灌注诱发的心律失常，使室颤发生率降低50%，持续时间缩短73%，且能明显抑制甲状腺素引起的心脏肥厚，并降低心脏对心律失常易损性的增加，使肥厚心脏低灌-再灌注诱发的室颤发生率由100%降至10%；六味地黄汤能明显抑制肥厚心脏遭受低灌-再灌注损伤引起的组织内SOD的进一步降低及MDA含量的进一步升高，提示六味地黄汤的抗心律失常及对肥厚心脏的保护作用均与其抗氧自由基作用有关。

2．对大鼠血压的影响

对麻醉大鼠经十二指肠给予六味地黄煎剂（设高、低两个剂量组），对照组给予等量生理盐水，于给药前后每5～10 min记录血压和心电等变化，给药前的血压和心率为100%，计算给药后血压和心率的百分值，并与对照组比较。结果发现，实验组给予六味地黄煎剂15 min即有明显降压作用（$P < 0.01$），其中低剂量组于给药后35 min降至最低点，为给药前血压的74%，然后逐渐恢复，至75 min时为给药前血压的79%；高剂量组在25 min后血压继续下降，至75 min时为给药前血压的65%。这表明经十二指肠给予六味地黄煎剂对麻醉大鼠有明显的降压作用，但对心率和心电均无明显影响。

3．对血液流变性的影响

以注射氢化可的松及盐酸肾上腺素造成大鼠慢性阴虚血瘀模型，灌胃给予药物处理，于末次给药1.5 h后颈动脉插管放血，分别测定全血黏度、血浆黏度、血沉、血细胞比容、血小板聚集率及黏附率。结果表明，六味地黄汤13.50 g、6.75 g及3.78 g均能降低慢性阴虚血瘀证模型大鼠全血黏度、血浆黏度、血细胞比容、血沉、血小板聚集率及黏附率。这提示六味地黄汤具有改善慢性阴虚血瘀证模型大鼠血液流变性的作用。

4. 对实验动物血糖水平的影响

六味地黄汤能增加小鼠肝糖原的含量，明显降低实验性高血糖小鼠的血糖水平，但对正常小鼠血糖水平无明显影响，在大鼠口服糖负荷实验中对糖耐量有明显的改善作用。另有报道，观察六味地黄丸全方及其5种不同的药物组合对小鼠血糖和肝糖原的影响，具体药物组合如下。第一组：六味地黄汤全方按8∶4∶4∶3∶3∶3配制；第二组：熟地、山茱萸、山药（2∶1∶1）；第三组：泽泻、丹皮、茯苓（1∶1∶1）；第四组：熟地、泽泻（8∶3）；第五组：山茱萸、丹皮（4∶3）；第六组：山药、茯苓（4∶3）。结果表明，第二组、第五组、第六组小鼠血糖水平低于对照组，差异明显，第二组最明显；而第一组、第三组、第四组与对照组无显著性差异；第一组、第二组、第四组、第五组糖原均有升高，第一组最明显；第三组、第六组无差异。

将自发性2型糖尿病大鼠OLETF鼠40只，随机分为六味地黄丸干预组和对照组；LETO鼠10只作为正常对照组。干预组从8周龄起以六味地黄丸2.4 mg/(kg·日）灌胃给药，其余两组以等量清水灌胃。定期OGTT实验，监测各组大鼠摄食及体重增长情况，每周称量大鼠体重和摄食量。于8、32和40周龄时分批宰杀大鼠，检测血浆胰岛素。结果表明，对照组和干预组OLETF鼠摄食量显著高于LETO组（$P<0.01$），对照组和干预组OLETF鼠体重从第6周开始显著高于LETO组（$P<0.05$）。干预组血浆胰岛素显著低于对照组（$P<0.05$），与LETO组相比无显著性差异（$P>0.05$）。这提示六味地黄丸能够显著降低OLETF鼠血糖升高程度，延缓高血糖的出现；六味地黄丸能够显著降低血浆胰岛素。有人也发现本方可较明显地降低血糖，有效控制体重，改善胰岛素抵抗。本方与双（α-呋喃甲酸）氧钒联合使用对糖尿病大鼠还有减毒增效的作用。

Wistar大鼠尾静脉注射四氧嘧啶复制糖尿病动物模型，将成模的糖尿病大鼠按血糖和体重随机分为糖尿病组、六味地黄丸组，同时设立正常对照组，并分别给予蒸馏水和六味地黄丸灌胃6周，每3周测量体重1次，6周后测定空腹血糖，总胆固醇（TC）、甘油三酯（TG）、高密度脂蛋白-胆固醇（HDL-C）和低密度脂蛋白-胆固醇（LDL-C）。结果表明，糖尿病组大鼠体重下降，血糖显著升高，TC、TG、LDL-C含量显著增加，补充六味地黄丸后，体重逐渐增加，血糖显著下降，TC、TG、LDL-C含量显著降低。这提示六味地黄丸能增加糖尿病大鼠体重，对其糖、脂代谢有一定的改善作用。

5. 抗肿瘤

本方对于丝裂霉素的致癌作用具有增强作用，能够显著延长肿瘤小鼠的生存期，若从方中除去地黄、山药、泽泻、茯苓时则无延长生存期效果，生药单独投予时，茯苓的延长生存期效果最强。另据报道，本方能降低正常的和化学诱变的动物骨髓多染细胞微核出现率；连续投药60周后，动物肿瘤的自发率随用药剂量增大而降低，其中大剂量组的自发率明显低于对照组（$P<0.01$），说明本方对突变和癌变均具有一定的防护作用。HSV-tk/GCV自杀基因治疗系统联合六味地黄丸对杀伤肿瘤细胞具有协同增效作用。

6. 对免疫功能的影响

本方可提高小鼠腹腔巨噬细胞的吞噬功能，吞噬率及吞噬指数均显著高于对照组，对体液免疫亦有增强作用。并可显著提高老年小鼠的细胞免疫功能，抑制小鼠水浸应激与异丙肾上腺素所致的腹腔巨噬细胞活性自由基产生亢进，由此推测其作用机理可能与交感神经末梢所释放的儿茶酚胺类样物质有关，提示中医补益方剂在提高机体免疫功能的同时还可抑制产生亢进的活性自由基。有人发现六味地黄丸可激活造血干细胞，通过升高骨髓中造血干细胞的数量和增殖能力提高造血机能，以达到提高免疫功能的作用。

7. 保肝减毒

本方对四氯化碳中毒小鼠的SGPT活性升高有明显降低作用，且灌胃7日组作用强于灌胃2日组；并能显著降低强的松龙诱发和硫代乙酰胺诱导的SGPT活性的升高，对正常小鼠的SGPT活性无明显影响；同时进一步观察到六味地黄煎剂给药组与四氯化碳中毒小鼠血清温服后，对SGPT活性无明显影响，表明给药后体内并不存在直接抑制SGPT活性的物质，提示六味地黄水煎剂对SGPT活性的降低作用并非由于其直接抑制SGPT活性。研究还发现，六味地黄水煎剂能明显促进四氯化碳中毒小鼠对溴磺酞钠的排泄，提示其有助于恢复和改善肝脏的正常解毒排泄功能。此外，本方还能明显缩短正常小鼠和四氯化碳中毒小鼠戊巴比妥钠的睡眠时间，提示六味地黄水煎剂可能具有酶诱导作用。

应用六味地黄汤加味，观察豚鼠庆大霉素耳中毒的防护作用，结果发现，服用本方的动物全身状况比对照组为佳，听觉功能受损程度较轻，耳廓反射阈值提高较少，耳蜗微音器电位与听神经动作电位下降程度低于对照组。从内耳听觉功能测定结果亦证明本方能明显减轻硫酸庆大霉素的耳毒性。还有人通过观察听觉细胞和前庭部分的病理变化，研究本方对硫酸庆大霉素造成的豚鼠听觉损害的保护作用，发现六味地黄丸加鸡血藤、生甘草的水煎浓缩液，能部分减轻庆大霉素对豚鼠内耳听觉和前庭的毒性作用。

实验选出具正常性动周期的雌性大鼠45只，随机分为3组：治疗组（雷公藤多苷与六味地黄丸联合应用）、对照组（雷公藤多苷组）、空白组，均喂养30日后解剖。结果表明，治疗组与对照组比较性动周期延长，雌、孕激素水平增高，雌性生殖器官重量增加，Bax、P53和Fas表达上调不明显，与空白组比较无显著性差异（$P>0.05$）。卵泡数量增多，卵泡成长过程活跃，成熟卵泡多，体积大，颗粒细胞层次多，卵泡液含量多；黄体数量多，发育良好，卵母细胞透明带未见明显改变。这提示六味地黄丸可拮抗雷公藤致雌鼠生殖系统的毒副作用。本方对大鼠肝微粒体代谢酶P_{450}活性具有一定的诱导作用。

8．抗衰老

以D-半乳糖致亚急性衰老小鼠为模型，同时给予六味地黄汤治疗，6周后可全面观察六味地黄汤对运动能力的影响。结果表明，六味地黄汤能有效延长衰老小鼠的游泳力竭时间，提高衰老小鼠的学习记忆成绩，不同程度地提高衰老小鼠心、脑、骨骼肌中的SOD、Na^{+}-K^{+}-ATP、Ca^{2+}-Mg^{2+}-ATP酶活性，降低心肌细胞、骨骼肌细胞内Ca^{2+}、MDA含量。

9．对内分泌的调节作用

肾阴虚模型小鼠在服用药物1周后，取血测定血浆促肾上腺激素释放激素、促肾上腺激素、皮质酮含量。结果表明，六味地黄汤生物制剂可明显降低肾阴虚模型小鼠血浆促肾上腺激素释放素、促肾上腺激素、内质酮含量水平，与传统六味地黄汤组有显著性差异（$P<0.05$）。因此，六味地黄汤生物制剂对肾阴虚模型小鼠下丘脑-垂体-肾上腺轴有明显的调节作用，其作用优于传统的六味地黄汤。

去卵巢手术处理可以增强大鼠吗啡镇痛耐受的形成，给予六味地黄丸具有逆转作用。六味地黄丸调节ERα基因在去卵巢大鼠脑组织中的表达，有类雌激素样作用，提示六味地黄丸可能通过调节下丘脑垂体性腺轴的功能影响吗啡镇痛耐受。

10．改善脑发育

采用怀孕小鼠被动吸烟复制宫内发育迟缓模型，动物随机分为3组，分别给予蒸馏水、黄芪和六味地黄汤，于孕19日处死母鼠，计数总胚胎数、活胎数、吸收胎数、死胎数，称量活胎体重和脑质量，观察胎鼠大脑显微结构和细胞凋亡情况。结果表明，被动吸烟可使孕鼠死胎数、吸收胎数增加，仔鼠脑发育迟缓，脑内细胞凋亡较正常仔鼠增加；黄芪、六味地黄汤能减少死胎、吸收胎数，增加仔鼠体重与脑重，一定程度地改善脑发育，减少凋亡细胞数，与模型组有显著性差异（$P<0.05$），且六味地黄汤组优于黄芪组，比较有显著性差异（$P<0.05$）。

11．其他作用

用六味地黄汤煎剂（1∶2.5＝mL∶g）滴喂实验性佝偻雏鸡2个月，检测血清钙、磷含量。结果表明，给药组血清钙、磷浓度均高于不给药的佝偻鸡组。X线诊断证明，不给药组的佝偻病患病率高达65.5%，给六味地黄汤组发病率仅为16.7%。另有实验表明，由药物造成肾虚动物模型可加重牙周组织的损害，六味地黄汤对牙周病阴虚模型动物的牙周组织具有保护作用，可修复牙周组织的损害。

12．对六味地黄丸及其不同制剂药理作用的比较研究

有人对本方冲剂与丸剂的药理作用进行了比较，观察指标有：对麻醉猫血压、心率、心电图的影

响，对大鼠肾上腺内维生素C含量的影响，对小鼠耐疲劳能力的影响（游泳试验），对小鼠血中碳末廓清率的影响。结果表明，上述两种剂型均能明显降低麻醉猫血压，以冲剂作用为强；两者对心率、心电图皆无影响。两种剂型皆可明显降低大鼠肾上腺内维生素C含量，明显增强小鼠耐疲劳能力。其冲剂能明显提高小鼠对碳末的吞噬指数，而同剂量的丸剂则作用不明显。又有人观察了六味地黄冲剂、丸剂和汤剂对肾阴虚患者血液中部分指标及临床疗效的差异，结果发现，肾阴虚患者血液中cAMP、Zn^{2+}、Cu^{2+}含量明显高于正常人。用六味地黄冲剂、汤剂、丸剂治疗的肾阴虚患者，血液中cAMP、Zn^{2+}、Cu^{2+}含量均明显降低，临床肾阴虚症状明显改善，三种剂型效果相同。

八、注意事项

本方虽有山药、茯苓之补脾助运，但熟地味厚滋腻，有碍运化，故脾虚食少以及便溏者当慎用。

左归丸

（《景岳全书》卷51）

一、功能

滋阴补肾，填精益髓。

二、主治

真阴不足证。腰酸腿软，头晕眼花，耳聋失眠，遗精滑泄，自汗盗汗，口燥舌干，舌红少苔，脉细。

三、组成

大怀熟地240 g，山药$_{炒}$120 g，枸杞120 g，山茱萸肉120 g，川牛膝$_{酒洗，蒸熟}$120 g，菟丝子$_{制}$120 g，鹿胶$_{敲碎，炒珠}$120 g，龟胶$_{切碎，炒珠}$120 g。

四、用法

上先将熟地蒸烂杵膏，炼蜜为丸，如梧桐子大。每服百余丸，食前用滚汤或淡盐汤送下。亦可水煎服，用量按原方比例酌减。

五、组方原理

本方治证乃真阴不足，精髓亏损而致，治宜滋补肾阴，益髓填精为法。方中熟地甘温，为滋补肾阴之要药，故重用以为君药。山茱萸养肝滋肾，涩精敛汗；山药补脾益阴，滋肾固精；枸杞子补肾益精，养肝明目；再加龟鹿二胶血肉有情之品，峻补精髓。其中龟胶甘咸而寒，善补肝肾之阴，又能潜阳；鹿胶甘咸微温，益精补血之中又能温补肾阳，与诸滋补肾阴之品相伍又有“阳中求阴”之效，炒珠服用以缓其滋腻碍胃之弊，以上俱为臣药。佐以菟丝子平补肾之阴阳，固肾涩精，更助诸药补肾固精之功；川牛膝益肝肾，强腰膝，健筋骨，但其性走泄，故封藏失职而遗精滑泄者宜改用怀牛膝，两药用为佐药。诸药配伍，益肾滋阴，填精补髓之力颇著，为峻补真阴，纯甘壮水的代表方剂。

六、临床应用

1．考试综合征

治疗考试综合征患者用左归丸治疗。服法：左归丸9 g，每日早晚各1次，口服。15日为1个疗程，连续治疗3个疗程。对照组26例用安定片5 mg，每晚口服，连用15日。

2．功能失调性子宫出血

以左归丸加减治疗功能失调性子宫出血，基本方：熟地黄、党参、淮山药、枸杞子、女贞子各15 g，山茱萸12 g，旱莲草10 g，菟丝子、怀牛膝各8 g。月经先期者，减菟丝子、牛膝，加茜草、仙鹤草；月经后期者，加桃仁、红花；经量多色暗红而有血块者，加益母草、炒蒲黄、三七粉（冲服）；小腹痛者，加延胡索；腰酸痛者，加金樱子、续断、补骨脂；全身寒冷者，加肉桂、熟附子；纳差者，加白豆蔻、焦三仙；兼湿热者，加黄柏、龙胆草；兼虚热者，加知母、青蒿；久漏不止者，加何首乌、乌贼骨、茜草炭；小腹空坠者，加升麻、柴胡。疗程3个月。

3．更年期综合征

应用加味左归丸治疗本病，基本方：熟地24 g，山萸肉、山药、柴胡各12 g，枸杞子15 g，菟丝子、鹿胶、龟胶、牛膝、圆肉、当归各10 g，柏子仁20 g，砂仁6 g。10日为1疗程，结果为痊愈。

七、实验研究

1．防治骨质疏松症

以卵巢切除所致的骨质疏松大鼠为模型，采用骨组织形态计量学方法测定胫骨骨小梁体积百分比、骨小梁吸收表面百分比和骨小梁形成表面百分比，采用放射免疫分析法测定外周血清中雌二醇、骨钙素和降钙素的含量。结果表明，左归丸能使胫骨骨小梁体积百分比显著增高，使骨小梁吸收表面百分比和骨小梁形成表面百分比显著降低。大鼠切除卵巢后，在雌二醇含量大幅度降低的同时，骨钙素含量明显增加，降钙素含量明显降低。左归丸对雌二醇含量无显著影响，但能使降钙素含量增加，使骨钙素含量降低。

2．对骨髓源成体干细胞多向分化的影响

以贴壁筛选法分离骨髓源成体干细胞（adult stem cells，ASC），观察骨髓源ASC在体外扩增及多向分化潜能。结果表明，左归丸Ⅰ号（全方）和左归丸Ⅱ号（全方减去龟鹿二胶）均能诱导骨髓源ASC向成骨细胞、软骨细胞、神经元细胞和神经胶质细胞方向分化；并发现在诱导骨髓源ASC向神经元样细胞及神经胶质样细胞方向分化方面，左归丸Ⅰ号明显地优于左归丸Ⅱ号；但左归丸Ⅱ号诱导骨髓源ASC向成骨样细胞及软骨样细胞方向分化的作用又显著优于左归丸Ⅰ号。

3．对阴虚阳亢小鼠Th1/Th2类细胞因子漂移现象的干预

用中药左归丸对阴虚阳亢小鼠模型的建立进行干预（生理盐水做对照），RT-PCR法分别检测小鼠脾脏单个核细胞Th1类细胞因子（IFN-γ、IL-2）、Th2类细胞因子（IL-4、IL-10）的表达及中药左归丸的逆转作用。结果表明，正常小鼠可以同时表达IFN-γ、IL-2、IL-4、IL-10，处于Th1/Th2平衡状态；模型小鼠在表现明显的阴虚阳亢体征的同时，其Th1/Th2两类细胞因子mRNA的表达显著降低（$P<0.01$），但IFN-γ/IL-10的比值明显升高（$P<0.01$），Th1类细胞因子处于相对优势状态，中药左归丸可显著提高IL-10的转录水平，使IFN-γ/IL-10比值回落（$P<0.05$）。这提示中医阴虚阳亢小鼠处于Th1相对优势状态，中药左归丸可重建Th1/Th2的平衡状态。

八、注意事项

本方组成药物以阴柔滋润为主，久服常服，每易滞脾碍胃，故脾虚泄泻者慎用。

大补阴丸（大补丸）

（《丹溪心法》卷3）

一、功能

滋阴降火。

二、主治

阴虚火旺证。骨蒸潮热，盗汗遗精，咳嗽咯血，心烦易怒，足膝疼热，舌红少苔，尺脉数而有力。

三、组成

黄柏炒褐色、知母酒浸，炒各120 g，熟地黄酒蒸、龟甲酥炙各180 g。

四、用法

上为末，猪脊髓、蜜为丸。每服70丸，空心盐白汤送下。

五、组方原理

对此阴虚火旺之证，由于水亏火炎，火灼阴伤，若仅滋阴而不降火，则虚火难清；若只降火而不滋阴，即使火势暂息，犹恐复萌，故当滋阴与降火并行。方中熟地甘温，大补真阴，益髓填精；龟甲咸寒，为血肉有情之品，擅补精血，又属介类，有潜阳之功，本方重用两药，意在大补真阴，壮水制火以培其本，共为君药。黄柏苦寒，善清肾火；知母苦甘而寒，为滋肾水，润肺阴，降虚火之要药，故两药相须为用，泻火保阴以治其标，并能助君药滋润之功，用为臣药。再以猪脊髓、蜂蜜为丸，取其血肉甘润之质，一则助君药滋补精髓，二则制约黄柏的苦燥，俱为佐使药。诸药合用，使水充而亢阳有制，火降而阴液渐复，标本兼顾，相辅相成，共收滋阴填精，清降虚火之功。

本方配伍特点为：滋阴药与清热降火药相配，标本同治。且重用滋阴之熟地与龟甲，两药剂量与黄柏、知母的比例为3∶2，因而本方是以滋阴培本为主，清热降火为次，即如朱震亨所云："阴常不足，阳常有余，宜常养其阴，阴与阳齐，则水能制火，斯无病矣。"（录自《医宗金鉴》卷27）

本方重用滋阴药物，且配入血肉有情之品，滋阴之力较著，故以"大补阴丸"名之。

六、临床应用

1．老年认知功能障碍

本病基础治疗的同时，加服大补阴丸。基础方：龟甲（先煎）12 g，生地15 g，知母、川柏各10 g，杞子15 g，菊花10 g，枣仁、柏子仁各15 g，天冬、麦冬各10 g，丹参15 g。心烦不安者，加川黄连、珍珠母；眩晕明显者，加天麻、白蒺藜；纳差者，减知母、黄柏各6 g，去天冬、麦冬，加砂仁；四肢麻木者，加丹参、三七。治疗6个月后，35例中显效13例，有效19例，无效3例，总有效率为91.43%。疗效优于单纯基础治疗（$P<0.05$）。

2．更年期综合征

用大补阴丸治疗女性更年期综合征，每次6 g，每日3次。对照组：用更年安片，每次6片，每日3次，两组均30日为1疗程。治疗观察期间，不合并用其他药物，1个疗程结束时判定疗效。治疗结果为治疗组60例，临床治愈10例，显效29例，有效18例，无效3例。

3．女童单纯性乳房早发育

给予大补阴丸口服治疗女童单纯性乳房早发育43例，每次4 g，3次/日，对照组不做任何治疗。两组均以1个月为1个疗程，共治疗3个疗程，分别在治疗1个月，3个月后观察乳房肿块消退情况。治疗1个月后，治疗组43例患儿中，24例乳房肿块完全消退，14例明显缩小，5例改变不明显，乳房肿块消退率为88.37%；对照组25例中仅3例明显缩小，5例较以前略增大，其余17例无明显改变，乳房肿块消退率为12.0%，两组比较有显著性差异（$P < 0.01$）。治疗3个月后，治疗组中36例乳房肿块完全消退，5例明显缩小，2例不明显，乳房肿块消退率为95.35%；对照组中仅2例乳房肿块完全消退，3例明显缩小，5例较前略有增大，其他15例无明显变化，乳房肿块消退率为20.0%，两组比较有显著性差异（$P < 0.01$）。

七、实验研究

1．免疫调节

大补阴丸（汤）实验血清对异常免疫机能状态下的T、B淋巴细胞增殖活性具有明显的免疫抑制作用，对T淋巴细胞分泌IFN-γ/IL-4活性具有一定的免疫调节作用。经时效关系研究表明，大补阴丸（汤）灌胃后1～1.5 h的实验血清免疫药理作用最强。

2．抗肿瘤

采用MTT法检测大补阴汤含药血清对人非小细胞性肺癌H_{460}细胞的生长抑制作用，结果发现，大补阴汤作用H_{460}细胞48 h和72 h以后，可见部分细胞变圆，体积变小，有凋亡小体产生。大补阴汤可时间依赖性抑制H_{460}细胞的生长。这提示本方含药血清可以抑制H_{460}细胞的增殖，为进一步探讨其抗肿瘤作用机制提供了实验依据。

八、注意事项

脾胃虚弱，食少便溏，以及火热属于实证者不宜使用本方。

虎潜丸

（《丹溪心法》卷3）

一、功能

滋阴降火，强壮筋骨。

二、主治

肝肾不足，阴虚内热之痿证。腰膝酸软，筋骨痿弱，步履乏力，或眩晕，耳鸣，遗精，遗尿，舌红少苔，脉细弱。

三、组成

黄柏$_{酒炒}$240 g，龟甲$_{酒炙}$120 g，知母$_{酒炒}$60 g，熟地黄、陈皮、白芍各60 g，锁阳45 g，虎骨$_{炙}$30 g，干姜15 g（一方加金箔一片，一方用生地黄，一方无干姜）。

四、用法

上为末，酒糊为丸或粥为丸（现代用法：上为细末，炼蜜为丸，每丸重9 g，每次1丸，日服2次，淡盐汤或温开水送下。亦可水煎服，用量按原方比例酌减）。

五、组方原理

本方可治肝肾精血不足，阴虚内热，不能濡养筋骨而致之痿证，故宜以补养肝肾，滋阴降火，强筋壮骨为法。方中黄柏苦寒入肾，擅清下焦相火；龟甲甘咸而寒，为血肉有情之品，可滋阴潜阳，益髓填精，补肾健骨，本方重用两药，既可补肝肾精血之不足，又能清肝肾虚火之内扰，标本并治，共为君药。配伍熟地滋肾益精，白芍养血柔肝，与龟甲同用滋阴之功益彰；知母苦寒质润，滋阴清热，与黄柏相合清热之力更著，三药俱为臣药。虎骨为强筋健骨，治疗筋骨痿软，脚弱无力之要药；锁阳甘温而质润，一则益精养血以助诸药滋阴之力，一则补肾壮阳而寓“阳中求阴”之法；干姜、陈皮温中暖脾，理气和胃，不仅可防黄柏、知母苦寒败胃之虞，而且可使诸阴柔之品滋而不腻，补而不滞，同为佐药。诸药合用，肝肾同补，补泻兼施，俾精血充而筋骨肌肉得以濡养，虚火降而精血津液无由以耗，筋骨渐强，步履复健而诸证乃痊愈。

本方配伍特点有三：一是以滋阴药配伍降火药为主，标本兼治；二是在大堆滋阴药中配入补阳之品，以“阳中求阴”；三是配伍温中和胃理气之药使补而不滞。

六、临床应用

1．颈椎病

加味虎潜丸为基础方治疗神经根型颈椎病，药物组成：龟甲15 g，熟地15 g，豹骨12 g，锁阳10 g，骨碎补10 g，独活10 g，桑寄生12 g，白芍12 g，当归12 g，鸡血藤15 g，刘寄奴10 g。

2．腰椎间盘突出症术后

将腰椎间盘突出症患者手术拆线后，分为两组，均给予常规术后抗炎等治疗，治疗组同时给予虎潜丸配合骶管冲击治疗。给予虎潜丸口服。药物组成：黄柏240 g，龟甲120 g，知母60 g，熟地黄60 g，陈皮60 g，白芍药60 g，锁阳45 g，狗骨（替代虎骨）60 g，干姜15 g。上为细末，炼蜜为丸，每丸9 g，每次1丸，每日2次，淡盐汤或温开水送下。行常规骶椎管穿刺，连接输液器，加压滴注冲击液。两组均3周为1个疗程，治疗组疗效明显优于对照组 。

七、注意事项

痿证由湿热浸淫筋脉所致者，不宜使用本方。

一贯煎

（《续名医类案》卷18）

一、功能

滋阴疏肝。

二、主治

阴虚肝郁证。胸脘胁痛，吞酸吐苦，咽干口燥，舌红少津，脉细弱或虚弦。亦治疝气瘕聚。

三、组成

北沙参、麦冬、当归各9 g，生地黄18～30 g，枸杞子9～18 g，川楝子4.5 g（本方原书无用量，据《方剂学》补）。

四、用法

水煎服。

五、组方原理

本方治证乃肝阴不足，气机郁滞而致，治宜养肝阴而疏肝气。方中枸杞子性味甘平，入肝、肾二经，尤长于滋阴补肝，用为君药。肝藏血，肾藏精，乙癸同源，精血相生，故配入生地滋肾养阴，借肾水之充以涵养肝木，并可清虚热，生津液；当归功擅养血补肝，因属血中气药，故养血之中有调血之能，补肝之中寓疏达之力，两者与枸杞子相伍，补肝阴，养肝血之效益著，共为臣药。佐以北沙参、麦冬养胃生津，润燥止渴；川楝子苦寒，疏肝泄热，行气止痛，肝气郁滞之痛证有热者每恃为疏郁之要药，与甘寒滋阴养血药物配伍，既无苦燥伤阴之弊，又可引诸药达于肝经，为佐使药。诸药合用，使肝体得养而阴血渐复，肝气得疏则诸痛可除，为治疗阴虚血燥，肝郁气滞证候的有效方剂。

本方配伍特点为：在甘凉柔润，滋阴养血药中，少佐一味川楝子疏肝理气，以养肝体为主，兼和肝用，从而使滋阴养血而不遏滞气机，疏肝理气又不耗伤阴血。

六、临床应用

1．急慢性肝炎、肝硬化、脂肪肝

针对慢性病毒性肝炎、肝硬化、脂肪肝、血吸虫肝病等慢性肝病，如中医辨证属阴虚型，以加味一贯煎治疗。其主要表现为肝痛隐隐，劳累后加重，得卧则减，腹胀纳呆，口干口苦，五心烦热，夜寐不安，肢软乏力，大便干结，舌红少津，苔薄黄，脉弦细等。基本方：生地15 g，北沙参15 g，当归10 g，枸杞10 g，麦冬10 g，川楝子10 g，郁金10 g，白芍10 g。加减：胁痛腹胀重者，加柴胡、木香、山楂；口苦苔黄者，加牡丹皮、栀子；舌暗紫、脉弦涩者，加丹参；饮食运化不良者，加山楂、鸡内金；有黄疸者，加茵陈；谷丙转氨酶不降者，加五味子。另对乙型肝炎及脂肪肝者再加减用药，以一贯煎为基本方治疗乙型肝炎，药物组成：北沙参18 g，麦冬16 g，生地30 g，当归15 g，枸杞子12 g，川楝子6 g，丹参12 g，牡丹皮12 g，五味子18 g。口苦燥者，加酒黄连；大便秘结者，加瓜蒌仁；腹痛者，加白芍药、炙甘草；舌红而干者，加石斛。

2．肝炎后综合征

本方加炙甘草、小麦、大枣各20 g为基本方，随证加减，每日1剂，病情好转后隔日1剂，治疗肝炎后综合征（症状见胁痛、腹胀、纳差、恶心、便溏、失眠、头晕、焦虑、乏力等）。

3．萎缩性胃炎

萎缩性胃炎主要由胃阴不足，津液耗损而致，故可用一贯煎加减治疗。有研究以本方加味治疗本病，处方：北沙参15 g，麦冬、枸杞子、当归各10 g，生地、川楝子各12 g，白花蛇舌草50 g。给予一贯煎合芍药甘草汤（党参20 g，沙参10 g，麦冬10 g，生地10 g，枸杞10 g，当归15 g，川楝10 g，芍药15 g，甘草5 g）治疗慢性萎缩性胃炎。对照组口服维酶素胶囊，1 g/次；猴头菌片，3片/次；黄连素片，0.2 g/次；克拉霉素，0.25 g/次；均为3次/日。两组均以3月为1个疗程，连续治疗2个疗程后判定疗效。两组疗效比较，治疗组68例中，临床痊愈41例，显效17例，有效8例，无效2例，愈显率为85.3%，总有效率为97.1%；对照组68例中，临床痊愈18例，显效14例，有效25例，无效11例，愈显率为47.1%，总有效率为83.8%。

4．胆汁反流性胃炎

胆汁反流性胃炎的患者采用一贯煎加减方治疗，结果好转。

5．更年期综合征

一贯煎加味治疗更年期综合征，药用：北沙参、麦冬、当归各9 g，生地黄30 g，枸杞子18 g，川楝子5 g，紫河车10 g，夜交藤30 g。14日为1个疗程，连续服2～3个疗程。

6．绝经后外阴炎

一贯煎加味治疗绝经后外阴炎，药物组成：生地30 g，沙参15 g，枸杞子10 g，麦冬15 g，当归15 g，川楝子10 g，白花蛇舌草30 g，白芍30 g，白茅根20 g，牛膝6 g。加味法：腰痛甚者，加续断、黄精；重者，加洁尔阴洗剂外熏洗，每日1次。以10日为1个疗程，一般用药2～3个疗程。

7．带状疱疹及其后遗神经痛

本方加郁金、白芍治疗带状疱疹，同时设西药对照组（口服病毒灵、维生素B_1，肌内注射板蓝根，痛时服去痛片）14例。中药组予以白芍、生地各10～50 g，郁金、北沙参、麦冬、枸杞子各10～30 g，当归、川楝子各6～15 g。结果表明，治疗组疼痛、炎症消失天数均较对照组早，治愈时间及病程亦较对照组明显缩短（$P<0.01$）。以一贯煎为基本方治疗带状疱疹后遗神经痛，药物组成：生地30 g，沙参15 g，麦冬15 g，当归15 g，枸杞子18 g，川楝子10 g，制乳香9 g，没药9 g，发于头面者加川芎，发于胸胁者加鳖甲，发于下肢者加牛膝。10日为1个疗程。

8．乳痛症

将60例乳痛症患者随机分为治疗组30例和对照组30例，治疗组运用养阴清热方药一贯煎加减治疗，对照组运用疏肝解郁、理气散结方药柴胡疏肝散加减治疗，对比观察两组间的疗效。结果表明，治疗组总有效率为93.4%，对照组总有效率为80.0%。两组疗效比较，有显著性差异。

9．口腔溃疡

一贯煎加减治疗口腔溃疡。基本方：生地20 g，沙参10 g，麦冬10 g，山栀10 g，石斛10 g，川楝子10 g，贯众20 g，蒲公英20 g，紫花地丁20 g，甘草6 g。如病程长者加桃仁、三棱、莪术，如体质虚弱者加白术、山药、黄芪。治疗结果为疗程最短5日，最长20日。

10．中心性视网膜炎

以生地、沙参、丹参各15 g，当归、枸杞子、麦冬、桑椹、青葙子各10 g，川楝子6 g为基本方，口眼干涩较甚者加石斛、玉竹，眼胀痛者去川楝子，加白芍、郁金、珍珠母，便秘者加玄参、麻仁，失眠多梦者加夜交藤、枣仁、生龙齿，纳差乏味者加神曲、砂仁、麦芽，黄斑区水肿，渗出甚者加泽泻、茯苓或茯神、车前子，黄斑区充血或有出血点加丹皮、旱莲草、三七。

七、实验研究

（一）成分研究

1．对方中游离氨基酸的分析

采用日产LC-6A高效液相色谱仪测试一贯煎（北沙参、枸杞子各12 g，麦冬、当归各10 g，生地30 g，川楝子5 g）煎液中游离氨基酸的含量（mg/L），结果表明，天门冬氨酸1 040.0 mg/L，谷氨酸1 032.0 mg/L，丝氨酸287.0 mg/L，谷氨酰胺62.4 mg/L，瓜氨酸98.4 mg/L，甘氨酸206.0 mg/L，苏氨酸146.0 mg/L，精氨酸1 276.0 mg/L，酪氨酸131.0 mg/L，色氨酸31.2 mg/L，蛋氨酸5.5 mg/L，缬氨酸59.2 mg/L，苯丙氨酸38.5 mg/L，异亮氨酸50.4 mg/L，亮氨酸48.4 mg/L，赖氨酸37.0，此外还含天冬酰胺、丙氨酸等。

2．对方中微量元素及pH值的测定

有人对一贯煎粉剂、粉煎剂、饮片煎剂等不同剂型进行Zn、Fe、Cu、Mn、Sr、Co、Mo、Se 8种微量元素含量进行测定，其中Zn、Fe含量较高，Mn、Cu、Sr次之，粉剂中含量明显高于煎剂；粉煎剂中微量元素溶出率均高于饮片煎剂，其中Mn、Sr、Co的溶出率更高。复方及单味药煎剂pH：复方饮片煎剂pH值为4.82，各单味煎剂仅麦冬偏碱（pH7.49），其余pH值在4.36～5.60之间，煎剂浓缩，pH值变动不大，提示本方煎剂明显偏酸。

（二）药理研究

1．对小鼠实验性肝损伤的保护作用

观察一贯煎与加味方（一贯煎加黄芪、延胡索、青皮等）对四氯化碳引起的小鼠肝损伤的SGPT及病理组织变化的影响，结果发现，一贯煎及其加味方对四氯化碳引起的小鼠肝损伤有明显保护作用，能使SGPT降低，减轻肝组织病理损害。

2．抗大鼠实验性胃溃疡作用

一贯煎剂明显偏酸，口服煎剂对大鼠冬夏不同季节胃液成分分泌无明显影响，能防止幽门结扎所致胃溃疡的发生。大鼠灌服一贯煎后胃液分泌量和总酸排出量均比对照组减少，而胃酸度略有增高；胃蛋白酶活性和总分泌量均比对照组降低，但无显著性差异；该方煎液pH值为4.77，提示本方对大鼠胃酸分泌无明显抑制和中和作用，也不能降低胃蛋白酶的活性，因而推测其抗溃疡病的机制可能与增强防御因子（胃黏膜抵抗力）有关。

3．其他药理作用

有人用一贯煎液对小鼠进行了抗疲劳、抗缺氧、镇痛、抗炎等10项实验，初步表明，一贯煎水煎剂具有显著的抗疲劳、抗缺氧、抗炎、增强巨噬细胞吞噬功能、镇静和镇痛等作用，并能拮抗乙酰胆碱所致的离体家兔的肠管痉挛。

（三）毒理研究

急性毒性实验中，给小鼠灌服本方，未测出LD_{50}；亚急性毒性实验亦未发现本方有任何毒性。

八、注意事项

本方中滋腻之药较多，故有停痰积饮而舌苔白腻，脉沉弦者，不宜使用。

二至丸（女贞丹）

（《扶寿精方》）

一、功能

补肝益肾，滋阴止血。

二、主治

肝肾阴虚证。眩晕耳鸣，失眠多梦，口苦咽干，腰膝酸痛，下肢痿软，须发早白，月经量多，舌红苔少，脉细或细数。

三、组成

冬青子（即女贞子，冬至日采，不拘多少，阴干，蜜酒拌蒸，过一夜，粗袋擦去皮，晒干为末，瓶收贮，或先熬干，旱莲草膏旋配用），旱莲草（夏至日采，不拘多少，捣汁熬膏，和前药为丸）。

四、用法

待旱莲草出时，采数担捣汁熬浓与前末为丸，如梧桐子大。每夜酒送下一百丸（现代用法：女贞子粉碎成细粉，过筛。墨旱莲加水煎煮两次，合并煎液，滤过，滤液浓缩至适量，加炼蜜60 g及适量的水，与上述粉末泛丸，干燥，即得。每服9 g，温开水送下，1日2次）。

五、组方原理

本方为肝肾阴虚之证而设，治宜补益肝肾之阴。方中女贞子甘苦而凉，滋补肝肾之阴；墨旱莲甘酸而寒，擅养肝肾之阴，又兼凉血止血。两药皆为清凉平补之品，故合而用之，共奏补肝益肾，滋阴止血之功。

本方配伍特点：以甘凉平补之药组方，补而不滞，润而不腻，故宜于久服。

本方中女贞子，于冬至日收采者为佳；墨旱莲，以夏至日采收者为优。在二至之时采撷此两药制成丸剂，故方以“二至丸”名之。

六、临床应用

青春期功能性子宫出血

采用加味二至丸治疗青春期功能性子宫出血。用药：女贞子15 g，旱莲草15 g，枸杞子15 g，菟丝子15 g，生地黄15 g，仙鹤草15 g，马齿苋25 g，炒白芍10 g，槐花10 g，玄参10 g，阿胶珠10 g，地榆炭10 g，椿根皮10 g，茜草10 g。月经延期者，经行第3日开始服用，3剂血止，如经血未完全停止，再服3剂；月经先期者，月经净后第2日服用；崩漏者，于出血时服用，3～6剂，连续服用3个疗程。

七、实验研究

1．化学成分研究

女贞子中含有齐墩果酸、齐墩果甙、乙酰齐墩果酸、女贞子甙、熊果酸、硬脂酸、植物蜡、α-甘露醇、臭蚂蚁醛甙、葡萄糖、棕榈酸、油酸、亚油酸以及多种挥发油。墨旱莲中含豆甾醇、蟛蜞菊内脂、去甲蟛蜞菊内脂、维生素A、鞣质及多种噻吩化合物。

2．对免疫系统的影响

二至丸煎液（10 g/kg、20 g/kg×7日）或二至丸混悬液（240 mg/kg×5日）能明显增加小鼠免疫器官重量，对抗免疫抑制剂环磷酰胺、强的松龙所致的胸腺、脾脏缩小；能明显增加网状内皮系统的活性，促进小鼠碳粒廓清除率；可使单向免疫沉淀环直径增加；显著增加小鼠血清溶血素抗体含量及脾细胞分泌抗体的功能；能增加绵羊红细胞所致的足垫肿胀度，但对2,4-二硝基氯苯所致接触性皮炎无明显影响。二至丸大剂量时，能增加小鼠外周白细胞数及T淋巴细胞百分率。

女贞子乙醇提取物、墨旱莲乙醇提取物、女贞子乙醇提取物+墨旱莲乙醇提取物（1∶1）具有较强的丝裂原样作用，可以促进小鼠外周血、脾淋巴细胞增殖和腹腔巨噬细胞的吞噬功能。这提示二至丸对小鼠淋巴细胞和巨噬细胞作用的活性组分构件是女贞子乙醇提取物+墨旱莲乙醇提取物（1∶1）。

3．抗炎作用

二至丸煎剂对巴豆油、醋酸所引起的急性毛细血管通透性增加以及甲醛引起的慢性炎症均有明显的抑制作用；对炎症后期肉芽组织增生也有显著的抑制作用，但对大鼠胸腺及肾上腺重量无明显影响，这一点与糖皮质激素类不同，提示其抗炎作用可能不依赖于垂体-肾上腺系统，也无可的松的作用。

4．降血脂及对血液系统的影响

二至丸煎液可明显降低正常家兔（5 g/kg×7日）及高脂血症家兔（30 g只×60日）的血清甘油三酯。方中的女贞子有降血脂作用，对实验性动脉的斑块形成及对冠状动脉粥样硬化斑块的形成有消退作用。二至丸煎剂可抑制正常家兔体外血栓形成的长度、干重、湿重，说明其可防止血管内血栓的形成；改变血液流变性，抑制血小板聚集，促进血浆6-keto-PGF_{12}含量升高；还能抑制正常家兔ADP诱导的血小板聚集，并可促进已聚集的血小板解聚，此作用较阿司匹林为佳。二至丸煎剂促进6-keto-PGF_{12}含量升高的原因可能是通过抑制过氧化脂质，保护PGI_2合成酶，促进PGI_2的合成与释放。

5．抗衰老

二至煎剂能明显降低正常及高脂血症家兔血清过氧化脂质的含量。现认为过氧化脂质可损伤血管内皮细胞，抑制PGI_2合成酶，引起一系列反应，是导致动脉粥样硬化的因素之一。小鼠口服女贞子醇提取液可显著抑制肝、脑中过氧化脂质的形成，提高高龄鼠肝脏中超氧化物歧化酶的活性。这表明二至丸中的女贞子亦能清除氧自由基及提高机体对氧自由基的清除能力。

二至丸可提高抗氧化酶活性，增强皮肤组织抗氧化的作用，减少皮肤中的脂质过氧化物，使表皮角化上皮角延长，真皮成纤维细胞数目增多，对皮肤组织衰老有延缓作用，但剂量太小效果不明显。

6．防治骨质疏松

二至丸对模型大鼠股骨骨密度、骨矿含量及骨影面积的下降均有明显改善作用，并且可增加血清雌二醇浓度；二至丸含药血清可显著抑制左旋单钠谷氨酸所致下丘脑神经细胞的凋亡。提示本方对肾阴虚骨质疏松具有防治作用，其作用机制与抑制下丘脑神经细胞凋亡和升高血清雌二醇水平有关。

综上所述，现代化学成分及药理研究证明，二至丸及其组成药物在增强机体免疫功能、降血脂、抗血栓形成、抗过氧化物及防治骨质疏松等方面具有显著作用，表明二至丸有较好地防治心脑血管疾病，增强机体体质以及抗衰老作用，揭示了本方在老年病防治方面的良好前景。

八、注意事项

两药性偏寒凉，脾胃虚弱者慎用。本方属清补之剂，须久服方能奏效，如《本草新编》云："女贞子缓则有功，而速则寡效，故用之速，实不能取胜于一时，而用之缓，实能延生于永久，亦在人之用之得宜耳。"

百合固金汤

（《慎斋遗书》卷7）

一、功能

滋肾保肺，止咳化痰。

二、主治

肺肾阴亏，虚火上炎证。咳嗽气喘，痰中带血，咽喉燥痛，眩晕耳鸣，骨蒸盗汗，舌红少苔，脉细数。

三、组成

熟地、生地、归身各9 g，白芍、甘草各3 g，桔梗、玄参各6 g，贝母、麦冬、百合各4.5 g。

四、用法

水煎服（本方原书无用法）。

五、组方原理

本方所治诸证皆由肺肾阴亏，虚火上炎而致，治宜标本兼顾，滋养肺肾之阴为主，辅以清热化痰、凉血止血。方中百合甘而微寒，为养阴润肺止咳之要药，微苦能泄，故又可清降虚火；二地合用，滋肾壮水，其中生地甘寒，长于滋阴降火，凉血止血；熟地甘温，重在滋养肾阴，填精补血。三药相伍，润肺滋肾，金水并补，共为君药。麦冬甘寒，协百合以滋阴清热，润肺止咳；玄参咸寒，助二地以滋阴益肾，清热凉血，均为臣药。咳痰带血，久之营血亏损，故佐以当归、白芍养血敛阴，当归兼止"咳逆上气"（《神农本草经》卷2）；贝母清润肺金，化痰止咳。又伍桔梗宣利肺气而祛痰，并作舟楫之用，载诸养阴之品上滋于肺，与生甘草相合又善利咽止痛；生甘草清热泻火，润肺止咳，调和诸药，两药皆兼有佐使之功。全方合力，使肺肾得滋，阴血得充，虚火降而痰血止，诸证遂得痊愈。

本方配伍特点有二：一为金水并补，润肺与滋肾同用，但尤以润肺止咳为主；二为标本兼顾，滋养之中兼以清热凉血、宣肺化痰，但以治本为主。

本方以百合润肺为主，服后阴血渐充，虚火自清，痰化咳止，而收固护肺阴之效，故名"百合固金汤”。

六、临床应用

1．自发性气胸

用本方治疗自发性气胸。治疗组15例（其中闭合型11例，开放型3例，高压型1例），对照组15例（其中闭合型12例，开放型2例，高压型1例），均采用西医常规疗法，治疗组在此基础上加用百合固金汤，10剂为1疗程，连用3～4个疗程。结果表明，治疗组结核性气胸（11例）的有效率为90.9%，与对照组（10例）相比（60.0%）有显著性差异（$P<0.05$）。

2．支气管炎

以本方（百合15 g，生地、熟地、元参、桔梗、麦冬各9 g，川贝母、当归、白芍各6 g，生甘草3 g）为基本方，食欲不振者加红山楂、生谷芽、生麦芽，虚汗多者加黄芪、煅龙牡，有痰者加陈皮、半夏，咳甚者加紫菀、忍冬花、炙百部，久咳少痰者加罂粟壳（罂粟壳是一味收涩药，为罂粟科植物罂粟的干燥成熟果壳。因罂粟壳里含有很多生物碱物质，用药后可能产生依赖性，患者长期使用，若突然停止，则会出现戒断症状。因此，须严格按医嘱或建议剂量使用中药材罂粟壳）、诃子肉。

3．肺癌

以百合固金汤加鱼腥草、半枝莲、白花蛇舌草为基本方随证加减，治疗中、晚期肺癌属阴虚内热型者，有一定疗效。若兼感冒、咳嗽、发烧者，则合麻杏石甘汤；痰血者，加白茅根、藕节、白及、三七粉或云南白药；肾虚者，加女贞子、旱莲草；肝风内动者，加天麻、钩藤、石决明、全蝎、蜈蚣；胸痛者，加丹参、赤芍、三棱、莪术；胸腔积液者，加葶苈子、大枣、龙葵；上腔静脉综合征者，加商陆、车前子。

4．肺癌放化疗不良反应

应用百合固金汤加减，对肺癌放化疗不良反应患者进行治疗，疗效满意。基本方：熟地15 g，麦门冬12 g，百合15 g，白芍15 g，当归12 g，川贝母10 g，党参15 g，龟甲15 g，丹参15 g，并随证加减。

七、注意事项

本方中药物多属甘寒滋润之品，对于脾虚便溏，饮食减少者，慎用或忌用。患者服用本方时应忌食生冷、辛辣、油腻之品。

补肺阿胶汤（阿胶散）

（《小儿药证直诀》卷下）

一、功能

养阴补肺，清热止血。

二、主治

肺阴虚有热证。咳嗽气喘，咽喉干燥，喉中有声，或痰中带血，舌红少苔，脉细数。

三、组成

阿胶麸炒9 g，鼠黏子炒香、甘草炙各3 g，马兜铃焙6 g，杏仁去皮尖，炒6 g，糯米炒6 g。

四、用法

上为末。每服一二钱，水一盏，煎至六分，食后温服。

五、组方原理

本证病机乃肺阴不足，兼有热毒痰滞，以致清肃之令不行，气机上逆，故治以养阴补肺为主，辅以清热解毒，肃肺化痰。方中阿胶甘平味厚质腻，用量独重，功能滋阴润燥，养血止血，且麸炒以减其滋腻，为君药。马兜铃性寒清热，苦降肺气，长于清肺化痰，止咳平喘；牛蒡子“能升能降，力解热毒，味苦能清火，带辛能疏风”（《药品化义》），并可利咽止痛，两药合用，降中寓升，宣降肺气，解毒散邪，共为臣药。佐以杏仁降泄肺气，止咳平喘，助马兜铃肃降肺气。糯米、甘草补脾益肺，培土生金而保肺，与阿胶合力，补肺之功愈大，且两药甘缓，又能调和诸药，兼佐使之功。六药配伍，既可润肺补肺，又能清肺解毒，宁嗽止血，对于肺阴虚有热，久咳不已而痰黏不易咯出，或痰中带血者，无论小儿或成人均可用之。

本方配伍特点有三：一是虚实并治，补泻兼施，滋阴润肺与清降肺热同用，以补为主；二是补脾益肺并用，培土生金而保肺；三是药性平和，本方原为小儿阴虚肺热证而设，故选药较为平和，且方中诸药均炒后入药，其苦寒伤中或滋腻碍脾之性皆减。

本方以阿胶为君药，重在养阴补肺，故名“补肺阿胶汤”。

六、临床应用

1．感冒后咳嗽

以补肺阿胶汤加味治疗感冒后之咳嗽不愈。本组病例病程6～45日，均经多种中西药物治疗而无效。症状为咳嗽，咳痰量少，色黄或白而黏稠，咽干，或咳引胸胁痛，舌苔薄黄或黄厚，或苔白而干，脉细或弦滑等。其中18例经胸透检查，除有肺纹理增多外，无其他明显阳性体征。处方：阿胶、马兜铃、牛蒡子、桔梗各10 g，杏仁、枳壳各6 g，甘草5 g，海蛤壳20 g，沙参15 g，知母、瓜蒌各12 g。若咳嗽引胸胁痛者，减阿胶、甘草，加竹茹、丝瓜络；干咳甚、痰中带血者，减枳壳、桔梗，加藕节、百合、百部；久咳、呛咳者，减桔梗、杏仁，加罂粟壳、地龙、五味子；痰黏稠不易咯者，减阿胶、枳壳，加天竺黄、川贝、蜜紫菀。

2．燥咳

以补肺阿胶汤为主方（阿胶烊化、甘草各10 g，马兜铃、牛蒡子、杏仁各12 g）治疗燥咳。感受凉燥者，加苏叶、炙紫菀、炙款冬花各15 g，桔梗、荆芥各10 g；感受温燥者，加桑叶、栀子、黄芩各12 g，梨皮15 g；燥热犯肺者，加生石膏、知母、鱼腥草各20 g。

七、注意事项

肺虚无热，或外有表寒，内有痰浊者，本方均非所宜。

石斛夜光丸（夜光丸）

（《瑞竹堂经验方》卷3）

一、功能

滋补肝肾，清热明目。

二、主治

肝肾不足，虚火上扰证。瞳神散大，视物昏花，羞明流泪，头晕目眩，以及内障等。

三、组成

天门冬去心，焙、麦门冬去心，焙、生地黄怀州道地、熟地黄怀州道地、新罗参去芦、白茯苓去黑皮、干山药各30 g，枸杞子拣净、牛膝酒浸，另捣、金钗石斛酒浸，焙干，另捣、决明子炒、杏仁去皮尖，炒、甘菊拣净、菟丝子酒浸，焙干，另捣、羚羊角镑各21 g，肉苁蓉酒浸，焙干，另捣、五味子炒、防风去芦、甘草炙赤色，锉、沙苑蒺藜炒、黄连去须、枳壳去瓤，麸炒、川芎、生乌犀镑、青葙子各15 g。

四、用法

上除另捣外，为极细末，炼蜜为丸，如梧桐子大。每服三五十丸（10～15 g），空心温酒送下，盐汤亦可（现代用法：如上法和为蜜丸，每丸重10 g，早晚各服1丸，淡盐汤送服）。

五、组方原理

本方所治目疾以肝肾不足、精血虚损为本，阴不制阳、虚火上扰为标，故以滋补肝肾，清热明目为法。方中生熟二地、枸杞子补肾益精，养肝明目，以滋肝肾精血不足之本，共为君药。天麦冬、石斛甘凉濡润，养心益胃；菟丝子、肉苁蓉、潼蒺藜补肾固精，养肝明目，甘温而润，阳中求阴，五药合而用之，滋补精血，养肝明目之效相得益彰；五脏六腑之精气皆禀受于脾，上贯于目，故以人参、山药、茯苓、甘草甘温补脾益肺，滋生气血，升运精血于目，助君药滋补之效，亦为臣药。阴不制阳，肝火上扰，故以黄连、决明子、青葙子、犀角、羚羊角清肝潜阳，明目退翳；风气通于肝，肝之阴血虚乏，则风热易袭，又入川芎、防风、甘菊花等疏散肝经风热，并借诸药升散之性条达肝气，和血通脉，与诸养血补肝之品相伍，体用兼顾，使肝和目明；杏仁、枳壳宽胸理气，使肺气宣畅以敷布精微；牛膝强肾益精，引虚火下行；五味子酸敛固涩，既可收五脏之精而上注于目，又与诸甘药相伍而成酸甘化阴之功，俱为佐药。甘草调和诸药，兼作使药。诸药配伍，肝肾脾肺心同补，补敛清散兼施，使五脏之精气充盛而目有所养，上扰之虚火下潜而视物清明。

本方配伍特点有三：一是补泻同施，标本兼顾，以补虚治本为主；二是五脏并补，尤以滋补肝肾为主，且补阴药中配以温阳之味，滋养药中伍以敛涩之品，阳中求阴，精血固秘，则补力益彰；三是清散合方，使肝火清之于内，风热散之于外，由是内外之热皆平。

本方主治两眼昏花，视物不明，服后即使夜晚亦可目视精明，故以“夜光丸”名之，以喻本方明目之良效，后世医家转引时又将方名改作“石斛夜光丸”。

六、临床应用

1．晚期青光眼术后

将56例晚期青光眼术后患者随机分成两组，治疗组用石斛夜光丸加减治疗，对照组用ATP、肌苷片、维生素B_1片治疗，观察眼压、视野、视力的变化情况。结果表明，石斛夜光丸加减治疗组在视力、视野等方面均优于对照组，两组有显著性差异。

2．中心性浆液性脉络膜视网膜病变

将本病80例随机分为治疗组和对照组，治疗组予以口服石斛夜光丸合复方血栓通胶囊，对照组予以口服地巴唑、肌苷片等。连续服用1个月，比较两组疗效。结果表明，治疗组疗效明显优于对照组。

七、注意事项

本方药性偏凉，且较为滋腻，故阳虚畏寒者忌用，脾虚便溏者亦应慎用。

益胃汤

（《温病条辨》卷2）

一、功能

养阴益胃。

二、主治

胃阴虚证。胃脘灼热隐痛，饥不欲食，口干咽燥，大便秘结，或干呕、呃逆，舌红少津，脉细数者。

三、组成

沙参9 g，麦冬15 g，冰糖3 g，细生地15 g，玉竹$_{炒香}$4.5 g。

四、用法

水五杯，煮取两杯，分两次服，滓再煮一杯服。

五、组方原理

本方所治诸证皆由胃阴不足而致，故治宜滋阴益胃生津为法。方中重用生地、麦冬，味甘性寒，功擅养阴清热，生津润燥，为甘凉益胃之上品，共为君药；配伍北沙参、玉竹养阴生津，助君药益胃养阴之力，共为臣药；冰糖润肺养胃，调和药性，为佐使药。五药甘凉清润，清而不寒，润而不腻，药简力专，共奏养阴益胃之功。

六、临床应用

眩晕

以益胃汤加味，治疗眩晕。处方：沙参、生地各15 g，麦冬、玉竹各10 g，加适量冰糖。若肝阳上亢者，加代赭石、竹茹；气血虚弱者，加生黄芪；肾精不足者，加黄精。

七、实验研究

本方可增加卵巢抑制素的分泌。益胃汤按北沙参：生地黄：麦冬：玉竹：冰糖＝30：10：15：10：6比例煎成浓度为2 g生药/mL的煎剂。同时将4～6月龄雌性大鼠作为正常对照组；10～12月龄，阴道细胞学表现动情期延长的雌性大鼠作为初老大鼠模型。模型动物随机分为：益胃汤高剂量组（相当于成人剂量的20倍），益胃汤中剂量组（相当于成人剂量的10倍），益胃汤低剂量组（相当于成人剂量的5倍），己烯雌酚组，模型对照组，六味地黄丸组。灌药4周后，将大鼠断头处死，取右侧卵巢用于RT-PCR测卵巢抑制素α亚基mRNA的表达。结果表明，益胃汤高、中、低剂量组与模型对照组比较，均使卵巢抑制素α亚基mRNA表达增加。提示益胃汤具有增加卵巢抑制素的分泌的作用，这可能是其延缓卵巢机能衰老的机制之一。

八、注意事项

本方甘凉滋润，若脘痞苔腻者，不宜使用。

（本节作者：王志程）

第五节 补 阳

肾气丸

（《金匮要略》）

一、功能

补肾助阳。

二、主治

肾阳不足证。腰痛脚软，半身以下常有冷感，小腹拘急，小便不利，或小便反多，入夜尤甚，阳痿早泄，舌淡而胖，脉虚弱，尺部沉细，以及痰饮，水肿，消渴，脚气，转胞等。

三、组成

干地黄240 g，薯蓣120 g，山茱萸120 g，泽泻90 g，茯苓90 g，牡丹皮90 g，桂枝、附子$_{炮}$各30 g。

四、用法

上为末，炼蜜为丸，如梧桐子大。每服15丸（6 g），加至25丸（10 g），酒送下，每日2次；亦可做汤剂，用量按原方比例酌减。

五、组方原理

本方是为肾阳不足之证而设，故以补肾助阳为法，“益火之源，以消阴翳”，辅以利水渗湿。方中附子大辛大热，为温阳诸药之首；桂枝辛甘而温，乃温通阳气要药，两药相合，补肾阳之虚，助气化之复，共为君药。然肾为水火之脏，内舍真阴真阳，阳气无阴则不化，故重用干地黄滋阴补肾；配伍山茱萸、山药补肝脾而益精血，共为臣药。君臣相伍，补肾填精，温肾助阳，不仅可借阴中求阳而增补阳之力，而且阳药得阴药之柔润则温而不燥，阴药得阳药之温通则滋而不腻，两者相得益彰。方中补阳之药少量轻而滋阴之药多量重，可见其立方之旨，并非峻补元阳，乃在于微微生火，鼓舞肾气，即取“少火生气”之义。再以泽泻、茯苓利水渗湿，配桂枝又善温化痰饮；丹皮苦辛而寒，擅入血分，伍桂枝则可调血分之滞，三药寓泻于补，俾邪去而补药得力，并制诸滋阴药可能助湿祛邪之虞。诸药合用，助阳之弱以化水，滋阴之虚以生气，使肾阳振奋，气化复常，则诸证自除。

本方配伍特点有二：一是补阳之中配伍滋阴之品，阴中求阳，使阳有所化；二是少量补阳药与滋阴药为伍，旨在微微生火，少火生气。

由于本方功用主要在于温补肾气，且做丸内服，故名之“肾气丸”。

六、临床应用

（一）内科

1．慢性肺心病

以肾气丸为主治疗慢性肺心病，处方为：附片、泽泻、肉桂各20 g，茯苓50 g，熟地、山药各

10 g，山茱萸、丹皮各5 g，麻黄15 g。水煎服，病证减轻后改服丸剂，每次1丸，日服2次，总疗程为15～25日。兼烦躁、失眠、脉细数者，处方改用附片、肉桂、泽泻、山药、丹皮各10 g，茯苓、熟地各20 g，山茱萸15 g，麻黄3 g。

2．喘证

以本方加味治疗阳虚喘证，处方为：干地黄60 g，山药30 g，山茱萸30 g，丹皮25 g，茯苓25 g，泽泻25 g，肉桂10 g，附子10 g。随证加减：痰涎壅盛者加紫苏子、白前、陈皮、半夏，以降气化痰；伴心悸，喘不得平卧，水肿甚者，与五苓散同用，以加强利水的作用；症状见喘咳欲脱、汗出如珠者，加入人参以峻补固脱。10日为1个疗程，坚持服药3～6个疗程。

3．冠心病心绞痛

将75例本病患者随机分为两组，对照组35例常规给予阿司匹林抗血小板聚集、硝酸酯类药物扩张血管治疗，10日为1个疗程，共2个疗程。治疗组40例在此常规治疗的基础上加用金匮肾气丸加减治疗，处方：熟地黄30 g，山药、山茱萸各15 g，泽泻、茯苓、牡丹皮各10 g，附子、肉桂各3 g，并随证加减，观察两组患者治疗前后临床症状、心电图变化。结果表明，心绞痛症状疗效总有效率，治疗组为92.50%，对照组为74.29%；心电图改善总有效率，治疗组为80.00%，对照组为62.86%，两组比较，均有显著性差异（$P < 0.05$）。

4．急慢性肾炎

以熟附子6～30 g，肉桂6～15 g，山药、山茱萸、丹皮、泽泻各10～15 g，云苓12～15 g为基本方，晨起水肿甚者，加桂枝；双下肢水肿甚者，加车前子；尿蛋白（+++）者，加芡实、薏米；失眠者，加酸枣仁、柏子仁；有管型者，加银花、败酱草；纳差者，加鸡内金；腰痛重者，加金毛狗脊、杜仲。所有患者均给予低盐饮食。

5．夜尿增多症

本病的临床表现：白天小便正常，唯夜间小便次数增多，少则4～5次，多则8～10次，平均为6次；伴形寒肢冷（夜间更比常人怕冷），腰膝酸软，舌质淡、少苔，脉沉细。处方：制附子2 g，肉桂2 g，熟地10 g，山药10 g，山茱萸6 g，泽泻3 g，茯苓3 g，丹皮3 g。每日1剂，水煎，每晚1次，顿服。

6．糖尿病

应用肾气丸加减治疗2型糖尿病，方药为：熟地黄24 g，山药12 g，山茱萸12 g，泽泻9 g，茯苓9 g，牡丹皮9 g，桂枝9 g，附子3 g。辨证加减：气虚者，加黄芪、人参；血瘀者，加三七、丹参、当归；阳虚甚者，重用附子、桂枝；阴虚甚者，加西洋参、玉竹；血虚者，重用熟地黄，加阿胶；视物模糊者，加菊花、枸杞子；肢体麻木或不遂者，加全蝎、地龙、鸡血藤；失眠者，加龙骨、酸枣仁。1个月为1个疗程，服药期间严格控制饮食，加强体育锻炼，保持心情舒畅。

7．放疗辐射损伤

将经病理证实为食管癌、肺癌、宫颈癌、鼻咽癌患者，分为治疗组、对照组各30例。两组均用^{60}Co SWV-X线或深部X线放疗，总剂量DT 60～80 Gy/5～8周，每周5次，每次DT 1.8～2 Gy。对照组同时口服利血生片20 mg，1日3次；升白胺片84 mg，1日3次。治疗组在对照组基础上加服金匮肾气丸25粒，1日2次。白细胞$>4\times10^9$/L或前后减少$<1\times10^9$/L为无影响，超过此范围为减少。结果表明，治疗组疗效明显优于对照组。

（二）男科

1．前列腺增生

本病患者用金匮肾气丸（改服汤剂）加味，处方为：熟地20 g，淮山药15 g，山茱萸10 g，丹皮10 g，泽泻10 g，茯苓10 g，肉桂（后下）3 g，淡附子6 g，桃仁10 g，红花6 g，金钱草30 g，浙贝母10 g，夏枯草30 g，30日为1个疗程。对照组106例用前列康片每次3片，1日3次，30日为1个疗程。

2．阳痿

以本方治疗阳痿有一定疗效，方法是每日5 g，早晚2次分服，连用4周。治疗本病患者年龄为18～71岁。另以37例健康人作为对照组。所有患者和对照组都做CMI心理状态和Y.G性格测验，于治疗前和服药4周时分别测定血清睾丸酮、尿17羟和17酮以及其他指标。

3．男性不育症

应用本方加人参汤，每日各7.5 g，饭前服，服药期为12周以上。治疗男性不育症10例，年龄为28～36岁，不育时间平均为（6.8±1.3）个月；病情主要是精液量、精子数目及精子活动率均低于正常。根据精液量、精子数目及精子活动率的不同增加量进行疗效判定。结果表明，人参汤与本方合用有明显的增加精子数之功，而精子数的增加平均需要90日，与精子形成、成熟、分泌所需要的天数相一致，这种效果可能与人参改善脂质代谢，促进生物合成以及类似激素样作用有关。另据报道，以金匮肾气丸口服治疗符合肾阳虚型少、弱精症诊断标准的男性不育症患者。治疗前后做精液分析，并检测促卵泡激素、黄体生成素、睾丸酮、泌乳素和雌激素。结果表明，患者精子活率、精子活力、精子总数均明显提高。促卵泡激素、黄体生成素和睾丸酮均有明显上升。

4．雄激素缺乏综合征

对中老年男性部分雄激素缺乏综合征患者口服成药金匮肾气丸进行治疗，剂量为每日3次，每次8丸（相当于原生药3 g），连续服用3个月为1个疗程，治疗后国际勃起功能指数评分提高，雄激素缺乏综合征评分体能症状＋血管舒缩症状评分降低，精神心理症状评分显著降低，性功能减退症状评分降低，血睾酮水平升高，而黄体生成素水平降低，卵泡刺激素水平降低，前列腺特异性抗原无明显变化。这表明金匮肾气丸治疗雄激素缺乏综合征可使症状全面明显改善，精神心理症状和体能症状、血管舒缩症状的改善优于性功能减退症状的改善，对前列腺不产生明显影响。

（三）妇科

1．高催乳激素血症性不孕症

用肾气丸每日2.5～10 g治疗血中催乳激素值30 ng/mL以上的女性不孕症，获得较好疗效，疗程3个月以上。

2．功能性子宫出血

以肾气丸为基本方，肾虚型，加鹿角霜、巴戟天、枸杞子；阴虚血热型，加女贞子、墨旱莲、茜草根；肾虚夹瘀型，加蒲黄、五灵脂、丹参；脾肾两虚型，加黄芪、党参、白术；肾虚肝郁型加柴胡、香附、白芍、合欢皮。水煎服，每日1剂。

（四）口腔科

复发性口疮

以金匮肾气丸加减治疗复发性口疮患者，病程2～18年。基本方药：生地24 g，丹皮10 g，泽泻10 g，茯苓10 g，山药15 g，山萸肉12 g，肉桂6 g，附子（先煎）6 g，玄参15 g，麦冬12 g，白芍20 g，牛膝15 g，并在辨证的基础上加减用药。水煎服。

七、实验研究

（一）药理研究

1．抗衰老

肾气丸可降低10～12个月大鼠血浆过氧化脂质的含量，也可抑制“氢考”所致肾阳虚小鼠脑、肾上腺、胸腺过氧化反应，使过氧化脂质含量降低。其还可提高肾阳虚模型动物血、脑中SOD的活力，在一定程度上改善自由基代谢异常状况和内分泌功能，为补肾中药能够延缓衰老的理论和以本方防治老年病提供了一定的依据。

2．对免疫功能的影响

给小鼠服用肾气丸10日后，外周血淋转率明显增加，与对照组相比有显著性差异（$P<0.01$），表明本方有显著增强抗体非特异性细胞免疫功能的作用。小鼠注射鸭沙门氏菌液10日后，服药组的抗体比对照组提前产生，注射21日后，对照组抗体量升高，但服药组则更高，仍比对照组高4倍，由此可见本方能增强小鼠体液免疫功能和促使抗体提前产生。本方还能增强老年人免疫机能的活性，选择70岁以上的住院老人随机分为两组，分别给予本方和安慰剂。结果表明，给药组IgM在第1个月、第2个月时比服药前抗体量明显增加，特别是在第2个月时比服药前的增加率尤高。同时本方还具有防止IgG减少的效果和提高血清补体效价的作用。

肾气丸能提高小鼠腹腔巨噬细胞的吞噬功能，提高胸腺重量和溶血素含量，促进淋巴细胞转化，还能提高红细胞数。本方还能对抗环磷酰胺小鼠免疫和造血功能的抑制作用，明显促进小鼠免疫造血功能的恢复。

3．对性腺和性激素的影响

用强迫小鼠游泳法造成劳倦过度，以Colldege效应诱导雄性小鼠房室不节，建立肾阳虚小鼠模型。结果发现，模型组睾丸指数和睾酮的分泌量比正常组有明显下降，而经金匮肾气丸治疗后均有明显升高；模型组睾丸大体结构及超微结构均有不同程度的损害，治疗组未见结构明显改变。这提示金匮肾气丸可使肾阳虚小鼠睾丸受损结构得以一定程度的恢复，可改善睾丸的分泌功能。

4．对血糖的影响

采用高糖、高脂饲料喂养动物，诱发大鼠胰岛素抵抗，待模型成功后，再用金匮肾气丸治疗。40只大鼠随机分为空白对照组、模型对照组、罗格列酮治疗组、金匮肾气丸低剂量组、高剂量组。除空白对照组外，其他组造模，均用胰岛素敏感性指数判定胰岛素抵抗改善情况，第14周处死大鼠，取血检测血清中肿瘤坏死因子和瘦素的含量。结果表明，金匮肾气丸高、低剂量组、罗格列酮治疗组胰岛素敏感性指数，较模型对照组升高（$P<0.05$），2型糖尿病模型大鼠经金匮肾气丸治疗后胰岛素敏感性指数升高，与罗格列酮治疗组有相似的治疗作用（$P>0.05$）。罗格列酮治疗组、金匮肾气丸高、低剂量组血清肿瘤坏死因子、瘦素值均降低，与模型对照组相比具有统计学意义（$P<0.05$）。提示金匮肾气丸可提高大鼠胰岛素敏感性指数，增强胰岛素的敏感性，降低2型糖尿病模型大鼠肿瘤坏死因子、瘦素含量。

5．对脂代谢的影响

对高糖饲料喂养的大鼠给予肾气丸口服，可使其血清中HDL-ch水平升高，与高糖饲养未服本方的大鼠相比有显著性差异。给高胆固醇饲料喂养的小鼠同时服用本方，有使其肝、心主动脉脂质降低的倾向，并且还对主动脉的Ca、P、Mg值及^{45}Ca结合量有降低倾向，使胶原量降低。

6．对谷胱甘肽代谢的影响

对24个月龄大鼠每日经口给予1 g/kg肾气丸提取物，36个月龄时用荧光法检测体内谷胱甘肽的代谢情况。结果表明，玻璃体中还原谷胱肽、氧化型谷胱甘肽的含量给药组比对照组显著增加，而老年性白内障的玻璃体中还原谷胱肽、氧化型谷胱甘肽都明显降低；血液中还原谷胱肽的含量给药组比对照组高，差异显著；睾丸中还原谷胱肽、氧化型谷胱甘肽的含量给药组比对照组显著增加。

7．对实验动物学习记忆能力的影响

采用迷宫回避反射法，分别观察了肾气丸对氢化考的松造成的阳虚小鼠及老龄大鼠学习记忆能力的影响，实验结果表明，肾气丸能显著提高阳虚小鼠和老龄大鼠的学习记忆能力，从而提示补肾壮阳，填精益髓之剂——肾气丸可促进学习记忆能力的改善，有促智作用。同时测定了小鼠脑组织线粒体的脂质过氧化水平，亦显示肾气丸能显著降低小鼠脑组织脂质过氧化水平，改善自由基代谢异常状况。

8．对家兔实验性骨折后骨痂生长的影响

取雄性家兔，实验性骨折后服药，每两周取骨痂活检及拍骨折肢体正侧位X片，定期采耳静脉血常规，留24 h尿送检尿17羟、17酮皮质类固醇含量，对照组任其自然愈合。口服肾气丸每千克体重0.5 g，连续90日。结果表明，在骨折愈合前期，肾气丸加速了胶原的合成和分泌，促进了钙盐沉积过程，另具有促进血循环，提高肾脏排泄功能的作用。但是过量的肾气丸导致促甲状腺激素和促肾上腺皮质激素的分泌增加，骨内钙被大量释放入血中，尿钙增多，最后致骨质疏松、脱钙，甚或发生病理骨折现象。

（二）毒理研究

研究表明：肾气丸在常用量下从毒性学考虑是安全的药物，而大剂量有使转氨酶、脱氢酶、中性脂肪上升之可能。

八、注意事项

若咽干口燥，舌红少苔，属肾阴不足，虚火上炎者，不宜应用本方。

加味肾气丸

（《严氏济生方》卷4）

一、功能

温补肾阳，利水消肿。

二、主治

肾阳不足，水湿内停证。水肿，小便不利。

三、组成

附子炮15 g，白茯苓、泽泻、山茱萸取肉、山药炒、车前子酒蒸、牡丹皮去木各30 g，官桂不见火、川牛膝去芦，酒浸、熟地黄各15 g。

四、用法

上为细末，炼蜜为丸，如梧桐子大。每服70丸，空心米饮送下。亦可水煎服，用量按原方比例酌减。

五、组方原理

本方是为肾阳不足，水湿内停之证而设，故以温肾助阳，利水消肿为法。方中重用大辛大热之附子，温肾助阳而消阴翳，用为君药。官桂辛热纯阳，温肾补火，善“治沉寒痼冷”（《本草汇言》卷5），并助膀胱之气化，与附子同用则温阳补肾之功相得益彰；泽泻、车前子功擅利水渗湿，为治水肿、小便不利之良药，合桂、附可温阳利水，标本兼治，共为臣药。茯苓、山药益气健脾，崇土制水；熟地黄为滋肾填精要药，既可协桂、附而奏“阴中求阳”之功，又能借其柔润而制桂、附温燥之偏；山茱萸酸温质润，功擅补精助阳，为益肾之上品，合熟地可增其滋润之功，伍桂、附可助其温肾之力；牛膝益肝肾而滑利下行，配合泽、车、苓则利水消肿之效益佳；丹皮寒凉清泄，亦制桂、附之过于温燥，俱为佐药。诸药配伍，补而不滞，利而不峻，使肾阳复而水湿化，肿胀消则诸证瘥。

本方配伍特点有二：一是以温补肾阳与利水渗湿之品相伍，标本并治，补泻兼施，补不碍邪，泻不伤正；二是补阳药中配伍补阴之品，“阴中求阳”则补肾之效益佳。

本方由《金匮要略》肾气丸加车前子、牛膝而成，故名“加味肾气丸”。

六、临床应用

慢性前列腺炎

采用济生肾气丸加减治疗慢性前列腺炎，药用：炮附子、肉桂各9 g，茯苓、泽泻、山萸肉、炒山药、车前子（包煎）、丹皮、川牛膝、熟地黄各15 g。肝肾阴虚型加当归、鹿角胶，阳虚型加杜仲、菟丝子。并设常规西药治疗27例为对照组：给予抗生素如红霉素、头孢菌素族、氟哌酸。为防止细菌对某种抗生素产生耐药性，每周调换1种药物，同时局部给予热水坐浴，每日1次。10日为1个疗程，连用3～4个疗程。

七、注意事项

本方重在温肾利水，脾阳虚之水肿或肾阳虚衰而无水湿者不宜使用。方中牛膝滑利下行，故肾虚遗精者亦不宜使用。

右归丸

（《景岳全书》卷51）

一、功能

温补肾阳，填精益髓。

二、主治

肾阳不足，命门火衰证。年老或久病气衰神疲，畏寒肢冷，腰膝软弱，阳痿遗精，或阳衰无子，或饮食减少，大便不实，或小便自遗，舌淡苔白，脉沉而迟。

三、组成

大怀熟地240 g，山药炒120 g，山茱萸微炒90 g，枸杞微炒120 g，鹿角胶炒珠120 g，菟丝子制120 g，杜仲姜汤炒120 g，当归90 g，肉桂60～120 g，制附子60～180 g。

四、用法

上先将熟地蒸烂杵膏，加炼蜜为丸，如梧桐子大。每服百余丸，食前用滚汤或淡盐汤送下；或丸如弹子大，每嚼服二三丸，以滚白汤送下。亦可水煎服，用量按原方比例酌减。

五、组方原理

本方所治诸证均由肾阳不足，命门火衰而致，故当“益火之源，以培右肾之元阳”（《景岳全书》卷51）。方中附子、肉桂辛热入肾，功擅温壮元阳，补命门之火；鹿角胶甘咸微温，补肾温阳，益精养血，三药相辅相成，以培补肾中元阳，用为君药。熟地黄、山茱萸、枸杞子、山药皆甘润滋补之品，可滋阴益肾，养肝补脾，填精补髓，与桂、附、鹿胶相伍有“阴中求阳”之功，共为臣药。菟丝子、杜仲补肝肾，强腰膝；当归养血和血，助鹿角胶以补养精血，并使补而不滞。诸药合用，补肾之中兼顾养肝益脾，使肾精得他脏之化育而虚损易复；温阳之中参以滋阴填精，则阳气得阴精的滋养而生化无穷，共奏温补肾阳，填精益髓之功。

本方配伍特点有二：一为补阳药与补阴药配伍，借“阴中求阳”则补阳之功甚捷；二为纯补无泻，集滋补群药则益肾之效尤彰。

本方立法在于“益火之原，以培右肾之元阳”，方中诸药均能归于右肾而培其元阳，故以“右归丸”名之。

六、临床应用

1．更年期综合征

右归丸加味治疗妇女更年期综合征，处方：熟地15 g，山茱萸10 g，枸杞子20 g，附子10 g，肉桂10 g，干姜10 g，鹿角胶（烊化）10 g，杜仲15 g，菟丝子15 g，党参15 g，白术10 g，山药10 g，当归15 g，炙甘草10 g。对照组服用尼尔雌醇片，每次2 mg，每2周1次。两组均30日为1个疗程。

2．不育症

本方加减治疗男性不育症，处方为：熟地、山药、紫河车粉各30 g，山茱萸、枸杞子、菟丝子各18 g，杜仲、巴戟天、鹿角胶、陈皮各15 g，海狗肾10 g（冲服）。水煎服。另外，自备狗、猪、羊等动物睾丸、阴茎、肾脏等，将其焙干研细末服用，每次10 g，每日2次。

3．乳糜尿

本方去鹿角胶、菟丝子、枸杞子，加升麻、陈皮、柴胡各5 g，白术10 g，黄芪、党参各15 g，甘草6 g，治疗本病。

4．坐骨神经痛

以本方去吴茱萸，加川牛膝、麻黄、炒白芍、甘草为基本方，刺痛明显者加丹参、制乳香、没药，麻木重者加鸡血藤，夜间痛甚者加首乌，夹湿者去枸杞加苍术，纳差、便溏者加砂仁、山楂，自汗者去麻黄加黄芪。

5．骨质疏松症

用右归丸加减治疗骨质疏松症，药物组成：熟地、黄芪、山药、鸡血藤各15 g，山茱萸、枸杞、杜仲、菟丝子各12 g，桃仁、当归、乳香、没药各10 g，红花、制附子、肉桂、鹿角胶（另包烊化冲服）、甘草各6 g，30日为1个疗程。随证加减：伴飧泄、肾泄不止者加五味子、肉豆蔻，伴阳虚精滑者加金樱子、桑螵蛸，伴水肿、尿少者加泽泻、车前子。

6．肥大性脊椎炎

本方合川芎嗪治疗肥大性脊椎炎。方法是以本方减鹿角胶、菟丝子、当归，加威灵仙、枣皮、甘草为基本方，痛甚者加乳香、甲珠，寒甚者加川乌、草乌，肢体麻木者加全蝎或蜈蚣，便秘加熟大黄，气血亏虚者加黄芪、当归，寒痰者加白芥子或生南星；同时在10%葡萄糖注射液250 mL中加川芎嗪注射液20 mL静脉滴注，每日1次，10～15日为1个疗程。

7．老年皮肤瘙痒症

以右归丸为主方加减治疗老年皮肤瘙痒症，基本方：熟地18 g，山茱萸12 g，菟丝子12 g，鹿角胶8 g，杜仲10 g，山药12 g，枸杞子12 g，当归10 g，川芎10 g，黄芪15 g，白术10 g，白蒺藜12 g，地肤子12 g，防风8 g。对证加减：偏肾阴虚者加生地黄、何首乌、龟甲胶，偏肾阳虚者加仙茅、补骨脂、制附片，瘀血者加丹参、红花、赤芍，瘙痒剧烈者加全虫、乌梢蛇、蝉蜕，15日为1个疗程。治疗期间，患者要保持皮肤清洁，忌食辛辣鱼虾腥等食物。

七、实验研究

1．对生殖功能的影响

测定22例肾阳虚患者服用右归丸治疗前后血清睾丸素和雌二醇的浓度，结果表明，男性患者治疗前血清睾丸素值低于正常组，雌二醇值高于正常组，治疗后其睾丸素值升高，雌二醇值下降；女性患者治疗前雌二醇值低于正常组，治疗后升高。右归丸还有促使大鼠卵巢生长卵泡发育的作用，为本方治疗肾阳虚不孕症提供了依据。运用体外培养技术进行小鼠卵巢颗粒细胞体外培养，采用直接给药法，观察右归丸水提液对小鼠卵巢颗粒细胞雌激素、孕酮的分泌量，并检测卵巢颗粒细胞内cAMP水平。结果发现，右归丸水提液高剂量组（0.18 g/mL）可明显增加颗粒细胞雌激素、孕酮分泌量（$P<0.01$），

同时可显著增加颗粒细胞内cAMP的浓度（$P<0.01$）。这提示右归丸温补肾阳的作用可能与直接促进颗粒细胞的分泌功能有关，同时，其作用途径可能是通过激活颗粒细胞内酰苷酸环化酶而实现。

在对大鼠卵巢卵泡细胞Bcl-2表达的影响方面，右归丸低剂量组、金匮肾气丸组与模型组存在显著性差异（$P<0.05$），右归丸低剂量组、金匮肾气丸组可通过上调Bcl-2水平，发挥抑制凋亡的作用（$P<0.05$），TNF-α、Caspase-3、Bax也存在相应改变。这提示右归丸温阳补肾、填精补血的现代机制之一，可能与该药调节卵泡细胞凋亡途径上的Bcl-2、Caspase-3、Bax表达有关；同时中成药金匮肾气丸也具有相似的作用。

2．对实验性肝损伤的保护

右归丸水煎剂对由四氯化碳而致的小鼠肝损伤具有保护作用，能够明显抑制由此而导致的SGPT的升高。对大剂量醋酸氢化可的松而致的小白鼠肝细胞亚微结构的显著变化，以右归丸进行治疗后，其病变接近正常。

3．抗氧化

采用丙硫氧嘧啶灌胃给药造成实验性甲减大鼠模型，8周后处死大鼠，取血检测甲状腺功能，取血清测定SOD以及取甲状腺组织测定SOD的含量。结果表明，甲减大鼠的血清SOD活力明显下降，治疗后右归丸、甲状腺片都可以显著提升大鼠低下的血清SOD活力，但其中以甲状腺片治疗效果最好。相关分析结果显示，大鼠血清SOD活力与三碘甲状腺原氨酸、甲状腺素、游离三碘状腺原氨酸、游离甲状腺素呈显著正相关（$P<0.01$），与促甲状腺激素呈显著负相关（$P<0.05$），即血清SOD活力随着甲状腺功能的改善而恢复正常。而甲状腺功能减退大鼠的甲状腺组织SOD活力明显过高，右归丸和甲状腺片均能改善过高的甲状腺组织SOD活力，其中以右归丸的效果最好。这提示右归丸能提高甲状腺功能减退症模型大鼠的脂质过氧化应激反应能力，对减轻体内自由基过氧化损伤有一定作用。

4．对免疫系统的影响

右归丸可提高因肌内注射氢化可的松而造成的小鼠免疫功能低下模型的溶血空斑实验检出率和溶血实验的溶血程度，以及延长其脾细胞的存活率，说明本方能改善和调节B淋巴细胞的功能，促进体液免疫。本方可使免疫受抑大鼠缩小减重的脾脏完全恢复甚至超过正常水平，增强细胞免疫功能。

5．其他作用

右归丸对肾阳虚大鼠脑内儿茶酚胺、性激素和促性腺激素释放激素及内源性阿片肽类的含量和活性具有特异性调节作用，对ADP诱导的大鼠血小板聚集有显著的抑制作用，本方水煎剂能显著延长小鼠游泳耗竭的时间。

八、注意事项

本方纯补无泻，故对肾虚而有湿浊者，不宜应用。

（本节作者：王志程）

第六节　阴阳并补

地黄饮子（地黄饮）

（《圣济总录》卷51）

一、功能

滋肾阴，补肾阳，开窍化痰。

二、主治

瘖痱。舌强不能言，足废不能用，口干不欲饮，足冷面赤，脉沉细弱。

三、组成

熟干地黄焙、巴戟天去心、山茱萸炒、肉苁蓉酒浸，切，焙、附子炮裂，去皮、脐、石斛去根、五味子炒、桂去粗皮、白茯苓去黑皮各30 g，麦门冬去心，焙、远志去心、石菖蒲各15 g。

四、用法

上锉，如麻豆大。每服9～15 g，水一盏，加生姜三片，大枣两枚（擘破），同煎七分，去滓，食前温服。

五、组方原理

本方治证以肾阴阳两虚，痰浊上泛，机窍不利为基本病机变化，故立法重在温补下元，兼以开窍化痰。方中熟地甘温，为滋肾填精益髓之要药；山茱萸酸温而涩，长于补肝肾，益精气，两药相辅相成，滋肾益精之力尤著。肉苁蓉甘温而润，补而不腻，温而不燥，擅补肾阳，益精血，起阳痿，暖腰膝；巴戟天温补肾阳，亦质润不燥，可壮阳益精，强筋壮骨，两者相须而用，温肾补精之功益彰。四药配伍，以治下元虚衰之本，共为君药。附子、肉桂大辛大热，擅长助阳益火，协肉苁蓉、巴戟天温暖下元，补肾壮阳，并可摄纳浮阳，引火归原；石斛、麦冬甘寒滋阴益胃，补后天以充养先天；五味子酸涩收敛，合山茱萸可固肾涩精，伍肉桂能摄纳浮阳，纳气归肾，五药合用，助君药滋阴温阳治本之功，俱属臣药。石菖蒲"辛苦而温，芳香而散，开心孔，利九窍，明耳目，发声音"（《本草从新》卷6），为化痰浊而开心窍之良药；远志专入心经，长于化痰安神；茯苓健脾渗湿，治疗生痰之本，并可使补而不腻。三药开窍化痰，与诸补肾药相伍，还可交通心肾，以治痰浊阻窍之标，用为佐药。煎药时少加姜、枣以和胃补中，调和药性，《黄帝素问宣明论方》卷2收载本方时又加薄荷数叶，以疏郁利咽，并增本方轻清上行宣窍之力。诸药配伍，使下元得以补养，浮阳得以摄纳，水火相济，痰化窍开，则瘖痱可愈。

本方配伍特点有三：一是阴阳同补，上下兼治，标本并治，尤以滋阴治下治本为主；二是补中有敛，涩中有通，而成补通开合之剂；三是润而不腻，温而不燥，乃成平补肾阴肾阳之方。

本方以熟地黄滋肾填精，益髓壮骨，做汤内服，故名"地黄饮子"。

六、临床应用

1．中风及中风后遗症

以地黄饮子去桂、附为基本方，随证加减，每日1剂，20剂为1个疗程，治疗中风。另据报道，以地黄饮子加益气通络药治疗脑血管疾病半身不遂等后遗症，药用干地黄、山茱萸、石斛、麦冬、五味子、知母、黄柏、附子、肉桂、巴戟天、肉苁蓉、黄芪、地龙各等分，为细末，每服10 g，生姜、大枣煎汤送服，每日3次，30日为1个疗程，共观察3个疗程。

2．中风失语

地黄饮子结合针刺治疗肾精亏虚型中风失语29例，处方：生地黄10 g，巴戟天10 g，山萸肉9 g，石斛9 g，肉苁蓉10 g，五味子9 g，远志8 g，肉桂5 g，制附子3 g，石菖蒲8 g，生姜5 g，薄荷5 g，麦门冬8 g，白茯苓8 g，大枣5 g，郁金8 g，木蝴蝶5 g，桔梗5 g。15日为1个疗程。针刺取穴：哑门、风府、廉泉、通里、肾俞、太溪、复溜。

3．血管性痴呆

将本病分为2组，对照组给予尼莫地平20 mg，1日3次，口服；并服哈伯因（石杉碱甲），50 mg，1日3次，口服。治疗组在对照组的基础上加用地黄饮子（熟地黄10 g，山药20 g，山茱萸15 g，附子5 g，肉桂10 g，肉苁蓉15 g，巴戟天15 g，石菖蒲15 g，郁金15 g，当归10 g，川芎15 g）。2组患者分别治疗15日为1个疗程，连用3个疗程。结果表明，治疗组总有效率高于对照组。

4．脑萎缩

以地黄饮子加减治疗脑萎缩，处方：巴戟天25 g，山萸肉12 g，石菖蒲12 g，熟地黄30 g，制首乌30 g，韭菜子25 g，白茯苓15 g，远志12 g，白附子9 g，胆南星10 g，土鳖虫10 g，水蛭6 g，沙苑子10 g，郁金10 g，丹参30 g。30日为1疗程，一般治疗2～3个疗程。气虚者加黄芪，心神不宁重者加酸枣仁，阴虚阳亢者加龟甲。对照组给脑康复、都可喜口服，胞二磷胆碱加液体静滴，疗程观察同中药组。结果表明，治疗组总有效率高于对照组。

5．痿证

以熟地、山茱萸、肉苁蓉、石菖蒲、附子、肉桂、巴戟天、五味子、黄芪、当归为基本方，随证加减，治疗痿证。方法是将上药水煎2次，取药液400 mL，分早晚2次口服，所剩渣置大盆内，加适量水再煮沸熏洗下肢，以双足为主，直至汗出，每日1次；同时配合针刺独取阳明。

6．震颤麻痹

用地黄饮子治疗震颤麻痹，处方：熟地黄24 g，巴戟天6 g，山茱萸20 g，石斛30 g，肉苁蓉10 g，制附子6 g，五味子15 g，肉桂6 g，茯苓24 g，麦冬24 g，石菖蒲15 g，远志15 g。西药：美多巴，开始用量每日125 mg，以后逐渐加量，每日剂量为750～1 000 mg（治疗前已服用美多巴者，按原治疗量服用）。疗程16周。对照组仅用美多巴治疗，剂量、疗程同治疗组。结果发现，加用本方后，西药剂量较前减少1/4左右，且恶心、呕吐、眩晕、头痛、便秘及精神症状等西药毒副反应大大降低，在明显提高患者生活质量的同时，有效延长西药使用时间，提示中西医结合治疗震颤麻痹有独特优势。治疗后治疗组SOD含量大大增高，地黄饮子可能通过提高红细胞中SOD的含量来提高机体的抗氧化能力，防止脑细胞膜过度氧化及神经元变性，减缓病情的进展。SOD含量的升高可能是地黄饮子防止震颤麻痹进展的原因之一。

7．膝骨关节病

以地黄饮子加味治疗膝骨关节病，处方：生地15 g，山萸肉12 g，巴戟天10 g，肉苁蓉12 g，附子6 g，肉桂10 g，麦冬12 g，石斛10 g，茯苓15 g，远志6 g，石菖蒲12 g，并随证加减。对照组214例口服骨刺片，5片，1日3次，口服。30日为1个疗程，治疗期间停服一切消炎镇痛药。两组治疗后痊愈率和总有效率比较，治疗组优于对照组。

8．皮肤瘙痒症

全身性皮肤瘙痒症辨证属肝肾亏损型者，以本方治疗有效。

七、实验研究

抗AD作用

以D-半乳糖腹腔注射合并β淀粉样蛋白注射海马，制备阿尔茨海默病（Alzheimer's disease，AD）大鼠模型，各治疗组分别在造模的同时灌胃地黄饮子和抗脑衰胶囊、哈伯因。运用穿梭箱检测各组大鼠的学习记忆能力，采用生化法检测各组大鼠脑匀浆AchE，免疫组化方法观察SYN蛋白的变化。结果表明，中药治疗组均可使各组大鼠潜伏期降低、主动回避反应阳性率明显升高，被动逃避时间显著降低，表明主动、被动反应水平均有所回升，有显著性差异。灌服中药后各治疗组脑组织AchE活性降低，大鼠海马、皮层神经元SYN蛋白表达增加。这提示地黄饮子对痴呆鼠学习记忆能力的提高及改善神经元损伤的作用可能与地黄饮子改善鼠脑神经元胆碱能损害来上调海马和皮层神经元蛋白的表达有关。

八、注意事项

本方偏于温补，对气火上升，肝阳偏亢之证，不宜应用。

龟鹿二仙胶

（《医便》卷1）

一、功能

滋阴填精，益气壮阳。

二、主治

真元虚损，精血不足证。全身瘦削，阳痿遗精，两目昏花，腰膝酸软，久不孕育。

三、组成

鹿角用新鲜麋鹿杀角，解的不用，马鹿角不用；去角脑梢骨二寸绝断，劈开，净用5 000 g，龟甲去弦，洗净，捶碎2 500 g，人参450 g，枸杞子900 g。

四、用法

前三味袋盛，放长流水内浸三日，用铅坛一只，如无铅坛，底下放铅一大片亦可，将角并板放入坛内，用水浸，高三五寸，黄蜡三两封口，放大锅内，桑柴火煮七昼夜，煮时坛内一日添热水一次，勿令沸起，锅内一日夜添水五次；候角酥取出，洗，滤净取滓，其滓即鹿角霜、龟甲霜也。将清汁另放，外用人参、枸杞子用铜锅以水三十六碗，熬至药面无水，以新布绞取清汁，将滓石臼水捶捣细，用水二十四碗又熬如前；又滤又捣又熬，如此三次，以滓无味为度。将前龟、鹿汁并参、杞汁和入锅内，文火熬至滴水成珠不散，乃成胶也。候至初十日起，日晒夜露至十七日，七日夜满，采日精月华之气，如本月阴雨缺几日，下月补晒如数，放阴凉处风干。每服初起一钱五分，十日加五分，加至三钱止，空心酒化下，常服乃可（现代用法：上用铅坛熬胶，初服时酒服4.5 g，渐加至9 g，空腹时服用）。

五、组方原理

本方是为肾虚精血阴阳不足之证而设，故立法阴阳并补。方中鹿角胶甘咸微温，功擅温肾壮阳，益精养血；龟甲胶甘咸而寒，长于填精补髓，滋阴养血，二味俱为血肉有情之品，不仅峻补精髓，深合“精不足者，补之以味”之旨，而且滋阴之中又有温阳之力，一则补虚惫之阳气，一则蕴“阳中求阴”之功，共为君药。人参甘苦而温，为补元气之要药，与鹿、龟二胶相伍，既可补气生精以奏阳生阴长之功，又合鹿角胶之温以助壮阳之力，并借补后天脾胃之中气，以资气血生化之源；枸杞子味甘性平，为补肾益精，养肝明目之良药，助君药滋补肝肾精血之不足，二味同为臣药。四药相伍，阴阳气血并补，先天后天兼顾，药简力宏，共成峻补精髓，益气壮阳之功，不仅可治真元不足，诸虚百损，亦能抗衰防老，益寿延年。

本方配伍特点有二：一是重用鹿、龟二胶等血肉有情之品，以峻补精髓为主；二是补气助阳生精，使阳气生而精髓长；补后天以养先天，则精血之虚化生有源，合而成阴阳气血并补之剂。

本方重用鹿角与龟甲制成胶服，精气阴阳并补，“由是精生而气旺，气旺而神昌，庶几龟鹿之年矣，故曰二仙”（《古今名医方论》卷4），因而有“龟鹿二仙胶”之名。

六、临床应用

1．慢性再生障碍性贫血

本方加味治疗慢性再生障碍性贫血，处方：鹿角胶（烊化）10 g，龟甲胶（烊化）10 g，人参10 g，枸杞子15 g，熟地黄15 g，山茱萸15 g，制首乌15 g，菟丝子20 g，淫羊藿20 g，补骨脂15 g，鸡血藤30 g，丹参20 g，甘草10 g。对照组给予康力龙（司坦唑醇）片，每次2 mg，1日3次。两组均以3个月为1个疗程，2个疗程后判定疗效；并在治疗前后，检测患者骨髓$CD34^+$细胞的Bcl-2、Bax蛋白表达水平。治疗期间，停用其他与治疗慢性再生障碍性贫血有关的药物。如遇感染发热、危及生命的出血，则配合西药抗感染、输血或输血小板治疗。结果表明，治疗组在临床疗效及骨髓$CD34^+$细胞的Bcl-2、Bax蛋白表达水平方面均优于对照组。

2．自发性气胸

龟鹿二仙胶加味治疗自发性气胸，处方：龟甲胶12 g，鹿角胶10 g，枸杞子15 g，红参10 g，山茱萸15 g，白及10 g，沉香10 g，五味子6 g。7日为1个疗程，治疗2个疗程判断疗效。结果表明，患者全部治愈，X线胸透肺叶完全复张，胸腔余气全部吸收。

3．慢性疲劳综合征

采用龟鹿二仙胶加味治疗气血两虚型慢性疲劳综合征，基本方：生黄芪30 g，党参30 g，白术18 g，鸡血藤30 g，枸杞子30 g，菟丝子30 g，陈皮12 g。

4．精液异常

采用龟鹿二仙胶治疗男性精液异常，并根据肾阳不足、阴精亏损、下焦湿热、经脉瘀阻等证型的不同进行加减。结果表明，治疗1个月后，患者精子成活率、活动力和精子密度检测均较治疗前有显著改善。

七、实验研究

抗化疗作用

小鼠采用腹腔注射环磷酰胺造模，流式细胞仪检测骨髓$CD34^+$细胞凋亡，RT-PCR法检测其Cyt-C、Bcl-2 mRNA的表达。结果发现，造模组荧光素标记的膜联蛋白阳性/碘化丙啶（PI^-）染色阴性比例较盐水组明显升高（$P < 0.05$）；而高、中、低3个剂量组及单纯中药组膜联蛋白阳性/碘化丙啶细胞比例明显降低，与单纯造模组比较，差异有显著性（$P < 0.01$）。单纯造模组Cyt-C mRNA表达较盐水组升高（$P < 0.05$），而中、低两个剂量组及单纯中药组表达较单纯造模组降低（$P < 0.05$）；单纯造模组Bcl-2 mRNA表达较盐水组减少；而高、中、低3个剂量组及单纯中药组Bcl-2 mRNA表达较单纯造模组明显升高，差异有显著性（$P < 0.01$）。提示滋阴益气补阳法组方的龟鹿二仙胶能有效抑制化疗小鼠骨髓$CD34^+$造血干/祖细胞凋亡，上调Bcl-2 mRNA表达可能是其抵抗化疗的机制之一。

八、注意事项

本方味厚滋腻，脾胃虚弱而食少便溏者不宜使用。本方药性偏温，阴虚而有内热之证者亦不宜使用。

七宝美髯丹

（《积善堂方》，录自《本草纲目》卷18）

一、功能

补益肝肾，乌发壮骨。

二、主治

肝肾不足证。须发早白，脱发，牙齿动摇，腰膝酸软，梦遗滑精，肾虚不育等。

三、组成

赤白、何首乌米泔水浸三四日，瓷片刮去皮，用淘净黑豆二升，以砂锅木甑，铺豆及首乌，重重铺盖蒸之，豆熟取出，去豆晒干，换豆再蒸，如此九次，晒干，为末各500 g，赤白、茯苓去皮，研末，以水淘去筋膜及浮者，取沉者捻块，以人乳十碗浸匀，晒干，研末各500 g，牛膝去苗，酒浸一日，同何首乌第七次蒸之，至第九次止，晒干250 g，当归酒浸，晒250 g，枸杞子酒浸，晒250 g，菟丝子酒浸生芽，研烂，晒250 g，补骨脂以黑芝麻炒香120 g。

四、用法

上为末，炼蜜为丸，如弹子大，共150丸。每日3丸，清晨温酒送下，午时姜汤送下，卧时盐汤送下。

五、组方原理

本方治证以肝肾精血亏虚，元阳不足为基本病机，故治以滋补肝肾，温壮元阳为法。方中赤白何首乌并用，重用之为君药，以补肝肾，益精血，乌须发，壮筋骨。配伍枸杞子、当归滋肾益精，补肝养血；菟丝子、补骨脂温肾强腰，壮阳固精，俱为臣药。牛膝补肝肾，健筋骨，活血脉；赤白茯苓合用以健脾运，渗湿浊，使补中有行，补中寓泻，补而不滞，共为佐药。诸药相合，俾精髓生而阴血充，元阳复而命火旺，齿发有所滋养，肾精得以固秘，不仅可愈诸虚之疾，并有延年遐龄之功。

本方配伍特点有三：一是阴阳并补，以补阴益精为主；二是肝脾肾同治，精血同滋，先后天兼顾，尤以补肾益精为主；三是补中寓泻，使补而不滞。

本方由何首乌等七药组成，借其温养肝肾，益精补血之功使须发有所滋养而乌黑华美，故名“七宝美髯丹”。髯，指颊须，这里泛指须发。

六、临床应用

1．脱发

用七宝美髯丹为基本方加减做汤剂内服，并配合油麻稿、柳枝洗头，治疗脱发。

2．不育症

以本方为基本方，治疗男性不育症，阴虚者加天冬、五味子、白芍、丹皮，阳虚者加巴戟天、淫羊藿、仙茅、肉桂，湿热者加黄柏、泽泻、地肤子、蛇床子，阳痿者加仙茅、狗脊、附子、鹿鞭等。每日1剂，30剂为1个疗程。

3．再生障碍性贫血

以七宝美髯丹为主治疗再生障碍性贫血，中药处方以何首乌、枸杞子、菟丝子、茯苓、当归、牛膝各15 g，黄芪、熟地各20 g，人参、补骨脂、肉桂各10 g，紫河车粉胶囊3 g为基本方，再根据辨证加减，30日为1个疗程。

七、实验研究

1．药代动力学研究

用氚气曝射法标记本方醇提物，进行以下实验：排泄实验，药代动力学研究，脏器中分布测定，不同时间放射性排泄。结果表明，小鼠口服该药吸收快，体内放射性分布广，以胃肠最高，皮肤、肝、脾及肾次之，口服72 h后，粪尿放射性总排泄率分别为21.1%和24.4%。根据血药浓度–时间曲线，确定该药的药代动力学特性符合开放型二室模型，测得药代动力学参数为$t_{1/2}$ 45 h、$t_{1/2}$ 0.44 h、Ke 0.72 h^{-1}、K 210.03 h^{-1}、K 120.81 h^{-1}。

2．提高应激生存能力

用七宝美髯丹给大、小鼠饲养15日后，通过应激实验证明，其能显著提高小鼠在缺氧状况下的应激生存能力。测定喂养前后大鼠血红蛋白、血清铁与过氧化氢酶含量，结果表明，本方能增加大鼠蛋白质合成，提高大鼠聚铁能力和CAT活性，降低有害色素的累积。

3．抗衰老

以D–半乳糖对10月龄大鼠造模，观察七宝美髯丹及其与各配伍中药对自由基及免疫指标的影响。发现七宝美髯丹能明显提高血中SOD活性，七宝美髯丹配伍补肾药或活血通下药在降低血中丙二醛值的同时，还能提高谷胱甘肽过氧化物酶活性及SOD活性。七宝美髯丹配伍补肾药还能明显提高白细胞介素2的活性。提示补益肝肾中药有延缓衰老的作用，益气健脾和活血通下药在延缓衰老方面也有不可忽视的作用。结果还发现，中药延缓衰老作用与性别因素有关。

八、注意事项

本方在配制时忌用铁器。

（本节作者：王志程）

第九章　理气剂

第一节　降　气

苏子降气汤（紫苏子汤）

（《备急千金要方》卷7）

一、功能

降气平喘，祛痰止咳。

二、主治

咳喘证。痰涎壅盛，咳喘短气，胸膈满闷，或腰疼脚软，或肢体浮肿，舌苔白滑或白腻，脉弦滑。

三、组成

紫苏子12 g，前胡9 g，厚朴、甘草、当归各6 g，半夏12 g，橘皮9 g，大枣二十枚，生姜6 g，桂心3 g。

四、用法

上㕮咀，以水一斗三升，煮取两升半，分五次服，日三次，夜二次。

五、组方原理

本方治证系本虚标实，上盛下虚。方中紫苏子辛温而润，其性主降，长于降上逆之肺气，消壅滞之痰涎，为治疗痰壅气逆胸满之要药；本品擅润肠通便，可使腑气通畅而助肺气之肃降，用为君药。半夏辛温而燥，助苏子以化痰涎；厚朴辛温苦降，助苏子以降逆气，同为臣药。橘皮辛温苦燥，合半夏可增燥湿化痰之力，并有助于气顺痰消；前胡辛苦微寒，长于降气祛痰，且具辛散之性，与诸药相伍，既可增降逆化痰之效，又使肃降之中寓以宣散，以复肺气宣降之职，并制诸温药之燥；桂心辛甘大热，温补肾元，纳气平喘；当归辛苦温润，既可养血补虚以助桂心温补下元，又能治“咳逆上气”（《神农本草经》卷2），还可制半夏、厚朴、橘皮之燥，防其辛燥伤津；生姜和胃降逆，化痰止咳，俱为佐药。大枣、甘草和中益气，调和药性，为佐使药。诸药相合，上下并治，标本兼治，俾逆气降、痰涎消，则喘咳自平。

本方配伍特点有二：一是以降气祛痰药配伍温肾补虚药，虚实并治，标本兼顾，而以泻实治标为主；二是对降逆之品参以宣散之药，众多苦温之味中酌用凉润之品，使降中寓升，温而不燥。

六、临床应用

1．哮喘

本方去半夏，加旋覆花、鱼腥草、地龙、白芥子为基本方，痰热较盛，咳痰黄稠，舌红苔黄者，去白芥子，加瓜蒌、黄芩、桑白皮；寒热错杂，咳痰黄稠或白黏难咳，或恶寒身痛，烦急气促，面目浮肿者，去鱼腥草、前胡，加黄芩、葶苈子、丹参、泽泻；热盛者，加金银花、重楼；因季节变化，起居不慎，花粉过敏等诱发者，加路路通、徐长卿、蝉蜕；胸胁胀痛者，加柴胡、白芍；下肢水肿者，加车前子。

2．慢性支气管炎

苏子降气汤加减治疗慢性支气管炎发作期，基本方：苏子、前胡、陈皮、当归、半夏、补骨脂、胡桃肉各10 g，肉桂、炙麻黄、厚朴、甘草各6 g，沉香（后下）3 g。痰湿者加苍术、白术、陈皮，寒痰者加细辛、五味子，热痰者加桑白皮、鱼腥草，去肉桂，痰多喘甚者加川贝母、莱菔子，肺部哮鸣音明显者加地龙、蝉蜕，兼有表证者，加荆芥、薄荷，咯血者，加田七粉（冲服）、黛蛤散，便秘者加全瓜蒌，水肿者加茯苓皮、车前子。5剂为1个疗程。

3．妊娠呕吐

苏子降气汤去肉桂、厚朴，加陈皮、砂仁、白术、旋覆花、黄芩、续断，治疗妊娠呕吐。若偏于痰湿者，则加重半夏用量为15 g，并加茯苓10 g；若偏于肝热者，加竹茹12 g、白芍15 g。

七、实验研究

抗哮喘

卵白蛋白注射致敏雾化吸入激发法复制哮喘模型，观察苏子降气汤对哮喘模型肺组织核因子-κB蛋白表达、血及肺泡灌洗液中嗜酸性粒细胞数量、肺组织形态学的影响。结果表明，苏子降气汤对肺组织核因子-κB蛋白表达有明显抑制作用，能明显降低血及肺泡灌洗液中嗜酸性粒细胞数量，改善肺组织形态学。说明苏子降气汤降低哮喘模型血及肺泡灌洗液中嗜酸性粒细胞数量的作用机制之一可能与调控肺组织核因子-κB蛋白表达有关。

八、注意事项

本方以降气祛痰，治疗上盛为主，若咳喘不甚而肾虚明显者，不宜使用。一旦表证渐缓，即应逐渐增大方中温补下元药物的比重。

定喘汤

（《摄生众妙方》卷6）

一、功能

宣降肺气，清热化痰。

二、主治

痰热内蕴，肺失宣肃之哮喘。咳嗽痰多气急，痰稠色黄，或微恶风寒，舌苔黄腻，脉滑数。

三、组成

白果去壳，砸碎，炒黄色9 g，麻黄9 g，苏子6 g，甘草3 g，款冬花9 g，杏仁去皮、尖4.5 g，桑皮蜜炙6 g，黄芩微炒4.5 g，制半夏如无，用甘草汤泡七次，去脐用9 g。

四、用法

上药用水三盅，煎二盅，做二服。每服一盅，不用姜，不拘时候徐徐服。

五、组方原理

本方治证病位虽涉表里，但以痰热内蕴，肺失宣肃为主要病机，故治疗亦当着眼于宣降肺气，清热化痰。方中麻黄辛温，既可疏表散寒，又长于宣肺止咳平喘。白果性味甘苦涩平，为敛肺定喘要药。二药配伍，宣散之中寓以收敛，既能增强止咳定喘之效，又可使开肺而不耗气，敛肺而不留邪，相反而相成，共为君药。桑白皮泻肺平喘，黄芩清热化痰，二者合用以消内蕴之痰热而除致病之本，同为臣药。杏仁、苏子、半夏、款冬花降气平喘，化痰止咳，助君、臣药以平喘祛痰，俱为佐药。甘草生用，调和诸药，且能止咳，用为佐使药。诸药配伍，外散风寒，内清痰热，使肺气宣而逆气降，痰浊化而咳喘平。

本方配伍特点是宣开与清降并用，发散与收敛兼施，融宣、降、清、散、收于一方，故定喘止咳之力颇著。

六、临床应用

（一）内科

1．哮喘

将轻、中度哮喘患者随机分成两组，治疗组给予定喘汤合参蛤散治疗，1周为1个疗程，坚持服用4个疗程；对照组每次给予氨茶碱0.1克，1日2次，常规使用抗过敏药（酮替芬每次1 mg，睡前服），观察治疗前后各组哮喘患者的症状评分（根据Chetta A的方法）。结果表明，治疗组在用药2个月后症状评分由治疗前的（6.1±2.3）分降至（2.3±1.6）分（$P < 0.01$），对照组症状评分由治疗前的（5.8±2.5）分降至（3.3±2.0）分（$P < 0.01$），说明定喘汤合参蛤散对支气管哮喘有明确的治疗作用。

2．慢性阻塞性肺疾病

将慢性阻塞性肺疾病急性加重期患者随机分为治疗组和对照组，2组均予以吸氧、解痉、抗感染等对症治疗，治疗组在常规治疗基础上，予以定喘汤合皂荚丸汤剂口服，2组连续治疗7日后，治疗组在临床综合疗效、症状体征改善及实验室指标改善方面，均明显优于对照组（$P < 0.05$），且不良反应发生率较低。这说明定喘汤合皂荚丸联合抗生素治疗慢性阻塞性肺疾病是安全、有效的。

3．肺心病

将肺心病患者随机分为2组，即定喘汤组（治疗组）和西药组（对照组）。对照组以西医常规治疗，治疗组在此基础上配以定喘汤治疗，10日为1疗程。1个疗程后，治疗组总有效率显著优于西药对照组，且能降低血二氧化碳分压，提高氧分压，有效改善心肺功能，说明定喘汤是治疗肺心病急性发作期的有效药物。肝素钠合加味定喘汤（原方加泽泻、葶苈子、桂枝）治疗慢性肺源性心脏病35例（全部病例均无出血倾向）。结果：显效（轻度活动或安静状态下无呼吸困难或轻度呼吸困难，口唇发绀消失，肺部干啰音消失或明显减少，颈静脉怒张、肝大压痛及下肢水肿等体循环瘀血征减轻）占71.4%，有效（呼吸困难减轻，口唇发绀减轻，肺部干湿啰音减少，体循环瘀血征减轻）占22.8%，无效（症状和体征与用药前基本相同）占5.7%。血流动力学表明，患者治疗前后血小板黏附率和纤维蛋白血栓形成时间变化最为显著。

（二）外科

慢性前列腺炎

本方合止嗽散，加大青叶、板蓝根为基本方，治疗慢性前列腺炎。若前列腺液中白细胞明显增多者，加黄柏、苍术各15 g；卵磷脂小体明显减少者，加狗脊50 g，续断25 g，巴戟天15 g，淫羊藿15 g；阴虚者，加知母、黄柏、生地各15 g；阳虚者，加黄芪30 g，党参20 g；有血瘀者，加丹参20 g，延胡索20 g。

（三）儿科

1．哮喘

定喘汤为基本方加减治疗小儿轻症哮喘属风寒外束、痰热闭肺型患儿，连服10剂为1个疗程。结果表明，全部患者经治疗后痊愈（发热、气促症状消失，双肺听诊正常，胸片及实验室检查正常）。也有人以定喘汤为基础方加减治疗小儿咳嗽变异性哮喘，7日为1个疗程（用药6日，停药1日），至咳嗽症状消失后，在原方的基础上去炙麻黄、杏仁，加黄芪、白术、茯苓、川贝母，7日为1个疗程（用药6日，停药1日），共2个疗程。

2．毛细支气管炎

运用定喘汤加减治疗急性毛细支气管炎，中医辨证属痰热壅涕型、风寒闭肺型，所有患儿采用西药对症治疗外，均服用中药定喘汤。辨证分为痰热壅肺和风寒闭肺2型，痰热壅肺，肺气闭郁者，原方加生石膏、射干；风寒闭肺，肺气失宣者，定喘汤去桑白皮、黄芩，加细辛、生姜、紫菀。结果表明，1周内治愈（症状体征消失，胸部X线检查肺部炎症吸收）。

3．肺炎

定喘汤配合外贴法（治疗组）治疗小儿肺炎，并设对照组。两组患者均用抗生素、氨茶碱、强心苷等药物进行治疗。但治疗组在此基础上，内服定喘汤，并用吴茱萸10 g，研末醋调，外敷双足涌泉穴，胶布固定，隔日换1次，6日为1个疗程。结果表明，治疗组疗效优于对照组。

七、实验研究

1．白果用量

用超声雾化器喷雾0.4%磷酸组织胺10 s，观察豚鼠抽搐倒地时间，以测定定喘汤及其拆方之平喘作用。结果表明，定喘汤重用白果者比轻用者效果好，未用白果者较差。急性毒性实验显示，即使重用白果，也很安全。按150 g/kg体重给小白鼠灌胃，其3日内饮食、活动均正常，无毒性反应，无死亡。

2．抗哮喘

采用腹腔注射卵清蛋白和灭活百日咳杆菌，制成大鼠哮喘模型，随机分为正常对照组、哮喘模型组、定喘汤组、西药倍氯米松对照组和定喘汤加倍氯米松组共5组，给药两周后处死，测定各组大鼠血浆及支气管肺泡灌洗液中一氧化氮、内皮素-1、白细胞介素-5含量。结果显示，哮喘模型大鼠组支气管肺泡灌洗液中一氧化氮浓度、内皮素-1含量明显高于正常对照组；与模型组相比，定喘汤组、倍氯米松组一氧化氮、内皮素-1含量显著下降，后两组之间差异无统计学意义，中西药联合治疗组支气管肺泡灌洗液中一氧化氮浓度显著低于定喘汤组、模型组，接近正常组；哮喘模型组大鼠血浆和支气管肺泡灌洗液中白细胞介素-5含量均明显高于正常组；与模型组相比，各治疗组白细胞介素-5均明显下降；其中中西药联合治疗组显著低于定喘汤组、倍氯米松组，接近正常组。说明定喘汤能够下调血浆和支气管肺泡灌洗中白细胞介素-5，抑制支气管肺泡灌洗液中一氧化氮、内皮素-1的合成和释放，从而减轻哮喘气道炎症及气道上皮重建，降低气道高反应性，可能是其治疗哮喘的机制之一。

八、注意事项

新感风寒，无汗而喘，内无痰热者不宜使用本方；哮喘日久，肺肾阴虚或气虚脉弱者，亦不宜使用本方。

旋覆代赭汤

（《伤寒论》）

一、功能

降逆化痰，益气和胃。

二、主治

胃气虚弱，痰浊内阻证。心下痞鞕，噫气不除，或反胃呕逆，吐涎沫，舌淡，苔白滑，脉弦而虚。

三、组成

旋覆花9 g，人参6 g，代赭石9 g，甘草$_{炙}$6 g，半夏$_{洗}$9 g，生姜10 g，大枣$_{擘}$4枚。

四、用法

以水一斗，煮取六升，去滓再煎，取三升，温服一升，一日三次。

五、组方原理

本方是为脾胃气虚，痰浊中阻，胃气上逆，本虚标实之证而设，法宜“急则治其标”，以降逆化痰为主，兼以益气补中。方中旋覆花苦辛咸而微温，归肺、胃、大肠经，其性主降，功擅下气，药味兼咸，能化胶结之痰，为治痰阻气逆之证所常用，本方重用以下气消痰，用为君药。代赭石苦甘而微寒，归肝、胃、心经，其性重坠降逆，长于镇摄肺胃之逆气，本方少少与之，意在与旋覆花相协而加强降逆下气，止呕化痰之功，以平气逆呕噫之标；半夏祛痰散结，降逆和胃；生姜温胃化痰，散寒止呕，助旋覆花、代赭石降逆而止呕噫，同为臣药。人参、大枣、炙甘草甘温益气，健脾养胃，以复中虚气弱之本，俱为佐药。甘草调和药性，兼作使药。诸药相合，标本兼顾，共奏降逆化痰，益气和胃之功，使胃气复，痰浊消，气逆平，清气升而浊气降，则痞满、噫气、呕呃自除。

本方配伍特点有二：一是集旋覆花、代赭石、半夏、生姜等降逆和胃之品于一方，降逆下气之功颇著；二是配伍人参、甘草、大枣等益气补虚之品，共成标本兼治，治实固虚之剂。

六、临床应用

1．呃逆

用旋覆代赭汤治疗胃癌术后顽固性呃逆27例，所有病例均属呃逆持续发作超过24 h，且经用镇静剂、解痉剂等常规治疗无效者。以旋覆代赭汤治疗，药物组成：旋覆花、白术、生姜、法半夏各10 g，党参20 g，代赭石30 g，炙甘草6 g，大枣4枚。伴腹满便秘者，加制大黄、厚朴；胃寒者，加丁香、高良姜；痰多者，加茯苓、陈皮；发热者，加竹叶、生地黄；胃阴虚者，加沙参、麦冬、石斛，5日后观察疗效。临床治愈（呃逆症状完全消失，停药后1周未复发）15例，有效（呃逆症状缓解或消失后复发，但程度明显减轻或频率减少）11例，无效（呃逆症状无改善）1例。又有人用旋覆代赭汤治疗肝癌放射介入后呃逆，方药：旋覆花6 g，代赭石24 g，党参18 g，大枣6 g，炙草6 g，生姜6 g，半夏12 g。连服3日，同时在服药第1日即用氯丙嗪25 mg于足三里穴位注射（不分左右），轻症注射1次即可缓解，重症连用3日，每日注射1次，每次25 mg。

2．化疗所致恶心呕吐

恶性肿瘤45例采用自身交叉对照，随机分为治疗组和对照组。对照组用昂丹司琼4 mg于化疗第1

日开始静脉注射，1日1次，连用3日；治疗组在对照组的基础上，同时服用中药旋覆代赭汤，药物组成：旋覆花、代赭石各10 g，生姜3片，半夏9 g，人参、炙甘草各6 g，大枣12枚。若胃虚有热者加橘皮、竹茹，胃气虚寒者加丁香、柿蒂，呕吐酸腐宿食者加神曲、鸡内金，1日1剂，分3次服用，用至化疗结束后第3日。化疗3日后，对照组未出现恶心症状和轻度恶心患者14例，占31%，而治疗组未出现恶心症状和轻度恶心患者28例，占62.2%（28/45），两组比较，差异有显著性（$P<0.01$）。

3．胃扭转

以本方为主治疗胃扭转，所有病例均以X线下胃肠钡餐检查结果有胃扭转为诊断标准。症状不十分明显者，可用原方适量治疗；纳呆食少者，加白术、茯苓、砂仁；恶心呕吐甚者，适当增加半夏、生姜用量，或视病情加用竹茹、茯苓；脘腹痛甚而胀者，可酌情加入延胡索、砂仁、白芍、白术及三仙；噫气甚者，加厚朴、砂仁。饭前2 h空腹热服，每日1次。患者治疗后复经胃肠钡餐检查以无胃扭转征象者为治愈。

4．胃食管反流病

胃食管反流病患者，随机分为治疗组33例和对照组32例。治疗组以旋覆代赭汤合左金丸为主加减治疗，疗程为1个月。主方：旋覆花15 g，代赭石15 g，法半夏10 g，太子参12 g，生甘草5 g，生姜2片，吴茱萸5 g，黄连9 g，苦参10 g。脾胃虚寒者，加高良姜、桂枝；脾胃湿热者，加青蒿、连翘；肝胃不和者，加柴胡、当归；胃阴不足者，加沙参、石斛。对照组给予奥美拉唑胶囊20 mg，每日2次，口服；西沙必利5 mg，每日3次，饭前30 min口服；阿莫西林500 mg，每6 h口服1次；每日3次，疗程为1个月。两组治愈率与总有效率相比均有显著性差异（$P<0.01$）。

5．功能性消化不良

治疗组以旋覆代赭汤配合奋乃静，治疗功能性消化不良，脾虚者，加白术、谷麦芽、炙鸡内金、砂仁、蔻仁；胃气上逆者，加苏梗、丁香、柿蒂、佛手；肝郁气滞者，加柴胡、郁金、青皮；胃脘痛者，加延胡索、白芍、海螵蛸、煅瓦楞等。

6．胆汁反流性胃炎

胆汁反流性胃炎患者给予旋覆代赭汤合左金丸加减，组成：旋覆花9 g，代赭石30 g，生晒参9 g，吴茱萸3 g，黄连9 g，干姜9 g，半夏12 g，甘草9 g，大枣5枚。脾虚者加黄芪，嘈杂泛酸者加煅瓦楞子、乌贼骨，大便秘结者加制大黄、槟榔，胃阴虚者加石斛、沙参，胃脘痛者加延胡索、蒲黄。

7．噎膈

旋覆代赭汤为主方，治疗噎膈16例（其中贲门癌术后2例，贲门息肉1例，贲门部肿瘤2例，食管神经官能症11例）。其临床辨证分为气滞型、痰凝型、瘀血型、阴亏型和气虚阳衰型，并随证予以加减。治后16例中，9例症状完全消失，均属食管神经官能症；5例症状缓解，其中2例为食管神经官能症、1例贲门息肉、1例贲门部肿瘤、1例贲门癌术后；2例无变化，其中1例为贲门部 肿瘤，另1例为贲门癌术后。

8．梅核气

本方去人参、大枣，加厚朴、苏梗、陈皮、茯苓为基本方，治疗梅核气。若肝气夹痰者，加白蒺藜、钩藤；肝胃不和者，加佛手、枳壳、山药；阴虚火旺者，去生姜、炙半夏，加枸杞子、桑椹、玄参、石斛、当归；肺虚痰湿者，加黄芪、炒扁豆、焦白术、泽泻；阳虚者，加附子、生姜；痰黏不畅者，加竹茹；咽部梅核样异物梗塞者，加八月札；咽喉干燥者，加玄参、麦冬、生地；咽痒作咳、恶心者，加炒荆芥、姜竹茹；眼花目眩耳鸣者，加青葙子、枸杞子、甘菊花、当归；胸闷者，加香附、广郁金、川芎；胁痛者，加延胡索；失眠多梦者，加合欢花、夜交藤；心烦易怒者，加白蒺藜、钩藤等；食欲不振者，加焦山楂、谷芽、鸡内金等；嗳气泛酸者，加炙乌贼骨、煅瓦楞；大便干燥者，加火麻仁。又有人以本方加酸枣仁、柏子仁，治疗梅核气。若胸痛者，加桃仁、延胡索各10 g；有阴虚征象者，加生地、麦冬各15 g。以旋覆代赭石汤去人参、大枣，加香附、枳壳、桔梗为基本方，伴胸胁满闷者，加郁金、佛手；心悸失眠者，加远志、五味子、酸枣仁；腹胀者，加厚朴、枳实；食欲不振者，加蔻仁、山楂，神曲。

9．眩晕

以旋覆代赭石汤（人参改太子参）去大枣，加葛根、茯苓、陈皮、川芎、砂仁为基础方，伴恶心呕吐者，加竹茹10 g；伴耳聋耳鸣者，加石菖蒲、蝉蜕各10 g；烦躁，血压高者，加珍珠母20 g，天麻10 g；大便不畅者，加玄参20 g；睡眠不足者，加枣仁20 g，黄连3 g，治疗脾虚痰阻型眩晕（服用中药期间，停用全部西药）。另有人以本方加磁石、泽泻，治疗内耳眩晕。若眩晕甚者，加天麻15 g，白蒺藜12 g；呕吐甚者，去党参，加吴茱萸、丁香各5 g（不能进食者，先给予甲氧氯普胺10 mg肌注）；耳鸣明显者，加炒枣仁12 g，夜交藤30 g；伴腹泻者，加炒白术、生薏仁各15 g，服药3日为1个疗程。

七、实验研究

1．对大鼠离体食管肌条收缩活动的影响

将旋覆代赭汤药物分为辛开药组、降逆药组、甘补药组、辛开降逆药组、辛开甘补药组、降逆甘补药组和全方组，取大鼠食管，制成食管肌条，描记旋覆代赭汤及其拆方各组给药前后各3 min大鼠离体食管肌条的收缩曲线。结果表明，辛开组对食管肌条收缩活动呈抑制倾向，能明显减慢其收缩频率，甘补组、降逆甘补组能明显减小食管肌条的收缩幅度；降逆组、辛开降逆组、全方组能明显增大食管肌条的收缩幅度；辛开降逆组、辛开甘补组、全方组能明显加快其收缩频率。这说明拆方各组中，部分药组之间呈协同作用，而部分药组之间则呈制约作用，只有辛开降逆组、全方组能明显增大食管肌条的收缩幅度和加快其收缩频率。

2．对反流性食管炎模型大鼠的作用

将80只Wistar大鼠随机分为正常对照组、模型组、中药治疗组、西药对照组，后3组行“食管十二指肠端侧吻合术”，术后1周分别给予0.9%生理盐水、旋覆代赭汤水煎剂和枸橼酸莫沙必利分散片混悬液，连续给药21日后，检测食管黏膜组织形态。结果表明，模型组肉眼及病理积分最高，正常对照组最低，两者比较有显著性差异（$P<0.05$），中药治疗组及西药对照组肉眼及病理积分均显著降低，两组比较，无显著性差异（$P>0.05$）；两组与模型组相比，均有显著性差异（$P<0.05$）；两组与正常对照组相比，均无显著性差异（$P>0.05$）。同时用免疫组化的方法检测大鼠食管黏膜组织增殖细胞核抗原的表达，旋覆代赭汤能显著抑制反流性食管炎模型大鼠增殖细胞核抗原表达的升高，与模型组相比增殖细胞核抗原的表达率显著降低（$P<0.01$），其疗效与西药组相当，与正常组相比亦无显著性差异（$P>0.01$），结果显示，旋覆代赭汤对反流性食管炎有良好的治疗作用，在组织形态学水平上，可明显改善食管黏膜损伤及病理情况。旋覆代赭汤可明显降低混合性反流性食管炎食管黏膜增殖细胞核抗原的高表达，可较好地使增殖细胞核抗原水平恢复至接近正常水平，可能是它预防反流性食管炎复发及癌变的机制之一。

3．促胃肠动力作用

旋覆代赭汤能促进正常小鼠胃排空，对芬氟拉明、左旋麻黄碱造成的小鼠胃排空抑制有明显的拮抗作用，但对吗啡所致者无明显影响，其作用机制可能与5-羟色胺和肾上腺素受体有关。另采用正交设计拆方实验表明，方中党参、代赭石、大枣、旋覆花对胃底收缩运动均有显著促进作用，甘草无明显影响，生姜和半夏则作用相反，而旋覆花分别与甘草或大枣合用对胃底条收缩有显著协同作用。在整体动物实验中，本方对正常小鼠的小肠运动无明显促进作用，对阿托品或吗啡引起的小鼠小肠推进抑制无明显拮抗作用，但对左旋麻黄碱引起的小鼠小肠推进抑制有明显拮抗作用，说明本方对某些病理状态下小肠运动有一定的促进作用，其作用机制可能与抑制交感神经功能有关。

八、注意事项

方中代赭石性寒沉降，有碍胃气，若胃虚较著者，其用量不可过重。

橘皮竹茹汤

（《金匮要略》）

一、功能

降逆止呃，益气清热。

二、主治

胃虚有热之呃逆。呃逆或干呕，虚烦少气，口干，舌红嫩，脉虚数。

三、组成

橘皮12 g，竹茹12 g，大枣五枚，生姜9 g，甘草6 g，人参3 g。

四、用法

以水一斗，煮取三升，温服一升，一日三次。

五、组方原理

胃虚宜补，胃热宜清，气逆宜降，故治以益气清热，降逆和胃为法。方中橘皮辛苦而温，行气和胃以止呃；竹茹甘寒，清热安胃以止呕，二药相伍，既能降逆止呕，又可清热安胃，且用量俱重，共为君药。生姜和胃止呕，为呕家之圣药，助君药以降胃气之逆；人参益气补中，与橘皮相合，则行中有补，同为臣药。甘草、大枣益气补脾养胃，合人参以补中益胃，安中土而复胃气之虚，俱为佐药。甘草调和药性，兼作使药。诸药合用，共成降逆止呃，益气清热之功。

本方配伍特点有二：一是甘寒之竹茹与辛温之橘皮、生姜相伍，则清而不寒；二是益气养胃之人参、大枣、甘草与行气和胃之橘皮相合，则补而不滞。

六、临床应用

1．妊娠恶阻

用橘皮竹茹汤加味治疗妊娠恶阻，所有患者均经尿妊娠实验或B超检查确诊为早孕，并排除葡萄胎、肝炎、消化道疾病等其他疾病引起的呕吐。方药：陈皮10 g，竹茹10 g，党参12 g，生姜9 g，大枣5枚，子芩15 g，白术10 g，砂仁6 g，苏梗10 g。

2．胆汁反流性胃炎

将70例胆汁反流性胃炎患者，随机分为两组。治疗组35例给予橘皮竹茹汤加味：橘皮、竹茹各20 g，党参、生姜、蒲公英各15 g，柴胡、半夏、白芍、枳实、郁金各10 g，大枣、甘草各6 g，采用免煎中药颗粒，每日2剂（早晚各1剂，饭前1 h服）。对照组口服铝碳酸镁片，每次1 g，每日3次，餐后1.5 h嚼服。研究过程中，治疗组中有5例未能在治疗后复查而脱落；对照组中有7例脱落。结果：治疗组30例，痊愈（临床症状消失，胃镜下胃内无胆汁黏液，胃黏膜充血、水肿消失）3例，显效（临床症状基本消失，胃镜下胃黏膜无胆汁附着，胃黏膜充血、水肿改善）14例，好转（临床症状改善，胃镜下胃黏膜胆汁附着减少，充血、水肿减轻）11例，无效（临床症状无改善或加重，胃镜下无改善，甚至加重）2例，总有效率为93.3%。对照组28例，痊愈1例，显效7例，好转14例，无效6例，总有效率为78.6%。两组疗效比较，差异有统计学意义（$P<0.05$），治疗组的疗效优于对照组。

3．胃癌放化疗后呃逆

用益胃汤合橘皮竹茹汤治疗胃癌放化疗后呃逆96例，基础方：沙参、麦冬、玉竹、石斛、橘皮、竹茹、柿蒂、乌梅各10 g，甘草6 g，每日1剂，水煎分2次口服，重者每日2剂，忌食辛辣。随证加减：伴胃痛者，加延胡索、白芍、丹参；伴烦躁不安者，加珍珠母、酸枣仁；伴便秘者，加肉苁蓉、火麻仁、何首乌；伴呕吐者，加半夏；伴腹胀痞满者，加大腹皮、槟榔。结果：96例呃逆全部治愈。一般服药2剂后呃逆有不同程度减轻，多数服药5剂后呃逆症状基本消失，2例服药7剂后呃逆方止，随访月余均未见复发。

七、注意事项

呃逆、呕吐等属虚寒或实热者，不宜使用本方。

丁香柿蒂汤

（《症因脉治》卷2）

一、功能

温中益气，降逆止呃。

二、主治

虚寒呃逆。呃逆不已，胸脘痞闷，舌淡苔白，脉沉迟。

三、组成

丁香6 g，柿蒂9 g，人参3 g，生姜6 g。

四、用法

水煎服。

五、组方原理

本方是为虚寒呃逆而设，故治宜温胃降逆止呃为法。方中丁香辛温芳香，能温中散寒，降逆止呃，为治疗胃寒呃逆之要药；柿蒂苦平，善降胃气，亦为治疗胃气上逆之呃逆的要药，两药配伍，温胃散寒，降逆止呃之功相得益彰，共为君药。生姜辛温，为呕家圣药，与丁香、柿蒂合用，则温胃降逆之功尤著，用为臣药。再配人参甘温益气，补虚养胃，为佐药。四药合用，共奏温中益气，降逆止呃之功，使胃寒散，胃虚复，气逆平，则呃逆、胸痞自除。

本方组成以降逆和胃为主，兼以温中补虚，故寓温补于降逆之中为其主要配伍特点。

六、临床应用

1．肿瘤所致顽固性呃逆

将肿瘤所致顽固性呃逆患者60例随机分为两组，治疗组和对照组各30例。治疗组给予丁香柿蒂汤，呕吐重者加竹茹，食欲不振者加焦三仙，畏寒腹痛者加干姜。对照组双侧足三里各给予山莨菪碱针5 mg加入0.9%氯化钠注射液5 mL穴位注射，每日1次。两组均5日为1个疗程。结果：治疗组治愈（5日内症状消失，观察10日无复发）27例，好转（5日内呃逆程度减轻或间隔时间延长，10日内症状未加重）1例，无效（治疗前后症状无明显变化，或10日内好转又加重）2例，总有效率为93.3%；对照组30例中，治愈10例，好转8例，无效12例，总有效率为60.0%。两组总有效率比较有显著性差异（$P < 0.01$）。

2．反流性食管炎

丁香柿蒂汤加味治疗反流性食管炎66例，方药：丁香、柿蒂、白及、党参各30 g，白芍、赤芍、半夏、生姜各20 g，代赭石50 g。上药取2剂烘干研成细末，饭后2 h服1次，每次6 g，续服5周为1个疗程。服药期间忌酒、辣椒、甜食、生硬不易消化以及含淀粉高的土豆、红薯等食物，1个疗程后胃镜复查。结果：治愈（临床症状消失，胃镜检查显示食管黏膜光滑、色泽正常，无黏液附着）51例，占77.2%；好转（临床症状大部分消失，胃镜检查可见食管黏膜表面有片状霜样附着物）12例，占18%；无效（临床症状及检查结果无变化）3例，占4.5%。总有效率为95.5%。

3．输液所致呃逆

丁香柿蒂汤（公丁香5 g，柿蒂5 g，党参10 g，生姜3片）水煎温服，治疗输液引起的呃逆20例。结果：全部获愈，其服1剂呃逆即止者16例，服2剂止者3例，服3剂止者1例。

七、注意事项

胃热呃逆者，不宜使用本方。

大半夏汤

（《金匮要略》）

一、功能

和胃降逆，益气润燥。

二、主治

胃反证。朝食暮吐，或暮食朝吐，宿谷不化，吐后转舒，神疲乏力，面色少华，形体瘦弱，大便燥结如羊屎状，舌淡红苔少，脉细弱。亦治膈间痰饮，心下痞硬，食入即吐，肠中沥沥有声，舌质淡，苔白滑，脉细缓无力。

三、组成

半夏$_{洗，完用}$15 g，人参9 g，白蜜9 g。

四、用法

以水一斗二升，和蜜扬之二百四十遍，煮药，取二升半，温服一升，余分再服。

五、组方原理

方中重用半夏，既为和胃止呕之要药，又擅燥湿化痰，开郁散结，反胃呕吐之证得之，可使胃气和而呕逆止；痰饮痞结之证得之，可令痰饮化而痞满消，故为本方君药。患者反复呕吐不能纳谷，戗伤胃气，故配人参益气补虚，健脾养胃，合半夏则标本兼治，以为臣药。更佐白蜜补中和脾，生津益胃，与人参相合，则补虚益胃之功益著；且蜜性甘缓，能和百药，与半夏同用，还可缓其辛燥伤津耗气之弊。三药配伍，既能降逆散结，又能益气生津，润燥养胃，还可化痰开结，用于脾胃虚弱，津亏肠燥，胃气上逆之证，可收和胃降逆，益气健脾，润燥滋液之功；用于脾胃虚弱，痰饮中阻，气机郁结之证，可奏燥湿化痰，益气补虚，开郁散结之效。

本方配伍特点有二：一是半夏与白蜜同用，则温燥而不伤阴；二是半夏与人参相伍，则辛散而不耗气。

六、临床应用

1．癌症化疗的辅助治疗

以大半夏汤为主方予以癌症患者化疗过程中服用，可较好地缓解患者的胃肠道反应。方法是，取姜半夏、人参各12 g，苏叶10 g，黄连、生姜各6 g，加水300 mL，煎取200 mL，装入保温瓶中，喝时加入蜂蜜30 mL，摇匀频服，每次30～50 mL，从接受化疗之日起开始服药至化疗结束后2周，每日1剂。结果：43例中，显效（胃肠道反应已出现者服药数剂，恶心呕吐症状消失，饮食量增加，有明显食欲感，全身乏力等症状明显改善；或接受化疗之日开始服药，胃肠道症状不出现或出现轻微症状者）35例；有效（服药数剂，恶心呕吐症状减轻，有食欲但饮食量不多，全身乏力等症状轻微改善；或接受化疗开始服药，胃肠道反应仍出现，但症状轻微，需配合西药镇吐者）5例；无效（服药数剂，临床症状无改善或症状继续出现）3例。总有效率为93%。

2．胆囊术后胃食管反流

以大半夏汤为主方：半夏、党参各10 g，蜂蜜30 g，治疗胆道术后胃食管反流76例。胃气上逆明显者加旋覆花、代赭石，胃虚兼热者加陈皮、竹茹、北沙参，胃寒者加丁香、柿蒂。2周为1个疗程，如症状未好转可继续服用。治疗最短1个疗程，最长3个疗程，结果为显效（临床症状消失，电子胃镜复查胃食管内胆汁反流征象消失）32例；好转（临床症状明显减轻，电子胃镜复查胃食管内胆汁反流征象减轻）39例；无效（临床症状无改善）5例。总有效率为93.4%。

七、注意事项

若中阳虚弱，或肾阳不足，命门火衰，里寒较著，兼见面色皖白，四肢清冷，腰膝酸软者，不宜使用本方。

（本节作者：王志程）

第二节　行　气

越鞠丸

（《丹溪心法》卷3）

一、功能

行气解郁。

二、主治

六郁证。胸膈痞闷，脘腹胀痛，嗳腐吞酸，恶心呕吐，饮食不消。

三、组成

苍术、香附、抚芎、神曲子、栀子各等分。

四、用法

上为末，水泛为丸，如绿豆大。

五、组方原理

六郁之中以气郁为主，故本方立意重在行气解郁，使气行则血行，气畅则痰、火、湿、食诸郁随之而消。方中香附行气解郁，以治气郁，用为君药。川芎为血中气药，有活血行气之功，既能治血郁，又可加强君药行气解郁之力。苍术气味芳香浓烈，可以悦脾化湿，以治湿郁。苍术辛烈雄壮，固胃强脾，能经入诸经，疏泄阳明之湿，通行敛涩；香附，阴中快气之药，下气最速，一升一降，故郁散而平。抚芎足厥阴药直达三焦，上行头目，下行血海，为通阴阳气血之使（录自《医方集解·理气之剂》）。山栀清热泻火，以治火郁。神曲消食和胃，以治食郁。以上共为臣药和佐药。诸药配合，则气行血活，湿祛热清，食化脾健，气、血、湿、火、食五郁自解。至于痰郁，或因气滞湿聚而生，或因饮食积滞而致，或因火邪炼津而成，今五郁得解，则痰郁自消，故药虽只用五味，却可统治六郁之证，体现了治病求本的精神。

本方的主要特点是：以五药医六郁，贵在治病求本；诸法并举，重在调理气机。

六、临床应用

1．梅核气

以本方为基本方，治疗梅核气44例。痰多者加二陈汤，咽干者加麦冬、玄参，食少者加鸡内金、麦芽，胸闷者加厚朴、苏梗，心烦者加淡豆豉、郁金。结果：痊愈19例，总有效率为95.45%。

2．消化性溃疡

本方加柴胡、白芍、罂粟壳治疗消化性溃疡50例。若气滞偏重者加枳壳，痰湿偏重者加茯苓、法半夏，火郁偏重者加黄连，食积偏重者加麦芽，脾胃虚寒者去栀子，加党参、高良姜。20日为1个疗程，隔5日再进行第2个疗程。结果：50例患者，治愈（自觉症状消失，纤维胃镜或胃肠钡餐证实原发病灶消失）19例（38%），有效（临床症状和体征消失，纤维胃镜或胃肠钡餐检查证实原发病灶缩小1/3以上）25例（50%），无效（自觉症状减轻或如故，纤维胃镜或胃肠钡餐证实原发病灶无变化）6例（12%），总有效率为88%。其中，胃溃疡19例，治愈8例（42%），有效9例（47%），无效2例（11%），总有效率为89%；十二指肠球部溃疡24例，治愈9例（38%），有效12例（50%），无效3例（12%），总有效率为88%；复合性溃疡7例，治愈2例（29%），有效4例（57%），无效1例（14%），总有效率为86%。一般用药10日后症状明显改善，1个疗程后主要症状消失，最长不超过1个月，症状有效率达为98%。

3．功能性消化不良

采用国际通用的功能性消化不良的诊断标准，收集了90例门诊病例，随机分为治疗组60例和对照组30例。治疗组用越鞠丸随证加减进行治疗，1个月为1个疗程；对照组用西沙必利10 mg，每日3次，饭前30 min服用。结果：治疗组60例中，临床治愈25例，占41.7%；显效18例，占30.0%；有效10例，占16.7%；无效7例，占11.7%；总有效率为88.3%。对照组30例中，临床治愈4例，占13.3%，显效6例，占20.0%；有效7例，占23.3%；无效13例，占43.3%；总有效率为56.7%。2组比较，治愈显效率和总有效率有显著性差异（$P < 0.05$），治疗组疗效优于对照组。

4．糖尿病胃轻瘫

越鞠丸加党参、枳壳、赤芍、白芍、炒鸡内金为基础方治疗2型糖尿病胃轻瘫80例，并随证加减：上腹胀满者，加佛手、焦山楂；恶心呕吐痰涎者，加半夏、竹茹；泛酸者，加黄连、吴茱萸、延胡索；大便干结者，加枳实、生大黄。30日为1个疗程，1个疗程结束后评定疗效。结果：显效（临床症状基本消失，X线钡餐检查胃排空时间＜4 h）40例，有效（临床症状明显好转，X线钡餐检查胃排空时间4～6 h）33例，无效（临床症状无明显减轻或反而加重，X线钡餐检查无变化）7例，总有效率为

91.25%。治疗后随访3个月，复发6例，复发率为7.5%。

5．高脂血症

将74例高脂血症患者随机分为2组，治疗组44例，以越鞠丸为基本方，头晕者，加天麻；胸闷心悸者，加瓜蒌、丹参；腰膝酸软者，加枸杞子。水煎服，每日1剂，连用8周。对照组30例，口服血脂康胶囊（0.6 g/次，2次/日）。结果显示，治疗组治疗后4周、8周血清TC、TG、LDL-C均明显降低，HDL-C升高，与治疗前及对照组治疗后比较有显著性差异（$P < 0.01$）；治疗组总有效率为79.55%，对照组为53.33%，治疗组明显优于对照组（$P < 0.05$）。

6．不寐

将78例不寐患者随机分为两组。治疗组40例以越鞠丸加味治疗，基本方：香附10 g，川芎、栀子、半夏、天门冬、焦神曲各9 g，苍术6 g，枣仁、珍珠母各30 g，合欢皮15 g。气虚乏力者，加太子参、茯神；血虚心悸者，加龙眼肉、当归；阳虚自汗者，加桂枝、炙甘草；阴虚口渴者，加生地、麦冬；气滞胁痛者，加郁金、延胡索；舌黯血瘀者，加丹参、红花；心火亢盛者，加黄连、朱砂（冲服）；肢体麻木者，加姜黄、桑枝。15日为1个疗程。对照组用艾司唑仑1 mg，睡前服，每日1次，口服谷维素20 mg，每日3次，15日为1个疗程。治疗组治愈（每晚睡眠6 h以上，伴随症状消失）12例，显效（睡眠明显好转，睡眠时间增加3 h以上，深度增加）16例，有效（症状减轻，睡眠时间较前增加，但不足3 h）10例，无效（治疗前后无明显改善）2例，总有效率为95%。对照组治愈2例，显效8例，有效12例，无效16例，总有效率为57.9%。两组比较，有显著性差异（$P < 0.01$）。

七、实验研究

抗抑郁

给雄性ICR小鼠灌服越鞠丸提取物，结果显示，越鞠丸提取物可以明显缩短小鼠强迫游泳不动时间，缩短小鼠悬尾不动时间，拮抗利血平所致的小鼠体温下降，增加5-羟色胺酸诱导小鼠甩头总次数，使得5-羟基吲哚乙酸/5-羟色胺比值减少。这显示越鞠丸提取物可以改善小鼠抑郁状态的行为，具有一定的抗抑郁作用。

柴胡疏肝散

（《医学统旨》，录自《证治准绳·类方》卷4）

一、功能

疏肝解郁，行气止痛。

二、主治

肝气郁滞证。胁肋疼痛，胸闷喜太息，情志抑郁易怒，或嗳气，脘腹胀满，脉弦。

三、组成

柴胡、陈皮醋炒各6 g，川芎、芍药、枳壳麸炒各5 g，甘草炙3 g，香附5 g。

四、用法

上作一服。水二盅，煎八分，食前服。

五、组方原理

本方所治诸证皆由肝气郁结而致，治当顺其条达之性，发其郁遏之气。方中柴胡苦辛微寒，归经肝胆，功擅条达肝气而疏郁结，用为君药。香附苦辛而平，专入肝经，长于疏肝理气，并有良好的止痛作用；川芎味辛气雄，入肝胆经，能行气血，疏肝开郁，止胁痛，二药相合，共助柴胡以解肝经之瘀滞，而增行气止痛之效，同为臣药。陈皮理气行滞而和胃，醋炒以入肝行气；芍药（现临床多用白芍）、甘草养血柔肝，缓急止痛，俱为佐药。甘草调和药性，兼作使药。诸药相合，共奏疏肝解郁，行气止痛之功。

本方配伍特点是：以辛散入肝理气之药为主，参以养血柔肝、通行血脉、和胃之品，疏肝之中兼以养肝，理气之中兼以调血，治肝之中兼以和胃。

六、临床应用

1．带状疱疹后遗神经痛

以柴胡疏肝散为主方，加减治疗带状疱疹后遗神经痛32例，全部患者皮肤损害均已病愈，但仍遗留神经疼痛，严重者夜晚难以入眠。基本方组成：柴胡、枳壳各12 g，制乳香、制没药各6 g，白芍20 g，延胡索、川芎、香附各15 g，细辛3 g，甘草9 g。胸部疼痛者，加桔梗；腰以下部位疼痛者，加牛膝；失眠者，加柏子仁；气虚者，加党参、黄芪；便秘者，加火麻仁。10剂为1个疗程，经治后，治愈（疼痛全部消失，起居正常且规律）24例，好转（疼痛大部分消失，不影响日常活动和睡眠）6例，无效（症状无明显改善）2例，总有效率为95%。

2．脂肪肝

本方加减治疗脂肪肝，肝郁气滞重者加虎杖、川楝子、郁金、莱菔子，兼痰湿内阻者加苍术、半夏、茯苓、皂角刺、胆南星，兼气虚血瘀者加白术、党参、黄芪、茯苓、丹参、三七粉、山楂、虎杖。服药期间注意饮食调节，少食油腻，适当运动。治疗30日为1个疗程，2个疗程后统计疗效。治疗62例，显效（临床症状、体征完全消失，B超检查显示肝脏大小及声像图恢复正常，或肝内回声明显减弱，肝内血管清晰，ALT、γ-GT恢复正常，TC、TG下降＞20%或至正常范围）55例，有效（症状、体征显著好转或基本消失，B超示肝脏形态好转，回声明显减轻，多项指标明显改善，ALT、γ-GT部分或全部恢复正常，TC、TG均下降10%～19%）3例，无效（症状、体征无明显变化，ALT、γ-GT、TC、TG无变化或仍进展）4例，总有效率为88.7%。

3．反流性食管炎

以本方加减治疗反流性食管炎35例。偏于湿热者，加黄柏、苍术；偏于寒湿者，加藿香、砂仁、吴茱萸；偏于脾虚者，加党参、白术、茯苓、半夏；腹胀嗳气，大便干燥者，加大黄、厚朴。结果：显效（3～6剂内患者无剑突后烧灼感或疼痛，躯干前屈或仰卧时无食物反流）25例，占71.4%；有效（7～12剂内患者剑突后烧灼感或疼痛减轻，躯干前屈或仰卧时无食物反流）8例，占22.9%；无效（15剂内患者仍有剑突后烧灼感或疼痛，躯干前屈或仰卧时食物反流症明显）2例，占5.7%，总有效率为94.3%。作者认为该病往往缠绵难愈，为提高治愈率，必须在治疗上重视疏肝理气，和胃降逆，同时注意饮食调养及善后自理，以巩固疗效。

4．胆汁反流性胃炎

以本方为基础方，加炒谷芽、炒麦芽、黄连、吴茱萸、蒲公英、薏苡仁、丹参，3周为1个疗程，共治疗胆汁反流性胃炎85例，全部病例临床表现为上腹部胀痛或胃脘痞满、嗳气、口苦、呕吐苦水等，查体上腹部轻压痛或压之不适，经胃镜检查确诊为胆汁反流性胃炎。结果：痊愈（临床症状、体征消失，胃镜复查急性炎症消失，胃黏膜正常，胆汁反流消失）30例，显效（临床症状、体征明显好转，胃镜复查胃黏膜镜像基本正常，胆汁反流明显减少）34例，有效（临床症状好转，胃镜复查胃黏膜有所好转，胆汁反流有所减少）12例，无效（临床症状、体征无改善或加重，胃镜复查胃黏膜镜像无改变或加重）9例。总有效率为89.4%。

5．功能性消化不良

以本方为基础方加减，治疗功能性消化不良118例。处方：柴胡12 g，川芎9 g，白芍、枳壳、香附、青皮、陈皮、砂仁各12 g，蒲公英、海螵蛸各30 g，焦三仙各15 g，鸡内金15 g，莱菔子30 g，甘草6 g。腹胀嗳气重者，加川楝子、厚朴；反酸重者，加瓦楞子；年高或病程久者，加丹参。服药时间15～60日，平均25日。结果：痊愈（症状完全消失）85例，显效（症状基本消失）26例，好转（症状部分消失）6例，无效（症状无改变）1例，总有效率为99.15%。

6．慢性浅表性胃炎

将120例慢性浅表性胃炎患者随机分成两组，治疗组60例以柴胡疏肝散加减治疗，处方：柴胡、陈皮各6 g，川芎、香附、枳壳、芍药各4.5 g，炙甘草1.5 g。肝胃气滞者加川楝子，胃热炽盛者加炒黄连、炒吴茱萸，瘀阻胃络者加川楝子、延胡索，胃阴亏虚者去川芎、枳壳，合一贯煎，脾胃虚寒合大建中汤。对照组用奥美拉唑20 mg，每日早晨空腹口服1次；阿莫西林0.5 g，每日口服2次。2组均以4周为1个疗程，1个疗程结束后复查内镜及HP；2个疗程结束后，停药1个月进行复查。近期疗效，治疗组治愈46例，好转10例，未愈4例，总有效率为93.33%；对照组治愈37例，好转14例，未愈9例，总有效率为85.00%。两组疗效比较有显著性差异（$P<0.01$）。HP清除率，治疗组为（51/60）85.00%，对照组为（45/60）75.00%，也有显著性差异（$P<0.01$）。

7．十二指肠溃疡

将110例十二指肠溃疡患者随机分为两组，治疗组60例以柴胡疏肝散加味治疗，基础方：柴胡、香附各12 g，陈皮、枳壳、芍药各9 g，乌贼骨30 g，酸枣仁15 g，炙甘草10 g。若溃疡活动期内胃黏膜有出血斑者加白及、仙鹤草，胃酸多者加用左金丸。对照组50例，给予西咪替丁200 mg，每日3次餐前服用，睡前加服400 mg，治疗期间除伴有出血时加用止血药外不用其他抗溃疡药物。以5周为1个疗程，服药期间忌食生冷、辛辣等刺激性食物，保持睡眠充足，情志舒畅。治疗组60例中，治愈（症状及体征消失，纤维胃镜下观察，溃疡面完全消失，大便潜血阴性）46例，显效（体征明显改善，胃镜下观察溃疡面基本消失，大便潜血阴性）8例，有效（症状及体征有改善，胃镜下观察，溃疡面缩小50%以上）6例，总有效率达100%；对照组50例，治愈32例，显效5例，有效4例，无效9例，总有效率为82%。经统计学处理，有显著性差异（$P<0.05$）。

8．慢性胃扭转

以本方加味治疗慢性胃扭转21例，基础方：柴胡、枳壳、赤芍、制香附各12 g，川芎9 g，甘草6 g，白术、党参各12 g，薏苡仁20 g，川楝子、延胡索各12 g，白芷9 g。气虚者，加黄芪；血虚者，加白芍；胃热者，加黄连、蒲公英；胀痛甚者去党参，加乳香、没药；恶心呕吐者，加旋覆花（布包）、姜半夏；纳呆者，加鸡内金；有吐血者，加三七粉、白及。2周为1个疗程，1个疗程结束后观察疗效。显效（症状消失，胃镜及X线钡餐检查正常，1年之内无复发）5例，有效（症状明显改善，胃镜及X线钡餐检查正常，但1年之内又复发）9例；好转（症状减轻，胃镜及X线钡餐检查无变化，或症状无明显改善，但胃镜及X线钡餐检查有好转）4例，无效（症状、胃镜及X线钡餐检查无改善或加重）3例。

9．慢性胆囊炎

以本方为基础方，治疗45例慢性胆囊炎患者。胁痛重者，加青皮、川楝子、郁金；气郁化火者，去川芎，加牡丹皮、山栀、黄连、川楝子；气郁化火伤阴者，去川芎，加当归、何首乌、杞子、山栀、菊花；胃失和降者，加半夏、藿香、生姜。每日1剂，1个月为1个疗程，治疗1个疗程观察疗效。结果：显效（临床症状消失或基本消失）35例，有效（临床症状明显减轻）9例，无效（临床症状无明显变化）1例，总有效率为97.7%。

10．不寐

本方加味治疗不寐43例。基础方：柴胡、枳壳、香附、酸枣仁、佛手、郁金各10 g，炙甘草5 g，川芎8 g，白芍、山药各15 g。口苦心烦较甚者，加栀子、黄连各6 g；腹胀或纳食不骤、便溏者，加党参、大腹皮；心神不宁，惊悸者，加珍珠母，夜交藤。6剂为1个疗程，服药期间停服其他药物。经过

1～3个疗程治疗，治愈（睡眠正常，伴随症状消失）31例，好转（睡眠时间延长，伴随症状改善）10例，未愈（症状无改变）2例，总有效率为95.35%。

11．特发性性早熟

本方加减治疗女童特发性性早熟40例。基础方：柴胡、黄芩、当归、郁金、香附各6 g，白芍、生地黄各8 g，生麦芽15 g，夏枯草12 g，生甘草4 g。加减：热盛者加牡丹皮、栀子、龙胆草，阴虚火旺者加黄柏、知母，阴道出血者加旱莲草、白茅根，阴道分泌物增多者加椿根皮3 g。3个月为1个疗程。治疗过程中均未见不良反应发生，临床痊愈（乳房缩小至Tanner Ⅰ期，阴道分泌物及流血消失，血清性激素测定、盆腔B超检查恢复正常，骨龄增长同年龄增长相符）24例，好转（乳房缩小，阴道分泌物及流血减轻，血清性激素水平下降，子宫、卵巢容积变小，骨龄增长减慢）12例，无效（各项指标均无变化）4例，总有效率为90.0%。

12．瘿瘤

以本方为基础方治疗瘿瘤120例，视患者体质各异及肿块大小等，可酌情加浙贝母、夏枯草、海藻、昆布等化痰软坚，加白芥子温化经膜之痰，加丹参、三棱、莪术、穿山甲等化瘀散结，加桔梗引药上行。所有病例中，服药最多者82剂，最少者14剂，随访疗效。结果：痊愈（瘿瘤肿块完全消失）96例；18例因中断治疗，肿块均有不同程度减小；6例无效转外科手术切除治疗。治愈率为80%，有效率为93%。

七、实验研究

1．抗抑郁

用枷锁法制造肝郁证大鼠模型，研究柴胡疏肝散对肝郁证大鼠行为、血液流变及脑组织中单胺类神经递质的影响。结果显示，模型组大鼠体重下降，糖水消耗量降低，胸腺、脾脏及血浆白细胞介素Ⅱ含量下降，血流变呈血瘀样表现，去甲肾上腺素、多巴胺、5-羟色胺的含量下降，柴胡疏肝散则可明显对抗上述改变。实验结果提示柴胡疏肝散抗抑郁作用是多途径的，涉及免疫系统、神经系统、血液系统等。

2．抗肝纤维化

采用40%四氯化碳皮下注射，制备肝纤维化模型并以柴胡疏肝散干预。结果发现，柴胡疏肝散组较模型组肝功能明显改善，血清透明质酸及层粘连蛋白显著降低，肝组织羟脯氨酸含量明显少，肝组织纤维化程度明显改善，肝组织α-平滑肌肌动蛋白及转化生长因子表达减少。结果提示，柴胡疏肝散对四氯化碳诱导的大鼠肝纤维化有防治作用。

八、注意事项

本方芳香辛燥，易于耗气伤阴，不宜久服。若胁痛而伴口干，舌红苔少等肝阴不足之证者，应配伍养血滋阴之品同用。

枳实薤白桂枝汤

（《金匮要略》）

一、功能

通阳散结，祛痰下气。

二、主治

胸痹。胸满而痛，甚或胸痛彻背，喘息咳嗽，短气，气从胁下上抢心，舌苔白腻，脉沉弦或紧。

三、组成

枳实12 g，厚朴12 g，薤白9 g，桂枝6 g，栝蒌实捣12 g。

四、用法

上药以水五升，先煮枳实、厚朴，取二升，去滓纳诸药，煮数沸，分三次温服。

五、组方原理

本方治证以胸阳不振为本，痰阻气滞而气逆为标。急则治其标，故以通阳散结，祛痰下气为法。方中栝蒌实即全瓜蒌，功擅涤痰散结，宽胸利膈；配伍薤白宣通胸阳，散寒化痰，二药相合，能散胸中凝滞之阴寒，化上焦结聚之痰浊，宣胸中阳气以宽胸，乃治疗胸痹之要药，共为君药。枳实下气破结，消痞除满；厚朴下气除满，燥湿化痰，二者同用，长于泻实满，消痰下气，共助君药以增宽胸散结，下气除满，通阳化痰之效，均为臣药。佐以桂枝通阳散寒，降逆平冲。诸药配伍，祛痰下气，散结除满之力相得益彰。俾胸阳振，痰浊降，阴寒消，气机畅，则胸痹而气逆上冲诸证可除。

本方配伍特点有二：一是寓降逆平冲于行气之中，以调气机升降之舛；二是寓散寒化痰于理气之内，以祛阴寒痰浊之邪。

六、临床应用

1．冠心病心绞痛（胸痹）

用枳实薤白桂枝汤（枳实15 g，厚朴15 g，薤白12 g，桂枝6 g，瓜蒌12 g，头煎加水400 mL，水煎30 min，取汁150 mL。二煎加水300 mL，水煎30 min，取汁150 mL，混合两次煎液），治疗胸痹（均确诊为冠心病心绞痛或隐匿性冠心病）30例，并设地奥心血康对照组30例（每次200 mg，每日3次）。两组治疗前停用其他中西药物，1个月为1个疗程，若心绞痛频繁者，可在原用西药情况下加用本药，但两组所用西药一致。结果表明，治疗组对于阴寒内结证的总有效率为71.34%，对心血瘀阻证的总有效率为44.40%，与对照组相比差异无统计学意义；治疗前后心电图变化的有效率，治疗组为43.33%，对照组为50.00%，其差异亦无统计学意义。这表明本方对于冠心病心绞痛的疗效与地奥心血康相当。

2．室性期前收缩

枳实薤白桂枝汤加味治疗室性期前收缩患者24例。基本方为：瓜蒌、薤白、桂枝各15 g，厚朴、枳实、半夏各10 g，丹参30 g，楮实子12 g，生龙齿30 g，五味子9 g，炙甘草15 g。若气虚乏力者，加党参、黄芪；血虚者，加当归。结果：近期治愈（期前收缩及伴随症状消失，随访半年内无复发）15例，显效（期前收缩明显减轻或发作次数减少50%以上，随访半年内病情稳定）6例，有效（期前收缩减轻，1 min内次数减少）2例，无效（服药前后症状无变化）1例。

3．外伤后遗胸痛

以枳实薤白桂枝汤（枳实10 g，薤白10 g，厚朴10 g，桂枝6 g，全瓜蒌20 g）加当归20 g，柴胡10 g，延胡索10 g为基本方，若属血瘀型者，加三七粉（冲服）、桃仁、红花；气滞型者，加青皮、香附；痰瘀阻滞型者，加苏子、白芥子、半夏；兼心烦口苦、舌红苔黄等热象者，去桂枝，加川楝子、黄芩、栀子。治疗外伤后遗胸痛37例，痊愈（疼痛完全消失，局部无压痛，无胸闷气喘，深呼吸及身体转侧自如）19例，显效（局部重压微痛，呼吸不受限，劳累后仍有胸闷，能坚持原工作）12例，有效（症状减轻，深呼吸及转侧时仍有微痛）2例，无效（症状无改善）4例。总有效率为89.20%。

4．慢性支气管炎

枳实薤白桂枝汤加党参、干姜等为基本方，治疗慢性支气管炎迁延期患者30例，同时与金匮肾气丸为主方治疗的22例患者进行对照。两组均酌加沙参、紫菀以补肺止咳平喘；若病情迁延，痰郁化热者，则稍减辛热之品，加黄芩、鱼腥草、竹沥等，治疗3个月后观察疗效。结果：治疗组在咳嗽、咯痰、哮鸣音显控率、改善小气道通气障碍等方面，明显高于对照组（$P<0.05$），并有减少感冒发作次数，降低LPO，提高SOD和免疫球蛋白等作用。这提示通阳泄浊，健脾益气合方，具有止咳化痰平喘，提高免疫功能，改善肺通气障碍和抗氧自由基作用。

5．儿童过度呼吸综合征

儿童过度呼吸综合征临床表现为有精神刺激、情绪波动或焦虑不安病史，胸闷气塞，深大呼吸阵发性出现，可伴有头昏、四肢麻木等不适，虽能意识到，但不能自我控制。用枳实薤白桂枝汤（枳实、瓜蒌、薤白各10 g，桂枝、厚朴各3 g）加柴胡、香附、郁金、佛手各10 g，青皮5 g，7日为1个疗程，治疗本病36例，结果全部获愈。其中23例在1个疗程后临床症状即全部消失，其余13例亦明显好转。服药最短3日，最长15日。

半夏厚朴汤

（《金匮要略》）

一、功能

行气散结，降逆化痰。

二、主治

梅核气。咽中如有物阻，咯吐不出，吞咽不下，胸膈满闷，或咳或呕，舌苔白润或白滑，脉弦缓或弦滑。

三、组成

半夏12 g，厚朴9 g，茯苓12 g，生姜15 g，苏叶6 g。

四、用法

上五味，以水七升，煮取四升，分四服，日三服夜一服。

五、组方原理

梅核气的病机主要为痰气互结咽喉，痰阻可加重气滞，气滞会促使痰凝，此时气不行则郁难开，痰不化则结难散，治当行气与化痰兼顾。方中半夏、厚朴均为苦辛温燥之品，前者属祛痰药，功擅化痰散结，降逆和胃；后者属理气药，长于行气开郁，下气除满。半夏之散结降逆，有助于厚朴理气；厚朴之理气燥湿，有助于半夏化痰，两者相配，痰气并治，共为君药。臣药以茯苓渗湿健脾，俾脾运湿去，则痰无由生，从而增强半夏化痰之力。用苏叶者，一则取其芳香行气，协厚朴开郁散结；再则梅核气的病位主要在咽喉，喉为肺系，苏叶质轻入肺，除可宣肺外，尚能引药上行以达病所，是臣药又兼使药之职。上述诸药以辛、苦者居多，辛可行气散结，苦能燥湿降逆，合而成方，散结行滞，降逆化痰，故为治疗痰气互结之梅核气的良剂。

全方五味药，可大致分为两部分。其一为半夏、生姜、茯苓，重在化痰。此三味药实则包含了张仲景两首蠲饮和胃的小方剂：小半夏汤，见《金匮要略·痰饮咳嗽病脉证并治》，由半夏和生姜组成，主治心下有支饮，呕吐不渴者；小半夏加茯苓汤，出处同上，组成即上方加茯苓，其化饮利水之功较胜，主治支饮呕吐，心下痞，眩悸者。其二为厚朴、苏叶，功在理气。两组药物相辅相成，痰化则气行郁开，气顺则痰消结散。另就理气而言，厚朴、苏叶固以行气为功，但前者又兼下气之效，且半夏、生姜本为降逆良药，所以本方虽为行气之剂，实则兼具降气作用。因此，本方的特点可概括为八个字：理气化痰，行中有降。

六、临床应用

1．梅核气

半夏厚朴汤加减治疗梅核气100例。处方：半夏20 g，厚朴15 g，山豆根20 g，茯苓20 g，生姜10 g，苏叶20 g。经治疗后，治愈（症状消失，纤维喉镜见会厌声带充血、水肿消失）64例，有效（自觉症状及体征基本消失或减轻，纤维喉镜见会厌声带充血、肿胀减轻）33例，无效（自觉症状及体征无明显改变，纤维喉镜见会厌、声带充血、肿胀无变化）3例，总有效率为97.0%。也有用半夏厚朴汤浓缩液治疗梅核气，药方：法半夏2 kg，制厚朴1.5 kg，紫苏1 kg，白茯苓2 kg，生姜1.5 kg。将药物洗净，碾碎，加适量清水提取蒸馏液500～800 mL（另置备用）。药渣煎煮3次，合并3次药液用文火浓缩至4 500 mL，加适量蔗糖，溶化后待药液冷却至40 ℃左右，兑入蒸馏液，装入灭菌玻璃瓶内，再用低温间歇灭菌法，使药物符合卫健委药品卫生标准。每次服用15～20 mL，每日2～3次，21日为1个疗程。126例患者，临床治愈（咽喉异物感症状消除）43例，好转（咽部异物感症状减轻）56例，未愈（咽部异物感症状无明显变化）27例，总有效率为83%。

2．慢性咽炎

本方为基础方治疗慢性咽炎，体虚者加人参、黄芪。不拘时呷少量含咽，使药力持久作用于咽部，7日为1个疗程，一般治疗1～3个疗程。结果：36例中治愈28例，好转6例，无效2例，总有效率为94.4%。也有人用微波配合半夏厚朴汤治疗慢性咽炎，取得了较好疗效。微波采用MT-A型微波治疗仪，以1%丁卡因行咽部黏膜及咽后壁表面麻醉3次，间隔5 min，以微波探头刺入咽腔后壁淋巴滤泡表面，功率20 W，时间6 s，以淋巴滤泡表面发白为止。口服半夏厚朴汤，依病情不同灵活化裁。结果：100例中治愈（自觉症状消失，咽后壁淋巴滤泡消失，咽后壁光洁，无分泌物）70例，有效（自觉症状明显缓解，咽后壁淋巴滤泡消失，咽后壁光滑，无分泌物）15例，无效（自觉症状减轻或不改善，咽部黏膜慢性充血，咽后壁淋巴滤泡较治疗前缩小，无分泌物）15例，总有效率为85.0%。

3．郁证

本方加减配合针灸治疗郁证29例。处方：半夏9 g，茯苓12 g，生姜9 g，苏叶6 g，香附10 g，枳壳10 g，旋覆花（包煎）10 g，代赭石（打碎先煎）10 g。10剂为1个疗程，治疗2个疗程。针刺取太冲、膻中、丰隆、鱼际、神门，行平补平泻，留针30 min，每日1次，10次为1个疗程，连续2个疗程。结果：治愈18例，显效5例，有效4例，无效2例，总有效率为93.1%。

4．反流性食管炎

半夏厚朴汤加味治疗反流性食管炎180例。基本方：姜半夏10 g，厚朴10 g，苏叶10 g，陈皮10 g，茯苓15 g，枳壳10 g，白芍15 g，甘草3 g。有热象者，加竹茹、蒲公英；呃逆明显者，加代赭石、旋覆花；烧心明显者，加吴茱萸、黄连；气滞明显者，加川芎、香附。疗程最长者2个月，最短者10日。结果：痊愈（服药后症状消失，1个月后复查胃镜，食管黏膜正常）125例，好转（服药后症状减轻或消失，但1个月后复查胃镜，食管黏膜仍有炎症反应）47例，无效（服药后症状不减，1个月后胃镜检查，食管黏膜未恢复）8例，总有效率为95.6%。

5．化疗所致恶心呕吐

对26例恶性肿瘤患者在化疗同时辅以半夏厚朴汤煎剂口服，另设24例肌注甲氧氯普胺作为对照。结果显示：治疗组在控制呕吐方面达到了对照组的疗效（$P>0.05$），而在恶心的平均持续时间方面，治疗组显著短于对照组，经统计学处理有显著性差异（$P<0.05$）；且服用该中药煎剂未出现明显的毒副反应，肌注甲氧氯普胺后有2例出现抽搐及不能静坐。故认为该方对于防治化疗所致轻、中度呕吐

具有较好作用。

七、实验研究

1. 对吞咽反射的作用

将32名高龄受试者分成两组，一组20名，在继续原有治疗的同时口服半夏厚朴汤提取剂7.5 mL/日，连服4周；另一组12名继续原有治疗。分别于服药前后经鼻注入1 mL蒸馏水测定吞咽反射，并在服药前后测定半夏厚朴汤组中6名受试者呼吸道分泌物中的SP。结果表明，半夏厚朴汤组治疗前吞咽反射为（11.6±2.97）s，对照组为（10.98±3.97）s，两组间无明显差异。治疗后半夏厚朴汤组明显改善（2.56±0.38）s，对照组无变化（10.8±3.58）s。半夏厚朴汤组中6名受试者呼吸道分泌物中的SP服药前为（9.13±2.5）mol/mL，服药后明显增加（15.0±2.2）mol/mL。

2. 对喉反射的影响

给予麻醉猫静脉注射半夏厚朴汤400 mg/kg后，喉反射逐渐减弱，给药20～30 min又逐渐恢复到正常水平。半夏厚朴汤组成药物中，只有紫苏地上部分（20 mg/kg）和厚朴（140 mg/kg）显示有相同的反射抑制作用，其他药物对反射无影响。因此，本方对喉反射的抑制作用主要决定于厚朴与紫苏，与方中其他三味生药所含的一些化学成分关系不大。

3. 镇静作用

正常大鼠运动图谱表明，大鼠在黑暗时活动增强，在光亮时活动减弱。口饲半夏厚朴汤每日4 g/kg，连续6日，可显著抑制大鼠的自发活动，尤其在暗活动期更为明显，停药后此效应可持续2日。在巴比妥盐强度实验中，给予2 g/kg或4 g/kg的药物，可明显延长环己烯巴比妥诱导的小鼠睡眠时间，表明本方具有明显的镇静作用，与厚朴所含厚朴箭毒碱、厚朴醇和紫苏提取物及其香精油主要成分——紫苏醛具有中枢神经抑制作用相符合。

4. 抗抑郁

采用小鼠强迫游泳、悬尾、育亨宾增强、高剂量阿扑吗啡拮抗等实验动物模型，评价半夏厚朴汤的抗抑郁作用。半夏厚朴汤200 mg/kg、500 mg/kg能显著缩短小鼠强迫游泳、悬尾不动时间，50 mg/kg、200 mg/kg、500 mg/kg能增强育亨宾对小鼠的毒性作用，500 mg/kg能拮抗阿扑吗啡降低小鼠体温作用，说明半夏厚朴汤具有显著的抗抑郁作用。有人通过复制慢性应激和孤养大鼠抑郁模型，采用免疫组化法观察半夏厚朴汤对模型大鼠海马和下丘脑神经营养因子的影响。结果显示，半夏厚朴汤能够增加模型大鼠水平运动和垂直运动得分，可促进模型大鼠海马和下丘脑神经营养因子的表达。这说明半夏厚朴汤具有抗抑郁作用，其机制与促进神经营养因子的表达有关。

八、注意事项

本方药物多为苦辛温燥之品，易于伤阴助热，故阴虚津亏或火旺者不宜使用。

厚朴温中汤

（《内外伤辨惑论》卷中）

一、功能

行气除满，温中燥湿。

二、主治

脾胃伤于寒湿，气机壅滞证。脘腹胀满，或疼痛，不思饮食，四肢倦怠，舌苔白或白腻，脉沉弦。

三、组成

厚朴$_{\text{姜制}}$、橘皮$_{\text{去白}}$各30 g，甘草$_{\text{炙}}$、草豆蔻仁、茯苓$_{\text{去皮}}$、木香各15 g，干姜2.1 g。

四、用法

上为粗末。每服15 g，水二盏（300 mL），加生姜三片，煎至一盏（150 mL），去滓，食前温服。

五、组方原理

本方所治病证乃脾胃气机壅阻，而其病因则系脾胃为寒湿所伤。因此，治当行气除满为主，辅以温中燥湿。方中重用厚朴、橘皮为君药，行气消胀，且两药均苦辛而温，能燥湿温中。草豆蔻行气燥湿，温中散寒，木香行气宽中散寒，进一步加强君药行气温中燥湿之功，用作臣药。干姜、生姜并用以温中散寒，茯苓、炙甘草健脾渗湿和中，共为佐药。炙甘草兼作使药以调和诸药。诸药合用，共成行气消满，温中燥湿之功。

本方的配伍特点是：重用行气药为主，且所用行气药皆性温而燥，故能兼以散寒燥湿，再佐以温中淡渗之品。故本方虽名"厚朴温中汤"，但功用却重在行气，而不在温中。这也正是本方在分类上归属于理气剂，而不属于温里剂的缘故。

六、临床应用

肠易激综合征：将66例腹泻型肠易激综合征患者随机分为两组。治疗组36例采用戊己丸合厚朴温中汤，药物组成：黄连6 g，吴茱萸6 g，白芍15 g，厚朴9 g，茯苓15 g，草豆蔻（后下）9 g，木香（后下）9 g，陈皮9 g，干姜6 g，炙甘草6 g，生姜3片。对照组采用口服双八面体蒙脱石3 g，溴丙胺太林15 mg，每日3次。两组疗程均为1个月，停药后随访6个月。结果：治疗组治愈（疗效指数≥90%，随访3个月症状无复发）10例，显效（60%≤疗效指数<90%）12例，有效（30%≤疗效指数<60%）12例，无效（疗效指数<30%）2例，治愈率为27.7%，总有效率为94.4%；对照组治愈4例，显效8例，有效13例，无效5例，治愈率为13.3%，总有效率为83.3%。两组疗效经统计学处理，有显著性差异（$P<0.05$）。

七、注意事项

凡脘腹胀满或疼痛，属于气虚不运或胃阴不足者，不宜使用苦辛性温之本方，以免耗气伤阴。

良附丸

（《良方集腋》卷上）

一、功能

行气疏肝，祛寒止痛。

二、主治

气滞寒凝证。胃脘疼痛，胸胁胀闷，畏寒喜温，苔白脉弦，以及妇女痛经等。

三、组成

高良姜$_{\text{酒洗7次，焙研}}$、香附子$_{\text{醋洗7次，焙研}}$各9 g。

四、用法

上药各焙、各研、各贮，用时以米饮加生姜汁1匙，盐1撮为丸，服之立止。

五、组方原理

本方证乃肝郁气滞，中焦寒凝，故治疗当以行气疏肝，祛寒止痛立法。方中香附辛平入肝经，疏肝开郁，行气止痛，且用醋洗，能助入肝行气止痛之功。高良姜辛温入脾胃经，温中暖胃，散寒止痛，且用酒洗，可助散寒宣通之功。两药等分合用，则行气疏肝与温中散寒并重，可使气畅寒散，则诸证自愈。

六、临床应用

1. 慢性胃炎

本方加味配合西药治疗慢性胃炎60例。对照组给予多潘立酮10 mg，硫糖铝片0.75 g，每日各3次，口服；反酸明显者加雷尼替丁0.15 g，每日2次，口服。治疗组在对照组治疗的基础上加良附丸加味口服，药物组成：高良姜5 g，香附10 g，桂枝10 g，吴茱萸3 g，半夏10 g，陈皮10 g，白芍15 g，焦神曲15 g，鸡内金10 g，甘草3 g。胃痛明显者加延胡索10 g，胁背胀痛者加郁金，食少难消者加麦芽，大便秘结者加火麻仁。半月为1个疗程，一般服药1～3个疗程。结果：对照组60例，治愈（临床症状消失，胃镜检查示黏膜恢复正常）26例，好转（临床症状减轻，胃镜检查示黏膜病变程度有所减轻）16例，无效（临床症状、胃镜检查均无变化）18例，总有效率为70.0%；治疗组60例，治愈45例，好转10例，无效5例，总有效率为91.7%。两组总有效率比较有差异（$P<0.05$）。

2. 胆汁反流性胃炎

加味良附丸治疗胆汁反流性胃炎40例，处方：香附20 g，良姜10 g，党参20 g，黄芪25 g，莪术10 g，柴胡15 g，半夏15 g，吴茱萸5 g，茯苓20 g，旋覆花20 g，郁金20 g，延胡索10 g，枳壳15 g，白芍25 g，甘草10 g。溃疡者，加海螵蛸、儿茶、贝母；食管炎者，加黄芩；出血者，加白及、三七粉。结果：痊愈（胃镜复查无胆汁反流，黏膜充血、水肿明显好转，临床症状消失）30例，好转（胆汁反流明显减少，黏膜充血、水肿好转，临床症状基本消失或明显减轻）8例，无效（治疗前后无变化）2例。

七、注意事项

孕妇虽患气滞寒凝之胃脘痛，运用本方亦应慎重，以防行气散寒走窜，损伤胎元。有人曾报道用本方加味治疗胃脘痛导致流产1例。

金铃子散

（《太平圣惠方》，录自《袖珍方》卷2）

一、功能

疏肝泄热，活血止痛。

二、主治

肝郁化火证。心胸胁肋脘腹诸痛，时发时止，口苦，舌红苔黄，脉弦数。

三、组成

金铃子、延胡索各30 g。

四、用法

上为末，每服6～9 g，酒调下，温汤亦可。

五、组方原理

针对肝气郁结，气郁化火之证，治当疏肝行气，兼以泄热，并辅以活血，因气为血之帅，气机郁结，每多血行不畅。方中金铃子即川楝子，味苦性寒，入肝、胃、小肠经，疏肝行气，清泄肝火，为君药。延胡索苦辛温，行气活血，擅长止痛，增强金铃子行气止痛之功，为臣药和佐药。两药合用既可行气止痛，又能疏肝泄热，使气血畅，肝热清，则诸痛自愈。

六、临床应用

1．肝胃气滞型胃脘痛

金铃子散加味治疗肝胃气滞型胃脘痛104例。基础方：川楝子15 g，延胡索10 g。若嗳气频作者，加煅赭石、旋覆花、沉香；胀甚者，加大腹皮、莱菔子、砂仁、厚朴；痛甚者，加白芍；泛酸者加贝母，或海螵蛸、煅瓦楞子；口苦者，加黄芩、黄连，或龙胆草；便秘者，加火麻仁、黑芝麻。结果：治愈80例，占76.9%；好转22例，占21%；未愈2例，占1.9%；总有效率为98.0%。

2．结肠肝曲积气综合征

运用加味金铃子散治疗该综合征53例，其中男性3例，女性50例，全部病例经临床及有关理化检查排除慢性肝炎、慢性胆囊炎、慢性胃炎、消化性溃疡和胰腺炎等器质性疾病，腹部透视可见结肠肝曲积气。基础方：金铃子、延胡索、黄芩、陈皮。肝气郁结明显者，加香附、乌药、枳壳；气滞血瘀明显者，加当归、川芎、制大黄；气郁化火明显者，加牡丹皮、栀子、生大黄。每日1剂，水煎，分2次服，15日为1个疗程。结果：近期治愈（症状完全消失，停药2个月后无发作）28例，显效（症状基本消失）16例，有效（症状减轻）8例，无效（症状无改善）1例，总有效率为98.1%。

3．慢性盆腔炎

运用加味金铃子散治疗慢性盆腔炎192例，凡接受治疗的病例均通过妇科检查，盆腔附件有增厚、抵抗、索条或包块、压痛及触痛等阳性体征。基础方：延胡索15 g，川楝子15 g，三棱15 g，土茯苓25 g，莪术15 g，当归20 g，丹参25 g，香附10 g，山药30 g，芡实25 g。偏热者加苦参、黄柏，偏寒者加炮姜、小茴香。2周为1个疗程，疗程结束后判定疗效，3个疗程不愈为无效。临床痊愈（自觉症状消失，盆腔索条或包块、压痛等体征消失）104例，好转（自觉症状消失或减轻，盆腔包块、索条缩小或变软，压痛减轻或消失）64例，无效（症状、体征无明显改变）24例。总有效率为87.5%。

七、实验研究

抗炎

采用角叉菜胶诱发大鼠足肿胀和大鼠背部气囊模型、巴豆油混合致炎剂诱发小鼠耳肿胀模型及鲁米诺化学发光法测定多形核白细胞的发光强度，结果表明，金铃子散对大鼠足肿胀、小鼠耳肿胀有显著抑制作用，其能明显减少气囊炎性渗液中前列腺素E_2、白介素6、一氧化氮含量，对气囊模型大鼠血清皮质醇含量无明显影响，金铃子散药物血清和延胡索乙素能明显抑制激活的多形核白细胞化学发光。这说明金铃子散有明显的抗炎作用，其抗炎作用机制部分在于抑制前列腺素E_2、一氧化氮、白介素-6的产生，抑制多形核白细胞产生氧自由基，但与影响下丘脑-垂体-肾上腺皮质轴无关。

四磨汤

（《济生方》卷2）

一、功能

行气降逆，宽胸散结。

二、主治

肝气郁结证。胸膈胀闷，上气喘急，心下痞满，不思饮食，苔白脉弦。

三、组成

人参6 g，槟榔9 g，沉香6 g，天台乌药6 g。

四、用法

上各浓磨水，和作七分盏，煎三五沸，放温服。或下养正丹尤佳。

五、组方原理

本方所治证候乃气郁之甚而致气逆，治宜行气降逆，宽胸散结为法。方中乌药辛温香窜，可升可降，善理气机，用为君药。沉香“纯阳而升，体重而沉，味辛走散，气雄横行，故有通天彻地之功”（《药品化义》），“与乌药磨服，走散滞气”（《本草衍义》卷13），为臣药。佐以槟榔辛温降泄，破积下气，与乌药、沉香相协，则行气之中寓有降气之功，一则疏肝畅中而消痞满，二则下气降逆而平喘急，合成理气开郁散结之峻剂。破气之品虽可速达行滞散结之功，然而过于辛散却易戕耗正气，故方中又佐人参益气扶正，使瘀滞开而正气不伤，且与沉香合用还可温肾纳气，以助平喘之力。四药配伍，可使瘀滞之气畅行，逆上之气平复，则满闷、喘急、纳差等渐愈。

本方配伍特点有二：一是行气与降气同用，但以行气开郁为主；二是破气与补气相合，使郁开而不伤正气。

六、临床应用

1．肿瘤化疗后出现胃肠道症状

以本方治疗27例因化疗而出现腹胀、呃气、厌食和排便困难等胃肠道症状的恶性肿瘤患者（治疗组），并设西沙必利治疗15例作为对照组。治疗组：显效为59.3%，有效为25.9%，总有效率为85.2%；对照组：显效为66.7%，有效为20.0%，总有效率为86.7%，两组间比较无显著性差异（$P > 0.05$）。其中治疗组腹胀、厌食、呃气、排便困难的总有效率分别为85.2%、87.5%、83.0%、60.0%，对照组则分别为93.3%、85.7%，83.3%、66.7%，两组间无显著性差异（$P > 0.05$）。

2．术后肠粘连

以本方（沉香改木香，人参改党参）加柴胡、延胡索、莱菔子、陈皮、谷芽、麦芽、黄芩、赤芍、白芍、地丁草、银花、甘草，为基本方，便秘者，加生大黄；腹胀痛甚者，加沉香、枳壳、川朴，并可配木香顺气丸内服；呕吐甚者，加半夏、代赭石；瘀血明显者，加桃仁、红花。治疗胆囊术后、阑尾术后、妇科卵巢囊肿和输卵管结扎术后、胃切除术后肠粘连患者，共181例。结果：105例痊愈（药后症状消失，体质恢复正常，观察1年以上未见复发者），占58%；66例好转（临床症状消失或基本消失，观察1年，时有轻度反复者），占36%；10例无效（药后未见好转，或好转不大，转外科手术治疗者），占6%，总有效率为94%。

3．婴幼儿胃食管反流

四磨汤口服液治疗婴幼儿胃食管反流28例，其中年龄1～3个月20例，3～6个月8例。按照1.5 mL/kg，每日3次，喂奶前15～20 min口服给药。经治疗后显效11例，有效14例，无效3例，总有效率为89.3%。另有人观察了四磨汤对早产儿胃食管反流的影响，将早产儿胃食管反流45例随机分为观察组和对照组，两组均给予鼻饲管喂养，观察组在每次鼻饲管喂养前5 min给四磨汤口服液按0.2 mL/kg鼻饲管注入，治疗期间两组均采用同一种早产儿配方奶粉喂养。治疗14日后，观察组22例中19例出现胃食管反流（人均反流次数7次），对照组23例全部出现胃食管反流（人均反流次数13例）。观察组人均反流次数较对照组少，差异有显著性（$t = 5.96$，$P < 0.05$）。结果说明四磨汤能有效加速胃排空，减少胃食管反流的发生，对促进早产儿胃肠动力成熟有积极作用。

七、注意事项

本方乃破气降逆之峻剂，适宜于气机郁结重证。若虽胸膈心下胀满，但正气虚弱，神倦脉弱者慎用。

天台乌药散（乌药散）

（《圣济总录》卷94）

一、功能

行气疏肝，散寒止痛。

二、主治

肝经气滞寒凝，发为小肠疝气。前阴牵引脐腹疼痛，睾丸偏坠肿胀，舌淡苔白，脉象沉弦。亦治妇女痛经，瘕聚等属气滞寒凝者。

三、组成

乌药、木香、茴香微炒、青橘皮汤浸，去白，焙、高良姜炒各15 g，槟榔9 g，楝实12 g，巴豆微炒，敲破，同楝实二味用麸一升炒，候麸黑色，拣去巴豆并麸不用12 g。

四、用法

上除炒巴豆外，其余捣罗为散。每服3 g，食前温酒送下；疼甚，炒生姜、热酒调下。

五、组方原理

本方主治之小肠疝气、痛经和瘕聚等，均由肝经气滞寒凝所致，故治当行气疏肝，散寒止痛。方中乌药辛温，入厥阴肝经，既疏肝行气，又散寒止痛，为君药。青橘皮疏肝行气，木香理气止痛，小茴香暖肝散寒，高良姜散寒止痛，四药皆辛温芳香之品，合用以加强乌药行气散寒之功，共为臣药。槟榔和楝实（即川楝子）为佐药，其中，槟榔质重下坠，下气导滞，能直达下焦而破坚；川楝子苦寒，本不宜于寒证，但与辛热走窜之巴豆打破后同炒，再去巴豆而用，则既可制其苦寒之性，又能增其行气散结之力，且避免了巴豆峻下之弊，如此药物配伍炮制之妙，堪为典范。综观全方，是以行气药为主，配伍散寒药，组成行气疏肝，散寒止痛之方，使气行寒散，肝脉调和，则疝气、痛经、瘕聚等病证自愈。

六、临床应用

1．慢性阑尾炎

将慢性阑尾炎患者79例，随机分为治疗组40例和对照组39例。治疗组全部给予天台乌药散加减，基本方为：乌药15 g，小茴香10 g，木香、川楝子、槟榔、高良姜、青皮各6 g，巴豆7个。先把巴豆微打破，同川楝子用麸皮炒黑，去巴豆及麸皮不用，一般3服后巴豆加麸皮炒川楝子改单用麸皮炒川楝子继用。气虚较甚者加白术15～30 g，改巴豆为3～4个，疼痛较甚者加延胡索10 g，积热明显者去巴豆加大黄10 g。对照组给予抗感染治疗，0.9% NS 250 mL + 头孢噻肟钠5.0 g，5% GNS 250 mL + 阿米卡星0.6 g，甲硝唑250 mL，静脉滴注，每日1次。结果：治疗组40例中，治愈（症状体征消失，无腹痛及胃肠道功能紊乱现象，随访1年无复发者）34例，好转（症状体征减轻，腹痛缓解，胃肠道功能紊乱减轻，右下腹压痛反跳痛减轻；或症状体征消失，无腹痛及胃肠道功能紊乱现象，但未满1年又复发者）4例，无效（症状体征无明显改变）2例，总有效率为95.0%；对照组39例中，治愈11例，好转16例，无效12例，总有效率为69.23%。

2．慢性浅表性胃炎

105例慢性浅表性胃炎患者，分为治疗组65例和对照组40例。治疗组用天台乌药散为主治疗，处方：乌药10 g、木香10 g、小茴香9 g、高良姜15 g、槟榔15 g、川楝子15 g、青皮6 g。若疼痛较明显者加延胡索，反酸较明显者加海螵蛸，纳呆、嗳气者加生麦芽，15日为1个疗程。对照组采用三联疗法治疗：果胶铋每日4次，每次餐前30 min及睡前各服0.1 g，连用15日；阿莫西林，每日2次，每次餐前30 min服1.0 g，连用15日；甲硝唑片，每日3次，每次餐前30 min服0.4 g，连用15日。结果：治疗组65例中，治愈12例，好转42例，无效11例，总有效率为83.0%；对照组40例中，治愈7例，好转21例，无效12例，总有效率为70.0%。两组比较有显著性差异（$P < 0.05$）。

橘核丸

（《济生方》卷3）

一、功能

行气止痛，软坚散结。

二、主治

癞疝。睾丸肿胀偏坠，或坚硬如石，或痛引脐腹，甚则阴囊肿大，轻者时出黄水，甚则成痈溃烂。

三、组成

橘核$_{\text{炒}}$、海藻$_{\text{洗}}$、昆布$_{\text{洗}}$、海带$_{\text{洗}}$、川楝子$_{\text{去肉，炒}}$、桃仁$_{\text{麸炒}}$各30 g，厚朴$_{\text{去皮，姜汁炒}}$、木通、枳实$_{\text{麸炒}}$、延胡索$_{\text{炒，去皮}}$、桂心$_{\text{不见火}}$、木香$_{\text{不见火}}$各15 g。

四、用法

上为细末，酒糊为丸，如梧桐子大。每服70丸，空心盐酒汤服下。

五、组方原理

本方治证系寒湿痰瘀与气血搏结日久而成，治宜行气活血，软坚散结为主，辅以散寒祛湿。方中橘核苦辛性平，入肝行气，散结止痛，是治疝之要药，为方中君药。川楝子入厥阴气分，以助君药行气疏肝之力；桃仁入厥阴血分，以助君药活血止痛之功；海藻、昆布、海带软坚散结，以助君药消肿散结之效，共为臣药。延胡索活血散瘀，木香行气散结，厚朴下气除湿，枳实行气破坚，木通通利血脉而除湿，肉桂温肝肾而散寒凝，并制川楝子、木通之寒，俱为佐药。诸药合用，理气、破血、软坚、行水之法具备，直达肝经，共奏行气活血，散寒除湿，软坚散结之功，使气血调畅，寒湿得除，则睾丸肿胀坚硬诸证自行缓解。

本方专为治疗癫疝而设，故其配伍特点是以行气活血之品配伍软坚散结药组方，较之一般的治疝方剂消肿散结之力更著。

六、临床应用

男性免疫性不育症

观察橘核丸治疗男性免疫性不育症的临床疗效，将264例患者随机分为2组，治疗组132例用橘核丸治疗，对照组132例用泼尼松治疗。结果：治疗组总有效率为90.91%，对照组为44.70%，两组比较差异有显著性意义（$P<0.01$）；抗精子抗体转阴率治疗组为90.91%，对照组为44.70%，有显著性差异（$P<0.01$）；治疗组治疗前后精子液化时间、精子密度、精子活率和精子畸形率比较，均有显著性差异（$P<0.01$），对照组治疗前后比较，无显著性差异（$P>0.05$），两组治疗后精子液化时间、精子密度、精子活率和精子畸形率比较，差异均有显著性差异（$P<0.01$）；配偶受孕率治疗组为56.06%，对照组为19.70%，有显著性差异（$P<0.01$）。

七、注意事项

睾丸偏坠肿胀而质地柔软者，不宜使用本方。

暖肝煎

（《景岳全书》卷51）

一、功能

温补肝肾，行气止痛。

二、主治

肝肾虚寒证。睾丸冷痛，或小腹疼痛，畏寒喜暖，舌淡苔白，脉沉迟。

三、组成

当归6 g，枸杞9 g，茯苓6 g，小茴香6 g，肉桂3 g，乌药6 g，沉香（木香亦可）3 g。

四、用法

水一盅半，加生姜三五片，煎七分，食远温服。

五、组方原理

本方所治系肝肾不足，寒凝气滞之证，治宜暖肝温肾，行气止痛为法。方中肉桂辛甘大热，暖肝温肾，散寒止痛；小茴香味辛性温，暖肝散寒，理气止痛，二药同用以温肾暖肝散寒，共为君药。当归、枸杞子养血补肝益肾，以复肝肾不足之本；乌药、沉香行气散寒止痛，以祛阴寒冷痛之标，同为臣药。阳虚阴盛，水湿不化，故以茯苓之淡渗利湿，健脾助运为佐药。煎药时少加辛温之生姜，可温散寒凝止痛之功益著。诸药配伍，温补肝肾以治其本，行气祛寒以治其标，俾下元得温，寒凝得散，气机通畅，则睾丸、小腹疼痛等证自解。

六、临床应用

慢性阑尾炎

采用暖肝煎去枸杞子，加川芎（取汁顿服，药渣趁热用布包好热敷右下腹部，药渣外再加暖袋以保温），治疗慢性阑尾炎20例。如出现右下腹疼痛拒按明显者，加水蛭；右小腹不适、腹胀者，加枳壳、槟榔。结果：治愈（自觉症状及右下腹深压痛消失）9例，显效（自觉症状消失，右下腹深压痛减轻）6例，有效（自觉症状及右下腹深压痛均有不同程度减轻）4例，无效（症状无明显改善）1例。

七、注意事项

疝气而见阴囊红肿热痛者，禁用。

启膈散

（《医学心悟》卷3）

一、功能

理气开郁，润燥化痰。

二、主治

噎膈。吞食时自觉食管梗塞不舒，胸膈痞胀隐痛，嗳气则舒，干呕或泛吐痰涎，或伴大便艰涩，口干咽燥，形体逐渐消瘦，舌红苔白，脉细弦。

三、组成

沙参9 g，丹参9 g，茯苓3 g，川贝母$_{去心}$4.5 g，郁金1.5 g，砂仁壳1.2 g，荷叶蒂3 g，杵头糠1.5 g。

四、用法

水煎服。

五、组方原理

本方是为气滞痰凝，津液不足之证而设，所以治疗本证，不能复以温燥之品，再损其液，宜用润燥解郁，化痰开结之法治之。方中沙参清胃滋燥而不腻，川贝母解郁化痰而不燥，二药重用，可润燥化痰，解郁开结，共为君药。郁金行气开郁，祛瘀散结；砂仁壳行气畅中，和胃止呕，同为臣药。茯苓渗湿化痰，健脾助运以滋气血生化；杵头糠开胃下气，善疗卒噎；丹参活血消瘀，以助散结；荷蒂升阳健脾，祛湿和胃，俱为佐药。诸药相合，共奏理气开郁，润燥化痰之功。

本方配伍特点有三：一是刚柔相济，理气开郁与润燥生津同用，行气而不燥；二是气血痰兼治，行气化痰与活血消瘀并施，使诸郁解而关格开；三是升降并用，诸降逆开结药中伍以一味升阳的荷叶蒂，以助气机升降之复。

六、临床应用

慢性咽炎

本方加香附、半夏、厚朴、桔梗、甘草、生姜为主随证加减，治疗慢性咽炎117例。若属痰热者，加竹茹、胆南星、黄芩；咽燥明显者，去半夏，加玄参、花粉、芦根；属寒痰者，加天南星、干姜；胁肋胀痛者，加川楝子、延胡索、柴胡；烦躁易怒、失眠多梦者，加珍珠母、生龙齿、栀子；悲伤欲哭，情志异常者，加生百合、小麦、大枣；血虚心悸者，加党参、当归、枣仁；脾虚纳呆者，加党参、白术、焦三仙。结果：临床治愈（自觉症状消失，全身情况及咽部检查正常，随访2年以上无复发）102例，占87.2%；好转（自觉症状改善，全身情况一般，咽部检查较前明显好转）12例，占10.3%；无效（自觉症状没有改善或加重，全身情况较差，咽部检查无改变）3例，占2.6%，总有效率为97.4%。

七、实验研究

抗肿瘤

运用裸鼠荷瘤动物模型，对启膈散及其拆方抑制肿瘤生长的作用及PLC-γ1蛋白表达进行了观察。实验分为全方组（W组，方含丹参、郁金、砂仁壳、沙参、贝母、茯苓）、活血组（P组，方含丹参、郁金、砂仁壳）、化痰组（R组，方含沙参、贝母、茯苓）。实验运用Western blot方法检测发现，启膈散及其拆方对Eta109细胞荷瘤裸鼠肿瘤组织PLC-γ1蛋白表达有很强的抑制作用，进一步表明启膈散及其拆方可以通过抑制PLC-γ1表达，调节其介导的细胞信号转导，从而发挥抗肿瘤作用。

八、注意事项

若瘀血内结，饮食格拒不下，呕出物如赤豆汁，或阴津枯槁，形体瘦弱，舌质光红，或气虚阳微，形瘦神败者，不宜使用本方。

加味乌药汤（加味乌沉汤）

（《奇效良方》卷63）

一、功能

行气活血，调经止痛。

二、主治

痛经。月经提前或月经初行时，小腹胀痛，胀甚于痛，或连胸胁、乳房胀痛，舌淡，苔薄白，脉弦紧。

三、组成

乌药、缩砂、木香、延胡索各30 g，香附$_{炒，去毛}$60 g，甘草45 g。

四、用法

上锉细。每服20 g，水一盏半，生姜三片，煎至七分，不拘时温服。

五、组方原理

本方是为肝郁气滞之痛经而设，故以疏肝解郁，调经止痛立法。方中重用香附，疏肝理气，调经止痛，为君药。乌药辛散温通，助香附疏肝解郁，行气止痛；延胡索行气活血，调经止痛，两药合用，行气活血，调经止痛，共为臣药。木香、砂仁行气止痛而消胀，生姜温胃散寒，均为佐药。甘草缓急止痛，兼调诸药，为佐使之用。诸药相合，共奏行气活血，调经止痛之功，使气行血畅，经调痛止。

六、临床应用

脾曲综合征

以原方去生姜，加郁金、陈皮、制厚朴，水煎服，连服15日，治疗脾曲综合征60例，其中显效（左上腹胀痛、胀气以及压痛消失，腹部X线检查见脾曲无大量气体积聚与结肠扩张）54例（90%），有效（左上腹胀痛减轻，发作时间缩短，间歇期延长，局部压痛减轻）4例（7%），无效（症状及体征无明显改善）2例（3%），总有效率为97%，且均未见不良反应。左上腹胀痛及腹部压痛消失最短需3日，最长需10日，平均7.2日。性别、年龄及病程长短与疗效无关。随访50例，随访期1～5年，有5例复发，继用上方而获显效。因此，本方可能有调节内脏自主神经功能，使结肠排空加速、痉挛解除，使胃肠道平滑肌功能恢复正常的作用。

七、注意事项

若经后腹痛，证属肝肾气血不足者，不宜使用本方。

（本节作者：王志程）

第十章 理血剂

第一节 止 血

十灰散

（《修月鲁般经后录》引《劳症十药神书》，录自《医方类聚》卷150）

一、功能

凉血止血，清热泻火。

二、主治

血热妄行证。呕血、吐血、咯血、嗽血、衄血，血色鲜红，来势暴急，舌红，脉数。

三、组成

大蓟、小蓟、荷叶、柏叶、茅根、牡丹皮、大黄、茜根、棕榈皮、山栀各等分。

四、用法

上烧灰存性，研极细，用纸包，以碗盖于地上一夕，出火毒。用时先将白藕捣破绞汁，或萝卜汁磨真京墨半碗，调灰15 g，食后服下（亦可水煎服，用量按原方比例酌定）。

五、组方原理

本方所治系血热妄行，法当清热泻火，凉血止血。方中大蓟、小蓟性味甘凉，长于凉血止血，且能祛瘀，因其既“能清血分之热，以止血热之妄行”（《医学衷中参西录》上册），又“以下行导瘀为主”（《本草正义》），对血随气上之吐、衄颇宜，故为君药。臣药以荷叶、茜草根、侧柏叶、白茅根凉血止血；棕榈皮收涩止血，与君药相伍，既可澄本清源，又可塞流止血。血之所以上溢，是由于气盛火旺，“气有余即是火，气降即火降，火降则气不上升，血随气行，无溢出上窍之患矣”（《先醒斋医学广笔记》卷2），故在凉血止血的同时，配伍栀子、大黄清肝泻火，挫其鸱张之势，更用栀子泻肝经气分之热从小便而去；大黄导肝经血分之热从大便而去，两药不仅增强凉血清热之力，其开热邪下行之路，可直折上逆之火势，使气火降而血止，是“治病求本”之法，共为佐药。用法中加藕汁、萝卜汁调服，藕汁甘寒，清热凉血散瘀，萝卜汁甘凉，消积滞化痰热，下气消胀，本方取其清降之功，降气清热以助止血。综观全方，大蓟、小蓟、茜草、大黄、牡丹皮有化瘀之功；大黄、栀子、萝卜有泻火降气之效；荷叶、侧柏叶、棕榈皮还有收敛止血作用。诸药合用，共奏凉血止血，清热泻火之功，并使血止而不留瘀。

本方配伍特点，以凉血止血为基础，寓以清降、化瘀、收敛作用，标本兼顾，相辅相成，相得益彰。

方中药物十味，均烧“灰”存性，研成极细末，为散备用，故名“十灰散”。

六、临床应用

1．肺结核咯血

用十灰散加减，作汤剂冷服，治疗肺结核咯血21例。实热明显者，重用熟大黄、山栀，加生地黄。呈虚热证者，可去熟大黄、山栀，加麦冬、阿胶、百部以养阴镇咳；重镇固涩加代赭石、龙骨、牡蛎；调理气血加当归、白芍宁血善后。结果：21例中止血时间最长为10天，最短为3天，平均止血时间为5.3天。

2．消化道出血

以泻心汤合十灰散加减治疗上消化道出血30例。30例患者均属西药治疗效果差或无效者。其中胃中积热型16例，肝火犯胃型11例，气虚血溢型3例。结果：治愈27例，无效3例。

3．眼前房出血

10例外伤性前方继发性出血患者，口服十灰散加红花10 g，每日1剂，用至前房出血完全吸收后停药，同时用1%阿托品眼膏点伤眼，1日1次。患者在用药3天后继发出血开始减少，出血量为Ⅱ级者用药6天后出血完全吸收，出血量为Ⅲ级者平均用药9天出血完全吸收。出院时9例伤眼视力恢复至1.0，10例患者眼压力在正常范围内。

4．慢性溃疡性结肠炎

用十灰散加味内服治疗慢性溃疡性结肠炎76例。结果：治愈61例，有效11例，无效4例，总有效率为94.73%。其中治愈指腹痛、腹泻，粪常规脓细胞、红细胞完全消失，乙状肠镜证实表浅溃疡、充血、糜烂完全消失，随访半年以上未复发；有效指腹痛、脓血便消失，腹泻数减少，但乙状肠镜显示肠壁表浅溃疡、充血、糜烂未完全消失；无效指腹痛、腹泻，粪常规、乙状肠镜检查无改变，或虽好转，但1～6个月后重新发作。

七、实验研究

（一）药理研究

1．促凝血作用

制备不同的十灰散制剂，观察其对小鼠、大鼠及家兔的出血时间、凝血时间、血浆复钙时间及血小板聚集的影响。结果显示：十灰散生品与炭药均有止血、凝血作用，能缩短凝血酶时间和血浆复钙时间，还能增强血小板功能，使扩大型血小板数量增多。但炭药效果优于未制炭药材品种。

2．对急性肝衰竭的作用

十灰散加减灌胃给药，能显著降低急性肝衰竭模型大鼠的血清内毒素（ET）及肿瘤坏死因子（TNF-α）水平；病理切片HE染色光镜下观察发现，加减十灰散能使受损的肝组织得到修复，能使坏死的肝索结构恢复清晰；还能提高急性肝衰竭大鼠的存活率，有较好的抗急性肝衰竭作用。

（二）药化研究

现代临床运用的十灰丸是根据原方对药材进行科学炮制，按照一定工艺加工而成。通过对十灰丸中钙与微量元素的含量测定，分析结果显示其钙含量很高，微量元素的含量也很高。认为十灰丸中钙含量可能与其止血作用有着密切的联系。试验结果表明，十灰丸中鞣质含量为3.305%。鞣质能促进血小板黏附和聚集，降低纤溶活性而促进凝血。除此之外，可能还与某些中药本身所含某些止血成分有关。这些中药原有的止血成分在“炒炭存性”的炮制过程中都不同程度地保存了下来。有人对十灰散止血作用的物质基础进行研究，发现十灰散经炒炭后，其鞣质含量增多，钙离子含量升高，多数药物微量元素含量增多，与止血药理相吻合。

八、注意事项

①本方为散剂，需要先制备，待火气消退，方可使用，不能临时制用。本方配制时应注意“存性”，否则影响药力。

②本方为急则治标之剂，只能暂用，不宜多服、久服。血止后，应审证求因，以图治本，方能巩固疗效。

③出血患者，除服药外，应静卧。呕血者，宜流质饮食，甚则暂时禁食。严重者应中西医结合进行抢救。

④虚寒性出血者忌用。

四味丸

（《杨氏家藏方》卷20）

一、功能

凉血止血。

二、主治

血热妄行证。吐血、衄血，血色鲜红，口干咽燥，舌红或绛，脉弦数有力。

三、组成

荷叶、艾叶、柏叶、生地黄各等分。

四、用法

上捣烂为丸，如鸡子大。每服一丸（120 g），水三盏，煎至一盏，去滓温服，不拘时候（现代用法：做汤剂，水煎服）。

五、组方原理

本方是为血热妄行之吐、衄而设，故从凉血止血立法。方中柏叶凉涩，长于凉血止血，为君药。生地甘寒，清热凉血，养阴生津，俾热去阴滋而血自宁静，为臣药。佐以荷叶清芬，清热凉血，止血散瘀；艾叶祛瘀止血，辛温而不燥，既可增强全方止血之功，又可避免他药寒凉太过以致血止留瘀之弊。本方药仅四味，但配伍严谨，凉血止血之功卓著。用之可使“五志之火既清，五脏之阴安堵，则阴平阳秘，而血归经矣”（《医宗金鉴·删补名医方论》卷1）。

本方配伍特点：清中有滋，热去而无耗血之虞；清中寓宣，虽凉而无郁遏之弊；清中有温，虽凉而无伐胃之忧，较之清热止血诸方，实属至平至淡之剂。

六、临床应用

1．更年期功血

以四味丸加减治疗更年期功血52例。方药为：生地黄12 g，生白芍12 g，生荷叶12 g，生侧柏叶12 g，黑地榆12 g，阿胶（另包烊化）、山茱萸、菟丝子各15 g，生艾叶3 g。服药最少者为2剂，最多者21剂。结果：痊愈32例，好转16例，无效4例，总有效率为92.3%。

2．血小板减少性紫癜

用当归补血汤合四味丸加减治疗慢性特发性血小板减少性紫癜46例，处方：生黄芪、侧柏叶各15～30 g，阿胶、荷叶、炒槐花、当归各10～15 g，山萸肉、生地各10～30 g，参三七粉（分吞）2～6 g，仙鹤草30 g，生甘草10 g。1个月为1个疗程。结果：出血症状完全消失40例，减轻3例，无效3例，总有效率为93%。治疗组疗效明显优于泼尼松对照组，血小板计数上升率有显著性差异（$P<0.05$）。

七、注意事项

本方对内热暴作之吐血、衄血疗效较好，属虚寒证出血者忌用。本方只可暂用，中病即止，过用、久用，寒凉太过，有使血凝成瘀之弊。

咳血方

（《丹溪心法》卷2）

一、功能

清肝宁肺，凉血止血。

二、主治

肝火犯肺证。咳嗽痰稠带血，咯吐不爽，心烦易怒，胸胁作痛，咽干口苦，颊赤便秘，舌红苔黄，脉弦数。

三、组成

青黛6 g，瓜蒌仁9 g，海粉9 g，山栀9 g，诃子6 g。

四、用法

上为末，以炼蜜同姜汁为丸。噙化。

五、组方原理

本方主治肝火灼肺的咳嗽痰中带血证。方中青黛味咸性寒，专走肝经，善清泻肝经实火而凉血止血；止血必兼降气，使气降则血降，栀子苦寒，入心、肝、肺经，有泻火除烦，止血降气之功。汪昂谓："青黛泻肝而理血，散五脏郁火；栀子凉心而清肺，使邪热下行，二者所以治火。"（《医方集解·理血之剂》）两药共为君药。痰不除则咳不止，咳不止则血不宁，故臣药以甘寒入肺之瓜蒌仁清热化痰，润肺止咳；咸平入肺之海粉清金降火，软坚化痰。二药同用，可使热清痰去，肺自宁。诃子苦涩性平，入肺与大肠经，功能清热下气，敛肺止咳化痰，为佐药。诸药合用，共奏清肝宁肺，凉血止血之效，使火不犯肺，则肺气肃降有权，而痰化咳减，咳痰带血亦自止。

此方虽未直接用止血药，而止血效果甚佳，堪称治病求本之典范。正如吴昆所赞："青黛、山栀所以降火，瓜蒌、海粉所以行痰，诃子所以敛肺。然而无治血之药者，火去而血自止也。"（《医方考》卷3）

六、临床应用

1．肺结核咯血

用咳血方加味，治疗肺结核咯血30例。处方：青黛（另包先服）、诃子各6 g，瓜蒌仁（去油）、炒山栀子各9 g，加白及、茅根各30 g，三七1.5 g，阿胶（兑先服）、茜草各12 g，仙鹤草9 g。治疗结果：治愈（咯血止，1年内无复发）27例，显效（咯血未完全停止，但咯血量及次数明显减少）3例。

2．支气管扩张咯血

以咳血方加味，治疗支气管扩张咯血78例。处方：诃子10 g，瓜蒌仁10 g，海浮石10 g，黑山栀10 g，青黛粉（包煎）4 g，墨旱莲10 g，白茅根10 g，阿胶（烊化）15 g，白及10 g，藕节2枚。5日为1个疗程。治疗结果：服用1个疗程后，咯血停止，为显效，共52例（占66.7%）；服用1个疗程后，咯血量明显减少，为有效，共17例（占21.8%）；服用1个疗程后，咯血量未见减少或见增多，为无效，共9例（占11.5%），总有效率为88.5%。

七、注意事项

①因本方属寒凉降泄之剂，故肺肾阴虚及脾虚便溏者，不宜使用。

②注意服用方法。本方服法特殊，蜜丸噙化。噙化即含化，可使药力徐徐吸收，药效持久。

小蓟饮子

（《济生方》，录自《玉机微义》卷28）

一、功能

凉血止血，利尿通淋。

二、主治

热结下焦之血淋、尿血。尿中带血，小便频数，赤涩热痛，舌红，脉数。

三、组成

生地黄、小蓟根、滑石、通草、蒲黄炒、淡竹叶、藕节、当归、山栀仁、甘草各9 g。

四、用法

上㕮咀。每服15 g，水煎，空腹服。现代用法为汤剂，水煎服，用量据病证酌情增减。

五、组方原理

本方病证因属热，病变部位在下焦膀胱，为尿血、血淋之证，治法宜凉血止血，利尿通淋。方中小蓟甘凉，入心、肝二经，具凉血止血之功，尤长于治血尿，且能清利膀胱的湿热，一药而两擅其功，故为君药。蒲黄“主心腹膀胱寒热，利小便，止血，消瘀血”（《神农本草经》卷1）；藕节能“止咳血，唾血，血淋，溺血，下血，血痢，血崩”（《本草纲目》卷33）；生地“能生血补血，凉心火，退血热……止呕血衄”（《景岳全书》卷48），三药凉血止血，化瘀养阴，与君药相伍，既能加强塞流澄源之效，又可使血止而不留瘀，血止而新血能生，俱为臣药。木通、滑石清热利尿通淋；竹叶、栀子清心泻火，兼利小便，导热从膀胱而出。血淋、尿血，每耗阴血；热邪所致，亦易灼阴；加之多味渗利之品，再伤其阴，故用当归合生地滋阴养血，兼顾阴血耗伤之患。另外，当归性温及活血之功，尚有防诸寒凉药太过，使止血而无瘀滞之弊，以上共为佐药。甘草缓急止痛，和中调药，为使药。各药合用，共奏凉血止血，利尿通淋之功。

本方配伍特点：该方以凉血止血为主，泻火通淋为辅。于凉血止血中寓有化瘀，泻火通淋中佐以养阴之功。方中小蓟、蒲黄、藕节、生地凉血止血；滑石、木通、竹叶、栀子清热通淋，是临床上治疗尿血、血淋属热属实的重要方剂。

六、临床应用

1. 血尿

小蓟饮子加减治疗肾炎后镜下血尿60例，20日为1个疗程。其中35例治疗2个疗程后尿常规检查正常；25例3个疗程后尿常规检查正常。全部病例停药后3个月内多次复查尿常规均正常，治愈率达100%。

2. 急性泌尿系统感染

小蓟饮子和八正散治疗急性泌尿系统感染48例，其中急性肾盂肾炎30例，慢性肾盂肾炎急性发作10例，急性膀胱炎8例。热淋型以八正散为主，血淋型以小蓟饮子为主。结果：治愈28例，显效4例，好转10例，无效6例，总有效率为87.5%。

七、注意事项

①本方药物多属性寒通利之品，不宜久服；血淋日久正虚，非本方所宜。孕妇忌用。

②血尿仅是许多疾病过程中的一个症状，必须结合辨病，排除肿瘤、结石、结核、丝虫、先天畸形及血液系统等疾病。

槐花散

（《普济本事方》卷5）

一、功能

清肠止血，疏风行气。

二、主治

风热湿热，壅遏肠道，损伤血络证。便前出血，或便后出血，或粪中带血，血色鲜红或晦暗，舌质红，脉数或弦数。

三、组成

槐花炒12 g，柏叶烂杵，焙12 g，荆芥穗6 g，枳壳去瓤，细切，麸炒6 g。

四、用法

上为细末，用清米饮调下6 g，空心，食前服（亦可做汤剂，用量据病情酌定）。

五、组方原理

本方是为风热或湿热壅遏肠道所致的大便下血而设，治法当以清肠凉血止血为主。方中槐花苦寒，专清大肠湿热，泻热清肠，凉血止血，为君药。侧柏叶苦涩微寒，清热凉血，燥湿收敛，为治热证出血的要药，与槐花相须，可加强凉血止血之功，为臣药。“血热者，阳气陷入血中，血因而热，随气下流而为溺血、便血、崩血、肠风下血等证”（《医学原理》），故方中荆芥穗辛散，能疏风散邪，令陷入血分之阳仍然外出，下流之气仍然上升，与君臣药相配，疏风理血，散瘀消肿；枳壳宽肠行气，顺遂肠胃腑气下行，并利血中之气，与荆芥一升一降，有利于邪毒的分消。气为血帅，气行则血行，枳壳行气之功，尚寓血止防瘀之意，共为佐药。诸药合用，既能凉血止血，又能疏风行气；既清肠中湿热，又疏肠中风邪，风热、湿毒一清，则便血自止。

本方是以止血、收涩与清疏、行气合用，即寓行气于止血之中，寄清疏于收涩之内。其既能使便血止，又不致肠间湿热滞留，用药精炼，配伍得宜。

本方剂型为散，方中以槐花为君药，故名“槐花散”。

六、临床应用

1．内痔、内痔出血

以加味槐花散（炒槐花15 g，炒侧柏叶15 g，炒荆芥15 g，炒枳壳12 g，炒防风12 g，蝉蜕12 g，柴胡10 g，桃仁15 g，麦冬15 g，忍冬藤30 g）治疗内痔162例，其中一期内痔80例，二期内痔60例，三期内痔22例。结果：痊愈110例，其中一期内痔62例，二期内痔38例，三期内痔10例；好转40例，其中一期内痔27例，二期内痔8例，三期内痔5例；无效12例，其中二期内痔5例，三期内痔7例。有人对比槐花散、槐角丸、痔疮栓治疗Ⅰ期内痔出血的疗效，每组45例，治疗6日。结果显示，槐花散治疗内痔出血疗效优于槐角丸和痔疮栓，治疗顺应性好。

2．过敏性紫癜

用槐花散加减治疗过敏性紫癜15例。脾虚者，加党参、白术、黄芪；实火者，加金银花、连翘；胃肠道出血者，加白及、地榆；阴虚者，加玄参、沙参、旱莲草；血瘀者，加桃仁、红花；腹痛者，加当归、香橼；关节肿痛者，加鸡血藤、桑枝、威灵仙。每日1剂，一般服2～6剂，紫癜停止再发，原有紫癜逐渐消退。

七、实验研究

抑菌作用与有效成分测定

对槐花散进行体外抑菌试验及人体必需微量元素、挥发油、鞣质、总黄酮的含量测定，为评价槐花散质量提供科学依据。体外抑菌试验表明：槐花散对金黄色葡萄球菌的抑制效果最好（$MIC=0.016$ g/mL），对各种有害病菌均有不同程度的抑制作用。槐花散中槐花、侧柏叶、枳壳中均含有一定量的黄酮类成分。现代研究表明，黄酮类成分具有减少毛细血管通透性，减低血管脆性，缩短流血时间的作用，这与槐花散的止血作用相符。采用分光光度法测定其总黄酮的含量，5批样品的总黄酮含量平均值为8.58%～9.10%，回收率平均值为101.09%，RSD为1.33%。此外，槐花散中含促进凝血的微量元素Ca（1.79%）。本方中荆芥、枳壳均含挥发油，具有消炎、抗菌和镇痛等作用。鞣质有止血、收敛作用，槐花散的鞣质含量亦与中医认为本方有止血功效有关。

八、注意事项

①本方药性寒凉，故只宜暂用，不宜久服；对中焦虚寒而大便下血者，则当慎用。

②本方对于原因比较单纯的大肠下部出血，确有疗效。但对于原因复杂，病久不愈的便血，本方只能治标，不能治本，应探查病因，寻求根治方法。

黄土汤

（《金匮要略》）

一、功能

温阳健脾，养血止血。

二、主治

脾阳不足，脾不统血证。大便下血，以及吐血、衄血、妇人崩漏。血色黯淡，四肢不温，神倦无力，口淡不渴，面色萎黄，舌淡苔白，脉沉细无力。

三、组成

灶心黄土30 g，白术、附子炮、干地黄、阿胶、甘草、黄芩各9 g。

四、用法

上七味，以水八升，煮取三升，分温二服。现代用法为先将灶心土水煎取汁，再煎余药，阿胶烊化冲服。

五、组方原理

本方证病标便血，病本虚寒，施以“标本兼顾”之法，治宜温阳健脾，养血止血。方中灶心黄土辛温而涩，具有温中、收涩、止血之功，为君药。白术、附子温阳健脾，以复脾胃统血摄血之权，为臣药。术、附辛温，易耗血动血，且出血日久，阴血必耗，故佐以生地黄、阿胶滋阴养血止血，使阴能守于内，阳能护于外，阴阳相得，人体安和。配苦寒止血之黄芩与生地、阿胶共同制约术、附温燥之性。肝为藏血之脏，肝不藏血常是出血机制之一。本方所治诚然是以脾阳虚不能统摄为其主要原因，但脾土一虚，统摄无权，久失阴血，肝木失养，肝不藏血而生热的机制亦同时存在，故方中黄芩、生地尚有清肝热、凉血热以止血之深义。诚如王子接曰：“佐以生地、阿胶、黄芩，入肝以治血热。”（《绛雪园古方选注》卷中）张璐亦云：“加阿胶、地黄以固护阴血，其妙尤在黄芩佐地黄分解血室之标热。”（《张氏医通》卷5）这体现以温阳止血为主，清肝止血为佐的配伍形式，有相反相成之妙。使药以甘草和药调中。诸药合用，共成温阳健脾，养血止血之功。

本方配伍特点有二：一是全方寒热并用，刚柔相济，以刚药温阳而寓健脾助运；以柔药补血亦寓止血清肝，温阳而不伤阴，滋阴而不碍阳。吴瑭谓本方为“甘苦合用刚柔互济法”。二是温中健脾药与养血止血药同施，标本同治，温阳健脾而达脾土通血，养血止血以治出血失血之标。

六、临床应用

1．上消化道出血

用黄土汤加味治疗急性上消化道出血175例，全部病例均有黑便，兼有呕血者24例，大便隐血试验（++）～（+++）49例，（++++）126例。患者入院后给予流质饮食，若呕血量多者暂时禁食，但不禁药，均以黄土汤加味治疗。灶中黄土（包煎）30 g，炮附子10 g，炒白术10 g，生地炭15 g，阿胶（烊化）10 g，黄芩10 g，炙甘草3 g，水煎200 mL，分2～3次服完，日服1剂，直至大便转黄，隐血试验转阴。兼有呕血者，加半夏、旋覆花（包煎）、代赭石（先入）；若出血量大者，加海螵蛸、白及；气虚甚者，加党参、生黄芪。结果：3日内大便隐血试验转阴89例，占50.86%；4～15日内大便隐血试验转阴74例，占42.28%；转外科手术8例，改用其他药物治疗4例，占6.86%；总有效率为93.14%。大便隐血转阴时间最短为1日，最长为15日，平均4.17日。

2．崩漏

本方加味治疗崩漏36例。药物组成：赤石脂（代黄土）25 g，生地15 g，白术12 g，炙甘草6 g，炮附子6 g，黄芩6 g，阿胶（烊化分2次服）12 g。经量过多者，加参三七、血余炭、煅牡蛎、升麻；气随血脱者，加人参、黄芪；经色淡，小腹空坠者，加黄芪、续断、桑寄生、鹿角胶；经量多，色鲜无块者，加生地榆、生地炭、棕榈炭；经色紫黯有血块，伴小腹痛甚者，加参三七、生蒲黄、醋柴胡；经色淡、质稀者，加炮姜炭、艾叶炭、煅牡蛎、黄芪；质稠气秽，加蒲公英、生地榆、焦栀子、黄柏、茜草炭等；子宫肌瘤者，可合桂枝茯苓丸加味；卵巢囊肿者，加皂角刺、夏枯草等。一般在行经期服

4～6剂，3个月经周期为1个疗程。结果：显效21例，有效13例，占36.1%，无效2例，总有效率为94.4%。

3．痔出血

以黄土汤加味治疗月经期便血久痔27例。处方为：灶心黄土（煎汤代水）60 g，阿胶（烊冲）、焦白术各9 g，附子3.5 g，干地黄15 g，黄芩、炙甘草各3 g。随证加减：出血量多者，加炒槐米、地榆炭；气滞腹胀者，去附子，加枳壳、大腹皮。服药5～15剂后，显效23例，有效2例，1例效果不明显，1例中断治疗。

4．咯血、衄血等出血

黄土汤治疗虚寒型出血性疾病118例，出血部位：肺出血（肺结核、支气管扩张）18例，消化道出血（食管、胃、肠）57例，鼻出血8例，子宫出血15例，痔出血9例，尿血5例，紫癜6例。主要症状：病程较长且反复发作，久治不愈，出血紫黯，面色萎黄，疲倦乏力，四肢欠温，脉迟缓无力。方药：灶心土（煎汤代水）300 g，阿胶（另炖）15 g，炒白术25 g，制附子12 g，黄芩9 g，焦生地9 g，炙甘草10 g。结果：有效86例（72.8%），好转28例（23.7%），无效4例（3.5%）。

5．结肠炎、痢疾

黄土汤加减治疗慢性溃疡性结肠炎100例。处方为：甘草、干地黄、白术、熟附子、阿胶、黄芩各10 g，灶心黄土（可用赤石脂代替）30 g，每5～7日为1个疗程。结果：临床痊愈81例，显效12例，好转5例，无效2例。痊愈例数1年随访，复发6例，总有效率为98%。有人以黄土汤加减治疗儿童慢性细菌性痢疾38例，将患儿按中医辨证不同，在黄土汤为主方的基础上，分别加入益气养血、清热化湿、活血化瘀、消食导滞等药物，服药1个月后判定疗效。结果：显效28例，有效9例，无效1例，总有效率为97.4%。

6．精囊炎

用黄土汤加减治疗非感染性精囊炎35例。药用赤石脂、炒白术、炒黄芩、阿胶、生地黄、甘草、茜草、黄柏、血余炭，对照组33例给予云南白药治疗。1个月为1个疗程。结果：治疗组总有效率为82.8%，对照组为66.7%，两组比较有显著性差异（$P < 0.05$）；治疗后治疗组精液中高倍镜下红细胞数量明显少于对照组，两组比较有显著性差异（$P < 0.01$）。

七、注意事项

本方所治属阳虚出血证，若因实热出血者，不可服用；有外邪者，不宜使用。

胶艾汤（芎归胶艾汤）

（《金匮要略》）

一、功能

养血止血，调经安胎。

二、主治

冲任虚损，血虚偏寒证。崩漏下血，月经过多，淋漓不止；产后或流产后损伤冲任，下血不绝；或妊娠下血，腹中疼痛，血色淡红质清，腰酸乏力，面色无华，舌淡，苔白，脉细弱。

三、组成

芎䓖、阿胶、甘草各6 g，艾叶、当归各9 g，芍药12 g，干地黄12 g。

四、用法

以水五升，清酒三升，合煮取三升，去滓，纳胶令消尽，温服一升，一日三服，不愈，更作。

五、组方原理

本方为治崩漏及安胎的要方。证属冲任虚损，血虚偏寒，治宜养血止血，调经安胎，达到以“养”为“塞”的目的。方以阿胶、艾叶为君药，阿胶甘平，既能滋补阴血，又能止血安胎；艾叶苦辛性温，既有暖胞宫、止崩漏，又具理气血、逐寒湿、止痛安胎的作用，二药为治崩漏、胎漏的要药，合用则调经安胎止血之功益著。当归辛苦而温，能“养血滋肝”（《长沙药解》卷2），“逐瘀生新”（《万病回春》卷1）；白芍苦酸微寒，能“去恶血，生新血”（《温病条辨》卷2），“安胎止痛”（《珍珠囊补遗药性赋》）；干地黄甘苦性寒，“生血补血”（《景岳全书》卷48）；川芎辛温能“行气开郁”（《本草纲目》卷14）；“行血散血”（《成方切用》卷1），四药均为臣药，即后世之四物汤，本方既以之助君药补肝肾，益精血，又用之调气机，行血滞，使营血流畅，则疼痛可愈。清酒甘辛性温，通血脉，散寒气，宣行药力；甘草和中缓急，调和诸药，共为佐使药；且阿胶配甘草善于止血；白芍配甘草尤能缓急止痛；艾叶、酒、归、芎之温性，有暖宫祛寒之效，而和血之功尚有“止塞”不留瘀滞之意。综合成方，共奏补血调经，安胎止漏之功。本方既可和血止血，亦可暖宫调经，又可安胎止痛。对于妇女冲任虚损，崩漏不止，月经过多，半产或流产出血不止，腰酸腹痛者，洵为要剂。

本方配伍特点有二：一是标本兼顾，以“养”为“塞”，用阿胶、艾叶止血以治标，四物调肝养血以治本，全方以养血固冲为主要手段，而达止血固崩的目的；二是补中寓温，寓活于养，全方于养血止血之中配性温暖宫的艾叶，归、芎行血活血，使补中寓温，寓活于养。

六、临床应用

1．先兆流产、习惯性流产

本方加白术、桑寄生等治疗15例先兆性流产，4例习惯性流产，轻症服1～2剂，重症服3～4剂，全部治愈。本方对腰酸、腹痛、出血，子宫颈口未开，出血量不太多，或已大量出血，子宫口有轻微扩张者，都可以收效。对习惯性流产者早期服用本方，能起预防流产的作用。有人用本方加减（阿胶、当归、清酒各18 g，川芎10 g，甘草5 g，白芍、艾叶各30 g，生地20 g）治疗先兆流产60例，习惯性流产70例。结果：其中3例不遵医嘱，未卧床，多动而殒堕，其余127例均正常生育，治愈率达97%。

2．功能性子宫出血

用胶艾汤加减（当归10 g，川芎10 g，白芍15 g，生地20 g，阿胶15 g，艾叶炭20 g，甘草10 g）治疗功能失调性子宫出血病180例。7日为1个疗程，治疗1个疗程若出血未止，可进行第2个疗程。结果显示，治愈90例，好转50例，无效40例，总有效率为77%。

3．月经异常

以胶艾汤加味（阿胶、艾叶、当归、川芎、芍药、茯苓、干地黄、益母草、仙鹤草、甘草、没药、乳香）治疗放置宫内节育器术后月经异常208例。其中月经量增多81例，经期延长63例，点滴或不规则出血62例，月经紊乱2例，合并腰腹痛160例；并设酚磺乙胺等西药为对照组。以月经情况及临床症状作为观察指标，结果显示，治疗组治愈148例，显效37例，有效20例，无效3例，总有效率为98.56%；对照组总有效率为77.05%，两组疗效比较，有显著性差异（$P<0.05$）。

4．宫外孕

对于宫外孕前期，以本方加党参、黄芪、白术、仙鹤草、三七、贯众炭、乌梅等，一般2～3剂后止血，3～4剂后移动性浊音消失，下腹部出现包块，后期以本方加丹参、鳖甲、乳香、三棱、莪术等，一般15～20日后包块消失。共计55例，治愈率为92.7%。

七、实验研究

1．对子宫及性激素水平的影响

以小鼠离体子宫的活动力和去卵巢成年大鼠血清性激素水平为指标，观察胶艾汤的调经止血作用。结果表明：高、低剂量的胶艾汤均能兴奋小鼠离体子宫肌，并呈现一定的量效关系。对去卵巢大鼠，胶艾汤能提高血清雌二醇和孕酮含量，与对照组比较有显著性差异（$P < 0.05$），提示胶艾汤有缩宫止血和调节内分泌的作用。在20、40、60、80、100 g/kg的浓度时可收缩小鼠离体子宫，且量效关系明确。对产后家兔，胶艾汤0.5、1.0、2.0 g/kg剂量组能增加其子宫张力，对收缩频率亦有明显影响。

2．增强免疫

有人采用称重法称量脾脏和胸腺，测定小鼠空斑形成细胞数、腹腔巨噬细胞的吞噬百分数和吞噬指数，计算绵羊红细胞致敏小鼠抗体生成能力和小鼠淋巴细胞转化率，以探讨胶艾汤对小鼠免疫功能的影响。结果显示，胶艾汤15 g/kg和30 g/kg剂量组均能显著增加小鼠脾脏及胸腺指数，增强小鼠腹腔巨噬细胞的吞噬功能，提高小鼠溶血值，增加空斑形成细胞数，增强绵羊红细胞致敏小鼠抗体的生成，还能提高小鼠淋巴细胞转化率。这提示胶艾汤具有提高机体免疫功能的作用。

3．促凝血

有人用眼眶静脉丛放血并腹腔注射龙胆草水煎液致小鼠虚寒失血证模型，观察胶艾汤对小鼠血浆血管性假血友病因子含量等指标的影响。结果表明，胶艾汤可降低造模动物血浆血管性假血友病因子含量，提高血红蛋白含量，增加红细胞和血小板计数，使凝血时间缩短，表明胶艾汤有保护血管内皮细胞，加速血管内膜修复的作用，从而有利于止血。

八、注意事项

本方所治属血虚偏寒之证，如月经过多、崩中漏下因血热妄行及瘀阻胞宫所致者忌用。

（本节作者：罗永皎）

第二节 活血祛瘀

桃核承气汤

（《伤寒论》）

一、功能

破血下瘀。

二、主治

下焦蓄血证。小腹急结，小便自利，甚则谵语烦躁，其人如狂，至夜发热，以及血瘀经闭，痛经，脉沉实而涩等。

三、组成

桃仁$_{去皮尖}$12 g，桂枝$_{去皮}$6 g，大黄12 g，甘草$_{炙}$6 g，芒硝6 g。

四、用法

上五味，以水七升，煮取二升半，去滓，内芒硝，上火微沸，下火，先食温服五合，日三服，当微利。

五、组方原理

本方以调胃承气汤减芒硝量，再加桃仁、桂枝而成。方中桃仁破血祛瘀，大黄下瘀泻热，二药合用，直达病所，“瘀”“热”并治，共为君药。桂枝通行血脉，助桃仁破血祛瘀，又防寒药遏邪凝瘀之弊；芒硝咸寒软坚，助大黄下瘀泻热，共为臣药。炙甘草益气和中，并缓诸药峻烈之性，使祛瘀而不伤正，为佐使药。诸药合用，共奏破血下瘀泻热之功，使血分瘀滞得化，结热得清，则下焦蓄血证候自愈。本方的配伍特点：一是在寒凉药中配以少量温经活血的桂枝，既助桃仁等活血之力，又使全方凉而不遏。二是泻热攻下与活血祛瘀药并用，清中寓化，泻中寓破，瘀热并除。三是药后“微利”，使邪有出路。

六、临床应用

（一）内科

1．肠炎

本方加红花、黄芩等治疗急性坏死性肠炎22例，治愈19例，死亡2例，转外科1例。有人认为，慢性肠炎患者若常见腹胀腹痛，大便时干时稀，或便下黏液、胶冻样分泌物，面黄肌瘦，用健脾法无效，应用本方先攻其瘀滞，再与健脾之药调理，可获得满意疗效。

2．便秘

以桃核承气汤为主方治疗2型糖尿病患者便秘22例。药用：桃仁、桂枝各15 g，大黄（后下）5～10 g，芒硝（冲服）、甘草各10 g。气阴亏虚者，加黄芪、枳壳、玄参、知母；血虚者，加肉苁蓉、当归；热结者，加生地、西洋参、黄连、枳实、生地。结果：治愈14例，好转1例。

3．脑血管病

以桃核承气汤加味治疗脑出血术后并发症62例。采用止血、脱水、防治感染等常规治疗，术后第2日起加用桃核承气汤（桃仁、生大黄、芒硝、丹皮、黄芩、石菖蒲、广郁金等）。结果：显效50例，有效9例，无效3例，总有效率为95%。

4．肝性血卟啉病

有人以本方加丹皮、白芍为主，腹胀甚者加枳壳、厚朴，大便秘结者加麻子仁、番泻叶，腹痛重者加元胡、川楝子，瘀血重者加䗪虫、丹参，体弱者加党参、黄芪，治疗肝性血卟啉病100例。结果：全部治愈，平均服药12剂。

5．精神病

本方治疗10例精神分裂症属下焦蓄血之患者，其中有狂症表现者8例，有癫痫表现者2例，均有不同程度的精神症状，并见小腹拘急胀满，大便色黑或不畅，小便自利等，均用本方加减治愈。有报道用本方治疗3例精神分裂症，其中2例为蓄血发狂，均用本方加减治愈。

（二）外科

1．外伤头痛

本方加减治疗外伤性头痛10例，其中8例服药10～15剂后症状减轻，服至40～90剂痊愈；另2例服药60～90剂基本痊愈。

2．慢性荨麻疹

本方加减治疗慢性荨麻疹30例。全部病例均接受过西医及中医消风祛湿、止痒、凉血清热等治疗数月至2年不等，治疗未痊愈，经常复发。处方：桃仁10 g，大黄（后下）10 g，桂枝9 g，芒硝（冲服）9 g，甘草6 g，当归10 g，赤芍12 g。结果：痊愈（无风团和皮肤瘙痒）26例，显效（无风团，皮肤微痒）2例，有效（间或出现风团，略痒）1例，无效（风团和皮肤瘙痒均未改变）1例，总有效率为96.7%。

3．急腹症

加味桃核承气汤治疗粘连性肠梗阻64例，治愈54例，有效6例，无效4例，总有效率为93.8%，4日内解除梗阻者24例，5～7日解除梗阻者36例，中转手术4例。有人以桃核承气汤加味治疗急性胰腺炎60例，与西药治疗的45例进行对比观察，两组的总有效率均为100%，提示两组疗效相当。

（三）妇科

本方可用于治疗多种妇科疾病，如妇女闭经，同时伴有心烦不宁，小腹急结满硬，舌质紫黯等瘀血见证者、气滞血瘀型痛经、慢性盆腔炎及盆腔脓肿、宫外孕、子宫脱垂、大面积阴道血肿等。

（四）男科

慢性前列腺炎

以桃核承气汤加减治疗慢性前列腺炎85例。处方：桃仁10 g，桂枝5 g，制大黄10 g，天花粉10 g，甘草5 g，石菖蒲10 g。大便稀溏者，加党参、茯苓；小腹、阴囊、会阴部疼痛者，加乌药、香附、川楝子；尿频、尿急、尿痛，舌苔黄腻者，桂枝减量，加虎杖、大血藤、黄柏；腰膝酸软、小便频数，夜尿多者，加补骨脂、川续断、桑寄生；形寒肢冷，舌胖质淡、苔白者，加金匮肾气丸；30日为1个疗程，观察治疗1～3个疗程。试验以临床症状和镜检前列腺液为观察指标，结果显示，治愈52例，好转21例，无效12例，总有效率为85.8%。

（五）五官科

咽炎

本病属中医之风热喉痹，多由风热邪毒侵犯与气血相搏，气滞血瘀，经脉痹阻而成。因咽喉外通口鼻，内达肺胃，热毒搏结不去，极易成为腑实，而桃核承气汤能清热解毒，祛除瘀滞，故收良效。本方治疗急性咽炎47例，全部治愈。服药2～5剂，平均治愈时间为2.8日。

七、实验研究

1．对血液系统的影响

观察桃核承气汤对大鼠血栓形成及对家兔ADP诱导的血小板聚集和凝血酶原时间的影响。结果显示：大鼠桃核承气汤10 g生药/kg灌胃后，能减轻血栓干重（$P<0.05$），家兔桃核承气汤5 g生药/kg灌胃后，能抑制ADP诱导的血小板聚集（$P<0.05$），提示桃核承气汤能抑制血栓形成和血小板聚集。大黄酸为桃核承气汤在体内产生活血化瘀的重要药效成分之一，大黄酸体外给药对ADP诱导的血小板聚集也有抑制作用（$P<0.01$）。另有学者研究证明，本方及组成药有抑制血小板聚集，抑制血栓形成，抑制凝血，促进纤溶和延长α-PTT及减少血小板等作用。

2．对肾功能的影响

本方能明显对抗顺铂所致大鼠肾损害而引起的尿素氮及肌酐的上升，并呈现量效关系，还可减轻顺铂的毒性，延长小鼠的存活时间。

3．抗炎

有人采用角叉菜胶诱导的大鼠足趾肿胀法对本药的不同煎法进行了抗炎作用比较，结果表明，5味药共同浸提时作用最强。拆方研究发现，大黄、甘草抗炎作用最佳，桃仁作用差，芒硝则以Na_2SO_4抗炎效果较强而$MgSO_4$无效。

4．泻下

本方对多种类型的便秘均有不同程度的治疗效果。对小鼠实热型便秘和燥结型便秘，给药组的排便总粒数与对照组相比均有显著性差异。对禁食12 h后灌服10%活性炭冰水所致脾胃虚寒型便秘，在排便时间及排便总数上，同对照组相比具有显著性差异，并可使小鼠肠腔内炭末的推进百分率增加，提示本方可使肠运动功能增强。

5．抗惊厥

本方水煎剂给小鼠20 g/kg灌胃，可明显对抗戊四氮、硝酸士的宁、异烟肼和电刺激所致的惊厥，并可增强地西泮的抗惊厥作用。

八、注意事项

①如表证未解者，当先解其表，而后再用本方。

②本方功能破血下瘀，孕妇应忌用。

抵当汤

（《伤寒论》）

一、功能

破血逐瘀。

二、主治

下焦蓄血证。小腹硬满，小便自利，大便硬而色黑易解，发狂或喜忘，或身发黄，或经水不利，脉沉涩。

三、组成

水蛭$_{熬}$、虻虫$_{去翅足，熬}$各6 g，桃仁$_{去皮尖}$9 g，大黄$_{酒洗}$9 g。

四、用法

以水五升，煮取三升，去滓。温服一升，不下，更服。

五、组方原理

本方所治之证，为瘀热互结，血虚下焦引起。血蓄发狂，表明热瘀互结已深，病重势急，攻逐不可稍缓，治当选用活血峻品以破血逐瘀。故方用药力峻猛之水蛭、虻虫为主要药物。水蛭咸苦性平，有毒，入肝经，“主逐恶血瘀血”（《神农本草经》卷3），具有破瘀血而不伤新血，专入血分而不伤气分的特点。虻虫微苦微寒，亦入肝经而“专破瘀血”；《本草从新》卷6谓之“攻血遍行经络，堕胎只在须臾”，其逐瘀之力较水蛭为甚。两药相须而用，则破血逐瘀之功尤强；再辅以活血祛瘀的桃仁、大黄，则攻逐瘀血的作用就更为峻猛。瘀热互结较深，得擅长荡涤肠胃的大黄，既可使内蓄瘀血从下窍而泄，又可通过“釜底抽薪”使热邪从下窍而去，体现了“其下者，引而竭之”（《素问·阴阳应象大论》）的因势利导的用药原则。

本方配伍特点有二：一是遣药较猛，药力尤著，意在峻攻；二是活中寓下，因势利导，邪有去路。

六、临床应用

1．缺血性中风

将88例患者随机分为两组：治疗组内服加味抵当汤煎剂150 mL，每日2次；对照组内服血栓心脉宁胶囊4粒，每日3次。两组均用药2周为1个疗程，治疗前停用其他药物，分别检查血流动力学、肝肾功能，并于治疗后复查。治疗期间不加其他药物，但均辅助针灸治疗。以临床症状和肢体肌力为观察指标，结果显示：治疗组68例，治愈49例，好转15例，无效4例，有效率为94.12%。对照组20例，治愈4例，好转14例，无效2例，有效率为90%。其中对半身不遂、口眼㖞斜、偏身麻木的改善，治疗组优于对照组。对血流动力学指标的影响显示，两组治疗后全血低切值、血浆黏度、红细胞聚集指数较治疗前有明显改善（$P<0.01$），其中血浆黏度、纤维蛋白原、甘油三酯的改善，治疗组更为明显（$P<0.05$）。

2．急性脑出血

以脑电地形图为对象，观察抵当汤对本病的治疗作用。95例患者随机分为治疗组50例，对照组45例。治疗组以抵当汤加味治疗，方由水蛭6 g，虻虫1.5 g，桃仁9 g，制大黄9 g，生姜3片，大枣9 g组成，4周为1个疗程，吞咽困难者给以鼻饲。对照组采用常规西医治疗。全部患者均进行2次脑电地形图检查（首次检查在发病后1～3日内进行，4周治疗结束后予以复查），并进行疗效分析统计。结果显示：治疗组显效35例，占70%；有效12例，占24%；无效3例，占6%；总有效率为94%。对照组显效28例，占62.2%；有效4例，占8.9%；无效13例，占29%；总有效率为71%。两组比较，有显著性差异（$P<0.01$）。有人以体感诱发电位为指标，观察抵当汤对本病的治疗作用。治疗组39例，方用虻虫、桃仁、制大黄、大枣各50 g，水蛭75 g，生姜10 g，黄酒15 g，甜叶菊苷1.88 g，制成1 000 mL口服液。每次20 mL，每日2次，口服困难者鼻饲或高位灌肠。总疗程4周。对照组30例，西医常规处理。两组均于病后7日内及疗程结束时分别检查1次体感诱发电位。结果：治疗组好转率为85%，对照组好转率为63%，治疗组较对照组有显著性差异。

3．子宫内膜异位症

采用抵当汤为主治疗子宫内膜异位症58例，处方为：水蛭8 g，延胡索12 g，蒲黄10 g，䗪虫8 g，桃仁15 g，川楝子15 g，生大黄12 g，五灵脂15 g，滑石15 g，车前子12 g，木通10 g，没药15 g。15日为1个疗程；病程短者1个疗程，长者1～2个疗程。评价指标为显效：症状基本消失，肿块缩小1/2以上，虽有局部症状存在，但不孕者能生育。有效：症状明显减轻，盆腔肿块有所缩小。无效：主要症状无变化或恶化，局部病变无变化或有加重趋势。结果：显效28例，有效24例，无效6例，总有效率为89.66%。

4．深静脉血栓形成

抵当汤合四妙勇安汤加味（水蛭8 g，虻虫2 g，大黄12 g，桃仁10 g，银花30 g，玄参30 g，当归20 g，甘草10 g，萆薢12 g，牛膝12 g）治疗中下肢深静脉血栓形成19例。偏湿者，酌加防己、木瓜；偏热毒者，加地丁、野菊、蒲公英；肢冷麻木者，加桂枝等，用药2～4周。结果：治愈16例，显效2例，无效1例，总有效率为94.74%。

5．外伤后便秘

抵当汤加甘草（水蛭、桃仁各10 g，虻虫6 g，大黄12 g，甘草5 g）治疗外伤后便秘30例。损伤后便秘时间最短3日，最长10日，药后大便通畅即停服。体质较差者用量酌减，内脏出血者慎用。显效（服药1剂大便即通，腹胀缓解）12例，有效（服药2剂排便）17例，无效（服药3剂后仍未排便，腹胀如故，改用其他方法治疗）1例，总有效率为96.7%。

6．前列腺增生

抵当汤加味（桃仁、穿山甲、生大黄各10 g，炒水蛭、炒虻虫各6 g）治疗前列腺增生40例。30日为1个疗程。排尿无力，或点滴而出者，加黄芪、桂枝；尿闭者，加三棱、莪术；尿血者，加紫草、牡丹皮；尿痛者，加蒲黄、牛膝；尿频、尿急、尿道灼热疼痛者，加蒲公英、泽泻；小腹胀痛者，加乳香、没药，大便通畅酌减大黄用量。结果：治愈24例（排尿正常，症状体征消失，肛诊前列腺正常，残余尿测定为阴性，观察3个月无复发），显效14例（排尿基本恢复正常，主要症状及体征好转，肛诊前列腺缩小），无效2例（临床症状及体征无改善，肛诊前列腺无缩小）；总有效率为95%。

7．高脂血症

本方治疗高脂血症69例，并用脂必妥治疗44例为对照组。治疗组每日口服抵当丸1粒2次，4周为1个疗程；对照组口服脂必妥，每次3片，每日3次，4周为1个疗程。以TC、TG、HDL-C为疗效判定指标。结果：治疗组显效（TC下降15%以上，TG下降30%以上，HDL-C升高0.26 mmol/L以上）51例，有效（TC下降5%～14%，TG下降10%～29%，HDL-C升高0.1～0.25 mmol/L）16例，无效（TC下降5%以下，TG下降10%以下）2例，总有效率为97.10%；对照组显效27例，有效9例，无效8例，总有效率为81.8%。两组总有效率比较，有显著性差异（$P < 0.01$）。

8．急性尿潴留

应用抵当汤为基本方（大黄15 g，桃仁12 g，水蛭9 g，虻虫6 g）随证治疗急性尿潴留30例。前列腺增生伴炎症者，加黄柏、知母、黄连、萆薢、石韦、党参、黄芪、牡丹皮、鳖甲；尿路结石在（0.5 cm×0.5 cm）～（0.5 cm×0.8 cm）以内者，加海金沙、鸡内金、金钱草、木通、车前子。结果：30例患者临床症状均缓解，实验室检查正常，获临床痊愈。随访患者1～2年，未复发者24例；偶有复发，再服药有效者3例；症状缓解，反复发作，再服药有效者2例，无效者1例。

七、实验研究

1．对血液流变性的影响

雄性SD大鼠后肢注射地塞米松造模，观察抵当汤等方剂对血液流变性和血脂的影响，结果发现，给予抵当汤治疗后，全血黏度、血浆黏度及血细胞比容显著降低（$P < 0.01$），纤维蛋白原含量降低（$P < 0.05$）；血脂各指标中甘油三酯含量显著降低（$P < 0.01$），β脂蛋白含量降低（$P < 0.05$），但对胆固醇作用不明显（$P > 0.05$）。这表明治疗后血液黏度下降主要是由于甘油三酯、β脂蛋白及血浆中链状高分子物质纤维蛋白原浓度降低所致，并与血细胞比容密切相关。

2．对脑出血的影响

采用高血脂大鼠脑内注血模型，观察本方对注血后脑组织中自由基衍生物丙二醛、Ca^{2+}、Fe^{2+}、脑含水率的影响。结果表明，本方能显著地清除脑内自由基，降低脑含水率，同时还能提高注血后脑组织中的Fe^{2+}浓度，说明本方对脑出血有较好的治疗作用。观察本方对脑内注血大鼠脑内不同时相频率、波幅、θ波指数的影响，结果显示，给药组耐缺血缺氧程度显著优于生理盐水组。因此认为本方能改善脑出血后的脑电活动。

3．对中风患者纤维蛋白原及血小板的影响

通过对144例中风患者的血清纤维蛋白原、血小板的动态观察发现，在血清纤维蛋白原高于2 g/L的病例中，用加味抵当汤治疗后，血清纤维蛋白原逐渐降低；在血清纤维蛋白原低于2 g/L的病例中，用加味抵当汤治疗后，血清纤维蛋白原逐渐增高至正常。在血小板高于10 g/L的病例中，用加味抵当汤治疗之后，血小板逐渐下降；而血小板低于10 g/L者，用药之后反而增高至正常，经统计学处理分析有显著性差异。提示抵当汤通过对血清纤维蛋白原、血小板的双向调节，动态地维持血中恒量黏比度、血小板的聚集状态。说明本方能改善中风之后的血液浓、黏、凝、滞的状态，消除脑水肿，改善微循环障碍，降低毛细血管的通透性，增强吞噬细胞的功能，促使侧支循环的建立，改善脑细胞缺血、缺氧的状态。

4．降血脂

对大鼠血脂异常的模型每日灌胃抵当汤，连续喂养8周。实验结束断头取血，测定血清TC、TG、HDL-C、LDL-C，取主动脉采用RT-PCR方法测定组织中ET-1 mRNA、VCAM-1 mRNA表达。结果显示：血清TC、TG、LDL-C明显降低，HDL-C显著升高；主动脉组织中ET-1 mRNA、VCAM-1 mRNA表达显著降低。这提示抵当汤具有调节血脂，保护内皮功能的作用，是防治血脂异常理想的药物。

5．抗氧化

观察抵当汤改良方对实验性动脉粥样硬化家兔抗氧化活性及神经酰胺含量的影响。运用微量快速法检测血浆超氧化物歧化酶活性，改良八木国夫法检测血浆丙二醛含量，运用薄层扫描法检测主动脉神经酰胺含量。结果显示，抵当汤改良方对实验性动脉粥样硬化家兔能有效提高血浆超氧化物歧化酶活性，降低血浆丙二醛含量，降低主动脉神经酰胺脂质含量。这提示抵当汤改良方抗实验性动脉粥样硬化作用与提高机体抗氧化酶活性及降低神经酰胺含量有关。

6．抗炎、镇痛、促进子宫微循环

观察抵当汤对大鼠子宫韧带微循环的影响及其镇痛抗炎作用。结果显示，抵当汤可减少醋酸所致小鼠扭体次数，延长小鼠热刺激痛阈，显著抑制二甲苯所致的小鼠耳廓肿胀度和肿胀百分率，显著抑制大鼠肉芽肿胀和蛋清所致大鼠足跖肿胀值和足跖肿胀百分率，有镇痛抗炎作用；同时可使大鼠子宫微动脉、静脉口径增大，毛细血管网点数增加，血流速度增加，可促进子宫微循环。

7．抗肿瘤

建立小鼠Crohn's肉瘤动物模型，将荷瘤小鼠分为抵当汤化裁方高、中、低剂量组，连续灌胃10日。设阴性对照组和正常组，观察抑瘤率。结果显示：抵当汤高、中、低剂量组对荷瘤小鼠瘤重的抑瘤率分别为56.25%、36.51%和18.42%，与阴性对照组比较有显著性差异，尤以高剂量组最明显。$CD4^+T$淋巴细胞数量、$CD8^+T$淋巴细胞数量及$CD4^+/CD8^+$比值与阴性对照组比较均明显升高，尤以高剂量组最为明显。因此，抵当汤化裁方对Crohn's荷瘤小鼠肿瘤有抑制作用，并能缓解和改善Crohn's荷瘤小鼠免疫力低下和免疫紊乱状态。

八、注意事项

①非属瘀结证实者，本方不可贸然使用。

②孕妇忌用。

血府逐瘀汤

（《医林改错》卷上）

一、功能

活血祛瘀，行气止痛。

二、主治

胸中血瘀证。胸痛、头痛日久不愈，痛如针刺而有定处，或呃逆日久不止，或内热烦闷，心悸失眠，急躁易怒，入暮潮热，唇黯或两目黯黑，舌黯红或有瘀斑，脉涩或弦紧。

三、组成

当归9 g，生地9 g，桃仁12 g，红花9 g，枳壳6 g，赤芍6 g，柴胡3 g，甘草6 g，桔梗4.5 g，川芎4.5 g，牛膝9 g。

四、用法

水煎服。

五、组方原理

本方系由桃红四物汤合四逆散加桔梗、牛膝而成，用以治疗“胸中血府血瘀”所致诸证。方中当归、川芎、赤芍、桃仁、红花活血化瘀；牛膝祛瘀血，通血脉，并引瘀血下行，共为方中主要组成部分。配以柴胡疏肝解郁，桔梗开宣肺气，载药上行，合枳壳，则一升一降，宽胸行气，使气行则血行。生地凉血清热，合当归又能养血润燥，使瘀去新生。甘草调和诸药。

本方配伍特点：一是气血同治。活血化瘀配疏肝理气，以化瘀为主，理气为辅，既行血分瘀滞，又解气分郁结。二是活中寓养，即活血理气之中寓养血益阴之品，药如当归、生地、甘草，使活血理气而无耗血伤阴之弊，祛瘀而又生新。三是升降同用。方中柴胡与牛膝、桔梗与枳壳的配伍，乃升降合用，条达气机之法，使气血升降和顺。

王清任认为膈膜的深处如池，池中存血，名曰“血府”。根据“血府”产生“血瘀”的理论，王清任创立了血府逐瘀之剂，故名“血府逐瘀汤”。

六、临床应用

（一）内科

1．循环系统疾病

（1）冠心病

本方加味治疗冠心病心绞痛50例，以症状改变及心电图改变为指标评价疗效。结果：心绞痛症状改变情况为显效19例，有效25例，无效6例，总有效率为85%。心电图异常者48例，治疗后显效15例，有效22例，无效11例，总有效率为74%。

（2）心肌缺血

本方加味治疗老年性心肌缺血84例，每3周为1个疗程，经1～3个疗程治疗后，显效29例，有效46例，无效9例，总有效率为89.3%。

（3）中风

将临床确诊为出血性中风患者59例随机分为两组，对照组28例，治疗组31例，两组均给予西医常规治疗，治疗组另在出血后早期（24～72 h）给予血府逐瘀汤治疗，并根据证型变化予以加味。结果显示，治疗组治疗后4周，颅内血肿体积明显缩小，与对照组比较，有显著性差异（$P<0.05$）。

（4）脑血管病

本方加减治疗脑血栓形成100例，并设对照组100例口服曲克芦丁，疗效评定根据《卒中患者临床神经功能缺损程度评分标准和疗效评定标准》。结果显示，治疗组与对照组总有效率相比无显著性差异（$P>0.05$），但在肌力恢复程度上，治疗组恢复优于对照组（$P<0.01$）。

（5）心衰

本方加减治疗肺心病心衰27例，其中显效9例，好转15例，无效3例。服药最少者7剂，最多者31剂。

（6）病毒性心肌炎

本方加减：桃仁、红花各10 g，当归15 g，生地、川芎、赤芍、柴胡各10 g，枳壳12 g，黄芪30 g，太子参15 g，五味子10 g，麦冬15 g，丹参20 g，治疗病毒性心肌炎52例。其中显效20例，有效28例，无效4例，总有效率为92.3%。

（7）休克

使用本方加减，治疗休克22例，治愈16例，好转1例，死亡5例。用本方加减，适当配伍理气活血药，有助于改善微循环，防止休克进一步恶化。

（8）高血压病

有人用本方加味治疗高血压病50例（包括原发性及继发性），总有效率为92%，优于西药对照组

（$P<0.01$）。

2．神经精神系统疾病

（1）头痛、神经痛

血府逐瘀汤治疗瘀血型头痛48例，其中痊愈34例，好转13例，无效1例。有人以本方加味治疗偏头痛43例，其中基本控制17例，显效21例，有效3例，无效2例，总有效率达95.3%。有人以本方加减治疗带状疱疹后遗神经痛37例，临床治愈34例，显效3例。患者一般服药3剂后症状缓解，5～7剂后疼痛明显减轻；用药最短7日，最长15日，平均11日。

（2）失眠

本方加减治疗失眠60例，治愈31例，显效15例，有效11例，无效3例，治愈率为51.7%，总有效率为95.0%。

（3）精神障碍

本方加味治疗周期性精神病50例，对照组36例口服西药谷维素片、地西泮片，治疗12周后两组疗效进行比较。结果显示，中药治疗组总有效率为94%，疗效明显优于对照组（$P<0.05$）。有人将62例缺血性脑卒中后抑郁症患者随机分为治疗组32例，用血府逐瘀汤治疗；对照组30例，用氟西汀胶囊治疗，4周为1个疗程，观察抑郁症改善和神经功能康复疗效。结果显示，抑郁症疗效总有效率治疗组为87.50%，对照组为66.67%，两组总有效率比较差异有显著性意义（$P<0.05$）；神经功能康复疗效治疗组为93.75%，对照组为56.67%，两组总有效率比较差异有显著性意义（$P<0.01$）。

（4）血管性痴呆

将70例血管性痴呆随机分为治疗组、对照组各35例。两组均给予阿米三嗪/萝巴新口服，治疗组加服本方加黄精、三七、大黄、石菖蒲。两组治疗2个月后进行疗效比较，其中治疗组显效13例，有效17例，无效5例，有效率为82.85%；对照组显效9例，有效14例，无效12例，有效率为65.71%。两组有效率比较，差异有显著性（$P<0.05$）。

（5）外伤性癫痫

血府逐瘀汤加三棱、土鳖虫、生甘草治疗外伤性癫痫48例。30日为1个疗程，停药3日再进行下一疗程治疗，用药6个疗程，接着隔日或隔2日服1剂，共治疗1年。结果：治愈（发作间歇时间比治疗前延长1年以上）22例，占45%，好转（发作时症状比前减轻，间歇期明显延长）18例，占37%，无效8例，占18%。

3．呼吸系统疾病

（1）慢性支气管炎

本方加味治疗慢性支气管炎72例，治疗期间停服所有西药，10剂为1个疗程，服药3～5个疗程后，痊愈21例，显效28例，好转19例，无效4例，总有效率为94.4%。

（2）哮喘

本方治疗哮喘66例，其中包括支气管哮喘27例，慢性肺气肿15例，肺心病13例，癔症性哮喘11例，治疗1～3周。结果：痊愈47例，好转13例，无效6例，总有效率为90.9%。

（3）肺心病

在西医常规治疗的基础上配合血府逐瘀汤加味治疗慢性肺心病40例。连续服用15日为1个疗程，间歇7日，根据病情加减，用药6个疗程结束，并于每年夏季服药2个疗程，总共8个疗程。其总有效率为92.5%。

（4）放射性肺损伤

将50例放射性肺炎随机分为中药治疗组和对照组，中药治疗组每日口服加味血府逐瘀汤，对照组每日口服泼尼松30 mg，2个月后评价疗效，并连续追踪6个月，观察两组患者发生肺纤维化情况。结果：中药治疗组有效率为86.7%，对照组有效率为55.0%（$P<0.05$）；6个月后，中药治疗组肺纤维化发生率为26.7%，对照组为80%（$P<0.05$）。

4．消化系统疾病

（1）肝胆病

有人以本方治疗肝硬化50例。其中按病因分类，肝炎后肝硬化26例，酒精性肝硬化20例，原发性胆汁性肝硬化2例，中毒性肝硬化1例，原因不明肝硬化1例。按西医分期，代偿期30例，失代偿期20例。4周为1个疗程，3个疗程后观察疗效。治疗期间，原则上不用西药，对于腹水明显者可适量配服利尿药。结果表明，本组50例中，显效28例，好转17例，无效5例，总有效率为90%。以本方加延胡索、蒲公英等治疗胆囊炎100例，10日为1个疗程。结果表明，痊愈80例，好转16例，无效4例，总有效率为96%。一般服药1～3日腹痛缓解，其中1个疗程治愈60例。

（2）胃病

有人将糖尿病性胃轻瘫患者随机分为治疗组82例和对照组57例。两组病例在给予饮食控制、运动疗法、口服降糖药或（和）皮下注射胰岛素控制血糖（空腹血糖降至7.0 mmol/L以下，餐后2 h血糖降至10.0 mmol/L以下）的基础上，治疗组加用血府逐瘀汤加木香、厚朴；对照组用多潘立酮片10 mg，每日3次，餐前口服。2周为1个疗程，共观察2个疗程。以临床症状及胃肠造影示排空作为观察指标，治疗组痊愈20例，好转58例，无效4例，总有效率为95.12%，对照组总有效率为89.47%。两组总有效率比较，有显著性差异（$P<0.05$）。

（3）顽固性呃逆

本方治疗顽固性呃逆37例，服药3～9剂，治愈36例，1例无效。

5．泌尿系统疾病

（1）特发性水肿

本方加减（桃仁、枳壳各12 g，红花、牛膝、当归各9 g，川芎、赤芍、巴戟天、肉苁蓉各15 g，柴胡10 g，炙甘草6 g）治疗特发性水肿52例。浮肿甚者，加桑白皮、猪苓、茯苓；伴有大便干者，加生大黄。治疗10日为1个疗程，连治1～3个疗程。结果：治愈33例，显效11例，有效7例，无效1例，治愈率为63.46%，总有效率为98.08%。

（2）遗尿

顽固性遗尿2例，病史长达17年之久，用本方加桑螵蛸、韭菜子，服药32剂治愈。

（3）前列腺炎

本方加王不留行、土鳖虫等治疗慢性前列腺炎50例，并设对照组50例采用西药治疗。结果：治疗组总有效率为90%，对照组总有效率为62%，治疗组明显优于对照组（$P<0.01$）。

（4）乳糜尿

本方加减治疗乳糜尿30例，10日为1个疗程，一般治疗2～3个疗程。结果：痊愈12例，显效10例，好转6例，无效2例，总有效率为93.3%。

6．内分泌代谢系统疾病

（1）高脂血症

本方治疗血瘀气滞型高脂血症20例，13例用药1个疗程，6例用药2个疗程，1例用药3个疗程。结果为显效11例，改善8例，无效1例，总有效率为95%。

（2）其他

本方加味治疗甲状腺功能亢进症20例，治愈9例，显效6例，好转3例，总有效率为90%。本方加郁金、姜黄治疗嗜铬细胞瘤1例，同时服用大黄䗪虫丸，连续用药5个月余，诸证基本消失。生长激素缺乏性侏儒症1例，服用本方30余剂见效，配合十全大补丸服用130余剂，其身高增长6 cm，声音变重浊，出现性欲情感。有人以本方加郁金、香附治疗希恩综合征1例，服药3剂后患者冷感大减，肢麻渐除，原方续服9剂后，诸证消失，身无不适。

（二）外科、骨伤科

1．颅脑损伤

将82例幕上血肿<30 mL，幕下血肿<10 mL，不考虑手术的颅脑损伤患者随机分为治疗组42例与对照组40例，两组均采用常规治疗方法，治疗组加用血府逐瘀汤加减内服，观察两组的临床疗效并进行比较。以症状、体征和CT作为观察指标，结果显示，治疗组显效31例，有效6例，无效4例，死亡1例，总有效率为88.10%，临床疗效明显优于对照组（$P<0.05$）。

2．肋软骨炎、肋骨骨折

本方加味治疗肋软骨炎29例，治疗期间，不再使用其他药物及治疗方法。结果：痊愈16例（病灶区压痛消失，肋软骨隆起逐渐消退如常，随访2个月以上稳定者），有效9例（病变区压痛基本消除或明显减轻，但肋软骨隆起未明显消退，随访疗效稳定者），无效4例（症状、体征无明显缓解，或虽有减轻，但嗣后复发者）。痊愈者中，最少服药12剂，最多25剂。有人用本方加减治疗肋骨骨折62例，在骨折处外敷自制伤科止痛膏，并在敷药处用弹力胸围外固定。结果：治愈53例，占85.5%；有效9例，占14.5%。

3．外周血管病

有人用本方加温经通络之品，治疗30例血栓闭塞性脉管炎，经治2～4个月，痊愈15例，好转14例，无效1例。

4．术后肠粘连

本方加味治疗术后肠粘连32例。治疗后1日腹痛减轻12例，3日8例，5～7日5例，10日7例；治疗后3日腹痛消失14例，5日8例，7日3例。共治愈25例，好转7例。

5．颈椎病

本方加黄芪、葛根，治疗气滞血瘀证型脊髓型颈椎病60例，并随机选择60例西药布洛芬治疗做对照组，14日为1个疗程，1～3个疗程后观察病情改善率。结果显示，观察组治疗1～3个疗程后改善率均高于对照组（$P<0.001$）。

（三）妇产科

1．子宫内膜异位症

本方治疗子宫内膜异位症79例，设孕三烯酮对照组56例，两组均连续用药6个月。中药治疗组总有效率为91.14%，与西药对照组相比，差异无显著性意义，但治疗组在治疗期间未出现肝功能异常，无痤疮、月经紊乱及闭经等副作用。而对照组在治疗期间有5例出现痤疮，28例出现月经紊乱，16例出现闭经，5例出现肝功能异常，2例停药。

2．药流后阴道出血

将336例选择药物流产的患者随机分为两组，治疗组224例加服血府逐瘀胶囊，对照组112例只常规服用抗生素，观察两组流产效果及出血情况。结果：治疗组完全流产率明显高于对照组（$P<0.05$），治疗组阴道出血量及出血时间也明显少于对照组（$P<0.05$）。

3．盆腔瘀血综合征

本方治疗盆腔瘀血综合征31例，以12日为1个疗程，治疗2个疗程后，痊愈9例，好转15例，无效7例。

4．慢性盆腔炎

有人选择符合慢性盆腔炎诊断标准的患者160例，采用血府逐瘀汤加味口服治疗，1个月为1个疗程。结果表明，治疗后患者症状体征明显改善，疗效达93.12%。

5．乳腺增生

本方加减治疗乳腺增生31例，设对照组31例用抗生素配合多功能微波治疗机治疗。结果表明，治疗组治愈（乳房肿块及疼痛消失）19例，好转（乳房肿块缩小，疼痛减轻或消失）10例，无效2例，总有效率为93.55%，对照组有效率为83.87%。两组有效率比较，有显著性差异（$P < 0.01$）。

6．其他

本方随证加减治疗痛经70例，其中痊愈34例，好转31例，无效5例。

（四）五官科

1．眼科疾病

有人选择视网膜静脉阻塞的患者83例，用血府逐瘀汤加减进行分期治疗。结果显示，中央静脉阻塞的总有效率为72%，分支静脉阻塞的总有效率为92%。有人采用血府逐瘀汤加减治疗糖尿病性视网膜病变68例，并与对照组52例进行疗效比较。观察指标为视力、血液流变学及眼底荧光造影变化，结果显示，治疗组总有效率为83.33%，对照组总有效率为53.06%，两组疗效比较有显著性差异（$P < 0.01$）。治疗组明显降低了糖尿病性视网膜病变患者的血液黏度，改善了视网膜微循环状态，视力提高显著。有人用本方治疗外伤性前房出血69例（72只眼），结果显示，72只眼前房出血出院时积血全部吸收，无角膜血染并发症，视力较治疗前均有恢复。

2．耳、咽疾病

血府逐瘀汤配合高压氧和西药治疗爆震性耳聋70例。结果：痊愈18例，显效21例，有效21例，无效10例，总有效率为85.71%。有人用本方治疗慢性咽炎64例，咽干、咽痛者，加玄参、天花粉、炙枇杷叶；咽痒者，加射干、薄荷；咽中有异物者，加苏梗、半夏。结果：治愈52例，显效11例，无效1例，总有效率为98.4%。

（五）皮肤科

1．黄褐斑

运用血府逐瘀汤，将理气活血法融于黄褐斑的各种证型的治疗中，临床观察该病57例，30日为1个疗程。结果：痊愈12例，显效30例，有效12例，无效3例，总有效率为94.2%。

2．鳞状毛囊角化病

对40例鳞状毛囊角化病采用血府逐瘀汤加减内服外洗治疗。结果：痊愈24例，显效8例，有效5例，无效3例，总有效率为92.5%。

3．皮肤瘙痒症

本方加鸡血藤治疗顽固性皮肤瘙痒症15例。其中治愈（临床症状消失，随访无复发）13例，显效（临床症状明显好转，皮损消退70%以上）2例，疗程为4～30日。

4．银屑病

本方加三棱、莪术、蝉蜕、乌梢蛇为基础方，治疗银屑病23例。关节肿痛者，加秦艽、羌活、独活、鸡血藤；热象明显者，加黄芩、黄柏、黄连。结果表明，全部治愈，患者全身症状消失，皮疹消退，随访半年未复发。

（六）男科

本方加减治疗输精管结扎术并发阴囊血肿18例，疗程1～3个月。结果：痊愈12例，好转5例，1例因血肿较大（直径10 cm）采取手术切开引流后服中药治愈。

（七）其他

1．慢性疲劳综合征

本方治疗慢性疲劳综合征30例。患者均有反复出现疲倦感6个月以上，30日为1个疗程，一般治疗1～3个疗程。30例中痊愈10例，显效12例，有效3例，无效5例，总有效率为83.33%。

2．多汗症

本方治疗糖尿病多汗症45例。阴虚明显者，加地骨皮、浮小麦；气虚明显者，加太子参、黄芪、糯稻须根；胃实热偏盛者，加大黄、厚朴、知母、石膏、浮小麦。结果：显效23例，有效20例，无效2例，总有效率为95.15%。

3．血小板减少性紫癜

有人用本方加黄芪、益母草、丹参、阿胶、党参治疗特发性血小板减少性紫癜35例，设泼尼松对照组32例。两组均以30日为1个疗程，3个疗程后评定疗效。结果：治疗组显效8例，良效24例，进步2例，无效1例，良显率为91.42%；对照组显效4例，良效20例，进步6例，无效2例，良显率为75.00%。两组良显率比较，有显著性差异（$P < 0.01$）。

4．真性红细胞增多症

本方加丹参治疗真性红细胞增多症3例，脾虚便溏重时加用白术、茯苓、佛手，生地黄酌情减量。病情较重、血红蛋白含量高时适当加用三棱、莪术、土鳖虫，热象重时加用白花蛇舌草、金银花、鳖甲、青蒿适量。结果显示，3例均治愈。

七、实验研究

1．对血液流变学的影响

将50只大鼠随机分为正常组、血瘀模型组。设置血府逐瘀汤低、中、高剂量5组，生理盐水做对照。每组10只，分别给药3日，每日1次，第4日处死动物，采血测不同切变率下的全血比黏度、血浆比黏度和血细胞比容。结果发现，“血瘀”模型给药组不同切变率下的全血比黏度值均低于“血瘀”模型组，证实血府逐瘀汤能明显改善血瘀大鼠的血液黏度，且呈剂量依赖性。

2．对心脏的影响

将患者随机分为常规治疗组与合用血府逐瘀汤治疗组，应用流式细胞仪检测治疗前后血小板GP2b/3a复合物活性及P-选择素、溶酶体膜糖蛋白的活性变化。结果发现，血府逐瘀汤治疗2周后患者血小板GP2b/3a复合物活性有统计学意义的降低，认为血府逐瘀汤具有较温和的抑制GP2b/3a复合物活性的作用，可认为是此方治疗冠心病的药理作用之一。有人观察血府逐瘀汤对大鼠心肌缺血模型的影响，设硝酸异山梨酯对照组。结果显示，血府逐瘀汤可以提高血清一氧化氮的含量，而降低血浆内皮素的含量，且优于硝酸异山梨酯，具有明显抗心肌缺血损伤的作用。

3．保肝

研究血府逐瘀汤对D-氨基半乳糖氨所致小鼠肝损伤的保护作用，结果发现，血府逐瘀汤高剂量组血清ALT活性和MDA含量均明显低于模型组（$P < 0.01$）、小鼠血清SOD的活性明显高于模型组（$P < 0.01$），肝组织病理改变明显减轻，但与齐墩果酸片组比较无显著性差异。因此，血府逐瘀汤对D-氨基半乳糖氨所致小鼠肝损伤具有较好的保护作用，其保肝机制与抗脂质过氧化损伤密切相关。有人发现血府逐瘀汤组与实验对照组比较，小鼠血清中Ⅰ型、Ⅱ型前胶原、肿瘤坏死因子、白细胞介素6、肝组织中羟脯氨酸含量均显著减少（$P < 0.01$），肝内虫卵肉芽肿的周长、最大径、最小径显著缩短，肝内病灶中增生纤维组织所占面积显著缩小（$P < 0.05$），肝病灶炎性细胞浸润明显减轻，效果不低于秋水仙碱组。

4．镇痛

小鼠腹腔注射本方水煎剂（15.2 g/kg），药后30 min、60 min、90 min的痛阈值分别比给药前提高66.35%、154.98%、92.89%，说明本方有显著的镇痛作用。此外，血府逐瘀汤还能延长利血平所致偏头痛小鼠的凝血时间，提高痛阈，调节5-羟色胺的过度降低。

5．抗缺氧

小鼠腹腔注射血府逐瘀汤水煎剂（2.5 g/100 g体重），可使其缺氧状态下存活时间明显延长。

6．对眼底损伤的影响

由血府逐瘀汤加减而成的眼底Ⅲ号口服液对红宝石激光造成的家兔眼内出血有良好的治疗作用。39只家兔58只眼造模后视网膜电图振幅明显下降，经灌服眼底Ⅲ号口服液9 mL/kg治疗3周后，视网膜电图振幅明显恢复。a波最大恢复及最终恢复均为33%，b波最大及最终恢复分别为34%和28%。比尿激酶组和空白对照组恢复程度高且稳定持久（$P < 0.05$）。

7．其他

血府逐瘀汤还有促进巨噬细胞吞噬功能的作用。

八、注意事项

因方中活血祛瘀药物较多，故孕妇忌服。

补阳还五汤

（《医林改错》卷下）

一、功能

补气，活血，通络。

二、主治

中风。半身不遂，口眼㖞斜，语言謇涩，口角流涎，小便频数或尿遗不禁，舌黯淡，苔白，脉缓。

三、组成

黄芪$_{生}$120 g，归尾6 g，赤芍4.5 g，地龙$_{去土}$3 g，川芎3 g，桃仁3 g，红花3 g。

四、用法

水煎服。

五、组方原理

本方由补气药与活血祛瘀药相配伍，治疗中风所致半身不遂，舌强语謇。方中重用生黄芪为君药，大补脾胃中气以资化源，固摄经络真气以节散流，使气旺则血行，祛瘀而不伤正。当归尾长于活血，兼能养血，有化瘀而不伤血之妙，为臣药。佐以川芎、赤芍、桃仁、红花，助当归尾活血祛瘀以治标；更佐性善走窜、长于通络之地龙，与生黄芪配合，增强补气通络之力，使药力能周行全身。诸药合用，则气旺血行，瘀消脉通，筋肉得以濡养，痿废自能康复。

本方配伍用药特点有三：一是重用生黄芪（四两），量大力专，既可滋生脾胃化源又能固护经络真气，使营卫之气充足，方能鼓动血脉，可谓“开源节流”。二是活血通络之药用量较小，六味药的总量仅为黄芪的五分之一，既使全方祛瘀而不伤正，又体现了补气为主，化瘀为辅的立法宗旨。三是在黄芪运用上，不仅量重，还要求渐增，愈后继服、久服，以补“阳”还“五”。

六、临床应用

（一）内科

1．心脑血管系统疾病

（1）脑梗死

本方加石菖蒲、远志治疗脑梗死33例。上肢偏瘫者加桑枝，下肢偏瘫者加牛膝、续断，偏瘫日久者加水蛭，口眼㖞斜者加僵蚕、白附子。结果：痊愈（意识清醒，血压平稳，肢体及语言功能恢复正常，生活完全自理）20例，好转（意识清醒，血压平稳或时有波动，肢体及语言功能明显改善，生活基本能自理）11例，无效（治疗1个疗程后，症状无改善）2例，治愈率为60.6%，总有效率为93.6%。疗程最短28日，最长86日，平均57日。

（2）脑出血

将60例中小量脑出血急性期患者随机分为对照组30例西医常规治疗，治疗组30例在西医常规治疗的基础上口服或鼻饲补阳还五汤加减。结果：治疗组总有效率为87%，对照组总有效率为73%，两组比较有显著性差异（$P<0.05$）。因此，在西医常规治疗的基础上加用补阳还五汤加减治疗中小量脑出血急性期疗效确切，血肿吸收迅速。

（3）中风后遗症

100例中风后遗症患者随机分为两组，每组50例。治疗组给予补阳还五汤原方，气虚明显者加党参、太子参，痰热腑实者加大黄、瓜蒌、枳实，血瘀重者加莪术、鸡血藤，言语不利者加远志、石菖蒲，小便失禁者加桑螵蛸、益智仁，血压偏低者加麻黄、丹参、熟地，血压偏高，阴虚阳亢，两颧红赤者加天麻、钩藤、石决明、牛膝，有神志改变者加远志、石菖蒲、胆南星，治疗1周以上肢体活动无明显改善者加水蛭（研末冲服）、全蝎。对照组用西药曲克芦丁及营养脑细胞药物，降压药为口服硝苯地平、卡托普利、复方降压片等。治疗组与对照组均连续用药，疗程最短28日，最长以60日为限。结果：治疗组痊愈4例，显效30例，好转14例，无效2例。对照组痊愈1例，显效24例，好转19例，无效6例（其中肾功化验异常2例，胃炎3例，胃溃疡1例）。经统计学分析，本方治疗中风后遗症疗效优于西药。

（4）冠心病

将120例本病患者随机分为治疗组和对照组各60例，对照组服用硝酸异山梨酯30 mg/日，分3次服用；治疗组采用补阳还五汤加味治疗。处方：红参15 g，黄芪50 g，桃仁15 g，红花30 g，当归15 g，川芎30 g，熟地15 g，白芍15 g，丹参40 g，延胡索10 g，炙甘草6 g。两组疗程均为60日，治疗期间除治疗用药以及必要时使用舌下含服或喷雾硝酸甘油外，均停用一切其他影响疗效观察的药物。结果：心绞痛疗效比较，治疗组显效30例，有效25例，无效5例，总有效率为91.67%。对照组显效6例，有效17例，无效37例，总有效率为43.33%。两组有效率比较，有显著性差异（$P<0.01$）。心电图比较：治疗组显效21例，有效22例，无效17例，总有效率为71.67%。对照组显效6例，有效20例，无效34例，总有效率为48.33%。两组有效率比较，有显著性差异（$P<0.05$）。

2．神经系统疾病

（1）血管性痴呆

有人对79例血管性痴呆进行研究，对照组36例采用静脉滴注脑蛋白水解物，口服茴拉西坦片、尼莫地平片治疗；治疗组43例在对照组治疗的基础上加用补阳还五汤加减治疗，疗程30日，2个疗程后评定疗效。治疗前后分别评定患者MMSE、HDS-R计分，并计算各组的总有效率。结果显示，与对照组比较，治疗组积分明显改善（$P<0.05$），总有效率高于对照组（$P<0.01$）。

（2）头痛

治疗组采用补阳还五汤加味治疗气虚血瘀型头痛39例，对照组采用尼莫地平片、罗通定片治疗，分别于用药30日后统计疗效，并分析比较。结果：治疗组总有效率达100%，与对照组相比均有显著性差异（$P<0.05$）。因此，认为补阳还五汤加味治疗气虚血瘀型头痛疗效优于使用尼莫地平片、罗通定片，临床疗效显著。

（3）多发性神经根炎

以加减补阳还五汤治疗感染性多发性神经根炎35例，上肢麻痹重者加桑枝，下肢麻痹重者加牛膝，有发热、灼痛、心烦者加黄柏，身重肢沉者加萆薢，苍术，潮热盗汗，舌干苔少者加龟甲、麦冬。结果：痊愈27例，好转8例。全部病例均在服药8日后有不同程度运动功能恢复，18例感觉及自主神经障碍者，均在用药13日后症状逐渐消失。

（4）坐骨神经痛

有人运用补阳还五汤治疗坐骨神经痛35例，结果显示，治愈24例，好转9例，无效2例。因此，认为本病属痹证范畴，主要因正气不足，感受风寒湿邪所致。本方切中这一病机，标本同治，故取得较满意的疗效。

（5）后遗神经痛

补阳还五汤加味（黄芪50 g，当归12 g，赤芍12 g，地龙12 g，川芎12 g，生地12 g，红花6 g，桃仁6 g，延胡索12 g，白芍30 g，甘草6 g，麦冬12 g）治疗带状疱疹后遗神经痛38例，疼痛发于头部者加蔓荆子、蜈蚣，发于躯干部者加郁金、川楝子，发于下肢者加牛膝；同时设西药布洛芬缓释胶囊对照组32例。两组治疗均以10日为1个疗程，共治疗2个疗程。结果：治疗组痊愈（疼痛及伴随症状完全消失）23例，好转（疼痛未完全消失，但较服药前明显改善，伴随症状好转）12例，无效（症状无变化）3例。总有效率为92.1%。对照组痊愈14例，有效10例，无效8例，总有效率为75.0%，两组总有效率有显著性差异（$P<0.05$）。

（6）面神经麻痹

本方加味配合中药药渣热敷治疗本病80例。处方：生黄芪60 g，当归10 g，赤芍6 g，川芎6 g，桃仁10 g，红花10 g，地龙10 g，白附子10 g，僵蚕10 g，白芷10 g，防风10 g，另蜈蚣20条去头足，全蝎50 g，甘草50 g为末，每次5 g，日服2次，中药汤剂冲服。每日取两煎后热药渣用毛巾包裹热敷患处，每次30 min，15日为1个疗程，休息3日继续第2个疗程。结果：痊愈45例，显效23例，好转9例，无效3例，有效率为96.3%。

3．呼吸系统疾病

肺心病

应用补阳还五汤加减治疗肺心病辨证为气虚血瘀所致30例，处方：桃仁15 g，红花12 g，赤芍15 g，地龙15 g，当归尾20 g，川芎15 g，生黄芪80 g，茯苓15 g，泽泻15 g，大黄10 g，北五加皮8 g，柴胡12 g。肺部感染者加金银花、大青叶、益母草，合并高脂血症者加决明子、山楂，合并高血压者加龙骨、牡蛎，合并心律失常者加炙甘草、生地、苦参。15日为1个疗程。以胸闷，气短，咳嗽，咯痰改善情况及步行时间作为评价指标，其中显效21例，有效7例，无效2例，总有效率为93%。

4．泌尿系统疾病

有人以本方加味治疗前列腺增生41例，其中治愈为34.1%，好转为43.1%，有效为7.0%，总有效率为95.1%。

5．内分泌、代谢性疾病

（1）糖尿病

122例Ⅲ期糖尿病肾病患者随机分为治疗组60例，对照组62例。对照组给予糖尿病健康教育、饮食控制及适量运动，应用胰岛素或口服降糖药物严格控制血糖。血压>17.3/10.7 kPa（130/80 mmHg）的患者给予马来酸依那普利片每日2次，使血压<17.3/10.7 kPa（130/80 mmHg）。治疗组在对照组治疗基础上加用补阳还五汤（黄芪50 g，当归5 g，川芎15 g，赤芍药15 g，地龙15 g，红花10 g，桃仁10 g）。两组均以2个月为1个疗程，1个疗程后观察指标，治疗前后测定FPG（每周1次）、HbA1c、UAER及血液流变学指标，统计疗效。结果：治疗组显效23例，有效30例，无效7例，总有效率为88.3%；对照组显效15例，有效25例，无效22例，总有效率为64.5%。两组总有效率比较，差异有统计学意义（$P<0.01$）。

（2）高脂血症

补阳还五汤加减治疗高甘油三酯血症24例，并与洛伐他汀治疗的24例作为对照观察。处方：生黄芪120 g，当归20 g，川芎15 g，桃仁10 g，红花10 g，赤芍药10 g，地龙10 g。伴头痛、头晕者加三棱、莪术、水蛭，伴视物昏花者加石决明、枸杞子，伴耳鸣者加天麻、钩藤。结果：治疗组显效（TG下降>40%）18例，有效（TG下降20%～40%）6例；对照组显效14例，有效6例，无效4例，总有效率为83.3%。两组总有效率比较，差异有统计学意义（$P<0.05$）。

6．免疫性疾病

本方加减治疗系统性红斑狼疮15例，10日为1个疗程。结果：14例临床显效，系统性红斑狼疮活动缓解最短为3个疗程，最长为5个疗程；同时还发现，补阳还五汤具有清除自由基和增加超氧化物歧化酶的作用，能显著降低系统性红斑狼疮患者血中过氧化脂质含量并使超氧化物歧化酶活性升高。

（二）妇科

加味补阳还五汤为基本方随证加减，治疗产后身痛45例。方药：黄芪50 g，桂枝10 g，白芍15 g，当归15 g，川芎10 g，地龙5 g，甘草6 g，桃仁10 g，五爪金龙30 g，牛蒡子30 g，续断15 g，独活10 g。血虚明显者加鸡血藤，血瘀明显者加益母草，兼外感者加防风，肾虚者加杜仲。药渣用布袋包，热敷患处，每次热敷30 min。结果：治愈32例，好转11例，无效2例，总有效率为95%。

（三）骨科

1．腰椎管狭窄症

补阳还五汤加味治疗退变性腰椎管狭窄症80例，药用：黄芪30 g，寄生30 g，党参15 g，当归15 g，赤芍15 g，牛膝15 g，杜仲15 g，川芎9 g，地龙9 g，独活9 g，桃仁6 g，红花6 g。若腰腿痛甚者加制川草乌，下肢麻木甚者加全蝎、乌梢蛇，间歇性跛者黄芪加至60 g。治疗12～61日，平均治疗32.6日。结果：治愈（腰腿痛消失或仅有轻微腰、臀、股麻木，直腿抬高80°以上，功能活动正常）48例；显效（腰腿痛明显减轻，直腿抬高60°以上，功能活动基本正常）22例，有效（腰腿痛减轻，其余症状和体征有不同程度改善）7例，无效3例，总有效率为96.3%。

2．腰椎术后下肢麻痹

95例患者随机分为治疗组50例，对照组45例，治疗组用补阳还五汤加弥可保片治疗，对照组单纯应用弥可保片治疗。两组总优良率比较，有显著性差异（$P<0.05$），治疗组优良率高于对照组。

3．椎-基底动脉供血不足性眩晕

42例椎-基底动脉供血不足性眩晕患者分为两组，治疗组22例，以补阳还五汤化裁治疗，对照组20例，口服尼莫地平治疗，两组均以4周为1个疗程。治疗前后观察两组眩晕及伴随症状及TCD变化。结果：治疗组有效率为86.36%，对照组为55%。两组有效率比较，有显著性差异（$P<0.05$）。

4．椎动脉型颈椎病

55例椎动脉型颈椎病患者随机分为治疗组36例与对照组19例，治疗组运用本方加减（黄芪40 g，白芍20 g，川芎15 g，当归15 g，半夏12 g，桃仁10 g，红花10 g，地龙15 g，葛根30 g，鹿衔草30 g），剩下药渣盛入布袋，加入酒糟蒸热后敷于颈后部，早晚2次，连续15日为1个疗程，连续2个疗程。对照组口服氟桂利嗪5 mg，睡前服，15日为1个疗程，连续2个疗程。结果：治疗组总有效率为94.5%，对照组为72.2%。两组总有效率比较，有显著性差异（$P<0.05$）。

5．肋软骨炎

本方加味治疗肋软骨炎38例，炎症期者加延胡索、白芷、木香、柴胡，增生期者加郁金、鳖甲。结果：痊愈31例，有效6例，无效1例，总有效率为97.4%。

（四）五官科

1．耳鸣

观察补阳还五汤治疗神经性耳鸣的临床疗效。方法：治疗组30例用补阳还五汤（黄芪20 g，当归尾10 g，赤芍10 g，地龙6 g，川芎10 g，红花6 g，桃仁10 g），伴腰膝酸软，失眠健忘者加牛膝、杜仲；伴胸胁胀闷疼痛，心烦易怒者加龙胆草、栀子；伴头昏沉重，胸闷脘痞者加半夏、白术。15日为1个疗程。对照组30例用低分子右旋糖酐及丹参片治疗。治疗15日后，总有效率治疗组为93.3%、对照组为73.3%，两组比较有显著性差异（$P<0.05$）。

2．耳聋

本方加生大黄、党参、丝瓜络、路路通治疗突发性耳聋48例，肾阳虚者加仙茅、淫羊藿、肉桂，肾阴虚者加服六味地黄丸，阴阳俱虚者加菟丝子、女贞子，郁久化热者加败酱草、虎杖。结果：治愈22例，显效21例，无效5例，总有效率为89.5%，明显优于对照组的66.7%（$P<0.05$）。

3．前部缺血性视神经病变

补阳还五汤为主治疗前部缺血性视神经病变22例共30只眼，处方为：黄芪30 g，当归、赤芍各12 g，生地15 g，川芎6 g，地龙9 g。阴虚阳亢者，加旱莲草、白蒺藜，石决明；肝郁气滞者，加柴胡，郁金。14日为1个疗程，治疗时间2～6个月。此外，所有患者均予以丹参注射液20 mL静脉滴注，每日1次，14日为1个疗程，休息7日，开始第2个疗程，可连续4～5个疗程。早期水肿明显者，给予泼尼松30 mg晨起顿服，以后逐渐减量直至停用。对伴有高血压、糖尿病等全身病患者，分别给予相应治疗。结果：12只眼显效（视力大于1.0或提高4行以上，视野暗点缩小，视野扩大30°），14只眼有效（视力提高2行以上，视野暗点缩小），4只眼无效（视力提高2行以下，或视力、视野无改善）。总有效率为86.67%，治疗前后视力变化有显著性差异（$P<0.05$）。

（五）皮肤科

1．雷诺病

补阳还五汤加减治疗雷诺病50例。基本方：当归尾、川芎、黄芪、桃仁、地龙、赤芍、红花、桂枝。加减：阳虚明显者，加熟附片5 g，细辛5 g，干姜10 g；伴汗出不止者，加龙骨15 g，牡蛎15 g；气血不足者，加人参15 g，熟地黄15 g，白芍10 g；下肢症状严重者，加怀牛膝15 g；上肢症状严重者，加片姜黄6 g，桑枝10 g。结果：痊愈28例，显效19例，无效3例，有效率为94%。

2．黄褐斑

93例患者随机分为治疗组51例，对照组42例。两组常规治疗用药、预防护理方法均相同，治疗组用补阳还五汤加减，对照组用六味地黄丸。结果：治疗组有效率为80.39%，对照组有效率为52.38%，两组相比，有显著性差异（$P<0.01$）。因此认为补阳还五汤加减治疗女性黄褐斑疗效优于六味地黄丸。

3．斑秃

本方加减（黄芪30 g，麻黄根9 g，当归、赤芍、丹参各15 g，川芎、红花、五味子各10 g，地龙、桃仁各12 g，羌活9 g）治疗斑秃30例。其中全秃2例，合并弥漫性脱发6例。兼肝肾不足者加熟地、女贞子、旱莲草、菟丝子、黑芝麻、桑椹，兼风盛血燥者加天麻、钩藤、首乌藤、珍珠母，兼血虚者加白芍、鸡血藤、炒枣仁、枸杞子，兼脾虚者加白术、扁豆、茯苓、山药。1个月为1个疗程，2～3个疗程起观察疗效。结果：痊愈（头发全部长出，头皮厚度及温度恢复正常）19例，显效（脱发区80%长出新发，脱发停止，头皮厚度及温度恢复正常）5例，有效（50%脱发区长出新发，脱发减轻或停止）4例，无效2例，总有效率为93.3%。

4．慢性荨麻疹

本方加荆芥、防风、全蝎各10 g治疗慢性荨麻疹36例。遇冷加重者，加桂枝；遇热加重者，加丹皮、生地；夹湿热者，加黄芩、苦参、白鲜皮、土茯苓；病程长、瘙痒重者，加穿山甲、皂角刺、乌梢蛇。结果：痊愈33例，占92%；好转3例，占8%。

七、实验研究

1．抗脑缺血损伤

采用颈内动脉线栓法建立大鼠局灶性脑缺血模型，检测脑梗死体积并对其神经功能行为评分加以比较。研究发现，脑缺血6 h后，模型组脑梗死体积显著增大，神经功能行为评分显著升高；而补阳还五汤4类有效部位生物碱、多糖、苷、苷元均有缩小梗死灶体积的作用，其中以生物碱作用最强。中风后遗症“气虚血瘀”大鼠模型治疗组在造模结束后灌服补阳还五汤水煎液，连续给药15日。通过重量法观察脑含水量的变化，并采用免疫组织化学方法和酶联免疫方法检测血管内皮生长因子的表达和蛋白水平。结果：与模型组相比，补阳还五汤能降低模型大鼠脑含水量（$P<0.05$），血管内皮生长因子阳性细胞数量明显增多（$P<0.05$），蛋白水平提高（$P<0.05$）。证实补阳还五汤能改善中风后遗症大鼠脑水肿，并增强血管内皮生长因子的表达和蛋白水平，这可能是其发挥抗脑缺血损伤的机制之一。另有实验证明，补阳还五汤可能通过使脑出血血肿周围脑组织Tie-2受体的表达增强，而促进脑出血损伤区血管新生和成熟的作用，并促进脑出血大鼠神经功能的恢复。

2．抗脑水肿

向颈总动脉注入百日咳菌液致大鼠急性脑水肿，然后给大鼠静脉注射补阳还五汤10 g/kg，能明显降低脑蛋白、糖原、丙二醛和水的含量，增强脑组织中超氧化物歧化酶和谷胱甘肽过氧化物酶活性，使脑组织中Cu^{2+}、Zn^{2+}含量和铜锌比值（Cu^{2+}/Zn^{2+}）增高。

3．抑制血小板聚集，抗血栓形成和溶血栓

①补阳还五汤2 g/kg灌胃给药，能显著抑制大鼠体内血栓的形成。

②补阳还五汤2 g/kg灌胃给药，可显著增强家兔实验性肺小动脉血栓的溶栓作用。

③用含补阳还五汤的灌流液，灌流人的脐动脉，结果表明，其对凝血酶和凝血酶凝固纤维蛋白原的活性有抑制作用。

④用比浊法进行体外实验，补阳还五汤（40%，5 μL）有显著的抑制ADP诱导的血小板聚集作用。对照组聚集率为59.45%，给药组为41.55%。

4．抗神经元细胞损伤

采用Aβ1-40海马区注射，建立老年性痴呆大鼠模型，用免疫组化法观察中药补阳还五汤对老年性痴呆大鼠海马区β淀粉样前体蛋白及相关基因：环氧合酶2、核转录因子抑制蛋白α、神经元型一氧化氮合酶的影响。结果显示，补阳还五汤能明显降低老年性痴呆模型大鼠海马区β淀粉样前体蛋白，环氧合酶2，核转录因子抑制蛋白α的表达，使神经元型一氧化氮合酶表达升高。认为补阳还五汤可能通过环氧合酶2，增加模型大鼠海马区神经元型一氧化氮合酶表达，影响β淀粉样前体蛋白生成，延缓神经元细胞的早期损伤和迟发性损伤，从而起到治疗老年性痴呆的作用。

5．抗炎

给小鼠灌胃补阳还五汤10、20 g/kg，每日1次，连续10日，能明显抑制二甲苯所致小鼠耳廓肿胀和醋酸所致毛细血管通透性增加，并显著提高免疫器官胸腺和脾脏的重量，增加特异性抗体溶血素含量，增强巨噬细胞吞噬功能。补阳还五汤每日260 g生药/kg灌胃，连续15日能抑制Freud's完全佐剂形成大鼠佐剂性关节炎的肿胀的程度，对大鼠胸腺指数和脾脏指数有升高作用；并能降低血清肿瘤坏死因子、白细胞介素-2、循环免疫复合物含量及抑制超氧化物歧化酶活性的释放（$P<0.001$）。

6．耐缺氧

给小鼠灌胃补阳还五汤2 g/kg，每日1次，连续10日，能显著提高小鼠耐缺氧时间和延长小鼠游泳时间。

八、注意事项

①本方用于治疗中风，应以患者清醒，体温正常，出血停止，而脉缓弱者为宜。

②使用本方需久服缓治，疗效方显。愈后还应继续服用一段时间，以巩固疗效，防止复发。

③高血压者用之无妨，但阴虚血热者忌服。

复元活血汤

（《医学发明》卷3）

一、功能

活血祛瘀，疏肝通络。

二、主治

跌打损伤，瘀血留于胁下，痛不可忍。

三、组成

柴胡15 g，瓜蒌根、当归各9 g，红花、甘草、穿山甲$_{炮}$各6 g，大黄$_{酒浸}$30 g，桃仁$_{酒浸，去皮尖，研如泥}$15 g。

四、用法

除桃仁外，锉如麻豆大。每服30 g，水一盏半，酒半盏，同煎至七分，去滓，大温服之，食前。以利为度，得利痛减，不尽服。

五、组方原理

瘀积胁痛，治当活血祛瘀为主，兼以疏肝理气通络。方中重用酒制大黄荡涤留瘀败血，引瘀血下行；柴胡疏肝理气，气行则血行，兼引诸药直达病所。两药合用，一升一降，以攻散胁下瘀滞，共为君药。当归、桃仁、红花活血祛瘀，消肿止痛，共为臣药。穿山甲破瘀通络；瓜蒌根，即天花粉，既能入血分消瘀血而续绝伤，又能合当归清郁热而润血燥，正合血气郁久化热化燥之治，共为佐药。甘草缓急止痛，调和诸药，为使药。

本方配伍特点：一是大剂量攻逐药配以行气药，治以破血祛瘀为主，疏肝理气为辅；二是升降并用，大黄与柴胡，同为君药，一升一降，调畅气机，消散积滞。三是方中大黄酒制，且加酒煎药，均为借酒行散之功以增强活血通络之力，促进血行，使药力速达病所，增强祛瘀之力。

六、临床应用

（一）内科

1．脑梗死、脑出血

有人治疗45例急性脑出血患者，设对照组18例，采用常规西医保守治疗，主要为降颅压和对症处理；设治疗组27例，在上述治疗的同时，于患者发病72 h后加服加味复元活血汤。意识障碍或吞咽困难不能口服者，予以鼻饲管注入。处方：酒大黄15～30 g，柴胡、天花粉、当归各10～15 g，桃仁、红花各5～10 g，穿山甲5～10 g，玄参、生地黄、白芍各15～30 g，牛膝10～15 g，甘草5 g。兼肝阳上亢者加石决明、夏枯草、钩藤，兼气虚者加生黄芪、西洋参，瘀血证明显者加赤芍、丹参，痰湿盛者加清半夏、制胆南星，大便不通腑实者加芒硝（冲）。以4周为1个疗程，1个疗程结束后，根据《脑卒中患者临床神经功能缺损程度评分标准》评定疗效。结果：治疗组治愈7例，显效11例，有效8例，无效1例，总有效率为96.3%。对照组治愈3例，显效6例，有效5例，无效4例，总有效率为77.78%。两组疗效对比，差异有统计学意义（$P<0.01$）。

2．眩晕

本方加减（天花粉、当归各15 g，甘草、柴胡、炮穿山甲、桃仁、红花各10 g，葛根20 g，威灵仙30 g）治疗眩晕（梅尼埃病、颈椎病、椎底动脉供血不足）38例，呕吐重者加姜半夏，白术。结果：治愈26例，好转7例，无效5例，总有效率为86.84%。

（二）外科

1．胸肋挫伤

复元活血汤加味治疗胸肋挫伤86例。处方：柴胡9 g，花粉12 g，当归、红花、穿山甲、大黄、桃仁各10 g。胸肋疼痛、闷胀，呼吸说话时有牵掣痛，甚至不能平卧者，加延胡、香附、郁金、川楝子等；痛有定处，压痛明显，深呼吸及咳嗽疼痛加重者，可加三七、乳香、没药，伴有胸腰椎压缩性骨折及其他部位损伤和骨折者，配合其他相应治疗。结果：显效56例，占65%；好转26例，占30%；无效4例，占5%；总有效率为95%。

2．肋软骨炎

本方加减治疗肋软骨炎46例，处方：柴胡10 g，当归15 g，炮穿山甲10 g，桃仁10 g，红花10 g，花粉15 g，酒大黄6 g，延胡索10 g，郁金10 g，白芍10 g，香附10 g，枳壳10 g，甘草10 g。痛剧者，加血竭；隆起明显者，加夏枯草、牡蛎。5日为1个疗程，治疗2～3个疗程后，观察疗效。结果：痊愈34例，好转8例，无效4例，总有效率为91.30%。

3．血栓性静脉炎

本方为主治疗胸腹壁血栓性静脉炎38例。兼胸痛、肝气郁滞较重者，加枳壳、青皮、香附；湿热夹杂者，加龙胆草、黄芩、丝瓜络；索条坚硬，结节明显，疼痛剧烈，舌质紫黯或瘀斑重者，加夏枯草、乳香、水蛭、地龙；伴下腹、腿部隐痛，腋下及腹股沟淋巴结肿大，或白细胞增高者，加连翘、川楝子、延胡索。结果：38例全部治愈，痛止，索条消失或有残迹。

4．腰椎间盘突出症

本方加减治疗急性腰椎间盘突出症45例。气滞血瘀型处方为：柴胡、花粉、当归、桃仁、红花、延胡索、鸡血藤各15 g，大黄5～20 g，土鳖虫15～30 g，续断、骨碎补各20 g，细辛5 g。寒湿阻络型上方加威灵仙、淫羊藿、伸筋草、海风藤各15～30 g，腰脱日久，肌肉萎缩者酌加黄芪、党参、当归、桑寄生。大黄单包后下，以大便每日不超过3次为度。10剂为1个疗程。治愈（腰腿痛消失，直腿抬高70°以上，能从事原工作）37例，好转（腰腿痛减轻，腰部活动功能改善）8例。

5．痔科术后并发症

本方（柴胡9 g，花粉、当归、桃仁、红花各10 g，穿山甲片、大黄各6 g，甘草3 g）治疗痔科术后并发症150例。其中术后出血31例，术后疼痛50例，排便困难40例，肛门水肿29例。出血者加槐花、荆芥、地榆、防风、三七粉，疼痛者加白芍、延胡索、没药，水肿者加蝉蜕、萆薢、琥珀，便秘者加枳实、瓜蒌实。3剂为1个疗程。结果：治愈90例，好转57例，无效3例，总有效率为98%。

6．带状疱疹后遗神经痛

复元活血汤治疗带状疱疹后遗神经痛32例。血热者加生地黄、紫草，血瘀者加丹参、赤芍，气滞者加延胡索、川楝子，痛剧者加全蝎、蜈蚣。结果：患者服药5～20剂，治愈28例，好转4例。

（三）男科

复元活血汤加味（柴胡、红花各6 g，当归、穿山甲、桃仁、天花粉、黄柏、制大黄各9 g，败酱草、山药、淫羊藿、肉苁蓉各15 g，甘草3 g）治疗慢性前列腺炎178例。湿热重者加蒲公英、马鞭草，瘀血明显者加三棱、莪术，气虚者加党参、黄芪，腰膝酸软明显者加菟丝子、怀牛膝。20日为1个疗程，连服2个疗程。以症状及连续3次前列腺液检查结果为评价指标，结果显示，临床治愈67例，显效72例，有效24例，无效15例，占8.4%，总有效率为91.6%。

(四) 妇科

有人以本方加味治疗乳腺增生80例。处方：醋柴胡、炙穿山甲、肉苁蓉、制首乌、丝瓜络各15 g，全瓜蒌、当归各20 g，桃仁12 g，香附、酒大黄、红花、甘草各10 g。结果：痊愈44例，随访2年以上未复发；显效23例，有效10例，无效3例，总有效率为96.25%。

七、实验研究

1．抗炎、镇痛

采用多种疼痛、炎症动物模型，观察复元活血汤的抗炎及镇痛作用；采用微循环实验，观察复元活血汤对微循环的影响。结果发现，复元活血汤可不同程度地提高小鼠热板痛阈值，延长扭体潜伏期，减少扭体次数；抑制二甲苯所致小鼠耳廓肿胀，还能降低腹腔毛细血管通透性；扩张小鼠耳廓微动脉和微静脉。结论：复元活血汤具有镇痛、抗炎及改善微循环作用。

2．抗肝纤维化

以胆固醇和酒精饲喂法复制大鼠肝硬化模型，以显微病理分析法评价药物疗效，以观察复元活血汤对大鼠实验性肝硬化的病理影响。结果发现，给药组肝脏纤维增生的程度明显轻于模型组（$P < 0.05$），显示复元活血汤对大鼠实验性肝硬化的形成有抑制作用。

八、注意事项

①服药后以利为度，不必尽剂，因瘀血已下，免伤正气。若下后痛减，但病未痊愈，需要继续服药者，必须更换方剂或调整原方剂量。

②孕妇忌服。

③损伤过重，有筋断骨折、内脏破裂或严重开放性损伤者，宜中西医结合治疗。

温经汤

（《金匮要略》）

一、功能

温经散寒，养血祛瘀。

二、主治

冲任虚寒，瘀阻胞宫证。漏下不止，月经不调，或前或后，或逾期不止，或一月两行，或经停不至，而见傍晚发热，手心烦热，唇口干燥，小腹里急，腹满，舌质黯红，脉细而涩。本方亦治妇人久不受孕。

三、组成

吴茱萸9 g，当归、川芎、芍药、人参、桂枝、阿胶、生姜、牡丹皮$_{去心}$、甘草各6 g，半夏6 g，麦冬$_{去心}$9 g。

四、用法

上以水一斗，煮取三升，分温三服。

五、组方原理

本方证既有阳气亏虚，虚寒内生，寒凝血瘀之病变，又兼阴血不足，虚热瘀热内生之病机，属虚实寒热夹杂之候，治当寒热攻补共投，方为万全之策。故拟温经散寒，祛瘀养血，稍佐清热为法。方中吴茱萸辛苦而热，入肝胃肾经，辛能行气以止痛，热能温经以祛寒，故能散寒止痛；桂枝辛甘而温，能祛散寒邪，通行血脉，两药合用，温经散寒，通利血脉之功更佳，共为君药。当归辛甘温，既能补血活血，又善止痛，为妇科调经要药；川芎辛香行散，既能活血祛瘀以调经，又能行气开郁以止痛；芍药生血活血，缓急止痛，治妇人血闭不通、崩漏。三药合用，活血止痛，养血调经，为臣药。阿胶甘平，能止血去瘀，固漏，养血，滋肾；麦冬甘苦微寒，养阴生津，二药合用，养阴润燥而清虚热，并制吴茱萸、桂枝之温燥。牡丹皮味苦辛，性微寒，入心肝肾经，长于凉血散血，合桂枝、川芎，可助祛瘀之力，合麦冬则清血分之虚热与瘀热。摄血者气也，生血者脾也，故用人参、甘草益气健脾；生姜、半夏和胃运脾，与参、草相合，调补脾胃，既资生血之源，又达通血之用。以上五药，俱为佐药。甘草尚能调和药性，又作使药。全方用药，温清补通兼备，方名温经，且重用吴茱萸，使本方功效重在温散寒邪，温中寓通，温中寓补，温中寓清，是为主次分明，杂而有序。

本方的配伍特点有二：一是方中温清补消并用，但以温经化瘀为主。二是多数温补药与少量寒凉药配伍，能使全方温而不燥，刚柔相济，以成温通、温养之剂。

六、临床应用

（一）妇科

1．功能性子宫出血

温经汤加减（吴茱萸、桂枝、炮姜炭、制半夏、炙甘草各6 g，川芎、炒白芍、牡丹皮、当归各10 g，党参、麦冬、阿胶各15 g）治疗功能性子宫出血92例。恶心呕吐或纳呆者，加生姜、砂仁；苔白滑腻、舌淡或经血黯淡质稀者，去牡丹皮、麦冬、半夏，炮姜炭加量，加艾叶炭；经血量多而无腹痛，无血块者，加党参、续断；有血块伴腹痛者，加蒲黄（包）；经血淋漓不断者，加蒲黄、木香；舌红者，去半夏、炮姜炭，加茜草，煅乌贼骨。以上方药均为经前3～5日及经期服用。以经期和经量为观察指标，结果：治愈36例，显效38例，有效14例，无效4例，总有效率为95.65%。

2．崩漏

本方加减治疗崩漏36例。处方：吴茱萸、桂枝、甘草、生姜各6 g，当归12 g，白芍15 g，牡丹皮、川芎、半夏、麦冬、党参各10 g，阿胶（烊化）9 g，生牡蛎、仙鹤草各30 g。神疲乏力者加黄芪、三七粉（冲服），夹有大血块，伴有腹痛者加鸡血藤、益母草、生蒲黄，口干欲饮者加生地黄、旱莲草。出血期每日1剂，连服7剂。血止后按周期调经：经后期（月经第5日或崩漏止后），于原方去收涩之品，加滋补肾阴之品，服药7剂；排卵期（月经中期），于原方去收涩之品，加温肾阳之品，服药7剂，连续服药3个月经周期为1个疗程。停药后连续观察3个月经周期以上，以经期和经量为观察指标，确定疗效。结果：服药后治愈18例，好转12例，无效6例，总有效率为83.3%。

3．药物流产后阴道出血

温经汤治疗药物流产后阴道出血时间延长42例。处方为：吴茱萸、芍药、桂枝、牡丹皮、半夏各6 g，当归、新开河参、阿胶、麦冬各10 g，川芎、生姜各5 g，甘草3 g。腹痛出血夹瘀块者，减麦冬，加荆芥炭、三七粉（吞服）；出血色深红气秽者，去桂枝加土茯苓、椿根皮。结果：42例均在1周内阴道出血止。

4．痛经

温经汤加减治疗痛经98例，患者均为经超声检查排除器质性病变，症状为经期或行经前后小腹疼痛，喜温喜按，经量正常或减少，经色黯红，畏寒，脉沉紧，苔白润，证型属寒凝胞中者。处方为：桂枝10 g，吴茱萸6 g，当归10 g，白芍15 g，川芎10 g，党参15 g，延胡索15 g，麦冬10 g，姜半夏

10 g，牡丹皮10 g，甘草6 g。畏寒肢冷者加附子、肉桂、小茴香，经行不畅者加红花、桃仁。在月经来潮前1周连服5剂为1个疗程，若第1个月经周期未痊愈者，可在第2次月经期前1周再服1个疗程。结果：1个月经周期治愈38例，2个月经周期治愈12例，3个月经周期治愈8例，3个周期好转33例，无效7例，总有效率为93%。

5．不孕症

50例患者均经妇科检查确诊为子宫发育不良并排除输卵管疾病，排除盆腔内肿块或子宫肌瘤，男方经检查生育功能正常。中医辨证属肾阳虚证24例，肾阴虚6例，肝郁证7例，血瘀证10例，痰湿证3例。治疗分经前和经后两步用药，经前基本方：温经汤加泽兰。肾阳虚者，去牡丹皮，加淫羊藿、巴戟天；肾阴虚者，去桂枝，吴茱萸减量，加枸杞、何首乌。经后基本方为温经汤、八珍汤和寿胎丸化裁。经前、经后方各服5剂为1个疗程。肾阳虚或肾阴虚型用2～3个疗程，血瘀肝郁、痰湿型用3～6个疗程。结果：经治疗怀孕38例，其中肾阳虚组22例，肾阴虚组4例，肝郁组2例，血瘀组8例，痰湿组2例，未孕12例，总有效率为76%。

6．子宫内膜异位症

本方加味（吴茱萸6 g，当归20 g，赤芍15 g，党参12 g，桂枝10 g，牡丹皮6 g，川芎10 g，甘草6 g，阿胶10 g，生姜6 g，半夏6 g，麦冬6 g）治疗子宫内膜异位症45例，3个月为1个疗程。结果：痊愈7例，显效14例，有效17例，无效7例，总有效率为84.44%；并于治疗前后作T细胞亚群与NK细胞的检测，结果显示，经温经汤治疗后，本已显著降低的CD3、CD4、CD8、NK水平均显著提高。

7．月经病

本方加味治疗虚寒血瘀型月经不调236例。处方：吴茱萸12 g，当归、川芎、赤芍、肉桂、阿胶、牡丹皮、生姜、半夏、麦冬各10 g，甘草6 g，随证加减，分别于经前、经期、经后各3日服用，无定期见红用9日，1个月经周期为1个疗程。结果：治愈143例，显效79例，无效14例，总有效率为94.7%，疗效优于对照组（乌鸡白凤丸）。

8．更年期综合征

温经汤治疗更年期综合征30例。处方：吴茱萸6 g，当归10 g，芍药30 g，川芎10 g，人参10 g，桂枝10 g，阿胶10 g，牡丹皮10 g，生姜10 g，甘草10 g，半夏12 g，麦冬20 g。气虚甚者，加黄芪、白术、重用人参；血虚甚者，重用当归、白芍；阳虚畏寒甚者，重用生姜、吴茱萸；阴虚甚者加熟地、重用麦冬。每个月经周期经后连服两周。设对照组30例，口服尼尔雌醇1 mg、甲羟孕酮片2 mg，在经期后第2、3周每周各服1次。两组病例均治疗观察3个月经周期。以症状及雌二醇水平、促卵泡刺激素、促黄体生成素水平为观察指标，结果：治疗组治愈6例，好转18例，无效6例，总有效率为80%。对照组治愈3例，好转15例，无效12例，总有效率为60%。两组总有效率比较，有显著性差异（$P<0.05$）。

9．排卵障碍

后山向久等研究排卵障碍病例使用温经汤引起激素的经日变动，以及促性腺激素的节律性分泌，对第Ⅰ度闭经4例，第Ⅱ度闭经5例，投予温经汤7.5 g/d，共10周，观察了血中促卵泡刺激素、促黄体生成素、雌二醇的变化。前者血中促卵泡刺激素、促黄体生成素、雌二醇轻微增加；后者血中促黄体生成素未见变化，但促卵泡刺激素在4周增加3.6倍（$P<0.01$），8周增加3.1倍（$P<0.05$），雌二醇在4周增加4.4倍（$P<0.05$），并且服用温经汤后，促卵泡刺激素基础值上升，以及促黄体生成素出现节律性分泌与频率增加，第Ⅱ度闭经尤为明显。故认为温经汤具有改善患者排卵障碍，促性腺激素节律性分泌的作用。

10．老年性阴道炎和外阴瘙痒症

单用温经汤浸膏与并用阴道洗剂和栓剂作为对比，治疗老年性阴道炎和外阴瘙痒症45例。结果表明，温经汤单用组用药后自觉症状缓解，尤其是瘙痒感的治愈率高。温经汤与局部治疗并用组用药后自觉症状的各因子亦均降低，全部病例未发现副作用。

11．产后腹痛

温经汤治疗产后腹痛82例，其中属血虚腹痛者33例，寒凝腹痛者20例，血瘀腹痛者29例。处方：

吴茱萸9 g，当归、川芎、白芍、红参、牡丹皮、阿胶（烊化）、甘草各6 g，法半夏12 g，麦冬24 g。血虚腹痛者当归用至15 g，寒凝腹痛者加荔枝核、桂枝，血瘀腹痛者加桃仁。7日为1个疗程。结果：所有患者均在1个疗程内治愈（腹痛症状完全消失）。

（二）外科

1．慢性阑尾炎

本方加减治疗慢性阑尾炎19例。处方为：吴茱萸10 g，当归15 g，牡丹皮10 g，川芎10 g，党参10 g，川楝子15 g，半夏10 g，白芍10 g，生姜6 g，乌药10 g，桂枝6 g，甘草6 g。7日为1个疗程，可连续治疗2～3个疗程。结果：治愈18例。治愈患者疗程最长21日，最短7日，平均15日。

2．雷诺病

温经汤加减治疗雷诺病23例。处方为：当归、川芎、桂枝、赤芍、白芍、鹿角霜各10～15 g，党参、牡丹皮（无虚热之候改用丹参）15～24 g，炙甘草、干姜、吴茱萸各6～10 g，阿胶（烊化）15～20 g。加减：肝郁气滞者加柴胡、香附，血虚较甚者加熟地、鸡血藤，气虚甚者加黄芪，阳虚寒凝甚者加附片、细辛。1个月为1个疗程，服药时间最短者2个月，最长者4个月。疗效评价临床治愈：指（趾）皮肤三相变化消失，冷激发试验阴性；好转：指（趾）皮肤三相变化次数明显减少减轻，冷激发试验延迟；无效：指（趾）皮肤三相变化无改变。结果：治愈7例，好转12例，无效4例。总有效率为82.61%。

七、实验研究

1．对趋化因子的影响

国外学者探讨了温经汤对促肾上腺皮质素释放因子诱导的自发运动量的影响。对SD大鼠经口给予温经汤（100 mg/kg）1周，促肾上腺皮质素释放因子诱导的自发运动量增加有明显抑制作用，并可抑制促肾上腺皮质素释放因子引起的下丘脑细胞因子诱导的中性白细胞趋化物蓄积，推测温经汤使下丘脑中性白细胞趋化物蓄积减少，是基于促进中性白细胞趋化物释放。上述结果表明，温经汤可减弱促肾上腺皮质素释放因子的作用，其作用机制可能部分介导中性白细胞趋化物途径。因此认为温经汤对月经不调等与应激相关的症状以及对更年期综合征的临床疗效部分与促肾上腺皮质素释放因子的作用有关。将正常大鼠的垂体前叶组织进行培养，然后添加对内分泌-免疫系统有影响的温经汤，探讨汉方药对中性白细胞趋化物分泌的影响。结果显示，在添加温经汤后，中性白细胞趋化物的分泌量增加显著。进一步研究显示，在培养的滤泡星状细胞中添加温经汤后，中性白细胞趋化物分泌量呈剂量依赖性增加，培养细胞的中性白细胞趋化物mRNA也同样显著增加。研究还发现温经汤中的吴茱萸、半夏、肉桂等生药对中性白细胞趋化物的分泌有较强的促进作用，同时，在大鼠垂体原代培养系中添加温经汤后，能剂量依赖性地抑制垂体生长激素的分泌，添加20 μg/mL的温经汤12 h后垂体生长激素分泌量显著减少。温经汤剂量依赖性地促进垂体生长激素细胞分泌垂体生长激素。添加20 μg/mL的温经汤3 h后垂体生长激素分泌量显著增加。由此可见，温经汤具有促进垂体生长激素细胞分泌垂体生长激素的作用，但当垂体生长激素分泌细胞与滤泡星状细胞混杂时，该方对激素的分泌有抑制作用。以上研究结果表明，温经汤具有促进内分泌细胞分泌垂体生长激素的作用，但可通过滤泡星状细胞抑制垂体生长激素的分泌。

2．对激素的影响

在Wistar雌性大鼠垂体前叶初级细胞培养中发现，本方有增强促黄体激素释放激素的作用，能促进脑垂体分泌促性腺激素。另一动物实验证明，本方首先作用于下丘脑，分泌促黄体激素释放激素，进而由脑垂体释放促黄体生成素。

八、注意事项

①本方以温为主，瘀热虚热明显者慎用。

②更年期患者尚需妇科检查，排除肿瘤等疾患。

生化汤

（《傅青主女科·产后篇》卷上）

一、功能

养血祛瘀，温经止痛。

二、主治

产后瘀血腹痛。恶露不行，小腹冷痛，舌淡，苔白滑，脉细而涩。

三、组成

全当归24 g，川芎9 g，桃仁$_{去皮尖}$6 g，干姜$_{炮黑}$2 g，甘草$_{炙}$2 g。

四、用法

黄酒、童便各半煎服。现代用法：水煎服，或酌加黄酒同煎。

五、组方原理

新产之后，营血必虚，理当培补。然本方证之恶露不行，小腹冷痛，乃产后血虚，寒凝血瘀所致，专补则瘀血不去，单消则营血更伤。故治应养血祛瘀，温经止痛。方中当归辛甘而温，辛能行血，甘能补血，温可祛寒。其温、行、补三者，以补为主，故重用当归为君药，使营血充沛，脉道满盈，血液环流畅利，瘀血方能疏通，将化瘀寓于养血之中，则新血生，瘀血化，故名"生化"。川芎活血行气，桃仁活血祛瘀，二药协助当归化瘀，使瘀血去则新血生，共为臣药。炮姜温经散寒止痛，与当归相配，可促进阴血之生长；与川芎、桃仁相伍，能助其温化瘀血，为佐药。炙甘草既可益气健脾以资化源，又能调和药性，是使药而兼佐药之义。用黄酒温通血脉以助药力；加童便者，取其益阴化瘀，引败血下行之效。诸药配合，寓补血于行血之中，生新于化瘀之内，使生新不至于留瘀，化瘀不至于损营，不愧为"产后主剂""血块圣药"。

本方的配伍特点有二：一是补血药与活血药相配，消补兼施，寓补于消；二是温里药与活血药相配，温通并用，寓温于通。

六、临床应用

妇科

1. 产后及人流后诸证

（1）产后子宫复旧不全

有人用加红生化汤（本方加红花）治疗产后复旧不良59例，产后子宫收缩41例，同时用麦角新碱治疗本病50例进行比较，结果表明，服用本方者有子宫收缩感，近半数患者服药后阴道有血块排出，较麦角新碱组效果为好。

（2）产后、人流后宫内组织残留

有人以复方生化汤（当归12 g，川芎、甘草、炮姜各6 g，蒲黄、桃仁各10 g，败酱草、五灵脂各20 g）治疗难治性宫内组织残留症78例，连服3～5日。对照组70例，在西药（米非司酮及米索前列醇）基础上当日加服益母草冲剂，每次75 g，每日2次，连用3～5日。以阴道出血及B超对宫腔内残留组织探查情况为观察指标，观察组治愈40例，有效35例，无效3例；对照组治愈25例，有效33例，无效12例。总有效率分别为96.2%和82.9%，两组比较，有显著性差异（$P<0.05$）。

（3）产后腹痛

以生化汤辨证加减治疗本病96例。结果：服2剂痊愈12例，服4剂痊愈15例，服5剂痊愈11例，服6剂痊愈55例；余3例服药6剂腹痛缓解后又复发，改用其他方法治疗。平均服药5.32剂，治愈率为96.88%。

（4）产后缺乳

加味生化汤治疗产后缺乳80例。80例中，乳少70例，无乳10例。处方：当归25 g，川芎12 g，炮姜4 g，炙甘草4 g，益母草30 g，穿山甲10 g，王不留行20 g，通草6 g，猪蹄2个熬汤代水煎药，3日为1个疗程。结果：服药2剂痊愈18例，服药3剂痊愈21例，服药4剂痊愈17例，服药6剂痊愈20例，服药9剂痊愈2例。服药9剂无效而改服其他药2例，治愈率为97.5%。

（5）产后尿潴留

生化汤加减治疗产后尿潴留30例。处方：当归15 g，炮姜10 g，川芎、桑白皮、马兜铃、紫菀、桃仁各12 g，通草、甘草各6 g。结果：治愈（服药后30～90 min内，能自行排尿）23例，有效（服药后90 min内能自行排尿，但尿液排不尽）5例，无效（服药后2 h仍不能排尿者）2例，总有效率为93.2%。

（6）药流后阴道出血

设观察组和对照组各80例，研究生化汤对药物流产后出血及月经恢复时间的影响，两组均给予米非司酮和米索前列醇行药物流产。观察组从第4日开始加服生化汤，7日为1个疗程。两组患者均每2日来院观察1次，检测各项指标。药物流产后阴道出血量观察比较：观察组大多数阴道出血量不多，为30～100 mL，属于正常范围；对照组阴道出血量多，大多数在150 mL以上，表现为月经量少的两组病例均不多，观察组流产后出血情况与对照组比较有显著性差异（$P<0.01$）。流产后阴道出血持续时间观察比较：观察组流产后出血持续时间大部分在7日以内（71例），仅少数超过7日（9例）；对照组有54例超过7日以上，其中10例出血达20日以上，表明两组出血持续时间有显著性差异（$P<0.01$）

（7）人流、引产术后阴道出血

加味生化汤（当归10 g，川芎10 g，桃仁6 g，红花4 g，丹参15 g，续断10 g，杜仲10 g，炮姜2 g，茺蔚子15 g，炙甘草6 g）治疗人流后阴道不规则出血360例，其中显效（服上方3剂后不再出血）210例，占58.3%；有效（服上方3剂后流血时间不超过6日）150例，占41.7%。

（8）刮宫术后出血

产后生化汤（当归10 g，川芎3 g，炮姜2 g，红花2 g，桃仁3 g，益母草3 g，泽兰3 g，南山楂6 g，炙甘草3 g）治疗本症35例。上药以黄米酒15 g加水同煎，腹痛明显者，加五灵脂、生蒲黄；若腹痛重，阴道流血多者，加炒蒲黄；有瘀血低热感染者，去炮姜，加黄柏。结果：痊愈（服药5剂后阴道出血停止，症状消失，不须再行清宫）28例，基本治愈（服药2剂后阴道出血停止）5例，好转（服药5～7剂后，阴道出血停止，但反复发作需要再次清宫）1例，无效（服药5剂后，症状无改善）1例，总有效率为94.3%。

2．妊娠病

宫外孕生化汤加味（当归、丹参、益母草各15 g，赤芍、山楂各12 g，桃仁10 g，川芎、三七各6 g，炮干姜4.5 g，花蕊石30 g）治疗陈旧性宫外孕36例。包块明显者加莪术、桂枝茯苓丸（包煎），腹痛明显者加失笑散（包煎），出血量多者加阿胶、地榆炭、云南白药。痊愈（阴道流血停止，腹痛及包块消失，再观察1个月身体健康，月经能正常来潮者）33例，无效（临床症状无改善）3例。服药剂数为5～15剂，平均10剂。

3．其他

（1）崩漏

生化汤加味治疗崩漏62例，处方：当归10 g，川芎、桃仁各6 g，丹参10 g，益母草10 g，蒲黄炭10 g，三七粉（分吞）3 g，香附炭、炮姜炭各10 g，炙甘草6 g。兼气虚摄血无权者，加党参、黄芪、炒白术；肝肾阴虚，血热妄行者，去炮姜，加生地、龟甲、地榆炭、旱莲草；寒凝胞宫，腹痛甚者，加制乳香、没药、五灵脂；热结血瘀伴宫内感染者，去炮姜，加牡丹皮、马鞭草、茜草。出血止后，视其病情，调冲固本，建立正常的月经周期，以善其后。观察月经恢复情况，结果：治愈36例，好转22例，无效4例，总有效率为93.54%。

（2）不孕症

采用加味生化汤经期服药治疗输卵管梗阻不孕症60例，处方为：当归15 g，川芎10 g，桃仁10 g，炮姜10 g，炙甘草5 g，益母草30 g，山楂20 g，香附10 g，续断15 g。从月经来潮第1日开始，连服5剂为1个疗程。如不孕下个月经期再服，一般连续服用1～3个疗程。结果：治愈（治疗后已获妊娠）50例，占83%；好转（治疗后临床症状基本消失或做输卵管通液较前通畅）6例，占10%；无效（治疗后无明显变化）4例，占7%。

（3）子宫内膜炎

本方随证加味，治疗子宫内膜炎16例，处方为：当归、桃仁各10 g，川芎6 g，炮姜4 g，甘草3 g。气虚者加党参、黄芪、白术，血虚者加栀子、生地、牡丹皮，小腹疼痛者加蒲黄、三七、乳香，兼外感者合参苏饮。结果表明，全部获效。

七、实验研究

1．对子宫的影响

观察生化汤提取物对小鼠离体及产后家兔子宫收缩的影响，发现生化汤提取物可收缩小鼠离体子宫，增加产后麻醉家兔子宫的张力（$P<0.05$）；给药后60～80 min达到效应高峰，而对产后子宫收缩频率无明显影响（$P>0.05$）。这提示生化汤提取物具有增加宫缩作用，药效温和而持久，可以发挥治疗产后出血的效应。同时，观察生化汤提取物对孕末期家兔子宫体及子宫颈肌电活动的影响，生化汤提取物40 mg/kg能增加怀孕末期家兔子宫体的平滑肌动作电位脉冲的发放（$P<0.01$），对其子宫颈平滑肌肌电活动则无显著的影响（$P>0.05$）。这提示生化汤提取物具有增加宫体肌电活动作用，对宫颈的电活动无明显影响，表明它不干预产道收缩，有利于胎儿的娩出。

2．对血液系统的影响

（1）对血液流变学的影响

研究生化汤对肾上腺素加冰水应激所致急性血瘀大鼠血液流变学的影响以及对正常大鼠血小板聚集率和黏附率的影响。结果显示：生化汤中剂量、高剂量能显著降低急性血瘀大鼠全血黏度、全血还原黏度、红细胞聚集指数和红细胞电泳指数等指标，同时还能降低正常大鼠的血小板聚集率和血小板黏附率，并提升红细胞数和血红蛋白浓度。

（2）抗贫血

应用实验动物模型，研究生化汤对失血性血虚、化学损伤性血虚小鼠的治疗效果。结果显示：生化汤组小鼠的红细胞数、血红蛋白含量和骨髓有核细胞数及脾重量均明显高于模型组。因此，生化汤有明显的抗贫血作用，并能促进骨髓及脾脏的造血功能。

3．抗炎、镇痛

给予模型小鼠腹腔注射0.1 mL生化汤水提醇沉液（含生药0.021 5 g），研究其对巴豆油所致的小鼠耳廓肿胀的抗炎作用，结果发现，生化汤组的小鼠耳廓肿胀程度，显著低于对照组。两组比较，有极显著性差异（$P<0.001$）。

八、注意事项

本方化瘀为主，且药性偏温，应以产后受寒而致瘀滞者为宜，若产后血热而有瘀血者，则非本方所宜。

桂枝茯苓丸

（《金匮要略》）

一、功能

活血化瘀，缓消症块。

二、主治

妇人宿有症块，妊娠漏下不止，或胎动不安，血色紫黑晦暗，腹痛拒按，或经闭腹痛，或产后恶露不尽而腹痛拒按者，舌质紫黯或有瘀点，脉沉涩。

三、组成

桂枝、茯苓、牡丹去心、桃仁去皮尖，熬、芍药各9 g。

四、用法

上为末，炼蜜为丸。每日一丸（3 g），食前服。不知，加至三丸（现代用法：多做汤剂，水煎服，用量按原方比例酌定）。

五、组方原理

本方所治病证，皆因症块所致。瘀血症块不去，流者自流而漏下、出血、恶露终不能止；闭者自闭而经血终不复行。依据《素问·至真要大论》“坚者削之，客者除之”的治疗原则，治当消散症块。然血瘀湿阻成症，病程较长，多属虚实夹杂，尤其是妊娠之身，只宜缓消，不可猛攻，否则易耗伤正气及损伤胎元，故拟活血化瘀，缓消症块之法。方中桂枝味辛甘而性温，既能“通血脉”（《本草纲目》卷34），以使经血流畅，又能“导引三焦，下通膀胱以利小便”（《医学衷中参西录》上册）。本方用之通血脉而消瘀血，助气化而行津液，一药而两擅其功，故为君药。桃仁性味苦甘平，“主瘀血”（《神农本草经》卷3）“破症瘕”（《名医别录》），为化瘀消症之要药；茯苓甘淡性平，善“益脾除湿……下通膀胱以利水”（《罗氏会约医镜》卷17），其补脾益气之功尚有利于安胎元。二药合用，活血祛瘀，利水渗湿，分别从瘀血与痰湿方面助君药消症之力，为臣药。芍药味酸苦而性寒，“除血痹”“利小便”（《神农本草经》卷2）“安胎止痛”（《珍珠囊补遗药性赋·草部》）；牡丹皮味辛苦性微寒，“善化凝血而破宿症”（《长沙药解》卷2），并能“生血，凉血”（《本草纲目》卷14），二药与君臣药物配伍，其活血之功使消症之力益彰，养血凉血之功益著，尚兼顾新血不生及瘀久化热之病理，为佐药。丸以白蜜，取其缓和诸药破泄之力，为使药。诸药相合，共奏活血化瘀，缓消症块之效。

本方配伍特点有三：一是活血药与祛湿药同用，对瘀血与痰湿兼顾，但以活血为主；二是活血之中寓有养血益气之功，消补并行，寓补于消；三是用量极轻，以蜜为丸，渐消缓散。

六、临床应用

（一）妇科

1．子宫肌瘤

将76例子宫肌瘤患者随机分为两组，治疗组38例从月经第1日开始服桂枝茯苓胶囊，对照组服用米非司酮，均连服6个月，观察比较两组患者治疗前后的临床症状及其肌瘤的大小。结果：服用桂枝茯苓胶囊的患者服药后月经异常、痛经、腰腹胀痛等一般症状的改善明显优于米非司酮组。治疗组用药后肌瘤平均体积缩小45.5%，对照组平均体积缩小55.1%（$P > 0.05$）。因此，桂枝茯苓胶囊治疗子宫肌瘤有一定临床效果，且副作用小。有人以加味桂枝茯苓丸治疗子宫肌瘤62例。处方为：桂枝15 g，茯苓25 g，桃红、牡丹皮各12 g，土鳖虫、赤芍、鳖甲各20 g。10剂为1个疗程，经期可暂停用药或减轻化瘀之品。62例中少数治疗2～4个月经周期，大部分治疗18个月经周期。以妇科症状和B超检查显示瘤体大小为观察指标，结果：治愈25例，显效21例，有效12例，无效4例，总有效率为93.55%。随访痊愈者2年疗效稳定，无复发；部分显效或有效患者绝经后瘤体自然消失。

2．卵巢囊肿

应用桂枝15 g，茯苓10 g，牡丹皮15 g，赤芍15 g，桃仁15 g，黄药子30 g，鸡内金15 g，水蛭（焙干研末装胶囊冲服）15 g，荔枝核15 g，乌药15 g。另在服汤药的同时，加服大黄䗪虫丸1丸，早晚各1次。一般以服药3个月为1个疗程，治疗卵巢囊肿300例。结果：经1～2个疗程治疗后，痊愈255例（85%），好转30例（10%），无效15例（5%），总有效率为95%。

3．乳腺增生

桂枝茯苓丸加减治疗乳腺增生症110例。处方为：桂枝12 g，茯苓12 g，赤白芍各10 g，牡丹皮10 g，桃仁10 g，当归10 g，丹参10 g，乳香6 g，没药6 g，橘核12 g，青皮10 g，甘草3 g。痛引胸胁、肩臂者，加炒柴胡6 g，香附10 g；经行腹痛者，加艾叶6 g，延胡索10 g；月经不调、闭经、不孕者，在运用上方的同时结合促排卵治疗。经期酌情服用或停服，连续治疗2～3个月经周期。结果：治愈31例，显效43例，有效29例，无效7例，总有效率为93.64%。

4．痛经

加味桂枝茯苓丸治疗痛经50例。处方为：党参20 g，桂枝10 g，赤、白芍各15 g，赤、白茯苓各15 g，桃仁10 g，牡丹皮10 g，制香附15 g，当归15 g，丹参15 g，阿胶（烊化）15 g，益母草20 g，乌药20 g。经色紫而夹瘀块，或小腹胀痛甚者，酌加川芎、艾叶、红花、牛膝；经水刚至而量少者，去益母草；经行将尽，而量仍多或日久淋漓不断者，益母草加至30 g；久寒痛甚者，加炮附子、延胡索。14日为1个疗程，2个疗程后判定疗效。结果：临床痊愈32例，有效14例，无效4例，总有效率为92%。

5．子宫内膜异位症

有人以桂枝10 g，茯苓10 g，桃仁10 g，赤芍10 g，牡丹皮10 g治疗本病32例。有炎症且又有血瘀者加夏枯草、益母草、白花蛇舌草、三棱、莪术、皂角刺，腹痛甚者加全蝎、水蛭、蜈蚣等，肝郁气滞者加丹栀逍遥散，寒湿凝滞者加温经汤。10日为1个疗程。结果：痊愈（症状完全消失）7例，显效（症状消失或显著好转，结节明显缩小）15例，好转（症状改善，盆腔触痛减轻，小结节无明显变化者）8例，无效（经3个月治疗症状无变化者）2例，总有效率为93.75%。

6．慢性盆腔炎

桂枝茯苓丸化裁治疗慢性盆腔炎40例。处方为：桂枝12 g，茯苓15 g，牡丹皮12 g，赤芍10 g，桃仁10 g。湿热阻滞者去桂枝加大血藤、败酱草、柴胡、泽泻；伴盆腔炎性包块者加黄芪、三棱、莪术，偏寒者加香附、川楝子，寒湿痰瘀凝滞者加苍术、白芥子、穿山甲。1个月为1个疗程，一般治疗3个月。结果：治愈26例，显效11例，有效2例，无效1例。

7．流产后阴道出血

本方加味：桂枝12 g，茯苓15 g，牡丹皮15 g，桃仁10 g，赤芍、白芍各15 g，生蒲黄10 g，五灵脂（炒）10 g，益母草30 g，三七粉（冲）3 g，治疗药物流产后阴道出血106例。伴气虚者去五灵脂加党参、白术，血虚者加当归、阿胶，气郁者加制香附、川楝子，瘀久化热，恶露臭秽者加蒲公英、大血藤、墓头回、败酱草。6日为1个疗程，一般连服2个疗程。结果：治疗6日以内出血停止71例，用药6～12日出血停止27例。3例用药1个疗程后要求行清宫术，5例2个疗程结束仍有少量出血行清宫术。

8．附件炎

加味桂枝茯苓丸：桂枝8 g，牡丹皮8 g，白芍20 g，芦根20 g，冬瓜子20 g，茯苓20 g，桃仁6 g，治疗本病30例，皆以小腹疼痛为主。左侧痛15人，右侧痛7人，双侧痛8人，有2人合并卵巢囊肿，1人合并输卵管积水。结果：痊愈16人（含卵巢囊肿与输卵管积水各1人），有效12人，无效2人，总有效率为90.3%。

9．盆腔炎性包块

桂枝茯苓丸加味（桂枝15～20 g，茯苓15～20 g，牡丹皮10～15 g，桃仁6～10 g，赤芍15～20 g，生牡蛎15～20 g，败酱草10～15 g，三棱6～9 g，莪术6 g，甘草6 g）治疗盆腔炎性包块46例，10日为1个疗程。结果：痊愈34例，有效10例，无效2例，总有效率为95.7%。

10．子宫直肠窝积液

本方加味：桂枝12～15 g，赤芍、茯苓各15 g，桃仁10～15 g，甘草、牡丹皮、三棱、莪术各10 g，炒贯众、金银花各30 g，连翘20 g，治疗子宫直肠窝积液20例。带下量多，舌红苔黄腻，脉濡数者，加土茯苓、白花蛇舌草，赤白带下加茜草、黄芩炭。结果：痊愈12例，显效7例，无效1例。

11．宫外孕

桂枝茯苓丸加味（桂枝、茯苓、牡丹皮、赤芍、桃仁、制乳香、制没药各12 g，丹参40 g，昆布、海藻各15 g，生蒲黄10 g），治疗宫外孕40例，疗程15～90日。结果：治愈（临床症状消失，尿妊娠试验阴性，妇科及B超检查包块消失）39例，无效1例（来院较迟，在接受治疗中输卵管破裂转手术治疗），治愈率为97.5%

12．崩漏

加味桂枝茯苓丸（改作汤剂）治疗崩漏136例。处方：桂枝10 g，茯苓20 g，赤芍15 g，桃仁10 g，牡丹皮10 g。血瘀严重者加水蛭粉（冲）、红花，伴气虚者加黄芪、党参，兼血虚者加当归、白芍、熟地黄。结果：治愈123例，有效9例，无效4例，总有效率为97.06%。

（二）内科

1．慢性肾炎

以桂枝12 g，茯苓12 g，桃仁9 g，牡丹皮9 g，赤芍9 g为基础方，随证加减，水肿消退后，无明显自觉症状，或有蛋白尿者，改用桂枝茯苓丸，每次9 g，每日2次口服。治疗慢性肾炎98例，其中慢性肾炎普通型51例，肾病型38例，高血压型9例。结果：临床症状、体征消失，肾功能恢复正常，尿蛋白（－）71例；临床症状、体征基本消失，肾功能基本正常，尿蛋白微量或（+）18例；病情无改善或恶化9例。一般疗程在1～3个月之间。

2．肝囊肿

桂枝茯苓丸加味治疗肝囊肿37例。处方为：桂枝、郁金、川楝子、皂角刺、大腹皮各10 g，茯苓、桃仁、牡丹皮、芍药各15 g，甘草4 g。胁肋胀满者加柴胡、香附，肝区疼痛者，加延胡索、白芍；囊肿偏大，或肝脏肿大，或扪及无痛性包块者加浙贝母、莪术，脘腹胀闷者加苏梗、焦白术；脘腹疼痛者加木香、荔枝核。4周为1个疗程。结果：痊愈1例，显效12例，好转13例，无效11例。

3．心肌缺血

观察本方对无症状性心肌缺血的治疗效果，治疗组取桂枝、茯苓、赤芍、牡丹皮、桃仁以4∶5∶4∶4∶4之比混合，炼蜜为丸，每丸3 g，每次服用3～6 g，每日2～3次，饭前服用，8周为1个疗程。对照组口服复方丹参片，每次4片，每日3次，8周为1个疗程。结果：治疗组32例中显效12例，有效18例，无效2例，总有效率为93.8%。对照组显效4例，有效7例，无效4例，恶化1例，总有效率为68.8%。两组有效率比较，有显著性差异（$P<0.05$）。

（三）男科

1．慢性前列腺炎

本方加味：桂枝、茯苓、赤芍各15 g，牡丹皮、桃仁、莪术各10 g，川牛膝、大血藤各30 g，三棱9 g，甘草6 g，治疗瘀血型前列腺炎48例，8周为1个疗程。伴有尿急、尿频、尿痛者，加蒲公英、金银花；伴会阴下坠感明显者，加升麻；伴性欲低下、阳痿、遗精、性交疼痛者，加川楝子、淫羊藿。结果：治愈38例，好转8例，无效2例，总有效率达98%。服药最长者6个疗程，最短者2个疗程。

2．前列腺增生

桂枝茯苓丸加味治疗前列腺增生36例。湿热明显，小便浑浊者，加萹蓄、瞿麦、黄柏、王不留行、虎杖；瘀块内阻，小便涩痛者，加红花、大黄、琥珀粉（冲服）。10日为1个疗程。结果：经2～3个疗程后，痊愈8例，显效11例，有效13例，无效4例。

3．慢性附睾炎

桂枝茯苓丸加味治疗慢性附睾炎68例，处方为：桂枝6 g，茯苓15 g，桃仁9 g，牡丹皮9 g，赤芍药12 g，连翘20 g，败酱草30 g，生薏苡仁30 g，穿山甲6 g，皂角刺12 g，路路通15 g，丹参30 g，黄芪30 g，牛膝15 g，荔枝核12 g，橘核12 g。下坠明显者，加党参、升麻、柴胡；胀痛明显者，加延胡索、川楝子；疼痛明显者，加三棱、莪术、制乳香、制没药；寒湿盛者，去连翘、败酱草，加乌药、小茴香。连用1个月为1个疗程。另设对照组60例，用左氧氟沙星0.2 g，每日2次，口服。1个月为1个疗程。结果：治疗组痊愈50例，显效5例，有效3例，痊愈率为73.8%；对照组痊愈24例，显效30例，有效6例，痊愈率为40%。两组治愈率比较有显著性差异（$P<0.01$）。

4．精液不液化症

精液不液化症54例，随机分为治疗组和对照组，治疗组用桂枝茯苓丸加味，处方：桂枝6 g，茯苓10 g，赤芍10 g，牡丹皮10 g，桃仁6 g，水蛭（冲服）3 g，地龙10 g，夏枯草10 g，蒲公英10 g，生麦芽30 g，败酱草10 g。对照组用知柏地黄丸（北京同仁堂中药厂生产），每次2丸，每日2次；维生素C片，每次300 mg，每日3次。两组均以1个月为1个疗程，每个疗程结束后均做精液分析，3个疗程后统计疗效。结果：治疗组36例，痊愈7例，有效22例，无效7例；对照组18例，痊愈3例，有效7例，无效8例。治疗组总有效率为80.5%，明显高于对照组的55.6%，有显著性差异（$P<0.05$）。

（四）外科

深静脉血栓形成

本方加味：桂枝10 g，茯苓25 g，桃仁15 g，赤芍15 g，牡丹皮15 g，泽兰30 g，生水蛭10 g，木瓜30 g，川牛膝15 g，车前子（包煎）15 g治疗深静脉血栓形成综合征50例。水煎服，临睡前以药渣煎汤，熏洗患肢，切忌水温过高烫伤皮肤，30日为1个疗程，连服2～3个疗程。结果：显效18例，有效24例，无效8例，总有效率为84%。

（五）其他

1．腹腔粘连

桂枝茯苓丸加大血藤、苍术、黄柏、广木香为基本方，治疗腹腔粘连31例。大便秘结者加制大黄，呕吐者加吴茱萸、川连或姜半夏，疼痛较剧者加沉香。服药1个月为1个疗程。结果：治愈15例（48%），有效14例（45%），无效2例（7%），总有效率为93%。服药最短为1个疗程，最长为3个疗程。

2．卵巢癌术后

比较桂枝茯苓胶囊及生长抑素类似物辅助应用于卵巢癌术后化疗及常规化疗的结果。将60例经手术病理诊断确定的晚期卵巢癌患者，分为实验组和对照组各30例，两组均给予PC方案定期化疗，实验组同时配伍口服桂枝茯苓胶囊及肌内注射生长抑素类似物奥曲肽。结果：治疗3个月后，实验组疗效好于对照组，有显著性差异（$P<0.01$）。因此，生长抑素类似物及桂枝茯苓胶囊配伍常规化疗药物应用于卵巢癌术后辅助化疗，能够增强化疗效果。

七、实验研究

1．对子宫内膜异位症的抑制作用

将SD大鼠建模后分为不用药组、桂枝茯苓丸组、达那唑组和联合用药组，设假手术组为对照，探讨桂枝茯苓丸对子宫内膜异位症模型大鼠血管生成因子和异位内膜微血管密度的影响。结果：桂枝茯苓丸组、达那唑组和联合用药组异位内膜呈现不同程度萎缩，腺体明显减少，腹腔液巨噬细胞计数减少，三组的大鼠外周血、腹腔液及巨噬细胞培养液IL-8、TNF-α降低，异位内膜血管生成因子表达减弱，微血管密度也明显减少，其中以联合用药组最为明显。因此，桂枝茯苓丸和达那唑可以抑制子宫内膜异位症模型大鼠异位内膜的血管生成，使异位内膜萎缩，当二者联合用药时，作用更强。

2．抗肿瘤

研究桂枝茯苓丸对人胃癌SGC-7901细胞和小鼠肉瘤180的抑制作用，测定了桂枝茯苓丸对体外和体内肿瘤细胞增殖的影响。结果显示：桂枝茯苓丸用药浓度2 g/mL在24 h及48 h对胃癌SGC-7901抑制率分别为18.6%和25.7%，桂枝茯苓丸体内抑瘤率为33.7%。这证实桂枝茯苓丸在体内、体外均具有抑制肿瘤生长作用。

3．抗肝纤维化

用四氯化碳建立大鼠肝纤维化模型，造模开始后即给予桂枝茯苓丸，研究桂枝茯苓丸对大鼠肝纤维化的防治作用。实验结束后测定肝纤维化指标透明质酸、层粘连蛋白，Ⅲ型前胶原和从形态学指标方面观察桂枝茯苓丸对肝纤维化大鼠的影响，结果显示：桂枝茯苓丸可有效防治大鼠肝纤维化，显著降低模型大鼠血清透明质酸含量，减轻肝脏胶原纤维增生程度。

4．提高免疫力

用单克隆抗体检测实验小鼠药物处理前后T细胞总数及亚群变化，并检测小鼠血清IL-2水平，以研究桂枝茯苓丸的免疫调节作用。结果显示：桂枝茯苓丸能增加T细胞总数，并能调整T细胞亚群紊乱，提高IL-2水平。因此，桂枝茯苓丸对免疫功能低下小鼠具有免疫刺激和免疫调节作用。

5．抑制睾丸酮分泌

对10周龄Wistar-今道系雄性大鼠，经灌胃桂枝茯苓丸提取物20～200 μg/日3～5日后，处死摘出睾丸。用放射免疫法测定血中睾丸酮、Δ^4-雄烯二酮、雌二醇以及睾丸中的睾丸酮和雌二醇。睾丸中睾丸酮的浓度在给予桂枝茯苓丸后明显减少，说明本方具有抑制睾丸酮分泌的作用。

6．对性腺的影响

未成熟大鼠灌胃桂枝茯苓丸14日，与对照组比较，大鼠血浆黄体生成素及促卵泡激素、子宫湿重分别下降94%、67%、64%。桂枝茯苓丸还具有加强催乳素释放激素引起的血浆黄体生成素和促卵泡激素水平增加的作用，与对照组相比，使其各增加1.2%和2.5倍。上述结果表明，桂枝茯苓丸可能兼具催乳素释放激素类似物及弱抗雌激素的特征。

八、注意事项

①本方为活血化瘀消症之方，如正常妊娠下血者则当慎之。

②如妇人宿有症病又怀孕者，用法应从小量开始，不知渐加，使之下症而不伤胎。

③临证运用本方，虽属有故无殒，但仍需注意中病即止，不可过服；若阴道下血量多，腰酸腹痛较甚，则非本方所宜，当辨而治之。

当归芍药散

（《金匮要略》）

一、功能

养肝活血，健脾除湿。

二、主治

肝脾两虚，血瘀湿滞证。妇人妊娠或经期腹中拘急，绵绵作痛，头晕心悸，或下肢浮肿，小便不利，舌质淡，苔白腻。

三、组成

当归9 g，芍药10～30 g，茯苓12 g，白术12 g，泽泻12 g，芎䓖6 g。

四、用法

上为散，每服6 g，酒和服，一日三次（现代用法：可做汤剂，水煎服）。

五、组方原理

本方所治腹痛，由肝虚血瘀，脾虚湿滞引起，治当养血柔肝以解挛急，益气健脾以助运化，活血除湿以通阻滞。方中芍药味酸苦而性微寒，入肝、脾二经，既擅养血柔肝，缓急止痛，又能通血脉，利小便，重用为君药。川芎辛温，善走血海而活血祛瘀；泽泻甘淡性寒，入肾与膀胱而利水渗湿，二药助君药疏其血郁，利其水邪，以消除血与津的滞塞，为臣药。当归辛甘而温，养血活血，合芍药补血以治肝血不足，合川芎祛瘀以疗瘀阻血络。白术、茯苓益气健脾，以复脾运；其中白术苦温尚能燥湿，使湿从内化，茯苓甘淡尚可渗湿，合泽泻则渗利之功尤彰，使湿从下走，三药俱为佐药。芍药、川芎、当归调血以柔肝；白术、泽泻、茯苓调津以益脾，酒和服更可助血行，通经络。六味配伍，消除病因，流通津血，柔和筋脉，可兼顾导致腹痛的多种因素，故"妇人腹中诸疾痛"能投剂辄效。方中芎、归、芍活血而不峻猛，术、苓、泽除湿而不伤脾，因而妇人腹痛，无论妊娠与否，皆可用之，是为妇科及胎产疾病之常用方剂。

本方的配伍特点有三：一是补泻兼施，泻中寓补；二是津血并调，治血为主；三是肝脾同治，调肝为要。

六、临床应用

（一）妇科

1．慢性盆腔炎

当归芍药散治疗慢性盆腔炎43例。连服7剂为1个疗程，一般服2～3个疗程。湿热重者加金银花、蒲公英、半枝莲，寒湿重者去黄柏、夏枯草，加炮姜、附片，气滞腹痛乳胀明显者加延胡索、炒川楝子、制乳没，气虚明显者加黄芪、党参、山药，带下量多者加车前子、猪苓；有包块者加三棱、莪术、红花；月经量多者加蒲黄炭、旱莲草、仙鹤草，腰骶坠痛者加杜仲、续断、桑寄生、狗脊。结果：显效34例（79.07%），好转5例（11.63%），无效4例（9.30%），总有效率为90.70%。

2．输卵管积水

本方（当归12 g，生白芍18 g，川芎9 g，茯苓30 g，泽泻12 g，焦白术15 g）治疗输卵管积水28例。黄带偏多者加黄柏、金樱子，白带偏多者加金樱子、芡实，腰酸重者加续断、杜仲，经来量少者加延胡索、泽兰叶，经来量多者加蒲黄、五灵脂，伴畏寒肢冷、带下清稀、夜尿频者加金匮肾气丸（包煎）15 g。结果：治疗3个月后治愈4例，有效8例，无效16例，总有效率为42.86%；治疗6个月后治愈9例，有效16例，无效3例，总有效率为89.29%。

3．痛经

有人以当归芍药散加乌药、香附、延胡索、炙甘草治疗痛经45例。小冷痛者加肉桂、小茴香，小腹刺痛者加桃仁、红花，小腹胀痛者加郁金、川楝子，小腹绵绵作痛者加黄芪、台参。对照组45例，口服布洛芬200 mg，每日3次。两组均自经前3日开始服用，5日为1疗程，连用3个月经周期，治疗期间停用其他药物。结果：药物治疗3个月经周期后随访3个月，治疗组治愈14例，好转27例，未愈4例，总有效率为91.1%；对照组治愈1例，好转27例，未愈17例，总有效率为60.2%。两组疗效差异有统计学意义（$P<0.05$）。

4．上环后子宫出血

当归芍药散加减治疗上环后子宫出血40例。基本方：当归、白芍、川芎各10 g，茯苓、白术各15 g，泽泻20 g，蒲公英30 g，败酱草20 g，蒲黄15 g，三七（冲服）3 g。血瘀者加茜草、泽兰、益母草，湿热者可加黄柏、栀子、大血藤、薏苡仁，寒湿者加桂枝、炙甘草、干姜，血热者加栀子、生地，气血虚者加生黄芪、党参、阿胶，肾虚者加续断、桑寄生、杜仲。出血期服药，7～14剂为1个疗程，连续治疗3个疗程。无效者取环。结果：痊愈25例，治愈率为62.5%，有效9例，总有效率为85%。

5．妊娠高血压综合征

应用本方（当归20 g，白芍40 g，川芎10 g，茯苓15 g，白术30 g，泽泻15 g）治疗妊娠高血压综合征46例，其中初产妇32例，经产妇14例；就诊时孕周28～36周；轻度25例，中度17例，重度4例。7日为1个疗程，经治2个疗程后统计疗效。结果：痊愈（血压低于130/90 mmHg，浮肿、蛋白尿及自觉症状完全消失）26例，好转（血压下降30/15 mmHg，有轻度浮肿，蛋白尿及自觉症状消失）15例，无效（血压、浮肿、蛋白尿及自觉症状均无改善）5例，总有效率为89.1%。

6．附件炎

用当归芍药散制成胶囊，每粒含生药0.4 g，每服5粒，日3次。15日为1个疗程，治疗附件炎49例。结果：小腹疼痛消失，带下减少，月经周期及月经量均恢复正常，局部无压痛，附件增厚消失为痊愈，共34例；腹痛减轻，月经周期和经量较治疗前好转，局部压痛减轻，增厚的附件变薄为好转，共11例；无效4例，总有效率为91.8%。

7．妇科腹痛

应用本方制成胶囊，每粒含生药0.4 g，每服5粒，日3次。15日为1个疗程，连续观察3个疗程，治疗妇科腹痛206例，其中经期腹痛64例，崩漏腹痛60例，妊娠腹痛5例，产后腹痛15例，杂病腹痛62例。结果：临床治愈（腹痛消失，月经周期和经量均恢复正常，局部无压痛，附件增厚部消失，随访不再复发）99例，占48.1%；明显好转（腹痛明显减轻，月经周期和经量连续2次正常，局部压痛减轻，附件增厚部基本消失）47例，占22.8%；好转（腹痛减轻，月经周期和经量较治疗前好转，局部压痛及附件增厚部略减）28例，占13.6%；无效32例，占15.5%，总有效率为84.5%。

8．不孕症

应用本方汤剂和散剂两种剂型，治疗不孕症138例，每逢经前乳房胀痛、小腹痛，以及经期时服用汤剂，逢经后服散剂，病重者汤剂与散剂合服。结果：痊愈（症状消失，已妊娠）118例，占85.5%；有效（症状改善，无妊娠）11例；无效9例，总有效率为93.5%。

9．胎位不正

本方加续断、桑寄生、菟丝子、大腹皮、紫苏叶、陈皮治疗胎位不正217例，大部分已经过胸膝卧位或其他疗法治疗无效。连服3剂，停药2日后复查，胎儿尚未转正者继服3剂，服9剂后胎位仍未转正者为无效。结果：初产妇87例胎位全部转正，经产妇130例中128例胎位转正，2例无效。

10．胎动不安

本方治疗胎漏胎动不安32例。基本方为：川芎、紫苏各6 g，当归、白术、泽泻、黄芩各10 g，白芍12 g，茯苓15 g。出血量多者加杜仲、苎麻根、阿胶，腰痛者加桑寄生、菟丝子、续断，疲乏者加党参、黄芪。结果：显效21例，有效8例，无效3例。

11．经前期紧张综合征

当归芍药散加味治疗经前期紧张综合征36例，处方：白芍30 g，当归、川芎、白术、泽泻、茯苓、郁金各10 g，丹参、菟丝子、麦芽各15 g，甘草6 g。随证加味：头痛重者加葛根、钩藤，失眠者加柏子仁，便秘者加瓜蒌仁、何首乌，情绪抑郁者加浮小麦、珍珠母、百合，浮肿甚者加黄芪、淫羊藿。7～14日为1个疗程，2个疗程后观察疗效，经前用药至经期停服。结果：显效（症状消失，病情无反复）19例，有效（症状减轻）14例，无效3例，总有效率为92%。

（二）内科

1．头痛

当归芍药散治疗血管性头痛100例。头痛隐隐，遇劳发作，伴自汗恶风者，加黄芪、党参、防风；若遇寒即发者，加羌活、防风、桂枝；若因情绪激动而诱发者或妇女经期即发者，加柴胡、香附；若头痛心烦、急躁易怒者，加龙胆草、焦栀子、菊花、石决明；伴恶心呕吐者，加陈皮、半夏、代赭石；伴头晕耳鸣、腰膝酸软者，酌加枸杞子、旱莲草、女贞子；久痛入络者，加全蝎、蜈蚣。连续服15剂为1个疗程。以症状及脑血流图为观察指标，结果：治愈69例，好转26例，无效5例，有效率为95%。

2．梅尼埃病

当归芍药散加味（当归15 g，白芍、茯苓各18 g，姜半夏12 g，川芎、天麻各10 g，泽泻、白术、仙鹤草各30 g）治疗梅尼埃病28例。耳鸣、耳聋明显者加石菖蒲、郁金，呕吐频作者加代赭石、旋覆花，气虚甚者加黄芪、党参。7日为1个疗程，最短1个疗程，最长3个疗程。以眩晕、恶心呕吐和听力改善情况作为观察指标，结果：治愈20例，有效7例，无效1例。

3．眩晕

以当归芍药散加味（当归20 g，芍药15 g，茯苓10 g，泽泻5 g，白术12 g，桂枝5 g，葛根10 g，生龙骨15 g，丹参15 g，生牡蛎15 g）治疗本病87例，具体运用随证加减，服药时间短者5日，长者53日。结果：优（临床症状消失，观察一年未见复发）32例，良（临床症状消失，一年内复发）48例，无效7例，总有效率为92%。

4．特发性水肿

当归芍药散加益母草30 g、丹参30 g治疗特发性水肿40例。结果：治愈（水肿全部消退，其他症状消失，实验室检查恢复正常）26例，占65%；好转（水肿及其他症状减轻，实验室检查有改善）10例，占25%；无效（水肿及其他症状和实验室检查无变化）4例，占10%，总有效率为90%。

（三）外科

1．黄褐斑

当归芍药散加味治疗黄褐斑20例，患者均为女性，排除外伤、心血管疾病、先天印迹等引起的面部色素沉着。按褐斑色素沉着的轻重和面积大小可分为轻度8例，中度7例，重度5例。处方：当归15 g，赤芍10 g，白芍10 g，白术10 g，川芎10 g，茯苓12 g，泽泻10 g，熟地15 g，枸杞子15 g，白芷12 g，白及8 g，白芥子8 g，益母草10 g，天花粉（孕妇不用）6 g，红花（孕妇不用）6 g，14日为1个疗程。结果：经1个疗程治疗后，治愈8例（面部褐色消失，皮肤恢复正常，半年后随访未复发），其余12例，重新分为中度4例，轻度8例。在第2个疗程治疗时，中度2例，12日治愈；轻度8例中4例4日治愈，4例8日治愈。

2．足底薄膜神经炎

应用本方治疗足底薄膜神经炎25例。药用：当归、川芎、土鳖虫各10 g，白芍、木瓜各12 g，白术、泽泻、茯苓、怀牛膝各15 g。结果：治愈23例，有效2例，一般服药3日开始见效。服药最少的3剂，最多的12剂，平均7.5剂。

（四）五官科

中心性浆液性视网膜病变　以本方（当归、白术、茯苓各12 g，赤芍20 g，川芎6 g，泽泻10 g）治疗中心性浆液性视网膜病变51例。水肿重者，加大茯苓用量；肝郁重者，加柴胡、郁金；脾虚甚者，加党参、黄芪。结果：痊愈（视力提高达1.0以上，眼底水肿、渗出消退，眼底荧光血管造影渗漏消失或明显改变者）36例，占70.5%；好转（视力尤其近视提高3行以上，眼底水肿消失，仍有少许渗出，荧光造影渗漏范围变小）10例，占19.61%；无效（视力提高1～2行或不提高，眼底改变和治疗前一样）5例，占9.8%。总有效率为90.2%。

（五）男科

前列腺增生

将120例前列腺增生症患者随机分为两组，各60例。对照组每次给予前列康6片、诺氟沙星2粒、己烯雌酚1 mg，每日3次。治疗组给予当归芍药散加味：当归15 g，川芎10 g，白芍15 g，生白术30～120 g，泽泻30 g，茯苓30 g，益母草30 g，皂角刺30 g，7日为1个疗程。尿潴留者加知母、黄柏、肉桂，尿失禁者加山药、益智仁、乌药，合并血尿者加白茅根、小蓟。结果：治疗组服药最多35剂，最少16剂，显效44例，有效5例，无效1例，总有效率为98.3%；对照组显效28例，有效11例，无效21例，总有效率为66%。两组相比，有显著性差异（$P < 0.05$）。

七、实验研究

1．抑制子宫平滑肌收缩

当归芍药散水煎醇提取物小剂量甚至微剂量的药液（最终作用浓度为6.67、1.67 mg/mL）均可抑制正常大鼠离体子宫的自发收缩，对子宫平滑肌有完全舒张作用，还能对抗垂体后叶素、前列腺素E_1引起的子宫收缩加强，缓解垂体后叶素所致的大鼠痛性痉挛。用缩宫素制造小鼠离体子宫平滑肌收缩模型，观察当归芍药散水提取物和50%乙醇提取物对小鼠离体子宫收缩效应及效应物质的异同。结果发现，当归芍药散50%乙醇提取物对小鼠离体子宫平滑肌收缩呈现显著的抑制作用，其效应优于水提取物。因此，认为本方川芎中内酯类成分、白芍中主要成分芍药苷、芍药内酯苷和白术内酯等为拮抗大鼠离体子宫平滑肌的自发性收缩和催产素诱发的收缩的主要效应成分。

2．保护生殖系统

雷公藤对雌鼠卵巢功能有抑制作用，表现为性动周期延长，孕酮明显降低，睾酮及促黄体生成素有明显升高，光镜下见卵泡体积缩小，各级卵泡数量减少。部分成熟卵泡颗粒细胞层次减少，黄体数量减少，电镜下见黄体细胞内含有脂质包涵体，部分细胞内质网扩张，胞浆内见脂褐素，部分黄体细胞内脂质空泡，宫内膜细胞器明显减少；而同时服用当归芍药散的雌鼠性动周期略延长，周期完整，促黄体生成素水平上升，光镜下见本组雌鼠各级卵泡数量增多，卵泡成长活跃，成熟卵泡多，体积大，颗粒细胞层次多，卵泡液含量多；黄体数量多，发育良好，电镜下见雌鼠宫内膜细胞与正常组相似，黄体细胞的相邻细胞面微绒毛丰富，线粒体滑面、粗面内质网均发达，脂质包涵体增多，说明中药当归芍药散对于雌鼠生殖系统具有保护作用。

3．对下丘脑-垂体-卵巢轴的作用

用出生25日幼鼠灌胃本方，在其出生后第31日可诱发30%雌鼠排卵。于出生后第28日腹腔注射15单位人停经促性腺激素，可使65%的雌鼠于出生后第29日排卵1次，戊巴比妥钠不能阻断此作用，促性腺激素与本药合用，可使动物排卵两次，一次于出生后第29日（60%），一次于第31日（90%）。

戊巴比妥钠对第1次排卵无影响，但可使第2次排卵时间后延1日。说明本药直接或间接地作用于下丘脑，调节垂体-卵巢功能，加速神经内分泌调节的排卵过程。本方可能是激素的赋活剂，可增加促黄体释放激素的值，与氯米酚同用有协同作用，能增加体内雌二醇和孕酮的含量。用排卵和动情周期均已停止的老龄大鼠作为动物模型，灌胃给予当归芍药散，可恢复绝经大鼠的周期性排卵，并使330日龄大鼠血清雌激素周期性升高，这种周期性变化与90日龄大鼠相当。组织学检查表明，当归芍药散可促进绝经大鼠滤泡成熟及黄体组织的形成。

4．改善微循环

国外学者观察了本方对妊娠大鼠血液流态的影响，结果表明，本方有降低妊娠大鼠血液黏度的作用，影响红细胞的聚集能力；增加子宫和胎盘的血流量，有改善微循环的作用。

5．降血脂

采用高脂饲料喂养法复制大鼠血脂异常模型，观察当归芍药散对血脂的调节作用。结果显示：全方组、水药组、血药组均可调节脂质代谢，其中水药组优于血药组，而全方组调脂作用最优。采用高脂饲养法建立家兔高脂血症模型，观察当归芍药散对高脂家兔的血清脂质、肝脏脂质的影响。结果发现，当归芍药散可以显著降低高脂血症模型家兔血清总胆固醇、甘油三酯、低密度脂蛋白、载脂蛋白B100水平，升高高密度脂蛋白和载脂蛋白A1水平，降低肝组织血清总胆固醇、甘油三酯含量，抑制脂质在肝脏的沉积。其还可改善血流变，降低血液黏度与红细胞的聚集性。

6．改善记忆

利用东莨菪碱、利血平及手术摘除卵巢的方法，分别造成不同的动物记忆损伤模型。结果发现：当归芍药散可明显延长东莨菪碱造模大鼠避暗潜伏期，降低其前脑，纹状体及边缘叶内的乙酰胆碱酯酶活性，明显延长手术摘除卵巢小鼠避暗潜伏期，显著缩短利血平化小鼠水迷宫潜伏期；能通过降低乙酰胆碱酯酶活性，增强单胺能系统功能，及可能的雌激素样作用等环节，明显改善不同原因所致的多种记忆损伤。有人制备含本方脑脊液与含本方人工脑脊液，应用淀粉样蛋白诱导PC12细胞损伤，MTT法测定细胞活力和比色法测定细胞内过氧化氢酶活性。结果：淀粉样蛋白可显著降低PC12细胞活力及过氧化氢酶活性；5 mg/L人工脑脊液和0.93 g/kg、1.86 g/kg脑脊液均可显著提高细胞活力与过氧化氢酶活性，对淀粉样蛋白诱导的PC12细胞损伤起到保护作用。

7．抗衰老

将老年SD大鼠40只分别分为假手术组、去松果体组、假手术给药组、去松果体给药组，以去松果体术造成衰老模型，灌胃当归芍药散水煎剂3周，然后用Morris水迷宫测试其学习记忆能力，用放射免疫法测血清褪黑激素浓度。结果：去松果体组平均逃避潜伏期明显高于其余各组（$P<0.05$）；假手术给药组穿环次数、T象限游泳距离百分比明显高于其余各组（$P<0.05$）。与夜间血清褪黑激素浓度比较，假手术给药组和去松果体给药组白天血清褪黑激素浓度显著增高（$P<0.05$）。与假手术组比较，假手术给药组白天血清褪黑激素浓度显著增高（$P<0.05$）；与去松果体组比较，去松果体给药组白天血清褪黑激素浓度显著增高，夜晚血清褪黑激素浓度显著降低（$P<0.05$）；与去松果体给药组比较，假手术给药组白天血清褪黑激素浓度增高（$P<0.05$）。当归芍药散可以促进血清褪黑激素的分泌，改善学习记忆能力。去除松果体后该方药的作用减弱，当归芍药散促进松果体功能是其抗衰老作用的机制之一。

8．抗心肌缺血

采用大剂量连续注射异丙肾上腺素复制大鼠心肌缺血模型，观察心电图、血清心肌酶、心肌超微结构、心肌SOD、MDA等变化。与模型组相比，当归芍药散高、低剂量组心电图阳性反应动物数显著减少（$P<0.05$），GOT、LDH、CPK活性显著降低（$P<0.05$），心肌SOD活性明显升高（$P<0.05$），MDA含量明显降低（$P<0.05$），心肌病理改变明显减轻。这证明该方保护心肌细胞的作用与抗氧化机制有关。

八、注意事项

方中之川芎，其气辛窜而散，为血中气药，虽有止痛之功，但有活血之弊，如肾气旺盛者，用之无碍；肾气虚弱者，用量过多有碍胎元，故妊娠宜慎用，一般以3～6 g为宜。

失笑散

（《近效方》，录自《经史证类备急本草》卷22）

一、功能

活血祛瘀，散结止痛。

二、主治

瘀血停滞证。心腹刺痛，或产后恶露不行，或月经不调，小腹急痛。

三、组成

五灵脂、蒲黄各6 g。

四、用法

上药先用酽醋一合，熬药成膏，以水一小盏，煎至七分，热呷。

五、组方原理

本方证系瘀血停滞所致，治宜活血祛瘀止痛。方中五灵脂性味甘温，善入肝经血分，生用则长于活血止痛，对血瘀疼痛，奏绩独胜，故《景岳全书·本草正》卷49谓其“大能行气，逐瘀止痛。蒲黄药性甘平，亦入肝经血分，有活血止血作用，与五灵脂相须为用，则活血散结，祛瘀止痛之功增强，且擅治心腹诸痛”。《本草纲目》卷19曰蒲黄“与五灵脂同用，能治一切心腹诸痛”。以醋煎熬，庶可直决厥阴之滞而助行血；热服则寓血得热而行之义。如此配合，则能祛瘀止痛，推陈致新。

本方药性平和，祛瘀而不伤正，对瘀血停滞之心腹疼痛，效如桴鼓，患者每于不觉之中病症悉减，不禁欣然失笑，故名“失笑散”。

六、临床应用

（一）内科

1．冠心病、心绞痛

有研究应用加味失笑散（生蒲黄、五灵脂各15 g，桃仁、川芎、山楂、枳壳各10 g，三七6 g）随证加减治疗冠心病心绞痛60例。结果：显效（治疗后心绞痛症状分级降低两组，原为Ⅰ、Ⅱ级者心绞痛基本消失，即在较重的超过日常活动的体力活动时也不出现心绞痛，心电图基本恢复正常）23例，有效（治疗后心绞痛症状分级降低Ⅰ级，原为Ⅰ级者心绞痛基本消失，心电图ST-T较前有所改善）32例，无效（治疗后心绞痛发作及心电图均无明显变化）5例，总有效率为91.6%。

2．高脂血症

有人以绞股蓝总苷片为对照，观察失笑散加味（蒲黄15 g，五灵脂15 g，生黄芪15 g，茯苓30 g，泽泻15 g）对本病的治疗作用，疗程30日。对高胆固醇血症的疗效：治疗组44例，显效15例，有效

22例，无效7例，总有效率为84.1%；对照组45例，显效12例，有效21例，无效12例，总有效率为73.3%。对高甘油三酯的疗效：治疗组37例，显效11例，有效20例，无效6例，总有效率83.8%；对照组34例，显效10例，有效14例，无效10例，总有效率为70.6%。对高低密度度脂蛋白胆固醇的疗效：治疗组23例，显效12例，有效5例，无效6例，总有效率为73.9%；对照组19例，显效7例，有效5例，无效7例，总有效率为63.2%。两组患者血脂各项内容治疗后均有改善，治疗前后自身比较，经统计学处理有显著性差异（$P<0.01$）；而治疗后胆固醇、甘油三酯、低密度脂蛋白各项指标比较经统计学处理，治疗组明显优于对照组，两组间存在显著性差异（$P<0.01$）。

3．病毒性肝炎

用本方和茵陈蒿汤治疗病毒性肝炎200例，临床治愈率为70%，总有效率为95%。基本方为：五灵脂、炒蒲黄各10～15 g，茵陈30～60 g，山栀10 g，大黄10～30 g。急性黄疸者加黄柏、薏苡仁、茯苓、郁金、蒲公英、金钱草等，急性无黄疸者加龙胆草、牡丹皮、泽泻、茯苓、薏苡仁、车前仁、木通、赤芍等，慢性迁延者加郁金、延胡索、白芍、当归、川芎、白术、鸡内金、薏苡仁等，慢性活动者加赤芍、牡丹皮、龙胆草、醋柴胡、郁金、延胡索、枳壳、制鳖甲、三棱、莪术、白花蛇舌草等。

4．胃及十二指肠溃疡

成都部队总医院内一科中西医结合诊治胃及十二指肠溃疡病55例，其中气滞血瘀型19例，用本方合香附丸加减：蒲黄、五灵脂、香附、台乌药各10 g，乳香、没药、甘草各6 g，败酱草、藕节、五香藤、蒲公英各30 g，临床治愈15例，好转2例，无效2例。

（二）妇科

1．中期妊娠引产

应用五灵脂、炒蒲黄各等量，混合研末，制成丸剂，每次5 g，日服2次，从行引产术时开始服用5日，用于辅助中期妊娠引产。82例中服药组56例，平均妊娠5.4个月；对照组26例，平均妊娠5.7个月。结果：服用失笑散的引产病例，自觉症状减轻，引产时间缩短11.3%，出血量减少40%；胎盘胎膜排出比对照组好，不完整数减少12%，而且引产后仅1日即有60%的病例排出。另外结扎者加服本方，能防止腰痛、腹痛，一般服1次痛止。

2．药流后出血过多

将140例早孕者随机分为治疗组（80例）和对照组（60例），观察失笑散和生化汤对本症的治疗作用。两组均以米非司酮和米索前列醇终止妊娠，治疗组在服米索前列醇24 h后加服中药（蒲黄15 g，五灵脂15 g，当归10 g，川芎10 g，桃仁10 g，益母草20 g，炮姜5 g，甘草5 g），连服5日。药流后第7、15、30日复查，结果：治疗组80例中，少于月经量36例，和月经量基本相等39例，多于月经量5例；对照组60例分别为20例、24例、16例。出血持续时间：治疗组80例中，7日以内经净50例，8～15日经净28例，16～30日经净2例；对照组60例中分别为18例、21例、19例，30日以上2例。

3．人工流产后出血

本方合桂枝茯苓丸，血虚者加当归、阿胶，脾虚者加党参、白术，肾阴虚者加山茱萸、女贞子，治疗人工流产后恶露不尽42例，其中刮宫后就诊24例，中期妊娠引产术后就诊18例。结果表明，除1例无效外，其余41例服本方1～2剂痊愈，治愈率达97.6%。有人以失笑散合佛手散加味治疗人流术后阴道出血100例，服药后出血时间最短1日，最长6日，其中94例痊愈（阴道出血停止），6例无效（阴道出血不止，经手术而愈），有效率为94%。

4．子宫内膜异位症

应用失笑散加味（炒蒲黄8 g，五灵脂12 g，血竭3 g，三七粉1.5 g，当归10 g）为基本方，治疗本病患者30例，于经潮前3日始服。经血过多者加阿胶、京墨，经血过少者加益母草、青皮，伴见盆腔炎症而有热象者加银花、牡丹皮，病程过久而有虚寒见证者加党参、白术、巴戟天。结果：痊愈（月经依期而潮，局部结节和硬块消失，经潮时腹痛、腰骶酸楚或肛门坠胀诸证消失，经血量正常）12例，显效（痛经减轻，经血量正常，或结节和硬块缩小，触痛减轻，局部组织松软，或宫颈膜下紫蓝色斑痕消失）16例，无效（主要症状和盆腔检查依旧或加剧，转作手术治疗）2例。总有效率为93.3%。

5．痛经

本方加味治疗膜样痛经80例。基本方为：蒲黄30 g，五灵脂、白术、山楂各12 g，没药、川楝子各10 g，血竭、青皮各5 g。出血多者，蒲黄、山楂用炭剂；小腹痛甚者，加延胡索；肛门坠胀者，加熟大黄炭、牛角腮；胁肋胀痛者，加柴胡；合并盆腔炎者，加刘寄奴。于每月经前第3日开始服药至经行第2日停药，连服3个周期。结果：痊愈（停止服药1年以上，痛经未再发作）65例，好转（停药半年症状缓解）11例，无效（停药经痛发作，服药痛止或连续服药3个周期腹痛依然）4例。从经期前2日开始口服本方胶囊剂，连服7～10日，经净停服，3个月经周期为1个疗程，治疗原发性痛经86例。辨证为气滞血瘀型51例，寒湿凝滞型35例。结果：痊愈26例，显效30例，有效21例，无效9例。其中气滞血瘀型痊愈16例，显效17例，有效13例，无效5例；寒湿凝滞型痊愈10例，显效13例，有效8例，无效4例。经统计学处理，无显著性差异（$P > 0.05$）。这显示失笑胶囊治疗原发性痛经，对气滞血瘀型和寒湿凝滞型疗效相当。总有效率为89.5%。

6．宫内节育器所致出血

采用芎归失笑散（失笑散加当归、川芎、牡丹皮、艾叶）治疗宫内节育器所致出血112例，同时用常用西药止血药作为对照组110例。前者有效105例，占93.7%；后者有效94例，占85.4%。

7．崩漏

以清经失笑散治疗崩漏20例。基本方为：熟地24 g，地骨皮12 g，青蒿12 g，白芍12 g，茯苓10 g，牡丹皮10 g，黄柏10 g，续断12 g，黄连6 g，生蒲黄10 g，炒五灵脂12 g，桃仁10 g，红花10 g，益母草30 g。结果：治愈（服药3剂后流血停止，自觉症状消失，连续3个月以上月经按期来潮，经色、经量正常者）16例，好转（服药6剂后仍有少量阴道流血，需继续服药，症状方面改善者）3例，无效（服药6剂后阴道流血量仍不减少者）1例，总有效率为95%。

8．卵巢囊肿

以香棱失笑散治疗卵巢囊肿126例。基本方为：香附、三棱、莪术、青皮、白芷各9 g，蒲黄（包煎）、五灵脂各12 g。伴有盆腔积液，炎症重者加苍术、黄柏、车前草、土茯苓、白头翁，偏湿热者选加忍冬藤、薏苡仁、马齿苋、通草，偏寒湿者选加桂枝、白芥子、小茴香、辽细辛，偏气血虚者选加党参、黄芪、鸡血藤；偏肾虚者选加杜仲、桑寄生、续断。7日为1个疗程，服药最多6个疗程，最少1个疗程。结果：痊愈（临床症状全部消失，B超及妇科内诊提示囊肿消失）95例，有效（临床症状明显改善，B超及妇科内诊提示囊肿较前缩小）25例，无效（临床症状无改变，B超及妇科内诊提示囊肿无变化）6例，总有效率为95.23%。

（三）外科

肋软骨炎

应用生蒲黄、五灵脂各20 g，研粉，加米醋调成糊，每日1料，分2次外敷患处，治疗非化脓性肋软骨炎。结果：12例中有10例1～2日内疼痛消失，1周内肿胀压痛也全部消失。

七、实验研究

1．抗血栓形成

以石油醚、乙酸乙酯、甲醇依次提取失笑散，将所得的提取物与失笑散原方分别进行抗血栓形成和体外溶栓作用研究。结果显示：失笑散各提取物对口服给药大鼠的体外血栓形成均有一定的拮抗作用，其中以甲醇提取物作用更好；体外溶栓实验结果表明，各组均有一定作用。

2．抗心肌缺血

对照组股静脉注射垂体后叶素，剂量为每千克体重0.75 U，记录给药前后10、20、30、60、90、120 s的心电图。注射垂体后叶素后30 s内T波显著增高，S-T段抬高1 mm以上，或2 min内T波低平于原高度50%以上者，作为心肌缺血的指标。失笑散组则预先股静脉注射失笑散注射液，剂量为2 g/kg体重，给药后1 min再注入垂体后叶素，按上述时间记录心电图。结果：心肌缺血阴性率，对照组为2/19，失笑散组为13/19，有极显著性差异（$P<0.001$）。这说明本方对垂体后叶素引起的大白鼠急性心肌缺血有明显的拮抗作用。

3．对血流动力学的影响

以肾上腺素及冰水浸泡造成“血瘀”模型，喂饲本方后，检测全血黏度、血浆黏度、血细胞比容等血流动力学指标，结果显示各项指标与模型组相比，均有明显降低（$P<0.05$）。

4．抗动脉粥样硬化

采用高脂喂饲复制家兔动脉粥样硬化模型，从第33日起，灌胃给药失笑散（含原药材1.12 g/kg），连续30日，观察各组家兔血脂、载脂蛋白及主动脉的病理改变。结果发现，失笑散能降低血清TC、TG、LDL-C含量，有降脂、调节载脂蛋白代谢和抗AS形成的作用（$P<0.05$）。

5．保肝

采用胆管结扎复制大鼠胆汁淤积性肝纤维化模型，观察失笑散对胆汁淤积性肝纤维化大鼠uPA/PA I-1纤溶途径的调控作用。结果表明，失笑散能降低胆汁淤积性肝纤维化大鼠血清ALP，ALT，AST及TBil水平（$P<0.01$），还能不同程度地减轻模型大鼠肝纤维化程度（$P<0.01$），并显著降低胆汁淤积性肝纤维化大鼠PA I-1 mRNA表达（$P<0.01$），提高uPA的表达（$P<0.05$）。其抗纤维化机制可能与通过调控uPA/PAI纤溶途径有关。

6．其他

本方还有抗缺氧、镇静、镇痛、降血压及增加离体子宫的收缩频率的作用。

八、注意事项

①因本方具有活血祛瘀作用，故孕妇忌用。

②五灵脂易败胃，脾胃虚弱者慎用。

活络效灵丹

（《医学衷中参西录》上册）

一、功能

活血祛瘀，行气止痛。

二、主治

气血凝滞证。心腹疼痛，跌打瘀肿，内外疮疡，以及症瘕积聚等。

三、组成

当归15 g，丹参15 g，生明乳香15 g，生明没药15 g。

四、用法

水煎服。若作散，一剂分作四次服，温酒送下。

五、组方原理

此属瘀血阻滞而兼气郁之证，治当活血通络为主，行气导滞为辅。方中当归甘补辛散，既能补血活血，又善止痛，丹参苦泄微寒，能通行血脉，功擅活血祛瘀；乳香长于行气活血，没药专于散血通络，一偏于气，一偏于血，二药合用，相得益彰。张锡纯谓："乳香气香窜，味淡，故善透窍以理气。没药气则淡薄，味则辛而微酸，故善化瘀以理血。其性皆微温，二药并用为宣通脏腑，疏通经络之要药。用酒以助药力，通行血脉。诸药相伍，益增其活血止痛作用，故对血瘀气滞之疼痛与积聚，取效甚捷"。

本方当归之补血活血，能起到消肿止痛，排脓生肌的功效，为外科所常用；乳香、没药行气活血之效，也能消肿生肌止痛，为治一切痈疽疮疡之要药；丹参亦有凉血消痈作用。合而用之，活血止痛，消肿生肌之功颇佳，故又为外科疮疡之常用方剂。

本方配伍体现了活血辅以行气，化瘀兼以养血的配伍特点。

六、临床应用

（一）内科

1．慢性浅表性胃炎

本方加味治疗慢性浅表性胃炎100例。处方为：当归15 g，丹参30 g，生乳香10 g，生没药10 g。气虚血弱者加生黄芪，脘腹急痛者加炒白芍，反酸者加乌贼骨，纳呆、嗳气者加生麦芽，阴虚血燥、无瘀者忌用。中病即止，久则易耗血动血，而致出血。28日为1个疗程，以临床症状和胃镜检查作为观察指标，其中痊愈25例，好转60例，无效15例，总有效率为85%。

2．糖尿病周围神经病变

将77例患2型糖尿病并出现周围神经病变的患者随机分为治疗组及对照组。在饮食控制及降糖药物治疗的基础上，治疗组47例用活络效灵丹进行治疗，对照组30例用B族维生素治疗。结果：治疗组总有效率为93.6%，对照组总有效率为56.7%。两组比较，差异有统计学意义（$P < 0.01$）。

3．肠粘连

本方加味治疗手术后肠粘连致单纯性不完全性肠梗阻36例。处方：丹参30 g，当归20 g，制乳香10 g，制没药10 g。气虚者加黄芪、党参，纳差者加砂仁（后下）、鸡内金，腹胀痛甚者加广木香、隔山撬，恶心欲吐者加藿香梗、紫苏梗，连用10剂为1个疗程。结果：治愈18例，有效15例，无效3例，总有效率为91.6%。

（二）妇科

1．痛经

活络效灵丹（当归12 g，丹参30 g，乳香10 g，没药10 g）加味治疗原发性痛经39例。腹痛甚者加木香、台乌、延胡索、郁金，寒盛者加小茴香、炮姜、吴茱萸、肉桂。于月经前3～5日或经来时服用，至月经将净时停服，一般连服3个月经周期。结果：显效36例，有效2例，占5%；无效1例，总有效率为97%。

2．盆腔炎

活络效灵丹加味（当归、丹参、乳香、没药、延胡索、五灵脂、败酱草等），配合灌肠方（当归、丹参、乳香、没药、忍冬藤、大血藤）治疗急慢性盆腔炎150例。经1～3个疗程治疗后，以临床症状及妇科检查为观察指标，其中治愈43例，显效58例，有效45例，无效4例，总有效率为97.4%。

3．子宫肌瘤

应用本方加减（当归、丹参、乳香、没药各15 g，三棱、莪术、川芎、桃红各10 g，川大黄、牛膝各6 g）治疗子宫肌瘤29例，1个月为1个疗程。以月经情况及B超检查为观察指标，结果：痊愈17例，显效6例，有效4例，无效2例。

4．经行吐衄

本方加味（熟地、生地、当归、丹参、茺蔚子各15 g，生乳香、生没药各9 g，红花6 g，肉桂3 g）

治疗经行吐衄30例。每月月经来潮前5日开始服药，7日为1个疗程，每月服药1个疗程。结果显示全部治愈，月经周期和经量正常，经期吐衄停止，随访6个月未见复发。

（三）男科

1．慢性前列腺炎

以本方保留灌肠治疗慢性前列腺炎84例。处方：取乳香30 g，没药30 g，归尾30 g，续断30 g，大血藤50 g，水煎浓缩成200 mL，药液温度控制在41 ℃左右，隔日1次，10次为1个疗程。以临床症状及EPS、VB_3白细胞数为观察指标，结果：显效48例，改善28例，无效8例。

2．输精管结扎术后精索肉芽、肿痛性结节

本方加醋炙水蛭、蜈蚣、土鳖虫、地龙治疗男性结扎术后精索肉芽肿40例，其中治愈28例，显效8例，好转4例。有人以活络效灵丹加味方内服，再取药渣热敷治疗输精管结扎术后痛性结节58例，其中治愈40例，显效9例，有效5例，总有效率为93.1%。

（四）外科

1．腰腿痛

本方加黄芪（当归15～25 g，丹参12～18 g，乳没各8～12 g，黄芪15～30 g）治疗腰腿痛58例。偏寒湿者加姜黄、苍术，偏热者酌加防己、络石藤等，臂痛者加连翘、桑枝，腿痛者加牛膝，腰痛者加杜仲、续断，气血不足明显者加炒白芍，黄芪用至30～50 g，肝肾不足者加杜仲、桑寄生，病程3～12个月者加川芎，病程1年以上者加三七。7剂为1个疗程，病程6～12个月者连续服药2个疗程，病程1年以上者连续服药3个疗程。结果：临床治愈40例，显效11例，有效4例，无效3例，总有效率为94.8%。其中，X线摄片检查提示有器质性病变者疗效较差，尤以骨质增生为突出。

2．坐骨神经痛

本方加味治疗坐骨神经痛61例。风寒者加独活、秦艽、防风，寒湿者加独活、泽兰、伸筋草，湿热者加黄柏、知母、木防己，痛甚者加制马钱子（研细冲服）、徐长卿、松节、白芷，足弱无力者加千年健、桑寄生、狗脊、续断，阳虚者加补骨脂、淫羊藿，阴虚者加知母、龟甲或合六味地黄丸，气血偏虚者加熟地、黄芪，或合八珍汤。黄酒或白酒少许为引，服后药渣可加透骨草50 g，川椒适量，水煎熏洗局部；也可做散剂，每服20 g，日4服，黄酒2～3 mL并温开水送下。用药5日为1个疗程，3～4个疗程后，痊愈43例，显效12例，有效4例，无效2例，总有效率为96.7%。

3．颈椎病

本方加味（生乳香、生没药、当归、丹参各15 g，葛根、威灵仙各20 g，白芍20～50 g，狗脊、骨碎补各15 g，川牛膝、川芎各10 g）为基本方，辨证论治颈椎病50例。偏寒者加桂枝5 g，羌活10 g，细辛5 g；偏热者加地龙、菊花、升麻各10 g；痰湿者加白芥子、茯苓各10 g，苍术9 g或合温胆汤；疼痛甚者加制马钱子（研末冲服）0.6～0.9 g，白芷12 g，松节15 g或加制川乌、制草乌等。黄酒少许为引，服后药渣加透骨草50 g，川椒适量水煎热敷局部。用药5剂为1个疗程，一般服4～7个疗程。结果：痊愈23例，显效17例，有效8例，无效2例。总有效率为96%。

4．肋间神经痛

用活络效灵丹（当归、丹参、乳香、没药各12 g）加柴胡、郁金各6 g，瓜蒌皮12 g，薤白9 g为基本方，治疗36例肋间神经痛。痛在右胸、右胁者，加枳壳、陈皮；痛在左胸、左胁者，加桃仁、红花；口苦、咽干、目眩者，加龙胆草、川楝子；胸胁胀满，咳嗽不畅者，加杏仁、牛蒡子；恶心呕吐，酸水上泛者，加生赭石、清半夏；心悸怔忡，多梦纷纭者，加生龙骨、生牡蛎。服药3～5剂，临床治愈12例；服药6～8剂，临床治愈14例；服药6～10剂，显著好转10例。

5．足跟痛

本方加减：当归、丹参、牛膝、威灵仙、鹿角霜、续断、五加皮各15 g，乳香、没药、木瓜各10 g治疗足跟痛60例。阴虚者加石斛、生地、黄柏，气虚者加党参、黄芪。结果：行走、久站、跑步

无疼痛，随访3个月不复发为治愈，共45例；行走、站立无疼痛，但劳累或久行仍有微痛为显效，共14例；无效1例；总有效率为98.3%。

七、实验研究

1．抗心肌缺血

采用结扎犬冠状动脉左前降支的方法制作急性心肌缺血模型，心肌缺血模型组的CPK、LDH含量显著升高，与对照组比较有显著性差异（$P<0.05$）。活络效灵丹组可有效降低CPK、LDH含量，抑制心肌细胞凋亡，减轻心肌细胞损伤，对缺血心肌有保护作用。其降低CPK、LDH含量及抑制心肌细胞凋亡方面的作用与血府逐瘀汤、桃红四物汤及丹参饮比较无显著性差异（$P>0.05$）。

2．对骨骼肌的保护作用

应用止血带环扎家兔后肢造成肢体缺血再灌注损伤模型，设活络效灵丹加味预防和治疗组（于造模前活络效灵丹加味灌胃5日，并于恢复血流再灌注始继续活络效灵丹加味灌胃5日）、活络效灵丹加味治疗组（恢复血流再灌注始中药灌胃）、甘露醇治疗组（静推20%甘露醇）及模型对照组（蒸馏水灌胃），各给药5日。结果显示：再灌注2日及5日活络效灵丹加味预防和治疗组、活络效灵丹加味治疗组、甘露醇治疗组血清MDA、LDH值明显低于模型对照组；SOD、NO值显著高于模型对照组（$P<0.05$）。光镜下活络效灵丹加味预防治疗组、活络效灵丹加味治疗组及甘露醇治疗组的骨骼肌损害轻于空白对照组；活络效灵丹加味预防治疗组及活络效灵丹加味治疗组的骨骼肌细胞再生现象较甘露醇治疗组和模型对照组明显，而以活络效灵丹加味预防治疗组的作用最为显著。这证实活络效灵丹加味在肢体缺血再灌注损伤中对骨骼肌有保护作用，且能促进骨骼肌细胞再生。

丹参饮

（《时方歌括》卷下）

一、功能

活血祛瘀，行气止痛。

二、主治

气滞血瘀证。心胃诸痛，痛有定处，以刺痛为主，舌质黯红，脉弦。

三、组成

丹参30 g，檀香、砂仁各3 g。

四、用法

水一杯半，煎至七分服。

五、组方原理

本方为气滞血瘀之心胃疼痛而设，治宜活血祛瘀，行气止痛。方中丹参味苦而性微寒，重用为君药，取其活血化瘀止痛而不伤气血。血之运行，有赖气之推动，气有一息不运，则血有一息不行。方中又配辛温芬芳之檀香、砂仁行气止痛，为臣药。三药合用，使气血通畅而疼痛自止。

本方活血药与行气药用量之比为5∶1，因而体现了气血并治，重在化瘀；寒热共用，药性偏寒的配伍特点。临床运用本方，尤宜于心胃疼痛而偏瘀偏热者。

六、临床应用

1．心律不齐

以丹参饮合瓜蒌薤白桂枝汤加党参为主方，治疗器质性或非器质性病变引起的各种类型的心律不齐30例，中医辨证属心阳虚16例，心气虚12例，阴阳两虚2例。其中夹痰湿13例，夹瘀7例，有明显寒象3例。以临床症状及心率、心电图为观察指标，结果：临床治愈6例，显效16例，有效4例，无效4例，总有效率为86.6%。

2．高脂血症

观察30例高脂血症患者在服用加减丹参饮（丹参、檀香、砂仁、山楂、首乌）前后胆固醇、甘油三酯和β-脂蛋白三项血脂指标的变化，1个月为1个疗程。结果显示：三项指标治疗前后差异均有显著性（$P<0.01$）。

3．慢性胃炎

以本方（丹参15 g，檀香9 g，砂仁6 g，川楝子15 g，莪术9 g，延胡索9 g，佛手9 g）为主，治疗慢性萎缩性胃炎102例。其中胃脘部疼痛101例，胀闷纳呆87例，嗳气82例，喜温喜按51例，口干30例，解黑便18例。经胃镜及病理活检，全部病例中胃窦部有红白相间花斑区或肠上皮化生84例，占82.3%；胃黏膜糜烂或黏膜出血，占17.7%。结果：近期治愈（症状全部消失，半年内不复发，胃镜基本正常或好转）18例，显效（主要症状基本消除，半年不复发，胃镜好转）54例，好转（主要症状基本消除，半年内曾有发作，但疼痛程度减轻，持续时间缩短，胃镜无明显改变）26例，无效（主要症状无变化，胃镜无改变）4例。

4．消化性溃疡

以百合乌药汤合丹参饮加味，对90例消化性溃疡患者进行治疗，持续治疗3～5周。结果：治愈60例，好转20例，无效10例，有效率为88.8%。

5．糖尿病胃轻瘫

以丹参饮加味治疗糖尿病胃轻瘫30例，并设对照组30例。两组患者均给予糖尿病饮食及运动疗法，皮下注射胰岛素或口服降糖药。治疗组在此基础上用中药丹参饮加味：丹参20 g，檀香、砂仁、五灵脂、蒲黄各6 g，牡丹皮、山楂、黄芪、党参10 g。对照组用多潘立酮片10 mg，每日3次，餐前口服，连续治疗1个月后评定疗效。结果：治疗组显效12例，有效15例，无效3例，总有效率为90%；对照组显效6例，有效12例，无效12例，总有效率为60%，两组比较有显著性差异（$P<0.01$）。

七、实验研究

1．对心血管系统的影响

实验研究发现，丹参饮能扩张家兔的冠状动脉，使冠脉流量增加，还能扩张周围血管，从而降低血压。以结扎左冠状动脉前降支制备大鼠急性心肌缺血模型，观察丹参饮对急性心肌缺血大鼠心电图的影响。结果显示：丹参饮各剂量组能显著减少1 h后的缺血性心电图中ST段异常上移，对大鼠急性心肌缺血有保护作用。对结扎冠状动脉左前降支的方法复制的急性犬组织缺血模型，丹参饮能有效抑制心肌细胞的坏死及凋亡，可减轻组织损伤，对缺血组织有保护作用。

2．抗胃溃疡

观察丹参饮对乙酸所致大鼠胃溃疡的影响，结果发现，丹参饮能提高造模大鼠血清一氧化氮和血浆前列腺素E_2水平，还能增加溃疡底部的微血管数量，其中7 g/kg丹参饮的疗效明显优于对照药物雷尼替丁（$P<0.05$）。

八、注意事项

因丹参有活血作用，且用量较大，故出血性疾病慎用本方。

鳖甲煎丸

（《金匮要略》）

一、功能

行气活血，祛湿化痰，软坚消症。

二、主治

疟母。疟疾日久不愈，结于胁下，按之有块，推之不移，腹中疼痛，肌肉消瘦，饮食减少，时有寒热。亦治症瘕。

三、组成

鳖甲炙9 g，乌扇烧22.5 g，黄芩22.5 g，柴胡45 g，鼠妇熬22.5 g，干姜22.5 g，大黄22.5 g，芍药37 g，桂枝22.5 g，葶苈熬7.59，石韦去毛220 g，厚朴22.5 g，牡丹去心37 g，瞿麦15 g，紫葳22.5 g，半夏7.5 g，人参7.5 g，䗪虫熬37 g，阿胶炙22.5 g，蜂窠炙30 g，赤硝90 g，蜣螂熬45 g，桃仁15 g。

四、用法

上为末，取煅灶下灰一斗，清酒一斛五斗，浸灰，候酒尽一半，着鳖甲于中，煮令泛烂如胶漆，绞取汁，内诸药，煎为丸，如梧桐子大。空腹服七丸，日三服。现代用法：除硝石、鳖甲胶、阿胶外，其余20味烘干碎断，加黄酒600 g拌匀，加盖封闭，炖至酒尽药熟，干燥，与硝石等三味混合粉碎成细粉，炼蜜为丸，每丸重3 g。每次服1～2丸，日2～3次，温开水送下。

五、组方原理

本方证之症块乃气血痰相搏而结，故消症之法又以行气活血，除湿化痰为主。方中鳖甲，既入肝络而搜血，善软坚散结而"主心腹症瘕坚积"（《神农本草经》卷2），又能咸寒滋阴而养正；结得热则行，故用灶灰之温，清酒之热以制鳖甲，且二药尚有活血化积之功，三者混为一体，共奏活血化瘀，软坚消症之效，是为君药。赤硝"破瘀血坚症实痰"（《景岳全书·本草正》卷49），大黄攻积祛瘀，䗪虫、蜣螂、鼠妇、蜂窠、桃仁、紫葳（即凌霄花）破血逐瘀，这一组药立足于瘀血。半夏、乌扇（即射干）燥湿化痰，使痰湿从内而化；瞿麦、石韦、葶苈子利水渗湿，导痰湿从小便而去，这一组药立足于痰凝。厚朴、柴胡理气疏肝，调畅气机，这一组药立足于气滞。合同用之，则能调畅瘀滞之气机，消除凝滞之瘀血，疏通壅滞之痰湿，从而加强君药消症之力，俱为臣药。湿为阴邪，非温不化；"血气者，喜温而恶寒，寒则气不能流，温则消而去之"（《素问·调经论》），鉴于津液血液得热则行，得寒则凝的特点，用药宜温通，故用干姜、桂枝温经通脉，使痰瘀得温而行之。少阳主相火，疟邪踞于少阳，其气必郁，郁则相火内聚而为热，故于柴胡疏达少阳之气同时，伍黄芩以清泄胆热。此外，瘀血久羁，亦易化热，故以牡丹皮清热凉血，活血化瘀。疟疾日久不愈，可致正气日衰，且方中诸多攻坚消症之品又易损伤正气，故以人参、阿胶、白芍补气养血，一则兼顾久病正虚，二则使全方攻邪而不伤正，以上均为佐药。综观全方，融行气、活血、除湿、攻下等多种消症之法于一方，并以丸剂缓图，俾攻不伤正，祛邪于渐消缓散之中，收事半功倍之效。故王子接赞誉本方说："《金匮》惟（唯）此方及薯蓣丸药品最多，皆治正虚邪者久而不去之病，非汇集气血之药攻补兼施，未易奏功也。"（《绛雪园古方选注》卷中）

本方药物虽似庞杂，然细绎则体现了寒热并用，攻补兼施，气血津液同治的配伍特点。诸法兼备，确为消症之良剂也。

六、临床应用

1. 血吸虫病肝脾肿大、肝纤维化

20世纪50年代，有人运用本方治疗晚期血吸虫肝病肝脾肿大患者251例，每日服药2次，每次9 g，逐渐增至15 g为止，总剂量一般达到720～1 080 g。最短以1个月为1个疗程，多则45日。结果：所有患者肝脾均有不同程度软化和缩小，有效率为100%，部分伴有高度腹水的患者，先给予子龙散消除腹水，而后再服用本方，大部分疗效巩固达到80%，其中愈后能恢复全劳动力78例，占30%，恢复半劳动力111例，占45%，稍有好转（虽不能直接参加生产，但能照顾家中日常事务）62例，占25%。

2. 肝硬化

将肝纤维化血清学指标明显异常的慢性肝炎患者80例随机分为2组，每组各40例。治疗组用鳖甲煎丸治疗；对照组用丹参注射液、强力宁注射液治疗，疗程均为3个月。观察2组治疗前后肝纤维化血清学指标透明质酸、Ⅲ型前胶原肽及层粘连蛋白及鳖甲煎丸组肝脏组织病理学变化。结果：治疗后鳖甲煎丸组透明质酸、Ⅲ型前胶原肽、层粘连蛋白水平较治疗前显著下降，治疗前后比较，差异有显著性意义（$P<0.01$）；治疗组与对照组治疗后比较，差异有显著性意义（$P<0.01$）。鳖甲煎丸组治疗后肝脏组织病理学显示肝纤维化组织增生程度显著减轻，认为鳖甲煎丸具有较好的抗肝纤维化作用。

3. 肝硬化腹水

本方减鼠妇、紫葳、赤硝、蜣螂，加黄芪、当归、茯苓、丹参，炼蜜为丸，每粒6 g，日3服，每次1丸，与汤药同服或温开水送下，治疗肝硬化腹水30例。以腹水、肝功能肝脾质地及体力为观察指标，结果：临床治愈11例，显效7例，有效7例，无效5例。

4. 肝硬化门静脉高压症

鳖甲煎丸治疗肝硬化门静脉高压18例，每次3 g，1日3次，连服1个月；对照组15例，用普萘洛尔10～20 mg，每日3次，连服1个月。测量门静脉内径和门静脉血流速度，并计算门静脉血流量。结果：鳖甲煎丸组肝硬化门静脉血流动力学的影响与治疗前相比有显著性差异（$P<0.05$），与普萘洛尔组相比，门静脉内径无明显差异，但门静脉血流速度及门静脉血流量有显著性差异（$P<0.05$）。这提示本方为治疗肝硬化门静脉高压症的有效药物。

5. 心绞痛

鳖甲煎丸治疗气滞血瘀型心绞痛38例，每次3 g，每日3次，15日为1个疗程，治疗2个疗程，必要时给予硝酸甘油含化。治疗期间，所选择病例均停用其他治疗冠心病心绞痛药物。临床症状改善情况为：显效（心绞痛发作次数、硝酸甘油日耗量较治疗前减少80%以上）26例，有效（心绞痛发作次数、硝酸甘油日耗量减少50%～80%）9例，无效（心绞痛发作次数、硝酸甘油日耗量减少不到50%）3例，总有效率为92.1%。

6. 高脂血症

采用鳖甲煎丸治疗气滞血瘀型高脂血症18例，按照卫健委《中药新药治疗高脂血症的临床研究指导原则》标准判定实验室检查疗效。结果：临床控制（各项实验室检查恢复正常）6例，显效（TG下降≥40%，TC下降≥20%，HDL-C上升＞0.26 mmol/L，LDL下降≥20%）7例，有效（TG下降≥20%～40%，TC下降≥10%～20%，HDL-C上升≥（0.10～0.26）mmol/L，LDL下降≥10%～20%）4例，无效（未达到上述有效标准者）1例，总有效率为94.44%。

七、实验研究

1. 抗肝纤维化

有人采用复合因素建立肝纤维化大鼠模型，用免疫组化方法观察鳖甲煎丸对肝纤维化大鼠肝组织中结缔组织生长因子表达的影响。结果显示，鳖甲煎丸能明显抑制大鼠肝纤维化组织结缔组织生长因子的表达，认为这可能为其抗肝纤维化作用的分子机制之一。

2．抗肾纤维化

有人应用细胞培养技术，进行人肾小球系膜细胞培养，以探讨鳖甲煎丸对人肾小球系膜细胞和人增殖及细胞外基质不同成分的抑制作用。结果显示，鳖甲煎丸能够抑制系膜细胞的增殖，抑制肾小球系膜基质内中层粘连蛋白及Ⅳ型胶原的表达，减少细胞外基质的积聚，这可能是其防治肾小球疾病，延缓肾小球硬化的部分作用机制。

3．抗肿瘤

有人以H_{22}荷瘤小鼠为对象，环磷酰胺为阳性对照药，来观察鳖甲煎丸对微血管计数、血管内皮生长因子、增殖细胞核抗原免疫组化表达情况，探讨鳖甲煎丸对肿瘤血管的影响。结果证实，鳖甲煎丸抑制肿瘤生长的机制，与抑制荷瘤小鼠肿瘤的血管生成及抑制肿瘤血管内皮生长因子、增殖细胞核抗原的表达有关。

4．抗粥样动脉硬化

大鼠高脂饲料喂养8周后，测定血清甘油三酯、总胆固醇、低密度脂蛋白胆固醇、高密度脂蛋白胆固醇、丙二醛含量及超氧化物歧化酶活性；测定血清一氧化氮和内皮素含量；并进行病理学检查。结果显示，与模型组比较，鳖甲煎丸组大鼠血清甘油三酯、总胆固醇、低密度脂蛋白胆固醇、丙二醛含量明显降低，而超氧化物歧化酶活性增高；高密度脂蛋白胆固醇升高。鳖甲煎丸组血清一氧化氮较模型组明显升高、内皮素明显降低，在一定程度上减轻动脉粥样硬化程度。

八、注意事项

本方长于消症散结，但扶正之力不足，若症结而正气虚甚者慎用。

大黄䗪虫丸

（《金匮要略》）

一、功能

祛瘀生新。

二、主治

五劳虚极，内有干血证。形体羸瘦，腹满不能饮食，肌肤甲错，两目黯黑，舌紫或有瘀点，脉沉涩。亦治妇女经闭，腹中有块，或胁下症瘕刺痛。

三、组成

大黄$_{蒸}$75 g，黄芩60 g，甘草90 g，桃仁60 g，杏仁60 g，芍药120 g，干地黄300 g，干漆30 g，虻虫60 g，水蛭60 g，蛴螬60 g，䗪虫30 g。

四、用法

将蛴螬另串，桃仁、杏仁另研成泥。其余9味共研为细粉，过罗，与桃仁等同混合均匀，共为细粉。炼蜜为丸，每粒3 g，蜡皮封固。每服一丸，温开水或酒送服。

五、组方原理

本方以祛瘀为主，辅以扶正之品，使瘀去新生，则病自痊愈。《金匮要略》所谓“缓中补虚”。方中大黄“主下瘀血”而“破症瘕积聚……推陈致新”（《神农本草经》卷3），䗪虫善“破坚症，磨血积”（《珍珠囊补遗药性赋》），力专而缓，合大黄以攻下瘀血，共为君药。桃仁、水蛭、虻虫、蛴螬、干漆活血通络，破血逐瘀，与君药合用，则祛瘀血，通血闭之功尤彰，为臣药。黄芩清解瘀热，杏仁宣利肺气，加之大黄开瘀血下行之路，亦可为消瘀化积他山之助。重用地黄、芍药，合杏仁、桃仁滋阴血，润燥结，既使血得濡以成就诸活血之品的逐瘀之功，更借其滋补之效以兼顾已虚之躯，四药共为佐药。甘草和中补虚，调和诸药，以缓和诸破血药过于峻猛伤正，是为佐使药。酒服以行药势。诸药合用，祛瘀血，清瘀热，滋阴血，润燥结，即尤氏之“润以濡其干，虫以动其瘀，通以去其闭”（《金匮要略心典》卷上）之意。

本方的配伍特点有二：一为寓补血于祛瘀之中，则养血而不留瘀，祛瘀而不伤正；二为药物取其猛，剂型用其丸，剂量服其微，则猛而不峻，渐消缓散。

六、临床应用

（一）内科

1．肝炎

有人治疗血瘀型慢性活动性肝炎116例，以大黄䗪虫丸口服，每日3次，每次9 g，3个月为1个疗程。结果：显效率为26.6%，有效率为53.4%，无效率为19%，总有效率为81%。症状方面，胁痛的改善程度为74.4%，其余各项症状如疲倦乏力、腹胀、纳呆等的改善均在85%以上。对病情缠绵，肝功能损害反复者，坚持服用本药，具有较好的降低及稳定血清ALT、AST水平的作用，同时可明显降低血清TBil及DBil，但对乙肝病毒抗原阴转的作用尚无统计学意义。有人将慢性肝炎患者27例，随机分为治疗组13例，给予大黄䗪虫丸3 g，每日3次；对照组14例，采用常规治疗，给予甘草酸二铵、肌苷治疗。结果：经12周治疗，治疗组与对照组相比较，肝纤维化指标：HA、LNC-Ⅳ、PC-Ⅲ有所下降，其中HA下降明显，白蛋白升高。球蛋白下降，A/G比升高，ALT下降，脾脏厚度明显减小。这证实大黄䗪虫丸降低肝纤维化，对慢性肝炎具有一定阻止或延缓肝纤维化的作用。

2．肝硬化

有人对37例肝炎肝硬化患者及12例正常对照者进行肝胆动态显像定量分析肝细胞功能，其中19例给予大黄䗪虫丸治疗后6个月复查了肝胆显像，比较治疗前后肝细胞摄取和排泄功能变化，并监测其肝功能指标变化。结果表明，肝炎肝硬化组摄取高峰时间、平均残存指数均显著高于正常组（$P<0.01$），摄取指数、摄取速度指数、排泄速度指数均显著降低（$P<0.05$）。大黄䗪虫丸治疗后肝炎肝硬化患者转氨酶、胆红素、球蛋白等肝功能生化指标均明显降低（$P<0.01$）。患者肝细胞的摄取高峰时间显著缩短，摄取指数均显著提高（$P<0.01$），摄取速度明显提高（$P<0.05$），肝细胞平均残留指数显著降低（$P<0.01$）。这证实本方不仅可改善肝炎肝硬化患者肝功能状态，还可提高患者肝细胞摄取和排泄功能。

3．肝癌

有人在西医常规对症治疗基础上加用大黄䗪虫丸治疗原发性肝癌15例。药用金匮原方为细末装胶囊，每粒0.5 g，口服，1次3 g，1日3次，共1.5个月，观察B超下肝脏肿瘤大小的改变、血中甲胎蛋白和碱性磷酸酶的变化。结果：治疗后症状均消失或减轻，甲胎蛋白和碱性磷酸酶指标下降，与治疗前比较有显著性差异（$P<0.05$）。治疗前后肿瘤大小及缩小率：治疗前为（61.5±42.9）cm，治疗后为（50.0±25.4）cm，缩小率为（14.72±11.26）%。

4．脑梗死

应用大黄9～30 g，䗪虫、杏仁各12 g，桃仁、赤芍、牛膝各15 g，黄芩、虻虫、干漆、地龙、蛴螬各10 g，水蛭、干生地各20 g，阴虚者加石斛、玉竹、玄参等，肝阳偏亢者加天麻、钩藤、石决明等，治疗脑梗死34例，其中中经络29例，中脏腑5例。结果：服煎剂后1周病情开始好转，偏瘫肢体开始恢复至第6周达到最好程度。34例中临床治愈25例（73.5%），显效6例（17.6%），有效2例（5.8%），无效1例（2.94%）；总有效率为97%。

5．脑动脉硬化

有人以酒大黄3 g，䗪虫30 g，水蛭2 g，炒桃仁3 g，炒杏仁3 g，赤芍3 g，生地4 g，人参2 g，黄芪4 g，何首乌3 g，牛膝3 g，桔梗3 g，葶苈子3 g，甘草1 g，按比例制成片剂，每次5片，每日3次，治疗脑动脉硬化症；并以盐酸氟桂利嗪胶囊为对照组。结果：治疗组显效34例，有效20例，无效6例，总有效率为90%；对照组显效12例（24%），有效30例（60%），无效8例（13.3%），总有效率为84%。两组总有效率比较无显著性差异（$P>0.05$），而加味大黄䗪虫丸组显效率则明显优于氟桂利嗪组（$P<0.01$）。

6．脑出血

用大黄䗪虫丸治疗急性期脑出血22例，两组均做常规处理，对照组对症治疗：血压≥30/16 kPa者给予利血平0.5～1.0 mg，体温≥39 ℃者设置冰袋物理降温，继发感染者给予抗感染治疗，出现应激性溃疡者给予西咪替丁0.6 g加入稀释液静脉滴注，脱水者根据颅内高压情况给予甘露醇静脉滴注。治疗组在常规治疗的基础上加用大黄䗪虫丸3 g口服，意识不清者将其粉碎给予鼻饲，每日3次，两组均以15日为1个疗程。结果表明，治疗组脑出血急性期患者的神经功能缺损积分和中医病类积分得到改善，与对照组比较具有显著性差异，其综合疗效亦优于对照组。

7．心绞痛

将83例不稳定心绞痛患者随机分为大黄䗪虫丸组（治疗组）43例和西药常规治疗组（对照组）40例。对照组口服硝酸异山梨酯、硝苯地平缓释片、美托洛尔、肠溶阿司匹林片，心绞痛难以控制时给予硝酸甘油注射液静脉滴注。治疗组在上述西药常规治疗基础上加用大黄䗪虫丸3 g，每日2次。两组疗程均为2周。结果：治疗组显效32例，有效9例，无效2例，总有效率为95.35%；对照组显效21例，有效10例，无效9例，总有效率为77.50%。治疗组疗效、心电图改善情况均优于对照组。

8．糖尿病肾病

选择Ⅳ期糖尿病肾病患者60例随机分为治疗组和对照组，探讨大黄䗪虫丸对非胰岛素依赖型Ⅳ期糖尿病肾病因子相关抗原（vWF：Ag）、纤维蛋白原（Fbg）的治疗作用。治疗组用大黄䗪虫丸，对照组用双嘧达莫干预治疗。结果：Ⅳ期糖尿病肾病患者血vWF：Ag、Fbg含量显著增高，与正常对照组比较有极显著性差异（$P<0.001$）。用大黄䗪虫丸治疗后，vWF：Ag、Fbg浓度显著降低（$P<0.05$），疗效明显优于双嘧达莫组。因此认为大黄䗪虫丸能显著降低Ⅳ期糖尿病肾病患者血vWF：Ag、Fbg含量，改善其高凝状态。

10．干燥综合征

以大黄䗪虫丸为主药治疗干燥综合征35例，其中肝肾阴虚者配杞菊地黄丸，气虚津伤者配生脉饮。服药时间最长4个月，最短1个月，平均用药时间为2.5月。治疗结果表明，显效（口干、眼干、吞咽困难明显好转，关节疼痛消失，血Hb升高，WBC升高，ESR下降，1 gG降低，A/G升高）12例，有效（口干、眼干、吞咽困难症状好转，血Hb升高，WBC升高，ESR下降，但免疫学检查无明显变化）16例，无效7例；总有效率为80%。

11．高脂血症

用大黄䗪虫丸治疗高脂血症48例，对照组常规给予辛伐他汀20 mg，每日1次，治疗组则在此基础上加用大黄䗪虫丸3 g，每日2次，两组观察指标（甘油三酯、总胆固醇）相同，疗程均为30日。结果：治疗组48例中显效20例，有效22例，无效6例，总有效率为87.5%；对照组24例中显效7例，有效9例，无效8例，总有效率为66.7%。两组疗效有显著性差异，治疗组优于对照组。

（二）外科

1．综合性手外伤

将综合性手外伤152例随机分为治疗组和对照组，两组均76例，治疗组在常规治疗中加用大黄䗪虫酊、膏、液，对照组常规治疗。结果：治疗组在伤口愈合时间、疼痛持续时间、水肿时间和疤痕面积等方面优于对照组，差异显著（$P<0.01$）；治疗组（治疗中、治疗后）的甲襞循环综合积分值、血

液流变学及血清ADH、皮质醇、EGF结果均优于对照组，差异极显著（$P<0.001$）。这提示大黄䗪虫制剂能显著改善甲襞微循环、血液流变学状态和降低血ADH水平，降低机体对创伤的应激性，内源性提高血浆EGF水平，对综合性手外伤有显著促进愈合的作用。

2．外伤性硬膜外血肿

将34例无外科手术指征的外伤性硬膜外血肿患者随机分为两组，治疗组16例，对照组18例。两组均按西医常规非手术治疗原则进行抗感染、止血、脱水及对症支持等综合治疗，治疗组同时加用大黄䗪虫丸治疗。治疗组患者经过3～7日治疗，复查CT均示血肿密度变淡，血肿吸收变小，2周时血肿大部分吸收，3～4周时完全吸收，住院时间12～21日。对照组患者治疗2周时复查CT示血肿无变化7例，其中1例在治疗过程中血肿量增大超过40 mL而转手术治疗，住院时间15～40日。结果：治疗组16例中，痊愈13例，显效2例，有效1例，总有效率达100%；对照组18例，痊愈2例，显效4例，有效7例，无效5例，总有效率为72.2%。两组临床疗效比较，差异有显著性意义（$P<0.05$）。

3．痛风性关节炎

用大黄䗪虫丸治疗痛风性关节炎30例。处方：熟大黄6 g，水蛭6 g，红花6 g，䗪虫9 g，蛴螬9 g，杏仁10 g，白芍10 g，当归10 g，穿山甲10 g，白芥子10 g，薏苡仁30 g，地龙15 g，木瓜15 g，牛膝15 g，生地12 g，桃仁12 g，虻虫3 g，甘草3 g。关节红肿甚者，加黄柏、忍冬藤；痛甚者，加三七10 g，乳香10 g，没药10 g；关节变形，功能障碍者，加龟甲20 g，白芍30 g，补骨脂18 g。每日1剂，水煎早晚分服。对照组口服吲哚美辛片每次50 mg，每日3次；雷公藤片每次66 mg，每日3次，两组疗程均为10日。治疗前后均须查血常规、尿常规、肾功能、肾B超探测，每3日记录临床症状变化及不良反应。结果：治疗组30例中，治愈24例，好转5例，未愈1例，总有效率为96.6%。对照组24例中，治愈10例，好转8例，未愈6例，总有效率为74.9%。两组有效率比较有显著性差异（$P<0.01$）。治疗组在使用该药物的整个过程中，未见明显的毒副作用，对照组则出现恶心、呕吐、腹痛、头痛、粒细胞减少等，发生率多达40%。

4．鹤膝风

有人以炒大黄9 g，黄芩12 g，桃仁、杏仁、赤芍、干地黄各15 g，甘草、虻虫、䗪虫各6 g，生川乌10 g，桑寄生18 g，牛膝20 g，乌梢蛇30 g，气虚者加黄芪、当归，肝肾亏者加鹿胶、杜仲、巴戟。每日1剂，1个月为1个疗程。治疗鹤膝风30例，其中男22例，女8例；年龄45～65岁，病程2～9年。结果：经1～6个月治疗，痊愈16例，显效9例，有效3例，无效2例；总有效率为93%。

（三）妇科

1．闭经

有人以大黄䗪虫丸治疗闭经118例，其中继发性闭经97例，原发性闭经21例；年龄16～20岁26例，20～30岁54例，30～45岁38例。全组患者除闭经症状外，伴有不同程度的腹胀、腹满、腹痛、心烦、乏力、纳少、倦怠、便秘诸证，舌质多见紫黯有瘀点，少数见淡红有瘀点，脉象沉紧或沉弦有力等。服药方法为1日3次，1次1丸；对病史长于1年者，1日3次，早晚各服2丸，中午1丸，开始服药后，至月经来潮为止，对服药月经来潮者，月经过后停药，经后20余日再服此药，至月经再复潮。经观察，痊愈12例，显效29例，有效38例，无效39例；其中痊愈率为10.17%，显效率为24.58%，有效率为32.2%，无效率为33.05%，总有效率为66.95%。

2．乳腺增生症

有人应用大黄、黄芩、杏仁、桃仁、干地黄、芍药、䗪虫、虻虫、水蛭、蛴螬、干漆为丸，每丸重3.3 g。每次月经来潮前10日开始用药，每日2次，每次1丸，10日为1个疗程，治疗乳腺增生症66例。结果：治愈（症状消失，肿块消散）38例，显效（症状消失，肿块消失1/2）20例，有效（肿块变软，缩小不及1/2，且有压痛，经前期及劳累后乳痛较前减轻）6例，无效2例，总有效率为96.7%。

（四）男科

1．慢性前列腺炎

有人以大黄䗪虫丸加减治疗慢性前列腺炎107例，疗效满意。基本方为：大黄、䗪虫各8～15 g，水蛭、炮山甲各6～9 g，生地15～30 g，赤芍10～15 g，桃仁、泽兰各10 g，丹参20～30 g，虎杖30 g，革薢15 g，皂角刺12 g，牛膝9 g，甘草6 g。随证加减：夹湿热下注者，加土茯苓、白花蛇舌草、败酱草各30 g，马鞭草15 g；夹脾肾两虚者，加黄芪、党参各20～30 g，淫羊藿、桑椹子各15 g，旱莲草30 g，枸杞子12 g。每日1剂，水煎分2次服，30日为1个疗程。服药期间戒房事，戒烟酒，忌食辣煎炸食品，最好每日以热的湿毛巾敷小腹部15～20 min。以临床症状、肛门指诊、B超和前列腺液化验为观察指标，结果：治愈43例，有效53例，无效1例，占10.3%，总有效率为89.7%。

2．前列腺增生

采用成药大黄䗪虫丸治疗前列腺增生42例，每服1粒，每日2次，15日为1个疗程。结果：显效（3个疗程内，尿路刺激症消失，梗阻症状明显缓解）12例，有效（3个疗程内，尿路刺激症消失，尿路梗阻轻度缓解或不变）22例，无效（3个疗程内，尿路刺激症轻度缓解，梗阻无改变）8例，总有效率为81%。

七、实验研究

1．抗肝纤维化

用CCl_4制造肝纤维化模型，分别于造模第1日、第5周、第9周时加入大黄䗪虫丸制成的混悬液，用药4周，处死取材后HE及免疫组化染色，观察本方对肝纤维化不同时期胶原Ⅰ，Ⅲ，Ⅳ的影响。结果：大黄䗪虫丸药组的病变程度轻，胶原Ⅰ，Ⅲ，Ⅳ阳性程度轻，认为大黄䗪虫丸对轻度肝纤维化和较重的肝纤维化均有疗效。

2．对脑出血的保护作用

以雄性Sprauge-Dawley大鼠为实验动物，用胶原酶加肝素联合注射法诱导脑出血大鼠模型，中药组给予大黄䗪虫丸的混悬液2.5 mL灌胃，每日1次，正常组、假手术组、模型组给予等量的生理盐水灌胃，每日1次，观察各组第8、24、48、72 h神经损伤积分情况，3日后将大鼠断头处死，快速取出血肿周围组织约100 mg，以RT-PCR法测定脑组织中凝血酶受体mRNA表达。结果：胶原酶加肝素联合注射法诱导脑出血大鼠模型血肿周围脑组织凝血酶受体mRNA表达增高，大黄䗪虫丸对脑出血大鼠脑组织凝血酶受体mRNA的表达增加有下调作用，并可明显地改善大鼠脑出血模型的神经行为功能的缺损，和模型组相比，有显著性差异（$P < 0.05$）。

3．抗动脉粥样硬化、抗脂质过氧化

采用免疫损伤合并高脂食饵的方法复制家兔早期动脉粥样硬化模型，观察血管壁超微结构，测定血管壁羟脯氨酸含量和血管壁平滑肌细胞的增殖和凋亡。大黄䗪虫丸使动脉粥样硬化家兔血管壁中膜层厚度变小，平滑肌细胞排列趋于正常，减轻线粒体肿胀和粗面内质网扩张，减少细胞器的增多，使平滑肌细胞表型转化减轻，成纤维细胞和胶原纤维明显减少。大黄䗪虫丸还能降低血管壁羟脯氨酸含量，降低增殖细胞核抗原染色阳性细胞数，升高TUNEL染色阳性细胞数。认为大黄䗪虫丸可抑制血管壁胶原的合成，抑制平滑肌细胞的增殖并促进其凋亡，进而逆转血管重塑，这可能是其抗动脉粥样硬化的机制之一。

4．对肾脏的保护作用

通过单侧肾切除、分次尾静脉注射阿霉素、高脂饲料喂养的方法，制作弥漫性系膜增生伴局灶节段性肾小球硬化动物模型，探讨大黄䗪虫丸对阿霉素肾硬化大鼠系膜基质增生的抑制作用。设立假手术组、空白组作为阴性对照，观察时间为12周，分别留取各组第4、8、12周末24 h尿样标本测定尿蛋白含量。第12周末，处死大鼠，光镜观察肾组织病理形态学变化，计算系膜基质指数；应用免疫组化方法检测纤维连接蛋白、胶原Ⅳ含量。研究结果显示，大黄䗪虫丸可降低阿霉素肾硬化大鼠尿蛋白含量，抑制纤维连接蛋白、胶原Ⅳ的过度表达，减少细胞外基质在肾小球中的积聚。因此，大黄䗪虫丸防治肾小球硬化进展的机制与其减少蛋白尿，抑制系膜细胞、系膜基质增生扩张的功能有关。

八、注意事项

①孕妇忌服。

②方中破血祛瘀之品较多，补虚扶正则不足，虽有“去病即所以补虚”之意，但在干血去后，还应施以补益之剂以收全功。

③有关用量：取其量小，祛瘀而不伤正。小豆大5丸，约1 g重，若属瘀血而热盛者，每次可用到3～6 g；若属妇女子宫肌瘤，在出血时，暂停使用。

（本节作者：罗永皎）

第十一章 治燥剂

第一节 轻宣外燥

杏苏散

（《温病条辨》卷1）

一、功能

轻宣凉燥，宣肺化痰。

二、主治

外感凉燥证。恶寒无汗，头微痛，咳嗽痰稀，鼻塞，咽干，苔白，脉弦。

三、组成

苏叶9 g，半夏9 g，茯苓9 g，甘草3 g，前胡9 g，苦桔梗6 g，枳壳6 g，生姜3片，橘皮6 g，大枣$_{去核}$3枚，杏仁9 g（原方未著用量）。

四、用法

水煎温服。

五、组方原理

综观本方主治证候，其病因系凉燥外袭，其病机乃邪束卫表，内舍于肺，肺失宣肃，聚而生痰。故治宜轻宣凉燥以解散表邪，宣降肺气而化痰止咳。方中苏叶味辛微温，发汗解表，开宣肺气；杏仁苦辛温润，宣肺散邪，降气止咳。两药配伍，共为君药。前胡、桔梗与枳壳宣肺宽胸，祛痰止咳，用作臣药。其中前胡表里兼顾，外可宣散表邪，内可化痰止咳；桔梗祛痰止咳而利咽，药性上浮；枳壳宽胸畅膈而理气，药性下走；橘、枳合用，则升降兼施，以符合肺气既主宣发又喜清肃之性。半夏、橘皮、茯苓与甘草合用即二陈汤，可燥湿化痰，理气和中，均为佐药。甘草与臣药中的桔梗相伍，又可祛痰止咳，宣肺利咽。生姜、大枣调和营卫以利解表，通行津液而润干燥，亦为佐药；同时与甘草合用，又能调和诸药，兼作使药。全方配伍，共成发散宣化之功，使表解痰消，肺畅气调，诸证自愈。

本方的配伍特点主要体现为：轻宣凉燥解表与温润化痰止咳并用，表里兼顾而以治表为主，乃苦温甘辛之法，正合《素问·至真要大论》“燥淫于内，治以苦温，佐以甘辛”的治疗原则。

六、临床应用

1. 咳嗽

运用杏苏散加味治疗急、慢性支气管炎106例，其中急性支气管炎72例，慢性支气管炎34例。患者病史2年以内，有咳嗽、咳痰症状，发病持续时间不足2个月者为急性组，病史2年或2年以上，具咳痰、喘息症状，每年发病持续时间超过2个月或2个月以上为慢性组；并经中医辨证属风寒袭肺，属实热或阴虚者不属此范围。本组病例均给予杏苏散治疗，方药：杏仁10～20 g，苏叶6～15 g，陈皮6～10 g，法半夏6～15 g，前胡6～15 g，枳壳10～15 g，桔梗5～10 g，甘草5～10 g，茯苓10～15 g，生姜5～15 g，大枣5～15 g。痰少、咳嗽明显者，加枇杷叶、罂粟壳；痰浓量多者，加浙贝母、炙紫菀、炙款冬花，橘红丸2丸，每日3次；胸痛胸闷者，加瓜蒌壳、桂枝；伴喘息者，加地龙；伴耳鸣腰酸者，加肾气丸。5日为1个疗程，3个疗程后统计疗效。结果：急性组治愈58例，有效10例，无效4例，总有效率为94.3%；慢性组治愈24例，好转6例，无效4例，总有效率为88.3%。

2. 小儿咳嗽

另有用杏苏散加减治疗小儿咳嗽202例，病程最短2日，最长3个月；其中属风寒咳嗽型102例，脾虚痰湿型80例，肺虚久咳型20例。治疗方法：风寒咳嗽者治以杏苏散加荆芥、防风，寒邪较重者加炙麻黄，脾虚痰湿者治以杏苏散加白术、太子参，夹食而呕者加神曲、旋覆花、谷麦芽，肺虚久咳者治以杏苏散加黄芪、炒白术。3日为1个疗程，1个疗程后统计疗效。结果：痊愈100例，显效66例，好转20例，无效16例，总有效率为92.1%。100例痊愈的病例中风寒咳嗽80例，脾虚痰湿咳嗽15例，肺虚久咳5例。

七、实验研究

对小鼠肺与肠道功能的影响

观察杏苏散对凉燥小鼠气管纤毛运动、呼吸道液黏多糖、肠液黏多糖、血清IgG与呼吸道液IgG的影响，将SPF级昆明小鼠随机分为常温常湿组（A组）、凉燥对照组（B组）和凉燥治疗组（C组），18只/组。药物处理后第5日检测气管纤毛运动（min/mm）、呼吸道液黏多糖与肠液黏多糖（μg/mL）、血清IgG与呼吸道液IgG。结果：凉燥组气管纤毛运动加快，呼吸道液黏多糖、肠液黏多糖、血清IgG、呼吸道液IgG明显低于常温常湿组；治疗组气管纤毛运动减慢，呼吸道液黏多糖与肠液黏多糖显著高于B组。这说明凉燥可致小鼠肺津生成减少，气管上皮纤毛运动加快，凉燥之凉可伤肺阳致气机不畅与御邪能力障碍。杏苏散主要通过散寒解表、温肺化饮、益气补中以促进肺津生成，调节肠道分清泌浊生理功能而达到治疗之效。

桑杏汤

（《温病条辨》卷1）

一、功能

辛凉清宣，润肺化痰。

二、主治

外感温燥证。头痛，微恶风寒，身热不堪，干咳无痰，或痰少而黏，口渴咽干鼻燥，舌红，苔薄白而干，脉浮数而右脉大者。

三、组成

桑叶3 g，杏仁4.5 g，沙参6 g，象贝3 g，香豉3 g，栀皮3 g，梨皮3 g。

四、用法

水两杯，煮取一杯，顿服之，重者再作服。轻药不得重用，重用必过病所。

五、组方原理

本方主治乃温燥轻证，邪在肺卫，肺失清肃，而津液耗伤，治当辛凉清宣以解表，润肺化痰以止咳。方中桑叶辛凉芳香，长于清疏肺经及在表之风热，且性兼甘润，故解温燥之表最为适合。杏仁苦辛而润，宣肃肺气，润燥化痰以止咳，与桑叶相伍，一者着重宣表，一者着重平肺，共为君药。淡豆豉助桑叶轻宣发表，前人认为其是解表之润剂，有发汗不伤阴之说，与温燥初起邪在卫表之证最为合拍；象贝母“味苦而性寒，然含有辛散之气”（《本草正义》卷2），助杏仁化痰止咳，且可润肺开泄，对燥邪伤肺，痰少而黏有良效，两药合用为臣药。沙参、梨皮及栀子皮俱为佐药，其中，沙参养阴生津，润肺止咳；梨皮甘凉，益阴降火，生津润肺；栀子苦寒，质轻而入上焦，清泄肺热。诸药合用，共成清宣凉润之功。

桑杏汤的配伍特点是：以辛凉解表的桑叶、豆豉配伍止咳化痰的杏仁、象贝母为主，佐以养阴生津的沙参、梨皮和清热的栀皮。换言之，本方体现了解表、祛痰、养阴和清热诸法，故张秉成称之“乃为合法耳”（《成方便读》卷3）。

六、临床应用

1．咳嗽

桑杏汤加减治疗秋燥咳嗽38例，病程最短1周，最长2个月。查体：两肺听诊闻及呼吸音粗或少量的干湿啰音，胸片示肺纹理增粗或间质性改变。方药组成：桑叶、苦杏仁、新疆贝母、北沙参、栀子、桔梗、百部、陈皮、制半夏。若咳嗽较剧且咽痒难忍者，加蝉蜕、款冬花、牛蒡子；若痰少极难咯出者，加花粉、麦冬；若舌质红，大便干者，加厚朴、制大黄；若有胸闷气短者，加全瓜蒌。结果：治愈30例，好转6例，占15.8%；未愈2例，总有效率为94.7%。

应用桑杏汤加减治疗喉源性咳嗽54例，基本方药：桑叶、杏仁、栀子、浙贝母、麦门冬、防风、薄荷、桔梗、木蝴蝶、射干、僵蚕各12 g，梨皮30 g，蝉蜕10 g，麻黄8 g，甘草5 g。7日为1个疗程，有脾气虚弱及肺肾阴虚者，应服用4～6个疗程。结果：痊愈32例，好转18例，无效4例，总有效率为92%。

2．百日咳

运用桑杏汤治疗百日咳72例。结果：有69例服药1剂后痉咳的次数和时间即有不同程度的减少。其中24例服药3剂后，痉咳完全停止，精神、食欲均好，渐复正常；33例经服药5～10剂后痉咳才完全停止，精神和食欲恢复正常。

3．咳嗽变异性哮喘

采用桑杏汤加减治疗咳嗽变异性哮喘60例，咳嗽2个月以上，多呈发作性，以夜间或凌晨多见；胸肺体征阴性，放射线检查无异常。治疗单用桑杏汤加减化裁：桑叶、豆豉、山栀、杏仁、贝母、沙参、梨皮。加减：咽痛明显者，加玄参、马勃；喉中如有物堵者，加半夏、厚朴、苏梗；胸闷气憋者，加全瓜蒌、厚朴、苏梗；咽痒者，加蝉蜕、射干、木蝴蝶。结果：治愈15例，好转45例。

4．支原体肺炎

本病120例随机分为两组，每组各60例。对照组：阿奇霉素每日500 mg加入5%葡萄糖注射液250 mL静脉滴注，每日1次，每周连用3日，停4日，2周为1个疗程。治疗组：阿奇霉素用法同上，同时服用中药桑杏汤，即桑叶10 g，荆芥12 g，防风10 g，杏仁10 g，紫菀15 g，款冬花15 g，百部

15 g，象贝母12 g，沙参15 g，栀子10 g，桔梗12 g，前胡10 g，甘草6 g。加减：热重者，加石膏；痰中带血者，加白茅根。2周为1个疗程。结果：治疗组60例，显效46例，有效14例；对照组显效32例，有效16例，无效12例，总有效率为80%。两组总有效率比较有显著性差异（$P<0.01$）。

七、实验研究

对小鼠气管纤毛运动与呼吸道液及免疫功能的影响

观察桑杏汤对外燥小鼠气管纤毛运动、呼吸道液黏多糖、肠液黏多糖、血清IgG、呼吸道液IgG与粪便含水率的影响。方法：制备小鼠温燥模型，用药后第7日检测气管纤毛运动（min/mm）、呼吸道液黏多糖（μg/mL）、肠液黏多糖（μg/mL）、血清IgG、呼吸道液IgG与粪便含水率（%）。结果：桑杏汤治疗组呼吸道液黏多糖高于模型组，气管纤毛运动减慢，血清IgG明显增加。这说明桑杏汤能促进气道黏液分泌增加气道呼吸道液IgG，从而发挥其治疗作用。

八、注意事项

本方适用于温燥初起，邪在卫分者（轻证）。若温燥重证，邪入气分者，当用清燥救肺汤。本方意在轻宣，故药量宜轻，不宜过重。

清燥救肺汤

（《医门法律》卷4）

一、功能

清燥润肺。

二、主治

温燥伤肺重证。身热头痛，干咳无痰，气逆而喘，咽喉干燥，鼻燥，胸满胁痛，心烦口渴，舌干无苔，脉虚大而数。

三、组成

桑叶$_{经霜者，去枝梗，净叶}$9 g，石膏$_{煅}$7.5 g，甘草3 g，人参2 g，胡麻仁$_{炒，研}$3 g，真阿胶2.5 g，麦门冬$_{去心}$3.5 g，杏仁$_{炮，去皮尖}$2 g，枇杷叶$_{刷去毛，蜜涂炙黄}$3 g。

四、用法

水一碗，煎六分，频频两三次滚热服。

五、组方原理

针对温燥伤肺，气阴两伤，肺失清肃之病机，治当清燥热、养阴液、降肺气而兼补中气。方用桑叶经霜而柔润不凋者，得秋之全气，秉清肃之性，质轻辛凉，可除燥热，故重用为君药；石膏辛甘大寒，善清气分热邪又不伤津，与麦冬之甘寒养阴生津配伍，可助桑叶清除温燥，并兼顾损伤之津液，共为臣药。原方中石膏用煅，且用量较桑叶为轻，究其方义，乃以肺为娇脏，清肺不可过于寒凉着眼。煅石膏清热敛肺，既能清泄肺之燥热，又可敛降肺气，具有清中寓敛之妙。其余杏仁、枇杷叶、阿胶、胡麻、人参与甘草诸药，均为佐药。杏仁、枇杷叶味苦而善肃降肺气，以止咳平喘。阿胶与胡麻皆能益阴润燥，进一步加强麦冬的作用。人参和甘草皆为补中益气之品，喻昌谓人参“生胃之津，养肺之气”，甘草“和胃生金”，说明此二药不仅可补既亏之气，更能培补中土以生肺金，亦即《难经·第十四难》所谓“损其肺者益其气”之意。甘草甘平，善和诸药，则又具使药之意。诸药合用，使燥热得清，气阴得复，逆气得降，而肺复行其治节，则诸证自愈。

本方的配伍特点，吴瑭称是“辛凉甘润法”（《温病条辨》卷1），可谓要语不烦。该方以辛凉清泄温燥（桑叶、石膏）为主，辅以甘寒甘润（麦冬、人参、甘草）。全方结构严谨，主次井然，清热而不重浊，润燥而不滋腻。

六、临床应用

1．蘑菇肺

本病系患者吸入了蘑菇释放出的孢子，而引起的过敏性呼吸道疾病。其发病快，危害重，培植人员95%患本病。报道56例，其中，49例为蘑菇培植人员，其余7例均有密切接触史；初患12例，反复发作44例；病程最短2周，最长达半年余。临床症状有咳嗽，为刺激性干咳，咳黄白痰，少许泡沫样痰，伴有胸闷、气短、乏力等；听诊两肺底有少许湿啰音；X射线主要表现为肺纹理粗乱增多，中下肺有点片状阴影。用清燥救肺汤（人参6 g或党参15～18 g，甘草、麦冬、石膏各12 g，阿胶、炙枇杷叶、杏仁、炒胡麻、桑叶各9 g）治疗，10日为1个疗程，2个疗程后观察疗效。结果：临床痊愈31例，好转16例，无效9例，总有效率为84%。

2．依那普利所致咳嗽

采用清燥救肺汤加减治疗依那普利引起的咳嗽并与复方甘草片口服做对照。52例随机分为两组，治疗组32例，对照组20例。连服7日后，改为散剂，每次服依那普利片30 min后，再服3～5 g。对照组服用依那普利片30 min后，口服复方甘草片1～2片。两组均随依那普利药量调整，均服30日为1个疗程。结果：治疗组32例，显效13例，有效17例，无效2例；对照组20例，显效2例，有效7例，无效11例；两组疗效比较，有显著性差异（$P<0.01$）。

3．放射性肺损伤

放射性肺损伤是肺癌放疗过程中常见且危害性较大的并发症，在肺癌患者放疗的同时使用清燥救肺汤预防放射性肺损伤的发生，取得了一定的疗效。所选病例均为病理学或细胞学确认为肺癌，需要行放疗的患者，随机将患者分为单纯放疗组（对照组）43例，放疗加清燥救肺汤组（治疗组）45例。方药组成：桑叶12 g、石膏15 g、生晒参9 g、胡麻仁12 g、阿胶15 g、麦冬12 g、杏仁12 g、枇杷叶30 g、甘草9 g，连续治疗28日为1个疗程。结果：两组患者放疗结束4个月内放射性肺损伤的评定及分级比较：对照组、治疗组轻度放射性肺炎发生率分别为23%（10/43）、18%（8/45）（$P<0.05$），重度放射性肺炎发生率分别为7%（3/43）、2%（1/45）（$P<0.01$）。两组患者放疗结束4个月肺活量比较：对照组、治疗组分别为2 148.2±136.5、2 682.5±127.3（$t=3.42$，$P<0.05$）。两组患者放疗副反应比较：对照组、治疗组分别为83.3±14.2、62.3±12.6（$t=3.29$，$P<0.05$）。

4．慢性支气管炎急性发作

120例本病患者随机分为治疗组60例，对照组60例。治疗组用清燥救肺汤加减，方用：桑叶10 g，杏仁（后下）10 g，生石膏（先下）30 g，炙枇杷叶10 g，炙甘草6 g，紫菀10 g，款冬花15 g，桔梗10 g，麦冬15 g，阿胶珠10 g，胡麻仁10 g，党参10 g，炙百部10 g。伴有咽喉干燥、声音嘶哑者加玄参、诃子、天花粉，痰中夹有血丝者酌加牡丹皮、白茅根。对照组：棕色合剂每次10 mL，每日3次。两组疗程均为7日。结果：治疗组临床控制22例，显效32例，有效3例，无效3例，总有效率为95.0%；对照组临床控制4例，显效12例，有效36例，无效8例，总有效率为86.7%；两组总有效率比较，有显著性差异（$P<0.01$）。

5．特发性肺纤维化

特发性肺（间质）纤维化50例，随机分为治疗组和对照组，治疗组32例，对照组18例。治疗组基本方：桑叶15 g，生石膏30 g，阿胶10 g，麦冬15 g，杏仁10 g，炙枇杷叶10 g，党参10 g，甘草6 g。随证加减：咳痰带血者加白茅根、三七粉，咳吐脓痰量多者加鱼腥草、瓜蒌，唇甲发绀舌黯者加丹皮、赤芍，气短肢冷畏寒者去生石膏加蛤蚧、肉桂。对照组服用养阴清肺丸和蛤蚧定喘胶囊，剂量分别为每服1丸，每日2次，和每服3粒，每日2次。治疗组和对照组均以3个月为1个疗程，1个疗程后观察疗效。结果：治疗组治愈7例，好转22例，未愈3例，总有效率为90.6%；对照组治愈0例，好转12例，未效6例，总有效率为66.7%。

6．咯血

本方治疗咯血38例，其中10例经支气管碘油造影确诊为支气管扩张症，既往有肺结核病史10例，慢性支气管炎病史10例，病因不详8例。治疗方法以清燥救肺汤为基础方加减：木火刑金，烦躁易怒，口苦胁痛者，加黛蛤散、石决明；心火刑金，心烦口渴，胸中热气上冲者，加黄连、连心莲子；痰火灼伤肺络，咯黄稠痰，脉滑数者，加陈胆南星、鲜竹沥；大量咯血者，急用西洋参益气固脱。结果：近期治愈35例，治愈率为92%：显效1例，有效1例，无效1例。近期总有效率为97%。

7．单纯性老年皮肤瘙痒症

18例本病患者，发病季节均在春秋季节，表现剧烈瘙痒，夜间为甚，伴神疲乏力，口干渴饮，舌红少津，苔薄白，脉细弱等，采用清燥救肺汤治疗。结果：痊愈9例，有效7例，无效2例。

七、注意事项

方中石膏，原书用煅者，现代临床一般使用生石膏，煅石膏则以外用为主。至于石膏的用量，当按病情轻重并参照原方的比例酌定，以避免过重而伤肺气。

沙参麦冬汤

（《温病条辨》卷1）

一、功能

清养肺胃，生津润燥。

二、主治

燥伤肺胃阴分证。咽干口渴，或身热，或干咳少痰，舌红少苔，脉来细数。

三、组成

沙参9 g，玉竹6 g，生甘草3 g，冬桑叶4.5 g，麦冬9 g，生扁豆4.5 g，天花粉4.5 g。

四、用法

水五杯，煮取二杯，日再服。

五、组方原理

本方证的病机为燥热伤津，肺胃受损，故治当清养肺胃，甘寒生津。方用沙参、麦冬与桑叶共为君药，其中，沙参味甘微苦而性寒，有养阴清肺之功，《神农本草经百种录》谓："肺主气，故肺家之药，气胜者为多。但气胜之品必偏干燥，而能滋肺者，又腻滞而不能清虚热。惟沙参为肺家气分中理血之药，色白体轻，疏通而不燥，润泽而不滞，血阻于肺，非此不能清也。"麦冬亦系甘寒之品，入肺胃经，可滋养肺胃津液，合沙参则生津液而清燥热之功益彰。然燥热为病，终属外邪，故又用桑叶专清燥热，并辛凉宣散以祛之。如此，沙参、麦冬与桑叶相伍，则扶正与祛邪兼顾，用药十分周到。玉竹、花粉为臣药，玉竹甘平，养阴润燥，滋而不腻；花粉清热生津，此两药相配可加强君药养阴生津、清热润燥之功。胃液既耗，运化必受影响，而且养阴清热药物亦有滋腻损伤脾胃之弊，故又用生扁豆健脾胃而助运化，同时又寓培土生金之义，是为佐药。生甘草清热和中，调和诸药，用作使药。诸药相配，共成清养肺胃，育阴生津之效。

本方在配伍特点上，是以甘寒养阴药为主，配伍辛凉清润和甘平培土药品，全方药性平和，清不过寒，润不呆滞，而清养肺胃之功甚宏，真乃王道之制。

六、临床应用

1．肺癌

将63例确诊为非小细胞肺癌患者随机者分为两组。治疗组30例采用沙参麦冬汤为主方加减（南沙参、北沙参、太子参、冬虫夏草、麦冬、玉竹、黄芪、白花蛇舌草、防己、五指毛桃、桑叶、生甘草、三七末）联合化疗治疗；对照组采用单纯化疗。21日为1个周期，2个周期为1个疗程。结果：总有效率、癌灶稳定率治疗组分别为56.7%、90.0%，对照组分别为36.4%、63.6%。两组总有效率比较，无显著性差异（$P>0.05$）；但两组癌灶稳定率比较，有显著性差异（$P<0.05$）。治疗后治疗组咳嗽、咯痰、咯血、气急、胸痛、发热等临床症状均有明显改善，与对照组比较，有显著性差异（$P<0.01$）。治疗后生存质量经Karnofskv评分，总有效率治疗组为86.7%，对照组为45.5%，两组比较有显著性差异（$P<0.05$）。

2．放射性口腔干燥症及放疗损伤

鼻咽癌患者72例且为首次接受放射治疗，随机分为放疗配合服用沙参麦冬汤组（以下简称中放组）和单纯放疗组（以下简称单放组）各36例。两组临床分期和病理类型分布无差异，放疗方法和剂量基本接近。两组用同样西药辅助治疗，中放组在放疗开始第2周口服沙参麦冬汤加减方，由沙参30 g、麦冬15 g、玉竹10 g、甘草3 g、生扁豆10 g、花粉15 g、生地20 g、冬桑叶15 g、菊花10 g、茅根30 g组成。气滞湿阻，胃纳不佳，胸闷不畅，口干苔厚腻者，加枳壳、厚朴、半夏、陈皮；气虚乏力，大便溏薄者，加生黄芪、党参、白术、茯苓。单放组单纯用0.02%呋喃西林液漱口，每日3～4次。放疗结束后，观察两组黏膜损伤情况和饮食改变情况判定治疗效果。结果：中放组显效31例，有效3例，无效2例，总有效率为94.4%；单放组显效4例，有效13例，无效19例，总有效率为47.2%。两组总有效率比较，有显著性差异（$P<0.05$）。

3．小儿肺炎

有报道使用沙参麦冬汤加减治疗小儿肺炎25例。处方：沙参、麦冬、百合各8～12 g，桑叶、白扁豆、杏仁、桔梗、地骨皮各6～10 g，百部6～8 g，甘草3～6 g。若热重阴伤者，加生石膏、竹叶；久病阴伤气耗者，加太子参、山药、白术；痰多者，加桑白皮、炙枇杷叶。经治疗7～10日，结果：痊愈（症状、体征消失，胸片恢复正常）22例，基本治愈（症状、体征基本消失，胸片明显吸收好转）2例，有效（症状、体征减轻，胸片吸收好转）1例。

4．慢性咽炎

用沙参麦冬汤加减治疗慢性咽炎80例，处方：沙参、麦冬各15 g，生地12 g，薄荷10 g，枇杷叶10 g，桔梗8 g，射干3 g，甘草6 g，连用10日。结果：治愈52例，有效20例，无效8例，总有效率为90%。

七、实验研究

1．对动物在体胃运动的影响

结果表明，沙参麦冬汤（23 g/kg）1次给药及9 g/(kg·日）及23 g/(kg·日）连续5日灌服均能显著抑制小鼠胃酚红排空率（$P<0.05$），9 g/kg、23 g/kg 1次给药能对抗新斯的明引起的小鼠胃排空加快（$P<0.05$）；胃浆膜埋植应变片记录清醒大鼠胃运动发现，该方7 g/kg灌胃能抑制大鼠底纵行肌收缩的频率和幅度，对胃窦环行肌作用不明显；胃内埋植水囊法观察到，沙参麦冬汤（3.5 g/kg，7 g/kg）十二指肠给药能使麻醉大鼠胃运动的频率减慢，幅度减弱，其中7 g/kg该方对皮下注射吲哚美辛（40 mg/kg）

引起的大鼠胃运动亢进有显著抑制作用，但对肌内注射利血平［0.4 mg/(kg·日)×4日］引起的大鼠胃运动加强作用不明显。

2．对胃黏膜保护作用的机制

以胃黏膜血流量、脂质过氧化物、还原型谷胱甘肽、谷胱甘肽过氧化酶及超氧化物歧化酶为指标，探讨了沙参麦冬汤对胃黏膜保护作用的机制。结果显示：沙参麦冬汤（10 g/kg，20 g/kg）胃内给药能显著抑制酸化乙醇所引起的大鼠胃体、窦部黏膜血流量的下降；预先给大鼠灌胃则能显著抑制乙酸引起的胃黏膜过氧化脂质含量升高，增加还原型谷胱甘肽含量。

3．对巨噬细胞功能的调节

沙参麦冬汤［(1.3～12) g/(kg·日)］能够明显提高正常大鼠腹腔Mφ表面Ig抗原表达的阳性率及抗体依赖细胞介导的细胞毒指数（$P<0.05$），提高程度与阳性对照的人参皂苷组和肿瘤坏死因子组相似。同时，该方还能够使皮质酮肌内注射所致“阴虚”模型大鼠Mφ Ig抗原表达率的抑制及抗体依赖细胞介导细胞毒活性的降低得以明显改善（$P<0.05$）。这提示促进机体Mφ表面Ig抗原表达，激活机体免疫应答反应，以及增强Mφ抗体依赖细胞介导活性，可能是该方提高免疫功能，治疗阴虚证的作用机制之一。

4．对阴虚大鼠免疫功能的影响

探讨沙参麦冬汤对阴虚大鼠的免疫作用机制，测定治疗前后脾淋巴细胞增殖能力和血清细胞因子IL-2和IL-6的变化。结果：沙参麦冬汤治疗组较阴虚模型组淋巴细胞增殖指数和IL-2含量明显增高（$P<0.01$），血清IL-6含量明显降低（$P<0.01$）。这提示沙参麦冬汤可提高阴虚大鼠的免疫功能，并能抑制炎症反应，减轻炎症损伤。

5．抗肿瘤

探讨新加沙参麦冬汤（北沙参、麦冬、天花粉、石斛、白英、白花蛇舌草、山豆根、仙鹤草、三叶青、陈皮）抗肿瘤的理论基础，采用荷瘤小鼠瘤重、抑瘤率、肿瘤自发转移率、生存期、胸腺（脾脏）指数、自然杀伤细胞活性、淋转率等指标检测新加沙参麦冬汤对小鼠移植性S_{180}、Lewis肺癌、EAC腹水瘤的抑制作用。结果：新加沙参麦冬汤具有一定的抑瘤谱及抑瘤强度，基本机制是其具有一定的免疫促进作用。

（本节作者：罗永皎）

第二节　滋阴润燥

麦门冬汤

（《金匮要略》）

一、功能

滋养肺胃，降逆下气。

二、主治

1．肺阴不足证

咯痰不爽或咳吐涎沫，咳逆上气，手足心热，口干咽燥，舌红少苔，脉虚数。

2．胃阴不足证

气逆呕吐，口渴咽干，舌红少苔，脉虚数。

三、组成

麦门冬42 g，半夏6 g，人参9 g，甘草6 g，粳米6 g，大枣4枚。

四、用法

上六味，以水一斗二升，煮取六升，温服一升，日三服夜一服。

五、组方原理

本方主治虽有两证，实则均属肺胃阴虚，气逆不降，故治宜润肺益胃，降逆下气。方中麦门冬甘寒清润，入肺胃经，养阴生津，滋阴润燥，兼清虚热之功，重用为君药；人参为臣药补中益气，脾胃气旺，则自能于饮食水谷中生化津液，上润于肺矣，亦即“阳生阴长”之意。甘草、大枣、粳米性平甘润，和中滋液，加强麦冬、人参滋补肺胃阴液的作用，且甘草、大枣、粳米配伍人参，可培土生金，共为佐药。半夏辛温，作为佐药小量配伍意义有三：一是降逆化痰，肺胃阴亏，虚火上炎，则灼津为痰，半夏既可降逆止呕，又可化痰治标；二是开胃行津，治燥必须滋阴生津，但肺胃之气逆乱，仅有滋润而无气运行反使阴津不得布散，故配入半夏开胃行津，助阴津布散而达治燥之功；三是防止滋腻，肺胃阴亏，中气亦虚，应用大量滋阴生津之品，每有腻滞呆中之弊，少佐半夏之辛燥，则润燥相得，动静结合，使滋阴而不滞中，和中亦不伤津。甘草调和诸药，兼作使药。诸药相配，合而成方，可使肺胃阴复，逆气得降，中土健运，则诸证自愈。

本方的配伍特点有二：一是润中有燥，本方属于润燥之剂，但组方并非纯用养阴药，而是在重用麦冬的前提下，少量配伍温燥之半夏，以使润中有燥，滋而不腻，动静结合而相反相成；二是培土生金，本方原治肺痿，全方六味药，其中益气和中之品人参、甘草、大枣与粳米就用了四味，充分体现了虚则补母、补土生金之法。

六、临床应用

1．支气管炎

应用麦门冬汤提取剂（9.0 g/日）治疗支气管炎20例，其中急性支气管炎13例，慢性支气管炎7例。结果：显效3例，好转14例，无效3例。

2．血管紧张素转换酶抑制剂所致干咳

血管紧张素转换酶抑制剂所致的干咳反应占该药临床使用的5%～16%。目前，由于没有控制这种咳嗽的有效西药，因而成为血管紧张素转换酶抑制剂在临床使用中途停药的主要原因。使用麦门冬汤加减治疗血管紧张素转换酶抑制剂所致咳嗽40例，处方：麦冬40 g，法半夏6 g，人参6 g，甘草6 g，粳米6 g，大枣4枚。加减：咳逆重者，加蜜百部、蜜款冬花；咽痛者，加桔梗、北沙参；咳吐黄痰者，加川贝母、黄芩。7日为1个疗程，服用时间与血管紧张素转换酶抑制剂间隔1 h以上。结果：痊愈24例，有效9例，无效7例，总有效率为82.5%。

3．咳嗽变异性哮喘

咳嗽变异性哮喘又名隐匿性哮喘或过敏性哮喘，是目前极易引起儿童慢性顽固性咳嗽的原因之一。以麦门冬汤加减治疗咳嗽变异性哮喘患儿34例，基本方：麦门冬10～20 g，姜半夏、太子参、甘草各6 g，薏苡仁、大枣各10 g。加减：感冒后咳嗽迁延不愈属风痰闭肺轻者合止嗽散，重者合三拗汤；春秋季因肺炎支原体感染后诱发顽固性剧咳或似百日咳样痉咳属肝火犯肺者，合泻白散、黛蛤散；因情志变化、胃-食道反流而久咳不愈属肝郁痰滞者，合逍遥散或旋覆代赭汤；喉痒咽痛者加炒僵蚕、蝉蜕；清嗓声嘶者加金荞麦、木蝴蝶；夜咳者加蜜远志、钩藤；咳嗽日久者加乌梅、五味子、地龙。结果：显效15例，有效16例，无效3例，总有效率为91.2%。

4．矽肺

矽肺在临床表现上与中医的肺痿相似，用本方加天门冬、竹沥、白茅根、瓜蒌皮、郁金、黑豆、瓦楞子、白萝卜汁等，治疗12例，经服药3个月后，咳嗽、咳痰、咯血等症状消失，而胸痛、倦怠、动则气急等亦有不同程度的减轻。

5．非特异性炎症型右肺中叶综合征

本综合征的临床表现与肺痿相近，报道用麦门冬汤加减治疗60例，其中辨证属虚热型54例，虚寒型6例。方剂：麦冬、陈皮各9 g，法半夏、桔梗、炒苦杏仁、川贝母、瓜蒌皮、蜜枇杷叶、茯苓、化橘红、太子参、炙甘草各10 g，明党参、冬瓜子各12 g。8～10日为1个疗程，结果：治愈（以肺复张达到正常中叶体积的90%～95%以上，炎症完全吸收，症状消失为标准）57例（95%），无效（以治疗前后症状与体征无变化为标准）3例（5%）。治愈者近期（1～6个月）随访无复发，2～4年复发2例。

6．呕吐

麦门冬汤加竹茹、石斛、蜜枇杷叶，煎汁少量频服，治疗胃阴不足型顽固性呕吐42例。患者多有胃肠疾患致呕吐、腹泻等失液史，使用一般止吐药物无效或收效甚微。服药3～9剂，结果：治愈（恶心呕吐停止，食纳精神如常，无复发）20例，显效（呕吐止，恶心明显减轻，可进少量流食，食后不吐）15例，有效（服药后恶心、呕吐明显减轻或停止，但因饮食不当复发呕吐，再次治疗仍可止者）4例，无效（症状无改善或改善不明显）3例。

7．抗结核化疗所致消化道副反应

结核患者在化疗中多有上腹部不适或疼痛、食欲不振、口干、恶心呕吐、舌干红少苔等药物性胃肠道反应。用麦门冬汤加味治疗36例，处方：麦冬18 g，法半夏9 g，人参9 g，甘草3 g，粳米30 g，北沙参10 g，黄精12 g，砂仁1.5 g，大枣6 g，生姜3片。咳甚者加蜜百部、蜜款冬花，潮热甚者加地骨皮、银柴胡，口干甚者加生地黄、玉竹，咯血者加白及、仙鹤草，腹胀便溏者加陈皮、炒白扁豆，口干、大便秘结者加石斛、白芍。结果：服药3剂症状消失12例，服5剂消失17例，服6～9剂消失7例，全部病例均有效。

8．干燥综合征

经临床和唾液腺造影确诊的干燥综合征17例，14例为类风湿关节炎引起的继发性干燥综合征，病程1～11年，平均（5±2.8）年。用麦门冬汤提取物每日9 g，分3次饭后服，用药时间12周以上。3例有轻度副作用而于4周内停止服药，14例做了统计学处理。测定10 min唾液分泌量，从给药前（7.9±7.1）mL增至（11.3±6.2）mL，有显著性差异（$P<0.05$），泪液分泌从给药前（3.1±2.7）mm增至（6.5±2.9）mm，有显著性差异（$P<0.01$），几乎所有的患者在使用麦门冬汤4周内显效，也有患者在开始给药的第1周内即显效。治疗后获中等程度以上改善者占全部患者的57.1%，其中，病程在6年以内6例，显著改善3例，中等程度改善2例，无效1例；病程在6年以上8例，中等程度改善3例，轻微程度改善4例，无效1例。

9．复发性口腔溃疡

用加味麦门冬汤治疗阴虚火旺型口腔溃疡60例，处方：麦冬15 g，党参15 g，清半夏9 g，山药12 g，白芍9 g，丹参9 g，甘草6 g，炒桃仁6 g，大枣3枚。结果：显效12例，有效35例，无效13例，总有效率为78.3%。

七、实验研究

1．降血糖

采用四氧嘧啶性糖尿病小鼠及遗传性糖尿病KK-CA^{Y}小鼠分别作为外因性胰性糖尿病及内因性糖尿病模型，比较研究治疗糖尿病方剂：人参汤、白虎加人参汤、竹叶石膏汤、麦门冬汤、八味丸及五苓散的降血糖作用。结果表明，对于四氧嘧啶糖尿病小鼠，其作用强弱依次为竹叶石膏汤＞白虎加人参汤，麦门冬汤≥八味丸，人参汤＞五苓散，KK-CA^{Y}小鼠在绝食条件下，人参汤、竹叶石膏汤、白虎加人参汤、麦门冬汤等作用明显，而八味丸、五苓散的效果弱；然而在非绝食条件下，八味丸的降糖作用最强，其他方剂之间未见差别。

2．镇咳

麦门冬汤治疗伴有严重咳嗽的气管炎和咽炎功效明显，药理作用显示麦门冬汤具有止咳、抑制呼吸道过敏性、促进黏液纤毛的运动及肺泡表面活性物质分泌的作用，但其分子水平作用机制尚未建立。研究表明，麦门冬汤对基因表达具有调节作用，可增加β_1肾上腺素能受体的基因表达，并且这种作用通过cAMP依赖信号系统的激活起效。麦门冬汤增加肺泡Ⅱ型细胞的cAMP含量可能既对cAMP生成有刺激作用又对cAMP降解有抑制作用，并且不同组分之间的协同效应对该方剂的作用至关重要。

3．抗过敏

麦门冬汤对脱颗粒及组织胺游离呈剂量依赖性的抑制效果，此效果的强度与对脱颗粒剂及组胺游离有抑制效果的色苷酸钠相仿。

4．对环磷酰胺的增效作用

观察加味麦门冬汤（简称M）与环磷酰胺（CTX）联用对S_{180}小鼠血清IL-2水平及肿瘤组织NF-κB p65表达的影响，探讨加味麦门冬汤对CTX增效作用的机制。结果：M高、中剂量加CTX组增效率均大于0.85，具有增效作用；M高剂量加CTX组小鼠血清IL-2含量与CTX组比较，差异有显著性（$P<0.05$）；M高剂量加CTX组可明显下调瘤组织中NF-κB p65的表达（与CTX组比较，$P<0.05$）。因此，提高血清IL-2含量，增强机体抗瘤能力和下调肿瘤组织中NF-κB p65的表达，促进瘤细胞凋亡，可能为加味麦门冬汤对CTX增效作用的机制之一。

5．对胃排空的影响

应用核素胃排空显像法观察加减麦门冬汤对食管癌、贲门癌术后两组患者服药前后胃排空的变化，用症状评分法观察服药后症状变化。结果表明，服药后食管中段癌组、贲门癌组的胃排空较服药前明显加快，两组治疗后症状平均积分明显低于治疗前，患者症状明显缓解。这说明加减麦门冬汤可促进食管癌、贲门癌术后患者的胃排空，改善胃肠功能紊乱的状态，提高患者的生存质量。

八、注意事项

肺痿一病，有虚热与虚寒之分，属于虚寒者，不宜使用本方。

养阴清肺汤

（《重楼玉钥》）

一、功能

养阴清肺，利咽解毒。

二、主治

白喉。喉间起白膜如腐，不易拔去，并逐渐扩展，病变甚速，咽喉肿痛，初起发热，或不发热，鼻干唇燥，或咳，或不咳，呼吸有声，似喘非喘。

三、组成

大生地12 g，麦冬9 g，生甘草3 g，玄参9 g，贝母$_{去心}$5 g，丹皮5 g，薄荷3 g，炒白芍5 g。

四、用法

煎服。日服1剂，重证日服2剂。

五、组方原理

白喉为肺肾阴虚，复感疫毒之证，故治当“养阴清肺，兼辛凉而散为主”（《重楼玉钥》卷上）。方中大生地甘苦而寒，可凉血解毒以祛邪治标，又可滋养阴液以扶正治本，为君药；玄参咸寒，滋阴降火，解毒利咽，故治咽喉肿痛及外科疮疡伴有阴虚者，每多配用，如普济消毒饮、四妙勇安汤是也；麦冬养阴润肺，因咽喉属于肺系，白喉为肺肾阴虚，方中生地、玄参养阴而入肾，故配用麦冬入肺经滋养肺阴；白芍酸甘敛阴和营；牡丹皮、贝母及薄荷为佐药，牡丹皮辛苦而凉，凉血消肿，贝母既可润肺止咳，又可化痰散结，与牡丹皮、白芍相配，则消除咽喉肿痛之功益彰；薄荷辛凉发散，清热利咽，与诸养阴药配伍，亦可防止滋阴壅滞之弊；甘草清热解毒，调和诸药为使药。全方合用，共奏养阴清肺，利咽解毒之效。

本方的配伍特点为：滋补阴液内寓凉血解毒，则扶正与攻毒并施；并佐以清热利咽散结，则全身治疗又兼顾局部，故不失为治疗白喉之效方。

六、临床应用

1．白喉

有报道，以内服养阴清肺汤加减为主，配合漱喉散及吹喉散局部处理治疗白喉52例，具体方药及用法为：生地黄9 g，薄荷3 g，麦冬9 g，甘草3 g，白芍9 g，金银花15 g，牡丹皮9 g，连翘15 g，玄参9 g，蒲公英18 g，川贝母9 g，板蓝根9 g，每日1～2剂。加减法：便结者加大黄、玄明粉，利尿者加灯心草、车前子，健胃者加山楂、六神曲、砂仁，强心者加人参、黄芪、六神丸，呕吐者加枳壳、姜半夏、竹茹。结果：治疗48例，治愈率达94.24%。症状减轻最快者为用药后1日，最长者为10日，大多数在3～4日消退。治疗后局部白膜平均消退日数为3.2日，完全消退日数为7.2日。咽拭培养转阴平均9.8日。本组疗效较同时期使用白喉抗毒血清的治愈率为高。

2．慢性咽炎

有报道，养阴清肺汤加减治疗慢性咽炎35例，基本方：麦冬、白芍、生地黄、牡丹皮、薄荷、川贝母、甘草。喉肿者，加石膏；大便燥结数日不解者，加大黄、玄明粉；局部加用“吹喉散”。结果：经过10日治疗，痊愈13例，有效17例，无效5例，总有效率为82.35%。

养阴清肺汤加减治疗小儿慢性咽炎咳嗽50例。处方：生地黄12 g，麦冬12 g，白芍10 g，牡丹皮10 g，川贝母8 g，玄参10 g，薄荷（后下）2 g，甘草3 g。一般治疗2周，治疗期间停用其他一切药物，并嘱忌辛辣烤炸食品，适寒温。结果：显效19例，有效28例，无效3例，总有效率为94.0%。

3．慢性声音嘶哑

采用加味养阴清肺汤（生地黄、麦冬、玄参、川贝母、牡丹皮、薄荷、赤芍、蝉蜕、射干等）治疗本病50例，并设对照组50例。对照组给予罗红霉素和泼尼松治疗。结果：治疗组总有效率为92%，对照组总有效率为62%。两组疗效比较，有显著性差异（$P < 0.05$），说明本方对慢性声音嘶哑具有养阴清热，润肺开音的功效。

4．口腔溃疡

小儿热病后期口腔溃疡36例，均系继发于流感、肺炎、急性支气管炎、麻疹等，运用养阴清肺汤治疗。处方：生地黄6 g，麦冬4 g，玄参5 g，川贝母、牡丹皮、白芍各2 g，甘草、薄荷各3 g；余热未清者加金银花、竹叶，便秘者加大黄。结果：所治病例，经治2～7日均获痊愈。

七、实验研究

1．抗菌与中和毒素

研究显示，本方8味药物中，生地黄、牡丹皮、甘草有较强的抗菌力，玄参、麦冬、贝母有较强的“中和”毒素能力，白芍在两方面的能力都强而薄荷则均弱。在抗菌与“中和”毒素两方面，酊剂比水煎剂强。从原方中减去任何1味药，抗菌作用都比原方低，而“中和”毒素能力则无明显影响。

2．抗炎

原方去生地黄、牡丹皮、白芍，加西瓜霜、蝉蜕、藏青果组成的养阴清肺汤加减方，对于10%冰醋酸所致的咽喉部急性炎症有明显的防治作用，对醋酸所致的毛细血管通透性增高和二甲苯所致小鼠耳廓炎症亦有明显的抑制作用。

3．镇咳、祛痰、抗炎及抑菌的研究

采用浓氨水诱导法、小鼠气管段酚红排泄法和小鼠耳肿胀法，对复方养阴清肺汤（原养阴清肺汤加入鱼腥草素）进行了镇咳、祛痰、抗炎及抑菌作用实验观察。结果表明，该汤剂有明显镇咳、祛痰（$P<0.01$）及抗炎作用（$P<0.05$），且镇咳作用优于养阴清肺汤。这说明鱼腥草素加入养阴清肺汤后增强其抑菌作用。

玉液汤

（《医学衷中参西录》上册）

一、功能

益气滋阴，固肾止渴。

二、主治

消渴。口常干渴，饮水不解，小便数多，困倦气短，脉虚细无力。

三、组成

生山药30 g，生黄芪15 g，知母18 g，生鸡内金$_{捣细}$6 g，葛根4.5 g，五味子9 g，天花粉9 g。

四、用法

水煎服。

五、组方原理

本方证的病机为元气不升，阴虚燥热、脾肾两亏，治宜益气滋阴，固肾止渴。方中黄芪药性升浮，补气升阳，可使脾气升而达肺，肺气充而布津；山药滋脾益肾，既可加强黄芪补气升阳，又可养阴益肾，固缩小便；两药益气滋阴，补脾固肾，重用为君药。知母、天花粉清热滋阴，润燥止渴为臣药。君臣药合用，标本兼治，且黄芪与知母，一阴一阳，一升一降，两药配伍可又协调阴阳，使升降有序。葛根、鸡内金及五味子为佐药，葛根既生津止渴，又助黄芪升阳，使脾气上升，散精达肺；鸡内金健脾助运，善消食积，化水谷为津液；五味子酸能生津，又固肾缩尿，不使水液下趋。诸药相配，共奏益气滋阴，固肾止渴之功。

本方的配伍特点是：滋阴清热生津与补气升阳、补津并举，全方阴中有阳，升中有降，故能协调阴阳，使津液升降有序，为治疗消渴证之效方。

六、临床应用

1．糖尿病

以玉液汤为主治疗老年糖尿病104例。处方：山药、黄芪、天花粉、知母、葛根、五味子，在此基础上辨证加减。肺胃阴虚者加百合、石斛，肺肾阴虚者加女贞子、菟丝子，阴阳两虚者加淫羊藿、鹿角胶、补骨脂，阴虚热盛者加石膏、知母，络脉瘀阻者加丹参、山楂、三七粉（冲）。结果：显效

（治疗后临床症状消失。空腹血糖 < 7.2 mmol/L，餐后2 h血糖 < 8.4 mmol/L，24 h尿糖定量较治疗前下降30%以上）39例，占37.5%；有效（治疗后临床症状明显改善，空腹血糖 < 8.3 mmol/L，餐后2 h血糖 < 11.8 mmol/L，24 h尿糖定量较治疗前下降10%以上）51例，占40%；无效（治疗后症状无明显改善，血糖、尿糖下降未达到上述标准）14例，占13.5%；总有效率为86.5%。

运用玉液汤加味治疗气阴两虚2型糖尿病78例，临床症状表现：神疲乏力，少短懒言，形体消瘦，面色㿠白少华，自汗盗汗，口渴喜饮，心悸失眠，溲赤便秘，舌红少津、苔薄或苔剥，脉弦细或细数无力。玉液汤加味方：黄芪、山药、葛根、天花粉各15～30 g，玄参10～20 g，苍术、五味子各6～9 g，知母8～12 g，鸡内金6 g。随证加减：气虚甚者加白术、黄精，口渴甚者加沙参、石斛，烦渴多饮，热象重者加石膏，便秘者重用玄参，小便清长而多者加金樱子、益智仁。1个月为1个疗程，连服2个疗程。结果：近期治愈41例，有效35例，无效2例，总有效率为97.4%。

2．糖尿病肾病

56例早期糖尿病肾病患者随即分成两组：中西医结合组（治疗组）36例，对照组20例。治疗方法：两组患者均先行糖尿病常规治疗（治疗组/对照组分别有19/9例患者应用胰岛素）及饮食控制，待血糖稳定后开始对比治疗。治疗组在西医常规治疗基础上加用玉液汤加减。处方：山药15～20 g，黄芪20～30 g，葛根15～20 g，五味子10～20 g，鸡内金6 g，芡实10～15 g，茯苓15～20 g，黄精10～20 g，泽兰15～20 g，水蛭（颗粒剂，冲服）6 g。阳虚明显者加淫羊藿、菟丝子，血瘀明显者加丹参、益母草，热盛者加知母，气虚明显者加太子参。对照组给予控制血糖、纠正高血压（使用阻断肾素-血管紧张素药物）及限制饮食中蛋白的质量等治疗。结果：经过8周治疗后，治疗组完全缓解14例，基本缓解10例，部分缓解6例，无效6例，总有效率为83.33%。对照组完全缓解5例，基本缓解3例，部分缓解3例，无效9例，总有效率为55.00%。两组间比较，有显著性差异（$P < 0.05$）。

3．糖尿病骨代谢紊乱

将2型糖尿病骨代谢紊乱患者按病程长短分为两个治疗组，各47例，并设正常对照组25例。两治疗组均给予加味玉液汤。处方：山药、黄芪各30 g，知母15 g，花粉9 g，葛根15 g，鸡内金6 g，五味子9 g，黄连6 g，生地黄12 g，麦门冬、牛膝各9 g，菟丝子15 g。阴阳两虚者加太子参，血瘀阻络者加丹参。连续治疗12周。结果：两治疗组治疗前血甲状旁腺素，血尿Ca、P、Mg水平显著升高。治疗后，两组上述指标均明显改善，提示加味玉液汤能有效纠正2型糖尿病骨代谢紊乱。

4．慢性胃炎

对胃阴不足型慢性胃炎126例运用玉液汤治疗，处方：山药30 g，黄芪15 g，知母18 g，鸡内金6 g，葛根5 g，五味子、天花粉各10 g。随证加减：胃脘疼痛者，加白芍、甘草；痞胀者，加山楂、枳壳；嘈杂善饥者，加蒲公英、煅瓦楞子；嘈杂而不欲食者，加麦冬、太子参；脘中灼热，口干欲饮，便秘者，加麦冬、玄参。结果：痊愈87例（占69%），有效39例。

5．流行性出血热

对流行性出血热多尿期患者30例，运用玉液汤治疗。处方：天花粉30 g，山药20 g，知母15 g，葛根15 g，五味子15 g，生地黄10 g，麦冬10 g，黄芪20 g。结果：显效28例（93.3%），有效2例（6.7%），所治病例全部有效。

七、实验研究

1．对血糖水平的影响

以玉液汤15 mL/kg给雄性小鼠灌胃，给药前查空腹血糖，并于给药后2 h、5.5 h、7.5 h、9.5 h查血糖，发现该方降糖作用比较缓慢，但在较长时间内处于血糖下降过程中，至7.5 h降至最低值。其与胰岛素（1.02 U/kg）和D860（60 mg/kg）做对照，降糖作用均无显著性差异。

2．对糖尿病大鼠等动物模型的影响

观察玉液汤对alloxan糖尿病大鼠的治疗作用，用四氧嘧啶腹腔注射制备糖尿病大鼠模型，观察各组大鼠血清FBG、TC、TG和SOD等指标的变化。结果：玉液汤能降低糖尿病大鼠FBG、TC、TG水平，提高SOD含量，说明玉液汤对四氧嘧啶性糖尿病大鼠有明显的治疗作用。观察玉液汤不同时间给药对糖尿病大鼠的影响，探索合适的用药时间，证实玉液汤在治疗糖尿病方面明显受时间因素的影响，通过改变给药时间可以明显提高疗效。观察长期高脂饲养对大鼠胰岛细胞凋亡的影响及玉液汤化裁对脂毒性的防治作用，结果显示，长期高脂饲养正常SD大鼠可引起胰岛细胞凋亡，玉液汤化裁在一定程度上可对抗脂毒性。

八、注意事项

对于消渴确诊为糖尿病的患者，需同时控制碳水化合物的摄入量。

琼玉膏

（申铁瓮方，录自《洪氏集验方》卷1）

一、功能

滋阴润肺，益气补脾。

二、主治

阴虚劳瘵。干咳少痰，咽燥咯血，肌肉消瘦，气短乏力，舌红少苔，脉细数。

三、组成

新罗人参春一千下为末750 g，生地黄8 kg，白茯苓九月采，捣雪白，木舂千下，为末1.5 kg，蜜5 kg。

四、用法

上药人参、茯苓为细末，蜜用生绢滤过，地黄取自然汁，捣时不得用铁器，取汁尽去滓用。药一处拌，和匀，入银石器或好瓷器内封用，如器物小，分两处物盛。用净纸二三十重封闭，入汤内，以桑木柴火煮六日，如连夜火即三日夜。取出用蜡纸数重包瓶口，入井内，去火毒一伏时。取出再入旧汤内，煮一日，出水汽。每晨服二匙，以温酒化服；不饮酒者，白汤化之（现代用法：前三味加水煎3次，时间为第一次4 h，第二次3 h，第三次2 h，合并药液，静置沉淀，滤取上清液，浓缩至稠膏。另取白蜜加入，搅动均匀，加热微炼，取出过滤，除去泡沫，入缸待冷，装瓶密封备用。每服9～15 g，日服2次，温开水冲服）。

五、组方原理

针对肺肾阴亏，而脾气亦虚之证，治宜滋阴润肺为主，兼益气补脾，以培土生金。方中重用生地为君药，既滋益肾阴，又清热凉血以降虚火而止血。《本草汇言》卷5谓："生地为补肾要药，益阴上品，故凉血补血有功，血得补，则筋受荣，肾得之而骨强力壮。"白蜜甘平，润肺止咳，滋脾益胃，为臣药，《药品化义》卷10称："蜂蜜采百花之精，味甘主补，滋养五脏，体滑主利，润泽三焦。如怯弱咳嗽不止，精血枯槁，肺焦叶举，致成肺燥之证，寒热均非，诸药鲜效，用老蜜日服两许，约月未有不应者，是燥者润之之义也。"生地滋肾阴，白蜜润肺燥，两药相配，有金水相生之妙，切中肺肾阴虚之病机。人参、茯苓为佐药，人参有补益肺脾之功，茯苓可健脾宁神，渗湿化痰；人参、茯苓与白蜜相合，则补气健脾之功益彰，有培土生金之妙；且人参、茯苓补气主动属阳，与大量的生地、白蜜滋润主守属阴配伍，可借阳药的走动使阴药滋补而不呆滞。全方合用，选择膏剂，膏泽滋润，从本缓治，能方便患者守方长期使用，久久服之，自能奏效。本方"起吾沉瘵，珍赛琼瑶，故有琼玉之名"（《古今名医方论》卷4)。琼玉，泛指美玉。

本方的配伍特点是：以养阴滋润为主，辅以益气和中，有气阴双补、动静相合、脾肾兼顾、培土生金之妙，方仅四味，而配伍十分严谨。

六、实验研究

1．抑癌及对化疗药物增效减毒的研究

观察琼玉膏对人肝癌细胞移植裸鼠HBxAg表达的影响，分析其通过影响HBxAg表达防治原发性肝癌的机制。实验结果显示，琼玉膏能减缓肿瘤的生长，并抑制HBxAg的表达，后者可能是其防治原发性肝癌的主要机制之一。观察琼玉膏对实验性肺癌小鼠化疗疗效的影响，使用癌细胞接种的方法制造肺癌模型，结果说明琼玉膏对实验性肺癌小鼠化疗有明显的增效减毒作用。另有报道，琼玉膏对实验性肺癌小鼠化疗所致骨髓抑制可能有明显的减轻作用。

2．制剂工艺研究

为了探讨琼玉膏制剂过程中长时间煎煮的必要性与合理性，我们选择了琼玉膏提取液中水溶性提取物量、薄层层析指纹图谱以及君药生地的主要有效成分梓醇的含量作为工艺考察指标，采用不同煎煮时间与原制备工艺进行比较。实验显示，采用不同煎煮时间提取所得提取液薄层层析行为无差异，薄层指纹图谱基本一致。这说明长时间煎煮未破坏方中有效成分，而煮7 h水溶性浸出物含量和梓醇含量已达最高值。7 h内，煎煮时间越短，水溶性浸出物提取物量越少，梓醇含量越低。这说明琼玉膏的原提取工艺是合理的，煎煮7 h是必要的，在实际生产中不宜缩短煎煮时间。

3．口服液质量标准研究

采用渗漉法、水提醇沉法及传统水煎法提取制备琼玉口服液，经定性、定量分析对比研究及留样稳定性研究证明，以渗漉法制品含有效成分人参皂苷量最高，质量最为稳定，放置1.5年以上无质量变化；水提醇沉法次之，传统水煎法最差。工业生产最好采用渗漉法，亦可采用水提醇沉法。以人参皂苷为控制本品质量指标，进行定性、定量分析时，本品中的地黄、茯苓等成分对人参皂苷检测无影响。

七、注意事项

咯血量多者，应先止血，血止后再用本方培本；脾虚湿盛，便溏者不宜服用本方；本方服用时间较长，凡服药期间患外感或泄泻者，应暂停用药。

五汁饮

（《温病条辨》卷1）

一、功能

生津润燥。

二、主治

温病热甚，肺胃阴津耗损证。口中燥渴，吐白沫，黏滞不快者。亦治杂病肺胃阴津耗损证。

三、组成

梨汁、荸荠汁、鲜苇根汁、麦冬汁、藕汁（或用蔗汁）。

四、用法

临时斟酌多少，和匀凉服；不甚喜凉者，重汤炖温服。

五、组方原理

治疗温病，宜保津液以护正气，故有“存得一份津液，便有一份生机”之说。吴瑭谓“此甘寒救胃阴之方也”（《温病条辨》卷1），其实肺胃阴伤，皆可应用。温病灼伤肺胃阴津，本方中五物皆选用鲜汁，取其甘寒退热、生津润燥之功，药效胜于采用饮片煎汤。梨汁甘凉滋润，清肺润燥，益胃生津，《重庆堂随笔》卷下谓梨：“凡烟火、煤火、酒毒，一切热药为患者，啖之立解。温热燥病及阴虚火炽，津液燔涸者，捣汁饮之立效。”鲜苇根汁甘寒清热，益胃生津，且清而不遏，滋而不腻，故养胃润燥而无留邪之弊。麦门冬汁滋阴清热生津，入肺、胃经，亦能救肺胃津伤。热邪不独伤津，亦可灼津为痰，荸荠汁清热生津，化痰消积。温病热甚，可致血热血瘀，故又用藕汁甘寒清热，凉血散瘀。五汁相须为用，共成甘寒生津，清热润燥之功。蔗汁亦属甘润生津之品，故可用之以代藕汁。在古代无输液条件的情况下，运用本方补充人体的水分、矿物质及维生素，纠正水及电解质平衡失调，具有一定的意义。

本方的配伍特点是：以新鲜亦药亦食之品的汁液为主组方，既可甘寒生津，又能清热润燥，而无黏滞恋邪之弊。

六、实验研究

对温病高热伤阴动物模型的影响

采用大肠杆菌内毒素建立家兔温病高热伤阴的动物模型，模型组和空白组灌服生理盐水，五汁饮组灌服五汁饮，以体温、红细胞膜 Na^{+}-K^{+}-ATP 酶活力等作为相关性指标来观察五汁饮的养阴清热作用。结果表明，五汁饮组发热高峰和发热持续时间均低于模型组，组间比较，有显著性差异（$P<0.01$），模型组造模 3 h 后红细胞膜 Na^{+}-K^{+}-ATP 酶活力与造模前比较无显著性差异（$P>0.05$），造模 24 h 后红细胞膜 Na^{+}-K^{+}-ATP 酶活力下降明显，与造模前比较，有显著性差异（$P<0.01$），组间比较差异有统计学意义（$P<0.05$）。这说明五汁饮对家兔温病高热伤阴动物模型有明显的防治作用，提示五汁饮的养阴清热作用可能与细胞保护有关。

增液汤

（《温病条辨》卷2）

一、功能

增液润燥。

二、主治

阳明温病，津亏便秘证。大便秘结，口渴，舌干红，脉细致或沉而无力者。

三、组成

玄参 30 g，麦冬$_{\text{连心}}$ 24 g，细生地 24 g。

四、用法

水八杯，煮取三杯，口干则与饮令尽，不便再作服。

五、组方原理

阳明温病，津亏便秘，治当增液润燥以通便，所谓“增水行舟”是也。方中重用玄参为君药，以其苦咸而凉，具有养阴增液，软坚润下，泻火散结之功。麦冬与生地为臣药，以增强玄参滋阴润燥之力，其中麦冬甘寒质润，擅长滋益胃肠阴液；生地甘苦而寒，养阴润燥，清热凉血。三药合用，重剂而投，大补阴液，润滑肠道，促使糟粕下行，且可借三药滋润之寒凉以清热，从而使诸证得解。

本方的配伍特点是：重用与纯用养阴药，增液润燥以泻下通便，“妙在寓泻于补，以补药之体，作泻药之用，既可攻实，又可防虚”（《温病条辨》卷2）。

六、临床应用

1．便秘

增液汤治疗便秘50例，病程20日～8年。处方：玄参50 g，生地50～100 g，麦冬50 g。连服3日为1个疗程。结果：显效41例（82%），有效9例（18%）。

采用增液汤、四物汤为主加减治疗老年功能性便秘180例，另以西沙必利治疗80例设为对照组。结果：治疗组总有效率为97.8%，对照组总有效率为79%，说明本法可有效治疗老年功能性便秘，且复发率明显降低。另有报道，增液汤加味治疗Ⅲ期混合痔术后便秘，将所观察的112例患者随机分成治疗组与对照组各56例，治疗组服用增液汤加味，对照组服用麻仁丸。结果：治疗组总有效率达98.6%，在缓解症状、体征方面，治疗组优于对照组。这说明增液汤加味能有效治疗Ⅲ期混合痔术后便秘，同时能有效缓解术后创缘疼痛、减少出血。

2．放疗所致口腔反应

增液汤加味治疗放疗引起的口腔反应120例，其中除1例是喉癌外，其余均为鼻咽癌。口腔反应一般在放疗后1周出现，口干、口渴引饮，口涎黏稠，牙龈红肿，黏膜潮红或白斑，重者整个口腔黏膜溃烂，疼痛难忍。处方：生地12～25 g，玄参18 g，麦冬15 g。随证加减：口咽干燥，尤以夜间为甚，心胸烦闷，舌干少苔，脉细数者，加银花、菊花、花粉、沙参、山药、白芍、牡丹皮等；鼻流脓涕或衄血，头痛，咽干喉痛，口有臭气，黏膜潮红充血，大便干结者，加黄芩、黄连、黄柏等；口干，食欲不振，恶心呕吐者，加芦根、茅根、茵陈、苍术、茯苓、薏苡仁等；口干不思饮，口腥，黏膜白斑，舌淡，脉沉细者，加太子参、白术、山药、扁豆、薏苡仁、茯苓、黄芪、女贞子等。结果：临床治愈（口腔反应基本消失，顺利配合放疗）41例，显效（口腔反应明显减轻，顺利配合放疗）65例，好转（口干、咽痛、黏膜潮红等减轻，能配合放疗）13例，无效（服药后仍有口腔反应，被迫停止放疗）1例，总有效率达99%。

3．鼻咽癌

将66例鼻咽癌患者，随机分为中放组35例和单放组31例，中放组采用增液汤加味配合放疗治疗，单放组单用放射治疗。结果证实，增液汤加味可改善鼻咽癌患者的预后，降低其复发率和死亡率。

4．干燥综合征

对46例原发性干燥综合征患者，给予增液汤加减治疗。治疗方法，以增液汤（玄参30 g，麦门冬24 g，生地黄24 g）为基础方加减：口渴甚者加葛根、知母、天花粉，眼目干涩甚者加菊花、石斛、枸杞子，兼干咳少痰者加川贝母、桔梗等，兼咽喉肿痛、口唇疱疹者加板蓝根、牛蒡子、蒲公英等，兼五心烦热、双颧潮红者加鳖甲、青蒿、地骨皮等，皮肤干枯、阴道干涩、瘙痒者加金银花、贯众、夏枯草，关节肿痛及畸形者加独活、秦艽等，肝功能异常者加白芍、虎杖、垂盆草等。14剂为1个疗程，连服3个疗程。结果：46例患者治疗总有效率为89.1%，且无明显毒性及不良反应。

5．小儿病毒性感冒

增液汤加味治疗小儿病毒性感冒50例，病程2～48 h，体漫38.8～40.5 ℃。白细胞计数：41例正常，8例偏低，1例偏高；分类：35例正常，15例淋巴细胞偏高。肺部X线透视均无异常发现。治疗方法为胃肠道症状明显者使用Ⅰ号方：玄参10 g，麦冬10 g，生地10 g，玄明粉6 g，体弱者加黄芪12 g；无胃肠道症状者使用Ⅱ号方：玄参10 g，麦冬10 g，生地10 g，大青叶10 g，板蓝根10 g，远志10 g，薄荷6 g，咳嗽甚者加杏仁4 g，川贝母4 g。结果：痊愈（12 h内体温恢复正常，中毒症状消失）17例（34%），显效（24 h内体温恢复正常，中毒症状消失）18例（36%），有效（48 h内体温恢复正常，中毒症状消失）13例（26%），无效（48 h内体温及中毒症状无明显改变）2例（4%）。总有效率为96%，服药期间未发现副作用。

七、实验研究

1．对营热阴伤证动物模型的作用

用地塞米松、呋塞米和大肠杆菌内毒素复制家兔营热阴伤证模型，应用增液汤进行治疗，观测体温、血液流变性、凝血指标、脑脊液肌磷酸激酶、血浆超氧化物歧化酶、过氧化脂质、血清电解质的变化。结果：增液汤能显著抑制模型家兔体温的上升、全血黏度的增高和血小板数的减少，降低血小板聚集率，使缩短的血浆凝血酶原时间延长，抑制体外血栓的形成，提高组织纤溶酶原激活物含量，减少纤溶酶原激活抑制物含量，提高超氧化物歧化酶活性，降低过氧化脂质含量，调节血清电解质浓度。这说明增液汤对家兔营热阴伤证模型有着良好的防治作用。

2．抑制幼鼠胸腺细胞凋亡的作用及其机制

观察预防性应用增液汤注射剂对幼鼠胸腺细胞凋亡及其相关基因的影响，给4～5周龄Wistar大鼠腹腔注射增液汤注射剂和地塞米松，采用原位末端标记法分析不同处理组的凋亡细胞，同时采用免疫组化方法检测幼鼠胸腺细胞Bcl-2和Bax基因蛋白表达情况。结果：用原位末端标记法标记凋亡细胞，荧光显微镜下，地塞米松组可见致密浓染的黄绿色荧光，呈局灶状分布；而增液汤组只有散在的荧光。光镜观察地塞米松组原位末端标记阳性细胞数目较多，其凋亡指数为0.41±0.01；增液汤组原位末端标记阳性细胞数目较少，凋亡指数为0.07±0.004，与地塞米松组比较，有显著性差异（$P<0.01$）。免疫组织化学结果表明，地塞米松组Bcl-2基因蛋白呈低表达，其蛋白阳性率为（0.196 0±0.006 0)%，Bax蛋白过度表达，蛋白阳性率为（0.431 5±0.016 5)%，Bc1-2/Bax＜1；相反增液汤组细胞Bc1-2基因蛋白呈高表达，Bax基因蛋白仅有少量表达，其蛋白阳性率为（0.501 0±0.017 0)%和（0.185 4±0.009)%，Bc1-2/Bax＞1。两组比较，有显著性差异（$P<0.01$）。这说明通过调控凋亡基因Bc1-2/Bax表达，增强胸腺细胞对地塞米松的抵抗，进而抑制细胞凋亡，可能是增液汤抑制幼鼠胸腺细胞凋亡的重要作用环节之一。

3．对大鼠泻剂结肠治疗机制的研究

探讨增液汤对大黄总蒽醌引起大鼠“泻剂结肠”的治疗机制。实验分两期：第1期建立大鼠泻剂结肠模型，第2期增液汤对大鼠泻剂结肠的治疗作用；分别采用活性炭推进法检测肠道的推进功能、PGP9.5免疫组织化学染色法观察肌间神经元数量的变化和苏木精-伊红染色观察肠道病理改变，依此作为泻剂结肠模型的鉴定和增液汤疗效的观察。结果：给予大黄总蒽醌灌胃3个月后，大鼠出现肠道推进功能明显减弱（$P<0.01$）、肌间神经元数目减少（$P<0.05$）以及黏膜下炎症细胞浸润，模型建立成功；模型治疗组加灌增液汤30日后，各项指标均有明显改善。这说明增液汤能有效改善长期应用大黄总蒽醌引起的泻剂结肠模型大鼠的肠道传输功能，对肌间神经丛神经元的损伤具有一定的保护作用。增液汤对大黄总蒽醌引起的大鼠泻剂结肠具有治疗作用。

4．剂型研究

有报道，由增液汤原方之生地、玄参、麦冬三药制成的养阴清热注射液，经有关医院药检室检验，pH值、蛋白质、鞣质、草酸盐、Na^+、K^+、Cl^-、渗透压、重金属等项检验均合格。为了探讨温病热毒伤阴的实质，并观察养阴清热注射液的作用机制，实验采用大肠杆菌内毒素一次性给家兔静脉注射的方法建立热毒伤阴动物模型，再以养阴清热注射液进行治疗。结果：模型组家兔在注射内皮素3 h和24 h时，动物的大体表现、心率、血压等各项指标均有相应变化，Na^+-K^+-ATP酶活力在注射内皮素3 h时仅有降低趋势，而注射24 h时则明显降低，养阴清热注射液则能改善这些指标的变化。这提示热毒伤阴是分阶段的，早期和晚期分别与细胞外液和细胞内液的受损有关，养阴清热注射液可以减轻细胞膜的损伤，改善细胞膜的通透性，从而保证细胞的正常功能，减轻伤阴的程度。

5．提取工艺研究

以正交实验法选择增液汤的最佳提取工艺，方法是以梓醇、肉桂酸、哈巴酯苷的加权峰面积为考察指标进行综合评价。结果：增液汤的最佳提取工艺为12倍量70%乙醇，回流提取4次，每次1.5 h。

八、注意事项

使用本方药量宜重，否则无增液通便之效。吴瑭云，本方乃“增水行舟之计，故汤名增液，但非重用不为功”（《温病条辨》卷2）。

（本节作者：李待军）

第十二章　治风剂

第一节　疏散外风

小续命汤

（《小品方》，录自《备急千金要方》卷8）

一、功能

祛风散寒，益气温阳。

二、主治

卒中风。不省人事，口眼㖞斜，半身不遂，语言謇涩。亦治风湿痹痛。

三、组成

麻黄、防己、人参、黄芩、桂心、甘草、芍药、芎䓖、杏仁各30 g，附子15 g，防风45 g，生姜150 g。

四、用法

上㕮咀，以水一斗二升，先煮麻黄三沸，去沫，纳诸药，煮取三升，分三服，甚良；不愈，更合三四剂，必佳。取汗随人风轻重虚实也。诸风服之皆验，不令人虚（现代用法：用量酌减，水煎服）。

五、组方原理

本方所治中风，虽属外风实证，然与人体正气素虚有关，故属于虚实夹杂之证。因此，治宜辛温发散以祛风与益气温阳以扶正兼顾。方中麻黄、防风、防己、杏仁、生姜辛温宣散，祛除外风；人参、附子、桂心、甘草益气助阳，芍药、芎䓖养血调血，使正气复则邪气自去；风邪入中脏腑和经络，里气不宣，每易郁而生热，故又配黄芩以清之。诸药合用，共奏辛温祛风，益气扶正之功。本方组成中的麻黄、杏仁及甘草，三药成方，即还魂汤（《金匮要略·杂疗方》），取麻黄宣通九窍，杏仁开宣肺气，甘草益气和中，主治猝死。小续命汤原治“中风欲死”，方中用此三味，再兼以其他药物，则魂可还而命可续，故名“续命”。曰“小”者，乃是与“大”相对而言，因“续命汤”除“小续命”外，尚有“大续命”（《深师方》，录自《外台秘要》卷18）也。又因本方中多用祛风、散寒、逐湿之品，兼用益气和血药物，故后世亦常用于治疗风湿痹痛。

本方的配伍特点是：辛温发散与益气温阳并用，佐以养血调血，故外能祛散风邪，内可固护阳气。邪正同治，气血兼顾，则正虚风中之证自愈。

六、临床应用

1．中风偏枯

河南名老中医张惠五用小续命汤加减治疗无高血压史的中风偏枯（缺血性中风后遗症）有卓效。其基本方为：麻黄3 g，桂枝、防风、杏仁、川芎、附子、生姜各10 g，防已、黄芩、党参、白芍各15 g，甘草8 g，附子另包先煎40 min。共观察治疗88例，结果：治愈46例，好转41例，无效1例，总有效率为98.86%，平均服药11.5剂。

2．面神经麻痹

小续命汤加味配合外敷巴豆治疗面神经麻痹500例，病程1日～7年不等，以1～10日者最多。内服药以小续命汤加味：肉桂末2～6 g，附子、麻黄各4 g，川芎6 g，党参、白芍、杏仁、防风、黄芩、防己、白附子各10 g，甘草5 g，细辛3 g，蜈蚣3条，地龙15 g。外敷药：取陈巴豆（1～2年内药效最好）10～13 g，去壳后将巴豆捣烂如泥状，置患侧手心处，外盖塑料纸，绷带固定，24 h后取下捣烂成饼再敷患者手心，如此共敷3个昼夜。本组病例除25例用外敷巴豆1次痊愈外，其他475例均内服小续命汤加味。结果：痊愈443例（88.6%），显效34例（6.8%），好转8例（1.6%），无效15例（3%）。总有效率为97%，痊愈时间3日～4个月。小续命汤合艾灸疗法治疗面瘫56例，病程最短3日，最长90日。药物组成：肉桂粉（冲服）3 g，附子6 g，麻黄9 g，川芎12 g，党参、白芍、杏仁、防风、黄芩、防己各10 g。加减：脉弱体虚寒重者加黄芪，感受风寒者加羌活、白芷，脉络瘀阻者加僵蚕、地龙、蜈蚣。另配合艾灸治疗，取穴：下关、阳白、颊车、地仓、迎香；隔姜艾柱灸，每日1次，10日为1个疗程。结果：痊愈50例，显效6例；在痊愈的50例中，1个疗程痊愈28例，2个疗程痊愈17例，3个疗程痊愈5例。

3．高血压病

50例均为原发性高血压患者，分为治疗组30例，单纯服用小续命汤加减，观察1个月，随访3个月。处方：麻黄9 g，防己2 g，新参12 g，黄芩12 g，桂心6 g，甘草3 g，芍药12 g，川芎12 g，杏仁9 g，附子9 g，防风12 g，生姜3 g。对照组20例，服用复方罗布麻片，每日3次，每次1～2片。结果表明，降压疗效：治疗组显效14例，有效12例，无效4例；对照组显效4例，有效5例，无效11例。症状疗效：治疗组显效18例，有效10例，无效2例；对照组显效6例，有效6例，无效8例。两组比较，降压及症状疗效均有显著性差异（$P < 0.05$）。

4．类风湿性关节炎

小续命汤加减并配合手法推拿治疗类风湿性关节炎39例，其中有36例治疗前血沉增快，37例类风湿因子化验结果为阳性，35例C反应性蛋白实验室检查为阳性。治疗方法为内服小续命汤并随证加减，同时配合功能锻炼。处方：麻黄9 g，杏仁9 g，桂枝9 g，芍药9 g，人参6 g，甘草6 g，川芎6 g，防风9 g，防己9 g，附子6 g，黄芩6 g，生姜9 g。15日为1个疗程。久痛甚者加延胡索、徐长卿、全蝎，关节红肿明显者去麻黄、附子，加黄柏、青蒿、土茯苓，久病阴虚者去麻黄，加威灵仙、青蒿、生地黄、秦艽，久病兼瘀者加苏木、红花、牛膝，病在上肢者酌加川芎、羌活、桑枝、秦艽，病在下肢者酌加牛膝、木瓜，病在脊柱者酌加葛根、威灵仙、狗脊、续断，肢体屈曲受限者加狗脊、鹿角霜、透骨草、伸筋草，肌肉萎缩者酌加黄芪、熟地；并视患者关节功能障碍情况，行手法推拿按摩，促进受累关节恢复日常活动功能。治疗时间为45～120日，平均为80日。结果：临床治愈3例（占7.7%），显效14例（占35.9%），有效19例（占48.7%），无效3例（占7.7%），总有效率为92.3%。

七、实验研究

1．对大鼠脑缺血模型脑血管通透性和脑组织病理改变的影响

以小续命汤去防己、防风、生姜、附子、黄芩、芍药，加当归、石膏、干姜为2.3、7.1、23 g/kg给脑缺血模型大鼠灌胃2周，能明显降低脑缺血大鼠脑组织含水量与脑血管通透性，使脑缺血大鼠组织病理变化明显减轻。这表明续命汤能改善脑部血液供应，对缺血脑组织有明显的保护作用。

2．对出血性中风脑水肿的影响

实验结果显示，小续命汤有改善局部脑血流，降低脂质过氧化物的活性，阻止细胞外Ca离子内流以控制，减轻脑水肿的作用。

3．对大鼠高脂血症的影响

小续命汤煎剂9 g/kg连续给药两周能显著降低高脂血症大鼠TC、TG、LDL-C、Apo-B_{100}，提高HDL-C，Apo-A1及Apo a/b比值，表明本方有明显的调脂和抗动脉粥样硬化的作用。

4．抗阿尔茨海默病有效成分组研究

应用高通量筛选技术方法，建立新型的中药复方活性成分和作用机制研究模式，研究中药复方小续命汤240个连续组分（L1～L120，A1～A120）对β-淀粉样蛋白毒性、过氧化损伤、谷氨酸损伤的保护作用及对β-分泌酶活性的抑制作用。结果：综合评价筛选结果，发现有3部分连续组分（L1～40，A30～60，A100～120）综合效果较好，这3部分重新组合作为此复方抗阿尔茨海默病的有效成分组。这说明小续命汤可以通过多组分、多靶点发挥抗阿尔茨海默病作用。高通量筛选方法将极大地推进对中药复方的研究。

5．小续命汤有效成分组的高通量筛选研究

观察小续命汤240个连续组分的抗氧化、抗过氧化氢损伤、抗谷氨酸损伤活性以及对神经细胞内钙离子的影响。结果显示，连续组分L1～L40和A100～A120的综合作用效果较好。因此，可将这两部分的连续组分重新组合，作为小续命汤抗脑缺血损伤的有效成分组。这说明中药复方小续命汤可通过多组分、多靶点途径发挥其药理作用。

八、注意事项

凡中风由内风引起者，不宜运用本方。

三生饮

（《易简方》）

一、功能

祛风化痰，散寒助阳。

二、主治

卒中风。不省人事，痰涎壅盛，语言謇涩，四肢厥冷，或口眼㖞斜，或半身不遂，舌白，脉象沉伏。

三、组成

南星30 g，川乌15 g，生附15 g，木香7.5 g。

四、用法

上㕮咀。每服15 g，水二盏，加生姜十片，煎至六分，去滓温服（现代用法：用量酌减，水煎服）。

五、组方原理

针对风痰闭阻，阴寒内盛之证，治当祛风化痰，散寒助阳。方中以天南星、川乌、附子为主，以祛风痰、逐阴寒、通经络而回元阳，且三药皆生用，其性更为辛烈刚燥、剽悍走窜，适以祛逐风痰而破除阴寒，故方以“三生”命名。其中，生天南星乃祛风痰之专药，《本经逢原》卷2谓其“为开涤风痰之专药。天南星、半夏皆治痰药也。然天南星专走经络，故中风麻痹以之为向导”。川乌辛热，有祛寒湿、散风邪之功，张璐谓其为“治风向导，主中风恶风、风寒湿痹、肩髀痛不可俛仰”（录自《本草正义》卷3）。附子乃乌头之子根，性味功效与乌头相类，而尤长于散寒回阳。在“三生”的基础上，再辅以少量木香和生姜，其中，木香辛香而善理气，气行则闭阻可通而痰浊易消；生姜既可监制天南星、乌头和附子之毒，以减少其毒副作用，又能散寒邪、驱浊阴。诸药配伍成方，共奏助阳散寒，祛风化痰之功。

本方的配伍特点是：以大辛大热、走而不守之祛风痰药和散阴寒药组方，方中三味，又兼生用，乃祛风散寒、逐痰回阳之单捷小剂，药效峻猛，用于治疗危急之卒中风，十分贴切。

六、实验研究

1．对实验大鼠脑出血后脑电图的影响

利用大鼠脑内注血模型，观察比较三生饮、逐瘀化痰汤、抵当汤对大鼠脑电不同时相频率、波幅、θ波指数的影响。结果显示：给药3组耐缺血、缺氧程度显著优于造模加生理盐水组。给药组组间比较，其对频率和波幅的影响，三生饮组、逐瘀化痰汤组优于抵当汤组；而对θ波指数的影响，逐瘀化痰汤组优于抵当汤组、三生饮组。

2．对大鼠脑出血组织MDA、Ca^{2+}、Fe^{2+}的影响

采用高血脂大鼠脑内注血模型，比较运用三生饮、逐瘀化痰汤、抵当汤三方对注血后脑组织中自由基衍生物MDA、Ca^{2+}、Fe^{2+}、脑含水率的效应。结果表明，对自由基的清除作用，三生饮优于逐瘀化痰汤、抵当汤；对Ca^{2+}拮抗及降低脑含水率作用，逐瘀化痰汤优于抵当汤、三生饮，均有显著性差异（$P<0.05$）。给药组Fe^{2+}升高，是活血化瘀药物加速血肿中红细胞破坏、促进血肿吸收的效应，无加速自由基反应证据。这说明上述三方对脑出血后脑损伤具有自由基清除剂及Ca^{2+}拮抗剂样作用。

3．对小鼠缺氧及兔血流动力学、血气、pH值的影响

我们观察了三生饮对小鼠缺血及兔血流动力学、血气、pH值的影响。结果表明：三生饮具有延长小鼠断头喘气时间，增加兔脑血流量、股动脉血流量、心率及动脉收缩压，降低动脉舒张压及动静脉氧气分压差的作用。本研究阐明了三生饮的部分疗效及作用机制，为临床用药提供了药理学依据。

4．组方配伍的实验研究

实验表明：三生饮全方显著增加脑血流量、股动脉血流量、动脉收缩压，显著降低舒张压及颈动静脉气分压差，其作用效果明显优于拆方。全方毒性小，生姜片起减毒增效作用。

5．对局灶性脑缺血大鼠海马区Bcl-2和Bax蛋白表达的影响

用线栓法建立大鼠局灶性脑缺血再灌注模型，用SP免疫组织化学方法，检测再灌注后3、6、12、24 h及3日不同时段海马区Bcl-2和Bax免疫反应阳性细胞平均计数，统计分析三生饮治疗组和模型组的表达量。结果表明，两组海马区神经元均大量表达Bax蛋白，两组间差异无统计学意义；与模型组相比，三生饮治疗组大鼠缺血侧海马区Bcl-2蛋白表达增多，表达时程延长（$P<0.05$）；在缺血侧海马不同区域，Bcl-2/Bax之值不同。这说明大鼠脑缺血再灌注后海马区神经元均有Bcl-2和Bax蛋白的表达，而灌给三生饮可促进海马区Bcl-2阳性细胞的表达，提高Bcl-2/Bax值；但三生饮治疗组大鼠海马区脑细胞仍然过度表达Bax阳性蛋白，最终发生凋亡。

七、注意事项

本方辛温燥烈，虽能祛风除痰回阳，亦能耗阴，故服后浊阴一开，风痰俱消，应当及时随证转方，不宜多用、久用。又因方中天南星、乌头和附子均系生用，毒性甚大，必须与生姜一起久煎以降低毒性。

川芎茶调散

（《太平惠民和剂局方》卷2）

一、功能

疏风止痛。

二、主治

外感风邪头痛证。偏正头痛或巅顶作痛，恶寒发热，目眩鼻塞，舌苔薄白，脉浮者。

三、组成

川芎、荆芥去梗各120 g，白芷、羌活、甘草爁各60 g，香附子炒240 g（别本作细辛去芦30 g），防风去芦45 g，薄荷叶不见火240 g。

四、用法

上为细末。每服6 g，食后用茶清调下（现代用法：药量酌减，水煎服）。

五、组方原理

本方证系外感风邪头痛，故治宜疏风散邪，以止头痛。在具体用药方面，宜选用辛散疏风之品（即所谓"风药"）组方，诚如汪昂所说："头痛必用风药者，以巅顶之上，惟（唯）风可到也。"（《医方集解·发表之剂》）方中川芎、白芷、羌活疏风止痛，共为君药。其中，川芎用量较重，辛香走窜，上达头目，长于祛风止痛，为诸经头痛之要药，尤其善治少阳、厥阴两经头痛（头顶痛或两侧头痛），《本草衍义》卷8谓"芎䓖，今人所用最多，头面风不可缺也。然须以他药佐之"；白芷祛风止痛，善治阳明经头痛（前额痛、眉棱骨痛），《本草求真》卷3谓"白芷，气温力厚，通窍行表，为足阳明经祛风散湿主药，故能治阳明一切头面诸疾，如头目昏痛，眉棱骨痛，即牙龈肿痛……"；羌活亦为祛风止痛之品，善治太阳经头痛（后头痛牵引顶部），并去诸骨节疼痛，《医学启源》卷下谓"羌活，手足太阳本经风药也，加川芎治足太阳、少阳头痛"。川芎、白芷、羌活合用则祛风止痛之功更宏，且不论何种风邪头痛，均可医治；临床若头痛的部位有所侧重，则用药当相应进退。细辛、薄荷、荆芥、防风俱为臣药，以加强君药疏风止痛之效。细辛（原作香附子，细辛是另一版本的记载。后世及现代通用细辛）辛温，芳香气浓，祛风散痛，善治少阴经头痛（脑痛连齿），并能宣通鼻窍；薄荷重用，疏散风热，清利头目，在辛温祛风药中勿用辛凉之薄荷，有监制其过于温燥之意，则薄荷又兼佐药矣；荆芥、防风辛散在表、在上之风邪，以解表止痛。服时用清茶调下，取其苦寒清上降下之性，既可上清头目，以除昏眩，又能监制风药过于温燥、升散之性，使温中有清、升中有降，为佐药。炙甘草益气和中，调和诸药，为使药。诸药合用，使风邪去，经气利，则头痛诸症自愈。

本方的配伍特点是：集诸辛散疏风药于一方，并少佐苦寒沉降，则巅顶风邪可望祛散，而又无过分升散之虞。

六、临床应用

1. 头痛

川芎茶调散治疗多种头痛有较好的疗效，近有报道，使用川芎茶调散加减治疗血管神经性头痛52例，病程1～28年，全部病例均经脑电图或头颅CT检查，排除脑肿瘤、血管畸形、癫痫等器质性病变；神经系统检查均无阳性体征。处方：川芎、荆芥、薄荷（后下）、苦丁茶各10 g，白芷、羌活、防风、甘草各5 g，细辛3 g。随证加减：夹痰湿者合半夏白术天麻汤加减，夹瘀血者合血府逐瘀汤加减，兼有肝经郁热者合丹栀逍遥散加减，病程久者加全蝎、蜈蚣等。30日为1个疗程。结果，经1个疗程的治疗，痊愈（头痛及伴有症状消失，观察1年未复发）16例，显效（症状基本消失，偶有轻微头痛）19例，有效（头痛减轻，间歇延长）12例，无效（治后症状无改善或加重）5例，总有效率为90.4%。

2．鼻窦炎

用川芎茶调散加减（川芎9 g，防风、白芷、黄芩各10 g，菊花、辛夷各12 g，苍耳子、金银花各15 g，薄荷、甘草各6 g）治疗急性额窦炎12例。结果：痊愈11例，好转1例，平均服药6剂。观察川芎茶调散加味袋泡剂治疗慢性鼻窦炎126例的疗效，用川芎、荆芥、防风、薄荷、白芷、羌活、细辛、黄芪、黄芩、苍耳子、辛夷等制成袋泡剂治疗。结果：治愈71例，好转50例，无效5例，总有效率为96.3%。

3．周围性神经麻痹

运用川芎茶调散内服与外敷并举治疗周围性神经麻痹54例，内服方按原方常规服用。外敷方：川芎、荆芥各120 g，防风45 g，白芷、羌活、甘草各60 g，细辛30 g，薄荷油5 g，研成细末，此为5～7日的敷用量。用时加适量茶水调敷于患侧面部地仓、颊车、牵正、听宫、瞳子髎等穴上，敷1～1.5 mm厚，1日1换，5日为1个疗程。结果：痊愈50例，显效3例，有效1例。平均用药为18.5日。

4．眩晕

选择35例眩晕患者作为治疗组和35例健康者作为对照组，治疗组用川芎茶调散治疗，观察治疗前后的疗效和脑血流的变化。结果表明，治疗组治疗前脑血流速度明显低于对照组，治疗后总有效率为88.6%；治疗组治疗后大脑前动脉的收缩期血流速度、舒张期血流速度和平均血流速度明显高于治疗前，椎动脉的左侧平均血流速度、收缩期血流速度、舒张期血流速度明显高于治疗前，差异具有显著性；其余检测事项均较治疗前有所改善，但未达到显著性，这说明川芎茶调散可用于中医辨证为瘀阻脑络证眩晕患者。

5．帕金森病运动障碍

日本学者报道，对正在治疗的帕金森病患者，选择用抗帕金森病药物不能取得充分疗效，或因副作用限制了抗帕金森病药物剂量的患者，以能得到信息反馈的22例为对象。病情程度为Hoehn-Yahr分期3期和4期。排除其他帕金森综合征，如进行性核上性麻痹、多系统变性症、脑血管性帕金森氏综合征等。给予津村川芎茶调散提取制剂5.0或7.5 g/日，分2～3次服用，服用期间不改变或追加抗帕金森病药物的剂量。结果：14例服用川芎茶调散4周后可见帕金森病评定量表运动检查总分改善，8例不变。在服用4周后见有改善的14例中，有4例在服用8周后可见轻度效果减弱，但与服药前比较仍维持改善。从症状项目看，除面部表情、颜面部、右下肢、左下肢的静止性震颤、颈部强直以及前屈姿势6个项目外，有21个项目能见到有意义的改善，无症状恶化的病例。14例中，Hoehn-Yahr分期无变化，改善停留在各自的分期内，未见副作用。

七、实验研究

1．药理研究

川芎茶调散袋泡剂的药理研究表明：本方具有显著的解热、镇痛、镇静、抗炎及耐缺氧等作用。在上感之初，局部出现充血、水肿等病变，服用川芎茶调散有明显疗效，说明川芎茶调散的上述作用，是其治疗感冒、头痛的部分药理学基础。对川芎茶调散的两种制剂（煎剂与袋泡剂）的作用进行了比较，结果表明，袋泡剂在解热、镇痛、抗炎、耐缺氧方面都比煎剂强。

2．制剂研究

古人将药物为细末服下，虽能充分发挥药效，但散剂难以下咽。改制为袋泡剂保持了散剂较煎剂为强的药效，而服用又甚为方便；而将川芎茶调散改制为气雾剂，经药理和临床研究证明，其药效又明显优于散剂，具有速效缓解头痛的特点。气雾剂喷射时的粒度直接影响疗效，药物粒径愈小，则表面积愈大，愈有利于药物的吸收。为了优选β-环糊精包合川芎茶调散挥发油的最佳工艺，以主、客分子比，包合温度和包合时间为考察因素，每个因素取3个水平，以包合物得率和包合率的综合得分为评价指标，进行L9（34）正交试验，优选包合工艺条件。结果：最佳包合工艺为β-环糊精：川芎茶调散挥发油＝8：1(g：mL)，包合温度为40 ℃，包合时间为3.0 h。本工艺包合率与包合物得率均较高，工艺稳定且操作简便，可应用于制备本处方的各种固体剂型。

八、注意事项

①凡因气血亏虚，清窍失养；肝肾阴虚，肝阳上扰；痰湿阻滞，清阳受困等引起的头痛，本方不宜使用。

②内服治疗若其效不显，可配合本方外治。危亦林谓：以本方细末“用葱涎调贴两太阳穴，除痛甚者特效”（《世医得效方》卷10）。

苍耳子散（苍耳散）

（《济生方》卷5）

一、功能

祛风通窍。

二、主治

鼻渊。鼻塞不闻香臭，流浊涕不止，前额头痛，舌苔薄白或白腻。

三、组成

辛夷仁15 g，苍耳子60 g，香白芷30 g，薄荷叶1.5 g。

四、用法

上晒干，为细末。每服6 g，食后用葱、茶清调下（现代用法：用量酌减，水煎服）。

五、组方原理

通过以上分析可知，本方所治鼻渊在风邪犯肺，鼻窍不通，故治宜祛风通窍。苍耳子甘温，有祛风除湿，通窍止痛之功，善治鼻渊，《本草正义》卷3谓其“独能上达巅顶，疏通脑户之风寒”。香白芷和辛夷仁祛风疏表，宣通鼻窍，加强苍耳子的作用。其中，白芷辛温香窜，祛风通窍，又善治阳明头痛（前额头痛）；辛夷辛温，疏散风邪，宣通鼻窍，《滇南本草》卷1谓其“治脑漏鼻渊”。薄荷辛凉，既可助以上三药祛风通窍，又能制其辛燥化热之弊，还可宣散壅遏之热邪，一药三用。用法以葱、茶调服，葱可升阳通窍，茶则清利头目，合薄荷可使全方温中兼清，且其性下降，又使全方升中有降。诸药合用，共成祛风散邪，宣通鼻窍之功。

本方的配伍特点是：以辛散芳香之品为主组方，既可祛散风邪，又能通窍化浊，用法中以茶清调下，使全方温中有清、散中有降。

六、临床应用

慢性鼻炎、鼻窦炎

运用本方加减治疗各种鼻炎、鼻窦炎的报道较多。据研究报道，以本方加减变化而成的苍辛鱼芷汤（基本方为：苍耳子、辛夷、鱼腥草、白芷、防风、桔梗、川芎、甘草。风寒者加细辛、荆芥、桂枝，风热者加黄芩、连翘、桑白皮、天花粉）治疗慢性鼻炎52例。结果：服药5～10剂症状消失23例，10～15剂症状消失16例，15剂以上症状消失6例；好转5例，无效2例，总有效率为96.5%。据研究报道，用加减苍耳子散治疗小儿鼻窦炎50例，病程2周～6年。基本方为：苍耳子、辛夷、白芷、黄芩、菊花各15 g，桔梗、藿香各10 g，鱼腥草30 g，薄荷（后下）、甘草各5 g。8岁以下者酌情减量。胆经郁热者加龙胆，脾经郁热者加四苓散，肺气虚者加细辛、诃子、鱼脑石散，脾气虚者加党参、黄芪、白术。结果：治愈12例，显效25例，好转9例，无效4例，总有效率为92%。

七、实验研究

苍耳子散挥发性成分的GC-MS分析结果表明，在苍耳子散挥发油的GC-MS总离子图可检测到192个色谱峰。苍耳子散挥发油中，已鉴定出的82种化合物占挥发油总量的74.55%，主要为萜类化合物、脂肪族化合物和芳香族化合物等。萜类化合物是存在于植物界的一大类化合物，其生物活性是多方面的，并且是许多中药的有效成分。如苍耳子散挥发油中的主要萜类化合物薄荷醇、水芹烯、桉油精、芳樟醇、香茅醇、萜品醇、榄香烯、氧化石竹烯、月桂烯、蒎烯、依兰油醇等活性有效成分，分别具有镇咳、祛痰、抗菌、抗炎、抗病毒及镇痛等作用；某些芳香族化合物如聚伞花素、苯甲醛，具有抗菌、止咳、消毒、杀虫等作用；但其中含有的5种萘类成分具有一定的毒性和刺激性，应引起注意。对苍耳子散挥发油的成分进行分析评价为阐明苍耳子散综合疗效、开发创制新的中成药品种等方面提供了科学依据。

八、注意事项

本方药性偏于温燥辛散，故凡鼻渊因于风热蕴结引起或患者素体气阴不足者，不宜使用。

大秦艽汤

（《素问病机气宜保命集》卷中）

一、功能

祛风清热，养血活血。

二、主治

风邪初中经络证。口眼㖞斜，舌强不能言语，手足不能运动，风邪散见，不拘一经者。

三、组成

秦艽90 g，甘草60 g，川芎60 g，当归60 g，白芍药60 g，细辛15 g，川羌活、防风、黄芩各30 g，石膏60 g，吴白芷30 g，白术30 g，生地黄30 g，熟地黄30 g，白茯苓30 g，川独活60 g。

四、用法

上锉。每服30 g，水煎去滓，温服。

五、组方原理

针对气血虚亏，风中经络，气血痹阻之证，治宜祛风通络为主，配伍益气、养血、活血之品，以调其里，使风邪外解，气血调和，筋脉得养，则诸证自愈。方中以秦艽苦辛而平，祛风除邪，通经活络为君药，《名医别录》卷2谓其"疗风，无问久新，通身挛急"，《本草纲目》卷13则谓其善治"手足不遂"。配伍辛温之细辛、白芷、羌活、独活、防风为臣药，疏散宣通，进一步加强秦艽祛风通络之功，其中羌活主散太阳之风，可治"贼风失音不语……手足不遂，口面㖞斜"（《重修政和经史证类备用本草》卷6）；白芷主散阳明之风；防风为诸风药中之走卒，能随风所引而无所不至以祛之；独活祛风止痛，善治下部之痹，与羌活之善治上部之痹相合，则可宣通周身之痹；细辛则长于祛风散寒，所谓"芳香最烈……内之宣络脉而疏百节，外之行孔窍而直透肌肤"（《本草正义》卷5）。配伍熟地、当归、白芍、川芎，则四物汤存焉，可补血活血，作为佐药，其意义有三：一是本方证有血虚存在，刘完素谓"血弱不能养筋，故手足不能运动"；二是风邪浸淫血脉，易于损伤阴血，血虚生燥，更使筋脉失于濡养；三是方中君臣药皆祛风之品，其性多燥，伍用四物可养血柔筋，使祛风不伤阴血。配伍白术、茯苓、甘草益气健脾，以助气血生化，达到补气生血之目的；同时本方配伍补气之品，既针对正气虚亏，招致风邪入中之因，又能使风邪去而正不伤，寓有扶正祛风之意，亦为佐药。配伍黄芩、石膏、生地清热，其中黄芩、石膏清气分之热，生地则凉血和营清血分之热；三药为风邪郁而化热或兼夹热邪而设，并可监制诸祛风药温燥助阳化热之弊，亦作佐药。甘草调和诸药，兼作使药。诸药配伍成方，共奏祛风清热，养血通络之效。

本方的配伍特点是：以祛风通络药为主组方，配伍养血、活血、益气之品，对正气虚亏，风邪初中经络，气血痹阻之证，可标本兼顾，气血同治，则病自全痊。

六、临床应用

1．中风

大秦艽汤化裁治疗中风37例，以原方为基本方，结合以下加减法：风邪夹热流窜经络，气血瘀阻，脉道不通者，去白术、熟地、独活，加红花、丹参、僵蚕、川牛膝、菊花；风邪夹寒流窜经络者，加桂枝、木瓜、全蝎、僵蚕；体虚邪中，致偏枯不用者，去羌活、独活、细辛、生地、石膏，加黄芪、鸡血藤、党参、天麻、杜仲、枸杞、川牛膝；风邪夹痰流窜经络，致血脉痹阻，气血逆乱，其偏热者，去熟地、生地，其偏寒者去石膏、黄芩、生地，均加半夏、川牛膝、僵蚕、天麻。服药30剂为1个疗程。结果：服药12剂痊愈3例，2个疗程痊愈8例，3～4个疗程痊愈8例，5～6个疗程痊愈12例。其总有效率为91.88%。

另有报道，大秦艽汤加减治疗急性缺血性中风30例，对照组30例用曲克芦丁治疗。结果：观察组总有效率为87%，对照组总有效率为57%。本方对血液流变性多项指标有显著改善，急性缺血性中风患者在常规治疗的基础上加祛风活血化痰的本方治疗可提高疗效。

2．风湿热痹痛

采用大秦艽汤治疗风湿热痹痛15例。患者主要表现为关节红、肿、痛、热，活动不便，反复发作，且与天气变化有明显关系；部分患者实验室检查血沉增快。使用大秦艽汤祛风清热，除湿活血，兼扶正气之治疗。结果：5例痊愈，10例显效。

3．Sudeck急性骨萎缩

Sudeck骨萎缩又称反射性交感神经营养不良综合征，是肢体遭损伤后所表现的一种较为少见的并发症。其主要症状为：肢端疼痛、触痛、红热肿胀、关节自主功能障碍、骨质稀疏脱钙，营养不良性皮肤损害以及血管运动障碍与出汗改变。用大秦艽汤加减治疗35例。基本方：秦艽15 g，生地20 g，白芍20 g，当归15 g，熟地10 g，黄柏10 g，知母10 g，白术10 g，茯苓10 g，细辛3 g，甘草6 g。热痛甚者加石膏、赤芍、白芷，肿甚者加苏木、泽兰，血瘀甚者加川芎、地龙。14剂为1个疗程，治疗2个疗程；同时配合骨伤科一般处理，抬高患肢，主动锻炼病变关节，防止挛缩。结果：经2个疗程治疗后，痊愈16例，显效15例，有效2例，无效2例，总有效率为94.28%。

七、实验研究

对类风湿关节炎模型大鼠免疫活性的影响

复制类风湿关节炎大鼠模型，检测血清细胞因子IFN-γ、VEGF、NO的水平，观察关节滑膜的病理改变。结果表明，加减大秦艽汤可下调血清IFN-γ、VEGF、NO的水平，部分改善滑膜病理变化。

八、注意事项

凡中风属于内风引起者，不宜使用本方。

小活络丹（活络丹）

（《太平惠民和剂局方》卷1）

一、功能

祛风除湿，化痰通络，活血止痛。

二、主治

风寒湿痹。肢体筋脉挛痛，麻木拘挛，关节屈伸不力，疼痛游走不定。亦治中风，手足不仁，日久不愈，经络中有湿痰瘀血，而见腰腿沉重，或腿臂间作痛。

三、组成

川乌$_{炮，去皮脐}$、草乌$_{炮，去皮脐}$、地龙$_{去土}$、天南星$_{炮}$各180 g，乳香$_{研}$、没药$_{研}$各66 g。

四、用法

上为细末，入研药和匀，酒面糊为丸，如梧桐子大。每服二十丸（3 g），空心，每日中午冷酒送下；荆芥汤送下亦可。

五、组方原理

针对风寒湿邪与瘀血痰浊阻滞经络之证，治当以祛风散寒，除湿化痰，活血通络为法，达到祛除邪气之目的，则经络通利，“通则不痛”而病愈矣。处方用制川乌、制草乌为君药，二药大辛大热，功能祛风散寒，除湿通痹，而尤擅止痛。草乌药性之峻更胜川乌，《药类法象》卷3谓其：“治风痹血痹，半身不遂，行经药也。”配伍制天南星为臣药，亦属辛热峻烈之品，可祛风除痰，散寒燥湿，其性走而不守，以驱散经络中的风痰湿浊。配伍乳香、没药作为佐药，行气活血，化瘀通络，以使气血通畅，则风寒湿痰瘀不复留滞，且两药又有止痛之功，能增强川、草乌的止痛作用。地龙为使药，活血通络，宣通诸药直达病所，因其性最善走窜，为入络之佳品也。用陈酒送服，可借酒力宣通，以助药力；或用荆芥汤送服，则取荆芥善于疏表祛风也。诸药合用，共成祛风散寒，除湿化痰，活血止痛之功。

本方的配伍特点是：以大辛大热、峻利开泄之品（川乌、草乌、天南星）为主组方，药效峻猛，力能祛风除湿，通络止痛；然制丸而用，则又寓峻药缓投之意。

六、临床应用

1. 急性软组织损伤

使用小活络丸制成的软膏外敷治疗急性软组织损伤50例。方法是：将小活络丸100粒加入适量的

75%酒精浸泡，捣烂调成糊状，密封备用。患处先行一般常规消毒，再将小活络软膏均匀涂擦于创面上2～3 mm厚，上敷塑料薄膜及纱布，并包扎，隔日换药1次。结果：治疗3～5次痊愈（疼痛消失，肿胀、瘀血消退，功能活动自如）49例，好转（疼痛消失，瘀血减退，肿胀消失，活动轻度受限）1例。

2．坐骨神经痛

将小活络丹改为汤剂内服外洗，治疗坐骨神经痛32例。全部病例均有典型的坐骨神经痛症状和体征，并排除肿瘤、结核及骨折压迫等疾病。处方：制川乌、制草乌、制天南星、乳香、没药各9 g，地龙15 g，煎后之药渣可外敷疼痛部位。20日为1个疗程。结果：痊愈（疼痛完全消失，活动自如，直抬腿试验$>75°$）20例，显效（疼痛消失，劳动或天气变化有轻微疼痛）7例，有效（疼痛较治疗前减轻，夜间能入睡，直抬腿试验$<60°$）3例，无效（症状和体征无改善）2例，总有效率为93.57%。本组患者在治疗期间，有8例出现轻微腹泻，有2例在服药后30 min出现轻度头昏、恶心、口唇、手足麻木现象，但无严重的中毒症状，均无须停药。

3．腰椎病

用小活络丹加味治疗腰椎病200例，排除神经系统疾病及恶性肿瘤等。处方：制川乌、制草乌、细辛、天南星、桃仁、红花、乳香、没药各30 g，独活、桑寄生、牛膝、秦艽、威灵仙各60 g，穿山龙、地龙、土鳖虫、生地黄、当归、甘草各30 g，共研细末和蜜为丸，共制60丸，日2丸，分早晚服用。上为1个月剂量，制备3剂，服完3个月后评定疗效。体质瘦弱、肠胃功能差者可减半量服用。结果：临床治愈120例，显效46例，有效26例，无效8例，总有效率为96%。

4．肩关节周围炎

较重型肩周炎60例，随机分为两组，治疗组40例，对照组20例。患者平均55岁，病程4个月～2.3年，平均1.3年。两组临床表现、病程无显著性差异（$P>0.05$），具有可比性。治疗组用小活络丹加味方治疗，方由炮川乌6 g、炮草乌6 g、炮天南星6 g、地龙6 g、乳香5 g、没药5 g组成；同时做牵引理疗治疗。对照组常规口服美洛昔康或布洛芬治疗，亦同时做牵引理疗治疗。结果表明，治疗组治疗效果明显优于对照组，其中上举、外展、后伸两组具有显著性差异（$P<0.05$）。

七、实验研究

1．乌头碱的溶出度研究

小活络丹的君药为川乌和草乌，两药的主要有效成分为乌头碱，故有人对本方中乌头碱溶出度的方法进行了研究。结果显示，二者间有极显著的线性相关性，说明用本方法测定乌头碱的溶出度参数对评估小活络丹的内在质量有实用价值。

2．镇痛药效成分的药物动力学研究

小活络丹有良好的镇痛作用，用小鼠热板法测定本方不同剂量、不同时程的痛阈。经药物动力学研究，得到小活络丹镇痛药效成分的吸收、消除和半衰期分别为1.28 h、2.14 h和13.16 h，可使药效得到参数控制，此法适用于成分复杂或成分未明的中成药制剂。

八、注意事项

本方药性温燥，药力较为峻猛，用于体实气壮者为宜，对素体阴虚有热者、久病肝肾不足者和孕妇，均应慎用。

牵正散

（《杨氏家藏方》卷1）

一、功能

祛风化痰止痉。

二、主治

风中经络，口眼㖞斜。

三、组成

白附子、白僵蚕、全蝎去毒各等分并生用。

四、用法

上为细末。每服一钱（3 g），热酒调下，不拘时候。

五、组方原理

方证属风痰阻络，经隧不利，治宜祛风化痰，通络止痉。方中白附子辛甘而热，功能祛风化痰，并擅治头面部之风，用作君药。全蝎、僵蚕均属虫类药，有祛风搜风、通络止痉之功，其中全蝎长于通络，僵蚕优于化痰，共为臣药。更用热酒调服，借酒之性宣通血脉，并能引药入络，直达病所。三药合用，药少力专，使风除痰消，经络通畅，则病可愈。

本方配伍特点是：祛风痰药与祛风通络止痉的虫类药合用，既可祛除风痰，又能通络止痉。用药虽少，但配伍严谨，切合病因、病机，故为治疗风中经络，口眼㖞斜的常用方。

六、临床应用

1．面瘫

采用牵正散加味并改散剂为汤剂治疗面瘫24例。处方为：白附子、全蝎各10 g，白僵蚕12 g，牛蒡子20 g，蜈蚣、川芎、天麻各10 g，当归、芍药各12 g；随证加减，其风寒重者加防风、白芷，血虚明显者加鸡血藤，痰阻者加陈皮。结果：经14～40日治疗，痊愈（面部两侧对称，眼睑完全闭合，嘴无㖞斜）23例，显效（眼睑闭合差1 mm，口角斜向健侧2 mm）1例，随访10年，无1例复发。近有报道，使用牵正散加味治疗面神经麻痹31例，病程2～10日。处方：白附子10 g，白僵蚕12 g，全蝎6 g；并随证加味：风痰痹阻经络者加蜈蚣、白芷、川芎、羌活、防风、当归，气血虚弱者加黄芪、当归、赤芍、生地、川芎，经治2周后未能治愈者，属痰浊瘀血阻滞经络者，宜加水蛭、穿山甲、制天南星、白芥子。结果：临床痊愈（诸证消失，鼓气不漏，谈话吐字清楚，随访1年未复发）18例，好转（症状基本消失，随访1年未见加重）10例，无效（症状无明显改善或1年内出现反复）3例。

2．三叉神经痛

牵正散加味治疗原发性三叉神经痛，取得较好疗效。处方：全蝎、僵蚕、白附子各10 g，热重苔黄者加龙胆草，外风诱发者加白芷，病程长、抽掣痛剧烈者加蜈蚣。以上诸药共研末，分10包，每日1次，每次1包。重症者每日早晚各服1包，饭后黄酒吞服，10日为1个疗程。共治疗27例，均获痊愈。其中1个疗程即愈19例，2～3个疗程治愈8例。追访27例中，仅1例1年后复发，再服药1个疗程而愈。另有报道，用牵正散加味治疗本病32例，全部患者均有专科确诊，曾长期服用卡马西平或苯妥英钠等西药无效或因西药副作用较大而停药。处方：白附子10 g，僵蚕10 g，天麻10 g，防风10 g，白芷10 g，细辛10 g，胆南星10 g，地龙10 g，川芎10 g，全蝎（研粉冲服）3 g。结果：经治疗15～30日后，临床治愈（面部疼痛完全消失，日常活动无诱发）17例，好转（疼痛发作次数明显减少，且程度轻微，不影响日常生活）14例，无效（治后疼痛不减或加重）1例，总有效率为96.9%。

3．中风

用牵正散加减治疗缺血性中风53例，所有患者均于入院时做头颅CT检查，其中基底节梗死25例，内囊梗死7例，顶叶梗死7例，颞叶梗死10例，腔隙性梗死4例。治疗方法：在采用消除脑血栓、脑水肿、扩溶降低血液黏稠度、抗凝及扩冠、控制血糖等常规治疗的基础上，加用牵正散治疗，药用白附子、僵蚕、全蝎。有高血压者减去白附子，加夏枯草、桑寄生、怀牛膝、生杜仲、蜈蚣，偏瘫兼血虚者加当归、白芍、熟地、川芎、黄芪，兼心悸、失眠者加生龙骨、生牡蛎、丹参、炙远志，失语者加石菖蒲、远志、郁金。结果：痊愈30例，显效19例，好转2例，无效2例，总有效率为96.23%。

4．腰椎间盘突出症

采用牵正散加味（全蝎、僵蚕、白附子、蜈蚣、地龙、丹参、红花、鸡血藤、伸筋草等）治疗腰椎间盘突出症29例。结果：总有效率为93.2%。这说明本方对本病具有祛风活血、舒筋通络及镇痛的作用。

七、注意事项

本方偏于温燥，故对于肝阳化风、肝风内动或气虚血瘀引起的口眼㖞斜或半身不遂者，不宜使用。另外，方中白附子、全蝎为有毒之品，且方中药物均生用，药性更为峻猛，故使用时药量不宜过大。

玉真散

（《外科正宗》卷4）

一、功能

祛风止痉。

二、主治

破伤风。牙关紧急，口撮唇紧，身体强直，角弓反张，脉弦紧。

三、组成

天南星、防风、白芷、天麻、羌活、白附子各等分。

四、用法

上为末。每服6 g，热酒一盅调服，更敷伤处。若牙关紧急，腰背反张者，每服9 g，用热童便调，虽内有瘀血亦愈。至于昏死、心腹尚温者，连服两服，亦可保全。若治疯犬咬伤，更用漱口水洗净，搽伤处。

五、组方原理

针对破伤风之外风入侵，筋脉痉挛之证，治以祛风止痉为主。方中白附子辛甘大温，其性燥悍开泄，惯能祛风，兼可燥湿化痰；天南星辛燥温热，有祛风定痉之功，且善于祛经络中之风痰，白附子配天南星，力在祛风止痉，兼以祛痰，共为君药。羌活、白芷、防风辛散疏风，协助君药以祛散经络中的风邪，逐邪外出，共为臣药。天麻息风定痉为佐药，方中用之，既能加强白附与天南星的止痉作用，又能兼顾到外风每易引动内风的病机变化。诸药研末为散，采用热酒或童便调服的方法，乃取热酒或童便善通经络之性，以行气血，为引经使药。诸药合用，有祛风定痉之功，兼可燥湿化痰。

本方的配伍特点是：以祛风止痉为主，祛风是为了使外袭之风邪仍从外出；止痉则是急则治标之法。少佐息风止痉药，可兼治内外之风。由此可见全方立法配伍用药之周到。

六、临床应用

1．破伤风

用玉真散加减治疗小儿出生时产妇自行断脐所致的脐风12例。其中5例脐带脱落，脐部出现脓样分泌物，用95%酒精消毒；3例未脱脐带；4例脐带脱落，创口愈合。临床表现：所有患儿均有发热拒乳、面青喜哭闹、口撮唇紧、身强、角弓反张、全身抽搐等症状，全部病例均以玉真散为基本方加减治疗。处方：全蝎10 g，蜈蚣2条，蝉蜕15 g，僵蚕10 g，制白附子10 g，防风15 g，钩藤20 g，白芍20 g，甘草5 g，水煎取汁200 mL。前两日，每日分5次，一次取汁20 mL灌肠，保留0.5 h以上。待患儿抽搐时间缩短至10 min/次时改为鼻饲，或用注射器抽取药液缓缓滴喂；并嘱家属将患儿置避光安静处。结果表明，12名患儿以上法治疗7～12日，抽搐均缓解，能自行吮乳；21日后全部临床症状消失而告痊愈。随访时间6个月～12年，全部患儿均健在，无任何后遗症。

2．面神经麻痹

使用玉真散加减方（白附子、胆南星、天南星、羌活、防风、天麻、白芷各15 g。气虚者加黄芪，风痰阻络重者加全蝎、全僵蚕）治疗面神经麻痹43例。结果：服药6日～1个月，痊愈17例，显效22例，无效4例，总有效率为90%。另有报道，用玉真散治疗面神经麻痹40例，病程3日～2个月，经服药4～25剂，结果表明全部治愈。

3．顽固性头痛

玉真散加味治疗包括偏头痛、丛集性头痛、肌肉收缩性头痛等慢性顽固性头痛81例，病程6个月～25年，排除其他颅内外原因所致头痛者。处方：防风、天麻、白附子、僵蚕各9 g，白芷、羌活、制天南星、三七各6 g，全蝎3枚。有头部外伤史者，水酒各半、煎服。结果：痊愈（头痛缓解、伴随症状消失、短期内无复发）43例，好转（头痛缓解、发作频度和强度明显改善）31例，无效（头痛无明显改善）7例，总有效率为91%。

4．颞下颌关节功能紊乱综合征

应用玉真散加减治疗本病30例，主要表现为下颌关节疼痛，张口受限，关节弹响，并有局部红肿。处方：天南星9 g，防风12 g，白芷12 g，天麻9 g，羌活12 g，制附子6 g；并根据中医辨证加减用药。实证：风火上扰者合银翘散加减，风寒外袭者合麻黄附子细辛汤加减，肝火炽盛者合龙胆泻肝汤加减。虚证：阴虚火旺者合知柏地黄丸加减，气血虚弱者合补中益气汤或八珍散加减。10次为1个疗程，中间停药休息1日，3个疗程后停药休息3日，统计疗效。结果：痊愈25例，显效3例，有效2例。

七、实验研究

对实验性破伤风的影响

本方对于肌注40 mg/kg破伤风毒素所致家兔实验性破伤风病，能延长动物的生存时间，但对死亡率无明显改善，对照组动物存活时间为4.6日，而玉真散组为6.5日，注射破伤风抗毒素375 IU/kg组为6.3日。

八、注意事项

本方药物温燥，易于耗气伤津，对于破伤风后期气津两伤者，不宜使用。白附子和天南星均为有毒之品，用量宜慎，孕妇忌用。

有报道，内服玉真散过量中毒致死1例。患者右脚跌伤，自服黄酒调玉真散约三钱（9 g），所服玉真散为药店所制；10 min后出现乌头碱中毒样症状，经抢救无效死亡。报道者认为，本方各药用量诸书所载不一，本例患者生白附用量较其他诸药用量大3倍。民间治跌打损伤每服0.9～1.5 g，本例1次服用9 g，内含生白附3 g多，且系空腹黄酒冲服，因而中毒。

消风散

（《外科正宗》卷4）

一、功能

疏风养血，清热除湿。

二、主治

风疹、湿疹。皮肤疹出色红，或遍身云片斑点，瘙痒，抓破后渗出津水，苔白或黄，脉浮数。

三、组成

荆芥、防风、牛蒡子、蝉蜕、苦参、苍术、石膏、知母、当归、生地、胡麻仁各6 g，甘草、木通各3 g。

四、用法

上药用水二盅，煎至八分，食远服。

五、组方原理

针对风湿热邪侵袭肌肤，发为风疹、湿疹，治宜疏风、除湿、清热，以祛邪于外；并兼顾到疾病与用药的全面情况，亦需养血。方中荆芥、防风、牛蒡子与蝉蜕四药并用，疏风透邪，开发腠理，以祛散在表之风邪，有祛风止痒之功，共为君药。苦参清热燥湿，苍术苦温燥湿，木通利小便而清利湿热，三药是为除湿而设；石膏配知母，大清阳明肌热，二药是为清热而设；上述两组药祛除湿热之邪，共为臣药。当归、生地和胡麻仁滋阴润燥，养血活血为佐药，其用药意义有三：一者因风湿热邪侵袭肌肤，郁结不散，每易耗伤阴血；二者系方中诸祛风药与除湿药性皆偏燥，亦易损伤阴血；三者乃外邪浸淫经络，气血为之瘀滞，方中当归兼可活血，有助于祛风除邪，所谓“医风先医血，血行风自灭”（《妇人大全良方》卷3）是也。生甘草清热解毒，调和诸药，作为使药。诸药合用，共成疏风养血，清热除湿之功。

本方的配伍特点是：以辛散疏风药为主，配伍祛湿、清热、养血之品，如此祛邪而主次有序，扶正寓于祛邪之中，既能祛风除湿，又可养血清热，使邪气得去，血脉和畅，则瘙痒自止。

六、临床应用

1．湿疹

本方对渗出型皮肤损害效果较好，患者在治疗过程中饮食要清淡，忌食厚味及辛辣食物。近有报道，运用消风散加减治疗湿疹60例，患病时间最长3年10个月，最短3周。处方：蝉蜕、苍术、僵蚕、藿香叶、荆芥各12 g，当归、苦参、知母各18 g，生地20 g，厚朴、木通各25 g。湿热重者，去当归、生地，加龙胆草、车前子。结果：临床痊愈52例，占86.6%；基本痊愈8例，占13.4%。平均治疗22日，用药最少7剂，最多28剂。5例糜烂、渗出、皮损较严重者，加用鲜马齿苋汁湿敷收效更佳。随访未复发。

2．荨麻疹

有报道，对37例慢性荨麻疹用消风散治疗。处方：当归10～15 g，生地黄10～15 g，石膏10～30 g，知母10～15 g，苦参5～10 g，大胡麻5～10 g，荆芥5～10 g，防风5～10 g，木通5～10 g，蝉蜕5～10 g，牛蒡子5～10 g，甘草3～5 g。12日为1个疗程。结果：痊愈26例，有效9例，无效2例，总有效率为94.59%。

3．寻常型银屑病

以消风散为主方治疗寻常型银屑病38例，对照组20例。两组病例临床症状基本相同，具有可比性。治疗组处方：荆芥12 g，防风12 g，蝉蜕5 g，苦参12 g，生地15 g，牛蒡子12 g，当归12 g，白鲜皮12 g，连翘15 g，车前子（包）10 g，生石膏（先煎）30 g，生甘草5 g。随证加减：血热旺盛者加用赤芍、黄芩、牡丹皮，湿热蕴积者加茵陈、薏苡仁、泽泻，火毒炽盛者加金银花、黄连、玄参等。3个月为1个疗程，治疗1个疗程后，观察疗效。治疗期间，患者忌食辛辣刺激性食物。对照组用乙双吗啉片（现已停用）1日3次，每次200 mg，疗程及注意事项同治疗组。结果：治疗组治愈21例，好转16例，无效1例，总有效率为97%。对照组治愈8例，好转7例，无效5例，总有效率为75%。经统计学处理分析可知，治疗组疗效明显优于对照组（$P<0.01$）。

4．玫瑰糠疹

应用消风散加减治疗玫瑰糠疹36例，对照组28例。处方：防风9 g，荆芥9 g，牛蒡子9 g，蝉蜕6 g，胡麻仁9 g，生石膏20 g，知母9 g，生地9 g，当归6 g，牡丹皮9 g，紫草15 g，白蒺藜9 g，生甘草3 g。伴感冒发热者加金银花、连翘，口干咽疼者加板蓝根、天花粉，便秘者加生大黄，病程长者加鸡血藤、首乌藤、丹参。结果：总有效率为88.89%。

5．咽源性咳嗽

消风散化裁治疗咽源性咳嗽30例，并与西药抗生素治疗30例对照观察。治疗组处方：荆芥12 g，防风12 g，蝉蜕10 g，当归12 g，生地黄15 g，石膏20 g，知母10 g，牛蒡子9 g，苦参10 g，杏仁10 g，桔梗10 g，赤芍15 g，炙甘草10 g。咳少量白稀痰者，去石膏、知母，改用半夏、车前子；咽痛者，加用金银花、连翘；阵发性咳嗽者，加用柴胡、黄芩。7日为1个疗程。对照组用阿奇霉素胶囊0.25 g，2次/日，7日为1个疗程。结果：治疗组显效16例，有效10例，无效4例，总有效率为86.6%，对照组显效10例，有效6例，无效14例，总有效率为53.3%。经统计学处理分析可知，治疗组疗效显著高于对照组（$P < 0.05$）。

七、实验研究

对免疫功能的影响

实验结果提示，消风散具有免疫抑制作用。报道者的进一步实验显示，消风散能明显抵制小鼠耳异种PCA，显著降低大鼠颅骨骨膜肥大细胞脱颗粒百分率。原方减去当归、生地，上述作用明显减弱，提示当归、生地能够增强全方的抗过敏和免疫抑制作用。

为研究消风散颗粒免疫调节作用和机制，分别观察了消风散颗粒对小鼠迟发型变态反应耳肿胀度、胸腺指数、脾指数，丝裂原诱导的脾T、B淋巴细胞增殖和炎症组织细胞因子的影响。结果：消风散颗粒可降低迟发型变态反应小鼠异常增高的耳肿胀度、脾指数和胸腺指数；抑制丝裂原诱导的脾T、B淋巴细胞增殖；抑制炎症组织细胞因子白介素1、白介素2和白介素4的活性。这说明消风散颗粒的免疫抑制作用与其调节T、B淋巴细胞功能和抑制炎性细胞因子的活性有关。

八、注意事项

服用本方期间，不宜食用鱼腥、鸡鹅辛辣等食物；并结合用本方煎液温洗患处或其他药物外用，则取效更速，但切忌用热水烫洗患处。陈实功所谓："必得兼戒口味，辛热莫啜，忌洗热汤。"（《外科正宗》卷4），即是此意。

风引汤

（《金匮要略》）

一、功能

重镇息风，清热安神。

二、主治

癫痫、中风和小儿惊风，证属热盛动风者。患者突然仆卧倒地，四肢抽搐或偏瘫偏枯，两目上视或口眼㖞斜，喉中痰鸣，神志烦躁或不清，舌质红，脉弦有力或兼数者。

三、组成

大黄、干姜、龙骨各120 g，桂枝90 g，甘草、牡蛎各60 g，寒水石、滑石、赤石脂、白石脂、紫石英、石膏各180 g。

四、用法

上为粗末，以韦囊盛之。取三指撮，井花水三升，煮三沸，温服一升（现代用法：用量酌减，水煎服）。

五、组方原理

本方所治癫痫、中风和小儿惊风，均由肝经蕴热，热盛动风，兼心神不宁引起。治当寒凉以清热，重镇以息风，并稍佐安神。方中重用石膏、寒水石与滑石之三石，性皆寒凉，以清热泻火，所谓“除热”是也。大黄苦寒下泄，泻火通便，协同三石，以直折风火之势。龙骨、牡蛎、赤石脂、白石脂与紫石英，均质重沉降，与三石合用，共成重镇息风之功；其中，龙骨、牡蛎和紫石英兼能镇心安神；赤、白石脂兼可固涩，以防石药重镇和大黄走泄过甚之弊。桂枝既可祛风解肌，又能平冲降逆，则不论风之属内属外，均可治之；且辛甘而温，再与干姜配伍，可防三石、大黄等药寒凝碍胃。甘草和胃气而调诸药。诸药合而成方，共奏重镇息风，清热安神之效。

本方的配伍特点是：以重镇息风与清热泻火为主，但重镇息风又佐以固涩，可防下泄之弊；清热泻火又佐以辛温，可防寒中之弊。如是，清泄火热，则风阳自息；重镇心肝，则癫痫可愈。

六、临床应用

1．癫痫

以风引汤为基本方，随证加减，治疗癫痫100例，结果：大发作型21例，治愈3例，显效5例，有效8例，无效5例；局限性发作型24例，治愈14例，显效7例，无效3例；小发作型22例，治愈14例，有效8例；一般发作型9例，治愈3例，显效3例，有效2例，无效1例；肌阵挛性发作型21例，治愈12例，有效6例，无效3例；持续发作型3例，显效、有效、无效各1例。总计治愈46例，显效15例，有效26例，无效13例，总有效率为87%。应用风引汤加减（石膏、赤石脂、紫石英、大黄、干姜、桂枝等）治疗本病小儿癫痫50例。结果：显效18例（36%），总有效率为74%。这说明风引汤可明显减轻癫痫发作的症状，延长发作间隔时间，部分患儿脑电图有明显好转。

2．中风

用风引汤加减而成的通变风引汤（生石膏30～60 g，生龙骨30 g，生牡蛎30 g，滑石12 g，龙胆草

10 g，牡丹皮10 g，大黄10 g，鲜竹茹12 g，怀牛膝15 g，槟榔6 g，广木香2 g，白薇10 g，远志6 g，石菖蒲6 g）治疗中风偏瘫30余例，并做如下加减：痰多者，加半夏、生姜；无语言謇涩者，去远志、菖蒲；无大便闭者，去大黄；患肢功能不复者，加伸筋草、丝瓜络、桑寄生，并去菖蒲、远志，待下肢功能恢复后，则去伸筋草等，加佩兰叶、桑枝恢复上肢功能；患肢无力者，加山萸肉、桑椹子、熟地以养肝肾；若患肢出现浮肿者，此为功能恢复之佳兆，不可用渗利药。结果：所治患者均获良效。

3．椎-基底动脉供血不足眩晕

采用风引汤治疗椎-基底动脉供血不足眩晕80例，方法：口服风引汤加减，2次/日，150 mL/次，饭后服用，连续服用10日。药用：龙骨、牡蛎、桂枝、寒水石、滑石、石膏、赤石脂、白石脂、干姜、大黄、紫石英、甘草。肝气郁者加柴胡、枳壳、郁金，痰热者加胆南星、竹茹，血瘀者加桃仁、丹参。结果：治疗后74例头晕症状较治疗前明显好转，有效率为92.5%。本组患者治疗前血高切黏度（7.85±0.69）mPa·s，低切黏度（17.56±1.37）mPa·s，纤维蛋白原（5.10±0.62）g/L，血细胞比容0.51±0.07；治疗后分别为（5.32±0.64）mPa·s，（11.56±0.75）mPa·s，（2.96±0.37）g/L，0.33±0.03，均低于治疗前，有显著性差异（$P<0.05$）。治疗前平均血流速度MCA（72.48±12.68）cm/s，ACA（53.74±9.98）cm/s，PCA（50.64±9.94）cm/s，VA（37.85±7.54）cm/s，BA（41.39±7.09）；治疗后分别为（118.78±21.56）cm/s，（87.24±13.91）cm/s，（85.45±13.89）cm/s，（55.19±5.74）cm/s，（59.56±5.19）cm/s，均高于治疗前，有显著性差异（$P<0.05$）。

（本节作者：李待军）

第二节　平息内风

羚角钩藤汤

（《通俗伤寒论》）

一、功能

凉肝息风，增液舒筋。

二、主治

热盛动风证。高热不退，烦闷躁扰，手足抽搐，发为痉厥，甚则神昏，舌绛而干，或舌焦起刺，脉弦而数。

三、组成

羚角片$_{先煎}$4.5 g，霜桑叶6 g，京川贝$_{去心}$12 g，鲜生地15 g，双钩藤$_{后入}$9 g，滁菊花9 g，茯神木9 g，生白芍9 g，生甘草2.4 g，淡竹茹$_{鲜刮，与羚角先煎代水}$15 g。

四、用法

水煎服。

五、组方原理

本方所治，乃肝经热盛生风之证，病势急，病情危重。风动于内，急宜平息，而欲息风，又需究其本，去其因．调其脏腑。故本方疗法以清热凉肝，息风止痉为主，兼以滋阴增液。方中羚羊角咸寒，入肝、心二经，既擅平肝息风，又能清热镇惊，《本草纲目》卷3谓其有“平肝舒筋、定风安魂”“辟恶解毒”之功。钩藤甘凉，亦归肝、心二经，清热平肝，息风定惊，《本草纲目》卷18云：“钩藤，手、足厥阴药也。足厥阴主风，手厥阴主火。惊痫、眩晕，皆肝风相火之病，钩藤通心包于肝木，风静火熄，则诸证自除。”《本草新编》亦云：“钩藤……入肝经治寒热惊痫，手足瘛疭，胎风客忤，口眼抽搐。此物去风甚速，有风证者，必宜用之。”两药相合，则凉肝息风之力更强，共为君药。桑叶苦甘性寒，入肝清热，《重庆堂随笔》谓其尚能“熄内风”。菊花甘苦而凉，善解肝经之热。《本草正义》卷5云：“菊花……秉秋令肃降之气，故凡花皆主宣扬疏泄，独菊则摄纳下降，能平肝火，熄内风，抑木气之横逆。”桑、菊同用，共助君药清热息风，皆为臣药。火旺生风，风助火势，风火相煽，耗阴劫液，故以鲜生地、生白芍、生甘草酸甘化阴，滋阴养液，柔肝舒筋。地黄取鲜品，芍、草俱生用，则寒凉之性较胜，切合热甚津伤之机。风火灼津，易于成痰，痰浊既成，又会助热生风，加重病情，故配竹茹、贝母清热化痰。用茯神木者，以风火内旋，心神不宁，而此药功专平肝宁心也。正如《要药分剂》卷2所云：“肝风内煽，发厥不省人事者，余每重用茯神木治之，无不神效。盖此证虽属肝，而内煽则必上薄于心，心君为之不宁，故致发厥。茯神本治心，而中抱之木又属肝，以木制木，木平则风定，风定则心宁，而厥自止也。”以上六味同为佐药。其中生甘草兼可调和诸药，又为使药。全方侧重于凉肝息风，兼顾增液、化痰、宁神，法度严谨，主次分明，而针对风动痰生、神魂不宁的病机配伍祛痰、安神药以增强平肝息风之效，则为同类方剂所未备。

六、临床应用

1．出血性脑卒中

采用羚角钩藤汤化裁治疗脑出血急性期24例，全部病例均经头颅CT检查，其中基底节区脑出血15例，占62.5%；脑桥出血6例，占25%；小脑出血3例，占12.5%；治疗方法，全部病例均给予中药每日1剂，鼻饲或口服，配合西药降颅压，维持水、电解质平衡。处方：羚羊角粉（冲）2 g，钩藤（后下）30 g，菊花15 g，大黄（后下）15～30 g，全瓜蒌15 g，天麻10 g，全蝎10 g，生白芍24 g，生地黄15 g，三七（冲）10 g，地龙20 g，川贝母10 g。随证加减：昏迷者用安宫牛黄丸1丸灌服，痰热盛者加胆南星、天竺黄，高热者加生石膏。10日为1个疗程，一般服药2～3个疗程。结果：基本治愈8例，占33%；显效12例，占50%；有效3例，占12.5%；无效1例，占4.5%。总有效率为95.5%。

2．高血压病

采用羚角钩藤汤治疗老年单纯收缩期高血压42例，另设对照组41例。治疗组给予羚角钩藤汤，处方：羚羊角粉（分冲）0.6 g，桑叶10 g，川贝母10 g，生地黄15 g，钩藤15 g，菊花15 g，茯神15 g，白芍15 g，竹茹10 g，甘草3 g。对照组口服珍菊降压片，每日3次，每次2粒。2组疗程均为8周，治疗前1周起停用一切其他降压药物。结果：治疗组显效16例，有效18例，无效8例；对照组显效10例，有效13例，无效18例；治疗组总有效率为80.95%，对照组总有效率为56.10%，治疗组疗效明显优于对照组（$P < 0.05$）。

3．小儿高热惊厥

将高热惊厥患儿随机分为治疗组与对照组，两组均给予西医常规处理，治疗组加用羚角钩藤汤。处方为：羚羊角2～3 g，钩藤6～9 g，桑叶3～6 g，菊花6～9 g，生地黄6～9 g，白芍6～9 g，浙贝母6～9 g，竹茹6～9 g，茯苓6～9 g，甘草1.5～3 g。剂量根据年龄及病情酌情而定，每日1剂，连服7日。结果：治疗组疗效优于对照组，退热时间亦短于对照组，说明羚角钩藤汤控制小儿高热惊厥发作疗效确切。

4．面肌痉挛

以本方为主治疗100例面肌痉挛患者，病程3周～12年，气血两亏型（普通型）加全蝎、蜈蚣、当归、枸杞子等，肝风夹痰型（高血压型）加全蝎、蜈蚣、天麻、枳实、胆南星等，阴虚火旺型（不寐型）加枸杞子、当归、地龙、决明子、远志、首乌藤、全蝎等。结果：显效51例，有效28例，无效

21例，总有效率为79%。三种类型疗效无明显差异，病程短、年龄小、体质较强者疗效较为显著。

七、实验研究

对暑风大鼠的作用

以羚角钩藤汤（茯神木改为茯苓）水煎剂每次82.89 mg/kg，灌胃2次，观察其对人工高温所致幼龄大鼠暑风证的影响。结果表明，该方能延长大鼠的热耐受时间，延迟暑风痉厥发生，缩短痉厥后大鼠的昏迷时间，促进其意识及运动功能的恢复，但对痉厥强度无明显影响。

八、注意事项

热病后期阴虚风动者，不宜使用本方。

镇肝熄风汤

（《医学衷中参西录》上册）

一、功能

镇肝息风，滋阴潜阳。

二、主治

类中风。头目眩晕，目胀耳鸣，脑部热痛，心中烦热，面色如醉；或时常噫气，或肢体渐觉力，口角渐形㖞斜；甚或眩晕颠仆，昏不知人，移时始醒；或醒后不能复原，精神短少，脉弦长有力者。

三、组成

怀牛膝30 g，生赭石轧细30 g，生龙骨捣碎15 g，生牡蛎捣碎15 g，生龟甲捣碎15 g，生杭芍15 g，生参15 g，天冬15 g，川楝子捣碎6 g，生麦芽6 g，茵陈6 g，甘草4.5 g。

四、用法

水煎服。

五、组方原理

本方证由肝肾阴虚，阴不制阳，肝阳上亢，肝风内动，气血上逆所致，本虚标实而以标实为急，故治宜镇肝息风为主，辅以滋养肝肾。方中怀牛膝味甘苦酸而平，主入肝肾二经，"走而能补，性善下行"（《本草经疏》卷6），张氏在《医学衷中参西录》"牛膝解"中曾说：牛膝"原为补益之品，而善引气血下注，是以用药欲其下行者，恒以之为引经。"在该书"论脑充血之原因及治法"的验案后又说："所录二案，用药大略相同，而以牛膝为主药者，诚以牛膝善引上部之血下行，为治脑充血证无上之妙品，此为屡经试验而知……而治此证，尤以怀牛膝为最佳。"故重用为君药，针对气血逆乱冲激于脑的病机，引血下行，缓解气血上冲之势，同时兼奏补益肝肾之效。代赭石苦甘而平，其质重坠，功能平肝镇逆，降胃平冲。张氏习用本品与牛膝相伍治疗"脑充血症"，试观《医学衷中参西录》医案脑充血门，其中共录验案6例，计用处方15首，每例验案每首处方均有怀牛膝和代赭石，何故？盖"内中风之证，忽然昏倒不省人事……惟佐以赭石则下达之力速，上逆之气血即可随之而下"（《医学衷中参西录·药物》）。龙骨、牡蛎皆为介类，均善平肝潜阳，张氏曾云此二味"能敛火熄风""愚于忽然中风肢体不遂之证，其脉甚弦硬者，知系肝火肝风内动，恒用龙骨同牡蛎加于所服药中敛戢之，至脉象柔和其病自愈”（《医学衷中参西录·药物》）。三药相协，振摄上逆之气血，平抑亢盛之风阳，共助牛膝以治标，正合《素问·气交变大论》“高者抑之”之义，是为臣药。白芍、龟甲，玄参、麦冬滋阴柔肝，潜阳清热，以制亢阳，使阴复阳潜，肝风自息，均为治本之品。此外，张氏之用玄参、麦冬，尚有清金以制木之意，“玄参、麦冬以清肺气，肺中清肃之气下行，自能镇制肝木”（《医学衷中参西录·医方》）。以上四味，皆为佐药。肝为将军之官，职司疏泄，性喜条达而恶抑郁，若一味振摄潜降，难免肝气受抑，反不利于风阳之平降宁息，张氏在临床实践中观察到，单用上述诸药，患者服后间有“转气血上攻而病情加剧”（《医学衷中参西录·医方》）的现象，故后又加入茵陈、生麦芽、川楝子三味。其中茵陈苦辛而凉，“最能将顺肝木之性，且又善泻肝热……为清凉脑部之要药也”（《医学衷中参西录·医案》）；生麦芽“亦善将顺肝本之性使不抑郁”；川楝子味苦性寒，疏肝泄热，“善引肝气下达，又能折其反动之力”（《医学衷中参西录·医方》）。三味共投，清泄肝阳之有余，条达肝气之瘀滞，从而有利于肝阳之潜降与气血之下行，亦属佐药。甘草调和诸药，并合生麦芽和胃调中，以防金石介类药物质重碍胃，用为使药。诸药配伍，引血下行，镇逆潜阳，滋阴疏肝，共成标本兼顾，刚柔相济之良方。

本方在配伍上有三大特点：其一，针对类中风阳亢风动，气血上冲之病机，重用牛膝引血下行，直折亢阳，开平肝息风法之又一蹊径；其二，群集大剂生赭石、生龙骨、生龟甲等金石介类药，使本方具有较强的镇逆息风之力，在平肝潜阳药的运用上，较前人有独到之处；其三，兼顾肝脏的生理、病理特点，佐以川楝子、茵陈、生麦芽疏肝泄热以及白芍、玄参、麦冬育阴柔肝，以防单纯重镇反而激发气血上攻之弊病。

六、临床应用

1．脑血管意外

应用本方治疗100例脑血管意外。其中半身不遂86例，口眼㖞斜14例，大多血压偏高。加减：肝阳上亢症状严重者，加钩藤、天麻、羚羊角；痰多者，加胆南星、半夏；瘀血者，加桃仁、乳香、没药；气血亏虚者，加人参、黄芪、白术、制何首乌。结果：痊愈（症状消失，肢体活动正常，语言障碍消失，血压恢复正常，2年内未复发）91例，好转（症状减轻，肢体活动有所恢复，语言障碍减轻，血压基本恢复）4例，无效（服用上方6剂，症状、肢体活动、血压均未改善）5例。另以本方为主治疗脑血栓形成52例。患者病程最短2 h，最长10年。其中伴高血压病41例，冠心病5例，糖尿病2例，脑萎缩2例。急性期给予脱水、抗炎、补液，但均未用血管扩张药和降压药。半月为1个疗程。结果：服药1～6个疗程后，痊愈（意识清，上下肢瘫痪肢体肌力恢复到Ⅲ级，能独立步行）32例，占61.5%；显效（意识清，瘫痪肢体肌力恢复到Ⅱ级以上）13例，占25%，有效（意识清，瘫痪肢体肌力恢复到Ⅰ级以上）5例，占9.6%，无效（较治疗前肌力恢复不到Ⅰ级）2例，占3.9%，总有效率为96.1%。

2．高血压病

用本方加减（代赭石、生龙骨、生牡蛎各30 g，牛膝15 g，白芍12 g，夏枯草9 g，川楝子10 g，玄参15 g，天门冬12 g，何首乌12 g，钩藤12 g，首乌藤12 g）制成冲剂，治疗44例阴虚阳亢型高血压病（相当于Ⅰ、Ⅱ期高血压），经全疗程8周服药后，显效6例（13.6%），改善8例（18.2%），血压波动而保持正常15例（34.1%），无效15例（34.1%），总有效率为65.9%。其副作用有胃脘闷胀，疼痛，恶心或便溏等，一般多在开始服药时出现，1周左右消失。

以镇肝熄风汤为主治疗高血压病135例，其中属Ⅰ期48例，Ⅱ期40例，Ⅲ期47例，高血压危象除外。患者病程在5年以下50例，5～15年40例，15年以上45例。处方：川牛膝、生赭石、生龙牡各30 g，玄参、龟甲、白芍、麦冬各15 g，茵陈10 g，甘草6 g。加减：头胀痛，面色潮红者，加菊花、钩藤、天麻；痰黄黏稠者，加竹茹、黄芩；心悸、失眠者，加茯神、酸枣仁、首乌藤；瘀血头痛或伴脑血栓形成者，加桃仁、红花、川芎、地龙；肝火偏旺者，加龙胆、郁金。10剂为1个疗程。结果：显效70例，有效52例，无效16例，总有效率为90.3%。

观察镇肝熄风汤加减对阴虚阳亢型高血压患者血压昼夜节律的影响，全部患者均经动态血压检测为非典型高血压。治疗方法为：对照组服用依那普利，每次10 mg，每日1次；治疗组在对照组用药基础上加用镇肝熄风汤，处方：怀牛膝30 g，生龙骨30 g，生牡蛎30 g，生龟甲15 g，生白芍15 g，玄参24 g，天冬15 g，川楝子6 g，生麦芽30 g，石决明30 g，天麻10 g，钩藤10 g，益母草30 g。4周为1个疗程。动态血压监测，记录并储存收缩压、舒张压值。结果：治疗后两组平均血压参数比较经统计学处理，两组白天收缩压、舒张压均值比较无显著性差异，而夜间收缩压、舒张压比较则有显著性差异（$P<0.05$）。治疗组病例在治疗后，昼夜血压节律转为杓型血压，对照组病例仍为非杓型血压。

3．高血压肾病

本方加减治疗伴氮质血症的高血压肾病17例，患者均有肝肾阴虚、肝阳上亢、夹有湿浊的表现。处方为镇肝熄风汤原方去麦冬，加大黄、钩藤、砂仁，大黄用量以每日排稀软便2～3次为宜，同时配合西医常规治疗，并与单用西医常规治疗的15例做对比观察。经3个月治疗后，两组动脉血压、24 h尿钠排出量、血尿素氮和肌酐均较治疗前明显下降，尿肌酐清除率和残肾功能指数改善。与对照组相比，治疗组舒张压、血甘油三酯下降及血红蛋白浓度升高更为明显，肌酐下降、尿肌酐清除率提高更为显著，残肾功能指数改善程度亦较大。这提示镇肝熄风汤可经改善血脂代谢、重建肾间质渗透梯度及调节肌酐代谢动力学等途径改善残存肾功能。

4．头痛

根据“头痛癫疾，下虚上实”的理论，以镇肝熄风汤为基本方，治疗血管性头痛70例。患者病程0.5～11年。头痛骤发，风阳上旋者，加钩藤、白芷；久痛入络，瘀阻经脉者，加丹参、川芎。结果：临床近期治愈（头痛及伴随症状消失，脑血流图恢复正常，半年未复发）23例，占32.8%；有效（头痛或明显减轻，发作次数显著减少，脑血流图好转）41例，占58.6%；无效（头痛及脑血流图未见好转）6例，占8.6%；总有效率为91.4%。对照组62例用阿司匹林、苯巴比妥、谷维素治疗，临床近期治愈6例（9.7%），有效49例（79.0%），无效7例（11.3%），总有效率为88.7%。两组有效率有显著性差异。主要临床症状消失或减轻平均所需天数，两组均未超过3日。

5．脑震荡综合征

治疗23例脑震荡综合征，患者均有明确的头部外伤史，经外科及神经科确诊但治疗无效。方法：以牛膝、生龙骨、生牡蛎、代赭石、半夏、陈皮、乳没、红花、赤芍、当归、川芎、甘草为基本方，恶心呕吐严重者加柿蒂、竹茹，皮下血肿者加三七，失眠心悸者加酸枣仁、珍珠母，治疗后期随着症状改善，重镇之品减量或停用，酌加参、芪等补益之品。一般疗程为1个月左右，最长3个月。结果：18例治愈；4例主要症状缓解，能坚持上班，由于某些诱因可出现不适感觉，再次治疗仍然有效；1例因效果不显而自行中断治疗。

6．早泄

镇肝熄风汤加减治疗早泄90例，并设氯米帕明治疗45例作为对照组。观察对象符合美国精神病协会颁布的《精神病诊断和统计手册（DSM Ⅳ）》第四版中的早泄诊断标准：持续反复地在很小的性刺激下，在插入前、插入时或插入后不久就射精，比本人的愿望提前；这种情况明显引起本人的痛苦和伴侣之间的关系紧张；这种情况不是由某种物质（如鸦片）的直接作用引起。入选的135例患者均符合以上三项条件，随机分为治疗组与对照组。两组一般情况无明显差异，具有可比性。治疗组给予镇肝熄风汤加减：白芍30 g，怀牛膝30 g，代赭石30 g，龙骨30 g，牡蛎30 g，天冬30 g，五味子30 g，龟甲30 g，玄参30 g，蜈蚣3条，麦芽30 g，甘草10 g，兼见肝经湿热者加龙胆、黄芩，阴虚火旺者加知母、黄柏，肾气不固者加山药、芡实、金樱子。对照组：氯米帕明25 mg，每晚1次；2周无效者加至50 mg，每晚1次。两组均以4周为1个疗程。疗效标准为治愈：射精潜伏期延长2 min以上，夫妇双方均感满意；有效：射精潜伏期延长1 min以上；无效：无变化。结果，治疗组治愈33例，有效36例，无效21例，总有效率为75.6%；对照组治愈12例，有效17例，无效16例，总有效率为63.2%。两组总有效率比较有显著性差异（$P<0.05$）。

7．围绝经期综合征

选择本病中医辨证属肝肾阴虚患者50例，随机分为中药组（30例）和对照组（20例），中药组以镇肝熄风汤治疗，对照组以替勃龙治疗，疗程均为1个月。结果：中药组和对照组治疗后临床主要症状明显改善，但对照组出现乳房胀痛和阴道少量出血等副作用，中药组无副作用且易为患者所接受。这说明镇肝熄风汤滋阴补肾、潜镇降逆、标本兼治的作用，可能对围绝经期患者肝肾阴虚、阴不制阳所致诸证，从多脏腑进行调整，帮助机体重建一个阴平阳秘、气血调和的新状态以达到治疗效果。

8．小儿梦游症

镇肝熄风汤加减治疗小儿梦游症39例，病程为1个月的3例，2～11个月的27例，1～3年的9例；有家族史的13例；梦游每晚发生5例，每周发生1～3次27例，每个月发生2～3次7例。其中15例在发作前脑电图检查提示出现阵发性的高电位与活动。将镇肝熄风汤加减方，用煎药机将其煎后包装，规格分50 mL/包和100 mL/包两种。每50 mL含生药代赭石、龙骨、磁石各5 g，白芍、麦冬、天冬、玄参、天竺黄各3 g，川楝子2 g，生栀子、胆南星各1.5 g。5～8岁每次50 mL，9～12岁每次100 mL，每日中午及入夜睡前各服1包。患者忌食辛热之品。半个月为1个疗程，根据病情控制情况，治疗2～3个疗程，第1个疗程每日服药，进入第2个疗程后，改隔日服药。结果：23例痊愈（症状消失，随访1年梦游未复发，有脑电图异常者，复查脑电图正常），14例有效（梦游次数明显减少，症状减轻，随访1年病情趋于稳定），2例无效（梦游症状及发作次数无改善），总有效率为94.9%。

七、实验研究

1．对血压的影响

本方煎剂对麻醉猫有明显的降压作用。经小肠给药后20 min出现降压作用，最显著时平均降压30 mmHg，维持40～100 min。本方减去生龟甲、生麦芽、茵陈、甘草，加入夏枯草、钩藤、何首乌、夜交藤组成的镇肝熄风汤加减方，降压作用较原方更为显著。加减方煎剂对麻醉猫经小肠给药20 min出现降压作用，最显著时平均降压达43 mmHg，维持时间也较原方长，可达80～110 min。加减方注射剂对麻醉猫、兔静脉注射后，血压立即下降［猫、兔血压平均下降（20±7）、(29±14)mmHg］，维持2～10 min。同一动物每隔10～20 min重复给药，降压幅度无明显差异，说明加减方无快速耐受性，也无蓄积作用。加减方的降压作用与抑制心血管运动中枢有关，而与内感受器、交感神经及组胺释放均无关系。加减方注射液给小鼠腹腔注射后，呈现较强的镇静、抗惊厥作用。蛙在体心脏和离体心脏灌流实验表明，加减方对心肌有直接抑制作用。蛙血管灌流实验表明，加减方对血管的直接扩张作用不明显。

2．对脑中风动物模型的影响

探讨镇肝息风汤对脑出血模型大鼠脑细胞凋亡的影响，结果表明：模型组大鼠脑细胞凋亡数在术后24 h已增加，72 h到达高峰。而镇肝熄风汤组在48 h即可显著减少大鼠脑细胞凋亡数，此作用持续至72 h（$P < 0.05$）。这说明镇肝熄风汤对脑出血后脑细胞的保护作用可能与抑制脑细胞凋亡有关。

比较3种中药复方对脑缺血再灌注大鼠脑能量代谢相关酶动态的影响，采用线栓法制作大鼠局灶性脑缺血再灌注模型，随机分为假手术组、模型组、益气活血方组、镇肝熄风汤组和星蒌承气汤组，分别给予相应的药物灌胃。结果：模型组再灌注各时间点脑组织山梨醇脱氢酶、Na^+-K^+-ATPase活性显著降低，肌酸激酶同工酶活性显著升高（$P < 0.01$）；48 h和72 h时各药物组山梨醇脱氢酶、Na^+-K^+-ATPase活性显著升高，24 h时仅镇肝熄风汤组Na^+-K^+-ATPase活性显著升高；各药物组肌酸激酶同工酶活性均显著降低（$P < 0.05$）；24 h以镇肝熄风汤组为优，48 h以星蒌承气汤组为优，72 h以益气活血方组为优。

3．对绝经综合征动物模型的影响

观察镇肝熄风汤对绝经综合征动物模型的性激素水平、血清一氧化氮的影响。结果：去势后模型组较对照组血清E_2含量下降（$P < 0.05$），用药4周后镇肝熄风汤组较模型组血清E_2含量上升（$P < 0.05$）；大鼠血清FSH、LH含量过低，FSH < 0.05 IU/L，LH < 0.07 IU/L，无法比较；模型组与对照组相比，一氧化氮下降，用药4周后镇肝熄风汤与雌激素组均能升高一氧化氮水平（$P < 0.05$）。这说明镇肝熄风汤可提高去势大鼠E_2水平，具有调节生殖内分泌的功能，并提高血清一氧化氮浓度。

4．对免疫功能的影响

给纯种大白兔耳静脉注射多巴胺模拟肝阳上亢证型，发现此证型动物T淋巴细胞亚群中T_3、T_4明显低于正常，T_8无明显改变，红细胞免疫中红细胞C_3b受体活性明显下降，红细胞免疫复合物无明显变化。灌服镇肝熄风汤浓煎剂3日后，其T淋巴细胞亚群及红细胞免疫功能均恢复正常，提示该方具有提高肝阳上亢证型动物T淋巴细胞亚群及红细胞免疫功能的作用。

八、注意事项

原方代赭石、龙骨、牡蛎、龟甲、白芍、麦芽皆用生品，究其缘由，盖前五味生用，可以加强平肝潜阳清热之功，后者生用方有疏肝之效。

天麻钩藤饮

（《中医内科杂病证治新义》）

一、功能

平肝息风，清热活血，补益肝肾。

二、主治

肝阳偏亢，肝风上扰证。头痛，眩晕，失眠，舌红苔黄，脉弦。

三、组成

天麻9 g，钩藤12 g，生决明18 g，山栀9 g，黄芩9 g，川牛膝12 g，杜仲9 g，益母草9 g，桑寄生9 g，夜交藤9 g，朱茯神9 g。

四、用法

水煎服。

五、组方原理

肝阳偏亢，化风上扰之证，治当平肝息风，潜阳降逆，正如《中医内科杂病证治新义》第1篇所指“当以平肝降逆为法”。方中天麻甘平，专入足厥阴肝经，功擅平肝息风，“为治风之神药”（《本草纲目》卷12），善治“风虚眩晕头痛”（张元素语，见《本草纲目》卷12）。钩藤甘凉，既能平肝风，又能清肝热。《本草正义》卷6云：“此物轻清而凉，能泄火，能定风。”《景岳全书·本草正》卷48云其“专理肝风相火之病”。两药合用，以增平肝息风之力，共为君药。臣药以石决明咸平入肝，重镇潜阳，凉肝除热，《医学衷中参西录》云：“石决明……为凉肝镇肝之要药。为其能凉肝兼能镇肝，故善治脑中充血作疼作眩晕，因此证多系肝气、肝火挟血上冲也。”肝热则阳升于上，阳亢又可化火生风，故配栀子、黄芩之苦寒降泄，清热泻火，使肝经火热得以清降而不致上扰；益母草行血而利水，川牛膝活血并引血下行，两物性皆滑利下行，有利于肝阳平降，亦合“治风先治血，血行风自灭”之理；杜仲、桑寄生补益肝肾，扶正固本；夜交藤、朱茯神安神定志，以治失眠，俱为佐药。诸药相合，共奏平肝息风，清热活血，益肾宁心之效。

六、临床应用

1．高血压病

以天麻钩藤饮加巯甲丙脯酸治疗原发性高血压33例，并设巯甲丙脯酸组32例作为对照。方法：治疗组给予天麻钩藤饮水煎取汁200 mL，早晚温服；巯甲丙脯酸50 mg，每日2次口服，停用其他降压药及镇静剂。1周后出现明显降压效果，西药随即减量。对照组给予巯甲丙脯酸25 mg，每日3次。两组疗程均为30日。结果：治疗组临床治愈24例，显效6例，有效3例，治愈率为72.73%，总有效率为100%（复发延缓半年以上）；对照组临床治愈16例，显效8例，有效5例，无效3例，治愈率为50%，总有效率为90.62%（复发延缓2个月以上）。治疗组治愈率高，复发率低，而对照组治愈率低，对症状控制及降压仅有短暂疗效，服药时间长尚会出现副作用。这表明中西药配合有利于控制血压及病情的发展，从而提高疗效。鉴于高血压患者二氧化碳吸入反应较健康人强，血清胆碱酯酶活性和尿17羟类固醇排出量增高，肾血流量降低，故有人就上述四项指标对服本方2周的高血压1～3期患者做了治疗前后的对比观察（四项实验所观察的病例数分别为23、27、29、12），同时还设立了服用安慰剂的对照组。结果表明，本方对二氧化碳吸入反应、血清胆碱酯酶活性、尿17羟类固醇排出量和肾血流量无明显影响。

天麻钩藤饮治疗原发性高血压病70例，其中属Ⅰ级20例、Ⅱ级42例、Ⅲ级8例。处方：天麻、钩藤、杜仲、牛膝、黄芩、栀子各10 g，石决明、桑寄生、夜交藤各15 g，益母草20 g。肝火上炎，口苦目赤，烦躁易怒者加龙胆草、夏枯草，肝肾阴亏较甚者加枸杞子、何首乌、麦冬、生地，目赤便秘者加大黄、芒硝，眩晕剧烈、兼见手足麻木或震颤者加生龙骨、生牡蛎、全蝎，心悸失眠者加茯神、酸枣仁，瘀血头痛或伴中风后遗症者，加桃仁、红花、川芎、地龙。10剂为1个疗程。结果：显效45例（64.3%），有效18例（25.7%），无效7例（10.0%），总有效率为90.0%。服药最多者30剂，最少者10剂。

2．眩晕

以本方为主治疗98例眩晕。眩晕较重，手足麻木震颤者，加龙骨、牡蛎、珍珠母；形寒肢冷，腹中隐痛者，加桂枝、干姜；阴虚内热者，加鳖甲、知母、地骨皮、牡丹皮、菊花；恶心者，加半夏、竹茹、藿香；呕吐频作者，加竹茹、代赭石、生姜。结果：治愈65例，占66.33%；好转31例，占31.63%；无效2例，占2.04%；总有效率为97.96%。

椎-基底动脉供血不足性眩晕94例，随机分为两组，治疗组50例，对照组44例，全部病例均做经颅多普勒检查，有血流速度减慢、频谱离散度增大、波峰不规则等征象，确诊为椎-基底动脉供血不足。治疗方法：治疗组用天麻钩藤饮加减治疗。处方：天麻15 g，钩藤15 g，石决明15 g，黄芩15 g，栀子15 g，牛膝15 g，杜仲15 g，桑寄生15 g，茯神15 g，首乌藤15 g，益母草15 g。伴大便秘结者加大黄、芒硝，伴失眠重者加酸枣仁，伴手足麻木、动风之势者加珍珠母、生龙骨、生牡蛎。对照组用尼莫地平4 mg，加5%葡萄糖250 mL静脉滴注，每日1次。两组治疗时间均为10日，恶心、呕吐重者均肌注爱梦尔针剂2 mL。结果：治疗组治愈12例，显效31例，有效6例，无效1例。对照组治愈6例，显效13例，有效21例，无效4例。

运用天麻钩藤饮加减治疗梅尼埃病140例，患者均经头颅CT检查证明无器质性病变。五官科会诊属膜迷路积水22例，颈椎-基底动脉供血不足31例。治疗方法：均用天麻钩藤饮加减治疗。处方：天麻15 g，钩藤（后下）12 g，生石决明（先煎）18 g，栀子12 g，杜仲10 g，川牛膝15 g，首乌藤12 g，茯神15 g，半夏12 g，白术18 g，生山药30 g，菊花15 g，枸杞子15 g。头晕旋转、恶心呕吐等消失为治愈，共124例；头晕旋转发作次数明显减少，恶心呕吐消失为好转，共16例。

3．出血性中风

天麻钩藤饮加减治疗出血性中风36例，病程最短者1 h，最长者5 h。方用天麻钩藤饮加减：天麻15 g，钩藤（后下）30 g，石决明（先煎）30 g，地龙15 g，黄芩、清半夏、白僵蚕、全蝎各9 g，丹参、石菖蒲、茯苓各15 g，生大黄5 g。15日为1个疗程。若偏瘫、肢体沉重者，加怀牛膝、续断、黄芪、伸筋草；出现语言欠流利者，加郁金；痰湿较重者，加制白附子；血压偏高者，加炒杜仲、灵磁石。疗效标准及结果：生活能自理，自由交谈4分；独立生活，简单劳动而有部分能力不全3分；可行走，部分自理，若需人辅助2分；可站立迈步，需人随时照料1分；卧床0分。积分达24分以上29例，积分增加超过10分7例。

4．头痛

偏头痛又称血管神经性头痛，以反复发生的偏侧头痛为特征。以天麻钩藤饮加减治疗偏头痛68例，所有病例都经颅多普勒、CT、MRI或脑电图等检查，排除颈椎病、颅内占位性病变、高血压、脑动脉硬化及眼、鼻病变引起的头痛。处方：天麻15 g，钩藤（后入）20 g，白蒺藜15 g，菊花15 g，白芍30 g，杜仲15 g，怀牛膝15 g，女贞子15 g，制首乌20 g，川芎15 g，茯苓15 g，夜交藤30 g。若头痛剧烈者，加延胡索或全蝎（研末吞服）；头晕、腰酸明显者，加杜仲、桑寄生、枸杞子、桑椹子；伴恶心、痰多者，加半夏、竹茹；面红、烦躁易怒，肝火亢盛者，加黄芩、山栀、牡丹皮。结果：治愈39例，好转23例，无效6例，有效率为91.2%。

5．失眠

以天麻钩藤饮加减治疗顽固性失眠138例，处方：天麻15 g，钩藤15 g，生石决明20 g，川牛膝10 g，桑寄生10 g，杜仲10 g，栀子10 g，黄芩10 g，益母草10 g，朱茯神20 g，首乌藤20 g。加减：病程长、失眠重、血压较高者，上述药物增加三分之一量；病程长、失眠重、不伴有高血压者，可减去生石决明，而朱茯神、夜交藤用量各增加10 g；肝郁化火者，加龙胆、柴胡；阴虚火旺者，加肉桂、黄连、生地黄、山萸肉；痰热内扰者，加竹茹、胆南星。结果：一般患者服药6～9剂即可痊愈，但也有超过10剂者。138例中6剂痊愈53例，10剂痊愈82例，无效3例，治愈率为97.8%。

6．更年期综合征

本方加减配合针灸治疗176例。处方为：天麻、钩藤、桑寄生、杜仲、川牛膝、首乌藤、鸡血藤、当归、川芎、丹参、甘草。10剂为1个疗程，共治2～3个疗程。结果：痊愈（症状完全消失）137例，占77%；显效（症状基本消失）24例，占13.6%；好转（症状有不同程度好转）9例，占5%；无效（症状无变化）6例，占3.4%；总有效率为96.6%。

7．妊娠高血压综合征

天麻钩藤饮加减治疗早期妊娠高血压综合征60例，均发病于妊娠20周后，水肿（++），血压：收缩压18.7～21.3 kPa，舒张压12.0～14.7 kPa（孕妇在未孕前或妊娠20周前，基础血压不高），尿蛋白（+）～（++）。处方：天麻12 g，钩藤（后下）20 g，石决明20 g，栀子10 g，杜仲10 g，黄芩10 g，桑寄生30 g，茯苓20 g，白术10 g，陈皮10 g，车前子（包）10 g，大腹皮15 g，泽泻10 g。结果：显效36例，有效20例，无效4例，总有效率为93%。

8．小儿多动症

天麻钩藤饮加味治疗小儿多动症50例，并设对照组42例。治疗组以天麻钩藤饮为基础方，处方：天麻10 g，钩藤10 g，生石决明（先煎）20 g，蝉蜕10 g，栀子10 g，黄芩9 g，川牛膝5 g，杜仲10 g，益母草9 g，桑寄生9 g，首乌藤10 g，朱茯神10 g，生龙骨、珍珠母（先煎）各10 g，黄连5 g，胆南星9 g，石菖蒲12 g，党参15 g，白术12 g，甘草5 g。上述药物临煎加生姜3片，大枣5枚。6个月为1个疗程。对照组：服用哌甲酯5 mg，每日2次，周末停服，6个月为1个疗程；同时配合精神治疗，包括行为矫正、认知行为教育和社交技能训练等。结果：治疗组显效16例，有效25例，无效9例；对照组42例中，显效14例，有效19例，无效9例。两组疗效相当。

七、实验研究

1．对正常及高血压狗血压的影响

天麻钩藤饮200%水煎剂经胃管给药，每只狗每日80 mL，共给10～22日，能使高血压狗的血压降低，但对正常狗的血压则无明显影响。当高血压狗的高级神经活动发生障碍时，天麻钩藤饮对其有一定的调整作用，但不影响处于正常状态的高级神经活动。

2．对组织脂质过氧化作用的影响

天麻钩藤饮去朱茯神、黄芩、山栀加鸡血藤提取液体外给药，能显著抑制大鼠肝、心、脑、肾组织过氧化脂质的生成，体内给药能显著抑制小鼠肝、心、脑组织过氧化脂质的生成，但作用均较维生素E弱，对小鼠肾匀浆过氧化脂质生成无抑制作用。

3．对小鼠自发活动抑制作用的药效动力学研究

对小鼠口饲相当于4、2、1、1/2及1/4临床等效剂量的天麻钩藤饮与镇肝熄风汤水煎剂（前者每kg分别给予88 g、44 g、22 g、11 g、5.5 g；后者每kg分别给予134 g、67 g、33.5 g、16.75 g、8.38 g），观察两方对小鼠自发活动的抑制作用，探讨两方的体内过程。结果表明：天麻钩藤饮与镇肝熄风汤的最低起效剂量分别为1.95 g/kg与3.5 g/kg，作用期分别为5.90 h与5.17 h，体内生物相当药量半衰期分别是0.94 h与0.67 h，消除速率常数为0.74与1.04。这说明两方起效剂量较低，属短半衰期药剂，在镇静作用上有吸收快，起效迅速，易于排泄，作用维持时间短等特点。镇肝熄风汤较天麻钩藤饮作用弱，维持时间更短，提示两方在临床上用于镇静治疗时，可降低给药量并缩短给药间隔时间。

4．对肝阳上亢证大鼠下丘脑蛋白表达的影响

观察天麻钩藤饮对甲亢肝阳上亢证大鼠模型下丘脑蛋白质表达的影响，以期寻找差异表达的蛋白质。结果表明，模型组及治疗组与正常组相比，T_3、T_4明显增高（$P<0.05$）。3组蛋白斑点总体分布相似，主要分布在等电点pI 3～8，分子量Mr 14.4～75 kD，与正常组比较，模型组中蛋白质点表达上调的有18个，下调的点有24个；在模型组中上调的18个点中，与治疗组相比，其中有8个点表达下降，而模型组中下调的24个点中，与治疗组相比，其中有20个点表达上调。结合生物信息学进行质谱鉴定，发现其中6个蛋白质分别为硫氧还蛋白、血小板活化因子乙酰基水解酶IB-γ亚单位、NSFL1辅助因子、延伸因子1亚型、微管蛋白β-5和NAD依赖脱乙酰基酶。这说明天麻钩藤饮能调节下丘脑蛋白质的表达，提示天麻钩藤饮可能是通过对甲亢肝阳上亢证大鼠下丘脑蛋白质的影响而起到改善症状的作用。

5．含药血清对人脐静脉内皮细胞的保护

观察天麻钩藤饮对血管紧张素Ⅱ致人脐静脉内皮细胞损伤的保护作用，结果表明，与对照组比较，血管紧张素Ⅱ（10^{-6} mol/L）可引起内皮细胞密度降低，细胞分泌TNF-α增加，PPAR-γ mRNA表达水平降低。天麻钩藤饮含药血清可抑制血管紧张素Ⅱ导致的细胞损伤，减少TNF-α的分泌，提高PPAR-γ mRNA的表达。这说明天麻钩藤饮可对抗血管紧张素Ⅱ所致的人脐静脉内皮细胞损伤，保护血管内皮细胞的功能。

大定风珠

（《温病条辨》卷3）

一、功能

滋阴息风。

二、主治

温病热邪久羁，吸灼真阴，或因误表，或因妄攻，神倦瘛疭，脉气虚弱，舌绛苔少，时时欲脱。

三、组成

生白芍18 g，阿胶9 g，生龟甲12 g，干地黄18 g，麻仁6 g，五味子6 g，生牡蛎12 g，麦冬连心18 g，炙甘草12 g，鸡子黄2个，鳖甲生12 g。

四、用法

水八杯，煮取三杯，去滓，再入鸡子黄，搅令相得，分三次服。

五、组方原理

温病后期，真阴大亏，虚风内动之证，治当滋阴以息风。有人主张“以大队浓浊填阻塞隙，介属潜阳镇定”，与《临证指南医案》卷1对精血衰竭，水不涵木之内风证，“治以滋液熄风，濡养营络，补阴潜阳”的方法极为相似。方中鸡子黄、阿胶味甘性平，血肉有情，滋阴养血以息内风，共为君药。《本草纲目》卷1云：“鸡子黄，气味俱厚，故能补形，昔人谓其与阿胶同功，正此意也。”阿胶味厚滋补，为治疗血虚的要药。《日华子本草》云其“治一切风”。《本草拾遗》曰：“凡胶俱能疗风、止泄、补虚，驴皮胶主风为最。”鸡子黄与阿胶相配，可增滋液息风之效。白芍苦酸微寒，五味子酸温，甘草甘平，三药合用，酸甘化阴，柔肝缓急。五味子尚可收敛耗散之阴气。地黄、麦冬滋补阴液，麻仁质润多脂，润燥养阴。六味共助君药填补真阴，皆为臣药。阴液大亏，则虚阳上浮，故用龟甲、鳖甲、牡蛎介类沉降之品，重镇潜阳，三者均为佐药。甘草调和诸药，兼作使药。全方用甘味合酸味滋补收敛以救欲绝之真阴，又用咸味沉降镇定以潜未尽之浮阳，使阴复阳潜，虚风自息，故本方属“酸甘咸法”。从治本着手，重用浓浊厚味填阴，佐以介属潜阳，乃本方的主要特点。

六、临床应用

1．中风后遗不寐症

本症以不寐始于急性脑血管意外之后，夜间睡眠不足3 h，或通宵不寐，日夜颠倒，1昼夜睡眠不足5 h为主要表现。共治36例，病程均在3个月以内。方法：大定风珠原方，9剂为1个疗程。结果：痊愈（停服本方后不用安神类中药及镇静安眠类西药，可夜寐5～6 h且维持15日以上）23例，显效（夜寐5～6 h，或由日夜颠倒转为夜寐5 h以上）7例，好转（夜寐3～4 h）4例，无效（夜寐不足3 h）2例，总有效率为94.4%。

2．职业性眩晕

本方共治26例职业性眩晕，其中单纯眩晕10例，眩晕伴抽风16例。方法：大定风珠原方。兼胸闷呕恶，痰多食少者，加半夏、白术、天麻；伴抽搐、气短乏力、自汗出者，加人参、龙骨；手足心热，低热不退者，加知母、丹皮。结果：痊愈（眩晕、抽搐等消失不复发）10例，显效（眩晕、抽搐等基本消失，生活能自理）12例，好转（眩晕、抽搐等减轻）3例，无效1例，总有效率为97%。

3．慢性乙肝

大定风珠汤治疗慢性乙型肝炎肝纤维化患者15例，并设对照组15例。两组患者年龄、性别、病史、病情及临床分型具有可比性。治疗方法：对照组服用一般护肝药物或维生素C、复方丹参等，而治疗组口服大定风珠汤剂。处方：鳖甲15 g，龟甲15 g，牡蛎20 g，白芍20 g，火麻仁5 g，生地20 g，麦冬10 g，五味子6 g，阿胶10 g，鸡子黄2枚，炙甘草12 g。连服3个月为1个疗程，两组患者均酌情辅助应用维生素类、能量合剂、门冬氨酸钾镁等常用护肝药。结果：肝纤维化指标HA、LN及IVC，治疗组均较对照组有显著性改善（$P<0.05$），临床症状也有改善。

4．帕金森病

将帕金森病48例分为两组，西医治疗组24例，中西医结合组24例。所有病例均行头颅CT或MRI检查，病史最长10年，最短2个月，其中有脑梗死史30例，脑出血史12例，腔隙性脑梗死6例。临床上均有明显的震颤，僵直，步态姿势，表情障碍等。治疗方法：西医治疗对照组内服苯海索，每次2 mg，3次/日，合用谷维素及维生素B_1等药物治疗，个别患者口干副作用较重时则用多巴丝肼等药物。治疗组在上述西医治疗的基础上加用大定风珠汤加味（白芍、生地黄、麦门冬、阿胶、生龟甲、生牡蛎、炙草、生鳖甲、生鸡子黄、地龙、全蝎、天麻、钩藤、丹参），两组均以2个月为1个疗程。结果：治疗组明显进步7例，进步10例，稍有进步3例，无效4例，总有效率为83.3%；对照组明显进步4例，进步5例，稍有进步4例，无效11例，总有效率为54.1%。

5．产后抑郁症

采用大定风珠加味治疗产后抑郁症38例。处方：生地、麦门冬、白芍各18 g，当归、牡蛎、制龟甲、制鳖甲各15 g，五味子、阿胶（烊化）、炙甘草各9 g，鸡子黄1个。伴口苦、小便短赤者，加牡丹皮、知母；体倦乏力、纳差、脉细弱者，加黄芪、党参；大便干结者，加火麻仁。14日为1个疗程，连用2～3个疗程，同时配合心理治疗。结果：治愈18例，好转13例，无效7例，总有效率为81.6%。

6．抽动秽语综合征

抽动秽语综合征是一种发生于儿童及少年的神经系统运动障碍疾病。患者长期服用氟哌啶醇等药物易产生不良反应。应用大定风珠加味治疗抽动秽语综合征12例，并与氟哌啶醇组11例进行对比观察。处方：阿胶10 g，生龟甲、鳖甲、生牡蛎各20 g，熟地24 g，白芍、菟丝子、黄精、杜仲各9 g，麦冬15 g，生鸡子黄1只，山茱萸、五味子各6 g，炙甘草3 g。偏气虚者加黄芪，血虚者加当归。2周为1个疗程。对照组服氟哌啶醇3～9 mL/日，肌苷0.6 g/日。结果：治疗组显效3例，有效7例，无效2例；对照组显效3例，有效5例，无效3例。两组临床疗效无显著性差异，但中药治疗组副作用少，易为患者接受。

7．舌丝状乳头萎缩

以大定风珠原方为主，五心烦热、潮热者加青蒿、地骨皮、牡丹皮、女贞子、旱莲草，心悸失眠者加珍珠母、柏子仁、炒酸枣仁、百合，口中灼热者加栀子、淡竹叶、黄连，心烦者加栀子、淡豆豉，口渴者加玄参、天花粉、石斛，便秘者加何首乌、当归，重用火麻仁，治疗11例本病阴虚内热证患者。结果：痊愈（症状全部消失，随访1年未复发）8例，显效（症状明显减轻）3例。服药最少者20剂，最多者110剂。

七、注意事项

阴液虽亏而邪热犹盛者，不宜使用本方。《温病条辨》卷3云："壮火尚盛者，不得用定风珠。"因本方由许多浓浊滋补之品组成，误用有恋邪留寇之弊。

阿胶鸡子黄汤

（《通俗伤寒论》）

一、功能

滋阴养血，柔肝息风。

二、主治

邪热久羁，损伤阴血，虚风内动证。手足瘛疭，或头目眩晕，舌绛苔少，脉细数。

三、组成

陈阿胶$_{烊冲}$6 g，生白芍9 g，石决明$_{杵}$15 g，双钩藤6 g，大生地12 g，清炙草2 g，生牡蛎$_{杵}$12 g，络石藤9 g，茯神木12 g，鸡子黄$_{先煎代水}$2个。

四、用法

水煎服。

五、组方原理

阴血不足，虚风内动，治宜滋阴养血，柔肝息风。方中阿胶、鸡子黄血肉有情，滋阴养血以息风，共为君药。李时珍云："阿胶和血滋阴，除风润燥"，疗"男女一切风病。"（《本草纲目》卷50）何廉臣谓："阿胶、鸡子黄二味血肉有情，质重味厚，大能育阴熄风，增液润筋。"（《重订通俗伤寒论》第2章）白芍、生地、甘草酸甘化阴，养血柔肝，缓急舒筋，用为臣药。钩藤甘凉，功擅平肝息风，乃治风要药。阴血虚者，阴不涵阳，肝阳偏亢，石决明、牡蛎均为介类，长于平肝潜阳；茯神木"入肝经，为平木之品……木平则风定"（《要药分剂》卷2）。风阳内扰，心神为之不宁，茯神木兼可安神宁心。四药共投，以增平肝潜阳，息风止痉之力，同为佐药。筋脉拘挛，则经络不舒，络石藤气味平和，功善走经脉、通肢节，故用以活络舒筋，为使药。诸药相合，共奏滋阴养血，平肝潜阳，舒筋息风之效。全方标本兼顾，但重在治本，故原书将其归于"滋阴熄风法"。

六、注意事项

本方为滋阴息风之剂，凡热极动风或阴血虽亏而邪热尚盛之证，均不宜使用，以免敛邪为患。

（本节作者：李待军）

第十三章　祛湿剂

第一节　清热祛湿

茵陈蒿汤

（《伤寒论》）

一、功能

清热利湿退黄。

二、主治

湿热黄疸。一身面目俱黄，黄色鲜明，发热，腹微满，口渴，不欲饮食，恶心欲吐，大便秘结或不爽，汗出不彻，无汗，或但头汗出，剂颈而还，小便不利，舌苔黄腻，脉滑数。

三、组成

茵陈蒿18 g，栀子擘12 g，大黄去皮6 g。

四、用法

上三味，以水一斗二升，先煮茵陈，减六升，内二味，煮取三升，去滓。分三服。小便当利，尿如皂荚汁状，色正赤，一宿腹减，黄从小便去也。

五、组方原理

本证因湿热郁蒸，故治当清热利湿退黄。茵陈蒿疏肝利胆，为清利湿热、退黄疸之主药，用为君药。茵陈芳香又能醒脾，清热又能利胆，而黄疸之因主要责之肝胆脾胃，故黄疸之治，茵陈为第一要药。栀子祛除湿热，清泄三焦，通调水道，利湿热自小便而出，为方中臣药。仲景用栀子、茵陈，正取其利小便而蠲湿热也。大黄清除瘀热，推陈致新，使湿热壅遏毒邪从大小便而出，是为佐药。由于湿热瘀毒在此证中四者同时并存，大黄则对此四者同时兼顾，且通腑泄热利湿，给湿热以出路。又大黄走血分，与栀子相伍，能凉血泄热，以防脾胃肝胆瘀热发黄后动血。三药皆为苦寒，寒能清热，苦能除湿，泻热通腑，清热利湿退黄，排除瘀毒，使湿清热除，则黄疸消退。

本方配伍特点是：清热利湿药与清热泻火药、泻火通便药合用，使瘀热从二便而出；且方中三药均能清利湿热而利小便，故原书方后云：“小便当利，尿如皂荚汁状，色正赤，一宿腹减，黄从小便去也。”

阴黄源自寒湿，不宜用本方。孕妇慎用，因方中大黄有活血化瘀作用，易引起流产。

六、临床应用

（一）内科

1．黄疸

以茵陈蒿汤加味治疗黄疸20例。其中肝细胞性黄疸15例（腹水1例），阻塞性黄疸3例，肝细胞性与阻塞性同时存在2例。其临床表现以全身和面目俱黄，黄色鲜明如橘子色，食小腹胀，发热口渴，恶心呕吐，小便黄赤不利，大便干燥或便下不爽，阻塞性黄疸大便多色淡灰白，脉沉实或滑数，舌质红，苔黄腻为辨证要点。基本方：茵陈50 g，栀子15 g，大黄10 g，白花蛇舌草30 g，败酱草15 g，鸡骨草30 g，大青根15 g，田基黄15 g。肝细胞性黄疸者酌加蒲公英20 g，金银花20 g，连翘20 g，虎杖15 g，以清热解毒；阻塞性黄疸者上方重用大黄至15 g，加郁金10 g，牡丹皮10 g，莪术10 g，鸡内金9 g，以软坚散瘀；肝区疼痛者加柴胡10 g，郁金10 g，牡丹皮12 g；恶心呕吐者加佩兰15 g，白蔻仁10 g，竹茹15 g；小便不利者加半边莲30 g，车前子20 g，茯苓皮20 g。结果：20例中痊愈16例，好转2例，其中1例为间断服药，无效2例，其中1例考虑为恶变。病程最短者半个月，最长者3个月，一般服药30剂左右即愈，症状在3～7日开始消退。

2．高胆红素血症

茵陈蒿汤加味治疗中重度高胆红素血症112例。处方：茵陈30 g，栀子15 g，大黄6～10 g，赤芍60 g，牡丹皮10 g，郁金15 g，丹参30 g，金钱草30 g，白茅根30 g。4周为1个疗程。壮热神昏者（发热者）用中药冲服羚羊角粉1日2～3 g，腹胀者加厚朴、炒莱菔子，恶心、呕吐者加竹茹，皮肤瘙痒者加紫草、防风，肝脾肿大、舌质紫黯或有瘀斑者加鳖甲、三七粉，直接胆红素（DBil）/血清总胆红素（TBil）< 60% 者加桃仁、红花，转氨酶显著增高者加生山楂。结果：显效35例（31.25%），有效64例（57.14%），无效13例（11.61%）；总有效率为88.39%。

3．传染性肝炎

茵陈蒿汤加味，初、中期用Ⅰ号方：茵陈60 g，栀子、黄芩、茯苓、车前草、丹参、郁金、赤芍各15 g，生大黄（后下）10 g，板蓝根、金钱草各30 g，焦三仙各20 g，甘草9 g，呕吐者加法半夏、黄连，发热者加连翘、金银花。恢复期用Ⅱ号方；茵陈20 g，栀子9 g，茯苓30 g，党参10 g，板蓝根、白术、郁金、丹参、当归各15 g，陈皮9 g，五味子9 g，甘草6 g。以上药量为成人量，小儿酌减，治疗急性黄疸型肝炎232例。用药时间13～66日，平均29.6日，服药期间无特殊不良反应。结果：显效196例，好转32例，无效4例，总有效率为98.3%。本方加味：茵陈30～50 g，栀子、泽泻、茯苓、赤芍各15 g，苍术、半夏、牡丹皮、大黄、郁金各10 g，治疗病毒性肝炎重度黄疸56例，疗程为1个月。结果：显效30例，有效21例，无效5例，总有效率为91.6%。

4．蚕豆病

16例近期内有服食蚕豆史病例出现急性严重贫血，全身黄疸，尿色深如浓茶或呈酱油状，发热，腹痛，肝脾肿大等，结合尿常规，胆红素，尿胆原，尿胆素，潜血，血常规，网织红细胞计数等检验。全部患者以中医药为主治疗，严重者辅以西药，选用鲜田艾（鼠曲草）60～120 g，茵陈、丹参各15 g，栀子、茯苓、泽泻、郁金各10 g，生大黄、生甘草各5 g，若腹泻则去大黄加白术。结果表明，治疗后黄疸消退，热退神静，饮食好转，二便如常，口唇面部指甲转为红润，肝脾回缩至正常，尿、血常规正常。

5．原发性肝癌栓塞化疗后发热

以茵陈蒿汤加味治疗本症48例，体温37.5～39.5 ℃，用抗生素1周无效。处方：茵陈30 g，栀子15 g，大黄15 g，党参15 g，白术15 g，法半夏12 g，石菖蒲15 g，鸡骨草30 g。热甚者加溪黄草、蒲公英、黄芩，湿重者加车前子、滑石、白蔻仁，气虚者加黄芪、山药，阴虚者加玄参、生地、沙参，夹瘀者加乳香、没药、桃仁、红花。维持水、电解质及酸碱平衡，1周为1疗程，停用抗生素、镇痛退热药，用2个疗程。结果：显效31例（1个疗程内体温恢复正常，停药1周内无复热现象）；有效11例

（治疗7～14日后体温恢复正常，停药1周内无复热现象）；无效6例（治疗14日后体温下降不足1 ℃，或需加其他辅助方法治疗）；总有效率为87.5%。

（二）妇科

1．妊娠期胆汁郁结症

茵陈蒿汤加味治疗肝内胆汁淤积症10例。处方：茵陈、当归各15 g，生栀子12 g，制大黄6 g，泽泻10 g，黄芩9 g。加减：脾虚者加山药、白术、茯苓，肾虚者加续断、枸杞子，失眠者加地骨皮，一直服至分娩前。治疗期间每月复查肝功能1次，并配合围产期监护。结果：服药后10例中7例瘙痒明显缓解，直至消失，黄疸及消化道症状均好转，肝功能总胆红素、直接胆红素、丙氨酸氨基转移酶、甘胆酸下降至正常；2例症状好转；以上9例均顺产或剖宫产分娩健康活婴；另有1例无效。

2．先兆流产

茵陈蒿汤加减治疗母婴ABO血型不合型先兆流产40例，年龄最小者25岁，最大者36岁，血型鉴定为O型，其丈夫血型包括A、B、AB型，均有流产史或分娩史，所有孕妇均在6～12周作血液ABO抗体效价测定，效价均有不同程度的升高现象，范围在1∶64至1∶1 024之间。处方：茵陈蒿30 g，栀子12 g，大黄6 g，黄芩12 g，白术12 g，金银花30 g，蒲公英30 g，白芍炭12 g，腰酸者加杜仲、桑寄生各12 g，小下坠者加升麻10 g，黄芪30 g。40例中经治疗后患者做定期抗体效价测定，显示抗体效价下降或稳定，阴道出血停止，全身症状消失，足月分娩活婴，未出现严重性病理黄疸者为有效，36例；无效4例。

3．阴道炎

本方加味治疗阴道炎160例，处方：茵陈20 g，栀子15 g，大黄10 g，苦参10 g，紫荆皮15 g，蒲公英15 g。症见心烦，口渴不欲饮，小便黄少，舌红、苔黄腻，脉滑数者，基本方加黄柏、苍术；阴部红肿、糜烂，边界鲜明，灼热痒痛，舌红苔黄，脉弦数者，加牡丹皮、龙胆；心烦，口渴，小便黄少，舌红少苔，脉细数者，加生地黄、知母。10剂为1个疗程。服药期间，停用其他中西药物；结合10%中药洗液（即取药液100 mL加开水至1 000 mL混匀）熏洗患处，每日3～4次，治疗期间禁止性生活。结果：痊愈36例，占22.50%；显效60例，占37.50%；有效54例，占33.75%；无效10例，占6.25%；有效率为93.75%。

（三）外科

胆道蛔虫病

茵陈蒿汤合乌梅汤治疗胆道死蛔感染12例，患者均有上腹部胀痛或绞痛，或有钻顶样疼痛，伴发热，恶心呕吐，纳差嗳气，口干苦，大便干结，小便黄赤，均经B超检查确诊为胆囊或胆总管内死蛔或死蛔残片。处方：茵陈30 g，栀子12 g，大黄12 g，黄芩12 g，黄连6 g，乌梅30 g，花椒9 g，细辛4 g，石膏30 g，柴胡9 g，金银花20 g，甘草9 g，随证加减。结果：12例均痊愈，临床症状全部消失，B超复查胆囊、胆总管内均未见死蛔及残片。

（四）五官科

复发性口疮

应用茵陈蒿汤治疗复发性口疮20例，病史1～8年，伴有口渴、尿少、便秘等实证者，选用栀子3 g，茵陈4 g，大黄1 g混合提取1 g茵陈蒿汤精制粉末，制成褐色颗粒状中药制剂，每次2 g，1日3次，饭前口服，连服30日为1个疗程，总药量180 g左右。结果：20例患者中显效3例，服药后3个月不再复发口疮；有效16例，复发间歇期延长或者溃疡数目减少；无效1例，服药前后无变化或恶化。服药后有4例出现轻度恶心、腹泻，减药或停药后症状迅速好转。

七、实验研究

1．利胆作用

茵陈蒿汤中三药均有明显的利胆作用，已从茵陈中分离出至少4种有效成分（对羟基苯乙酮、二甲氧基香豆素、绿原酸、咖啡酸）。茵陈蒿利胆作用的强度随着剂量的增加而增加。大黄的利胆作用机制为促进胆汁分泌，并使胆红素和胆汁酸含量增加，复方大黄也有很强的利胆作用，显著降低奥迪括约肌紧张性，使其松弛，并加强胆囊收缩作用。通过拆方正交设计的直观分析发现，大黄具有最强的利胆效果，而栀子降低奥迪括约肌张力的作用最佳，三药配伍其增加胆汁流量和降低奥迪括约肌张力的作用最强。实验还表明，生大黄利胆作用较熟大黄为优，出现时间较早，煎煮时也有后下、一沸为度者较久煎者作用为强的趋势，较大剂量之利胆作用较小剂量为强。茵陈为茵陈蒿汤的利胆主药，茵陈、大黄配伍可增强利胆作用。茵陈与栀子煎时搅拌与否可影响三药在方剂中的利胆效应，若煎时不搅拌，方剂的利胆作用主要由大黄引起；若搅拌则方中大黄的利胆作用仅见于用药的早期，而茵陈的利胆作用不仅显现而且有随时间而增强的趋向。

2．对急性黄疸的防治作用

实验证明，茵陈蒿汤能显著地降低血清谷丙转氨酶和谷草转氨酶，对血清胆红素的作用较轻微。山栀子中的乙醇、正丁醇和三氯甲烷-甲醇三种溶剂的提取物，具有良好的降低血清胆红素、ALT和AST的作用，肝组织病理学观察亦发现有一定疗效。

3．对胆囊结石的作用

中药复方茵陈蒿汤对于雌激素和高胆固醇饲料诱发的金黄地鼠胆囊结石有一定的预防和治疗作用，其作用机制是降低了胆汁中胆固醇的相对浓度，这一作用可能与肝微粒体HMG-CoA还原酶的活性受到抑制有关。实验证实茵陈蒿汤能降低胆囊结石的成石率，抑制胆固醇结晶聚集，改变胆汁成分，减小成石趋向，保护胃黏膜，维护胃肠道的正常功能。

4．对高血脂的作用

用高胆固醇脂肪乳剂灌胃法，建立一种山鼠高血脂模型，该模型病理对照组与正常对照组比较，通过实验表明，茵陈蒿汤有治疗高脂血症的作用。茵陈有显著的降血脂效果，可使胆固醇及β-脂蛋白明显下降，动脉壁粥样硬化减轻，主动脉壁胆固醇也显著降低，显示出较好的降脂效果。大黄也有降低血中胆固醇水平和显著利尿的作用。

5．对肝损伤的防治作用

实验用四氯化碳致成小白鼠的急性损伤，观察茵陈蒿汤及其组成各药对肝损伤的防治作用。实验结果表明，接受药物治疗的动物，肝细胞的肿胀，气球样变，脂变与坏死均有不同程度的减轻，肝细胞内蓄积的糖原与核糖核酸含量有所恢复或接近正常，血清谷丙转氨酶活力显著下降，为茵陈蒿汤的退黄作用和治疗肝炎提供了形态和功能的基础。研究使用硫氰酸萘酯中毒模型，在中毒后48 h，血清谷丙转氨酶和谷草转氨酶急升至正常水平的20多倍，血清胆红素上升至100倍左右，在这种肝功能损伤严重的情况下，经过短期的茵陈蒿汤或山栀子提取物的防治，血清指标便有显著的降低，与临床相似。

6．抗菌作用

大黄对多种细菌都有不同程度的抑制作用，尤其对葡萄球菌、淋病双球菌、链球菌最为敏感。茵陈抗菌作用尤以抗真菌作用为强。

7．对实验性急性胰腺炎的影响

实验分析茵陈蒿汤各用药组方无一级和二级交互作用，总酶活性比综合降低效应依次为：栀子、大黄、茵陈蒿汤及茵陈组。栀子和大黄的稳膜作用最佳。结合以往的研究，推测在茵陈蒿汤中增加栀子和大黄比例可能对急性胰腺炎的治疗更有效益。

8．其他作用

本方及所含药物的解热、抗炎、镇痛、镇静、利尿、降脂、抗凝、促纤维作用也均有利于肝胆性炎性疾病的治疗，至于本方所含药物的抗菌效果，其于感染性疾病，如病毒性肝炎的治疗中的作用尚难确定，但其对肠道病原微生物的抑杀及促进肠道推进和泻下的作用有利于细菌及其毒性产物的排出，还能清洁肠腔，减少因毒物吸收而加重肝脏的负担，这无疑有助于对肝炎的治疗。大黄等对肠道厌氧菌，如脆弱类杆菌的强烈抑制作用，在对胆系感染的治疗上起重要作用。

八、注意事项

方中大黄为苦寒泻下药，久用或大量应用易伤正气，生大黄后下的泻下作用强，制熟后泻下作用减弱，大黄含有鞣质，泻后多出现便秘，应予注意。大黄的利胆效应以剂量稍大，煎煮时后下为强，故应结合患者的具体情况灵活应用。

八正散

（《太平惠民和剂局方》卷6）

一、功能

清热泻火，利水通淋。

二、主治

1．湿热淋证

尿频尿急，溺时涩痛，淋沥不畅，小便浑赤，甚或癃闭不通，小腹急满，口燥咽干，舌苔黄腻，脉滑数。

2．心经热毒证

口渴引饮，烦躁不宁，目赤睛痛，唇焦鼻衄，口舌生疮，咽喉肿痛。

三、组成

车前子、瞿麦、萹蓄、滑石、山栀子仁、甘草炙、木通、大黄面裹煨，去面，切，焙各500 g。

四、用法

上为散，每服6 g，水一盏，入灯心，煎至七分，去滓，温服，食后临卧。小儿量力少少与之（现代用法：水煎服，每日1剂，日3服）。

五、组方原理

本方集多味清热利水通淋药于一体，着重于“清”“利”“通”，乃治热淋之常用方，亦治石淋、血淋。方中瞿麦、萹蓄清热泻火，利水通淋，为君药。其中瞿麦“苦寒，降心火，利小肠，逐膀胱湿热，为治淋要药”（《本草从新》卷3），并能兼走血分，活血以通淋。萹蓄利水通淋，尤对湿热淋证较好。木通、滑石、车前子、栀子清热利湿通淋，共为臣药。其中木通苦寒清热利水，宣通湿滞，利九窍，除郁热，导小肠之热下行；滑石性寒沉降，善能滑利水道，使湿热渗利，渴即自止；车前子利水通淋而不伤气，水道利则清浊分。热盛成淋，单用上述利水通淋之品，清热之力似有不足，故以栀子、大黄为佐药，清热泻火，导湿热下行。其中栀子清泄三焦湿热，走气分以除邪热，入血分以凉血止血，既可治热淋，又可治血淋；大黄泄热降火，清利湿热，清血分实热，活血止血，对气病及血，热迫血溢之“鼻衄”“血淋”，可奏清热活血止血之功，使已成之瘀血下行，未溢之血宁谧。炙甘草甘缓止痛，防诸药苦寒伤胃，并能调和诸药，用梢则可引药力直至前阴，使药物主要作用于膀胱和尿道，为使药。

用法中加灯心草味淡气轻，清心泻火，导热下行。全方共奏清热泻火，利水道通淋涩之效。上述药物除能治下通淋外，亦兼清中上部病位的热毒；木通、瞿麦、灯心草兼能泻心火，车前子兼可清肺热，栀子清利三焦，大黄通畅腑气，导泄瘀热。诸药相伍，虽以治下焦为主，实则三焦皆可清利。所以本方可用于"治大人、小儿心经邪热，一切蕴毒"（《太平惠民和剂局方》卷6）。

本方以八味清热利水通淋之药等量共为散剂应用，故名"八正散"。

六、临床应用

（一）内科

1．泌尿系统疾病

（1）肾盂肾炎

以八正散为主治疗肾盂肾炎70例，按中医辨证均属湿热蕴结，基本方：萹蓄20 g，瞿麦20 g，木通20 g，大黄10 g，车前子10 g，栀子10 g，甘草10 g，并随证加减。结果：治愈40例，临床症状消失，尿检正常，尿细菌培养均为阴性。好转26例，临床症状消失，尿检正常，尿细菌培养尚未转阴。无效4例，临床症状及尿检均未见好转。

（2）淋病

以八正散加味治疗淋病17例。患者以尿频、尿急、尿道灼热疼痛，排尿不畅，尿道口红肿并有脓稠状分泌物为临床主要表现，尿道口分泌物涂片染色均找到淋球菌。处方：滑石15 g，瞿麦10 g，萹蓄10 g，车前子15 g，栀子15 g，大黄8 g，木通6 g，蒲公英30 g，土茯苓30 g，地肤子15 g，甘草4 g。最多服药20剂，最少5剂。结果：痊愈11例，症状与体征消失，化验正常；好转6例，症状与体征消失或改善。

（3）急性尿路感染

用八正散加减治疗急性尿路感染80例。处方：萹蓄、瞿麦、木通、车前子、栀子各15 g，海金沙、金钱草、滑石、白茅根各20 g，大黄10 g，甘草6 g，14日为1个疗程。结果：痊愈68例，好转8例，无效4例，总有效率为95%。

另用八正散加味治疗急性尿路感染血尿40例。处方：车前草10 g，木通10 g，萹蓄10 g，大黄5 g，栀子10 g，滑石7 g，灯心草5 g，瞿麦10 g，甘草梢10 g，紫珠草10 g，旱莲草10 g，石橄榄10 g，石韦10 g，凤尾草10 g，藕节10 g。10～14日为1个疗程，一般治疗1～2疗程。结果：近期治愈20例，显效11例，有效5例，无效4例，总有效率为90%，平均治愈时间5日。

（4）膀胱炎

八正散加减治疗膀胱炎35例。处方：车前子15 g，萹蓄15 g，大黄15 g，滑石30 g，瞿麦15 g，栀子15 g，甘草20 g。以上药水煎200 mL，1日2次口服。大便秘结腹胀者重用生大黄20 g，枳实15 g；见寒热、口苦呕恶者加柴胡15 g，黄芩15 g，半夏15 g；腹痛严重者加延胡索15 g，川楝子10 g；血尿严重者加小蓟15 g，白茅根15 g。结果：治愈28例，好转5例，无效2例，总有效率为94%。

（5）尿道炎

用八正散加味治疗尿道炎89例。处方：木通10 g，瞿麦10 g，车前子15 g，萹蓄15 g，滑石（布包）6 g，大黄5 g，栀子10 g，灯心草6 g。湿热重者加土茯苓20 g，苍术15 g，虎杖10 g，每日1剂，日服3次，7日为1个疗程，2个疗程后统计疗效。结果：治愈52例，好转29例，无效8例，总有效率为91%。

（6）前列腺炎

八正散化裁治疗前列腺炎68例。处方：瞿麦、萹蓄各15 g，车前子（布包）15 g，木通6 g，滑石30 g，甘草6 g，栀子6 g，蒲公英15 g，败酱草30 g，大黄2 g。腰酸乏力者加续断、桑寄生、山药，尿血者加白茅根、琥珀、大小蓟，阳痿、早泄者加肉桂、女贞子、旱莲草，尿后余沥或滴白，小便无力者加桂枝，胃脘闷痛者加海螵蛸。结果：痊愈32例，占47%；好转36例，占53%；痊愈最短的3日，最长2个月；见效最快的2日，最长的1周。

另以八正散合滋肾通关丸治疗慢性前列腺炎30例，病程半年至一年12例，一年以上18例，排尿困难，小便滴沥8例，尿频、尿急、尿痛，小便白浊的22例。下腹气坠，精神倦怠者，加生黄芪以益气升提；病情较重，腰酸腹痛，小腹拘急者，加荜澄茄、乌药以温阳散寒，助膀胱气化；小便白浊者，加草薢、石菖蒲以分清别浊。同时应用上述药渣煎汁，熏洗会阴部，每日2次，每次30 min。结果：全部有效，其中尿频、尿急、尿痛、排尿困难、小便白浊消失，前列腺液及尿常规检查无脓细胞，判为痊愈，占93.3%；自觉症状消失，尿脓球反复0～+之间，判为好转，占6.7%。

（7）肛肠病术后尿潴留

八正散为基本方治疗肛肠病术后尿潴留256例。处方：瞿麦、萹蓄、木通、车前子、滑石、栀子、灯心草各9 g，生大黄（后下）、甘草梢各6 g。气滞血瘀者加桃仁、红花、当归尾、枳壳，气虚者加党参、黄芪，血虚者加当归身、熟地黄、白芍、川芎，命门火衰者加制附片、肉桂。结果：显效（服药30～60 min后小便畅通）187例，有效（服药60～90 min后小便基本通畅）65例，无效（服药90～120 min后仍排尿困难）4例，有效率为98.44%。

2．新陈代谢疾病

痛风

治疗本病15例，均为原发性痛风，高尿酸血症。以八正散加减：瞿麦、萹蓄、海金沙各20 g，滑石30 g，石韦、金钱草各15 g，大黄、车前草、木通、枳壳、甘草各10 g。肝功能异常者，加茵陈、柴胡、赤白芍、五味子；痛风性肾病者，加知柏地黄丸口服。经4周治疗，9例尿酸降至正常范围，6例下降30%以上，3例脂肪肝肝功能异常及8例因用别嘌醇所致肝功能异常者均恢复到正常范围，7例痛风肾患者未发现明显肾功能损害。

（二）妇科

1．妊娠水肿

以八正散加减治疗妊娠肿胀36例。处方：木通12 g，萹蓄、车前子（包煎）、栀子、桑白皮各15 g，瞿麦、海金沙各30 g，甘草10 g。恶心呕吐者，加竹茹、佩兰、大腹皮；身重无力者，加防己、黄芪；舌质紫黯或有瘀斑者，加王不留行。治愈33例，症状及体征消失，各项检查值恢复正常，随访半年无复发；好转3例，尿蛋白降至（±），临床诸症状明显改善。治疗最短者14日，最长者50日，方中瞿麦是妊娠禁忌药，清热利水作用较强，故当肿胀消失大半，即可减量。

2．盆腔炎

八正散加味治疗盆腔炎45例。处方：车前子、萹蓄、瞿麦各12 g，滑石、栀子各15 g，木通10 g，酒大黄5 g，甘草6 g。湿热蕴结型加蒲公英、黄柏，血瘀型加当归、香附、桃仁、红花，包块明显型加橘核、三棱、莪术，寒凝型加桂枝。10日为1个疗程，治疗1～3个疗程。结果：痊愈32例，显效8例，有效5例。所有患者3个月后随访无复发。

（三）儿科

小儿急性肾炎

八正散加减治疗小儿急性肾炎69例。处方：萹蓄9 g，瞿麦9 g，焦栀子9 g，连翘壳9 g，茯苓15 g，泽泻9 g，车前子15 g，木通3 g，白茅根30 g，鹿衔草9 g，滑石12 g，甘草3 g。风热型者，加生麻黄，或苦杏仁，紫浮萍；热重于湿型者，加蒲公英，细木通；湿重于热者，加萆薢，生薏苡仁，猪苓；瘀热伤络型者，加水牛角，牡丹皮，赤芍。结果：痊愈58例，占84.1%；显效7例，占10.1%；好转3例，占4.3%；无效1例，占1.4%；总有效率为98.6%。平均疗程为23日，其中浮肿全部消失时间，最短者为2日，最长者为18日，平均7日；血压下降至正常时间，最短者5日，最长者16日，平均8日；尿检转阴性，最短者为4日，最长者71日，平均19日。

（四）外科

尿路结石

八正散治疗尿路结石132例，所有病例均经X线、腹部平片、B超、造影或同位素确诊，其中输尿管结石98例，肾结石29例，膀胱结石5例，合并肾盂积水21例，肾功能不全6例，尿路感染23例。处方：瞿麦30 g，萹蓄15 g，车前子15 g，木通15 g，滑石30 g，栀子15 g，金钱草30 g，海金沙15 g，鸡内金15 g。绞痛者加白芍、续断、桑寄生，血尿者加白茅根、小蓟，发热者加金银花、蒲公英、柴胡。患者多在治疗3～6日后症状明显缓解，其中结石排出101例，经临床检查结石消失，排石率为76.3%，排石最短6日，最长73日，平均40.7日。

七、实验研究

1．对尿道致病性大肠杆菌的影响

八正散既能清热又能祛湿，体外虽无明显的抑菌、杀菌作用，但能明显地抑制尿道致病性大肠杆菌凝集人的P型红细胞和黏附尿道上皮细胞的作用，推测在尿道中只要有足够的药物浓度和足够的作用时间，尿道致病性大肠杆菌就不能实现黏附，已经黏附到尿道上皮细胞的细菌，由于尿道上皮细胞很快地更新，随着上皮细胞的脱落而脱落，不能再黏附到其他新生的上皮细胞上，随着尿流的清洗和尿道的蠕动而被排除到体外，这可能是八正散治疗急性尿道感染的一个重要疗效原理。

通过电镜观察证实，八正散在体外或体内均有抑制尿道致病性大肠杆菌的P菌毛的表达作用，提示八正散去除尿道致病性大肠杆菌对尿道上皮细胞的黏附是通过抑制P菌毛的表达而实现的。

结合临床实践，提示使用八正散治疗急性尿路感染必须达到足够的疗程，或同时使用有效的抗菌类药物，才能彻底治愈，否则，在短程单独使用八正散后，当尿中无八正散有效药理成分存在时，尿道内残留的尿道致病性大肠杆菌的P菌毛又会充分表达，黏附到尿道上皮细胞表面，细菌繁殖，引起新的复发性感染。

研究发现尿道致病性大肠杆菌的P菌毛受细胞染色体基因编码和控制，这些基因调控菌毛的合成或表达，血凝现象消失，但转种后的子代血凝现象又恢复，表明尿道致病性大肠杆菌在八正散处理后，编码P菌毛的基因未发生改变，只是表型发生改变。由于菌毛是细菌黏附的物质基础，菌毛的表达异常，细菌黏附的作用将不可能实现，也不能寄居、繁殖和致病，八正散使尿道致病性大肠杆菌的P菌毛表达异常，提示只要有足够的八正散的浓度存在，尿道致病性大肠杆菌就不能黏附到尿道上皮细胞而致病。

2．抗菌作用

用八正散煎剂和莲草知柏汤（半枝莲、革薢、知母、黄柏、蒲公英）煎剂进行抗菌作用的实验，研究证明，莲草知柏汤对致病菌大肠杆菌在1∶8稀释下仍有抑菌作用，而八正散1∶4稀释即无抑菌作用，莲草知柏汤对大肠杆菌的抑菌作用至少比八正散大一倍，而对变形杆菌的抑菌作用至少是八正散的16倍；对甲型副伤寒杆菌、福氏痢疾杆菌2a等的抑菌作用，莲草知柏汤也大于八正散煎剂；对金黄色葡萄球菌，两方都有较强的抑菌作用。另用平板打孔法观察了八正散对32株淋球菌的抑菌作用，表明本方有一定的抑菌作用，最低抑菌浓度为31%，菌株≤20 mg/mL。

3．抗结石形成作用

应用zeta电位测量技术研究发现，加味八正汤（木通、车前子、瞿麦、萹蓄、滑石、甘草、栀子、大黄、鸡内金、金钱草、海金沙、石韦）在体外能增加水草酸钙晶体表面zeta电位，具有抑制晶体聚集，防止草酸钙结石形成的作用。这表明药液中大分子物质抑制晶体聚集的能力较强。

4．其他

实验证实八正散可以增加输尿管动作电位频率。

八、注意事项

①本方为苦寒通利之剂，故宜于实证，若虚弱者则慎用。多服则损伤阳气，耗伤阴津，容易导致虚弱证候，如头晕、心跳、四肢无力，胃纳欠佳等。

②因方中含通利之品较多，故孕妇慎用。

五淋散（山栀子汤）

（《鸡峰普济方》卷18）

一、功能

清热凉血，利水通淋。

二、主治

湿热血淋证。溺时涩痛，尿中带血，或尿如豆汁，或溲如砂石，脐腹急痛。

三、组成

当归、芍药赤者、茯苓赤者、甘草、山栀子各9 g。

四、用法

上为细末，每服6 g，水一盏，煎至八分，空心食前服。

五、组方原理

本方为湿热下注，血热妄行之血淋证而设，治宜清热凉血，利水通淋。方中栀子苦寒，体轻入气，性阴入血，不但可清热利湿，以治湿热下注，还可泻火凉血，以治血热妄行，为君药。赤茯苓甘淡利窍，以除膀胱湿热，与栀子相合，可增利水通淋之效。赤芍味苦微寒，善走血分而除血分郁热，与栀子相配，重在加强清热凉血作用。即热清血宁，出血得止。离经之血即为瘀血，湿热蕴结，亦可致瘀，赤芍兼有行血之功，尚可防止瘀滞为患。此外，《神农本草经》卷2曾云本品："主邪气腹痛……止痛，利小便。"以上两味共为臣药。当归养血活血，一则防热伤阴血及出血伤血，一则协赤芍活血以防瘀滞，并可缓解脐腹疼痛，为佐药。甘草泻火解毒，调和诸药，为使药。诸药相合，共奏清热凉血，利水通淋之效。

本方为散剂，原为治五淋而拟，故名五淋散。

本方配伍特点为：清热与利湿并行，凉血与行血相兼。

六、临床应用

1. 淋病性尿道炎

用五淋散加味治疗淋病性尿道炎54例，所有患者均有典型的前尿道炎症状，并经细菌学检查，涂片找到淋病双球菌。患者病程最短3日，最长1年以上。其中有尿痛45例，尿频、尿急48例，尿道口流脓46例，尿中有血8例，尿道口充血肿胀，龟头红肿8例，腹股沟淋巴结肿痛5例。处方：当归10 g，赤芍10 g，炮山甲10 g，土茯苓30 g，栀子10 g，连翘30 g，甘草6 g，制香附30 g。若畏冷发热者，加荆芥、柴胡；腹胀便秘者，加枳实、大黄；尿中有血者，加白薇、大小蓟；腹股沟淋巴肿痛者，加金银花、败酱草。3日为1个疗程。结果：治愈（经过1～2个疗程治疗，临床症状消失，1周后行细菌学检查，每周1次，连续3次涂片检查双球菌阴性）42例，好转（临床症状消失，但涂片仍为阳性者）7例，无效（临床症状无明显改善）5例。在有效的49例中，经1个疗程治痊38例，两个疗程治痊11例。

2．泌尿系感染

用本方加味辨证施治泌尿系感染26例，其中肾盂肾炎18例，膀胱炎2例，泌尿系感染伴血尿4例，尿路结石伴感染2例。经治，最少服药5剂，最多35剂，一般10剂左右，全部治愈。用五淋散加味治疗急性下尿路感染30例。处方：滑石（布包）10 g，茯苓12 g，栀子10 g，赤芍12 g，淡竹叶10 g，茵陈12 g，凤尾草30 g，车前草15 g，牛膝12 g，甘草梢10 g。结果：近期痊愈21例，显效5例，无效4例，总有效率为86.7%。

3．泌尿系结石

五淋散加味治疗泌尿系结石168例。处方：赤茯苓10 g，甘草6 g，赤芍10 g，山栀10 g，石韦30 g，车前子30 g，滑石30 g，金钱草30 g，海金沙20 g，猪苓15 g，琥珀10 g，威灵仙10 g。结果：治愈128例（占76.19%），其中肾结石39例，输尿管结石77例，膀胱结石12例。有效37例（占22.02%），其中肾结石28例，输尿管结石7例，膀胱结石2例。有效率为98.21%。治愈的128例中，疗程最长者63日，最者短6日，平均为35.5日。排出结石最大一枚约1.00 cm×1.36 cm，最小为0.3 cm×0.5 cm，其中0.9 cm×1.0 cm以上者为62例。2例肾结石和1例输尿管结石因为多发性结石合并慢性肾功能不全，尿毒症未奏效，占1.79%。

七、注意事项

遗沥日久，属虚寒病证者，不宜使用木方，以免更伤正气。

通关丸（滋肾丸）

（《兰室秘藏》卷下）

一、功能

清热滋阴，通关利尿。

二、主治

热在下焦之癃闭。小便不通，小腹胀痛，尿道涩痛，口不渴。

三、组成

黄柏（去皮，锉，酒洗，焙）、知母（锉，酒洗，焙干）各30 g，肉桂1.5 g。

四、用法

上为细末，熟水为丸，如梧桐子大。每服一百丸，空心白汤下，顿两足令药易下行（现代用法：上药为末，水泛为丸。每次9 g，每日1～2次，温开水送服）。

五、组方原理

本方证为热蕴膀胱，气化不利，兼有阴伤，故治宜清热滋阴，通关利尿。方中黄柏苦寒，入肾与膀胱，善清下焦之热，使热去而津存，为君药。知母苦寒而肥润多脂，寒可清热，以增强黄柏清泄下焦邪热之功；且可滋阴养液，使已伤之津液得补，阴足阳化，气化出矣，为臣药。肉桂辛热，既可引火归原，使火安其位，不肆虐伤津；又可通阳化气，使膀胱气化得行而小便自通，为佐药。李畴人谓："知母、黄柏苦寒，泻下焦相火而平虚热，少用肉桂通阳化气，则肾阳振动，膀胱气化得力，使知、柏纯阴不致呆滞。乃滋肾在知、柏，通关在肉桂。"（《医方概要》）其说甚为确当。诸药相合共奏清热滋阴，通关利尿之功。原书有"如有小便利，前阴中如刀刺痛，当有恶物下为验"字样，此恶物指血丝、血条或血块等，乃热在下焦，灼伤血络，血液离经外出而致。本方可使火热除，小便通，故恶物随之而下。

本方具有清热滋阴，振奋肾阳，化气行水之功，可使下关通，小便利，主治下焦肾与膀胱阴分受热，闭塞其流所致之小便不通，故名"通关丸"。

本方配伍特点是：清热之中兼顾滋阴，苦寒为主，佐以辛热。

六、临床应用

（一）内科

1．前列腺增生

通关丸加味治疗前列腺增生症100例。处方：炒知母、炒黄柏、王不留行、川牛膝、萹蓄各15 g，大血藤、黄芪各20 g，肉桂、升麻各3 g，虎杖30 g，当归10 g，穿山甲5 g。伴尿脓者加白花蛇舌草、生薏苡仁、蒲公英，尿血者加白茅根、地榆、大蓟、小蓟，尿痛者加海金沙、石韦，便秘者加桃仁、大黄。15日为1个疗程。结果：经服药1～4个疗程，显效（临床症状消失或明显减轻，B超检查前列腺正常或基本正常，无残余尿）59例；好转（症状减轻，B超检查前列腺缩小，残余尿少于10 mL）27例；无效（症状改善不明显，需留置导尿管或行手术治疗，B超检查前列腺大小无变化）14例；总有效率为86%。

2．癃闭

通关丸治疗癃闭35例。处方：知母、黄柏各12 g，肉桂（后下）5 g。15日为1个疗程，并随证加减。结果：8例临床痊愈（排尿通畅，一年内未复发），13例显效（小便不利，点滴短少改善，排尿通畅，半年内未复发），11例有效（排尿滴沥消失，仍尿出无力），3例无效（仍有严重尿潴留，或肾功能不全），总有效率为92%。本组病例服药最少12日，最多3个疗程。

3．排尿迟缓综合征

用通关丸加味做煎剂治疗排尿迟缓综合征15例。所有患者排尿时间均超过6 s，甚至达数min，且伴有心情紧张。患者病史短者1年，长者10年。处方：黄柏、知母、肉桂、生地黄、竹叶各10 g。1周为1个疗程。结果：显效（公共排尿场合下紧张状况消失；排尿时间小于6 s）8例，平均治疗24日；有效（排尿时紧张状态好转，尿排出时间有明显缩短）4例，平均治疗37日；无效（治后症状无改善）3例，平均治疗40日。

4．肾绞痛

将通关丸改成散剂，治疗26例肾绞痛，所治患者均有腰腹绞痛，尿频，排尿困难等症状，就诊时立即用温开水送服上药1 g，多数患者在3～5 min内疼痛减轻，10 min内疼痛大减，20 min绞痛基本缓解。若数min内绞痛不减者，可继续服药末1 g。一般患者，首次服药半h再服药1 g，此后可3 h服药1 g，每日4次。经上述治疗后，一般于3日内绞痛可完全控制。

（二）妇产科

1．妊娠期急性尿路感染

用通关丸加味治疗妊娠期急性尿路感染56例。处方：盐黄柏、淡知母、蒲公英、忍冬藤、蛇舌草各20～30 g，肉桂5 g，竹叶10 g。气虚者加黄芪、白术，阴虚者加生地黄、女贞子、地骨皮，湿热甚者加地丁草、石韦，热盛者加葎草、贯众、大小蓟。结果：除2例无效外，其余临床症状均消失，小便化验阴性。其中服1～3剂痊愈34例，4～7剂16例，8～10剂6例。

2．产后尿潴留

本方加味治疗产后尿潴留30例。处方：知母、黄柏各9 g，肉桂4 g，川牛膝10 g，王不留行、猪苓、冬葵子各10 g，车前子30 g。气虚者加生黄芪，气滞者加路路通，大便秘结者加生大黄，有瘀血者加泽兰、益母草。结果：30例患者经服上述中药后，均在1～3日内顺畅排尿。其中服1剂改善症状8例，服2剂17例，服3剂5例。

七、实验研究

化学成分

根据正、负离子模式下的准分子离子峰和二级质谱，通过与文献数据或部分标准品对照，鉴定了通关丸中的12个化合物，分别是新芒果苷、芒果苷、知母皂苷B-Ⅱ、知母皂苷E、知母皂苷B-Ⅲ、知母皂苷A-Ⅲ、黄柏碱、木兰花碱、蝙蝠葛任碱、小檗碱、药根碱和巴马汀。

八、注意事项

脾虚食少便溏者，不宜使用本方；尿道瘀阻，肾气虚弱而致的小便不通者，不宜使用本方。

三仁汤

（《温病条辨》卷1）

一、功能

宣畅气机，清利湿热。

二、主治

湿温初起及暑温夹湿证。头痛如裹，恶寒，身重疼痛，肢体倦怠，午后身热，口干不渴，或渴不欲饮，痞闷胀满，或胀或痛，纳差泛恶，便溏不爽，小便短赤，面色淡黄，舌苔白腻，脉弦细而濡等。

三、组成

杏仁12 g，飞滑石18 g，白通草6 g，白蔻仁6 g，竹叶6 g，厚朴6 g，生薏苡仁18 g，半夏10 g。

四、用法

甘澜水八碗，煮取三碗，每服一碗，日三服（现代用法：水煎服，日3次）。

五、组方原理

本方为湿温初起，湿重热轻之证而设。湿邪伤人，常波及三焦而致上焦肺气不宣，中焦脾气不运，下焦肾与膀胱气化失常，病证繁多，若仅施以苦辛温燥之剂，每易助热化燥，如纯用苦寒清热之品，易致脾伤湿留，惟宜芳香苦辛，轻宣淡渗，宣畅气机，分解湿热。本方以三仁为君药，其中杏仁苦温宣畅上焦肺气，使气化则湿亦化，此即“开上”。白蔻仁辛温，芳香化湿，行气宽中，宣畅脾胃，转枢中焦，振复运化水湿之机，此即“畅中”。薏苡仁甘淡寒，利湿清热而健脾，疏导下焦，使湿热从小便而去，此即“渗下”。三仁分入三焦，宣发肺气以开水源，燥湿化浊以复脾运，淡渗利湿以疏水道，使气机宣畅，湿祛热清。湿热交阻，下焦水道不利，宜清宜利，而且治湿不利小便，非其治也，故配伍滑石、通草、竹叶甘寒淡渗，利湿清热，疏导下焦，使湿有出路，其中滑石兼能解暑，竹叶轻灵透发，既可利湿，又能清透湿邪所化之热，使热透于外，湿渗于下，三药共为臣药。半夏燥湿和胃，止呕除痞，对呕恶尤为适宜；厚朴行气化湿，对湿困中焦，脘闷纳呆，恶心呕吐均宜。两药又可使寒凉之品清热而不碍湿，共为佐药。全方药性平和，无温燥辛散太过之弊，有宣上畅中渗下，上下分消之功；寓启上闸，开支河，导水下行之理，可使气畅湿行，暑解热清，脾运复健，三焦通畅，诸证自除，诚为湿温湿重热轻之证的良方。

本方选用轻灵宣畅利窍之品，集芳香化湿、淡渗利湿、苦温燥湿于一体，更兼以宣展气机，使上焦津气畅行无阻，中焦水湿运化自如，下焦湿邪自有出路，体现了以除湿为主，清热为辅的立方宗旨。

本方因以杏仁、白蔻仁、薏苡仁三仁为方中君药，故方名“三仁汤”。

六、临床应用

（一）内科

1．传染病

（1）黄疸型肝炎

以三仁汤加味治疗急性黄疸型肝炎72例。患者血清胆红素205.2～256.5 μmol/L，谷丙转氨酶57～200 U以上，其中200 U以上51例。处方：杏仁、白蔻仁、厚朴、半夏、秦艽各6 g，飞滑石、竹叶、丹参各10 g，通草3 g，生薏苡仁、茵陈、虎杖各15 g。重症剂量加倍，儿童用量酌减。疗程最短者17日，最长者49日，平均治疗24.2日。结果：痊愈64例（症状消失，肝功能正常），显效7例（症状消失，肝功能谷丙转氨酶或血清胆红素正常），无效1例。

（2）伤寒、副伤寒

以本方加减治疗伤寒、副伤寒27例，患者伤寒血清凝集试验均为阳性。处方：苦杏仁6～10 g，白蔻仁3～4 g，薏苡仁15～20 g，川厚朴3～6 g，淡竹叶10～12 g，滑石15～30 g，山栀子10～12 g，小儿量酌减。有卫分表证者，加防风；湿重于热，午后热甚，脘痞便溏，苔白滑腻，脉濡滑者，加藿香、法半夏；热重于湿，持续发热烦渴腹胀，舌边红，苔黄微腻，脉滑数者，加生石膏、黄连；湿热并重，高热汗出不解，口苦咽干，脘闷不饥，大便不爽，苔黄腻，脉滑数者，加柴胡、黄芩；大便隐血者，加地榆炭、侧柏叶；后期热伤气阴，用竹叶石膏汤加减以益气生津，清除余热。服药2～3日内体温下降20例，5日内体温正常25例，消化道症状1周内完全改善2例，2周内完全改善9例，3周内完全改善5例，4周内完全改善1例。

2．呼吸系统疾病

慢性肺心病

用三仁汤加味治疗慢性肺心病32例，患者表现为心悸喘促，呼吸短促，动则喘息加重，气怯声低，嗜睡，纳呆，脘腹不适，头晕身倦，痰多呈白色清稀，量多，舌质紫黯或边有瘀点，苔白厚滑腻，脉弦滑或沉数细弱，均为肺脾两虚，湿浊中阻型。处方：杏仁12 g，白豆蔻8 g，薏苡仁30 g，厚朴9 g，通草9 g，半夏10 g，竹叶12 g，滑石30 g，藿香9 g，芦根30 g，枳实10 g，黄芪24 g。12剂为1个疗程。结果：痊愈21例，占65.6%；显效7例，占21.9%；好转4例，占12.5%。

3．消化系统疾病

（1）急性胃肠炎

三仁汤加味治疗急性胃肠炎300例。处方：杏仁10 g，白蔻仁10 g，薏苡仁15 g，滑石15 g，竹叶10 g，厚朴15 g，通草15 g，制半夏10 g，木瓜15 g，石韦20 g，白芍15 g，神曲20 g，焦山楂15 g，甘草5 g。结果：服药2剂治愈60例，服药4剂治愈140例，服药6剂治愈81例，服药8剂症状明显好转（显效）19例。

（2）胆汁反流性胃炎

三仁汤加味治疗胆汁反流性胃炎34例。处方：薏苡仁40 g，白蔻仁10 g，车前仁10 g，黄连10 g，厚朴10 g，川木通10 g，半夏10 g，茯苓12 g，藿香10 g，淡竹叶10 g，鸡内金20 g，莱菔子20 g。2周为1个疗程。结果：痊愈17例，占50.00%；有效10例，占29.1%；无效7例，占20.59%；总有效率为

79.41%。

（3）慢性浅表性胃炎

三仁汤治疗慢性浅表性胃炎62例。处方：薏苡仁20 g，杏仁15 g，白蔻仁6 g，厚朴10 g，半夏15 g，通草6 g，滑石20 g，竹叶6 g。兼有胁脘痛，嗳气频，每因情志而痛作者，加疏肝理气的郁金、延胡索、香附；疼痛较甚者，加芍药甘草汤以缓急止痛；兼有食滞者，加消食导滞的山楂、神曲、麦芽。结合胃镜检查：HP阳性的加用阿莫西林和甲硝唑服用1周，以上主方中均加甘草6 g调和诸药。2个月为1个疗程。结果：治愈45例，显效9例，有效6例，无效2例。

（4）胆囊炎

以三仁汤为主治疗胆系感染38例，其中急性胆囊炎18例，慢性胆囊炎急性发作20例，合并胆管结石7例，合并胆道蛔虫5例。处方：杏仁、薏苡仁、厚朴、半夏、竹叶各10 g，白蔻仁7 g，通草5 g，滑石35 g。寒热口苦者加柴胡、黄芩，胁痛者加延胡索、郁金，腹胀呕吐者加藿香、佩兰，黄疸者加茵陈，厌食油腻者加山楂、麦芽、神曲，大便困难者加枳实。其中痊愈15例，症状消失，饮食恢复，追访半年以上无发作；好转23例，肋痛减轻，腹胀改善. 饮食恢复，大便通畅。

（5）便秘

加减三仁汤治疗湿热蕴脾型便秘35例。处方：杏仁10 g，飞滑石15 g，白通草12 g，白蔻仁30 g，厚朴15 g，生薏苡仁20 g，法半夏12 g，石菖蒲15 g，肉苁蓉30 g。脾气虚甚者，加黄芪、党参；阴虚甚者，加沙参；湿重于热者，加泽泻、茯苓；热重于湿者，加黄芩、黄柏、苦参；脾气郁结腹胀者，加莱菔子、白芍、槟榔。1周为1个疗程。结果；治愈27例，好转7例，无效1例，总有效率为97.14%。

4．泌尿系统疾病

（1）肾盂肾炎

本方加味治疗肾盂肾炎25例（急性15例，慢性10例）。经尿常规化验，25例均有不同程度的蛋白、脓细胞、红细胞。尿培养：大肠杆菌16例，产气杆菌6例，链球菌3例。以三仁汤加减治疗：杏仁12 g，白蔻仁5 g，薏苡仁30 g，法半夏10 g，厚朴6 g，通草5 g，滑石30 g，甘草5 g，茯苓12 g，连翘12 g，竹叶10 g。湿重者，加藿香、佩兰；热重者，加黄芩、苦参、银花、金钱草；往来寒热者，加柴胡、黄芩；尿道涩痛者，加车前子（布包煎）、琥珀末（另包冲服）、黄柏、小蓟；腰痛甚者，加杜仲、木瓜、盐狗脊；尿菌难消失者，加马齿苋、金钱草、连翘。结果：痊愈13例，临床治愈7例，好转5例；平均症状消失时间为6.4日，平均尿转阴时间为22.4日。

（2）急性肾炎

本方加味治疗急性肾炎68例。处方：杏仁、滑石、丹参各12 g，薏苡仁、益母草各15 g，白蔻仁8 g，厚朴、半夏、淡竹叶各10 g，通草6 g。浮肿甚者，加车前子、大腹皮；血尿或尿中红细胞多者，加白茅根、小蓟；尿蛋白多者，加芡实、山药、蝉蜕；血压升高者，加夏枯草、钩藤。结果：68例中痊愈52例，好转11例，无效5例，总有效率为92.6%；治疗时间最长者66日，最短者12日，平均18日。

（3）过敏性紫癜性肾炎

三仁汤加减治疗过敏性紫癜性肾炎25例。处方：薏苡仁15～30 g，杏仁10 g，白蔻仁10 g，滑石15 g，厚朴15 g，半夏12 g，白茅根30 g，生侧柏叶30 g，蝉蜕10 g，茜草15 g，白花蛇舌草30 g，荠菜花30 g。15日为1个疗程，一般连服2～3个疗程。结果：临床治愈（症状、体征消失，24 h尿蛋白定量＜0.3 g，尿常规镜检红细胞持续＜3个/高倍视野，停药观察6周以上病情无复发）12例（48%），显效（症状、体征消失，尿蛋白定量及尿红细胞计数较治疗前持续减少≥50%）7例（28%），有效（症状、体征基本消失，尿蛋白定量及尿红细胞计数较治疗前持续减少≥25%）3例（12%），无效（临床表现与实验室指标均无明显改善）3例（12%），有效率为88%。

（4）慢性肾炎

三仁汤加减治疗慢性肾炎76例。处方：杏仁、泽泻各15 g，白蔻仁、厚朴、猪苓、肉桂、制附片各12 g，薏苡仁30 g，通草5 g，制半夏10 g，全蝎6 g，猪肾1个，滑石（包煎）20 g。年幼及体质较弱者量酌减。偏脾阳虚衰者，去滑石、肉桂，加干姜、白术、茯苓；兼瘀血阻滞者，加桃仁、红花、丹参。如在治疗过程中出现肿消，低热，尿检蛋白未尽，则去通草、泽泻、猪苓、半夏、肉桂、制附片等利水温燥之品，加熟地、芡实、菟丝子、杜仲补肾益阴药物。治疗期间每周测尿常规2次，每10日测24 h尿蛋白定量1次。结果：显效（经治疗1～2个月，临床症状和体征基本消失，尿常规正常，24 h尿蛋白定量＜0.08 g）54例，好转（临床症状基本消失，但尿蛋白持续＋）20例，无效（临床症状与尿蛋白无明显改变）2例。

5．运动系统疾病

湿痹

以加减三仁汤内服，配用穴位贴敷，治疗湿痹96例，疗效满意。处方：杏仁、白蔻仁、半夏、木瓜、独活、川牛膝各10 g，薏苡仁、忍冬藤、郁金、醋延胡索各30 g，萆薢、厚朴各15 g。随证加减：寒邪关节凉痛者加细辛、桂枝，湿邪较重者加防己、木通，血沉快或抗“O”高者加虎杖、寒水石，气血虚者加黄芪、鸡血藤，病程久者酌加乌梢蛇、全蝎、蜈蚣等。膝踝关节发痛者，取第3次煎汁约2 000 mL熏洗患处，配合白芥子、延胡索各30 g，甘遂、防己、木通、川芎各15 g，研末以陈醋调膏外敷穴位，每次贴3～8 h。结果：96例中56例痊愈，症状消失，功能活动正常，随访1年未复发；20例显效，症状消失，化验指标正常，遇阴雨天或受凉后有复发；13例有效，症状减轻，但仍需服药维持；7例无效，症状无改善，化验指标高于正常范围。

6．其他

（1）高山反应

本病通常表现为发热、头痛、头晕、烦躁、失眠、胸闷、心悸、倦怠、恶心、呕吐、衄血等，严重者出现急性肺水肿和高原昏迷。以加减三仁汤内服治疗本病50例，处方为；杏仁10 g，飞滑石20 g，白蔻仁6 g，白通草6 g，生薏苡仁20 g，淡竹叶6 g，厚朴6 g，半夏10 g，随证加味。结果：痊愈39例，服药2剂后，主要症状基本消失；显效6例，服药4剂后，主要症状基本消失；有效2例，服药4剂后，自觉症状减轻，但主要症状仍存在；无效3例，服药4剂后，主要症状未得到缓解或加重；总有效率为96%。

（2）产后发热

本方加味治疗湿阻型产后发热76例。处方：薏苡仁30 g，杏仁15 g，白蔻仁10 g，厚朴10 g，通草10 g，半夏9 g，滑石12 g，淡竹叶12 g。痰多者加胆南星，胸闷重者加瓜蒌，恶寒脉浮者加香薷，苔白腻脉迟者加藿香，汗出、面红目赤、脉洪者加石膏，神昏、发斑、脉数、舌绛者加西黄丸，痢下赤白、里急后重者加白头翁、秦皮、黄连、黄柏。结果：痊愈64例，好转8例，无效4例。总有效率94.74%。

（二）儿科

1．水痘

三仁汤治疗水痘50例。患者平均年龄4岁3个月，其中发热17例，伴高热惊厥1例，初诊48例，转治2例。临床辨证时，风热偏盛者加银花、连翘、蝉蜕，热毒偏盛者加土茯苓、蒲公英，湿毒偏盛者加苍术、茯苓。50例均痊愈，平均治疗天数为4日。一般服药1～3剂肤痒消失，水疱干瘪而结痂，4～6剂痂落而愈。因此认为水痘不仅有时邪风毒为患，更有湿热内蕴，且湿重于热。

2．婴幼儿腹泻

选取病例60例，随机分为两组，治疗组30例，年龄为3个月～2岁，平均年龄11个月，腹泻每日少于10次14例，每日10次以上6例。两组病例均有不同程度脱水，大便均呈蛋花样或稀水样，为急性感染性腹泻。治疗组用三仁汤加味：杏仁6 g，滑石10 g，通草5 g，白蔻仁5 g，竹叶5 g，厚朴5 g，生薏苡仁10 g，法半夏6 g，茯苓10 g，天香炉8 g。热盛者加黄芩，湿盛者加苍术，积滞者加布渣叶，口渴者加花粉。对照组以西药对症处理。结果：全部治愈；治疗时间，治疗组平均3.1日，对照组3.8日，经统计学分析处理，有显著性差异（$t=2.433$，$P<0.05$）。

3．小儿外感发热

三仁汤加味治疗小儿外感发热107例。处方：滑石50～100 g，杏仁、生薏苡仁、半夏各5～10 g，白蔻仁、竹叶、通草、厚朴各5～8 g，麻黄3～5 g。热甚者加石膏30～50 g。结果：痊愈（发热等临床症状消失，舌脉正常）89例，有效（发热减轻，体温下降1 ℃以上，其他症状减轻）10例，无效（体温下降在1 ℃以内，症状无明显改善）8例，总有效率为92.52%。

4．小儿暑湿咳嗽

三仁汤加减治疗小儿暑湿咳嗽160例。处方：苦杏仁、白通草、白豆蔻、厚朴、法半夏、薏苡仁、扁豆、枇杷叶、淡竹叶、滑石。口干欲饮而小便自利者，去滑石加石斛、西瓜翠衣；纳差者，加炒楂曲、麦芽；痰黄稠者，加黄芩、川贝母；神差、疲乏无力者，加香薷。药物剂量根据患儿年龄、体重、体质等因素斟酌变化，若患儿年龄较小，在喂服时应注意分多次少量，以助药物吸收。结果：治愈（咳嗽消失，纳食如常）138例，好转（咳嗽明显缓解，纳食好转）22例，总有效率为100%。

5．小儿反复呼吸道感染

三仁汤加减治疗小儿反复呼吸道感染26例。处方：杏仁5 g，白蔻仁3 g，生薏苡仁15 g，清半夏3 g，厚朴3 g，竹叶3 g，滑石6 g，黄芩6 g，金银花10 g，蚕沙（包煎）4 g。表邪抑郁恶寒无汗者，加苏梗、藿梗、香薷；湿困中焦泻频者，加葛根、苍术、穿心莲；肺脾气虚明显者，以苍术易厚朴；素有积热或湿郁化热和湿热并重者，去厚朴选加连翘、山栀、芦根、苍术、生石膏。结果：显效12例，占46.15%；好转12例，占46.15%；无效2例，占7.7%；总有效率为92.3%。

（三）五官科

1．急性卡他性中耳炎

三仁汤治疗急性卡他性中耳炎110例。处方：杏仁、竹叶、半夏各10 g，白蔻仁、厚朴、通草各6 g，滑石、薏苡仁各20 g。伴鼻塞者加麻黄、菖蒲，中耳腔积液较多者加泽泻、车前子、葶苈子。结果：66例痊愈，症状及体征完全消失，听力检查正常；17例显效，症状减轻70%以上，听力接近正常；19例有效，症状减轻50%以上，鼓膜内陷存在，积液基本消失；8例无效，治疗前后症状及体征无变化。

2．白塞病

本方治疗本病25例，其中中西医结合治疗组13例，对照组12例。中西医结合组应用三仁汤加减：杏仁15 g，飞滑石18 g，通草6 g，半夏15 g，白蔻仁6 g，竹叶6 g，厚朴6 g，生薏苡仁18 g。眼底有改变者，加大豆黄卷、薏苡仁、鸡内金、山楂；口腔、阴部溃烂者，加苦参、黄柏。疗效标准：痊愈为视力恢复到发病前水平，前房积脓消失，屈光间质及眼底情况同发病前；眼外症状消失；随访观察1年内未复发。显效为眼部、视力改善，视力提高视力表上2行以上，前房积脓消失。眼外症状消失；随访1年内复发2次以下。无效为眼部及眼外症状虽然可以消失或缓解，但随访1年内复发3次以上。结果：13例中痊愈10例，显效3例，有效率为100%。对照组12例中，痊愈3例，显效4例，无效5例。中西医结合组疗效优于对照组（$P < 0.05$）。

3．慢性唇炎

用三仁汤治疗本病10例。处方：生薏苡仁30 g，杏仁12 g，白蔻仁、厚朴、通草各6 g，滑石15 g，姜半夏、淡竹叶各9 g。结果：痊愈8例，唇部肿胀消退，无鳞屑，颜色正常；好转2例，症状减轻，肿胀消退。

（四）皮肤科

1．丘疹样荨麻疹

本病多与内蕴湿热，脾虚不运有关，治以加减三仁化湿汤利湿健脾：杏仁3～6 g，薏苡仁10～15 g，砂仁粉（兑服）1.5～3 g，厚朴3～6 g，法半夏5～8 g，茯苓8～10 g，通草3～6 g，竹叶6～8 g，冬瓜仁6～10 g，白鲜皮6～8 g，地肤子3～6 g。结果：201例小儿中，服2剂痊愈170例，因伴有外感、腹泻、发热而选加其他药物28例，服4剂药仍不见效3例。

2．带状疱疹

三仁汤加味治疗带状疱疹37例。处方：杏仁10 g，薏苡仁30 g，白蔻仁3 g，竹叶15 g，滑石18 g，厚朴10 g，通草6 g，法半夏3 g，金银花15 g，蒲公英30 g，野菊花15 g，丹参15 g，郁金10 g，赤芍15 g，石菖蒲10 g，连翘15 g，栀子10 g。结果：37例均痊愈（自觉症状消失，皮疹全部干涸结痂脱落）。开始止痛时间2～4日，疼痛消失时间3.5～6日，皮疹开始干涸结痂时间3～5日，治愈时间2～12日，平均4.3日，全病程4～16日，平均6日。

3．痤疮

三仁汤加减治疗痤疮138例。处方：杏仁10 g，白蔻仁（后入）3 g，薏苡仁50 g，竹叶10 g，滑石10 g，枇杷叶10 g，桑白皮15 g，白花蛇舌草30 g。以1个月为1个疗程，连续服用2～3个疗程，服药期间忌辛辣、烟、酒、海腥发物。结果：治愈（皮肤损害消退，自觉症状消失）102例，占73.91%；好转（自觉症状明显减轻，皮损消退30%以上）31例，占22.46%；未愈（皮损及症状均无变化或消退不足30%）5例，占3.62%；总有效率为96.36%。

七、实验研究

1．对血浆胃泌素的影响

三仁汤能对抗湿热证大鼠模型血浆胃动素的升高作用，亦具有调节湿热证大鼠模型血浆胃泌素低下的功能。

2．对血浆淋巴细胞HSP70表达的影响

在湿热环境、肥甘饮食、病原微生物等复合因素，特别是鼠伤寒杆菌的作用下，动物血浆淋巴细胞HSP70表达明显增加，而三仁汤的祛湿清热、宣畅气机的作用有对抗上述复合因素所导致的淋巴细胞HSP70增强表达的作用。

八、注意事项

湿温初起，邪气留恋气分，病势虽缓而缠绵难愈，稍有失治，常可变生坏病或迁延时日，故吴瑭提出三点禁忌："汗之则神昏耳聋，甚则目瞑不欲言，下之则洞泄，润之则病深不解。"唯以辛苦芳香，轻宣淡渗之法，宣畅气机，利湿清热，方属惬当。这里所说禁汗，主要是指湿温病初起不可误作伤寒而投辛温发汗解表，否则可致心神受伤，并不排除宣化表湿之法以解在表之湿邪，故既有不可汗之告诫，复有得汗始解之治法。所说禁下，主要是不可误作腑实而早予攻下，否则可致脾气下陷，湿热内渍而生变。若湿热化温，与燥屎结于肠道时，亦当用下法，但湿热内结的下法宜轻宜缓，诚如叶桂所说："此多湿邪内搏，下之宜轻。"（《外感温热论》）所说禁润，主要是指不可误认为阴虚而滥用滋阴，否则可致湿浊中阻而胶结难解，若后期化燥阴伤者，亦可用滋阴之法。本方是宣、化、利并举之剂，常有邪尽遂伤气阴之虞，故中病即止，不宜久服，若湿已化燥者，亦不宜使用。

甘露消毒丹

（《医效秘传》卷1）

一、功能

利湿化浊，清热解毒。

二、主治

湿温、时疫。发热倦怠，或午后身热，颐肿口渴，呕恶，咽喉肿痛，肢酸，身目发黄，胸闷腹胀，泄泻，淋浊，小便短赤，舌苔淡白或厚腻或干黄，并主水土不服。

三、组成

飞滑石450 g，淡黄芩300 g，茵陈330 g，藿香120 g，连翘120 g，石菖蒲180 g，白蔻仁120 g，薄荷120 g，木通150 g，射干120 g，川贝母150 g。

四、用法

生晒研末，每服9 g，开水调下，或神曲糊丸，如弹子大，开水化服亦可（现代用法：或做汤剂，水煎服）。

五、组方原理

本方主治湿热并重，毒邪为患，充斥气分所致病证。治湿宜给邪以出路，治热宜宣散清泄，治毒宜泻火解毒，使湿邪得利，毒热得清。故本方立法为祛湿、清热、消毒。方中重用滑石、茵陈、黄芩为君药，其中滑石清利湿热，并能解暑，体滑主利窍，味淡主渗热，能荡涤六腑而无克伐之弊。茵陈清热利湿退黄，《神农本草经》卷1云："主风湿寒热邪气，热结黄疸。"其对于湿热病证最为相宜。黄芩清热解毒，燥湿，其"上行泻肺火，下行泻膀胱火"（《滇南本草》卷1）。三药共奏利湿化浊解毒之功。石菖蒲祛除湿浊，涤痰辟秽，宣通九窍。白豆蔻行气悦脾，芳香化湿，"上入肺经气分，而为肺家散气要药，且其辛温香窜，流行三焦，温暖脾胃"（《本草求真》卷3），令气畅而湿行。藿香芳香化湿，辟秽和中，宜于湿浊壅滞之证，其芳香而不过于猛烈，温煦而不偏于燥烈，能祛除阴霾湿邪。藿香、石菖蒲、白蔻仁均辛温，开泄气机，芳香化湿，在热为从治，在湿为正治，共为臣药，此三药尤对湿阻中焦者更宜。藿香、茵陈合用则芳化清利，醒脾而助湿运，清热而能化浊。木通清利湿热，助滑石、茵陈导湿热而去，且通行气血。射干清利咽喉，尤以"治喉痹咽痛为要药"（《本草纲目》卷17）。贝母乃肺经之药，因痰火上攻，故以其清肺利咽，与射干配伍，增强清咽利喉之效。连翘清热解毒，协黄芩以加强作用。木通、贝母、射干、连翘共为佐药。薄荷辛凉宣肺透热，清利咽喉，取其性凉而轻清，善行头面亦为佐药。热毒上壅，咽喉肿痛，使以薄荷，既增强射干、贝母、连翘利咽解毒之功，又能使气机宣畅，水湿通利。

全方重在清解渗利，芳化行气，解毒利咽，使气化湿亦化，湿化而热孤，热退而毒解。清热而不甚苦寒，化湿而不太香燥，宣发肃降，药物轻清平淡，不偏不倚。在选择药物方面顾护三焦，亦含有宣上、畅中、导下的治疗原则，在应用除湿药方面，辛开肺气于上，是启上闸以开水源；芳香化湿于中，是理脾湿以复脾运；淡渗利湿于下，是通调水道以祛湿浊。全方配伍，实现利湿化浊，清热解毒，流畅气机，犹如甜美的甘露水清热解毒，故名"甘露消毒丹""普济解毒丹"。王士雄誉之为"治湿温、时疫之主方"。

六、临床应用

（一）内科

1．乙型肝炎

甘露消毒丹加减治疗乙型肝炎100例，患者均有不同程度的肝功能异常，HBsAg均阳性，有黄疸69例，无黄疸31例，病程半年以内80例，半年以上20例。处方：茵陈、黄芩、连翘、白蔻仁、藿香、佩兰、木通、滑石、石菖蒲、紫草、野菊花、白花蛇舌草、生甘草。其中治愈41例，症状消失，肝功能正常，连续3次以上查HBsAg均为阴性。阳性转阴者，平均45日。显效54例，症状消失，肝功能正常，HBsAg阳性。有效5例，症状缓解，肝功能改善，HBsAg阳性。69例有黄疸者平均退黄天数4日，96例肝功能恢复正常时间平均18日，作者认为本方对湿热型、湿滞型疗效佳。

2．斑疹伤寒

用本方加减治疗斑疹伤寒100例。处方：白豆蔻、木通、石菖蒲、藿香、川贝母、薄荷、寒水石各6 g，生石膏、茵陈、滑石、连翘各16 g，射干、黄芩、僵蚕各10 g，板蓝根20 g，随证加减。结果：痊愈86例，好转11例，无效3例，退热时间最长者7日，最短者16 h。

3．夏季流感

用本方治疗本病218例，设对照组80例，均随机抽样收治。处方：白豆蔻、藿香、石菖蒲、黄芩、射干、连翘各10 g，茵陈、滑石各20 g，木通、薄荷、川贝母各6 g，随证加减。对照组用速效感冒丸，均3日1个疗程。结果：经1～2个疗程治疗后，治疗组治愈189例，好转28例，无效1例，总有效率为99.5 g。对照组治愈18例，好转47例，无效15例，总有效率为81.2%，两组比较，有显著性差异。

4．支气管肺炎

甘露消毒丹治疗肺炎68例，经正规疗程抗感染治疗后仍咳嗽明显，痰多。方用甘露消毒丹加减，处方：白蔻仁10 g，藿香10 g，茵陈15 g，滑石15 g，通草10 g，石菖蒲10 g，黄芩8 g，连翘10 g，浙贝母14 g，射干10 g，薄荷（后下）2 g，桔梗10 g，杏仁10 g，前胡10 g。3日为1个疗程，治疗3个疗程。结果：服用本方3个疗程后，60例痊愈，8例好转。8例好转者调整药物，加用健脾除湿药继续治疗3个疗程后痊愈。

5．散发性脑炎

甘露消毒丹治疗散发性脑炎16例，其临床症状为发热、意识障碍，甚至精神异常、抽搐。以甘露消毒丹为主方，随证加减。处方：广藿香15 g，绵茵陈15 g，炒黄芩12 g，石菖蒲9 g，细木通9 g，飞滑石（包）15 g，射干6 g，连翘6 g，薄荷6 g，白蔻仁6 g。发热初起，起病缓慢，表现为湿邪偏重，湿邪蕴脾困阻清阳证，见苔腻脉缓者，去射干、连翘，加淡豆豉、杏仁；呕逆甚者，可加玉枢丹，不能口服者，可用鼻饲给药；发病中期，病邪入里，湿从热化，兼见口苦烦躁，舌质转红，苔色渐黄者，去薄荷、射干，黄芩加量，另加黄连、山栀；疾病后期烦躁抽搐加剧，舌红明显甚至红绛，苔黄腻或黄糙，脉象弦滑或弦数者，去射干、薄荷、木通，加郁金清心开窍；精神异常乃至躁扰不安者，加水牛角、双钩藤、天麻；邪热伤阴者，酌添生地、玄参、麦冬之属养阴增液。结果：经治疗后治愈13例，能恢复正常生活；好转3例，遗有肢体活动不利，影响正常生活；无死亡病例。

6．慢性胃炎

以变通甘露消毒丹治疗湿热型胃炎（均做胃镜检查，诊为慢性胃炎）66例。处方：滑石、木通、藿香、白蔻仁、茵陈、石菖蒲、白术、茯苓、生地、沙参、薄荷、陈皮、麦芽。治疗期间停服其他中西药，3个月后胃镜检查。随证加减，胸胁胀满，吞酸者加左金丸，胁痛者加川楝子、醋炒延胡，腹胀者加大腹皮，呃逆不止者加代赭石、沉香，恶心者加法半夏、竹茹，便溏者重用白术、茯苓，加诃子肉，大便秘结者加决明子、郁李仁。结果：51例近期治愈，5例显效，4例好转，6例无效，总有效率为91%。

（二）儿科

1．传染性肝炎

以甘露消毒丹原生药粗末煎服，治疗小儿急性传染性肝炎26例，病初即有明显发热11例，纳呆20例，倦怠6例，恶心呕吐5例，尿黄17例，咳嗽4例，舌红、苔薄白18例，舌红、苔白微厚2例，舌红、苔薄白黄3例，脉均弦滑。用法：以甘露消毒丹原生粗末煎服为主，每帖加水适量煎成700 mL，过滤备用，根据年龄，每日60～150 mL，分2次服。其中血清胆红素高于正常9例，于治疗后1周内降至102.6 μmol/L以下5例，于2周内降至正常4例，一般服药三四天后巩膜黄染即不明显，血清谷丙转氨酶2周内恢复正常15例，3周内正常9例，5周内正常2例。

2. 小儿时疫感冒

甘露消毒丹治疗小儿时疫感冒120例，以发热恶寒、咳嗽、鼻塞流涕、喷嚏为临床特点，伴呕吐、腹泻或高热惊厥。处方：滑石、茵陈、黄芩、石菖蒲、川贝母、木通、藿香、射干、连翘、薄荷、白豆蔻各5～7 g。发热持续不退者加少量常山，无咳嗽者去川贝母，咳甚者加葶苈子、鱼腥草，呕吐者加法半夏、竹茹，腹泻者加葛根，咽痛者加玄参、牛蒡子，鼻流清涕者加苏叶。结果：治愈105例（临床症状完全缓解，血常规各项指标正常），好转15例（临床症状减轻，血常规检查未完全正常），总有效率达100%。

3. 外感发热

本方加减治疗小儿外感发热63例。处方：藿香、黄芩、射干、连翘各10 g，白豆蔻、薄荷、僵蚕、川贝母、甘草各6 g，石膏30 g，粳米、滑石各15 g。大便干结者加大黄，咳嗽气喘者加麻黄、杏仁，腹泻者去石膏。结果：服药1日内体温降至正常30例，占47.62%；2日内体温降至正常15例，占23.7%；3日内体温降至正常12例，占19.05%；服药3日以上体温仍不能恢复正常6例，占9.5%，总有效率为90.47%。

4. 小儿鹅口疮

本方加减治疗本病23例。处方：药用滑石10 g，黄芩6 g，藿香7 g，木通、白豆蔻各5 g，射干4 g，薄荷、石菖蒲各3 g，连翘8 g。湿重者加苍术、佩兰，热重者加黄连、栀子。所有患者均治愈，疗程最长者4日，短者2日，1年内未见复发，总有效率达100%。

（三）五官科

1. 口腔溃疡

治疗本病，先用甘露消毒丹加减控制症状，再用玉屏风散加减抗复发，共治疗60例口腔溃疡并白细胞、血小板减少，全部治愈。患者通常服药1日后疼痛消失或明显减轻，4日溃疡愈合。

2. 急性鼻窦炎

甘露消毒丹治疗急性鼻窦炎50例，并设对照组50例。治疗组：采用甘露消毒丹（由黄芩、茵陈、滑石、木通、连翘、射干、浙贝母、石菖蒲、白蔻仁、藿香组成）治疗，每日1袋（120 mL），分3次口服。对照组：采用鼻窦炎口服液每次20 mL，每日3次口服。两组均7日为1个疗程，1个疗程结束后复查。经治疗后两组主要症状、体征、缓解时间比较：治疗组起效时间明显优于对照组。这表明甘露消毒丹治疗急性鼻窦炎较鼻窦炎口服液更能迅速有效地控制病情。

（四）皮肤科

1. 手足口病

以甘露消毒丹治疗手足口病10例，本病是由病毒引起的一种皮肤黏膜病变，患者均有发热，舌苔厚腻，舌质红，口腔溃疡，手足有如米粒大小疱疹，密集或散布，以甘露消毒丹化裁：藿香9 g，茵陈18 g，茯苓9 g，连翘9 g，炒杏仁6 g，薏苡仁12 g，板蓝根12 g，枳实9 g，川朴9 g，半夏6 g，通草6 g，石菖蒲9 g。结果：全部治愈。

2. 带状疱疹

甘露消毒丹内服，中药外敷治疗带状疱疹33例，治疗方法：甘露消毒丹内服。基本方：藿香10 g，白豆蔻9 g，茵陈15 g，黄芩15 g，木通6 g，连翘12 g，石菖蒲5 g，贝母12 g，射干6 g，薄荷5 g。随证加减：病灶发生在头面部者加野菊花、板蓝根，发生在颈背部者加牡丹皮、葛根，发生在胸肋部者加全瓜蒌、柴胡，发生在腰背部者加龙胆、蒲公英、泽泻，发生在臀部者加黄柏，灼热疼痛甚者加生地、延胡索。中药外用：取雄黄5 g，明矾5 g，琥珀3 g，冰片0.5 g。将上药研细末，用凉开水调成糊状，以消毒棉签将药液涂擦于患处，每日涂擦3～5次。上述治疗方法3日为1个疗程，连用1～3个疗程后评价疗效。结果：本组显效23例，好转9例，无效1例，总有效率为97%。

七、实验研究

1．保肝作用

本方能降低四氯化碳（CCl_4）损伤大白鼠、小白鼠所致血清中ALT的升高，并能增加大白鼠血清中溶血素的形成，提高氢化可的松损伤下小白鼠巨噬细胞的吞噬百分率，提示本方具有抗CCl_4所致动物肝细胞的损害，达到保护肝脏，恢复肝功能的目的，并能提高在CCl_4或氢化可的松损伤下的动物免疫功能，发挥免疫调节作用。

2．解热作用

大鼠灌服本方24 g/kg，0.5 h后皮下注射内毒素40 μg/100 g，造成实验性发热模型，观察注射内毒素后不同时间体温的变化情况。结果表明，本方有较好的解热作用，可以完全抑制内毒素引起的体温升高，并使体温降至用药前正常体温以下，作用持续2 h以上。这提示本方不仅有明显的解热作用，而且对正常体温也有一定降温作用。

3．对柯萨奇病毒体外抑制作用

甘露消毒丹全方、残方及加味方对细胞的最高无毒浓度均为1∶40（即25 g/L），该浓度对柯萨奇病毒B_2、B_3、B_4株在培养细胞内的增殖有明显的抑制作用，抑制指数均>2；全方对柯萨奇病毒B_2、B_3、B_4株在培养细胞中的增殖产量明显低于对照组（$P<0.05$）。结果表明，甘露消毒丹全方、残方及加味方水煎液，均能抑制柯萨奇病毒在培养细胞内的复制。

八、注意事项

本方清利湿热，易伤阴液，凡阴虚者不宜使用。

连朴饮

（《霍乱论》卷4）

一、功能

清热化湿，理气和中。

二、主治

湿热霍乱。上吐下泻，胸脘痞闷，心烦躁扰，小便短赤，舌苔黄腻，脉滑数等。

三、组成

制厚朴6 g，川连姜汁炒、石菖蒲、制半夏各3 g，香豉炒、焦栀各9 g，芦根60 g。

四、用法

水煎，温服。

五、组方原理

本方证之病机为湿热之邪郁遏于中焦，致使脾胃运化升降失职，气机运行不畅终致霍乱吐泻，治则宜清热化湿，理气和中。方以黄连、厚朴为君药。黄连性味苦寒，苦能燥湿，寒能清热，一举而湿热俱除，用于中焦湿热之呕吐、泻利甚好；厚朴味苦辛温，苦燥辛散，长于行气燥湿，为消胀除满之要药。二者合用，则湿去热清，气行胃和。栀子苦寒，助黄连清热燥湿，且可通利三焦，使湿热之邪排出体外；半夏辛温而燥，为燥湿化痰要药，尤善于降逆止呕和胃，二者共为臣药。佐以石菖蒲辛香走窜，化湿浊，醒脾胃，用于湿阻中焦之脘腹胀闷；淡豆豉芳香化湿，和胃除烦；芦根甘寒质轻，能清透肺胃气分之实热，并能养胃生津，止渴除烦，而无恋邪之患。诸药合用，共奏清热化湿，理气和中之效。湿热一除，脾胃调和，则吐泻自止，腹胀自消。

本方以黄连、厚朴为君药，制为饮剂，故名“连朴饮”。“饮”为剂型的一种，指需冷服之汤剂。冷有遏止之功，故临床上常有服呕吐药而呕吐不止，服泻下药而泻痢不停者，饮冷稀粥以止之法。本方证吐泻间作，故宜汤药冷服，但目前在临床上该方仍以温服较多。

本方配伍特点是：辛开苦降，温清并用，药物精专，配伍得当。

六、临床应用

1．伤寒、副伤寒

用连朴饮合白虎汤治疗伤寒74例，病程8～26日，其中8～15日54例，15～26日20例。实验室检查：74例均见血白细胞数减少，嗜酸性粒细胞减少或消失；血和大便细菌培养，40例检到伤寒杆菌；34例细菌培养阴性者，血清肥达反应结果为H 1∶160以上，O 1∶80以上，且恢复期血清效价比发病期均有4倍以上的增长。处方：川黄连、淡豆豉各6 g，炒厚朴、姜半夏、炒栀子、石菖蒲、知母各10 g，芦根、石膏、薏苡仁各30 g，甘草3 g。结果：72例痊愈，2例好转。完全退热时间，最短为3日，最长17日，平均7.1日。其中有1例复发。

2．胃病

用本方治疗脾胃湿热型胃病39例，并设对照组33例。治疗组处方：黄连6～8 g，黄芩、厚朴、姜半夏、陈皮、淡豆豉各8～12 g，石菖蒲、焦栀子各4～6 g，芦根、茯苓各20～30 g。若恶心、呕吐者，加藿香、姜竹茹；湿重热轻者，去焦栀子，加砂仁、苍术；脾虚者，加炒白术、党参。对照组：给予枸橼酸铋钾，每次110 mg，1日4次；雷尼替丁，每次0.15 g，每日2次，4周为1个疗程。结果：显效25例，有效12例，无效2例，总有效率为94.9%，显效率为64.1%。

七、实验研究

1．对血管内皮细胞的作用

连朴饮加丹参、赤芍对稳定血管内皮细胞有积极的作用，使舒张和收缩血管的NO、ET两类物质保持在平衡的状态，从而间接抑制血小板聚集，抑制血管平滑肌细胞增殖，防止血管发生粥样硬化。

2．对大鼠实验性发热的影响

取大鼠60只，随机分为10组，每组6只，分别给予达原饮、连朴饮、柴蒿合剂、白虎汤、大黄黄连解毒汤、桃仁承气汤、葛根芩连汤、甘露消毒丹、银翘解毒汤、蒸馏水，观察各组对发热的影响。数据分析结果表明，本实验中，白虎汤无明显解热作用，达原饮有一定的解热作用，甘露消毒丹有显著的解热作用，连朴饮、柴蒿合剂、大黄黄连解毒汤、桃仁承气汤、葛根芩连汤、银翘解毒汤六方有非常显著的解热作用，并且连朴饮和大黄黄连解毒汤的解热作用显著优于甘露消毒丹和达原饮。

3．保肝作用

本方能显著改善免疫性肝损伤大鼠肝细胞病理损害，能下调促凋亡基因（Bax）表达，上调抗凋亡基因（Bcl-2）表达，从而抑制肝细胞凋亡；能调节机体失衡的免疫功能，能下调IL-10、IL-12的水平。这提示本方对免疫性肝损伤大鼠肝脏有明显的保护作用，能减轻免疫性肝损伤时的肝损害，改善肝脏的功能，其抑制肝细胞及调节免疫紊乱可能是其防治病毒性肝炎的作用机制之一。

八、注意事项

寒湿霍乱者，本方不宜应用。

当归拈痛汤

（《医学启源》卷下）

一、功能

利湿清热，疏风止痛。

二、主治

湿热相搏，外受风邪证。遍身肢节烦痛，或肩背沉重，或脚气肿痛，脚膝生疮，舌苔白腻微黄，脉弦数等。

三、组成

羌活15 g，防风9 g，升麻3 g，葛根6 g，白术3 g，苍术9 g，当归身9 g，人参6 g，甘草15 g，苦参酒浸6 g，黄芩炒3 g，知母酒洗9 g，茵陈酒炒15 g，猪苓9 g，泽泻9 g。

四、用法

上锉如麻豆大，每服30 g，水二盏半，先以水拌湿，候少时，煎至一盏，去滓温服，待少时，美膳压之。

五、组方原理

本方主治湿热相搏，外受风邪之证，治宜利湿清热，疏风散邪。方中羌活辛温，发表力强，散外受之风邪，还有通利关节胜湿止痛之功，尤善治上半身肩背肢节疼痛。茵陈苦泄降，善于清利湿热，使湿热之邪从小便而出，两药相合，疏风清热利湿，可收湿热去、经络疏、痹痛除之功，共为君药。猪苓、泽泻淡渗利水，性寒泄热，尤其适于下焦湿热。黄芩、苦参两药既可清热邪，又可燥湿邪，苦参还可清下焦湿热，通利小便，使湿热从小便而出。防风、升麻、葛根三药解表疏风，配合羌活则疏风解表之力更强。以上诸药合用，外可散风邪，内可除湿热，共为臣药。白术、苍术健脾燥湿，健脾则脾之运化有力，湿邪不再内停，燥湿则可去已停之水湿从而达到标本兼顾。外受风邪，内蕴湿热，邪气壅阻，内外合邪每致气血耗损，加之方中辛香走窜药、苦燥药、渗利药等皆易耗伤人之气血，为了使邪去而正不伤，故又以人参、当归益气养血，扶正祛邪，且当归质润，又可制诸药之燥。此外当归还有活血止痛之功，寓“医风先医血，血行风自灭”（《妇人良方大全》卷3）之意，知母苦寒而不燥，与上药相协，清热养阴之力益著，以上共为佐药。甘草为佐使药，既可调和诸药，又可加强人参、白术等益气健脾之功。全方共奏利湿清热，疏风散邪之功。

本方为汤剂，止痛效果较好，可以祛除疼痛，故名“拈痛汤”。正如《增补内经拾遗方论》卷4所说：“当归和气血药也，气血各有所归，则经络流通而痛止，如手拈去也，故云然。”

本方配伍特点是：表里同治，邪正兼顾；则外可散风邪，内可降湿热；散风清热利湿，以去其邪；益气健脾养血，以扶其正。

六、临床应用

（一）内科

1．痹证

有人用当归拈痛汤加减治疗湿热痹24例，结果：治愈（关节红肿热痛及全身症状消失，血沉正常，行走活动自如）11例，占45.8%；显效（关节红肿灼热消失，关节微痛，血沉正常）6例，占25%；有效（关节肿痛灼热及全身症状有不同程度改善，血沉有不同程度下降）5例，占20.8%；无效2例，占8.4%；总有效率为91.6%。处方：当归12 g，羌活12 g，防风10 g，猪苓15 g，泽泻20 g，黄芩12 g，葛根15 g，苍白术各10 g，苦参20 g，知母12 g，防己12 g，蚕沙15 g。热盛者去防风、白术，加石膏、生地、银花藤、桂枝，湿盛者加萆薢、薏苡仁、五加皮，四肢痛者加威灵仙、桑枝，下肢痛者加牛膝、黄柏、黄芩，皮肤红斑结节者加牡丹皮、赤芍，发热者加柴胡，肿痛日久者加蜈蚣、地龙，身体浮肿者加麻黄、石膏。

2．白塞综合征

本方治疗白塞综合征24例，其中湿热型14例，瘀血型6例，寒湿型4例，外配熏洗药物。结果：瘀血型与湿热型效果较好，痊愈15例，好转3例，无效2例，有效率为90%；寒湿性效果较差，好转2例，无效2例，有效率为50%。

3．血尿

用当归拈痛汤治疗血尿53例，病程最短2个月，最长5年。所有患者均经西医检查确诊，全部病例均以血尿为主，镜下血尿为红细胞＞5个/HP。处方：羌活、茵陈、黄芩、炙甘草、防风、猪苓、泽泻、知母、当归、升麻、葛根、苦参、蒲公英、苍术、白术。1～2周为1个疗程。结果：显效（镜下红细胞完全消失，或不超过5个/HP）30例，有效（肉眼血尿变为镜下血尿，镜下血尿仅为治疗前1/2）19例，无效（治疗后红细胞变化不明显或加重）4例，总有效率为93%。

4．深静脉血栓形成

用当归拈痛汤辨证治疗深静脉血栓形成26例。对同期治疗的36例患者，随机分为治疗组26例和对照组10例。治疗组处方：当归20 g，川芎15 g，防风15 g，升麻10 g，猪苓20 g，泽泻15 g，茵陈20 g，黄芩15 g，葛根10 g，苍术20 g，白术15 g，苦参20 g，白参15 g，知母15 g，甘草10 g。对照组用注射精制蝮蛇抗栓酶治疗。经治疗3周，结果：治疗组痊愈15例，对照组痊愈6例；治疗组显效6例，对照组显效1例；治疗组好转3例，对照组好转2例；治疗组无效2例，对照组无效1例；总有效率：治疗组为92.3%，对照组为90%。

5．血栓性浅静脉炎

用当归拈痛汤治疗60例血栓性浅静脉炎患者，发病部位为上肢6例，下肢54例（其中单下肢32例，双下肢22例）。处方：内治法。当归15 g，黄柏10 g，茵陈15 g，苍术15 g，白术15 g，猪苓10 g，泽泻10 g，升麻10 g，葛根10 g，苦参10 g，羌活10 g，防风10 g，赤芍15 g，地龙15 g，知母10 g，甘草6 g。随证加减：热毒重者加金银花、蒲公英、连翘，肿甚者加防己、萆薢，静脉结节明显者加穿山甲、王不留行，气虚者加黄芪、党参。外治法：敷金黄膏，1日1次。结果：治愈25例（41.7%），显效21例（35%），有效12例（20%），无效2例（3.3%），总有效率为96.7%。

6．痛风

本方与蚊合膏内外合治痛风性关节炎42例。处方：当归、茵陈、川芎各12 g，羌活、防风、葛根、知母各10 g，秦艽、猪苓、泽泻、苍术各15 g，黄芪、白术各30 g，甘草6 g。待红肿疼痛症状控制后，再随证加减：脾肾亏虚者宜补益脾肾，益气养血，加山药、淫羊藿；湿滞经络，出现酸胀困楚，伸屈不利者，加薏苡仁、萆薢。中药外敷用蚊合膏。处方：五倍子30 g，大黄、黄柏各5 g，冰片5 g。诸药研成粉状，依据肿痛面积将药粉掺入米醋调成糊状，涂于油布上，敷于患处，包扎，2日换药1次。结果：临床治愈37例，显效4例，有效1例。

（二）妇科

阴痒

本方加减治疗阴痒520例，其中湿热下注型147人，占28.4%；肝胆湿热型255人，占49%；血虚湿热型80人，占15.3%；阴虚湿热型38人，占7.3%。处方：原方加黄柏、穿心莲、水芹菜、仙人掌，随证加减。外用苦参二黄汤（苦参、大黄、白芷、青蒿、艾叶、黄连、桉树叶）熏洗。结果：痊愈480例（外阴瘙痒消失，阴道分泌物减少，白带检查正常，未发现滴虫、真菌，1年后随访未复发），占92.3%；显效38例（外阴瘙痒消失或减轻，白带仍多，但检查无异常发现），占7.3%；无效2例（查白带滴虫、真菌＋＋），占0.4%，总有效率为99.6%。

（三）皮肤科

1．神经性皮炎

当归拈痛汤治疗神经性皮炎30例，患者病程最长21年，最短8个月，用西药治疗效果不佳者。处方：苍术10 g，羌活10 g，苦参15 g，防风10 g，黄芩10 g，知母10 g，甘草6 g，升麻6 g，葛根12 g，白术10 g，猪苓10 g，茵陈10 g，泽泻10 g，当归10 g，党参10 g，15日为1个疗程。血热重者去党参、白术，加牡丹皮、紫草、生地；燥胜者去羌活、防风、党参，加何首乌、酸枣仁。结果：随访1年，痊愈（症状消失，皮肤恢复正常）22例，占73.3%；有效（全身症状减轻，皮肤损害范围缩小）7例，占23.3%；无效（服药1个疗程，症状无减轻）1例，占0.3%。

2．脓疱疮

当归拈痛汤加减治疗脓疱疮86例。处方：当归、羌活、防风、白术、苍术、知母、升麻、党参各3～5 g，苦参、黄芩、猪苓、泽泻各5～10 g，葛根、茵陈各10～15 g，甘草2～3 g。水煎2次，分早晚服，第3次将药渣煎水外洗患处。皮疹初期去白术、党参，加土茯苓、紫花地丁、野菊花、金银花各10 g，化脓期加白芷、桔梗、皂角刺3～5 g，结痂期加地肤子、蝉蜕各3～5 g。结果：86例全部治愈。全身症状消失，皮疹初期服药后水疱消退，不发展成脓疮；或脓疱已成，破溃后结痂，不再发生新的脓疱，脓痂经1周左右脱落为治愈。

3．皮疹

当归拈痛汤加减治疗湿疹47例，患者病程最长3年，最短5日；发于头面15例，全身7例，手背10例，下肢12例，阴囊3例；风热型24例，湿热型10例，血热型8例，血虚风燥型5例。风热型处方：当归、防风各10 g，茵陈12 g，升麻6 g，苦参12 g，黄芩10 g，葛根15 g，知母10 g，泽泻12 g，石膏30 g，生地黄15 g，牡丹皮10 g，甘草3 g。湿热型处方：当归、羌活、防风各10 g，升麻6 g，葛根15 g，苦参12 g，苍术10 g，泽泻、猪苓各12 g，白术10 g，茵陈12 g，薏苡仁15 g，厚朴10 g，赤小豆15 g，甘草6 g。血热型处方：当归、羌活、防风、苦参各10 g，葛根15 g，黄芩、苍术、泽泻各10 g，升麻6 g，紫草、槐花、地骨皮各10 g，甘草6 g。血虚风燥型处方：当归、防风、白术、苦参各10 g，泽泻12 g，猪苓10 g，党参12 g，首乌、丹参、玄参各15 g，乌梢蛇10 g，甘草6 g。结果：痊愈（皮损完全消退，仅留暂时色素沉着，自觉症状消失，追访未复发）38例，显效（皮损大部分消退，无新的皮疹出现，自觉症状基本消失）5例，有效（皮损部分消失或减轻，时有瘙痒）2例，无效（皮损无变化）2例，总有效率为95.7%。服药最少者5例，最多者32剂。

4．臁疮

本方加减治疗臁疮18例，病变部位在太阳经，加羌活、防风；阳明经，加升麻、白芷、葛根；少阳经，加柴胡；厥阴经，加吴茱萸、川芎、青皮；太阴经，加苍术、白芍；少阴经，用独活、细辛。局部常规换药，适当加压包扎。结果：痊愈10例，好转5例，无效3例。有人用加减当归拈痛汤，辨证施治治疗臁疮13例。处方：当归20 g，茵陈、葛根各30 g，黄柏、苦参、连翘、猪苓各12 g，炒苍术、防风、羌活、知母各10 g，木瓜25 g，升麻3 g。若气虚者加黄芪、党参，肾亏者加熟地、山萸肉，筋骨痿软者加怀牛膝、虎胫骨。结果：其中6例初期患者，平均服药15剂皆痊愈；7例中期患者，平均服药23剂，6例痊愈，1例好转。

5．其他

有人用当归拈痛汤加减治疗皮肤结节性红斑2例，1例服药25剂，1例35剂，皆获痊愈。

七、实验研究

对类风湿关节炎大鼠血清的影响：用当归拈痛汤及拆方观察实验性大鼠足肿胀的抑制作用，检测血清相关炎性细胞因子白细胞介素1β和肿瘤坏死因子α的水平。实验分析表明：当归拈痛汤及拆方在类风湿性关节炎大鼠中可以下调致炎因子白细胞介素1β和肿瘤坏死因子α的水平，提示这可能与该药抑制实验性类风湿性关节炎病情进展密切相关。

八、注意事项

风寒湿痹证，忌用本方。

二妙散

（《丹溪心法》卷4）

一、功能

清热燥湿。

二、主治

湿热下注证。湿热走注之筋骨疼痛，或湿热下注，两足痿软无力，或足膝红肿热痛；或湿热带下；或下部湿疮，湿疹，小便短黄，舌苔黄腻。

三、组成

黄柏$_{炒}$、苍术$_{米泔水浸，炒}$各15 g。

四、用法

上二味，沸汤，入姜汁调服（现代用法：为散剂，各等分，每次服3～5 g，或为丸剂，亦可做汤剂，水煎服）。

五、组方原理

本方黄柏苦寒清除湿热为君药，因寒能清热，苦以燥湿，且偏走下焦，尤对骨节走痛，足膝酸痛无力为妙，其散阴分之火，清下部之热，除足膝之湿，为治下焦湿热要药。苍术苦温，善能燥湿。方用苍术其因有二：其一，因诸湿肿满，皆属于脾，湿邪为患，健脾即祛湿，苍术苦温香燥，燥湿健脾，使脾之健运功能恢复，则湿无由生，湿去则热无所附，热易消除，此治本之图。其二，黄柏、苍术乃治痿要药，凡去下焦湿热，肿胀作痛，当清热燥湿，不宜应用强筋壮骨之品。用苦寒之黄柏清热燥湿，以避免过燥损液，使清热而无寒凝之弊；以苦温之苍术燥湿运脾，健运而无克伐肠胃之害，苦温而无动火之虞。两药配伍，阴阳相济，寒温协调，合成清热燥湿，标本兼顾，使热祛湿除，诸证自愈。佐以辛温之生姜汁，其一制黄柏苦寒之性，其二固护胃气。全方合用，凡湿热内盛或湿热下注致病均可应用。本方组方严谨，药少力专，君臣药味可颠倒变换，有相辅相成之妙。

本方以黄柏、苍术两药治湿热下注，功效显著奇妙，故名。此外，本方用法中指出：“若痰热者，先以舟车丸，或导水丸、神芎丸下伐，后以趁痛散服之。”导水丸（《丹溪心法》卷2）又名神芎导水丸，药用大黄、黄芩各二两，丑末、滑石各四两，为末，滴水丸，每服四五十丸，温水下。而“神芎丸：大黄、黄芩、滑石、牵牛，右为末，滴水为丸”（《丹溪心法》卷3）。显然，导水丸即神芎丸，功能清热泻下。“趁痛散：乳香、没药、桃仁、红花、当归、地龙酒炒、牛膝酒浸、羌活、甘草、五灵脂酒淘、香附童便浸，或加酒芩、炒酒柏。右为末，酒调二钱服”（《丹溪心法》卷4）。从舟车丸、导水丸、止痛散诸方分析，其主要是加强利水除湿清热、活血行气通经作用，这更利于二妙散发挥治疗作用。

六、临床应用

（一）内科

1．痛风性关节炎

以加味三妙丸治疗痛风性急性关节炎60例，全部病例均有小关节红肿疼痛，以第一跖趾关节为多，血清尿酸值高于238 μmol/L。处方：苍术、黄柏、川牛膝、防己、当归、赤芍、桑枝、独活、萆薢、络石藤各10 g，银花15 g，生薏苡仁20 g，兼表证者，去萆薢、络石藤，加羌活、防风；湿浊偏盛者，去当归、络石藤，加白术、茯苓、半夏；热盛者，去独活、萆薢，加连翘、山栀；瘀血阻滞较甚者，去生薏苡仁、萆薢，加牡丹皮、泽兰。同时配合三色敷药外敷。经3～10日治疗后，45例痊愈（患者关节红肿疼痛及局部压痛等临床症状完全消失，实验室检查恢复正常），11例好转（患者关节红肿疼痛及局部压痛等症状有明显好转，实验室检查有明显改善），4例无效（患者临床体征和实验室检查无明显变化）。

2．热痹

二妙散加味（苍术12 g，黄柏15 g，牛膝12 g，薏苡仁30 g，连翘20 g，金银花12 g，海桐皮10 g，豨莶草15 g）治疗热痹关节红肿热痛28例，患者均以关节红肿热痛为主证，并伴有微恶寒发热，或不发热，咽痛，口干苦，尿黄，大便干等，排除痛风、类风湿，且抗“O”为阳性12例，血沉增快24例，C反应蛋白阳性3例。结果：治愈18例，占64.2%，关节红肿热痛消失，伴随证痊愈；好转8例，占28.6%，关节红肿热痛消失，活动感关节隐痛，伴随证消失或部分消失；无效2例，占7.2%，治疗2周后关节红肿热痛减轻，伴随证或消失或仍在。

3．强直性脊柱炎

以二妙散加味治疗本病80例，其中湿热型6例。处方：黄柏、苍术、桑寄生、甘草各10 g，秦艽、防己、狗脊、石楠藤各12 g，徐长卿20 g。结果：显效63例；湿热型相对虚寒型、血瘀型治疗效果较差。

4．红斑性肢痛症

以二妙散治疗红斑性肢痛症344例，其中中药组176例，处方：苍术10 g，黄柏6 g，川牛膝6 g，防己12 g，白芷10 g；西药组168例，用吗啉胍等治疗。结果：中药组治愈163例，占92.6%；西药组治愈99例，占58.93%。两组比较，有显著性差异（$P < 0.01$）。

5．历节风

二妙散为主治疗历节风22例，处方：苍术12 g，黄柏12 g，当归15 g，赤芍15 g，没药10 g，延胡索12 g，猪苓15 g，土茯苓20 g，连翘30 g，海桐皮12 g，甘草6 g，并进行一定的辅助治疗（休息、冷敷、饮水等）。本组22例中治愈15例，好转6例，无效1例（因病程长，局部皮肤已溃破，关节变形，服药无效，最后行关节融合术）。

6．下肢伤肿

加味二妙散治疗因外伤所致的下肢血肿40例，处方：黄柏、苍术、牛膝、当归、泽兰叶、薏苡仁、乳香、没药各10 g，穿山甲、甘草各5 g，水蛭3 g。痛甚者加田三七（磨粉冲服）3 g，瘀肿明显者薏苡仁用至30 g，泽兰叶用至15 g。如果血肿过大，尤其是关节腔内积血积液严重者，可在无菌下辅以穿刺抽吸减压和加压包扎。经3剂治愈14例，6剂治愈18例，9剂治愈8例。

7．急性肾炎

四妙散加味治疗小儿急性肾炎135例，处方：苍术、黄柏、薏苡仁、牛膝、茯苓、泽泻、车前子，并随证加味。所有病例均经门诊治疗而愈，疗程最短者18日，最长者52日。

8．糖尿病周围神经病变

加味二妙散合麦全冬定治疗糖尿病周围神经病变30例，并设对照组30例，治疗组常规治疗的同时口服加味二妙散配合麦全冬定静脉注射治疗。加味二妙散处方：黄柏、苍术、牛膝、薏苡仁各50 g，乳香、没药各25 g，地龙50 g，共为细末，每次5 g，每日2次，21日为1个疗程。麦全冬定注射剂第1周900 mg，日1次；第2周1 200 mg，日1次；第3周1 500 mg，日1次，分别加入8.5%生理盐水250 mL静脉注射，21日为1个疗程。对照组，常规治疗的同时应用弥可保静脉注射治疗。弥可保1.0 mg，日1次，加入8.5%生理盐水250 mL避光静脉注射，21日为1个疗程。治疗组治疗21日后疗效与对照组比较差异无显著性意义（$P > 0.05$）；治疗组治疗3个月后随访，疗效与对照组比较差异有显著性意义（$P < 0.05$）。

9．慢性前列腺炎

加味二妙散治疗难治性淋球菌性慢性前列腺炎47例，处方：苍术、木防己各15 g，黄柏20 g，薏苡仁、怀牛膝、土茯苓、平地木、王不留行各30 g，当归、萆薢、桃仁各10 g。结果：本组病例全部有效，其中痊愈36例，占76.6%；显效6例，占12.8%；好转5例，占10.6%。

（二）妇科

1．产后会阴感染

以二妙散加味（苍术30 g，黄柏9 g，大青叶30 g）治疗产后会阴切口感染32例，每日1剂，水煎200 mL，熏洗会阴部，1日2次。结果：3日内全部患者会阴切口创面清洁无红肿，干燥，收敛，其中1日见效20例，占62.5%，2日见效10例，占31.25%，3日见效2例，占6.25%。会阴切口感染，局部红肿，有脓液，属下焦湿热范畴，应用二妙散加大青叶煎水熏洗具有清热燥湿，凉血解毒的功效，全部患者疗效满意。

2．慢性盆腔炎

加味二妙散治疗慢性盆腔炎56例，处方：黄柏15 g，苍术15 g，败酱草30 g，益母草30 g，桃仁10 g，红花10 g，浙贝母10 g。结果：2个疗程后，痊愈41例，显效7例，有效4例，无效4例，有效率为92.86%。

3．乳腺癌术后皮瓣不愈

二妙散加味外敷治疗乳腺癌术后皮瓣不愈患者19例，与西药常规换药治疗的19例对照。药物制备：取炒黄柏、炒苍术、煅石膏、白及各等份（病程长者酌加黄芪），共研极细末备用。治疗组：首先进行清创，用0.5%碘伏棉球消毒创面周围皮肤，以生理盐水清洗创面，剪刀剪除坏死组织，再用0.5%碘伏棉球消毒，无菌纱布蘸干创面；用无菌棉签蘸取中药末均匀地撒在创面上，待渗透后再撒一薄层，一直到不再渗透，伤口覆以无菌纱布；3日后以生理盐水清洗掉中药痂，清洗创面，无菌纱布蘸干创面后，如前法撒中药末，3日换药1次，2周1个疗程。对照组按一般皮肤溃疡换药：先以0.5%碘伏清洁创面，生理盐水冲洗局部，呋喃西林纱布覆盖创面，隔日换药1次。总有效率和愈合时间均有显著性差异（$P < 0.05$），治疗组疗效优于对照组，愈合时间比对照组明显缩短。

（三）儿科

1．脊髓灰质炎

辨证论治脊髓灰质炎268例，对湿热阻络型（瘫痪期）施以四妙散加味，气虚血滞型（恢复期）施以补阳还五汤加味，并结合针刺、按摩。结果：痊愈65例，显效97例，有效94例，无效12例，总有效率为95.5%。

2．鞘膜积液

二妙散加味治疗小儿鞘膜积液36例，处方：苍术、黄柏、茯苓、泽泻、橘核各6～9 g，薏苡仁15～30 g，甘草3 g。偏虚证者，多为脾肾不足，减黄柏用量，加入党参、白术、山药、胡芦巴等；偏实证者，加入滑石、猪苓、夏枯草；外伤所致者，加桃仁、赤芍；同时配合穿刺抽液。全部病例均获治愈（鞘膜积液消失，一年之内未复发），其中1个疗程治愈32例，2个疗程治愈4例。

（四）皮肤科

1．尖锐湿疣

以二妙散加味（苍术12 g，黄柏12 g，土槿皮10 g，百部10 g，白鲜皮10 g，紫草10 g，鸦胆子5 g，生马钱子5 g，雄黄10 g，狼毒10 g）治疗10例尖锐湿疣，患者均做了组织病理诊断。上药共研细末，加凡士林调成糊状，局部涂敷，每日1次，连用7日。结果：9例痊愈，1例好转。

2．神经性皮炎、慢性湿疹

本方共治疗本病65例，其中慢性湿疹50例，神经性皮炎15例。二妙散加味：黄柏、苍术各15 g，马齿苋20 g，皂角刺、川椒、白蒺藜各9 g。煎液，温洗。皮肤晾干后，用地塞米松10 mg，氯霉素2 g，酒精100 mL混合液擦患部，隔日1次。结果：均治愈，最短3日，最长14日，平均约7日。

七、实验研究

1．免疫抑制活性成分的研究

以2,4,6-三硝基氯苯所致迟发性变态反应为指标，对二妙散水提物进行提取分离，对有效部位进行定性分析，发现生物碱类组分是其免疫抑制活性成分之一。实验结果表明，仅含小檗碱的Fr.1和几乎不含生物碱的Fr.4均无免疫抑制作用，巴马汀含量较高且包含四种生物碱的Fr.2也仅有一定的抑制趋势，黄柏碱和HB-1含量较高的Fr.3具有显著的免疫抑制活性。从而推测黄柏碱和HB-1为抑制迟发性变态反应的主要活性成分，而小檗碱和巴马汀与抑制迟发性变态反应活动的关系不大。从二妙散的醇不溶部位虽不含生物碱也有明显的免疫抑制活动推测，生物碱不是免疫抑制的唯一成分，进一步研究该部位与黄柏碱、HB-1的关系，将有助于阐明二妙散免疫抑制作用的化学基础。

2．二妙散生物碱类成分的定量分析

应用薄层扫描法和高效液相法测定二妙散及黄柏水提物中生物碱的相对含量。结果表明，二妙散水提物中生物碱的含量均低于黄柏，其中小檗碱和巴马汀及药根碱降低20%以上，证实了黄柏与苍术配伍后其主要生物碱含量明显减少，推测其原因可能系鞣质类化合物与生物碱产生沉淀所致，并用氧化还原法测定了黄柏、苍术及二妙散中鞣质的含量，发现二妙散中鞣质的含量也较黄柏、苍术单味含量之和为低。

3．对实验性高尿酸血症肾损害的保护作用

采用腺嘌呤和乙胺丁醇建立动物模型，设立中药组、模型组、西药组及正常对照组。检测实验前第7、14、21日的血清尿酸、尿素氮、肌酐水平，进行肾组织病理学观察。结果：中药复方（二妙散加减）具有降低血清尿酸的作用，其第14、21日血清尿酸水平与模型组比较明显降低（$P<0.05$）；能改善高尿酸血症肾损害大鼠的肾功能，其血清肌酐、尿素氮已接近正常（$P>0.05$）；对高尿酸血症肾脏病理损害有修复作用，病理结果显示肾脏结构基本正常。

八、注意事项

本方主治湿热下注病证，若患者属寒湿证则不宜使用。

中满分消丸

（《兰室秘藏》卷上）

一、功能

行气健脾，泄热利湿。

二、主治

湿热臌胀。腹大坚满，脘腹撑急疼痛，烦渴口苦，渴而不欲饮，小便黄赤，大便秘结或垢溏，苔黄腻，脉弦数等。

三、组成

白术、人参、炙甘草、猪苓去黑皮、姜黄各3 g，白茯苓去皮、干生姜、砂仁各6 g，泽泻、橘皮各9 g，知母炒12 g，黄芩炒、夏用36 g，黄连净，炒、半夏汤洗七次、枳实炒各15 g，厚朴姜制30 g。

四、用法

上除泽泻、茯苓、生姜外，共为极细末，入上三味和匀，汤浸蒸饼为丸，如梧桐子大。每服一百丸，焙热，白汤下，食远服。量根据病人年龄加减。

五、组方原理

本方为治中满热胀、鼓胀、气胀、水胀而由湿热阻滞，脾胃受伤，气机失畅所致者。李杲曰："中满治法，当开鬼门，洁净府。开鬼门者，谓发汗也；洁净府者，利小便也。中满者，泻之于内，谓脾胃有病，当令上下分消其湿。"（《兰室秘藏》卷上）也就是说治疗本方证应宗李杲"宜以辛热散之，以苦泻之，淡渗利之，使上下分消其湿"之旨，以辛散、苦泄、淡渗之药配伍而成。本方集六君、四苓、泻心、二陈、平胃诸方为一方。方中重用厚朴、枳实，是取厚朴三物之半，合姜黄苦温开泄，行气除满，以治脾胃升降失职，气机阻滞，脘腹胀满疼痛诸证；黄芩、黄连、生姜、半夏同用是取泻心之意，以辛开苦降，顺畅气机，开结除痞，分理湿热，半夏尤能降逆和胃止呕。上二者均无大黄，以其脾虚而无有形实邪之故。知母虽苦寒，但肥润多脂，既可清热泻火以祛其邪，又可滋阴润燥以扶其正。泽泻、猪苓、茯苓、白术，义取四苓以理脾渗湿，使决渎之气化达，则湿热从小便而出，所谓"洁净府"也。少佐橘皮、砂仁、四君，是六君方法，在祛邪中佐以扶正之药，寓补脾法于分消解散法中，使脾胃得补，运化有力，升降复常，且可扶正以祛邪，祛邪不伤正。诸药合用，共奏健脾行气，泄热利湿之功。但综观全方，辛散之力明显不足，何也？本方证虽有外邪，但已入里，正如李杲所说："外感风寒有余之邪，自表传里，寒热郁于内而成胀满。"

本方具有行气健脾，泄热利湿之功，能分消上下之湿而治中满，且为丸剂，故名"中满分消丸"。

本方配伍特点是：辛散、苦泄、淡渗药共用，祛邪中佐以扶正之药，寓补脾法于分消解散之中。

六、临床应用

肝硬化合并腹膜炎

中满分消丸联合头孢噻肟钠治疗肝硬化合并自发性细菌性腹膜炎40例，并设对照组40例。对照组给予静滴头孢噻肟钠2 g/次，2～3次/日，配合护肝，给予螺内酯、呋塞米利尿，适当补充白蛋白。治疗组在对照组基础上加服中满分消丸，处方：黄芩10 g，黄连5 g，知母10 g，厚朴10 g，枳壳10 g，法半夏10 g，陈皮10 g，茯苓15 g，猪苓15 g，泽泻15 g，党参15 g，白术10 g，姜黄10 g，甘草5 g。热盛大便干结者加大黄，兼脾肾阳虚，大便溏薄者加干姜，兼肝肾阴虚者加生地黄、沙参。治疗组治愈33例，有效2例，无效5例，总有效率为87.50%；对照组治愈26例，有效4例，无效10例，总有效率为75.00%；治疗组治愈率为82.50%，对照组为65.00%。治疗组与对照组比较，有显著性差异（$P<0.05$）。

七、注意事项

本方为湿热中满臌胀而设，若脏寒生满病，中满寒胀，则非本方所宜；临证应注意判明虚实之轻重，湿热之多少，斟酌补泻兼施，苦辛并进法的合理配伍及其变化，恰如其分地对方中药物用量进行增减。

（本节作者：李待军）

第二节　利水渗湿

五苓散

（《伤寒论》）

一、功能

利水渗湿，温阳化气。

二、主治

1．蓄水证

小便不利，头痛微热，烦渴欲饮，甚则水入即吐，舌苔白，脉浮。

2．水湿内停证

水肿，泄泻，小便不利，以及霍乱等。

3．痰饮

脐下动悸，吐涎沫而头眩，或短气而咳者。

三、组成

猪苓9 g，泽泻15 g，白术9 g，茯苓9 g，桂枝$_{去皮}$6 g。

四、用法

捣为散，以白饮和服6 g，日三服，多饮暖水，汗出愈，如法将息（现代用法：原方水煎，日分3服）。

五、组方原理

本方证由表邪未解，传里入腑，水蓄膀胱，气化不行而致。治宜利水渗湿，兼化气解表。方中重用泽泻为君药，取其直达肾与膀胱以淡渗利湿，其利水作用较茯苓为强，用于水肿、小便不利、泄泻及痰饮等甚佳。臣药以茯苓、猪苓之淡渗，增强泽泻利水渗湿之功。佐以白术，既可补气健脾，又可燥湿利水，用于脾虚水停而为痰饮、水肿，小便不利者甚宜。其标本兼治，补气健脾，则脾健运化有力，水湿不会停聚；燥湿利水，可直接去除已停之水湿。水湿蓄于膀胱，则影响其化气行水之功，佐以桂枝既能温化膀胱之气而利小便，又可疏表散邪，以解除太阳之表证，一药二用，表里同治。方中泽泻配茯苓、猪苓，以加强利水作用；茯苓配白术以实脾利水；桂枝配茯苓，以温化水饮，通阳利水。五药合用，共奏利水渗湿，温阳化气之功。水肿、泄泻、霍乱、痰饮诸证，皆由于脾虚不运，水湿泛滥所致。本方既可利水渗湿，又可健脾助运，故可一并治之。若欲解其表，又当服后多饮暖水取汗。以水热之气，助人体阳气，资其发汗，使表邪从汗而解。

本方由五味药组成，以“令”水行，故名“五苓散”。

本方配伍特点是：表里同治，邪正兼顾，使气化水行，表解脾健，而蓄水停饮可除。

六、临床应用

（一）内科

1．泌尿系统疾病

（1）肾炎

本方加白茅根、白花蛇舌草，并重用丹参、益母草治疗急性肾炎78例。结果：痊愈61例，显效12例。有人用五苓散加减治疗肾炎水肿42例，其中急性肾炎25例，慢性肾炎17例。42例均有程度不同的水肿，见于头面、四肢或全身（包括胸、腹水）；伴高血压10例，恶心呕吐14例，头痛头晕18例，心悸乏力16例；有血尿（肉眼或镜下）34例，有蛋白尿（+～++++）36例，有管型20例，尿素氮升高5例。处方：猪苓10 g，茯苓20 g，泽泻10 g，白术10 g，桂枝3 g。结果：38例水肿全消，时间最短3日，最长36日，平均16日。肾功能不全4例，经治1周效果不大。总有效率为90%。

（2）肾功能不全

本方加味治疗早期肾功能不全20例，病例皆有明确的肾炎病史，尿素氮在6.4～14.3 mmol/L，血肌酐159.12～265.2 μmol/L，病程最短2年，最长18年；尿蛋白（+）7例，（++）9例，（+++）以上4例；血红蛋白最低70 g/L，90～100 g/L 13例。结果：临床症状消失，血红蛋白100 g/L以上，尿素氮及肌酐恢复正常，尿蛋白转阴为显效，共6例；临床症状基本消失，血红蛋白90～100 g/L，尿素氮及肌酐有所好转，但未降至正常，尿蛋白（±）为有效，共8例；临床症状，化验指标与治疗前无变化为无效，共3例；临床症状较前加重，尿素氮、肌酐较前升高为恶化，共3例；总有效率为70%。

（3）泌尿系结石

五苓散加味治疗泌尿系结石65例，处方：茯苓、猪苓、海金沙（布包）各15 g，泽泻、金钱草、鳖甲各30 g，白术、枳壳、乌药、鸡内金各10 g，桂枝6 g，并随证加减。结果：51例治愈（结石排除，症状消失，复查B超示结石阴影消失），10例好转（临床症状明显改善，B超示结石面积缩小，或数目减少，位置下移但仍存在），4例无效（临床症状、体征无减轻，B超复查无改变），总有效率为93.8%。

（4）膀胱癌

有人以五苓散加生地榆、生薏苡仁、白花蛇舌草、海金沙、海藻、生黄芪治疗晚期膀胱癌31例，病程最短7个月，最长2年零4个月；8例术后复发，5例淋巴转移，2例肺转移，2例直肠转移，1例宫颈转移。所有病例都接受过放疗、化疗。处方：猪苓、茯苓、白术、生黄芪各15 g，泽泻、海金沙、海藻各18 g，桂枝10 g，生地榆、生薏苡仁、白花蛇舌草各30 g。每剂煎汁600 mL，分3次服，日1剂，40日为1个疗程。疗效不满意坚持服汤剂，疗效较好，原方5倍量改为散剂，每次10 g，早晚各1次，并随证加减。结果：症状好转，癌肿得到控制或稍有发展，存活5年以上3例；症状减轻，癌肿发展较慢，存活2年以上18例；症状时轻时重，癌肿发展较快，不满2年死亡10例。

2．消化系统疾病

（1）流行性腹泻

五苓散加减治疗流行性腹泻122例。病程：1日以内18例，1～3日75例，4～5日11例，6日以上

8例；最长者7日，最短者1日。处方：茯苓15 g，猪苓15 g，焦白术12 g，泽泻10 g，桂枝6 g，石榴皮15 g，厚朴10 g，炒焦米30 g。结果：全部治愈。服半剂痊愈13例，1剂痊愈58例，2～3剂痊愈45例，4剂以上6例。疗程最短半日，最长5日。

（2）脱水症

有人治疗腹泻引起的脱水347例，发病时间最短半日，最长者12日，平均2.65日。2日以内者最多，为229例。其中属湿热型123例，伤食型165例，脾虚型59例；轻度脱水273例，中度脱水72例，重度脱水2例；高渗脱水20例，低渗脱水20例，等渗脱水307例；日腹泻次数5次以上87例，6～10次256例，11～15次4例。将病例分为三组，每组中医辨证分型、脱水程度及性质、腹泻次数等基本相同。五苓散组：按《伤寒论》五苓散分量比例配方、研末，成人每次6 g，日3次；1岁以下、1～3岁、3～7岁、7～14岁，每次分别为1.2 g、1.5 g、2 g、3 g，日3次。对照1组：用复方磺胺甲唑加口服补液盐。对照2组：用复方磺胺甲唑加胃蛋白酶。结果：五苓散组116例，成功111例，占95.7%；对照1组116例，成功101例，占87.1%；对照2组115例，成功81例，占70.4%。结果表明，五苓散组成功率最高（$P<0.05$），止泻及纠正脱水时间最短。

3．呼吸系统疾病

（1）胸腔积液

五苓散加减治疗各种原因引起的胸腔积液42例，其中结核性渗出性胸膜炎35例，心肌病伴胸腔积液4例，肺癌伴胸腔积液2例，外伤性胸腔积液1例。处方：茯苓30 g，猪苓30 g，泽泻30 g，白术15 g，桂枝15 g。14日为1个疗程。结果：治愈38例（服药1个疗程积液完全吸收27例，2个疗程积液完全吸收11例），好转（服药2个疗程后胸腔积液明显吸收）3例，无效1例。有人在运用抗结核药的同时，用本方加党参、赤芍、商陆，治疗结核性胸膜炎6例。结果：胸腔积液消失时间平均为7.8日，比西药加抽水对照组缩短7日，且避免了因抽水所造成的蛋白质丢失，加速患者康复。临床还见服用本方者尿量几乎增加1倍，并未见有电解质紊乱情况。

（2）慢性肺心病心衰

有人用五苓散合活血化瘀法治疗慢性肺源性心脏病心力衰竭30例，病程（15.67±8.13）年。西药对照组50例，病程（15.5±8.55）年。两组年龄、病程无显著性差异。中药组用白术12 g，茯苓30 g，生姜9 g，桂心9 g，猪苓30 g，泽泻30 g，木通30 g，车前草30 g，鸡血藤30 g，郁金18 g，红花9 g，赤芍15 g，丹参15 g，附片24 g。西药组用强心药毒毛花苷K、毛花苷C、地高辛，利尿药氢氯噻嗪、氨苯蝶啶、螺内酯、呋塞米、依他尼酸，其他按常规治疗。结果：中药组无效率为7.14%，显著低于对照组的20%；显效率为71.43%，显著高于对照组的44%。

4．循环系统疾病

慢性充血性心力衰竭

葶苈生脉五苓散治疗慢性充血性心力衰竭25例。其中风心病心衰8例，冠心病心衰12例，肺心病心衰3例，先心病心衰2例；心衰病史最长者10年，最短者半年，多数在1～5年以上；心衰程度属Ⅰ级2例，Ⅱ级20例，Ⅲ级3例。处方：葶苈子5～10 g，台党参15～30 g，麦冬12 g，五味子10 g，茯苓15～30 g，猪苓10 g，泽泻30 g，白术12 g，车前子30 g。一般服3～7剂即见效，连服2～3周即可控制心衰。结果：显效（症状基本消失，一般体征改善，因长期休息而恢复一般工作）12例，好转（症状减轻，一般体征改善，但未能恢复工作）11例，无效和死亡各1例，有效率为92%。

5．神经系统疾病

眩晕

五苓散加味治疗反复发作的耳源性眩晕61例，病程0.5～5年，平均2.1年；痰湿中阻31例，肾精不足12例，肝阳上亢9例，心脾两虚7例，肾阳不足和风热上扰各1例。处方：茯苓20 g，猪苓20 g，桂枝10 g，泽泻24 g，白术10 g，党参30 g，生黄芪30 g。3日为1个疗程。结果：治愈（眩晕、呕吐、耳鸣均止，活动如常）42例，占70%；好转（眩晕、耳鸣较前明显好转，能下床活动，恶心呕吐解除）11例，占19%；无效（症状、体征无变化）8例，占13%。有人用五苓散加味治疗梅尼埃病60例，病程最短2日，最长8年；初次发病30例，一个月发作3次以上20例；主证为有不同程度的眩晕60例，听力减退44例，耳鸣54例，恶心伴呕吐50例，急性发作时见有水平性眼球震颤5例，面色苍白，脉搏缓慢，血压下降10例，腹泻1例。处方：茯苓20 g，白术15 g，桂枝20 g，泽泻20 g，猪苓12 g。一般3～6剂全部症状即可消失。服药最少者2剂，最多者45剂。初发者经1～5年随访无1例复发；反复发作者药后5年未发4例，一年未发18例，一年发作一次8例，发作时症状轻微，持续时间短，再服本方仍有防治作用。

（二）妇科

1．产后尿潴留

本方加党参、黄芪为基本方，随证加减，治疗产后及术后尿潴留32例。结果：全部患者在3～48 h痊愈。有人用本方加杜仲、车前子、萆薢、陈皮、制半夏、金银花、连翘、海金沙，治产后尿潴留69例。结果：1剂有效41例，2剂有效22例，无效6例，总有效率为91.3%。有人用五苓散治疗产后癃闭20例，小便不利最长者9日，最短者2日。处方：桂枝10 g，炒白术10 g，猪苓12 g，茯苓15 g，泽泻15 g，白芍20 g，黄柏10 g，石菖蒲3 g，苍术10 g，炙甘草6 g。结果：最快的1例，服药0.5 h后即排尿通畅，其他病例服药1～2剂后排尿恢复正常。

2．羊水过多症

五苓散加味治疗羊水过多症50例，其中急性羊水过多症4例，慢性羊水过多症46例；羊水量最少8.5 cm，最多10 cm（B超报告）。处方：猪苓、茯苓、泽泻、白术各20 g，桑白皮、杜仲各15 g，桂枝、车前子各10 g。结果：喘满、肿胀等症状完全消失，孕检可查到胎位，可清晰听到胎心音，B超报告羊水量正常者为治愈，27例；喘满、肿胀等症状基本消失，孕检可扪到胎位，听到胎心音，B超报告羊水量基本正常为显效，16例；喘满、肿胀等症状明显减轻，胎位、胎心音模糊不清，B超报告羊水量下降为好转，5例；连服3个疗程，症状、体征均未减轻，B超报告羊水量无改变为无效，2例。其总有效率为96%。

（三）儿科

1．婴幼儿腹泻

本方加车前子、麦芽、扁豆、炒薏苡仁为基本方，随证加减治疗小儿泄泻200例。结果：临床治愈160例，占80%；好转36例，占18%；无效4例，占2%；总有效率为98%。有人治疗经血清酶联免疫吸附试验证实婴儿轮状病毒肠炎112例，用随机单盲法分为两组，对照组54例，治疗组58例。对照组按西药常规用药，治疗组用泽泻10 g，猪苓10 g，茯苓6 g，白术4 g，桂枝4 g，按上比例配制，共研细末。用量：6～9个月患者1.5～3 g/日，1岁6 g/日，1岁半9 g/日，2岁12 g/日。加水50 mL，煎汤口服，每日3～4次。结果：治疗组平均服药2日，（2.30±0.35）日止泻；对照组平均服药4日，（4.12±1.34）日止泻。两者比较有极显著性差异（$P < 0.001$）；并认为按原方上述比例，利水效果才能明显增强，若等量投之，则利水作用明显减弱。有人用五苓散合葛根芩连汤治疗小儿秋季腹泻60例。处方：葛根6 g，川连3 g，黄芩6 g，甘草2 g，茯苓6 g，桂枝2 g，白术6 g，泽泻6 g，猪苓6 g。结果：痊愈48例，好转11例，无效1例。

2．小儿肾炎

用加味五苓片（白术、泽泻、猪苓、茯苓、官桂、麻黄、黄芪、防己制成片剂）治疗小儿肾炎22例。用药剂量，一般1～3岁，每次2～3片；4～8岁，每次4～5片；9岁以上，每次6片（每片0.3 g）。每日3次，开水冲服。服药以后，大部分患儿在3日内小便明显增多，浮肿逐渐消退，伴随症状亦随之减轻和消失；特别是病程短者，疗效更为明显。其中1日以内浮肿完全消失19例，减轻2例，无变化1例，总有效率为95%，药后小便中的蛋白、管型、红细胞，都逐渐减少并消失。

（四）外科

关节腔积液

五苓散加味治疗关节腔积液34例，处方：五苓散加马钱子、穿山甲等为基本方，初期者加麻黄、桔梗，中期者加薏苡仁、赤小豆，后期者加胡芦巴、锁阳。关节功能恢复为治愈，共26例，占76.5%；肿胀明显消退，疼痛减轻，关节功能活动改善为好转，共6例，占17.6%；无效2例，占5.9%。治愈26例中，随访1～5年12例，5年以上7例，均未见复发等情况。

（五）眼科

中心性视网膜病变

有人以五苓散合六味地黄汤加味治疗中心性视网膜脉络膜炎25例（29只眼）。患者病程最长8年，最短10日，复发次数最多6次，最少2次。处方：焦白术10～20 g，茯苓15～20 g，泽泻10～15 g，猪苓12 g，桂心6 g，熟地15～30 g，山药15 g，牡丹皮6 g，车前12～20 g，细辛5～10 g，丹参12 g，羌活6 g，木贼6 g，谷精草9 g，蕤仁10～20 g。结果：症状消失，视力恢复1.0以上，眼底黄斑区水肿消退，中心凹反光点恢复为痊愈，共25只眼；症状减轻或基本消失，视力提高在5行以上，眼底病变好转，黄斑区水肿消退，中心凹光点可见，尚有少量渗出物为显效，共2只眼；症状有好转，视力提高不足5行，眼底病变略有改善为好转，共1只眼；病情无变化为无效，共1只眼，总有效率为96.5%。

七、实验研究

1．对五苓散证的实验研究

日本学者经研究认为本方有促进饮入之水以调节失水后机体水盐平衡的效果，而非仅仅为一单纯的利尿剂。一般而言，失水可引起血液渗透压升高，进而引起丘脑下部的渗透压感受器兴奋，此兴奋传导至丘脑下部的口渴中枢，引起口渴感和饮水冲动。另一方面，此兴奋则又通过视上核、垂体后叶，促进抗利尿激素分泌，使尿量减少。生理性口渴饮水后因体液增加，血液渗透压降低，因而口渴得以改善并反馈性抑制抗利尿激素的分泌，引起利尿。但五苓散证之口渴为饮水而渴不解，出现这一病理状态的原因可以很多，有人通过总结临床及实验研究认为，五苓散证的病机是机体渗透压调定点降低，体液呈稀释增量状态。此学说的生理学依据是在正常情况下，夏季的血浆渗透压比冬季低，体液总量增加，血液稀释，而抗利尿激素却比冬季高。但尽管在冬季，若将人置于30 ℃环境3周适应后，则抗利尿激素也可增高到夏季时水平，而血浆钠则降低到冬夏之间水平，尿量逐日减少，入水量较出水量增多，4周可使总体液量增加2 L。这种在夏季或适应高温环境后出现的血中尽管有足够量的水分，也呈口渴和小便不利状态的原因，就是由渗透压调定点低下所致。心源性烦渴、充血性心功能不全、肝硬化而呈浮肿等患者往往存在病理性渗透压调定点低下。由于五苓散证多发生于夏季，有人推论，因高温环境而反复出汗，口渴多饮，致使血中抗利尿激素上升，以增加机体水分保持量，引起渗透压下降，进而使渗透压调定点下降；如若再有大量出汗，钠丢失更多，饮水量更加大，则引起血浆渗透压进一步下降，而调定点也进一步降低。如此反复下去，为保持水分，则使调定点降得过低，这样虽然血浆渗透压降低甚或保持正常水平，仍有口渴感，而饮入之水则在胃中难以变成等张状态，加上肠管上皮细胞的主动转运发生障碍，不能提高细胞间隙的渗透压，水分也不能被吸收，故发生呕吐、腹泻等症状。发热与适应热环境相似，故易发生调定点过低，凡能提高血中抗利尿激素的因素，也均可以促进五苓散证的发生，如肝功能受损可致抗利尿激素灭活能力减弱，抗利尿激素增高就会发生五苓散证。为了证明五苓散的发病是由于渗透压调定点降低和体液呈稀释增量状态，有人在人身上进行了下述实验：三组患者分别为禁饮的对照组，于10 min内饮入200 mL/kg水或盐水的负荷组。结果表明，对照组可见血浆量逐渐减少，血浆渗透压逐渐升高；而饮水组及盐水组均见血浆量增加，但前者伴有血浆渗透压下降，抗利尿激素释放抑制，和尿量迅速增多；而后者则血浆渗透压无太大变化，尿量增加甚微，抗利尿激素增多，相当于五苓散证的血浆水分及排尿量情况，此时水或盐水负荷的两组皆多见有类似上火的热感、腹泻、头痛、恶心、呕吐等在五苓散证中常见的症状，提示血浆量增加，血浆渗透压下降，抗利尿激素升高时出现五苓散证常见的头痛症状。

2．利尿作用

据研究报道，大鼠服用本方后24 h尿量及钠的排泄量与西药（噻嗪类、呋塞米、乙酰唑胺、泼尼松龙、去乙酰毛花苷、洋地黄粉）相比，有更强的利尿作用。投服本方大鼠的酚红指数，均在正常范围。大鼠主要脏器含水量，显示分布正常。肾组织学检查均属正常，肾血流量增加。实验结果证实，本方对大鼠生长、水代谢、肾功能也比西药有更好的影响。据报道，投予本方和西药利尿剂虽然明显地见到从尿中排出电解质，但对全身的水分布、细胞外液及各脏器中的电解质（细胞内液）基本上没有影响。这提示本方所产生的利尿作用，与对体液的利尿激素样的调节机制及肾的生理有密切关系。

3．对肾功能的影响

有人通过动物实验发现：五苓散、猪苓汤都有促进Na、K、Ca、Mg电解质排泄作用。从血浆中的电解质（Na、K、Ca、Mg、Zn）来看，猪苓汤及五苓散可能亦对肾功能不全状态有持久的维持作用。^{45}Ca吸收实验中，可见肾功能不全状态时，有明显的吸收障碍，对这些障碍的影响，正在探讨中。有人通过动物实验发现，本方加味可改善动物摄食量，降低血清血尿素氮、肌酐、β_2微球蛋白的含量，并减轻顺铂对肾脏Na^+-K^+-ATP酶活性的抑制；显微镜下观察到肾脏病理改变较对照组轻微。24例恶性肿瘤患者化疗后肾功能衰竭，出现小便不利，渴欲饮水，水入即吐，给予五苓散加味有明显的治疗作用。

4．对血压的影响

通过动物实验证实，五苓散、可乐定均有明显的降压作用，可使实验性急性肾型高血压大鼠的血压不同程度地降低，与生理盐水对照组比较均有显著性差异（$P<0.05$）。而可乐定的作用更为显著，但维持时间短。五苓散的降压作用时间明显长于可乐定（$P<0.05$）。实验全过程，对照组尿量平均为4 mL，五苓散组平均为14 mL，可乐定组平均为8 mL。其降压的机制与利尿、扩张血管作用有关。

5．对正常小鼠血浆心钠素含量的影响

实验采用NIH系健康小白鼠，用五苓散灌胃后不同时间的血浆心钠素含量进行比较。结果显示，本方煎剂灌胃后不同时间对小鼠血浆心钠素浓度的影响不同，以45 min作用最明显，与给药前比较差异显著（$P<0.05$），但同一时间不同剂量间无显著性意义（$P>0.05$）。各煎剂对小白鼠血浆含量心钠素的影响结果显示，五苓散从（5.42±0.96）mg/mL升至（8.85±1.54）mg/mL（$P<0.05$），泽泻（8.57±1.98）mg/mL和桂枝（8.93±1.47）mg/mL均有明显升高的作用，而茯苓、猪苓和白术此作用不明显，心钠素具有明显的排钠作用，推测心钠素是五苓散利尿作用的物质基础。

6．对尿路结石的防治作用

本方水煎液含类GAGs物质（62±14）mg/mL，在体外和体内对尿石形成均表现出明显的抑制活性；体外抑制草酸钙结晶生长，降低草酸钙生长指数，可从53.8%降至15.2%；大白鼠体内抑制草酸钙结晶在肾脏生长，减少肾-水草酸钙含量，可从7.574 mg/g降至2.446 mg/g；在人体内能提高尿石症患者GAGs含量（从31.1 mg/24 h提高到46.4 mg/24 h）。因此，五苓散可用于尿石症的防治。本方在体内、体外对草酸钙结晶抑制作用的机制可能是：某些有效成分与Ca^{2+}或$C_2O_4^{2-}$结合成可溶性络合物，降低草酸钙过饱和浓度。有些有效成分吸附到晶体表面，与晶体生长点结合，改变晶体生长点的理化结构和性质，抑制晶体生长；或降低晶体Zeta电位，抑制晶体聚集。增加尿GAGs含量，加强肾小管上皮的GAGs层，抑制晶体上皮黏附。本方对提高尿石症患者24 h尿中GAGs含量，机制不清。

7．对乙醇代谢的影响

实验研究表明，五苓散对急、慢性酒精中毒及宿醉有预防和治疗作用。该药广泛地参与水、电解质、脂肪、糖及蛋白质等方面的代谢。对乙醇、水及电解质的影响：据报道，单独给予乙醇组2个月后，出现体重迅速增加，随后很快地降低，五苓散给药组与对照组有增加现象，但没有乙醇组那样体重剧减。单独给予乙醇组，经2个月，由于乙醇的高能量出现肥胖情况和水分代谢异常引起水肿，体重增加；随后出现体重剧减，是乙醇中毒引起蛋白质异常，产生营养障碍所致，五苓散对此有预防作用。单独乙醇组出现血细胞比容下降、白细胞减少。配伍五苓散组类似对照组。乙醇引起血细胞比容下降，是血浆增加的结果。五苓散调节水分代谢，但是测定各脏器水分含量的结果，乙醇组与五苓散组无显著性差异。乙醇组出现慢性乙醇中毒症状，体内电解质下降，是由于长期口服乙醇，Mg、Ca、Zn排出增多、摄取不足，而产生胃肠功能障碍，此时各脏器中Mg、Ca、Zn、Na、K等减少，给予五苓散可改善。据报道，五苓散具有使偏在的水分返回血中的作用。在开始投入乙醇的同时，口服五苓散，结果显示，五苓散组动物毛色好，也活泼；单独投入乙醇组则呈现摇摇晃晃的乙醇中毒症状。从体重曲线也可以看出乙醇单独投与组，于投与后2个月体重有迅速增加的趋势，以后急剧减少。五苓散组则与对照组接近，表现良好的发育曲线。乙醇单独投入组，在投药2个月期间可以考虑由于乙醇的高能量引起肥胖，由于水分代谢异常所致的浮肿引起体重增加，由于脂质代谢异常引起脂肪沉积等，而后体重急剧减少是由于乙醇中毒引起蛋白代谢异常所致营养障碍，五苓散对这些变化有预防作用。五苓散具有调节水代谢的作用。单纯乙醇组血细胞比容低下，白细胞低下，平均血细胞比容减少。五苓散组则同对照组基本相同，可以认为投与乙醇所致的血细胞比容减少，是血浆量的增加，也就是细胞外液的增加所致。可以推定乙醇单独投与组的细胞内液减少，细胞外液增加。五苓散组的数值则与对照组接近。本方对乙醇性脂肪肝的影响：据报道，配有五苓散组动物比乙醇组动物毛色及活动情况都好。五苓散、茯苓、猪苓、泽泻配伍组比乙醇组摄水量增加1.2～1.5倍，尿量增加，可能由于利尿加速乙醇向体外排泄的速度。五苓散配伍组血胆固醇、甘油三酯下降，实验结果认为，五苓散有抗脂肪肝作用。据报道，在饲喂乙醇-高脂饲料的小鼠肝中，脂质过氧化物、甘油三酯、磷脂和总胆固醇的水平通常是升高的。乙醇诱发升高的脂质过氧化和甘油三酯的水平通过五苓散的给药而明显下降。五苓散比茵陈五苓散更有效地使升高的总胆固醇和磷脂水平下降。甘油三酯单纯乙醇组和五苓散乙醇组均比对照组有所增加，但加五苓散比单纯乙醇组为低，推测五苓散有抗肝脂作用。本方对乙醇损害肝脏的影响：据报道，乙醇明显降低机体各脏器谷胱甘肽的含量，特别是肝脏，五苓散有改善高脂性食物与乙醇对肝脏谷胱甘肽代谢的障碍，降低乙醇性肝损害的作用。服用乙醇，肝脏对乙醇代谢起重要作用的乙醇脱氢酶、乙醛脱氢酶值都明显下降，从而产生乙醇氧化障碍，导致肝细胞损害。给予五苓散，显著增加乙醇脱氢酶脱氧和乙醛脱氢酶值，因此促进乙醇氧化，清除加快。故五苓散能预防高脂性食物和同用乙醇引起对肝脏的损害。总之，脂质积聚，谷胱甘肽代谢紊乱及给高脂饲料的乙醇性肝中乙醇的氧化可以引起肝细胞的损害。给五苓散和茵陈五苓散能改善这种损害，提示该两种制剂对乙醇性肝损害有保护作用。望月等报告，肝中胆甾醇及甘油三酯值在五苓散给药组中仅见甘油三酯值呈改善倾向，各器官中谷胱甘肽值测定发现乙醇单用组降低，五苓散给药组接近于对照值。故推测五苓散对慢性乙醇中毒症的代谢异常有效。

8．对颅内高压症的作用

对2例颅内高压症患者的侧脑室多次直接观测脑压可以看出，颅内高压症患者在应用五苓散煎剂后，其脑压较用药前有所下降，脑压高峰的出现也推迟2～3 h，脑压虽仍超过正常值，但都不超过450 mmHg，提示五苓散对严重的颅内高压症患者有一定的降低颅内压和延长颅内压高峰出现时间的作用。

9．不同煎制法对药效的影响

五苓散水煎组利水作用最强。各组尿量分别为水煎组39.6 mL，渍药绞汁组35.2 mL，分煎组33.2 mL，对照组12 mL。经统计学处理分析，四个组尿量均数之间的差异有极显著性（$P < 0.001$）。各组利水作用强弱如下：水煎组 > 渍药绞汁组 > 分煎组 > 对照组。

八、注意事项

本方药性偏于渗利，故脾气虚弱，肾气不足患者，如过用本方，可出现头晕、目眩、口淡、食欲减退、胃纳差等反应。本方不宜长服，体弱者常与补养脾胃剂合用。本方传统剂型为散剂，吞服散后多饮水，至微有汗出为好；现代一般用汤剂热服，注意不宜久煎，以免减弱渗利之性。如系津液耗伤的口渴或小便不利，不宜用本方，误用易致津液更伤而引起变证。

猪苓汤

（《伤寒论》）

一、功能

利水清热养阴。

二、主治

水热互结证。小便不利，发热，口渴欲饮，或心烦不寐，或兼有咳嗽，呕恶，下利等，舌红苔白或微黄，脉细数者。

三、组成

猪苓去皮、茯苓、泽泻、阿胶、滑石碎各9 g。

四、用法

上五味，以水四升，先煮四味，取二升，去滓，内阿胶烊消，温服七合，日三服（现代用法：原方水煎，阿胶烊消，日分3服）。

五、组方原理

本方证属水热互结，阴津受损，水气不化所致。治法当利水清热养阴。方中猪苓为君药，取其入肾与膀胱，淡渗利水，利水作用较茯苓强，凡是水湿滞留者均可选用。臣药以泽泻、茯苓之甘淡，以助猪苓利水渗湿之功，其中泽泻性寒，尚有泄热之用。滑石甘淡寒，能清膀胱热结，通利水道，既可加强上三药利水渗湿之功，又可增强清热之效，一药两用，可使水去热清，则水热互结，荡然无存。然以上诸药仅有祛邪之力，却无复阴之功，且渗利之品易耗其阴，故又以阿胶滋阴润燥，其不但可益肾养阴，且能防止渗利之药伤阴耗液之弊，与滑石共为佐药。诸药合用，共奏利水清热养阴之功。

本方以猪苓为君药，且为汤剂，故名"猪苓汤"。方中阿胶烊消，烊消即烊化，即预先将阿胶加水炖烊，再加入煎成去滓之药汁中。

本方的配伍特点是：利水渗湿与清热养阴并进，则利水而不伤阴，滋阴而不敛邪，使水湿去，邪热清，阴津复，诸证除。

六、临床应用

1．肾积水

猪苓汤加味治疗肾积水45例，其中右肾积水21例，左肾积水15例，双肾积水9例。诱发原因及并发症：肾结石12例，输尿管结石3例，尿潴留2例，输尿管狭窄1例，膀胱炎1例，右肾萎缩1例，前列腺增生1例，多发性实性占位1例，腹水症1例，肝内胆管结石1例，原因不明或单发性肾积水21例。主症：明显腰痛酸重，或伴尿频、尿急、尿痛等症。体检时有时扪及肿大肾脏，经B超检查可显示肾脏增大，肾盂明显积水，X线拍片亦可见到肿大肾盂。处方：猪苓16 g，茯苓20 g，泽泻12 g，阿胶（烊化）10 g，滑石20 g，车前子16 g，冬葵子20 g，木香10 g，乌药12 g。结果：痊愈（经B超复查肾积水消失，腰痛等症状痊愈）38例，好转（经B超查肾积水吸收50%以上，腰痛等症状消失）3例，无效（B超复查肾积水未见吸收，腰痛及并发症仍明显存在）4例，总有效率为91.1%。在有效病例中，见效最快者3日，最慢者7日，痊愈在2～3周。

2．急性膀胱炎

本方治疗急性膀胱炎107例，均服药1～6剂痊愈。处方：猪苓10 g，茯苓18 g，滑石15 g，阿胶（烊化）6 g，往往加桔梗开提肺气，通行水道。有人用猪苓汤合四物汤治疗急性膀胱炎79例，其中74例对症给予氧氟沙星100 mg×3/日，服药5日以上，对另外5例给予托氟沙星150 mg×1/日，服药5日以上，猪苓汤合四物汤2.5 g×3/日，服药7日以上。结果：氧氟沙星与汉方药并用组治疗开始前后自他觉症状的分数变化与过去曾报道的依诺沙星与盐酸特罗地林并用组比较，前者投药前的总分数呈高值（11.82），表明其临床症状明显，服药第5日该值低于后者，第7日亦显示出自他觉症状改善率高的倾向，并且服药第4日出现血尿改善。细菌学检查：检出革兰氏阳性菌15株、革兰氏阴性菌33株，大肠杆菌检出率高。细菌学的临床效果：显效44例，有效29例，无效1例，有效率为98.6%。托氟沙星投予组的临床效果，尤其是50岁以上绝经妇女的急性膀胱炎，有明显的尿路不通、尿频、残尿等临床表现，但尿检查未检出细菌者，服药7日有效率为60%，14日为40%。

3．乳糜尿

加味猪苓汤治疗乳糜尿26例，病程半年以内8例，一年以内13例，一年以上五年以下5例，患者均多次做尿乳糜实验呈阳性反应，其中6例做膀胱镜检查明确诊断。处方：猪苓10 g，茯苓10 g，泽泻10 g，阿胶（烊化）10 g，秋石1 g，鹿角霜10 g，补骨脂10 g，益智仁10 g。结果：治愈（小便转清，尿乳糜实验阴性，正常工作和不限饮食，连续一年以上未复发）10例，好转（小便转清，尿乳糜实验阴性，但劳累或高蛋白脂肪饮后小便又混浊）13例，无效（疗程超过2个月，小便仍混浊，尿乳糜实验阳性）3例。

4．尿血

以猪苓汤为主方加味治疗尿血68例。治疗方法：猪苓汤为基本方，膀胱热盛者加白茅根、大黄，心火盛者加木通、生地、山栀，虚火所致者加黄柏、旱莲草，房劳者加狗脊、益智仁、黄柏。结果：尿血及临床症状消失，尿常规3次镜检红细胞均阴性为痊愈，共46例；肉眼血尿消失，临床症状明显改善，尿液镜检红细胞少许为好转，共14例；尿血及临床症状改善不明显为无效，共8例；总有效率为88.2%。疗程最短6日，最长65日，平均18日。

5．泌尿系结石

日本23个大学医学部泌尿科教研室组成的研究协作组于1979年10月—1980年9月用本方治疗尿路结石1 369例，其中服药3个月以上或虽服药3个月以内但已排石的患者共1 062例，其自然排石797例，排石率为75%。以髂动脉交叉部为界，以上者（上部结石）排石率为56.4%，下部排石率为87.8%，大、中、小结石的排石率分别为35.6%、72.4%和91.9%，年龄越高，排石率越低，而男性组和青年组排石率均较高。80%的患者于服药后3个月内排石。

6．流行性出血热休克期

用猪苓汤为主治疗流行性出血热休克期13例，并以西药治疗的同期患者12例作为对照。治疗组：猪苓30 g，泽泻30 g，茯苓15 g，阿胶（隔水烊化，约30 mL，加糖另服）30 g，有腹泻者加滑石10 g。煎药时加水量每剂不超过300 mL，文火煎2次，每次浓缩至70～80 mL，先服烊化阿胶，再服第1煎药，分数次或一次服完，以不呕出为原则；0.5 h后继续服第2煎药，服法同前，同时适当补给不同浓度的晶体液和葡萄糖液。对照组：任选各种西药扩容液，其中5例加血管活性药物。如仍无尿或少尿用呋塞米加入葡萄糖液内静注，4～6 h 1次。结果：治疗组13例中，11例在休克期前阶段给药后，9例中止进入休克期后阶段，2例进入休克期后阶段；另2例先经西药治疗，因治疗棘手，在进入休克期后阶段后用猪苓汤治疗。全组无一例死亡，其中服1剂痊愈9例，2剂痊愈4例。对照组12例，经休克期前阶段治疗，有2例死亡，5例中止进入休克期后阶段，另5例进入休克期后阶段。在进入后阶段5例中，又有1例死亡。反复休克次数：猪苓汤组（A组）给药后仅1例出现休克1次；对照组（B组）治疗后出现反复休克8例28次。血钠：A组给药前均值125.1 mmol/L，给药后137.8 mmol/L，药后血钠明显升高；B组治疗后仍明显降低。两组给药前后钠升降值比较有极显著性差异（$P < 0.001$）。血红蛋白：A组给药后血红蛋白明显降低，B组反而有所升高。两组给药前后血红蛋白升降值比较有极显著性

差异（$P<0.001$）。出入水量：休克期前阶段。A组药后出入水量较药前有明显升高；B组虽也升高，但无显著性差异。休克期后阶段：A组仍保持明显利尿效应；B组虽用大剂量呋塞米，而利尿效应反而降低。两组给药前后出入水量的升降值相比较有极显著性差异（$P<0.01$）。血压：休克前阶段收缩压。A组药后显著升高；B组反而下降。两组给药前后收缩压升降比较有显著性差异（$P<0.05$）。休克期后阶段舒张压；给药后A组全部下降，脉压增大；B组反而升高。两组给药前后舒张压升降值相较有显著性差异（$P<0.01$）。脉压：两组给药前后脉压升降值相较有极显著性差异（$P<0.001$）。

7．癃闭

有人用猪苓汤加味治疗产后癃闭20例，均系第1胎。其中留置导尿管仍不能排尿10例。处方：猪苓、泽泻各12 g，茯苓、车前子（包煎）、滑石各15 g，阿胶（烊化）10 g，白茅根30 g。结果：全部治愈。其中服药1剂后即能自行排尿14例，2剂后4例，3剂后2剂。

七、实验研究

（一）对泌尿系统的影响

1．利尿作用

给大白鼠猪苓汤、五苓散、柴苓汤、噻嗪类、呋塞米、乙酰唑胺、泼尼松龙、去乙酰毛花苷、洋地黄粉。给药1个月后的全身状态，中药组的活动能力比西药组旺盛，生活节律也保持良好；中药组的体重增加曲线与对照组相同或有增加，特点是服药后第1周有一时性体重减轻；根据服用各种利尿剂24 h尿量及钠的排泄量，中药具有与西药同样或更强的利尿作用，特别是猪苓汤的利尿作用显著；投服各种利尿剂的酚红指数，均在正常范围；大鼠的主要脏器含水量，中药组显示分布正常；中药组肾组织学检查均属正常，全部肾血流量增加。实验结果证实，猪苓汤、五苓散、柴苓汤有明显的利尿作用，且对生长、水代谢、肾功能也比西药组有更好的影响。让大鼠禁食18日，使其水负荷量为5 mL或10 mL，口饲猪苓汤，结果1～2 h排尿量最大，其后渐减，在用量低时初见利尿作用；在少量水负荷条件下难以呈现利尿作用，说明本方在水滞状态时服用效果较好。另外，若大剂量应用则见排尿量反而减少，推测本方的药效可能存在着有效的用量范围。有人在测定尿石症患者血清电解质时发现，服用本方后患者血钾升高，血钙降低；尿液分析则见尿钠、钾、氯均降低；而血气分析则可见残余碱增加，以提示本方利尿的同时尚有保钾作用及本方在利尿的同时，尚能改善代谢性酸中毒。特发性浮肿患者血中肾素、血管紧张素、醛固酮均偏高，而多巴胺-β-羟化酶则明显降低。

2．对尿结石患者血尿电解质及肾功能的影响

对尿结石手术后及诊断为尿结石在观察经过中的患者37例，每日2次饭前服猪苓汤2.5 g，连服3个月以上，于服药前及停药后早晨空腹采血、尿做对比检查。结果表明，服药后比服药前血清钾升高，血清钙降低（$P<0.01$）；尿钠，钾，氯也降低，尿中尿素氮和肌酐也降低；肝功乳酸脱氢酶升高，丙种鸟苷三磷酸降低；血液气体分析，剩余碱增加。本组病例服药后，尿电解质、尿素氮、肌酐明显降低。这提示本方在利尿的同时尚有保钾作用及改善代谢性酸中毒的作用。

3．对实验性尿路结石的抑制作用

腹腔内注射20 mg/kg乙醛酸溶液诱导制作大鼠实验性肾结石模型。猪苓汤组腹腔内注射猪苓汤0.15 g/kg，泽泻组腹腔内注射泽泻0.08 g/kg。对照组和肾结石组腹腔内注射等量生理盐水，连续腹腔内注射用药15日。于实验第16日用代谢笼收集各组大鼠24 h尿液，－20 ℃保存。然后各组动物腹腔内注射盐酸氯胺酮60 mg/kg麻醉，从腹主动脉内抽取全血离心后－20 ℃保存。取出肾脏立即置液氮中速冻，再移至－86 ℃保存待测。结果：对照组大鼠肾脏表面光滑柔软；肾结石组可见大鼠双肾脏表面粗糙，由许多白色晶体形成；泽泻组及猪苓汤组虽均见双肾脏表面粗糙，但白色晶体较肾结石组明显减少。诱石剂可使大鼠肾脏OPN mRNA的表达量明显增加（$P<0.05$）；而在给予诱石剂的同时给予注射猪苓汤及泽泻试剂，则肾脏OPN mRNA的表达也得到抑制（$P<0.05$）。这提示猪苓汤有可能通过基因水平的调控抑制尿结石的形成，但其确切作用机制及临床意义尚有待进一步研究。

4．对肾功能的影响

对于肾功能不全大鼠，猪苓汤组的体重增加曲线比未投予组稍好，且有延长寿命的效果。血浆中的尿素氮值，13个月龄的对照组为（7.68±0.71）mmol/L，肾功能不全组为（33.06±17.21）mmol/L，而13个月龄猪苓汤投予组为（23.24±5.57）mmol/L，血浆肌酐对照组为（99.89±17.68）μmol/L，肾功能不全组为（196.25±71.60）μmol/L，猪苓汤投予组为（175.03±36.24）μmol/L。24 h尿量：猪苓汤投予的肾功能不全组比未给予猪苓汤的肾功能不全组增加。尿中电解质（Na、K、Mg、Ca）；肾功能不全组减少，猪苓汤投予组与对照组相比虽然仍为低值，但起到了促进电解质排泄的作用。血浆中的电解质K、Mg在肾功能不全组呈高值，猪苓汤投予组虽然也比对照组为高值，但比肾功能不全组为低。血浆Na在各组间没有显著意义的差别。血浆Ca肾功能不全组虽低值，猪苓汤投予组仍为低值但程度较轻。其次测定了各脏器（脑、心、肝、肾、睾丸）的电解质，发现Na、K、Ca、Mg、Zn在肾功能不全组各脏器均呈高值。猪苓汤投予组虽比对照组增加，但比未投药的肾功能不全组为低，还探讨了各脏器的水分分布，发现了肾功能不全组水分含量增加，猪苓汤投予组增加程度较轻，推测猪苓汤有调节水代谢的作用。本方在利尿的同时不破坏机体水盐平衡的特点表明其在肾功能衰竭的治疗上可能有用。

5．对庆大霉素肾炎的对抗作用

有人采用中药猪苓汤对抗庆大霉素所致的急性药物间质性肾炎。实验结果：其利尿作用得以显示，与空白对照组相比有差异（$P<0.05$）。庆大霉素所致肾小管上皮细胞受损引起的NAG变化在猪苓汤的作用下得以减轻。对实验动物尿蛋白的作用，猪苓汤组较对照组明显减少，有极显著性差异（$P<0.001$）。猪苓汤组对Cr、Ccr的作用与空白对照组相比，有显著性差异。猪苓汤加庆大霉素组对Cr、Ccr的作用与空白对照组比分别为无显著性差异及有差异。肾组织内庆大霉素含量测定，猪苓汤加庆大霉素组与庆大霉素组无显著性差异。对FENa的影响，猪苓汤加庆大霉素组较庆大霉素组有显著性差异（$P<0.05$）。肾组织病理变化，对照组及猪苓汤组均为正常，猪苓汤加庆大霉素组仅表现为近曲小管上皮细胞膜轻度损害，无细胞坏死，正常结构未遭破坏。

6．对原发性系膜增生性肾炎的治疗作用

采用免抗鼠胸腺细胞抗体大鼠肾炎模型，检测各组大鼠血液生化指标和细胞因子白细胞介素1β、肿瘤坏死因子α、白细胞介素6的活性以及白细胞介素6信使核糖核酸的表达。结果表明，模型组的白细胞介素1β、肿瘤坏死因子α和白细胞介素6水平均升高，白细胞介素6 mRNA表达增强，与正常对照组比较有显著性差异（$P<0.01$）；猪苓汤组能降低白细胞介素1β、肿瘤坏死因子α和白细胞介素6的水平及减弱白细胞介素6mRNA的表达，与模型组比较均有显著性差异（$P<0.01$）。结论：加味猪苓汤可能是通过抑制细胞因子的基因表达，降低细胞因子的活性对原发性系膜增生性肾炎产生治疗作用。

（二）抗癌作用

1．对膀胱致癌促进剂的抑制作用

实验表明，猪苓汤对D,L-色氨酸，t-叔丁对甲氧酚，亚硝胺等致癌促进剂，均有显著抑制作用。长期致癌实验的结果表明，猪苓汤具有显著的致癌抑制作用。拆方实验表明，单用猪苓对四种促进剂显示出与猪苓汤同等程度的促癌抑制作用。通过以刀豆蛋白A依赖性凝集活动为指标的短期实验，探讨了组成猪苓汤的五味药物对5% SS，3% TrP，2% BHA及0.01%亚硝胺，促进膀胱致癌的抑制效果。实验用Wistar大鼠，自然饮用含有0.01%亚硝胺的饮水3周后，单独给予各种促癌试剂或者同时给予实验动物3周。结果：猪苓汤每日3.5、7 mg/kg，滑石每日1、2 mg/kg以及阿胶每日250、500 mg/kg单独给药，对SS、TrP促癌有抑制作用，猪苓汤有强有力地抑制t-叔丁对甲氧酚、亚硝胺的作用。另外，猪苓汤去掉猪苓，去滑石，去阿胶，或去猪苓、滑石，较猪苓汤的抗促癌作用分别降低38%，31%，23%，54%。根据以上结果，认为猪苓汤的抗癌效果是猪苓、滑石、阿胶在方中发挥了作用，特别是在猪苓汤中提取的活性成分麦角甾醇，呈剂量依赖性抑制SS，TrP，t-叔丁对甲氧酚及亚硝胺的膀胱致癌促进作用，LD_{50}分别为每日1.4、11.6、11.7、2.9 μg/kg，并且在长期致癌实验中抑制亚硝胺诱导大鼠膀胱致癌。

2．对细胞免疫功能的增强作用

经口给药时未见猪苓汤有抗癌活性，但能显著对抗抗癌药的毒副反应，如给以5 FU的动物其摄食量降低35%，而将本方混入饲料给予时，则可使摄食量恢复。

（三）猪苓汤中配伍阿胶的意义

有人通过实验证实：阿胶在猪苓汤提取物的制备过程中，可以提高其他4味生药有效成分的提取率，或者在热水提取时，抑制有效成分的热分解。

八、注意事项

若内热盛，阴津大亏者，忌用本方。《伤寒论》指出："阳明病，汗出多而渴者，不可与猪苓汤，以汗多胃中燥，猪苓汤复利其小便故也。"如水湿内滞而无阴虚征象者忌用，防阿胶滋腻以助湿留邪。

防己黄芪汤

（《金匮要略》）

一、功能

益气祛风，健脾利水。

二、主治

风湿或风水。汗出恶风，身重，小便不利，舌淡苔白，脉浮。

三、组成

防己12 g，黄芪$_{去芦}$15 g，甘草$_{炒}$6 g，白术9 g。

四、用法

上锉如麻豆大，每抄15 g，加生姜四片，大枣一枚，水一盏半，煎至八分，去滓温服，良久再服。服后当如虫行皮中，从腰以下如冰，后坐被上，又以一被绕腰下，温令微汗，瘥（现代用法：做汤剂，水煎服，日分3服，用量按原方比例酌减）。

五、组方原理

本方为表虚不固，外受风邪，水湿郁于肌表经络而设。外受风邪，水湿在表，法当汗解，然其人表虚卫阳不固，腠理疏松，不任其汗，若用药强汗，必重伤其表；表虚当固，然其人水湿内停，邪阻肌表，固表则风邪不除，水湿不去，反有闭门留寇之弊。只有益气固表与祛风行水除湿并投，方为合拍。方中重用黄芪，既可益气固表以扶正，又可利水消肿以祛邪。防己与黄芪相配，一补气，一利水，一扶正，一祛邪，邪正兼顾，使利水而不伤正，扶正而不留邪，共为君药。白术健脾祛湿，既助防己祛水湿，又助黄芪益气固表，为臣药。芪、术相配，一健脾气，一补肺气，相得益彰。甘草益气健脾，培土制水，使脾气健运，水湿不留，且可调和诸药；姜、枣和脾胃，调营卫，共为佐使药。诸药合用，邪正兼顾，共奏益气祛风，健脾利水之功。服后坐被上，以被绕腰以下，乃温令微汗出，使风邪得除，卫阳得固，脾气健运，水湿通利，于是风湿、风水之表虚证悉得痊愈。“服后如虫行皮中”，正是卫阳振奋，风湿欲解之佳兆。

本方以防己祛风除湿，黄芪益气固表，共为君药，又制为汤剂，故名“防己黄芪汤”。

本方配伍特点是：补气与利湿兼施，脾肺双补，使利水而不伤正，扶正而不留邪。

六、临床应用

（一）内科

1．类风湿性关节炎

用防己黄芪汤治疗类风湿性关节炎32例，患者病程7个月～32年，平均为74.6个月；病期：Ⅰ期3例，Ⅱ期11例，Ⅲ期7例，Ⅳ期11例；其中30例为活动性活动期类风湿性关节炎。药用防己黄芪汤提取剂每日7.5 g，分3次服，连服6周以上；并用药物是已经投用的非类固醇剂、类固醇剂，继服没有改变。结果：晨僵的持续时间，投药前后比较，有明显改善。血沉值，服药前后未见差异。疼痛关节数及肿胀关节数，服药后出现明显改善（$P<0.01$），两种症状的关节数都减少。握力方面，投药后见有改善的倾向。同样，血C反应蛋白值也见有改善的倾向。类风湿性因子，服药前后未见差别。疼痛关节数或肿胀关节数减少到1/2以下为有效，14例，占44%；服药前后没有变化为不变，9例，占28%；处于有效与不变之间为轻度有效，5例，占16%；服药后较前增加的为恶化，4例，占12%。轻度有效以上的共19例，占60%。恶化的4例中，3例服药不规则，1例为人工血液透析中的患者。在投药中及投药后，未见1例副作用。有人以《金匮要略》乌头汤化裁的风1号煎液与防己黄芪汤合用，治疗活动期类风湿性关节炎46例。防己黄芪汤服时兑入1号煎液15 mL；对照组服用雷公藤，40 mg/次，1日3次；两组治疗6个月后进行疗效比较。结果表明，风1号煎液合防己黄芪汤组与雷公藤组治疗前后均有明显差异。雷公藤组因白细胞下降加用升白药，2例肝损行保肝治疗；而风1号煎液合防己黄芪汤治疗组无任何副作用。风1号煎液合防己黄芪汤治疗前后晨僵时间由（67.34±14.40）min降至（22.45±18.56）min（$P<0.01$），关节压痛指数由（9.93±2.71）减少至（5.64±1.47）（$P<0.01$），关节肿胀数（个）由（7.74±1.97）减少至（4.87＋1.95）（$P<0.01$），握力（kPa）由（8.35±2.51）升至（13.81±3.37）（$P<0.01$），步行20 m时间（s）由（19.49±6.57）增至（28.13±3.11）（$P<0.01$），ESR（mm/h）由（78.16±21.49）减少至（35.90±13.49）。对符合美国风湿病协会类风湿性关节炎初步诊断标准的类风湿性关节炎患者30例，投予氯苯扎利二钠240 mg/日，每日3次，饭后服用。防己黄芪汤提取剂7.5 g/日，每日3次，两顿饭之间服用。在用药前，以及用药后3个月和6个月测定Lansbury活动性指数、CRP、类风湿因子、免疫球蛋白（IgG，IgA，IgM），并进行比较研究，同时还进行尿、血细胞计数及生化学检查，并探讨有无副作用。结果表明，50%的病例Lansbury活动性指数及免疫球蛋白值有改善，显效的病例占20%，治疗过程中无副作用。认为防己黄芪汤和氯苯扎利二钠并用治疗类风湿性关节炎安全，较单独使用更为有效。为明确抗风湿药卡芬尼与防己黄芪汤并用的相乘作用，观察22例重症类风湿性关节炎女性患者，病变特点是已用过多种抗风湿药无效，正值活动期，血沉50 mm/h以上，主诉膝关节疼痛，辨证为防己黄芪汤证者，分为两组，一组先服防己黄芪汤，再给卡芬尼9例（A组），另一组防己黄芪汤与卡芬尼同时服用13例（B组）。两组服用量相同，卡芬尼晨起服1片（80 mg），防己黄芪汤5 g/日，分早晚两次服用，观察2个月以上。效果评价仍以血沉、CRP、A/G、Hb值为基本指标。四项均好转者为“改善”，三项好转者为“稍改善”，四项均恶化者为“恶化”，三项均恶化者为“稍恶化”，其余为“不变”。结果：A组9例中稍改善以上6例（66%），而B组13例中稍改善以上6例（46.2%），两组虽无统计学上的差异，但A组4项指标的平均值均获改善，而B组的A/G、Hb值几乎无变化。卡芬尼治疗重症常用量为160～240 mg。大野等曾报道，卡芬尼与防己黄芪汤并用可增加血药浓度。本次在卡芬尼80 mg/日少量投予时，两组均有改善趋势。认为防己黄芪汤可提高卡芬尼的血药浓度，并用有相乘作用，尤其是A组对观察的四项指标都有改善作用。

2．风湿性关节炎

防己黄芪汤加减治疗风湿性关节炎200例，处方：防己、黄芪各15 g，白术12 g，甘草10 g。湿热痹痛型（65例）加银花、野菊花、雷公藤、薏苡仁、牡丹皮、秦艽，寒湿痹痛型（135例）加细辛、桂枝、附子、川乌、草乌、乌梢蛇、白芍。结果：缓解（关节肿痛消失，功能基本恢复，血沉正常）57例，显效（关节肿痛基本消失，功能仍受影响，血沉正常）55例，好转（关节肿痛减轻，血沉下降）70例，无效（治疗半年，各项指标均无明显改善）18例，总有效率为91%。

3．痛风

日本学者对缓解期痛风患者中肥胖、易疲劳、多汗、小便不利、水肿者，给予防己黄芪汤加味方，取得较好的疗效。治疗对象为痛风患者10例［血清尿酸值大于0.472 mmol/L，男性，年龄（49±13）岁］，合并有高血压，高脂血症，肝、肾功能障碍等疾病。给予防己黄芪汤加木通、车前子，比较给药前后体重、自觉症状及实验检查值。结果：体重由（72.8±4.5）kg变为（70.6±4.8）kg（$P<0.001$），尿酸由（0.525±0.04）mmol/L变为（0.448±0.029）mmol/L（$P<0.01$），甘油三酯由（2.72±1.45）mmol/L变为（1.79±0.83）mmol/L（$P<0.05$）。由此认为，对于表虚，体表多水饮的患者，给予防己黄芪汤加利水渗湿的木通、车前子，可使体重减轻，血清尿酸和甘油三酯值降低，本方对并发痛风的患者是十分有效的。

4．特发性水肿

加味防己黄芪汤治疗特发性水肿45例。处方：黄芪、防己、白术、茯苓、补骨脂、五加皮、薏苡仁、甘草，水煎服，2日1剂，15日为1个疗程。结果：治愈（2个疗程后主要症状消失，水肿不再复发）28例，显效（4个疗程后病势减轻，主要症状体征消失，停药后又复发）12例，无效（6个疗程后病情无变化，或反见加重）5例。

5．肝硬化腹水

用本方加味治肝硬化腹水108例，基本处方：汉防己20 g，黄芪30 g，炒白术15 g，半边莲20 g，桂枝10 g，甘草6 g，生姜3片，大枣10枚。10日为1个疗程。结果：显效53例，好转41例，无效14例，总有效率为87%。以加减防己黄芪汤治疗晚期血吸虫病腹水34例，处方：防己9 g，黄芪12 g，白术9 g，猪苓9 g，茯苓12 g，泽泻9 g，车前子12 g，杜赤豆30 g，川椒目3 g，生姜皮1.5 g。结果：19例近期腹水患者，初次治疗18例有效；15例多次治疗屡发患者，9例有效。

6．慢性活动性肝炎纤维化

加味防己黄芪汤治疗慢性活动性肝炎纤维化30例。将60例慢性活动性肝炎肝纤维化患者，随机分为治疗组30例，对照组30例。治疗方法：治疗组用黄芪、丹参、白术、防己各15 g，益母草、茵陈、虎杖、桃仁、厚朴、山楂、生姜、甘草、大枣各10 g，同时静滴10% GS 1 000 mL，加能量、肌苷、维生素C。30日为1个疗程，坚持1～3个疗程。对照组服齐墩果酸片，日3次，每次2片。西药护肝同治疗组。结果：主要症状、体征改善情况。治疗组在清除腹水、黄疸，改善头晕、乏力、纳差、腹胀、胁痛等方面明显优于对照组（$P<0.05$）。肝功能恢复情况：治疗组在升高白蛋白，降低球蛋白，纠正A/G倒置，消退黄疸方面明显优于对照组，而在降低ALT方面，两组却无明显差异。肝纤维化改善情况：治疗组各项指标均优于对照组。肝脾肿大改善情况：治疗组明显优于对照组。乙肝病毒标志物改变情况：两组在抗肝炎病毒，促进HBsAg阴转效果方面欠佳。

7．慢性肾炎蛋白尿

本方加减治疗慢性肾炎蛋白尿32例，小便检查均有尿蛋白，以防己黄芪汤加减：黄芪、白花蛇舌草各30 g，防己、茯苓、泽泻、益母草、半枝莲、生姜片各10 g，白术、鱼腥草各15 g，炙甘草5 g，大枣5枚。下肢浮肿者，加冬瓜皮、玉米须、大腹皮；镜检尿中有红细胞者，加白茅根、三七、旱莲草；纳呆者，加鸡内金、山楂肉、谷芽、麦芽；偏肾阴虚者，加山药、女贞子、旱莲草、生地；偏肾阳虚者，加巴戟天、淫羊藿、补骨脂；血压高者，加牡蛎、石决明、怀牛膝，连服30剂。结果：治愈15例，有效10例，无效7例，总有效率为78%。

8．慢性尿酸性肾病

本方加减治疗慢性尿酸性肾病32例，患者有痛风性关节炎史，32例均属脾肾亏虚、湿瘀内阻型。治疗期间禁高嘌呤饮食，给予优质低蛋白，节制食量，禁酒；并根据病情口服碳酸氢钠使尿pH值调整到6以上，控制血压等对症处理。防己黄芪汤加减方：汉防己15 g，黄芪30 g，白术10 g，淫羊藿10 g，生薏苡仁20 g，秦艽10 g，泽兰10 g，泽泻10 g，当归10 g，车前子（包煎）10 g，连服3个月。观察治疗前后实验室相关指标包括血肌酐、血尿酸、尿素氮、尿常规、舌、脉象的改变及1年以后上述各项指标的变化。结果：显效17例（53.12%），有效11例（34.37%），无效4例（12.50%），总有效率为87.50%。本方久服未发现毒副作用。

9．肾积水

本方加减治疗肾积水23例。所有患者均经腹部X线、肾盂静脉造影确诊，其中单侧肾积水21例，双侧2例。处方：黄芪40 g，防己、带皮茯苓、车前子、金钱草、海金沙各30 g，白术、补骨脂、泽泻各10 g，滑石、石韦各15 g，附子（先煎）、肉桂各6 g。3个月为1个疗程。结果：痊愈4例（腰腹疼痛消失，肾盂静脉造影检查结石已排出，积水消失），有效18例（临床症状明显减轻，肾盂静脉造影结石下移超过10 cm，积水改善），无效1例（治疗3个月，症状、体征无变化），总有效率为95.6%。治愈者平均服药2个月，随访2个月未见复发。

10．糖尿病

有报道用本方7.5 g/日治疗糖尿病伴有内脏脂肪型肥胖，合并有视网膜或肾脏病变，采用运动疗法治疗无效的患者11例，连续给药6个月；对照组8例，每日进行2单位运动疗法，连续治疗6个月。用CT扫描测定治疗前后两组内脏脂肪与皮下脂肪的比值（V/S），观察血糖与血脂的变化。结果：本方与对照组治疗前后无显著性差异，但本方和对照组对内脏脂肪的蓄积有相同程度的改善，对糖和脂质代谢有改善倾向。这表明本方有预防内脏脂肪型肥胖和动脉硬化的作用。给予防己黄芪汤，探讨其对肥胖性糖尿病患者代谢及内脏脂肪变化的影响。以高度肥胖的糖尿病患者7例为治疗对象，其中男1例，女6例，平均年龄（54±10）岁。以饮食、运动、药物疗法控制血糖后，给予防己黄芪汤（7.5 g/日）1年。后用腹部CT观察给药前后内脏脂肪与皮下脂肪比、血糖、脂质的变化。结果：给药前，体重指数（BMI）为（34±10），V/S比值为（0.48±0.22），HbA1c为（7.5±11）%，TC为（5.80±0.518）mmol/L，HDL为（1.16±0.23）mmol/L；给药后，BMI为（33±10），V/S比值为（0.44±0.11），HbA1c为（6.8±1.6）%，TC为（5.07±0.699）mmol/L（$P<0.05$），HDL为（1.32±0.34）mmol/L。由此认为，给予防己黄芪汤，对于内脏脂肪蓄积及糖、脂质代谢有改善倾向，提示本方有预防内脏脂肪型肥胖及动脉硬化的可能性。

（二）妇科

妊娠肿胀

用防己黄芪汤合天仙藤散加减治疗妊娠肿胀7例，其中4例服药3日肿消，2例服药4日肿消，1例肿减。这7例均系第1胎，年龄为22～30岁，妊娠月份为6～9个月，病程为4～7日。兼有肝阳上亢、头痛、耳鸣、眩晕、血压偏高者，酌加钩藤、菊花、石决明、黄芩等平肝潜阳之品。

（三）外科

变形性膝关节病

以缓解疼痛为目的，选用防己黄芪汤治疗变形性膝关节病，多用于水饮内停所致的关节水肿、色白、浮肿等患者。此次研究了有无水饮内停症状与疗效之间的关系。以50例变形性膝关节病患者为对象，平均年龄63.9岁，平均病程24.2个月。结果：水饮内停及瘀血证的有无与疗效之间无统计学意义。疗效产生时间，显效6.5周，有效10.3周，稍有效12.9周；并用镇痛消炎药比单独使用防己黄芪汤疗效差。由此可见，无论有无水饮内停症状，对变形性膝关节病单独使用防己黄芪汤均有效。

（四）骨伤科

骨折后低张性水肿

服防己黄芪汤加味治疗骨折后低张性水肿97例，患者病程最长3年，最短1个月。处方：黄芪30 g，防己15 g，白术10 g，甘草5 g，益母草10 g，泽兰10 g，丹参15 g。结果：痊愈（患肢肿胀消退，活动后无明显改变）78例，占80.4%；好转（患肢肿胀消退，活动后复现）14例，占14.4%；无效（无明显改善）5例，占5.2%；总有效率为94.8%。

七、实验研究

1．抗炎作用

有人对本方提取物治疗活动期类风湿性关节炎的临床药效进行评估。将100例观察对象随机分为4组：淀粉组、吲哚美辛、地塞米松组及防己黄芪汤提取物组，每粒分别含淀粉220 mg，吲哚美辛25 mg，地塞米松0.75 mg及防己黄芪汤提取物220 mg。各组每人口服胶囊1粒，日2次，连服3周。结果表明，防己黄芪汤提取物对活动性类风湿关节炎疗效显著。它在止痛消肿、增强握力及改善关节功能，降低患者血沉和黏蛋白，降低IgG、IgA、IgM水平，提高C_3、C_4、CH_{50}等方面功效明显优于地塞米松；对RF有明显转阴作用，能显著调节T细胞亚群，使T_4/T_8比值恢复正常。而地塞米松却使T细胞总体水平下降，T_4/T_8值改善不明显。其抗炎作用强于吲哚美辛，而与地塞米松无差异。

2．“防己黄芪汤证”患者组的人类白细胞抗原（HLA）

以汉方医学中的“体质”和“证”用HLA抗原为指标进行评价，测定了59名健康者的HLA抗原分布，发现以HLA-A_2（45.8%）、A_9（71.2%）、B_5（40.7%）、B_{40}（49.1%）等频度较高。又测定了“防己黄芪汤证”患者的HLA抗原分布的情况，共31名。患者主要表现为“水毒证”（色白、虚胖体质、多汗、易疲劳、小便不利、下腹部浮肿倾向）。测定结果表明：“防己黄芪汤证”患者组的HLA抗原分布频度是HLA-A_2（71.0%）（$x^2=5.12$）较高，因此认为“防己黄芪汤证”体质与HLA-A_2的联系是很有意义的。

3．对免疫功能的作用

中药免疫药理学研究表明，防己黄芪汤提取物中生物活性成分可抑制巨噬细胞对抗原的摄入，从而影响抗原信息的处理和免疫记忆细胞的产生，并能抑制抗原结合细胞增生和促进体内糖皮质激素离解，以增强其效用，抑制炎症介质的释放；并且还能在兴奋垂体-肾上腺皮质轴的同时，显著增强T细胞的免疫监督作用。值得指出的是，防己黄芪汤提取物具有明显地使类风湿因子转阴作用，提示该提取物可能具有封闭异常免疫球蛋白的基因表达作用。防己黄芪汤提取物在临床常规治疗量下对活动期风湿性关节炎有非常显著的治疗作用，其止痛、消肿作用与增强握力及改善关节功能等，均优于地塞米松；能明显降低患者血沉和黏蛋白及IgG、IgA、IgM；能明显提高C_3、C_4、CH_{50}水平；能显著调节T细胞亚群，使T_4、T_8值恢复正常，从而起到改善临床证候和阻遏活动类风湿性关节炎免疫病理的作用。有人用MTT比色分析法、YC花环法、EA花环法和称重法研究了不同比例量黄芪（6%、18%、54%）组方的防己黄芪汤对正常小鼠腹腔Mφ吞噬功能T细胞功能和体重的影响。结果显示：防己黄芪汤可增强腹腔Mφ吞噬活性、腹腔Mφ-C_3b受体活性，提高刀豆蛋白A（ConA）诱导的T细胞转化率，减少小鼠体重；本实验还显示，18%黄芪含量的防己黄芪汤（原方用量）对T细胞转化的增强作用最明显。黄芪含量的增减均可使此作用减弱，其含量达54%时，甚至出现抑制作用。

4．对实验性庆大霉素肾病的保护作用

柴崎敏昭对庆大霉素诱导性肾病模型大鼠经口给予防己黄芪汤原末，1 000 mg/日，给药5日，观察发现其可改善尿蛋白排泄、尿NAG排泄，以及肾功能。关于其改善功能机制，认为其可明显减少肾皮质内的MDA。MDA是过氧化脂质的最终产物，组织损害性强，给予庆大霉素导致肾皮质内的MDA增加。另外，对于被称为MDA清除剂的GSH，本方有减少其总量的倾向，但应用本方是使氧化型GSH减少，使肾内MDA减少，而起到肾脏保护作用。病理上亦得到证实，但防己黄芪汤单独投予组尿中

NAG亦有上升，虽然上升程度不太高，亦提醒我们在临床中应予注意。防己黄芪汤对尿蛋白的排泄有较好的抑制作用，它不仅对肾炎、肾病有效，对药物所致肾损害引起的尿蛋白亦有较好疗效。此外其对正常动物亦有减少其分泌作用，可能是促进肾小管上皮细胞对尿中微量蛋白的再吸收所致。本方对尿量的影响呈双向作用，即对正常动物无增强作用，相反出现减少趋势，而对抗庆大霉素毒性时，出现增多现象。但从肾组织内庆大霉素含量测定来看，两者无显著性差异，说明本方并非通过加速庆大霉素排泄而起到保护作用，而是在其他途径上发挥了作用。

5．对血浆心纳素的作用

防己黄芪汤对小鼠不同剂量灌胃及不同时间血浆心钠素（ANP）含量的比较结果显示：不同剂量对小鼠血浆ANP浓度影响在同一时间点无显著性差异（$P > 0.05$）。本方煎剂灌胃后不同时间对小鼠血浆ANP浓度的影响不同，在本实验中，以灌胃后75 min时作用最明显，与不做任何处理的对照组比较有显著性差异（$P < 0.01$）。各组对小鼠血浆ANP含量在不同时间的影响结果表明，本方及其组成成分黄芪在灌胃后80 min时可使小鼠血浆ANP含量明显升高。黄芪作用最强（$P < 0.05$），全方作用较强（$P < 0.01$），而防己、白术作用较晚，于给药100 min后可明显升高小鼠血浆ANP（P均< 0.05）。甘草对升高小鼠血浆ANP含量在测定时间内无明显作用，生理盐水无明显升高小鼠血浆ANP作用。

6．对肾间质纤维化的作用

研究本方对肾间质纤维化的作用，以及去除甘草后对其作用的影响。结果显示，防己黄芪汤可显著降低UUO大鼠血尿素氮，其中去甘草组下降更明显（$P < 0.01$），与福辛普利组比较亦有显著性差异（$P < 0.05$）；各组血肌酐比较无显著性差异；使血白蛋白升高（$P < 0.05$）；肾小管间质纤维化程度亦较模型组显著减轻；同时，防己黄芪汤可使UUO大鼠肾小管和肾间质成纤维细胞标志蛋白α-SMA、细胞外基质的重要组成FN的蛋白和基因表达显著降低，提示防己黄芪汤通过抑制α-SMA表达和FN的产生，减轻肾间质纤维化。去甘草汤组与原方一样，改善了肾间质纤维化的多项指标，显著降低血尿素氮水平，提示防己黄芪去甘草汤可能有更优越的肾保护作用。

7．对急性脊髓损伤大鼠的组织形态学影响

研究防己黄芪汤加减对急性脊髓损伤大鼠的组织形态学影响，结果表明：防己黄芪汤复方组脊髓运动功能评分及抑制钙离子浓度优于对照的激素组；提示防己黄芪汤与甲基泼尼松龙可明显抑制脊髓横断损伤后的继发性炎症过程。因此，中药与激素在抑制脊髓损伤的过程中，能保护神经组织免受损伤，抑制BNDF增生，降低钙离子浓度。

八、注意事项

水肿实证而兼有恶心、腹胀、便溏等肠胃症状者，不宜使用本方；若水湿壅盛，汗不出者，虽有脉浮恶风亦非本方所宜。使用本方必须权衡虚实之轻重缓急，恰当配伍，务使固表不留邪，祛邪不伤正，因补之不当邪气反实，散之太过，表气益虚。使用本方以微微汗出为宜，不可大发其汗，因湿为阴邪，其性重浊黏滞，尤其是此为表虚证，更当审慎；应注意服药方法及药后调护。原书中“良久再服”“坐被上，又以一被绕腰以下，温令微汗”，足资借鉴。

防己茯苓汤

（《金匮要略》）

一、功能

益气通阳，利水消肿。

二、主治

皮水。四肢肿，肢体沉重疼痛，四肢抽搐动者。

三、组成

防己9 g，黄芪6 g，桂枝9 g，茯苓18 g，甘草6 g。

四、用法

上五味，以水六升，煮取二升，分温三服。

五、组方原理

本方主治脾虚失运，水湿潴留于四肢皮中而致皮水。治宜益气通阳，利水消肿。方中茯苓渗湿利水以消肿，健脾扶正以杜生湿之源，一药二用，标本兼顾；防己走表，通腠理，去水湿，助茯苓利水消肿，共为君药。桂枝通阳化气行水，使水湿之邪从小便而去，为臣药。黄芪益气健脾，且可补卫实表，为佐药。甘草调和诸药，为使药。其中茯苓配桂枝，一温一利，通阳化气利水之力更强；桂枝配黄芪，通阳行痹，振奋卫阳，使肌表皮中之水湿易散；黄芪、甘草、茯苓三药相伍，健脾益气，使脾之运化有力，水湿不再停留，为治病求本之图。诸药合用，则脾气健，水湿散，共奏益气通阳，利水消肿之功。

方以防己、茯苓为君药，制成汤剂，故名“防己茯苓汤”。

本方配伍特点是：补中有利，扶正祛邪，两相兼顾。

六、临床应用

1．充血性心衰合并水肿

本方加减治疗充血性心力衰竭合并水肿60例。处方：大枣、防己、茯苓各15 g，葶苈子30 g，黄芪、党参各20 g，丹参18 g，车前子、泽泻、白芥子、桂枝、川芎、莱菔子、苏子各9 g。30～40日为1个疗程，服1～2个疗程。经随访患者140例，其中用本方及西药同时治疗60例（甲组），单用西药治疗80例（乙组）。结果：甲组显效24例，有效18例，无效18例，总有效率为75%。住院死亡人数4例，占6.7%。乙组显效18例，有效34例，无效28例，总有效率为65%。住院死亡人数12例，占15%。经统计学处理，甲乙两组总有效率及死亡率均有显著性差异（$P<0.05$）。

2．特发性水肿

本方治疗特发性水肿50例，均为女性，年龄最大者52岁，最小者35岁；病程最长者10年，最短者2年，均经西医学确诊。其中多数患者长期服用西药或采取其他疗法无效而改用中药治疗。处方：防己15 g，生黄芪30 g，茯苓15 g，桂枝9 g，泽泻12 g，随证加减。结果：痊愈32例（水肿及全身症状消失，随访1年以上无复发者），占64%；基本痊愈12例（水肿消退，但劳累后仍有轻度浮肿，然症情甚微者），占24%；好转5例（水肿减轻，全身症状也有不同程度改善者），占10%；无效1例（经用药1～2个疗程，水肿较治疗前无改善者），占2%；总有效率为98%。疗程最长者3个月，最短者15日。

3．下肢水肿

本方加味治疗下肢水肿32例，处方：防己、陈皮各10 g，桂枝、泽兰各9 g，茯苓、五加皮、薏苡仁、益母草各30 g，黄芪25 g，木瓜、补骨脂各15 g，牛膝6 g，茯苓皮20 g，姜枣引。10日为1个疗程。结果：显效24例，有效8例，总有效率达100%。

4．妊娠水肿

用本方治疗妊娠水肿50例，排除其他器质性疾病，处方：防己、桂枝、泽泻各10 g，茯苓15 g，黄芪30 g，炙甘草6 g，白术20 g，大腹皮、车前子（另包煎）各12 g。治愈（主要症状体征消失，至分娩水肿未再复发者）36例，显效13例，无效1例，总有效率为98%。

5．急性肾小球肾炎

用越婢加术汤和防己茯苓汤加减治疗急性肾小球肾炎40例，处方：炙麻黄5～10 g，桂枝9～15 g，白术15 g，防己12 g，茯苓15 g，白茅根10～20 g，黄芪10～30 g，生姜6 g，大枣2～4枚，炙甘草6 g。结果：临床痊愈10例，显效19例，有效8例，无效3例。按病情轻重分级结果：轻度临床痊愈7例，显效5例；中度临床痊愈3例，显效14例，有效8例，无效2例；重度无效1例。

七、实验研究

1．抗炎镇痛作用

采用热板法、醋酸扭体法镇痛实验模型，二甲苯致小鼠耳肿胀、大鼠毛细血管通透性、大鼠棉球肉芽肿、大鼠蛋清性关节炎、大鼠炎性组织中PGE_2含量等炎症模型，研究防己茯苓汤（防己9 g，黄芪9 g，桂枝9 g，茯苓18 g，甘草6 g）的抗炎镇痛作用。结果表明，防己茯苓汤对二甲苯、蛋清所致急性炎症有明显抑制作用（$P<0.05$），能降低大鼠的毛细血管通透性，抑制棉球肉芽肿增生（$P<0.05$），在镇痛方面能提高小鼠痛阈值，减少醋酸所致小鼠扭体次数，并能显著降低炎症组织中PGE_2的含量（$P<0.05$）。

2．对大鼠肾系膜细胞增殖及基质金属蛋白酶-2的影响

采用大鼠肾小球系膜细胞培养进行体外研究，用肿瘤坏死因子刺激系膜细胞增殖，再加入不同浓度防己茯苓汤加减方提取液对细胞进行干预，用MTT法测定细胞增殖，流式细胞仪分析细胞周期，用ELISA法测定细胞培养液中肾小球系膜细胞基质金属蛋白酶的含量。结果：加入防己茯苓汤加减方提取液后，系膜细胞的增殖程度受到显著抑制（$P<0.05$），流式细胞仪DNA图示S期细胞数显著减少（$P<0.05$），细胞培养液中基质金属蛋白酶的表达增强（$P<0.05$）。结论：防己茯苓汤加减方对肿瘤坏死因子诱导后肾小球系膜细胞的增殖具有抑制作用，并可影响肾小球系膜细胞基质金属蛋白酶的表达，进而调整细胞外基质的合成与降解。

3．对TNF-α诱导的大鼠肾小球系膜细胞增殖及PA I-1含量的影响

以本方加减观察对TNF-α诱导的大鼠肾小球系膜细胞增殖及PA I-1含量的影响。结果表明：防己茯苓汤加减方对TNF-α诱导后肾小球系膜细胞的增殖具有抑制作用，并可影响肾小球系膜细胞PA I-1的表达，进而调整细胞外基质的合成与降解。这为临床运用此方治疗慢性肾脏病提供了实验依据。

八、注意事项

若皮水患者而内有郁热者，不宜应用本方。里水证，一身面目黄肿，其脉沉者，本方不宜使用。

五皮散

（《华氏中藏经·附录》）

一、功能

利水消肿，理气健脾。

二、主治

皮水。一身悉肿，肢体沉重，心腹胀满，上气喘急，小便不利，以及妊娠水肿等，舌苔白腻，脉沉缓。

三、组成

生姜皮、桑白皮、陈橘皮、大腹皮、茯苓皮各9 g。

四、用法

上为粗末，每服9 g，水一盏半，煎至八分，去滓，不计时候温服。

五、组方原理

本方为脾虚不运，水湿泛溢肌肤之皮水而设。法当一面健运脾土，恢复脾之运化之力，使水湿能循常道运行而不致停聚，不会泛滥成灾；一面疏通水道，使水湿之邪有去路，从而标本兼治，邪正兼顾。本方正是体现了健脾与利水同用这一配伍法度。方中茯苓皮甘淡渗湿，实土而利水，其功专行皮肤水湿，多用于皮肤水肿，为君药。湿阻则气滞，气行则湿行。大腹皮能行气导滞，为宽中理气之解药，能利水消肿，为臣药。陈橘皮健脾理气燥湿，健脾则脾运有力，水湿难停；理气则加强大腹皮行气导滞之功，既可治气滞不行，又可使气行则水湿行。肺为水之上源，主通调水道，下输膀胱。水湿为患不单由于脾虚，也责之于肺失宣降之职。故以桑白皮肃降肺气，通调水道而利水消肿，使源清流自洁。上两味为佐药。生姜皮辛散水气，和脾行水消肿，主要用于水肿小便不利，亦为佐药。五药相配，共奏利水消肿，理气健脾之功。

本方五药皆用其皮，制为散剂，故名“五皮散”。

本方在健脾祛湿前提下，体现了行气与利水同用的配伍特点，使气行则水行。由于本方药性平和，标本兼顾，故本方为“消水肿之通剂”。

六、临床应用

（一）内科

1．水肿

本方治疗功能性水肿31例。所有病例均经西医治疗无效而转入中医治疗，全部病例均伴有不同程度的腰酸膝软，食欲不振，全身乏力，大便黏腻不爽，小便短少等。处方：桑白皮、陈橘皮、生姜皮、大腹皮、茯苓皮各15 g，淫羊藿25 g，麻黄10 g。15日为1个疗程，如果第1个疗程未愈，休息5日后再进行第2个疗程，一般1～2个疗程即可见效。结果：治愈20例（水肿全消，伴随症状消失，半年内未复发），占64.5%；显效8例（水肿全消，伴随症状部分消失），占25.8%；好转3例（水肿及伴随症状基本消退），占9.7%。疗程最短为2个疗程，一般不超过4个疗程。以五皮散治疗特发性水肿41例，基本方：茯苓皮15 g，生姜皮15 g，桑白皮15 g，陈皮12 g，大腹皮12 g，泽泻12 g，白术12 g，黄芪10 g。以10日为1个疗程。随访半年，根据疗效判定，结果：痊愈18例，显效14例，有效6例，无效3例，总有效率为92.7%。伍寒松等以五皮散合四妙丸治疗特发性水肿47例，病程多在1～4个月内。基本方：黄柏10 g，苍术10 g，薏苡仁15 g，川牛膝10 g，桑白皮10～15 g，陈皮10 g，大腹皮10 g，茯苓皮10～15 g，生姜皮5 g。结果：47例经1～2个疗程后，治愈43例（91.5%），好转3例（6.4%），无效1例（2.1%）。

2．肝硬化腹水

本方治疗肝硬化腹水68人，随机分为治疗组30人，对照组38人。治疗组患者选用20%甘露醇、支链氨基酸、丹参注射液、胸腺肽、利尿剂、人血清白蛋白，防治其他并发症的综合治疗基础上口服五皮散，组方为：桑白皮、茯苓皮、大腹皮、鲜生姜皮、陈皮各10 g。对照组除不用五皮散外，其余同治疗组。两组疗程均为两周。结果：治疗组显效16例（53.3%），有效13例（43.3%），无效1例（3.4%），总有效率为96.6%。对照组：显效10例（26.3%），有效15例（39.5%），无效13例（34.2%），总有效率为65.8%，明显低于治疗组的96.6%（$P<0.05$）。

3．高血压危象

用五皮饮加味治疗高血压危象50例，病程10年以下38例，10～15年6例，15年以上6例；原发性高血压30例，继发性高血压20例；高血压Ⅱ期46例，Ⅲ期4例；临床出现危象时，血压在（21.3～22.6)/(16.0～17）kPa 27例，（24.0～25.3)/(17.3～18.6）kPa 17例，（26.6～28.0)/(18.6～20.0）kPa 6例；有明显头痛、恶心、呕吐、失眠46例，有明显精神错乱，抽搐，躯体木僵2例，有明显浅昏迷、心绞痛、肺水肿2例。处方：桑白皮50 g，大腹皮30 g，赤茯苓皮15 g，陈皮9 g，生姜皮6 g。结果：显效（临床症状消失，血压恢复至发作前的水平）38例，有效（自觉症状有好转，血压下降至临界高血压或舒张压下降≥2.6 kPa）6例，好转（自觉症状部分消失或好转，舒张压下降≥1.3 kPa）2例，无效（服药后1.5 h症状与体征无明显改善，舒张压无下降趋势）4例，总有效率为92%。

4．充血性心力衰竭

充血性心力衰竭123例，随机分成2组：中西医结合治疗组61例，西医治疗组62例。西医治疗组根据病情选用利尿剂、血管紧张素转化酶抑制剂、β-受体阻滞剂、醛固酮拮抗剂、血管扩张剂及洋地黄类药物等；中西医结合治疗组在西医组治疗基础上加服苓桂术甘汤合五皮饮加减，组方：茯苓皮20～50 g，大腹皮15 g，桑白皮20 g，五加皮20 g，葶苈子15 g，丹参20 g，桂枝15 g，白术15 g，太子参30 g，黄芪40 g，泽泻15 g，炒枣仁30 g，甘草10 g，制香附15 g。疗程均为2周。结果：中西医结合组和西医组的显效率分别为44.3%和29%，总有效率分别为90.2%和75.8%，两组对比有显著性差异（$P < 0.05$）。

5．急、慢性肾炎

用五皮饮、五苓散为主要方剂，治疗肾炎29例。若偏寒湿表证者，加麻黄、羌活；偏寒湿里证者，加真武汤。若以主要症状、体征消失，血压降至正常，血液化学和肾功能恢复正常，尿中蛋白消失为标准，本组有3例接近此标准，但尿中尚有微量蛋白。除5例慢性肾炎末期患者及1例急性肾炎治疗无效外，其他病例水肿消除或减轻，营养改善，体力增加，恢复劳动能力。有人以大剂量五皮饮加减治疗慢性肾炎26例，处方：茯苓皮、大腹皮、桑白皮各60 g，地骨皮30 g，姜皮、猪苓各15 g。结果：痊愈5例，有效16例，好转4例，无效1例；服药后无不良反应。有人用五皮饮合五苓散加白茅根治疗急性肾炎52例，其中男25例，女27例；年龄14～50岁42例，50岁以上10例；病程10日之内47例，1个月以上5例，4个月1例；所有患者都有不同程度水肿，4例合并腹水；血压升高37例，肉眼血尿3例；小便检查：蛋白（+ + +）以上21例，（+ +）13例，（+）10例，少许8例，红细胞除3例未见外，其余均为（+～+ + +），有管型42例；以舌淡、薄白苔或白腻苔为多见，以缓、沉弱脉为多见。处方：桂枝、泽泻、茯苓、猪苓、陈皮、姜皮各10 g，白术、茯苓皮、桑白皮、大腹皮各15 g，白茅根30 g。结果：41例痊愈（症状消失，尿常规、肾功能正常），11例显效［症状消失，仍有少许尿蛋白与红细胞，或较入院时下降（+ +）以上］，浮肿消退平均7日，血压下降为12.3日，尿蛋白转阴17.5日，红细胞消失为15.3日，管型消失为8.1日；住院最短者9日，最长者136日。慢性肾炎蛋白尿102例，随机分为治疗组51例，给予本方加味，处方：桑白皮10 g，陈皮6 g，大腹皮20 g，茯苓20 g，猪苓10 g，黄芪20 g，党参20 g，白术12 g，山药12 g，阿胶10 g，益母草20 g，泽兰10 g。6个月为1个疗程，2个疗程统计疗效。对照组51例用单纯西药治疗。观察标准：完全缓解为水肿症状与体征完全消失，尿蛋白检查持续阴性或24 h尿蛋白定量持续小于0.2 g，肾功能正常。基本缓解为水肿症状与体征明显好转，尿蛋白检查持续少一个“+”或24 h尿蛋白定量持续减少25%以上，肾功能正常或有改善。无效为临床表现与上述实验室检查均无明显改善或加重者。结果表明，治疗组疗效明显优于对照组（$P < 0.01$）。

（二）妇科

妊娠水肿

治疗妊娠水肿60例，B超证实均为妊娠妇女，妊娠早期浮肿3例，妊娠中期浮肿15例，妊娠晚期浮肿42例。患者浮肿程度均为中度、重度，休息后肿不消，以肢体、面目浮肿为主。处方：生姜皮、桑白皮、大腹皮、茯苓皮、炒白术、苏梗、木瓜各10 g，陈皮、桂枝各9 g。结果：治愈42例，占70%；好转15例，占25%；无效3例，占5%，总有效率为95%。

七、注意事项

本方药性辛散渗泄，利水之力较弱，临床常与其他利水消肿方合并运用；患者服药后忌食生冷、油腻等。

（本节作者：严红艳）

第三节　祛风胜湿

蠲痹汤

（《杨氏家藏方》卷4）

一、功能

祛风除湿，益气和营。

二、主治

风痹。身体烦疼，项背拘急，肩臂肘痛，举动艰难及手足麻痹。

三、组成

当归去土，酒浸一宿、羌活去芦头、姜黄、黄芪蜜炙、白芍药、防风去芦头各45 g，甘草炙15 g。

四、用法

上㕮咀。每服15 g，水二盏，加生姜五片，枣三枚，同煎至一盏，去滓温服，不拘时候。

五、组方原理

本方为营卫两虚，风寒湿三气乘袭的风痹而设，故以祛风除湿，益气和营立法。方中以羌活、防风为君药，祛风胜湿，通痹止痛。羌活善祛上半身风湿，防风为风药之润剂。风痹之所成，缘由营卫两虚，故以黄芪益气实卫；当归、芍药养血和营，使营卫和而利于祛邪，共为臣药。姜黄为佐药，活血行气，“横行手臂”而长于治肩臂掣痛。甘草益气，调和诸药，为使药。用法中加生姜、大枣以调和营卫，增加祛风除湿，益气和营卫之功。综观全方，黄芪配防风，相畏而相使，实卫不滞邪，散风不伤气，相得益彰；羌活得归、芍，胜湿不燥血，归、芍合姜黄，补血和营，更寓“治风先治血，血行风自灭”之意。

“蠲，去之疾速也；痹，湿病也，又言痛也。”（《绛雪园古方选注》卷中）本方具有祛风除湿，益气和营之功，能免除病邪，治愈痹证，故名“蠲痹汤”。

本方配伍特点是：主以祛风除湿药，辅以益气和血之品，邪正兼顾，营卫两调，散收同用，燥润相合，共成祛风除湿，益气和营之功。

六、临床应用

1．肩周炎

以蠲痹汤加减为主，治疗上肢风寒湿痹115例。若疼痛游走不定，关节屈伸不利，属风胜之行痹者，选加秦艽、海风藤、络石藤等祛风通络药物，并加重方中祛风药物的剂量。结果：46例痊愈（诸症消失，追访未再复发），占40%；38例显效（诸症消失，偶因工作过劳，遇阴雨天气候剧变或季节交换之时，仍感屈伸不便、轻微疼痛），占33.4%；26例有效（疼痛明显减轻，其他症状亦有所改善，但尚未能完全消除），占22.6%；5例无效（疼痛毫无减轻或反而增加，其他症状亦无改善），占4%；总有效率为96%。

2．颈椎病

本方加桂枝、制乳香、制没药为主，治疗神经根型颈椎病35例。若局部畏寒怕风明显者，加麻黄、细辛；颈项僵硬活动不遂者，加木瓜、桃仁、乌梢蛇；伴骨质疏松者，加淫羊藿、狗脊、鹿角胶；伴头昏目眩、耳鸣手麻者，可加天麻、葛根、桑枝等。10日为1个疗程，根据病情治疗1～2个疗程。另以桂枝、制乳香、制没药、苏木、制川草乌、煅自燃铜水煎1 500 mL制成电离子导入液，运用NPD-4（A）型电离子导入治疗仪，20 mA，每次30 min，每日1次，10～15日为1个疗程。治疗结果：经过1个疗程治疗后，显效7例，有效11例，总有效率为51.43%；经过2个疗程治疗后，显效为14例，有效17例，总有效率为88.57%。对6例颈椎间盘有突出样改变的病人行CT复查，有明显改善或消失3例，好转2例，1例无变化。

3．退行性骨关节病变

以蠲痹汤加减治疗骨痹32例，处方：羌活9 g，姜黄9 g，当归12 g，黄芪20 g，赤芍12 g，防风9 g，炙甘草6 g，五加皮10 g，桑寄生12 g，巴戟天12 g，牛膝9 g，木瓜9 g，生姜5片。经服药治疗14～60日，平均37日，显效21例，好转9例，无效2例。

4．颈部软组织劳损

以蠲痹汤治疗颈部软组织劳损60例，处方：羌活15 g，片姜黄10 g，酒当归12 g，炙黄芪30 g，赤芍12 g，防风10 g，生姜3片，大枣适量。结果：服药7剂症状消失14例，服药14剂症状消失15例，服药21剂症状消失19例，8例症状明显减轻，4例症状无明显改善，且3个月之内无复发或症状加重，若有加重判定为无效。治疗效果：治愈48例，占80.00%；好转8例，占13.33%；总有效率为93.33%；无效4例，占6.67%。

七、注意事项

本方药性偏于温补，故痹证属于风湿热实证者，非其所宜。本方也可用药渣熨敷或煎水熏洗患处，但熨洗之后宜避风寒。

独活寄生汤

（《备急千金要方》卷8）

一、功能

祛风湿，止痹痛，益肝肾，补气血。

二、主治

痹证日久，肝肾两虚，气血不足证。腰膝疼痛，肢节屈伸不利，或麻木不仁，畏寒喜温，心悸气短，舌淡苔白，脉细弱。

三、组成

独活9 g，桑寄生、杜仲、牛膝、细辛、秦艽、茯苓、肉桂心、防风、川芎、人参、甘草、当归、芍药、干地黄各6 g。

四、用法

上十五味，㕮咀，以水一斗，煮取三升，分三服。温身勿冷也。喜虚下利者，除干地黄。服汤，取蒴藋叶火燎，厚安席上，及热眠上，冷复燎之。冬月取根，春取茎，熬，卧之佳。诸处风湿，亦用此法。患腹痛，不得转动，及腰脚挛痛，不得屈伸，痹弱者，宜服此汤，除风消血也（现代用法：水煎服，日服2次）。

五、组方原理

本方为痹证日久，肝肾两虚，气血不足之证而设，故以祛风湿，止痹痛，益肝肾，补气血立法。方中以独活为君药，取其祛下焦与筋骨间的风寒湿邪。臣药以细辛散阴经风寒，搜筋骨风湿，通络止痛，有祛邪而不伤正之妙；肉桂心温里祛寒，通利血脉。佐以桑寄生、牛膝、杜仲补肝肾，壮筋骨，祛风湿；当归、川芎、地黄、芍药养血活血，即所谓“治风先治血，血行风自灭”（《成方便读》卷2）；人参、茯苓、甘草补气健脾，扶助正气。甘草调和诸药，为使药。诸药配伍祛邪扶正，标本兼顾，使气血足而风湿除，肝肾强，痹痛愈。

本方具有祛风湿，止痹痛，益肝肾，补气血之功，故取独活和桑寄生二药，命名本方。

本方配伍特点是：以祛风寒湿药为主，辅以补肝肾，养气血之品，邪正兼顾，有祛邪不伤正，扶正不碍邪之义。

六、临床应用

（一）外科

1．类风湿性关节炎

本方去芍药、甘草加雷公藤、川乌、草乌为基本方，表虚白汗者，加黄芪；里寒重者，加附子；血虚络痹者，加鸡血藤、鹿衔草、白芷；湿盛关节肿大者，加萆薢、泽泻、防已，减生地；有瘀血者，加桃仁、红花、乳香、没药；疼痛拘急较甚者，加地龙、蜈蚣、皂角刺、全蝎。45剂为1个疗程，共治58例。结果：近期控制（受累关节肿痛消失，关节功能改善或恢复正常，类风湿因子、血沉恢复正常，且停药后可维持3个月以上）16例，显效（受累关节肿痛明显好转或消失，血沉、类风湿因子滴度降低，或血沉、类风湿因子已恢复正常，但关节肿痛尚未消失）14例，有效（受累关节疼痛或肿痛有好转）21例，无效（经治1～3个疗程受累关节肿痛无好转）7例。其总有效率为87.9%，类风湿因子转阴率为61%（共33例）。

2．强直性脊柱炎

以本方为基本方，颈项疼痛、僵直者，加羌活、姜黄、葛根、白僵蚕；腰骶疼痛明显者，加狗脊、菟丝子，重用桑寄生、杜仲；阳虚明显者，加制附片、鹿角胶；病久不愈，痰瘀交阻者，加白芥子、三棱、莪术。经2个月治疗，22例中6例显效（关节疼痛明显缓解，测量脊柱前屈时两点距离延伸长度增加≥4 cm，胸廓扩张长度增加≥3 cm，各项检查指标明显改善），14例有效（关节疼痛缓解，测量脊柱前屈时两点距离延伸长度增加2 cm，胸廓扩张长度增加2 cm，各项检查指标均有所改善），2例无效（症状及各项检查均无改善）。

3．肩周炎

以本方为基本方，肩痛甚者，酌加延胡，或选用白花蛇舌草、地龙、川乌等；寒甚者，酌加附子、干姜；湿胜者，酌加防己、薏苡仁；正虚不甚者，酌减党参、白芍、干地黄；并结合推、滚、按、拿、扳、摇、抖、拔伸等基本手法，取肩髃、肩贞、肩内俞、肩井等常用穴，治疗31例。结果，治疗后肩关节活动、功能和肌萎缩完全恢复正常，疼痛消失，经半年以上随访未复发，评为痊愈，共25例；肩关节活动、功能和肌萎缩明显恢复，上举＞120°，活动自如，有轻微疼痛，疗效维持半年以上，评为显效，共3例；肩关节活动无改善，疼痛减轻为好转，共3例；肩关节活动无改善，疼痛如前或改他法治疗，评为无效，共1例。治疗均在2个疗程内，经1个疗程（15日）获愈者居多。

4．坐骨神经痛

以本方为基本方治疗38例坐骨神经痛。偏寒湿者，加淫羊藿、仙茅、附片；偏湿热者，去肉桂、党参，加桑枝、黄柏、苍术；偏久痛有瘀者，加桃仁、红花、蜂房、全蝎。结果：治愈30例（腰腿痛消失，行动自如，拉塞格征阴性），有效7例（症状基本消失，仅在遇寒冷或劳累时间有轻微腰腿痛），无效1例（症状无减轻）。有人以本方为基本方治疗93例坐骨神经痛，9日为1个疗程。结果：治愈63例（临床症状消失，功能活动自如），好转26例（症状消失，但气候变化或劳累后仍有疼痛不适感），无效4例（临床症状无改善）。其总有效率为96.7%，其中1个疗程治愈19例，2个疗程治愈33例，3个疗程治愈11例。

5．腰椎管狭窄症

以本方治疗腰椎管狭窄症60例，处方：独活15 g，寄生10 g，杜仲15 g，牛膝15 g，细辛5 g，茯苓15 g，肉桂10 g，防风10 g，川芎10 g，党参15 g，当归15 g，芍药15 g，生地20 g，甘草6 g。3周为1个疗程。对照组：静脉滴注20%甘露醇1周，每日1次，口服双氯芬酸钠胶囊75 mg，每日1次，3周为1个疗程。结果：治愈24例，好转30例，未愈6例，总有效率为90%；对照组治愈20例，好转24例，未愈16例，总有效率为73.3%，治疗组临床症状改善明显优于对照组。

七、实验研究

1．对微循环的影响

用本方按10 g/kg剂量，给正常NLH小鼠腹腔注射，观察其对小鼠耳廓正常微循环及肾上腺素引起微循环障碍的影响。结果表明，本方能明显增加毛细血管管径，增加毛细血管开放数，延长肾上腺素引起血管收缩的潜伏期，对抗肾上腺素引起的毛细血管闭合。

2．对麻醉动物脑循环的作用

分别用戊巴妥钠麻醉狗和猫，再分别按实际需要量的独活寄生汤注射液和罂粟碱，静脉注射给药，观察其对脑血流量及脑血管阻力、血压心率及心肌耗氧量的影响。实验表明，本方有显著增加脑血流量，降低脑血管阻力，减慢心率的作用，但不会影响血压。在本实验条件下，罂粟碱亦显著增加脑血流量，不降低血管阻力，但使心率增加。这说明独活寄生汤减慢心率优于罂粟碱，并使心肌耗氧量降低，这对改善脑循环、血液循环是有利的。

3．对血小板聚集的影响

健康雄性家兔，颈总动脉放血，以3.8%的枸橼酸钠抗凝分离富血小板血浆和贫血小板血浆观察药物对二磷酸腺苷诱导的家兔血小板聚集的影响。实验表明，本方有剂量依赖性地对抗二磷酸腺苷诱导的血小板聚集作用，这从另一个侧面阐明了本方的药理作用。

4．抗炎免疫药理作用

抗炎作用的研究表明，本方对小鼠耳壳炎症有明显的对抗作用；对大鼠角叉菜胶性关节肿胀有显著的抑制作用；并显著降低毛细血管通透性，而对大鼠棉球样肉芽肿无明显影响，提示该方可能具有对抗渗出性炎症的作用。其抗炎作用为文献记载的本方主治“风湿痹痛”提供了部分实验依据。免疫作用的研究表明，本方能显著增加免疫器官胸腺、脾脏的重量，明显提高单核-巨噬细胞吞噬功能，对T细胞介导的免疫反应有明显的抑制作用。这提示该方对非特异性炎症的抑制作用可能与其明显提高机体非特异性免疫功能、调节机体的免疫平衡有关。

5．膝关节退行性骨关节病及其对白细胞介素-1的影响

观察独活寄生汤治疗膝关节退行性骨关节病的临床疗效。方法：将60例患者随机分为两组，治疗组30例采用独活寄生汤加减口服，配合外洗药熏洗患处治疗；对照组30例单纯用与治疗组相同的中药熏洗治疗。连续治疗2个月后观察比较两组疗效，并观察治疗前后膝关节液中白细胞介素-1的水平变化。结果：治疗组显效18例，好转10例，无效2例，总有效率为93.3%；对照组显效8例，好转13例，无效9例，总有效率为70.0%。两组总有效率比较，有显著性差异（$P<0.01$）。治疗组膝关节液白细胞介素-1值显著降低（$P<0.01$），对照组膝关节液白细胞介素-1值无明显变化（$P>0.05$）。结论：独活寄生汤能降低膝关节退行性骨关节病患者膝关节液中白细胞介素-1的异常升高，对治疗膝关节退行性骨关节病有较好疗效。

6．对白细胞介素-1（IL-1）和肿瘤坏死因子（TNF）表达水平的影响

观察独活寄生汤对兔膝骨性关节炎中白细胞介素-1和肿瘤坏死因子表达水平的影响，探讨其治疗骨性关节炎的机制。结果：治疗后1周，膝关节液中即可检测到白细胞介素-1及肿瘤坏死因子的表达，对照组在3周时达到高峰，5周时略有回落。治疗组数值与对照组比较均见下降，1周时下降差异无统计学意义（$P>0.05$），3、5周时下降差异有统计学意义（$P<0.01$）。因此，独活寄生汤能改善骨性关节炎。

八、注意事项

本方由辛散湿燥及扶正之品组成，对于痹证属湿热实证者，不宜用本方。

桂枝芍药知母汤

（《金匮要略》卷上）

一、功能

祛风除湿，温经宣痹，养阴清热。

二、主治

历节。肢体疼痛肿大，脚肿如脱，身体瘦弱，头眩短气，泛泛欲吐，或发热，舌淡苔白，脉沉细。

三、组成

桂枝12 g，芍药9 g，甘草6 g，麻黄6 g，生姜15 g，白术15 g，知母12 g，防风12 g，附子$_{炮}$6 g。

四、用法

上九味，以水七升，煮取二升，温服七合，日三服。

五、组方原理

本方是为历节日久，邪留不去，郁而化热伤阴之证而设，故以祛风除湿，温经宣痹，养阴清热之法。方中以桂枝、附子为君药，桂枝辛甘温，归心、肺、膀胱经，两药合用能祛风除湿以通脉，温经散寒以助阳。臣药以麻黄、防风、白术，麻黄辛微苦温，归肺、膀胱经，防风辛甘微温，归膀胱、肝、脾经，白术苦甘温，归脾、胃经，三药合用能疏风散寒，祛湿止痛。麻黄、白术与桂枝相配，能发汗、祛表里风湿；白术与附子相伍祛寒湿、止痹痛。佐药以知母、白芍和生姜。知母清热滋阴，白芍养血和营，生姜和胃止呕。使药以甘草调和诸药，甘草与生姜相配，和胃调中；甘草与白芍相配，缓急舒

筋止痛。本方在祛风胜湿、助阳行痹药中，配白芍、知母养阴清热，既可制其温燥伤阴之性，又能兼清化燥之邪热，有相辅相成之妙。综观全方，共奏宣痹通经之功，使邪去热解，痹痛得愈。本方具祛风除湿，温经宣痹，养阴清热之功，桂枝、芍药、知母在方中的特殊性，故以其命名，称为桂枝芍药知母汤。

本方配伍特点：寒温并用，以温为主，温经散寒以助阳；攻补兼施，以攻为主，祛风除湿止痹痛；刚柔相济，温燥不伤阴，凉柔不恋邪。

六、临床应用

（一）内科

1．风湿性关节炎

以本方为基本方，共治疗30例风湿性关节炎。结果：痊愈（关节红、肿、热、痛或全身发热退尽，血沉和抗“O”均恢复正常，能正常劳动）15例，显效（关节红、肿、热、痛或全身发热基本退尽，血沉或抗“O”恢复正常或略高，能正常劳动）6例，有效（关节红、肿、热、痛减轻，全身时有低热，血沉及抗“O”略高，能适当劳动）5例，无效（关节红、肿、热、痛未减，可有低热，血沉及抗“O”仍偏高）4例而改用其他方法治疗。

2．类风湿关节炎

有人以本方为基本方治疗32例类风湿关节炎，服药30剂为1个疗程。结果：治愈（临床症状和阳性体征消失，类风湿因子、抗“O”、血沉、全血黏度、血浆黏度、红细胞电泳指标恢复正常）14例，显效（临床症状和阳性体征显著好转，但未全消失，六项化验指标恢复正常）6例，有效（自觉症状好转，阳性体征仍存在，6项化验指标中有五项恢复正常）10例，无效（治疗前后自觉症状、阳性体征、化验检查均无变化）2例，总有效率为93.7%。有效病例平均服药21.6剂。喜多敏明以本方治疗10例RF阳性的类风湿关节炎，服药后4～12个月后测定Lansbury活动性指数和RF。结果：Lansbury活动性指数从53.7%±7.9%下降至30.1%±6.0%；RF从（193.4±57.9）μ/mL降至（91.9±37.3）μ/mL，仅1例临床症状缓解。

3．急性痛风

用本方加味，治疗该病45例，并与秋水仙碱对照组比较。治疗组采用桂枝芍药知母汤加味，处方：炙桂枝、赤芍、白芍、知母、生麻黄、熟附子、白术、炙甘草、生姜、汉防己。每日1剂，药渣敷于患处，1周为1个疗程。对照组采用秋水仙碱片口服，首剂1.0 mg，其后每h0.5 mg，直至疼痛缓解或出现严重胃肠道反应时，改为维持量0.5 mg，每日3次，疗程同上。结果：治疗组45例中，显效11例，占24.44%；好转32例，占71.12%；无效2例，占4.44%，总有效率为95.56%。对照组38例中，显效2例，占5.27%；好转35例，占92.10%；无效1例，占2.63%，总有效率为97.37%。两组总有效率比较无显著性差异（$P > 0.05$），而两组显效率比较有显著性差异（$P < 0.01$）。

（二）外科

1．肩周炎

以本方治疗肩周炎40例，处方：桂枝、麻黄、熟附子各8 g，白芍20 g，白术、知母、地龙各15 g，防风、羌活、姜黄各10 g，白花蛇1条（约30 g），蜈蚣2条，全蝎6 g，葛根30 g。结果：治愈28例，有效11例，无效1例，总有效率为97.5%。有人以本方治疗肩周炎31例，处方：桂枝15 g，白芍药15 g，知母16 g，白术15 g，防风12 g，麻黄10 g，附子12 g，生姜5片。疼痛遇寒增重，得热则舒，寒邪为著者，生姜易干姜，加羌活、细辛；疼痛剧烈，痛如针刺，且日轻夜重，属瘀血患者，选加丹参、红花、制没药、制乳香、延胡索、鸡血藤，用药期间停服其他药物。15日为1个疗程。结果：治愈28例，占90.3%；好转3例，占9.7%。

2．膝关节骨性关节炎

以本方加独活、牛膝为基本方配合电针治疗膝关节骨性关节炎180例，双膝发病44例，单膝发病136例；伴关节畸形35例，伴关节腔积液31例。处方：桂枝12 g，生白芍9 g，知母12 g，生白术12 g，黑附子（先煎）12 g，麻黄6 g，防风12 g，生姜12 g，甘草6 g。15日为1个疗程。电针疗法取穴以膝关节周围穴位为主。结果：临床治愈96例，有效70例，无效14例，总有效率为92.25%。

3．膝关节积液

以本方治疗膝关节积液38例，患者均以膝关节肿痛伴屈伸不利为主症，且浮髌试验明显，为中重度膝关节积液，排除细菌性关节炎积液。基本处方：桂枝8 g，芍药、知母、防风各10 g，附子、生麻黄、甘草各3 g，白术12 g，生姜3片。结果：治愈32例，有效5例，无效1例，总有效率为97.4%，平均治愈时间4.8日。

（三）皮肤科

关节性银屑病

以本方去附子、麻黄、生姜，加桑寄生、秦艽、青风藤为基本方。病在上肢者，加桑枝；病在下肢者，加牛膝；关节疼痛较剧烈者，加乳香、没药；肿胀明显者，加防己、苍术；关节屈伸不利者，加伸筋草、络石藤，共治疗46例关节性银屑病。结果：临床治愈（关节疼痛、肿胀消失，活动功能正常，实验室检查正常，皮损完全消失或消退95%以上）5例，好转（关节疼痛、肿胀减轻，活动功能好转，实验室检查有改善，皮损消退50%以上）34例，未愈（关节疼痛、肿胀及实验室检查无变化，皮损消退不足50%）7例。

七、实验研究

1．抗风湿作用

研究表明，桂枝芍药知母汤明显抑制醋酸所致小鼠扭体反应和大鼠棉球样肉芽肿组织增生，降低小鼠腹腔毛细血管通透性，显著抑制AA大鼠原发性足肿胀及继发性关节炎。机制研究表明，桂枝芍药知母汤可明显降低AA大鼠炎性组织中PGE_2的含量，同时还显著抑制炎症反应时的白细胞游走。

2．对Ⅱ型胶原诱导性关节炎大鼠血清肿瘤坏死因子-α、白细胞介素-1β活性的影响

结果表明：桂枝芍药知母汤大、中剂量组均可使大鼠踝关节肿胀程度和关节炎指数明显减少，与模型组比较差异显著（$P<0.01$）；同时发现模型组大鼠血清肿瘤坏死因子-α含量及白细胞介素-1β活性明显升高，治疗组起下调作用，接近正常组水平，与模型组比较差异显著（$P<0.01$）。结论：肿瘤坏死因子-α、白细胞介素-1β异常增高，与RA发病密切相关。桂枝芍药知母汤可以降低CIA大鼠血清中异常增高的肿瘤坏死因子-α、白细胞介素-1β浓度，从而抑制或控制RA病情发展。

3．对Ⅱ型胶原诱导性关节炎大鼠IFN2γ及L-4水平的影响

按桂枝芍药知母汤原方比例常法水煎浓缩为含饮片4.65 g/mL，观察其对Ⅱ型胶原诱导性关节炎大鼠IFN2γ及L-4水平的影响。结果：桂枝芍药知母汤能改善CIA大鼠体重变化，降低原发性和继发性足肿胀度，下调CIA大鼠滑膜和血清IFN-γ、L-4水平。因此，CIA大鼠滑膜中IFN-γ、L-4水平均升高，血清中以IFN-γ升高为主。桂枝芍药知母汤抗风湿作用，可能是通过下调CIA大鼠滑膜和血清IFN-γ、L-4水平，从而调节Th1/Th2平衡。

4．对免疫性关节炎治疗作用

用本方按经方配药观察用药后动物致炎对侧膝关节滑膜组织病理改变与NF-κB配体的受体或激活因子表达。结果：桂枝芍药知母汤用药4周后，可明显减轻关节肿胀程度，使关节指数减小（$P<0.05$）；病理镜检显示，大鼠膝关节滑膜细胞和纤维组织增生减轻，浸润细胞数减少；滑膜组织受体或激活因子表达下降（$P<0.01$），本实验条件下，本方20.6 g/kg剂量时的疗效与氨甲喋呤相当。因此，桂枝芍药知母汤对免疫性关节炎大鼠的关节损伤有治疗和保护作用，其机制可能与抑制炎症反应并降低受体或激活因子表达有关。

5．对转基因小鼠胶原诱导性关节炎T淋巴细胞增殖的影响

将本方制成药液（含原生药2 g/mL）采用HLA-DR_4转基因小鼠CIA动物模型，评价造模后桂枝芍药知母汤早期给药对T淋巴细胞增殖的影响。结果：与模型组比较，本方能明显抑制RA转基因小鼠T淋巴细胞增殖（$P<0.05$）。结论：桂枝芍药知母汤有改善RA的病情和症状，抑制T淋巴细胞增殖作用，这可能是本方治疗类风湿性关节炎取得良好疗效的机制之一。

八、注意事项

附子有毒，须先煎0.5 h，并与生甘草合用，以缓附子的毒性。

（本节作者：严红艳）

第四节 化湿和胃

平胃散

（《简要济众方》卷5）

一、功能

燥湿运脾，行气和胃。

二、主治

湿滞脾胃证。脘腹胀满，不思饮食，口淡无味，恶心呕吐，嗳气吞酸，肢体沉重，怠惰嗜卧，常多自利，舌苔白腻而厚，脉缓。

三、组成

苍术去黑皮，捣为粗末，炒黄色120 g，厚朴去粗皮，涂生姜汁，炙令香熟90 g，陈橘皮洗令净，焙干60 g，甘草炙黄30 g。

四、用法

上为散。每服6 g，水一中盏，加生姜两片，大枣两枚，同煎至六分，去滓，食前温服。

五、组方原理

本方为湿滞脾胃之证而设，故以燥湿运脾，行气和胃立法。方中以苍术为君药，以其味苦，性温而燥，最善燥湿，兼以健脾，能使湿去而脾运有权，脾健则湿邪得化。湿邪阻碍气机，气不宣通，故在祛湿之中，须辅以行气之品，因而方中厚朴为臣药。本品苦温，非但善能行气消满，且有苦燥芳化之性，行气祛湿两者兼顾；与苍术相伍，燥湿以健脾，行气以化湿，湿化气行则脾气健运。二药合用加强燥湿运脾之力。佐以陈皮理气和胃，芳香醒脾，助苍术燥湿；协厚朴行气。陈皮、厚朴芳香化湿，有醒脾调中之功。甘先入脾，脾得补而健运，故使以甘草，既可调和诸药，又能甘缓和中。用法中加入生姜、大枣，则调和脾胃之功益佳。全方以燥湿为主，行气为辅，使湿浊得化，气机调畅，脾得健运，胃气和降，则湿阻气滞诸证自除。然本方总以苦燥为用，唯有湿有滞者宜之，脾湿得制，则与胃气相平，脾胃平和，升降自有其序。

关于本方命名，张介宾曰："夫所谓平胃者，欲平治其不平也。"（《景岳全书》卷17）说明本方

能平胃土之不平，是为平治胃气之剂，故称“平胃散”。

本方配伍特点有二：一为燥湿与行气之品并用，以燥湿为主；二为诸药皆入脾经，因而本方重在治脾湿，兼和胃气。

六、临床应用

（一）内科

1．急性胃炎

平胃散加味治疗急性胃炎76例，处方：苍术15 g，厚朴、陈皮各10 g，甘草8 g。结果：痊愈53例，显效18例，有效5例，总有效率达100%。

2．慢性胃炎

平胃散加味治疗慢性浅表性胃炎140例，处方：苍术、厚朴、陈皮、半夏、茯苓、白蔻各10 g，黄连、甘草各5 g，蒲公英、薏苡仁各25 g，黄芪、党参各12 g，白芍15 g。2周为1个疗程，治疗2个疗程。结果：治愈98例，占70%；显效30例，占21.4%；有效8例，占5.7%；无效4例，占2.9%。其总有效率为97.1%。

3．胆汁反流性胃炎

本方加柴胡、白芍、枳壳为主，治疗胆汁反流性胃炎52例。5周为1个疗程。经1个疗程治疗后，痊愈34例（症状、体征消失，胃镜复查胃黏膜病变恢复正常，无胆汁反流），有效12例（症状、体征减轻，胃镜示胃黏膜病变明显好转，胆汁反流情况减轻），无效6例。

4．胃、十二指肠溃疡

本方加芍药、砂仁、白术、木香、白及、延胡索、黄连、吴茱萸为基本方，治疗十二指肠球部溃疡27例，胃溃疡6例，复合性溃疡2例，共35例。结果：痊愈22例（疼痛消失，并发症基本治愈，X线钡餐检查龛影消失，或内窥镜检查进入溃疡愈合期或瘢痕期），好转13例（症状减轻，X线示龛影缩小及溃疡愈合期或胃镜检查病灶缩小，并发症好转）。

（二）妇科

产后子宫出血

加味平胃散治疗药物流产后子宫出血60例。处方：厚朴、陈皮各15 g，苍术20 g，炙甘草、大黄、茜草、葱白各6 g，旋覆花12 g，桂枝10 g。患者于药物流产后第4日开始服，3日为1个疗程，病轻者服用1个疗程，病重者服用2～3个疗程。结果：痊愈（服药后1周内阴道出血停止，宫腔内残留组织等排出干净）40例，占66.66%；显效（服药后10日内阴道出血停止，宫腔内残留组织等排出干净）10例，占16.66%；无效（服药后10日内阴道仍出血，需做清宫术者）10例，占16.66%；总有效率为83.33%。

（三）儿科

1．小儿厌食症

以本方加茯苓、枳壳、鸡内金为基本方，治疗小儿厌食症，其中1～6岁60例，7～10岁20例。80例患儿经过治疗，食欲均明显增加，体质增强。服药2～4剂痊愈20例，4～8剂22例，8～12剂38例，平均8剂，饮食增加、精神好转、大便次数减少。

2．小儿功能性腹痛

以苍术、厚朴、陈皮、茯苓、炒白术、白芍、木香、枳壳、砂仁、干姜为基本方治疗小儿功能性腹痛。给药方法：2个月～1岁者每日服1/3剂，2～5岁者每日服2/3剂，6岁以上者每日服1剂，3～7日为1个疗程。腹痛剧烈者肌内注射山莨菪碱，剂量按每次0.5～1 mg/kg。结果：56例中治愈39例，有效12例，无效5例，总有效率为91.1%。

（四）外科

阳痿

以本方加熟地、肉桂、附子、韭子为基本方治疗阳痿56例。结果：治愈46例（阴茎勃起坚硬，连续3次以上性交成功），有效7例（病情有明显改善，每月有1～2次成功的性交，但尚难随心所欲），无效3例（治疗6个疗程病情无明显好转或无变化），总有效率为94.6%。

（五）皮肤科

面部扁平疣

平胃散加味治疗面部扁平疣23例。处方：陈皮10 g，苍术12 g，白术12 g，厚朴9 g，甘草5 g，薏苡仁30 g，马齿苋10 g。结果：痊愈（治疗后半年内，疣体消失且无复发者）17例，显效（治疗后皮损消失或减少70%以上）3例，好转（治疗后皮损减少30%以上）2例，无效1例，总有效率为95.65%。

七、注意事项

本方辛苦温燥，易伤正耗阴，故阴虚气滞、脾胃虚弱者，以及孕妇不宜使用。

不换金正气散（不换金散）

（《易简方》）

一、功能

燥湿化浊，和胃止呕。

二、主治

湿浊内停，兼有表寒证。呕吐腹胀，恶寒发热，或霍乱吐泻，或不服水土，舌苔白腻等。

三、组成

藿香、厚朴、苍术、陈皮、半夏、甘草各等分。

四、用法

上为散。每服12 g，水一盏，加生姜三片，煎至六分，去滓热服。

五、组方原理

本方是为湿浊内停，兼风寒束表而设，故以燥湿化浊，和胃止呕，兼解表散寒立法。本方由平胃散加藿香、半夏组成，其用量相等。方中藿香辛微温，归脾、胃、肺经，为芳化湿浊要药，具有外散表寒，内化湿浊，理气和中，辟秽止呕之功，为君药。苍术善燥脾湿，又可走表祛风除湿，与君药相伍，可祛表里之湿，又辟山岚瘴气；厚朴下气除满，芳香化浊，与苍术相合，增强燥湿运脾之力，共为臣药。半夏善于降逆止呕，又可燥湿化痰、消痞，陈皮理气和胃，芳香醒脾，均为佐药。使以甘草调和诸药，用法中加生姜辛散走表，和胃止呕。诸药相伍，则秽浊可祛，呕吐得止，腹胀可除，表寒能散。

本方具有燥湿健脾、芳香化浊、和胃止呕之功。“俾正气得以转输，邪气无由乘袭，可贵孰甚焉，故名不换金也。”“方名曰正气者，谓其能正不正之气故尔。”故名不换金正气散。

本方配伍特点有二：一为表里同治，以治里为主，祛内停的湿浊；二为升降合用，以降为主，降逆上之胃气。

六、临床应用

1．慢性浅表性胃炎

加味不换金正气散治疗慢性浅表性胃炎68例。处方：苍术、法半夏各15 g，厚朴、藿香各12 g，陈皮、甘草各5 g，蒲公英30 g，黄连6 g，柴胡7 g，木香、砂仁（后下）、枳壳各10 g。1个月为1个疗程。结果：显效48例，占70.59%；有效15例，占22.06%；无效5例，占7.35%；总有效率为92.65%。

2．肠易激综合征

不换金正气散加味治疗肠易激综合征37例，煎汤口服。4周为1个疗程，连服2个疗程。处方：藿香10 g，苍术10 g，厚朴10 g，陈皮6 g，法半夏10 g，炒白术10 g，茯苓15 g，大腹皮15 g，蒲公英15 g，炒白芍10 g，全当归10 g，炙甘草5 g。结果：显效21例（56.8%），有效11例（29.7%），无效5例（13.5%），总有效率为86.5%。

3．泄泻

加减不换金正气散治疗泄泻。处方：炒苍术、白术、炒陈皮、藿梗、茯苓、车前子（包）、金银花、生甘草各10 g，厚朴6 g，姜半夏12 g，薏苡仁、炒扁豆各20 g。结果：24 h治愈30例，2日治愈45例，3日治愈17例，2～3日好转28例。以藿香、半夏、陈皮、苍术、厚朴、甘草，伤食泻者加神曲，风寒泻者加防风，湿热泻者加野麻草，治疗71例婴幼儿急性泄泻。结果：显效60例，有效9例，无效2例。

七、实验研究

1．对胃酸分泌的影响

通过本方对湿阻大鼠胃酸分泌影响的观察表明，不换金正气散可促进胃酸分泌增加，从而有利于消除胃肠道的消化和吸收障碍，有利于湿阻症状的改善。

2．对胃壁黏液分泌的影响

通过本方对湿阻大鼠胃壁黏液分泌影响的观察表明，不换金正气散可促进胃壁黏液的分泌，对于保护胃黏膜免受损伤有着积极意义。

3．对胃肠推进运动的影响

通过本方对湿阻大鼠胃肠推进运动影响的观察表明，不换金正气散可改善大鼠的胃肠推进减弱的病理现象；具有刺激胃肠运动，促进胃肠内容物排空的作用。

4．对全血5-羟色胺和5-羟吲哚醋酸的影响

通过本方对湿阻大鼠全血5-羟色胺和5-羟吲哚醋酸影响的观察表明，不换金正气散对湿阻动物全血5-羟色胺及其代谢产物5-羟吲哚醋酸含量下降所起的恢复作用，有助于增强胃肠运动，排除胃肠积气。

5．对血浆胃泌素的影响

通过本方对湿阻大鼠血浆胃泌素影响的观察表明，不换金正气散使血浆胃泌素水平提高，有助于最大限度地调动壁细胞分泌盐酸，发挥促进胃肠道黏膜生化，加强消化、吸收和促进胃排空等生理作用。

6．对血清K^+、Na^+含量的影响

通过本方对湿阻大鼠血清K^+、Na^+含量影响的观察表明，不换金正气散可促进血钾含量明显提高，对纠正水与电解质平衡失常，促进湿阻症状的好转有积极意义。

八、注意事项

《太平惠民和剂局方》卷2谓："忌生冷、油腻、毒物。"本方辛苦温燥，易耗阴血，故阴虚、脾胃虚弱及孕妇不宜使用。

藿香正气散

（《太平惠民和剂局方》卷2）

一、功能

解表化湿，理气和中。

二、主治

外感风寒，内伤湿滞证。霍乱吐泻，恶寒发热，头痛，脘腹疼痛，舌苔白腻，以及山岚瘴疟等。

三、组成

大腹皮、白芷、紫苏、茯苓去皮各30 g，半夏曲、白术、陈皮去白、厚朴去粗皮，姜汁炙、苦桔梗各60 g，藿香去土90 g，炙甘草75 g。

四、用法

上为细末。每服6 g，水一盏，姜三片，枣一枚，同煎至七分，热服。如欲出汗，衣被盖，再煎并服（现代用法：共为细末，每服9 g，姜、枣煎汤送服，或做汤剂，水煎服，用量按原方比例酌定）。

五、组方原理

本方是为外感风寒，内伤湿浊之证而设，治宜外散风寒，内化湿浊，兼以理气和中。故方中重用藿香为君药，既取其辛温而解在表之风寒，又以其芳化在里之湿浊，且可辟秽和中，升清降浊，故为治霍乱吐泻之要药。臣药以辛温的紫苏，解表散寒，行气和胃；辛温的白芷解表散寒，祛风除湿。紫苏、白芷皆辛香发散之品，以增强藿香外解风寒之功，同时也兼以芳化湿浊。由于湿滞在里，故又佐以半夏曲燥湿化痰，和胃止呕，以除恶心呕吐；厚朴行气化湿，宽胸止痛；陈皮理气燥湿，且能和中；大腹皮下气宽中，利水消肿。四药同用，能燥湿行气，降逆和胃，与藿香同治霍乱吐泻，对于湿阻气滞，脘腹痞闷胀满等症，最为合拍。又用桔梗宣肺，利胸膈间之滞气，以治痞闷；且肺为水之上源，肺气的宣降功能正常，则能通调水道。桔梗与大腹皮配伍，行气利水，使湿邪从小便而出。配伍白术、茯苓健脾祛湿，以助脾胃运化之功，以上均为佐药。使药以甘草调和诸药。用法中少加姜、枣以调理脾胃。

本方的组方特点有二：一是表里双解，既有辛温解表药以发散风寒，又有苦温化湿药燥湿理气和中。二是扶正祛邪。本方既疏散表寒，芳化湿浊以祛邪；又健脾补中以扶正，使祛邪而不伤正，扶正以助祛邪，两者相得益彰。

六、临床应用

（一）内科

1．感冒、流感

用本方加减治夏季流感，患者一般在1～2日症状减轻，3～4日痊愈，尤对发热不甚，而有胸闷、恶心、食欲减退及腹泻等胃肠症状明显者疗效为佳。藿香正气水已成为夏日感冒，发热夹滞证的常用药。有人报道，采用本方治疗小儿感冒，发热夹湿滞证20例。结果：显效5例，有效13例，无效2例。服药期间，停用一切西药抗生素、激素等。

2．急性肠胃炎

藿香正气散加减治疗急性肠胃炎56例。处方：藿香20 g，白芷15 g，生姜10 g，紫苏10 g，茯苓15 g，半夏曲10 g，白术10 g，陈皮10 g，厚朴10 g，大枣2枚，苦桔梗10 g，甘草10 g。5日为1个疗程，结果：临床治愈41例（73.2%），好转8例（14.3%），无效7例（12.5%），总有效率为87.5%。

3．泄泻

用本方治疗急性肠炎30例均获痊愈，平均治愈时间为1.4日。对照组30例用磺胺、颠茄合剂等药治疗，平均2.9日治愈。用本方另治85例急性腹泻，其中泻水样或黏液样便的74例，泻脓血样便的11例。结果：治愈73例，占85.3%；有效12例，占14.1%，前者无并发症，后者合并慢性肝炎4例，营养不良性水肿8例。大部分病例于服药后1～2日症状消失。本方亦是治疗婴幼儿消化不良的常用方，做散剂易服，做汤剂亦无任何毒副反应，故可母子同用。

4．非感染性腹泻

藿香正气散加味治疗非感染性腹泻50例。处方：藿香12 g，厚朴10 g，法半夏10 g，苍术10 g，陈皮10 g，茯苓15 g，黄连10 g，干姜10 g，甘草5 g。结果：显效20例，治疗72 h内粪便性状及次数恢复正常，全身症状消失；有效30例，治疗72 h内粪便性状及次数明显好转，全身症状明显改善，疗效显著，平均服药3剂。

5．溃疡性结肠炎

本方加味治疗溃疡性结肠炎38例。处方：藿香20 g，茯苓10 g，白芷10 g，紫苏10 g，大腹皮10 g，半夏10 g，厚朴10 g，陈皮10 g，白术10 g，苦桔梗12 g，甘草12 g，鲜姜3片，大枣1枚，7日为1个疗程。结果：痊愈（诸证消失，结肠镜复查结肠无充血，无水肿，无溃疡）27例；好转（泄泻次数明显减少，结肠镜检无充血，无水肿，无溃疡）8例，无效（症状与体征未减轻，结肠镜复查有充血，有水肿，有溃疡）3例，总有效率为92.1%。

（二）五官科

咽炎

用藿香正气水治疗咽炎75例，慢性咽炎取藿香正气水5～10 mL，以开水100～200 mL稀释，待温后徐徐含咽。急性咽炎或慢性咽炎急性发作者，以藿香正气水30～50 mL，稀释待温后含咽。对咽喉部痒痛较剧，有干燥和灼烧感，或声音变哑，甚至不能发音者，直接以药汁较浓的藿香正气水10 mL，慢慢含咽濡润。用本品稀释的浓度大小亦可根据患者口服的耐受能力而定，一般每日可用10～30 mL。结果：临床症状消失，咽喉部检查无异常者占44%；自觉症状消失，而咽喉部仍见有轻微充血和淋巴滤泡者占56%。

（三）皮肤科

1．夏季皮炎

藿香正气丸对夏季皮炎患者疗效甚优，治100例患者，10日痊愈47例，有效27例，无效26例。与西医治疗组治愈率相比较，统计学处理有显著性差异（$P<0.01$）。

2．湿疹

用藿香正气散加减治疗湿疹36例，其中头部11例，四肢8例，阴部17例；风湿型20例，风寒型9例，血热型2例，血虚型5例。36例患者中，最少服药4剂，最多12剂，均获痊愈。

（四）毒副作用

据报道，服藿香正气水后有药疹、过敏性紫癜，甚至过敏性休克等症状出现。有研究报道1例患者，女，35岁，因腹痛泄泻服用藿香正气水10 mL，5 min后即感咽喉灼热、面赤，继则全身出冷汗，四肢抽搐。经急诊持续低流量给氧气、输液及葡萄糖酸钙静脉注射，异丙嗪肌内注射等抗过敏处理，症状好转；当晚9点全身发现红疹，对症处理后，次日疹退痊愈。据研究报道因服用藿香正气水而致心动过速4例（男3例，女1例），年龄6个月～30岁，均因胃肠炎口服藿香正气水，3～5 min后即出现心动过速反应，心率为190～210次/min，患者除伴颜面潮红外，无其他自觉症状，血压和末梢血常规均正常。心电图：室上性心动过速。停药后，休息或给予强心及激素类药物治疗，均于15～20 min后症状消失。本组患者既往均无类似发病史及药物过敏史，在服用该药后亦未使用过任何血管活性药物，因此认为患者所出现的室上性心动过速确属藿香正气水所致。

七、实验研究

1．解痉镇痛作用

实验研究表明，藿香正气水、丸对兔的离体十二指肠有明显的抑制作用，能对抗拟胆碱药引起的肠痉挛；对抗水杨酸，毒扁豆碱引起的肠痉挛，其效果与阿托品对抗肠痉挛的作用相似；藿香正气水对离体豚鼠十二指肠的自动收缩，由组胺、乙酰胆碱、氯化钡所引起的回肠收缩均有明显的抑制作用，其拮抗组胺、乙酰胆碱的作用呈量效关系，抑制率随藿香正气水的浓度增高而加大；采用化学刺激法以及小鼠扭体法做镇痛实验，发现藿香正气水的作用十分显著。

2．促进免疫作用

实验证明，用硫酸镁所致腹泻造型的小鼠，经用藿香正气丸治疗后，其外周血淋巴细胞渗入，H-胸腺嘧啶核苷（^{3}H-TdR）指数增高，小鼠肠组织渗入的^{3}H-TdR比对照组显著升高，而对照组比正常组低，给药组则接近正常组水平。这提示该药能提高小鼠的免疫功能，并促进受伤肠段的修复。

3．抗菌作用

藿香正气水对藤黄八叠球菌等8种细菌均有抗菌作用，尤对金黄色葡萄球菌、藤黄八叠球菌作用较强。实验证明，该药对甲、乙副伤寒杆菌，白念珠菌，大脑状毛癣菌，红色毛癣菌，新生隐球菌及皮炎芽生菌均有较强的抑制作用。

4．镇吐作用

实验证明，11.4%藿香正气胶丸溶液20 mL/kg，给家鸽灌服，5 min后每只家鸽灌入1.5%硫酸铜溶液20 mL/kg，其呕吐潜伏期和呕吐次数与对照组比较有显著性差异（$P < 0.01$），说明该药有镇吐作用。

5．调节胃肠功能作用

藿香正气水和胶丸溶液对小鼠胃肠输送功能有显著影响（$P < 0.01$），说明该药对胃肠平滑肌蠕动有抑制作用。实验证明，腹泻型的小鼠用该药治疗后，其血液及肝组织中的葡萄糖和水分的吸收增加，说明有调节胃肠功能作用；藿香正气软胶囊小剂量组及中剂量组能提高阿托品所致小肠运动抑制型小鼠的小肠推进功能。

六和汤

（《太平惠民和剂局方》卷2）

一、功能

祛暑化湿，健脾和胃。

二、主治

夏月外感于寒，内伤于湿证。恶寒发热，无汗，头昏头痛，痰喘咳嗽，胸中烦闷，霍乱吐泻，四肢乏力，不欲饮食，小便赤涩，苔腻脉濡。

三、组成

缩砂仁、半夏汤泡七次、杏仁去皮尖、人参、炙甘草各30 g，赤茯苓去皮、藿香叶拂去尘、白扁豆姜汁略炒、木瓜各60 g，香薷、厚朴姜汁制各120 g。

四、用法

上锉，每服12 g，水一盏半，生姜三片，枣子一枚，煎至八分，去滓，不拘时候服（现代用法：水煎，日1剂，分3次服）。

五、组方原理

本方是为寒湿外袭，暑湿伤脾胃证而设。方中重用香薷、厚朴，合扁豆则为香薷散。其主治夏月乘凉饮冷，暑湿被阴寒所遏，外则表气不宣，内则脾胃不和，而致恶寒发热，无汗，霍乱吐泻等证。方中香薷辛温，发汗解暑，行气散湿，是治暑湿感寒之主药；治伤暑如神。通小便，散水肿，去口臭，解热去烦，调中和胃，有彻上彻下之功，拨乱反正之妙，能使清气上升，浊秽下降也。本方重用，甚切病机。厚朴苦辛而温，能行气宽中化滞，平胃气之上逆；扁豆甘平，可消暑化湿，健脾气而和中。今加入人参、赤茯苓、炙甘草，则其健脾之力增，脾健则暑湿之邪自祛。伍以半夏、砂仁，则和胃之功倍，胃和则呕自止；复以藿香叶化湿和中，助香薷解散寒湿之邪；杏仁苦降辛散温通，助厚朴利气，以期气行则湿亦化；更以木瓜和胃化湿、舒筋，与藿香、生姜等同用，而治霍乱吐泻；以生姜、大枣、甘草，和脾胃而调和诸药。综合全方，共奏祛暑化湿，健脾和胃之功。用于夏月暑湿伤脾，复感外寒，症见寒热无汗，霍乱吐泻之证，甚为合拍。

本方的配伍特点是：解表祛湿药与健脾和胃、行气化湿药同用，使表邪散，脾胃和，里湿化，以奏表里双解之功。

六、临床应用

1. 小儿传染性肝炎

用六和汤去人参、扁豆、香薷，加用陈皮为基本方，治疗小儿传染性肝炎200例，急性无黄疸型肝炎116例，急性有黄疸型肝炎84例。结果：200例患儿，均获痊愈。

2. 急性肠炎

六和汤加味治疗急性肠炎86例。处方：砂仁（后下）10 g，姜半夏12 g，党参12 g，炒白术15 g，藿香15 g，扁豆12 g，赤茯苓15 g，木瓜12 g，厚朴12 g，炙甘草6 g。有发热、腹痛者给予对症处理，有脱水者给予静脉补液。结果：治愈66例（76.7%），好转14例（16.3%），未愈6例（7.0%），总有效率为93%。

七、注意事项

本方药性偏温，对湿热霍乱者忌用。

（本节作者：严红艳）

第五节 温化水湿

茯苓桂枝白术甘草汤

（《伤寒论》）

一、功能

温阳化饮，健脾利水。

二、主治

痰饮病。胸胁支满，目眩心悸，短气而咳，舌苔白滑，脉弦滑或沉紧。

三、组成

茯苓12 g，桂枝$_{去皮}$9 g，白术6 g，甘草$_{炙}$6 g。

四、用法

上四味，以水六升，煮取三升，去滓，分温三服。

五、组方原理

本方是为中阳不足，水饮内停所致之证而设，不论是伤寒吐、下之后，还是杂病痰饮内停，其致病之因，皆为中焦阳虚，脾失健运，水饮内停。其治法当温阳化饮，健脾和中。饮邪既成，首当化饮，故方中以甘淡之茯苓为君药。本方用之，是取其健脾利水，渗湿化饮，不但能消已聚之痰饮，且可治生痰之源。饮为阴邪，得寒则聚，得温则散，盖因温药能发越阳气，开宣腠理，通行水道，故臣药以辛甘而温的桂枝温阳化气。桂枝能温中州之阳气，其与茯苓合用，既可温肺以助化饮，止咳逆，又可暖脾化气以资利水，且能平冲降逆。苓、桂相伍，一利一温，通阳化饮，对水饮留滞而偏寒者，实有温化渗利之殊功。湿源于脾，脾阳不足，则湿从中生，故又佐以白术。本方主治证是脾虚湿盛，用其健脾燥湿，恰合病机。白术得桂枝则温运之力更宏，助脾运化，使脾气健运，水湿自除。方中还佐以炙甘草，甘温和中，得白术则崇土之力倍增，合桂枝则辛甘化阳之功尤妙。苓、术配伍，则健脾祛湿之功更佳。甘草与茯苓同用，茯苓可消除甘草引起的中满腹胀。方中四药合用，温阳健脾以治其本，祛湿化痰以治其标，标本兼顾，实为治疗痰饮之良方。

本方的配伍特点是：以通阳化气药与健脾利水药合用，配伍严谨，温而不燥，利而不峻，为治疗痰饮病之和剂。

六、临床应用

（一）内科

1．胃潴留

以苓桂术甘汤为基本方，治疗因慢性胃炎、溃疡病、慢性胃窦炎、低张力胃、胆石症、胃癌引起的胃潴留170例。患者以午后腹部满胀，嗳气频作，胸闷气短，头目眩晕，背部寒冷如掌大，胃脘部有振水音或上消化道造影空腹潴留液多于200 mL，舌质淡嫩，苔白滑，脉沉弦或弦细滑为主。经治3～15日。结果：胃潴留液消失145例，好转23例，无变化2例，总有效率达99%。

2．眩晕

以苓桂术甘汤加泽泻、姜半夏为基本方，随证加味，治疗水湿困脾型30例，脾阳素虚型19例，劳倦伤脾型25例，水饮眩晕者共74例。结果（以3年未复发为痊愈标准）：脾阳素虚型，服6剂痊愈4例，7～12剂痊愈5例，13～15剂痊愈9例，1例好转；水湿困脾型，服3剂痊愈21例，4～6剂痊愈7例，9剂痊愈2例；劳倦伤脾型，服3～6剂痊愈16例，7～9剂痊愈8例，12剂痊愈1例。

3．哮喘

将126例哮喘儿童随机分为治疗组65例，对照组61例，治疗组非急性发作期以六味地黄合苓桂术甘汤治疗。处方：熟地12～15 g，山茱萸、山药、茯苓各9～12 g，泽泻、牡丹皮、桂枝、白术、炙甘草各6～9 g，喘鸣者，加麻黄；痰多稀白者，加苏子、白芥子；咳甚者，加紫菀、苦杏仁；痰黄、口干者，加生石膏、黄芩。服药15日，再停药15日，每月1个疗程，共治疗12个疗程。对照组非急性发作期以三拗汤为基础方：麻黄6～9 g，苦杏仁6～9 g，炙甘草6 g，随证加减同治疗组；缓解期不给药物干预。结果：治疗组总有效率为83.1%，对照组总有效率为45.9%，两组总有效率比较，有显著性差异（$P<0.01$），治疗组优于对照组。

4．慢支阻塞性肺气肿

以本方加减治疗111例慢支阻塞性肺气肿患者，处方：茯苓12 g，桂枝9 g，白术10 g，炙甘草5 g，苏子10 g，干姜10 g，2周为1个疗程。结果：显效52例，好转45例，无效14例，总有效率为88.9%。

5．充血性心力衰竭

以本方治疗120例充血性心力衰竭患者，随机分为治疗组90例，对照组30例，对照组常规给予洋地黄及利尿剂治疗，治疗组在常规药物治疗的基础上加用苓桂术甘汤，观察临床疗效并检测心功能，部分患者做心钠素测定。结果：两组的总有效率分别为73.33%和60.00%，疗效比较有显著性差异（$P<0.01$）。

6．心律失常

用苓桂术甘汤为基础方治疗心律失常100例，处方：茯苓12 g，桂枝6 g，炒白术、甘草各10 g。2周后显效49例，有效49例，无效2例。

7．尿潴留

用本方加味治疗产后尿潴留86例，处方：茯苓、炒白术各12 g，桂枝、炒当归各10 g，生黄芪15 g，炙甘草3 g。结果：服2剂后小便通21例，服3剂后通37例，服3剂小便得通但解出不畅13例，服3剂后转方，小便得通15例。有人采用本方加减治疗老年髋部骨折术后尿潴留32例，患者均在腰麻或腰硬联合麻下行手术治疗后出现尿潴留。处方：茯苓、白术各15 g，甘草、桂枝各6 g。3日为1个疗程，治疗2个疗程。结果：临床治愈（小便通畅，症状及体征消失）26例，好转（症状及体征改善）5例，无效（症状无变化）1例，总有效率为96.9%。

（二）妇科

羊水过多

运用苓桂术甘汤加味治疗急性羊水过多32例，此病属中医“子满”范畴。急性羊水过多，均发生在妊娠中期（即4～6个月），患者均于一周内羊水急骤增长，腹大异常，胸膈满闷，呼吸迫促，喘逆不安，甚则不能平卧，其中伴有下肢及外阴水肿25例，遍身俱肿7例。经B超检查，胎儿均无畸形。治疗结果：32例经7日治疗，临床症状消失，随访足月正常分娩者为痊愈，共22例；经治疗15日临床症状基本消失，随访足月分娩者为有效，7例；经治疗15日以上，临床症状无改变为无效，3例。

（三）儿科

百日咳重症痉咳

用苓桂术甘汤加减治疗小儿百日咳重症痉咳156例，病程10日以内20例，11～20日31例，21～30日41例，41～50日35例，51～62日29例，这些患儿都是通过西药和某些中药无效而用此法治疗。患儿均为阵发性咳嗽，呈痉挛性，带有吼声，阵咳数分钟后吐出大量食物及清稀泡沫样痰涎，日轻夜重，且越来越重，而又很少有阳性体征者。其中每昼夜痉咳20次30例，30次51例，40次39例，50次23例；脸部浮肿71例，眼球结膜下出血69例，舌系带溃疡67例，轻度贫血52例，合并肺炎21例。结果：痊愈（1周内咳嗽、伴随症状及体征消失）148例，占95%；好转（5日内咳嗽减，10日内咳嗽基本消除，伴随症状及体征消失或改善）6例，占3.8%；无效（5日内痉咳嗽未减，或改用其他方法治疗）2例，占1.2%。其总有效率为98.8%。

（四）五官科

1．病毒性角膜炎

用苓桂术甘汤加附子为基本方，治疗病毒性角膜炎31例，共35只眼。就诊时发病最短者2日，最长者1个月。结果：服药7剂，翳障消退9例，10只眼；14剂消退10例，12只眼；21剂消退5例，5只眼；30剂消退3例，3只眼。另4例，5只眼因就诊较晚，黑睛已生斑翳，终未消退。其总治愈率为87%。

2．小儿过敏性鼻炎

以本方合苍耳子散加减治疗小儿变应性鼻炎脾虚痰饮型116例，处方：党参10 g，白术6 g，茯苓6 g，桂枝6 g，白芷6 g，细辛2 g，苍耳子6 g，辛夷6 g，羌活6 g，炙甘草3 g。5日为1个疗程，2个疗程后有效率为88%，总有效率为90%。

3．梅尼埃病

观察治疗梅尼埃病105例，以苓桂术甘汤为基本方，即茯苓18 g，桂枝9 g，白术12 g，甘草9 g，另加味生龙牡各24 g，生赭石12 g，灵磁石24 g，半夏9 g，钩藤18 g，石决明20 g。10日为1个疗程，一般服1～3个疗程。结果：77例治愈（73.33%），眩晕症及兼症消失；18例好转（17.14%），症状减轻；10例无效（9.52%），症状无明显变化；总有效率为90.48%。

七、实验研究

1．抗心肌缺血作用

本方对异丙肾上腺素所致之大鼠心肌缺血有明显的保护作用，其机制可能与其有抑制交感神经兴奋性的作用有关。

2．对心脏的正性肌力作用

结果提示，该方的单味药及复方都具有一定的正性肌力作用。在实验中，该方能促使家兔衰竭心脏心力的较好恢复，表明它能直接作用于心脏本身。

3．抗心律失常作用

该方能对抗氯仿所致的小鼠心室颤动。实验已证实，炙甘草有对抗心律失常的作用。苓桂术甘汤对抗小鼠心室颤动的作用可能与炙甘草有密切关系。

4．对佐剂性关节炎大鼠关节液IL-1β、TNF-α及PGE_2的影响

观察苓桂术甘汤对AA大鼠继发性炎症的影响，探讨其免疫调节作用机制。结果：苓桂术甘汤各剂量均能明显地降低AA大鼠继发性炎症区域IL-1β、TNF-α及PGE_2等的含量，减轻AA大鼠致炎后第21、26日非致炎侧后足爪肿胀度（$P<0.05$）。因此，苓桂术甘汤对CFA诱导的变态反应性异常免疫具有明显的抑制作用。模型复制后第11日，各组体重均较空白对照组明显减轻（$P<0.01$），连续给药10日后，各组大鼠体重均明显增加（$P<0.01$）。

5．对实验性兔心力衰竭心钠素的影响

廖习清等采用盐酸多柔比星耳缘静脉注射造成家兔实验性充血性心力衰竭模型，观察加减苓桂术甘汤组、苓桂术甘汤组对实验性心力衰竭兔心钠素的作用。结果：加减苓桂术甘汤组、苓桂术甘汤组及心宝组均明显降低兔的体重，减慢心率，提高心脏功能，降低血浆心钠素水平，尤其以加减苓桂术甘汤组效果显著。

八、注意事项

①本方药性偏于辛温，若属阴虚火旺，湿热阻遏而生的痰饮者，不宜应用。

②原方有服药后“小便则利”一句，最可玩味。笔者认为：饮与水同类，欲蠲其饮，宜利其水，此即“当从小便去之”之意。服后小便不利者则利，小便少者当多，此乃饮邪从小便去之佳兆。

甘草干姜茯苓白术汤

（《金匮要略》）

一、功能

温脾胜湿。

二、主治

肾着病。身重，腰下冷痛，腰重如带五千钱，饮食如故，口不渴，小便自利，舌淡苔白，脉沉迟或沉缓。

三、组成

甘草6 g，白术6 g，干姜12 g，茯苓12 g。

四、用法

上四味，以水五升，煮取三升，分温三服。

五、组方原理

本方是为治疗寒湿之邪外袭，痹阻于腰部而致之肾着而设。肾着一证，不在肾之本脏，而在肾之外腑，实由于脾不胜湿，留着于肌肉所致。故在治疗上，不必温肾，只需对肌肉经络之寒湿予以祛除，则肾着之证可愈。本方重用干姜为君药，盖本品性味辛热，味辛则能散能行，以散寒除湿通痹；温热之性则能通阳化气，故以之为君药。因湿邪较重，故用茯苓为臣药，以健脾利水，使水湿之邪从小便而去。茯苓与干姜配伍，一温一利，祛湿而不伤正。佐以白术益气健脾燥湿，本品性味甘苦温，既能益气补脾，又能燥湿和胃，与干姜配伍，一温一补，俾脾胃健则寒湿祛，此治本之图也。使以甘草和中健脾，调和诸药。四药相伍，共奏温中散寒，补脾胜湿之功。寒祛湿消，阳气通达，则诸证可愈。

本方配伍特点是：由温中散寒和健脾祛湿两方面的药物组成，辛热温散以祛寒，甘淡健脾以渗湿。其适用于寒湿外侵，痹阻于肌肉、经络之间，外无表证，时日已久的腰以下冷痛重着证。

六、临床应用

1．胃炎

以本方加益母草、红花、延胡索为基本方，治疗胃炎311例，并随证加减。治疗结果：痊愈213例，有效67例，无效31例。痊愈的213例中服药最少者6剂，最多者66剂；配合针灸治疗126例。其治愈率为68.5%，总有效率为90%。

2．小儿泄泻

以本方加藿香、木香、葛根、车前子、白蔻仁、麦芽为基本方，治疗小儿泄泻250例，并随证加减。结果：痊愈180例，好转65例，无效5例。

3．尿频

以本方加肉桂、附子，若伴白带过多者加山药，遗精者加桑螵蛸或煅龙牡，治疗尿频113例。其中年龄最大者78岁，最小者3岁；小便次数间隙时间最长者2 h 1次，最短者5 min 1次。病例的共同特点是：小便次数增多，不同程度尿急，腰酸膝冷，手足易凉，小腹亦有凉感，受寒或洗澡后加重。结果：痊愈90例，好转17例，无效6例。其治愈率为79.1%，总有效率为94.6%。

4．腰痛

加味甘姜苓术汤治疗寒湿腰痛48例，处方：甘草10 g，干姜15 g，茯苓30 g，白术15 g，独活15 g，续断20 g，杜仲15 g，牛膝15 g，薏苡仁30 g。7剂为1个疗程，另外将药渣炒装入袋内，热敷腰部，日敷1～2次。结果：治疗2个疗程后，痊愈41例，有效6例，无效1例，总有效率为98.92%。

七、注意事项

身重、腰痛属湿热内侵者，忌用本方。

真武汤

（《伤寒论》）

一、功能

温阳利水。

二、主治

①脾肾阳虚，水汽内停证。小便不利，四肢沉重疼痛，腹痛下利，或肢体浮肿，苔白不渴，脉沉。②太阳病，发汗，汗出不解，其仍发热，心下悸，头眩，振振欲擗地。

三、组成

茯苓9 g，芍药9 g，生姜切9 g，白术6 g，附子炮，去皮，破八片9 g。

四、用法

上五味，以水八升，煮取三升，去滓，温服七合，日三服。

五、组方原理

本方是为脾肾阳虚，水汽内停之证而设。治疗阳虚水停之证，应温补肾阳与利水渗湿结合运用。方中用大辛大热之附子为君药，峻补元阳，“益火之源，以消阴翳”。盖本品乃纯阳燥烈之品，归心、肾、脾经，其性善走，长于补命门真火，且能逐在里之寒邪。主水虽在肾，制水则在脾。今肾阳虚衰，必致脾阳不足，脾胃之气亏虚，故方中又配白术益气健脾燥湿。茯苓甘淡性平，长于健脾利水渗湿，使水湿从小便而去，尤其适用于脾虚不健，水湿内停之证。苓、术相伍，以益气健脾祛湿，均为臣药。生姜辛而微温，走而不守，既能助附子以化气，又可助苓、术以温中健脾，还可直接温散溢于肌表之水湿，故为佐药。仲景在方中配伍芍药一味，颇具深义，盖芍药味酸苦性寒，用于此方，一药而具三用：一者芍药可利小便而行水气，二者本品能益阴柔肝，缓急止痛，以治水饮下注肠间所致之腹痛；三者可敛阴舒筋以止筋惕肉，并可防附子燥热以伤阴。在补阳利水药中佐以酸敛护阴之品，乃阴阳互根之意，补阳而不致亢，护阴而不留邪，使阳生阴长，水火相济。由上可见，仲景组方用药，确有超人之处。方中诸药配伍，温脾肾，利水湿，共奏温阳利水之功。

本方的配伍特点有二：一是以温阳药与利水药配伍，温补脾肾之阳以治其本，利水祛湿以治其标，标本兼顾，扶正祛邪；二是补阳药与养阴药同用，俾温阳而不伤阴，益阴而不留邪，阳生阴长，刚柔相济，阴平阳秘，则诸证可愈。

六、临床应用

（一）内科

1. 泌尿系统疾病

（1）非IgA系膜增生性肾小球肾炎

以真武汤加味治疗110例非IgA系膜增生性肾小球肾炎，经光镜检查、免疫病理检查确诊，排除IgA肾病、紫癜性肾炎、狼疮性肾炎、肝硬化及其他疾病继发性肾病。所有患者随机分为治疗组和对照组，治疗组65例，对照组45例，治疗组用加味真武汤浓缩液（由附子、茯苓、白芍、白术、生姜、泽泻、车前子、益母草、丹参组成，每瓶100 mL，每mL含生药2.9 g），每次100 mL，每日2次。肾病综合征患者加服泼尼松30 mg/日。对照组用泼尼松及西医对症治疗用药4个月。结果显示：治疗组总有效率为86.15%，明显优于对照组48.89%（$P<0.01$）；治疗组蛋白尿、血尿较治疗前有明显改善（$P<0.05$），对系膜增生严重者疗效较差（$P<0.01$）。

（2）肾或输尿管结石并肾积水

用真武汤加排石通淋之剂治疗肾或输尿管结石并积水98例，临床上均有腰酸胀疼或持续性疼痛阵发加剧，经B超检查诊断。其中双肾结石62例，单肾或输尿管结石36例。处方：制附片10 g，白芍24 g，云茯苓12 g，白术10 g，续断10 g，泽泻20 g，鸡内金10 g，金钱草45 g。7剂为1疗程，一般服用1～2个疗程，最多为3个疗程。治疗期间患者须多饮水、多活动。结果：痊愈（肾或输尿管结石排出，肾盂积水消除）57例，占57.9%；好转（肾或输尿管结石未完全排出，肾盂积水改善）38例，占39.4%；无效（肾或输尿管结石并肾盂积水无改善）3例，占2.7%。以本方去生姜加肉苁蓉、当归、川芎、黄芪、党参、猪苓、丹参、泽兰，治疗肾盂肾炎等引起的肾盂积水40例。半月为1个疗程，复查肾盂积水未全消者，再进行第2个疗程。结果：痊愈35例，其中1个疗程治愈26例，2个疗程治愈9例；显效（肾盂积水平面下降0.5 cm以上者）2例，无效3例。

（3）慢性肾衰竭

本方去白芍加大黄、益母草、生黄芪、红参，治疗慢性肾衰竭12例。若恶心呕吐较剧者，加法半夏、苏叶；多囊肾功能不全者，加半枝莲、紫丹参；严重尿少者，重用附片、生姜，加用牵牛子；血尿素氮大于35.7 mmol/L者，重用大黄，加用冬虫夏草。结果：治愈6例，好转4例，无效2例。有效病例服药最多者为62剂，最少者20剂。以加味真武汤保留灌肠治疗88例CRF患者，随机分为观察组A和对照组（B）。对照组用西药综合治疗基础疾病和并发症；观察组在综合治疗的基础上加用加味真武汤（生大黄后下30 g，芒硝后下100 g，附子20 g，茯苓20 g，白术20 g，生姜15 g，芍药20 g，煅牡蛎100 g）保留灌肠，每次150 mL，每日2次。两组疗程均为30日。结果：A组总有效率为88.6%，B组总有效率为72.7%，两组有显著性差异（$P<0.01$）；治疗后血肌酐、尿素氮、肌酐清除率比较，A组均

优于B组（$P<0.01$）。

2．循环系统疾病

（1）肺心病伴右心衰竭

本方加减为主，配合复方丹参注射液静脉滴注，治疗肺心病伴右心衰竭28例。结果：显效16例，好转10例，无效2例。显效率为57.1%，总有效率为92.9%。

（2）高血压病

本方去白术，加红参、泽泻、黄芪、牛膝、灵磁石，治疗60岁以上的高血压30例。结果：高血压疗效显效（舒张压下降1.33 kPa及以上并达到正常范围；舒张压虽未降至正常，但已下降2.67 kPa或以上）14例，有效（舒张压下降不及1.33 kPa，但已达正常范围；舒张压较治疗前下降1.33～2.53 kPa，但未达到正常范围；收缩压较治疗前下降4 kPa以上）13例，无效（未达到上述标准）3例。症状疗效：显效（积分减少2/3或以上）13例，有效（积分减少1/3或以上但未达到2/3）15例，无效（未达到上述标准）2例，总有效率为93.3%。

（3）扩张性心肌病

以真武汤合苓桂术甘汤治疗24例扩张性心肌病，所有病例均经胸片和心脏彩超检查提示心脏扩大。临床症状：心慌、胸闷、气短、乏力，下肢浮肿，劳动后加重。用真武汤合苓桂术甘汤化裁。处方：制附子20 g，茯苓30 g，白术15 g，桂枝10 g，白芍10 g，丹参15 g，黄芪30 g。制附子先煎1 h后，再入他药，部分病情较重的病例配合常规西药。治疗时间最短者10日，最长者30日，其中显效16例，改善4例，无效4例，有效率为83.3%。

（4）慢性充血性心力衰竭

辨证为心肾阳虚型CHF患者95例随机分为治疗组57例和对照组38例，治疗组运用真武汤加味治疗。处方：熟附片（先煎30 min）9～12 g，茯苓15～30 g，炒白术15 g，白芍10 g，生姜10～15 g，车前子15～30 g，黄芪15～30 g，泽泻15 g。对照组给予西药强心、扩冠、利尿治疗，观察两组临床疗效及心功能相关指标改善情况。结果：治疗组和对照组总有效率分别为93.0%和81.6%，疗效有显著性差异（$P<0.05$）；两组心功能相关指标心脏射血分数等均有改善，有显著性差异（$P<0.05$），未见明显不良反应。

3．呼吸系统疾病

支气管哮喘

以本方化裁治疗支气管哮喘286例，每日1剂，水煎服。结果：痊愈（5年以上未复发者）97例，占33.92%；显效（3年以上未复发者）134例，占46.85%；有效（1年以上不复发者）36例，占12.59%；无效（继服3剂不效者）19例，占6.64%。其总有效率达93.36%。疗程最长者78日，服药69剂；疗程最短者7日，只服药4剂。

4．神经系统疾病

（1）不宁腿综合征

本方加生龙骨、生牡蛎、钩藤、全蝎、甘草，治疗不宁腿综合征25例。15日为1个疗程。结果：治愈15例，显效8例，无效2例。服药最少者10剂，最多者30剂，平均20剂。有效率为90%。

（2）眩晕

用本方加味治疗位置性眩晕90例，处方：茯苓、白芍、生姜各15 g，白术、附子各10 g。7日为1个疗程。结果：痊愈（眩晕及耳鸣消失，听力恢复正常，眼震消失，半年内随访未复发）76例，占84.4%；好转（临床症状改善）10例，占11.11%；无效（临床症状无改变，体征同前）4例，占4.4%。服药时间最短者4日，最长者15日，平均治疗时间4.5日。以本方治疗眩晕病162例，若重症呕吐不止者，去附子，重用生姜；小便频数者，去茯苓。结果：痊愈102例，占63%；好转35例，占22%；无效25例，占15%；总有效率为85%。

5．消化系统疾病

（1）溃疡性结肠炎

以真武汤合生化汤治疗溃疡性结肠炎36例，患者多伴有形寒肢冷，小腹拘急，食欲减退等。处方：茯苓10 g，白术、附子、川芎、甘草各6 g，白芍、当归各12 g，炮姜、桃仁各9 g。经治疗20～25日，结果：19例痊愈，8例好转，9例无效。痊愈病例1年后追访，7例复发，复采用基本处方治疗，5例痊愈，1例好转，1例无效。

（2）肝硬化腹水

以真武汤治疗87例肝硬化腹水，患者随机分为治疗组和对照组，治疗组52例，对照组35例。治疗组处方：炮附子12 g，茯苓15 g，芍药15 g，白术12 g，郁金15 g，酒川芎12 g，红花12 g，丹参15 g，大枣7枚，生姜15 g。对照组在西医常规治疗的基础上，配合利尿药螺内酯100 mg，呋塞米40 mg，日1次，以每日体重减轻0.5 kg为宜。结果：治疗组痊愈32例，占61.5%；有效17例，占32.7%；无效3例，占5.8%；总有效率为94.2%。对照组痊愈9例，占25.7%；有效11例，占31.4%；无效15例，占42.9%；总有效率为57.1%。

6．内分泌疾病

甲状腺功能减退

将60例甲减患者随机分为两组各30例，治疗组用真武汤，处方：附子12 g，白芍、白术各15 g，茯苓20 g，甘草6 g，生姜3片。甲状腺肿大者加浙贝母、牡蛎、鳖甲，同时配合小剂量L-甲状腺钠片口服，每次25～50 μg，每日1次治疗；对照组单纯用L-甲状腺钠片从小剂量每次50 μg开始，逐渐加量至每次100～150 μg，每日1次，口服，并予其他对症支持治疗。两组疗程均为6周。观察2组临床疗效及治疗前后甲状腺素（T_4）、三碘甲状腺原氨酸（T_3）、游离三碘甲状腺原氨酸（FT_3）、游离甲状腺素（FT_4）、促甲状腺激素（TSH）的变化。结果：总有效率治疗组为93.3%，对照组为70.0%，两组比较，有显著性差异（$P<0.01$）。治疗组与对照组T_3、T_4、FT_3、FT_4、TSH各项指标比较，均有显著性差异（$P<0.01$）。

（二）五官科

1．过敏性鼻炎

本方加甘草治疗过敏性鼻炎50例。5日为1个疗程。结果：痊愈13例，显效36例，进步1例。服药最多者15剂，最少者3剂，平均9剂。

2．梅尼埃病

本方治疗梅尼埃病42例。结果：痊愈40例，好转2例。

（三）皮肤科

寒冷性荨麻疹

本方治疗寒冷性荨麻疹56例，患者病程均在4年以上，经多方治疗效果不佳者；同时设对照组42例接受特非那定治疗，特非那定60 mg/次，每日2次口服。两组患者均未发现其他明显疾患。真武汤处方：茯苓5 g，白芍、白术各3 g，生姜、附子各1 g。每周服5剂，停2日。1周为1个疗程。结果：8个疗程后统计结果，随访2年。痊愈（遇冷环境不再出现风团，且1年后仍不发病）32例（57%），有效（遇冷环境不再出现风团，1年后遇冷环境仍出现风团）16例（29%），无效（停药即发病）8例（14%）。服用特非那定组有效11例（26%），其他停药即发病为无效者占74%。

七、实验研究

1．对心力衰竭的影响

用正交设计法研究真武汤对在体犬实验性心力衰竭的影响。结果表明：真武汤能显著提高心衰的心肌收缩力，改善缺血心肌的血氧供应，促进血液循环，而对心肌耗氧量和传导系统无明显影响。方中配伍赤芍优于白芍，生姜似有触媒样作用，能增强附子的强心效力，又可相对降低附子的毒副作用。

2．对脂代谢的影响

本方水煮醇提浓缩膏对动物鹌鹑的实验结果表明：真武汤可降低食饵性高脂血症动物血TC、TG、LDL-C的水平，升高HDL-C水平，显著降低ASI和LDL-C，证实真武汤对防治动脉硬化有重要作用。组织学观察也显示该方对动脉硬化的形成有明显的对抗作用。这提示本方对中医辨证属心肾阳虚，脾不健运，湿浊血瘀之高脂血症及动脉硬化均有良好的防治作用。

3．对慢性肾衰的影响

以本方为主设观察组并同时设立温脾汤及空白对照组进行实验研究。结果发现：本方对改善慢性肾衰实验动物的摄食量、增加尿量、降低BUN、Scr，调节电解质和氨基酸代谢平衡方面，都有明显作用，其疗效均优于温脾汤组。肾脏病理：对照组肾脏肿胀，体积增大，呈淡灰色。切面有较多白色结晶状颗粒分布，皮、髓质分界不清，质软无光泽，包膜薄，易剥脱。真武汤组肾脏轻度肿胀，体积明显缩小，呈浅褐色。切面白色的结晶较少，皮、髓质界限清楚，包膜结合紧。光镜下，对照组有的肾小球血管扩张或轻度萎缩，肾小管上皮细胞肿胀、变性，甚至坏死、脱落，远曲小管不规则扩张，管腔内可见各种管型、炎性细胞浸润和少量的红细胞渗出；肾小管腔有较多玫瑰花状金黄色结晶沉积。真武汤组肾小球轻度改变，间质纤维化，肉芽肿形成，肾小管上皮细胞增生，远曲小管轻度扩张，腔内未见有管型和炎细胞，肾小管的管腔内金黄色结晶明显减少。

4．对肺心病和右心衰激素水平的影响

以浓缩制备的真武汤药液灌胃给药后观察兔肺心病并右心衰模型，发现本方在预防或治疗给药后，肾素、醛固酮、心钠素含量较对照组有明显下降，差异有统计学意义（$P<0.05$），提示真武汤对预防和治疗肺心病并右心衰的发生发展有一定疗效。

5．对阳虚小鼠的作用

以真武汤水煎浓缩液观察其对阳虚小鼠的作用，结果发现：真武汤治疗后的小鼠体重增加，能纠正阳虚小鼠物质代谢紊乱，改善阳虚小鼠脾脏肿大及胸腺萎缩状况；该方对阳虚小鼠体内脂质过氧化物的生成有着明显的抑制作用，并且能使血中SOD活力增强，能增强机体防御自由基损伤的能力。

6．强心利尿作用

用正交设计法研究真武汤及其拆方对动物实验性心力衰竭治疗作用的研究，结果表明：真武汤及其拆方能显著增加在体心衰犬的LVP和尿量，表明该方药能增强心肌收缩力，改善心功能，促进血液循环，改善心衰犬肾脏的泌尿功能。实验还表明，各拆方组虽均有药效作用，但以真武汤原方效用最佳。生姜在方中起增效作用，全方配伍，赤芍优于白芍，这可能与其扩张血管，尤其是冠状动脉，增加心肌营养血量，改善心肌能量代谢有关。

7．利水作用的机制

以真武汤观察肾阳虚大鼠模型的利水作用，结果表明：真武汤能够调节实验大鼠的渗透压调定点，减少ADH的分泌；促进Na^+、K^+的排泄，使动物体内水液、电解质含量保持在正常水平，拮抗外源性糖皮质激素对动物肾上腺皮质分泌功能的抑制，促进ADH分泌，发挥正常“保钠排钾”的作用；能够通过兴奋受抑HPA轴，增加机体有效循环血容量，促进ANP分泌恢复至正常水平；明显改善HCA肾阳虚大鼠的肾功能，改善肾小球滤过膜的通透性，促使代谢产物SCr、BUN的排出，减少血浆白蛋白的大量丢失。

八、注意事项

服用本方时须忌酢、猪肉、桃、李、雀肉等。

附子汤

（《伤寒论》）

一、功能

温经助阳，祛寒除湿。

二、主治

阳虚寒湿内侵证。背恶寒，手足冷，身体痛，骨节痛，口不渴，舌淡苔白滑，脉沉无力，或妇人妊娠六七月，见腹胀，腹痛恶寒，小腹冷痛如扇，并伴脉弦发热者。

三、组成

附子$_{炮，去皮破八片}$18 g，茯苓9 g，人参6 g，白术12 g，芍药9 g。

四、用法

上以水八升，煮取三升，去滓，温服一升，一日三次。

五、组方原理

本方是为少阴阳虚，寒湿入侵之证而设。方中重用附子温肾助阳，以散阴寒之邪为君药。盖附子味辛甘，性大热，是温阳散寒的圣药，本方以之为君药，正恰病机。臣药以白术、茯苓，益气健脾祛湿，使湿有出路。气属阳，阳虚必兼气虚，故用人参补脾益气，以培后天之本，为佐药。更佐芍药养阴和营以通血痹，同时缓急止痛，以治身痛、腹痛等。本方证本属阳虚，何以配伍养血敛阴之品的芍药？本方应用芍药，与附子相配，则能温经护营，对于少阴真阳不足，阴寒内盛，或寒湿内侵，营卫运行滞涩，以致恶寒肢冷，身体骨节疼痛之证，甚为适宜。诸药合用，共奏温经助阳，祛寒除湿之功。

本方配伍特点是：温里助阳药与甘温益气、健脾渗湿药相配，旨在温补以祛寒湿，稍佐以养阴和营之品，使温里助阳而又无伤阴之弊。

六、临床应用

（一）内科

腰椎间盘突出症

用附子汤合阳和汤加减治疗腰椎间盘突出症53例，其中21例为腰椎间盘突出，32例为腰椎间盘膨出。处方：黑附子18 g，茯苓20 g，白芍15 g，炒白术12 g，太子参20 g，麻黄6 g，熟地20 g，炮姜15 g，肉桂10 g，鹿角胶（烊）10 g，参三七（冲）6 g，细辛10 g，炒杜仲12 g，怀牛膝20 g，补骨脂12 g，骨碎补、白芥子各30 g。10日为1个疗程，1～2个疗程后观察疗效。结果：治愈16例，显效24例，好转12例，无效1例，总有效率为97.9%。

（二）妇科

先兆和习惯性流产

本方减茯苓、白芍，加当归、炙甘草、黄芪、煅龙骨、煅牡蛎、菟丝子、续断治疗先兆和习惯性流产53例。每3～5日1剂。自妊娠1月开始服用至流产月份过后即可停药。结果：52例有效，1例无效，有效率为98.1%。其中习惯性流产40例，有效率为97.3%，先兆流产13例，有效率达100%。随访调查：对保胎成功的52例进行随访，49例已正常分娩，3例待娩，已分娩的49例新生儿均为正常分娩儿，未发现畸形和发育不良。其中男26例，平均身高为（50.38±0.55）cm；女23例，平均身高（49.83±0.24）cm，平均体重（3.15±0.39）kg。与正常新生儿的身高、体重无显著性差异。

（三）五官科

变应性鼻炎

本方治疗变应性鼻炎150例，随机分为两组，分别用加味附子汤和西药抗过敏药治疗，处方：淡附片（先煎）、桂枝、白芍药、茯苓、白术各10 g，银柴胡、防风、五味子、乌梅各12 g，生黄芪50 g，党参15 g，20日为1个疗程。西药组给特非那定口服，60 mg/次，2次/日。局部用呋喃西林麻黄素加地塞米松针剂滴鼻，4次/日，10日1个疗程。结果显示，两组的有效率无明显差异（$P > 0.05$），但中药显效率明显高于对照组（$P < 0.05$）。

七、实验研究

1．对心血管的药理作用

实验观察附子汤对心血管系统6项指标的影响。结果证明：附子汤原方具有明显对抗心肌缺血、缺氧的能力，并能显著增加心肌营养血流量；降低细胞膜的脂区微黏度；提高心肌细胞内环核苷酸的水平，其提高cAMP的作用大于对cGMP的作用，但cAMP/cGMP的值没有明显改变，该方还通过降低血栓素B_2的水平使6-酮-前列腺素F_{1a}/血栓素B_2的值明显升高，反映了其抑制血小板聚集的作用。方中5味药在不同的方面发挥各自的作用，使原方配伍注意阴、阳、气、血的全面调整。全方的各项作用均大于拆方。人参、附子相伍作用突出，芍药配伍效应作用最强。

2．对抑制血小板聚集的作用

实验表明，附子汤组小鼠6-酮-前列腺素F_{1a}（6-K-PGF_{1a}）/血栓素B_2（TXB_2）的值明显升高（$P<0.05$），因而该方具有抑制血小板聚集的作用。拆方研究证明，这一作用主要来自方中的芍药。方中的人参、附子相配，可明显提高6-K-PGF_{1a}的水平，但同时亦大幅度增加了TXB_2的量，两者的比例反而低于对照组，提示方中附子、人参相伍可能具有促血栓形成的倾向，芍药的加入可以改变这一趋势。以党参代替人参后，全方作用没有明显变化，说明配伍后，党参与人参对该项指标显示相似的效应，作为方中的主药，单味的附子对6-K-PGF_{1a}、TXB_2及其比值的影响均不明显，配伍其他药物后，作用才明显提高。

3．镇痛作用

用附子汤合芍药甘草汤对冰醋酸致痛模型小鼠镇痛作用的实验观察结果表明：附子汤加芍药甘草汤能抑制福尔马林引起的Ⅰ相及Ⅱ相疼痛，能显著降低冰醋酸疼痛模型小鼠血清中和脊髓中的NO、PGE_2的含量，增加SOD的活性。因此，附子汤与芍药甘草汤合用对中枢及外周神经末梢均有镇痛作用，其镇痛作用与NO、PGE_2、SOD有关。

4．对小鼠心肌细胞环核苷酸的影响

采用现代放射免疫分析方法观察附子汤对小鼠心肌细胞环核苷酸水平的影响。实验结果表明，附子汤原方可以显著地提高小鼠心肌细胞内的环核苷酸的含量水平，其中对cAMP的影响比对cGMP的影响更加明显。拆方研究提示，对cAMP的提高作用，是方中诸药协同起效所致，单味药作用不明显，而对cGMP的提高作用，则主要来自方中芍药。

八、注意事项

方中附子有毒，其主要毒性成分是双脂型生物碱，3～4 mg即可致死，但经加热煎煮易被水解，变成低毒的乌头次碱，或无毒的乌头原碱。故应用本方时一定要注意合理的煎煮、炮制和剂量，谨防中毒。

实脾散

（《重订严氏济生方》）

一、功能

温阳健脾，行气利水。

二、主治

阳虚水肿证。身半以下肿甚，手足不温，口中不渴，胸腹胀满，大便溏薄，舌苔厚腻，脉沉迟。

三、组成

厚朴去皮，姜制炒、白术、木瓜去瓤、木香不见火、草果仁、大腹子、附子炮，去皮脐、白茯苓去皮、干姜炮各30 g，甘草炙15 g。

四、用法

上㕮咀，每服12 g，水一盏半，加生姜五片，大枣一个，煎至七分，去滓温服，不拘时服。

五、组方原理

本方是治疗阴水的代表方，其证属脾肾虚寒，阳不化水，水邪为患。治疗遵照"虚则补之，寒者温之"的原则，当温阳实脾，恢复脾肾的制水行水之功。而水之不利，亦与气滞有关，又当兼以行气利水。方以干姜、附子为君药。其中干姜辛热，能温运脾阳，使中焦健运，脾阳振奋，温化水湿。附子辛热，能温肾助阳，肾阳得温，则能化气行水。两味同用，温养脾肾，扶阳抑阴，故为方中君药。臣药以白术、茯苓健脾和中，渗湿利水。然土气之不足，则木气以强凌弱，木克土也，方中木瓜之酸温，能于土中泻木，兼以祛湿利水，使木不克土而肝和；气能化水，气滞则水停，气行则湿化，故方中配伍厚朴宽肠降逆；木香调理脾胃之滞气；大腹子行气之中兼能利水消肿；草果辛热燥烈之性较强，善治湿郁伏邪，五药同用，共奏醒脾化湿，行气导滞之效，是为佐药。使药以甘草调和诸药。用法中加生姜、大枣以益脾和中。诸药相伍，共奏温脾暖肾，行气利水之功。

本方温补脾土之功显著，体现了治病求本的原则，脾实则水治，故以"实脾"名之。

本方配伍特点：以健脾利水药与温阳祛寒药相配，使健脾则能利水，阳复则寒祛，并伍以行气化湿之品，扶正祛邪，标本兼顾。

六、临床应用

（一）内科

1．水肿

以实脾饮加减治疗老年功能性水肿69例，中医辨证属脾阳不足型43例，肾阳不足型26例，均用实脾饮加减治疗。处方：茯苓20 g，草豆蔻10 g，菟丝子15 g，厚朴10 g，淫羊藿10 g，大腹皮10 g，附子（先煎）8 g，干姜8 g，白术12 g。10日为1个疗程。治疗结果：痊愈（水肿完全消退，全身症状消失）43例，显效（浮肿及全身症状明显减轻）10例，有效（水肿及全身症状均有好转）9例，无效（水肿及全身症状无改善）7例，总有效率为89.85%。其中脾阳不足43例中痊愈33例，显效5例，有效3例，无效2例；肾阳不足26例中痊愈10例，显效5例，有效6例，无效5例。痊愈病例疗程最短9

日，最长34日，平均16日天。

以实脾饮合柴胡疏肝散加减治疗特发性水肿45例，处方：茯苓、白术、柴胡、草果各20 g，木瓜10 g，木香10 g，大腹皮20 g，陈皮20 g，车前子（包）15 g，白茅根25 g，生蒲黄10 g，地龙15 g，枳壳15 g，山药20 g，砂仁15 g。7日为1个疗程，随访半年判定疗效。结果：45例中，临床治愈（水肿全部消退，其他症状消失，实验室检查恢复正常）37例，好转（水肿及其他症状减轻，实验室检查改善）5例，未愈（水肿及其他症状、实验室检查无变化）3例。其治愈率为82.22%，总有效率为93.33%。治疗时间14～21日，平均17.76日。

2．慢性充血性心力衰竭

用实脾饮加味治疗充血性心力衰竭78例，随机分为两组：治疗组38例，对照组40例，全部患者进行病因及对症治疗，并按CHF常规处理，包括限制食盐，应用强心、利尿剂、血管扩张剂等西药治疗。治疗组同时用实脾饮加味：干姜12 g，炮附子6 g，草果仁12 g，白术12 g，茯苓12 g，生姜10 g，大枣3枚，大腹皮12 g，木瓜12 g，木香12 g，厚朴6 g，丹参12 g，降香12 g。2组疗程为2周。治疗结果：治疗组治疗后心功能与治疗前平均改善1～2级，总有效率为94.8%，其中显效14例（37%），有效22例（57.8%），无效2例（5.2%）；对照组在治疗后，心功能比治疗前改善0.9级，总有效率为75%，其中显效10例（25%），有效20例（占50%），无效10例（占25%）。两组对比，差异显著（$P<0.05$）。治疗组治疗后心功能平均改善1.2级，其总有效率为94.8%，疗效明显优于对照组（$P<0.05$）；血流动力学参数测定表明，治疗组在用药后，心搏出量、心排血量、左心室射血分数均有显著增加，两组在用药后比较差异显著（$P<0.05$）。

3．肝硬化腹水

本方治疗80例肝炎肝硬化失代偿期，患者彩超提示腹水存在，无活动性消化道出血、肝性脑病、肝肾综合征等严重并发症。所有者随机分为治疗组40例，对照组40例，均给予常规保肝、降酶、退黄、利尿等药物治疗。治疗组同时给予实脾饮。2组疗程均为4周。处方：厚朴、白术、木瓜、木香、草果仁、大腹子、炮附子、白茯苓、干姜、生姜各6 g，甘草3 g，大枣1枚。80例患者疗程结束时共脱落5例，其中治疗组脱落3例，对照组脱落2例。对照组、治疗组患者腹水积分、ALB、Child-Pugh积分、INR与对照组比较差异均有统计学意义（$P<0.01$），B超显示，治疗组37例中腹水完全消退29例，占78.38%，对照组38例中腹水完全消退20例，占52.63%。电解质紊乱为治疗组7例，占18.92%；对照组24例，占63.16%。

4．慢性肾炎

本方去大腹子，加用牵牛子、桃仁、金钱草、益母草、猪苓、泽泻为基本方，治疗慢性肾小球肾炎187例。结果：临床治愈125例，显效23例，有效16例，无效23例，总有效率为87.7%。

5．肾病综合征

以本方为基本方治疗肾病综合征20例。水煎服，隔日1剂。结果：痊愈4例，显效9例，好转3例，无效4例，总有效率为80%。疗程最短者96日，最长者258日，平均177日。

（二）妇科

急性羊水过多症

本方去炙甘草，加苏梗、泽泻、猪苓、砂仁，并将原方中的白茯苓用茯苓皮，草果仁改用草豆蔻，治疗急性羊水过多18例。上药加水750 mL，煎取250 mL；再加水400 mL，煎取150 mL，混合煎服药液，每次服200 mL，1日2次。结果：治愈16例，无效2例（最后施行高位破膜引产）。其临床治愈率为93%。

（三）外科

骨折临床愈合后水肿

以实脾饮加减内服为主，辅以关节活动和肌肉伸缩功能锻炼治疗骨折临床愈合后水肿58例，其中股骨骨折31例，胫膝骨骨折27例；肿胀时间最长者21日，最短者3日，平均9日；手术内固定13例，手法复位后夹板固定21例，手法复位行骨牵引或皮肤牵引18例，手法复位石膏固定6例。处方：厚朴9 g，白术12 g，木香9 g，附子6 g，大腹皮12 g，茯苓12 g，黄芪12 g，党参12 g，猪苓9 g，泽泻9 g，干姜3 g，牛膝6 g，生姜6 g，甘草6 g。每日1剂，每剂煎2次温服，早晚各服1次。经服药肿胀开始，消减时间最短2日，最长5日，平均2.8日；肿胀完全消失时间最短5日，最长15日，平均8.5日，功能均恢复正常。

七、实验研究

对阿霉素所致大鼠肾病综合征模型的影响

系统观察加味实脾饮对阿霉素所致大鼠肾病综合征模型的影响。处方：生黄芪30 g，党参15 g，茯苓15 g，白术12 g，炮附片12 g，厚朴9 g，大腹皮9 g，肉豆蔻9 g，干姜9 g，陈皮9 g，芡实15 g，车前子30 g，制成80%水煎剂（每毫升含原生药0.8 g）。实验表明，加味实脾饮可明显改善肾病动物模型的一般症状，消除水肿、尿蛋白，改善低白蛋白血症，降低肾组织脂质过氧化物含量，对肾小球病理形态改变及电荷屏障障碍有显著对抗作用，对尿蛋白排出有显著抑制作用。

八、注意事项

本方温阳行气之力较强，若属阳水者则忌用。

萆薢分清饮（萆薢分清散）

（《杨氏家藏方》卷9）

一、功能

温肾利湿，分清化浊。

二、主治

膏淋，白浊。小便频数，混浊不清，白如米泔，稠如膏糊。

三、组成

益智仁、川萆薢、石菖蒲、乌药各9 g。

四、用法

上锉。每服9 g，水一盏半，入盐一捻（0.5 g），食前温服。

五、组方原理

本方主治的膏淋、白浊，其病在下焦，乃肾气虚弱，湿浊不化引起。治疗当以温肾利湿，分清化浊为法。方中川萆薢味苦性平，长于利湿祛浊，是治白浊、膏淋的常用药，本方以之为君药。臣药以益智仁之辛温，温暖脾肾，缩泉止遗。与君药合用则使肾气恢复，增强分清去浊之力。因肾虚湿浊不化，阻滞下焦，故方中佐以乌药，盖乌药亦属辛温之品，能行气开郁，是温中止痛的常用药。石菖蒲味辛性微温，其芳香气胜，能化浊祛湿。方中药仅四味，其中益智仁、乌药、石菖蒲三味皆为辛温之品，合而用之，能温肾暖脾，固脬止遗，故适用于下焦虚寒之小便频数，与君药萆薢相伍，共奏温阳利湿，分清化浊之功，主治阳虚白浊。原方后云："一方加茯苓、甘草"，使其利湿化浊之力更佳。服药时入盐一捻，取其咸能入肾，引药直达下焦之意，其效更速。

本方是以方中的君药萆薢和具分清化浊的功效而命名的。

本方的配伍特点是：温肾行气药与祛湿药相配伍，其中以温化为主，祛湿为辅。因本方主治证是下焦虚寒，湿浊不化所致，如此配方，可使肾气得温，而湿浊亦化。

六、临床应用

1．淋病

本方加用丹参、金银花、连翘治疗淋病62例。经尿道分泌物中培养出淋病双球菌，患者有不洁性交史，并伴有小便频数，混浊不清，阴茎痛如刀割，尿道外口红肿且有脓性分泌物，滴沥不断。连服15剂。结果：治愈56例，无效6例，平均治愈率为90.30%。

2．乳糜尿

本方加丹参、砂仁、车前草、芹菜根为基本方，治疗乳糜尿34例。若患者有脾虚见症者，加白术、茯苓；气虚重者，加黄芪；阳虚重者，加肉桂；脾肾阴亏血尿重者，加干生地、三七参、白茅根、仙鹤草。结果：治愈30例，占88%；显效2例，占6%；好转2例，占6%。从服药开始，肉眼观察乳糜尿消失时间：3日4例，4日8例，5日10例，6日8例，12日4例，平均消失时间为6日。以萆薢分清饮加减治疗乳糜尿41例，基本方：萆薢、车前子、茯苓各15 g，石菖蒲、黄柏、炒白术、炒杜仲各12 g，莲子心、甘草各6 g，丹参、熟地黄、炒山药各20 g，煅龙牡各30 g。1个月为1个疗程，根据病情可连服1～2个疗程。服药期间忌酒、忌食油腻厚味及辛辣刺激之物。结果：治愈（症状消失，尿常规正常，尿乳糜实验连续3次阴性）29例，好转（症状基本控制，实验室检查有好转）8例，未愈（症状及实验室检查无变化）4例，总有效率为90.4%。

3．前列腺炎致遗精

本方治疗86例前列腺炎致遗精患者，随机分为治疗组44例，对照组42例。治疗组：以加味萆薢分清饮为基本方：萆薢、车前子、茯苓各20 g，丹参、虎杖、败酱草30 g，黄柏、白术各15 g，石菖蒲、莲子心各6 g。对照组口服交沙霉素，每次400 mg，1日3次；睡前加服舒乐安定片2 mg。2组均以4周为1个疗程。治疗结果：治疗组44例，治愈（遗精消失，或控制在每月1～2次，伴随症状消除）28例，好转（遗精次数减少1/2以上，其他症状减轻）12例，无效（遗精次数及其他症状无改变）4例，总有效率为90.91%。对照组42例，治愈15例，好转15例，无效12例，总有效率为71.43%。两组治愈率相比有显著性差异（$x^2=6.70$，$P<0.01$），总有效率相比有显著性差异（$x^2=5.35$，$P<0.05$）。两组前列腺液常规检查恢复正常，无显著性差异（$P>0.05$）。

七、注意事项

患者属于膀胱湿热壅盛的白浊、膏淋，不宜使用本方。

鸡鸣散

（《类编朱氏集验医方》卷1）

一、功能

行气降浊，宣化寒湿。

二、主治

1．湿脚气

足胫肿重无力，麻木冷痛，行动不便，或挛急上冲，甚至胸闷泛恶。

2．风湿流注

发热恶寒，脚足痛不可忍，筋脉浮肿。

三、组成

槟榔15 g，陈皮、木瓜各12 g，吴茱萸3 g，紫苏茎叶4 g，桔梗6 g，生姜和皮6 g。

四、用法

上为粗末，分作八服。隔宿用水三大碗，慢火煎，留一碗半，去滓；用水两碗，煎滓取一小碗。两次药煎相和，安顿床头，次日五更分二三服。只是冷服，冬月略温亦得，服了用饼饵压下。如服不尽，留次日渐渐吃亦可。服此药至天明，大便当下一碗许黑粪水，即是肾家感寒湿毒气下来也。至早饭前后，痛住肿消，但只是推迟吃饭的时间，候药力过。此药不是宣药，并无所忌。

五、组方原理

根据脚气病发病证候不同，临床上分为湿脚气、干脚气两大类。胫足肿大重者，软弱麻木者，为湿脚气；足胫不肿，反见枯瘦，麻木酸痛者，为干脚气。前者多属寒湿，后者多偏湿热所致，然总以湿邪壅滞为主要原因。所以，其治疗应以宣通为法，本方所主治的脚气，是为寒湿所致，故当以温化寒湿，宣通气机为治。方中以槟榔为君药，取其质重下达，具行气逐湿之功。臣药以木瓜化湿舒筋；陈皮理气燥湿，以助槟榔行气除湿之功。方中佐以紫苏茎叶、桔梗宣通气机，兼可散表邪，使邪有出路；更佐以吴茱萸、生姜温化寒湿，降逆解郁，祛“肾家感寒湿”之气。全方共奏行气解郁，温散寒湿之功。本方适用于寒湿壅滞，气不宣通的湿脚气。

方名“鸡鸣散”之意，是指本方在五更鸡鸣时服药效果最佳，一则取其空腹，药力易行；二则借其阳气升发，使寒湿之气随阳气升发而散之，使药物更好地发挥疗效。

本方的配伍特点是：以行气祛湿药为主，温散寒邪药为辅，又佐以宣通气机之品，共奏温宣开上，降浊导下之功。

六、临床应用

（一）内科

1．慢性充血性心力衰竭

对40例不同病因心脏病合并慢性充血性心衰患者分别给予加味鸡鸣散和地高辛对照治疗，加味鸡鸣散组20例，其中心功能Ⅱ级9例，Ⅲ级11例。地高辛组20例，其中心功Ⅱ级8例，Ⅲ级12例，两组资料有可比性。加味鸡鸣散处方：吴茱萸12 g，苏叶30 g，桔梗12 g，生姜12 g，木瓜15 g，槟榔、陈皮各12 g，桑白皮30 g，大腹皮、防己各15 g。连续7日1个疗程。地高辛组：每日晨服地高辛0.25 mg，连服7日，水肿明显者加双氢克尿噻25 mg，每日1次，安体舒通20 mg，每日3次。结果：治疗组与地高辛组相比较，加味鸡鸣散能显著改善CHF患者心功能与水肿症状，降低心室率（$P < 0.05$）。

2．肝硬化腹水

以鸡鸣散合五苓散治疗肝硬化腹水69例，同时设对照组20例。两组患者均口服双氢克尿噻50 mg、安体舒通40 mg、氯化钾150 mg，1日2次；肌苷片400 mg、益肝灵片77 mg，1日3次。治疗组加服五苓散合鸡鸣散加味。处方：桂枝10 g，白术15 g，猪苓20 g，茯苓30 g，泽泻30 g，陈皮30 g，槟榔30 g，木瓜30 g，紫苏10 g，吴茱萸6 g，桔梗10 g，生姜30 g。两组患者均连续用药1个月。结果，治疗组：近期治愈32例，显效12例，有效17例，无效8例，有效率为88.3%。对照组：近期治愈5例，显效5例，有效2例，无效8例，有效率为60%。两组有效率比较有显著性差异（$P < 0.05$）。

3．痛风性关节炎

用鸡鸣散加味治疗痛风性关节炎36例，处方：木瓜15 g，槟榔10 g，吴茱萸6 g，陈皮10 g，黄柏10 g，怀牛膝10 g，薏苡仁30 g，桑枝15 g，萆薢15 g，山慈菇10 g，海桐皮15 g，地龙10 g，黄芪20 g。对照组用别嘌呤醇100 mg口服，3次/日；关节疼痛剧烈者，消炎痛50 mg口服，2次/日，两组患者治疗期间均禁食酒、海鲜、动物内脏及高嘌呤食物。15日为1个疗程，观察2个疗程统计疗效。结果：治疗组治愈11例，显效14例，有效8例，无效3例，总有效率为91.7%；对照组22例，治愈7例，显效9例，有效4例，无效2例，总有效率为90.1%。

4．不安腿综合征

本方加鸡血藤、牡蛎治疗不安腿综合征27例。患者临床表现主要为夜间或休息时下肢膝至踝关节间出现酸胀麻痛，发紧和虫爬蚁行感等，难以忍受或难以准确形容者。服药后，临床症状体征完全消失，随访3个月未复发者为治愈，计27例，治疗时间最短者3日，最长者12日，一般3～6日。

（二）外科

1．慢性膝关节炎

64例慢性膝关节炎随机分为治疗组42例，对照组22例；治疗组用紫苏叶15 g，生姜10 g，槟榔10 g，木瓜15 g，吴茱萸5 g，陈皮10 g，桔梗10 g。嘱患者适当锻炼股四头肌，配合局部按摩。对照组采用扶他林25 mg，1日3次口服，1个疗程为3周。治疗结果：治疗组治愈12例（28.75%），显效4例（33.33%），有效9例（21.43%），无效7例（16.67%），有效率为83.33%。对照组治愈4例（18.18%），显效4例（18.18%），有效5例（22.73%），无效9例（40.91%），有效率为59.09%。

2．带状疱疹

鸡鸣散加味治疗带状疱疹28例，处方：板蓝根30 g，金银花30 g，木瓜10 g，槟榔10 g，苏子10 g，苏叶10 g，生姜10 g，吴茱萸3 g，桔梗6 g，生甘草6 g。疼痛甚者，木瓜加量至15 g；外治以黄柏粉与青黛粉等份香油调敷。若水疱紧张丰满者先用无菌针头刺破后，再用3%双氧水反复擦洗再涂上药。治疗结果：经2个疗程均全部治愈。其中1个疗程痊愈25例，占89.29%；2个疗程痊愈3例，占10.71%。水疱干涸较疼痛消失所需时间短，1个疗程28例水疱全部干涸结痂，疼痛消失25例，占总例数的89.29%。

七、实验研究

1．毒性及镇痛抗炎作用

观察鸡鸣散对啮齿类动物的毒性及镇痛抗炎作用，并探讨其机制及昼夜节律性差异，验证前人关于本方择时用药的合理性。结果表明，本方对小鼠的急性毒性呈显著的用药时间依赖性，白昼毒性大于夜间；本方对小鼠模型有良好的镇痛作用，呈昼夜节律性，并与其降低小鼠血清、脑组织NO含量的昼夜差异相吻合；本方具有良好的抗炎作用，呈昼夜差异性，并与其降低炎性组织中PGE_2含量的昼夜差异相吻合。因此，本方具有良好的镇痛、抗炎作用，并呈昼夜节律性，镇痛作用可能与其降低NO含量有关，抗炎作用可能与其降低PGE_2含量有关。

2．镇静、利尿及抗凝作用

以鸡鸣散研究该方对动物模型的镇静、利尿、抗凝作用及与昼夜节律的差异，验证前人关于鸡鸣散择时用药的科学性。结果表明，鸡鸣散对小鼠有明显的镇静作用，使小鼠走动时间、举上肢次数及活动次数均明显减少，用药后小鼠原有活动昼夜节律消失；鸡鸣散有良好的利尿作用，用药后明显增加排尿量，且作用呈昼夜差异，夜间用药效果明显优于白昼；鸡鸣散有明显的抗凝作用，用药后明显延长小鼠凝血时间，且作用呈昼夜差异，白昼用药凝血时间延长显著长于夜间。因此，鸡鸣散具有良好的镇静、利尿及抗凝作用，且利尿、抗凝作用呈昼夜节律性差异，在动物休息期末、活动期初用药疗效较好。

八、注意事项

①干脚气以及湿热脚气者不宜使用本方。

②服本方后泻黑粪水，乃槟榔之力。《本草纲目》卷31记载："槟榔能治大小便气秘。"因其有缓泻通便的作用，用量稍重即可引起腹泻，故脾虚便溏者，又当慎用。

（本节作者：严红艳）

第十四章　祛痰剂

第一节　清热化痰

清气化痰丸

（《医方考》卷2）

一、功能

清热化痰，理气止咳。

二、主治

痰热咳嗽证。痰稠色黄，咳之不爽，胸膈痞闷，甚则气急呕恶，舌质红，苔黄腻，脉滑数。

三、组成

陈皮去白、杏仁去皮尖、枳实麸炒、黄芩酒炒、瓜蒌仁去油、茯苓各30 g，胆南星、制半夏各45 g。

四、用法

姜汁为丸。每服6 g，温开水送下（现代用法：为末，姜汁为丸，每服6 g，温开水送下，亦可做汤剂，加生姜，水煎服）。

五、组方原理

本方主治痰热咳嗽，治宜清热化痰，理气止咳。方中以胆南星为君药，取其味苦性凉，清热化痰，治痰热之壅闭。以黄芩、瓜蒌仁为臣药，黄芩苦寒，善能清泻肺火；瓜蒌仁甘寒，长于清肺化痰，两者合用，泻肺火，化痰热，以助胆南星之力。治痰当须理气，故又以枳实行气化痰，消痞除满，陈皮理气宽中，兼可燥湿化痰；脾为生痰之源，肺为储痰之器，故以茯苓健脾渗湿，杏仁宣利肺气，半夏燥湿化痰，既消已生之痰，又杜生痰之源，均为佐药。以生姜汁为丸，一则可解半夏之毒，二则可助半夏降逆化痰。诸药配伍，共奏清热化痰，理气止咳之效。

本方配伍特点为：清热与化痰并重，且于清化之中佐以理气之品，使热清火降，气顺痰消，则诸症自除。

六、临床应用

1．慢性支气管炎

运用清气化痰汤随证加减治疗慢性支气管炎80例，患者病史最短3年，最长20年，既往有吸烟嗜好77例，伴有肺气肿19例。其中痰湿型52例，痰热型18例，肺脾两虚型10例。基本方：法半夏12 g，茯苓20 g，瓜蒌仁20 g，杏仁12 g，陈皮12 g，枳实12 g，黄芩12 g，胆南星10 g。结果：治愈7例，显效18例，有效47例，无效8例，总有效率为90%。笔者认为，鱼腥草在治疗慢性支气管炎肺感染时，无论何证皆可用之，其宣肺清热之力甚佳。

2．慢性阻塞性肺疾病

清气化痰丸治疗慢阻肺疾病稳定期78例。患者病程2～29年，平均17.8年；轻度28例，中度34例，重度14例；原发病为慢性支气管炎60例，支气管哮喘12例，不明原因肺气肿6例。基本方为：陈皮10 g，杏仁10 g，枳实10 g，黄芩10 g，栝蒌10 g，茯苓30 g，南星10 g，制半夏10 g。疗程3个月。结果：临床控制12例，占15%；显效51例，占66%；好转12例，占15%；无效3例，占4%；总有效率为96%。本组用药最长者90日，最短者7日。

3．小儿支原体肺炎

清气化痰丸加减治疗小儿支原体肺炎30例。患者年龄在6～14岁之间；病程最长者25日，最短者1日。基本方：胆南星3～10 g，黄芩3～10 g，瓜蒌5～15 g，半夏3～10 g，杏仁3～10 g，茯苓5～12 g，枳壳3～10 g，甘草3～6 g，生姜2～5 g。5日为1个疗程，治疗3个疗程统计疗效。结果：治愈22例，占73.3%；显效5例，占16.6%；好转2例，占6.6%；无效1例，占3.3%；总有效率为96.5%。

七、注意事项

证属脾虚寒痰者，不宜应用本方。

小陷胸汤

（《伤寒论》）

一、功能

清热化痰，宽胸散结。

二、主治

痰热互结证。胸脘痞闷，按之则痛，或咯痰黄稠，舌苔黄腻，脉滑数。

三、组成

黄连6 g，半夏$_{洗}$12 g、瓜蒌实$_{大者}$20 g。

四、用法

上三味，以水六升，先煮瓜蒌，取三升，去滓，内诸药，煮取二升，去滓，分温三服。

五、组方原理

痰热互结证，治宜清热化痰，理气散结。方中以瓜蒌实为君药，清热化痰，理气宽胸，通胸膈之痹。黄连为臣药，取其苦寒，助瓜蒌清热降火，开心下之结；半夏为佐药，取其辛燥，降逆化痰，助瓜蒌消痰散结，散心下之痞。黄连、半夏合用，一苦一辛，苦降辛开。半夏与瓜蒌相伍，润燥相得，清热涤痰，如此则清热化痰，宽胸散结之功益著。三药相合，使痰去热除，结开痛止，为治胸脘痞痛之良剂。临证不仅用于伤寒之小结胸病，而且内科杂症属痰热互结者，亦甚有效。

本方的配伍特点为：苦降辛开，润燥相得，即瓜蒌之润，以制半夏之燥，二者相合，则祛痰之力倍增；黄连之苦降，半夏之辛散，苦降与辛开配伍，以除其痰热之结。

六、临床应用

（一）呼吸系统疾病

1．小儿急性支气管炎

应用麻杏石甘汤合小陷胸汤加减方治疗小儿急性支气管炎50例（治疗组），并以麻杏石甘汤治疗50例作为对照组，对两组疗效进行分析比较。小儿年龄1～4岁，病情相似，均系病后1～2日内就诊。其临床表现多有喘咳、发热、舌红苔黄等证，属实热喘型，肺部听诊可闻哮鸣音及中等湿啰音；X线可见肺门阴影增浓或肺纹理增粗；末梢血白细胞计数多高于正常。治疗组处方：麻黄1.5～3 g，杏仁4.5 g，生石膏12 g，甘草3 g，黄连1.5 g，半夏6 g，蒌仁6 g，鲜茅根12 g，胆星3 g，玉蝴蝶6 g。煎成100 mL，分3～4次温服，年长儿可1次顿服。对照组以麻杏石甘汤为主，咳痰不利、高热、痰多、便秘时，加药物与治疗组相同。两组患者基本纯中药治疗，偶有高热达39 ℃以上时，加用西药退热剂。治疗结果：治疗组治愈37例，好转7例，无效6例，治愈率为74%，有效率为88%；对照组治愈26例，好转5例，无效19例，治愈率为52%，有效率为62%。其有效率、治愈率有显著性差异（$P < 0.01$），治疗组疗效明显高于对照组；而且无论在退热、气喘及咳嗽症状消失，肺部体征消失，血象及胸部X线检查恢复正常等方面，在见效时间上均优于对照组。

2．结核性胸膜炎

葶苈大枣泻肺汤合小陷胸汤治疗结核性胸膜炎48例。患者病程5日至2个月。患者均有中量以上胸腔积液，其中在右侧26例，左侧22例；胸液为草黄色，比重大于1.018，以淋巴细胞为主。给予葶苈大枣泻肺汤合小陷胸汤治疗：葶苈子、桂枝、白术、泽泻、半夏、黄连各10 g，桑白皮、茯苓、薏苡仁、杏仁各12 g，全瓜蒌20 g，甘草5 g，大枣5枚；同时给予服异烟肼、利福平，并肌内注射链霉素。其中4例早期患者应用糖皮质激素，26例除诊断性穿刺抽取少量胸腔积液外，用中药后均未做治疗性穿刺。结果：显效37例，好转9例，无效2例，总有效率为95.83%。胸腔积液消失最快6日，最慢14日，平均热退时间为3日，胸痛消失时间平均12日，胸闷、气急消失时间平均5日，咳嗽消失时间平均7日。

3．咳喘病

运用由桂枝加龙骨牡蛎汤合小陷胸汤加味组成桂龙咳喘宁胶囊治疗咳喘病110例，并设对照组31例。胶囊组成：桂枝、龙骨、牡蛎、瓜蒌皮、黄连、半夏等11味药。对照组采用复方川贝精片胶囊，外形、颜色同，采用双盲法投药。每次4粒，日3次口服，7～14日为1个疗程。结果：观察组总有效率为93.64%，显控率为57.27%；对照组总有效率为48.39%，显控率为9.68%。其总有效率比较差异显著（$x^2 = 36.2733$，$P < 0.001$）。这说明观察组疗效明显高于对照组，其对于咳、痰、喘单项症状的疗效也极显著地高于复方川贝精片（$P < 0.001$）。

（二）消化系统疾病

1．胃痛

采用小陷胸汤加味治疗胃痛83例，均以心下不适，按之则痛或隐隐而痛为主，且见舌苔黄厚或黄腻。其中急慢性胃炎36例，胃、十二指肠溃疡30例，胃神经官能症17例。痊愈52例，好转29例（多为胃、十二指肠溃疡），无效2例（系严重胃溃疡患者）。

2．胆石症

应用小陷胸汤合大黄附子汤为基础，治疗胆石症30例。处方：全瓜蒌、苇茎各30 g，法半夏、大黄各10 g，附子6 g，细辛、川连各3 g。结果：总有效率为93.4%。笔者指出，附子、瓜蒌、半夏同用，对治疗胆石症有独特疗效，并未出现不良反应，并非绝对配伍禁忌。

3．肝硬化

用小陷胸汤加味治疗“乙肝”迁延日久而成肝硬化72例。患者病程7个月至13年，临床症状大部分有肝脾肿大，胁肋满闷，痞胀或疼痛，伴黄疸2例，伴腹水4例。实验室检查：72例中均有不同程度的肝功能损害。基本方：瓜蒌18 g，半夏12 g，黄连9 g，枳实10 g，白术20 g，佛手15 g，甘草6 g。30日为1个疗程。伴黄疸、腹水者，待黄疸、腹水消退后再用本方。结果：41例症状消失，肝功恢复正常；29例症状及肝功能得到不同程度的改善；2例中途改用他方治疗。服药后1个疗程收效的53例，2个疗程收效的17例。

（三）心血管系统疾病

1．不稳定型心绞痛

小陷胸汤合丹参饮治疗不稳定型心绞痛33例。患者病程最短3个月，最长12年，平均3.6年；心绞痛程度为轻度9例，中度22例，重度2例；合并高血压9例，2型糖尿病6例，高血脂12例，吸烟21例，饮酒26例。处方：全瓜蒌30 g，半夏10 g，黄连10 g，丹参30 g，檀香8 g，砂仁8 g。10日后评价疗效。治疗期间原有治疗心绞痛药物继续使用。结果：显效13例，有效16例，无效4例，总有效率为87.9%。

2．高脂血症

小陷胸汤合丹参饮治疗高脂血症痰瘀互结证30例。其中合并冠心病16例，合并高血压14例，合并糖尿病5例。处方：半夏10 g，黄连5 g，瓜蒌20 g，丹参30 g，檀香6 g，砂仁10 g。4周为1个疗程。结果：临床疗效方面，临床控制1例，显效20例，有效8例，无效1例，总有效率为96.67%；实验室指标疗效方面，临床控制3例，显效15例，有效10例，无效2例，总有效率为93.33%。

七、实验研究

对功能性消化不良的作用

采用不规则喂养配合夹尾刺激法，造功能性消化不良大鼠模型。实验结果表明，小陷胸汤对功能性消化不良模型大鼠具有明显治疗作用，主要通过以下机制实现：提高大鼠胃固体排空率，改善功能性消化不良大鼠胃动力的作用，与多潘立酮效果相当；降低功能性消化不良大鼠胃组织一氧化氮水平，进而减轻其对胃排空的抑制；增强功能性消化不良大鼠血浆中胃动素的水平，进而促进胃排空的作用。

八、注意事项

方中瓜蒌有缓泻作用，故脾胃虚寒，大便溏薄者慎用。

滚痰丸

（《泰定养生主论》，录自《玉机微义》卷4）

一、功能

泻火逐痰。

二、主治

实热老痰证。癫狂惊悸，或怔忡昏迷，或咳喘痰稠，或胸脘痞闷，或眩晕耳鸣，或绕项结核，或口眼蠕动，或不寐，或梦寐奇怪之状，或骨节疼痛难以名状，或噎塞烦闷，大便秘结，舌苔黄厚，脉滑数有力。

三、组成

大黄酒蒸、片黄芩酒洗净各240 g，礞石捶碎，同焰硝一两，投入小砂罐内盖之，铁线缚定，盐泥固济，晒干，火煅红，候冷取出30 g，沉香15 g。

四、用法

上为细末，水丸如梧桐子大。每服四五十丸，量虚实加减服，清茶、温水送下，临卧食后服（现代用法：水泛小丸，每服8～10 g，日1～2次，温开水送下）。

五、组方原理

本方为治疗实热老痰之峻剂。礞石甘咸平，制以火硝，攻逐下行之力尤强，方中取其燥悍重坠之性，以下气消痰，攻逐陈积伏匿之顽痰，同时本品能平肝镇惊，善治惊痫，为君药。大黄苦寒，荡涤实热，开痰火下行之路。其与礞石相伍，攻下与重坠并用，攻坚涤痰泻热之力尤胜，用为臣药。黄芩苦寒，善清肺火及上焦之实热；佐助大黄疗痰热，两者用量最重且酒制而偏善上行，清热泻火以治热痰。沉香仅用半两，辛而苦温，既可行气开郁，降逆平喘，令气顺痰消，又可以温性而制约大黄、黄芩之寒凉，防过于苦寒伤中，用为佐药。四药合奏泻火逐痰之功，药简而效宏。

本方配伍特点：清泻相得，升降相宜，以降为主。因是证为痰火，故以黄芩、大黄清热降火，大黄虽主降泻，但两者同用酒制，则既可清上焦之痰热，又可使痰火下行。然因顽痰痼疾，恐降泻之力不足，遂用重坠之礞石与沉降之沉香，导上攻之痰随气下行，则气机得畅，升降有权。

六、临床应用

1．中风

用礞石滚痰丸治疗中风24例，中医辨证分为风阳痰火型、风阳夹痰型、风阳上扰型。风阳痰火型4例，处方：礞石滚痰丸30 g（包煎），生大黄（后下）、生枳实、芒硝（另冲）、生甘草、双钩藤各10 g，羚羊角粉1 g（吞服）。风阳夹痰型8例，处方：礞石滚痰丸30 g（包煎），生大黄（后下）、生枳实、芒硝、生甘草各10 g。风阳上扰型12例，处方：礞石滚痰丸（包煎）20 g，生地、玄参各15 g，花粉、麦冬各12 g。结果：显效为风阳痰火型1例，风阳夹痰型2例，风阳上扰型6例。有效为风阳痰火型2例，风阳夹痰型5例，风阳上扰型6例。无效为风阳痰火型、风阳夹痰型各1例，总有效率为87.5%。

2．精神分裂症

用礞石滚痰丸加味治疗痰火交结型精神分裂症100例，处方：礞石20 g，黄芩12 g，沉香6 g，胆星9 g，制半夏9 g，陈皮18 g，炒枳实9 g，蒌仁12 g，茯苓18 g，酸枣仁18 g，石菖蒲18 g，夜交藤20 g。结果：痊愈85例，显效8例，有效5例，无效2例。

七、注意事项

本方药力峻猛，凡中气不足，脾肾阳虚，脾胃虚弱水泻者，以及孕妇，禁用本方。对于形气壮实，痰火胶固者，宜用本方，然须病除即止，勿久服过用。

消瘰丸

（《医学心悟》卷4）

一、功能

清热化痰，软坚散结。

二、主治

瘰疬，痰核，瘿瘤。咽干，舌红，脉弦滑略数。

三、组成

玄参$_{蒸}$、牡蛎$_{煅，醋研}$、贝母$_{去心，蒸}$各120 g。

四、用法

上为细末，炼蜜为丸。每服9 g，开水送下，日二服。本方改作汤剂，名“消疬汤”（《外科真诠》卷上）。

五、组方原理

证属痰热郁结，治当清热化痰，软坚散结。方以苦微寒之贝母为君药，清热化痰，消瘰散结。牡蛎咸平微寒，功能软坚散结，助君药清消痰热郁结之瘰疬。玄参苦咸而寒，软坚散结，滋润清热；既能助贝母、牡蛎软坚散结，以消痰核瘰疬；又可滋阴降火，滋水涵木，与牡蛎为伍而抑肝气，共为臣药。三药合用，以清热化痰、软坚散结为主，滋阴降火、平抑肝气为辅。药精力专，标本兼顾，使热除痰消结散，则瘰疬、痰核自除。

六、临床应用

1．肺结核

以月华消瘰汤（月华丸合消瘰丸化裁）治疗肺结核46例。其中空洞型26例，浸润型20例；病灶在一侧30例，在两侧16例。处方：牡蛎30 g，夏枯草、浙贝母、玄参、白及、天冬、北沙参各15 g，百部10 g，甘草6 g。40日为1个疗程，休息1周，进行下1个疗程，3～4个疗程进行复查。结果：痊愈26例，显效16例，好转2例，无效2例。

2．流行性腮腺炎

用清瘰丸加味外敷青黛散治疗流行性腮腺炎406例。消瘰丸加味组成：元参15 g，牡蛎15 g（先煎），贝母10 g，蒲公英10 g，连翘15 g，花粉10 g，虎杖10 g，夏枯草10 g。经治疗后，单侧发病290例，痊愈186例，显效96例，有效8例；双侧发病116例，痊愈68例，显效36例，有效12例。在1～2日内痊愈254例，占62.6%；2～3日内显效132例，占32.5%；4日内有效20例，占4.9%。

3．附件囊肿

用茯瘰汤（桂枝茯苓丸合消瘰丸化裁）治疗附件囊肿54例。处方：桂枝、茯苓、丹皮、赤芍、鳖甲、桃仁各12 g，玄参、瓜蒌各30 g，山慈菇、炮山甲各6 g，当归15 g，部分病例随证加减。连续用药半个月后妇科检查1次，同时做B超检查，每个月经周期为1个疗程。54例中有16例配合抗生素常规量治疗。有效病例最短服药14日，最长45日。单纯服用茯瘰丸38例，其中显效31例，有效5例，无效2例，总有效率为93.68%。配合抗生素16例，显效11例，有效4例，无效1例，总有效率为

93.75%，两组相比较，无显著性差异（$P>0.05$）。

4．肿瘤

应用消瘰丸加味治疗肿瘤38例。其中甲状腺肿瘤12例，其他肿瘤26例（包括上、下肢、胸部、乳腺纤维瘤、腹腔肿瘤、脂肪瘤）。经过穿刺细胞学病理组织检查，B超检查，诊为甲状腺肿瘤7例，乳房纤维腺瘤5例，腹腔肿瘤及脂肪瘤5例。内服处方：元参15 g，生牡蛎（捣后先煮）30 g，贝母10 g。7日为1个疗程，可连服3～7个疗程。外敷处方：猪笼草（为猪笼草科植物猪笼草的茎叶），鲜茎、叶、囊共20 g，或干品10 g，可随患处部位大小增减用量加入少许冷饭（即大米饭用凉清水冲洗过），共捣烂成药团。先用清洁的棉布一块盖住肿瘤以保护皮肤，然后将药团敷上，每日1次，结合内服药物，连续敷20日。患者一般用药10日肿瘤有所减小，用药20日肿瘤明显缩小，再连用30日左右肿瘤基本消退。38例中，用药14日肿瘤消退10例（占26%），用药21日消退12例（占32%），用药35日消退11例（占29%），未坚持用药半途而废3例（占1%），服药无效2例。

5．慢性咽炎

以消瘰丸加味治疗慢性咽炎52例。基本方：玄参、牡蛎、浙贝、夏枯草、丹参、赤芍、生地各15 g，胖大海、丝瓜络各10 g，蒲公英30 g。同时配合消瘰丸加夏枯草、蒲公英、胖大海、红花等份煎液40 mL超声雾化，喷入咽喉局部20～30 min，10日为1个疗程。结果：痊愈2例，占3.85%；显效24例，占46.15%；好转22例，占42.31%；无效4例，占7.69%；总有效率达92.31%。一般治疗3～5日显效，治疗时间最短者3日，最长者3个疗程。

6．肥厚型心肌病

消瘰丸加减治疗肥厚型心肌病22例。消瘰丸加减方：西洋参10 g，麦冬12 g，五味子6 g，玄参15 g，煅牡蛎30 g，川贝母10 g，丹参30 g，茯苓30 g，炙穿山甲10 g，三棱15 g，三七粉（冲）3 g，枳壳15 g，甘草5 g。服药15剂为1个疗程（需15～20日）。患者治疗期间忌劳累，不宜剧烈运动。22例患者中，服药最短者15日，最长者80日（约70剂），其中治愈8例，显效10例，有效2例，无效2例，总有效率为90.9%。

7．乳腺增生病

消瘰丸加减治疗乳腺增生58例。患者病程最短1个月，最长8年，平均4.85年；双侧乳腺发病36例，单侧发病22例；轻度增生28例，中度增生22例，重度增生8例。58例中属肝气郁滞型29例，肝郁痰凝型16例，气滞血瘀型13例。基本方：牡蛎30 g，生黄芪12 g，三棱6 g，蒲公英30 g，莪术6 g，乳香6 g，没药10 g，龙胆草12 g，玄参20 g，浙贝母15 g。服药期间嘱患者保持心情舒畅，避免精神刺激及过度劳累，忌食辛辣油腻及刺激之品。每月复查1次，3个月为1个疗程，停药后随访3个月。结果：患者均告治愈。

七、注意事项

①做丸剂，方中牡蛎需煅用，否则不易粉碎；做汤剂，用生牡蛎，效果更好。本方贝母用浙贝母为佳。

②瘰疬日久已溃烂者，本方亦可服用。

③宜戒恼怒，断煎炒及发气、闭气诸物，免致脓水淋漓，渐成虚损。

（本节作者：严红艳）

第二节　燥湿化痰

二陈汤

（《太平惠民和剂局方》卷4）

一、功能

燥湿化痰，理气和中。

二、主治

湿痰证。咳嗽痰多，色白易咯，胸膈痞闷，恶心呕吐，肢体倦怠，或头眩心悸，舌苔白润，脉滑。

三、组成

半夏汤洗七次、橘红各15 g，白茯苓9 g，甘草炙4.5 g。

四、用法

上药㕮咀。每服12 g，用水一盏，生姜七片，乌梅一个，同煎六分，去滓，热服，不拘时候（现代用法：加生姜7片，乌梅1个，水煎服）。

五、组方原理

本方主治湿痰咳嗽之证，治当燥湿化痰，理气和中。故君药以半夏，取其辛温而燥之性，燥湿化痰，降逆和胃。其用有三：一者辛燥而蠲湿痰，二者降逆以止呕恶，三者散结以消痞满。痰之生，因水湿之不运；液之聚，因气机之不顺，遂臣药以橘红，辛苦而温。燥湿化痰，并善理气健脾，使气顺痰消，脾运得健，痰湿得除。其与半夏相配，共祛湿痰，调畅气机，使胃气得和，清阳得升，眩悸得止。湿痰之生，多缘于中州失运，湿聚成患，故佐以茯苓，甘淡而兼入脾经，健脾渗湿，俾湿去脾运，痰无由生。其与橘红相伍，则脾湿得化，脾气得畅，运化有权，共杜生痰之源，而助君药祛痰之功。生姜味辛性温，降逆化痰而止呕，用为佐药，既可助半夏、橘红行气消痰，和胃止呕；又能制半夏之毒，法取“小半夏汤”之意。复佐少许乌梅，使药以甘草，旨在调和药性，亦兼益肺和中之用。诸药相合，共奏燥湿化痰，理气和中之功。

本方配伍特点：以燥湿祛痰为主，行气健脾为辅，标本兼顾，寓收于散，为治湿痰之主方。

因方中君臣药半夏、橘红皆以陈久者良，故以“二陈”命名，正如《医方集解·除痰之剂》所云：“陈皮、半夏贵其陈久，则无燥散之患，故名二陈。”

六、临床应用

（一）内科

1．呼吸系统疾病

（1）风寒咳嗽

运用玉屏附子二陈汤（由黄芪、白术、防风、附子、半夏、茯苓、陈皮、甘草组成）化裁治疗

200例风寒咳嗽。结果：显效181例，好转14例，无效5例。

（2）过敏性咳嗽

运用加味二陈汤治疗过敏性咳嗽48例，处方：陈皮5 g，半夏10 g，茯苓10 g，甘草5 g，炙百部10 g，鱼腥草30 g，莱菔子10 g，桔梗6 g，干地龙10 g，蝉蜕10 g。每日1剂，每月服2周，连服3～4个月。结果：痊愈37例，占77.1%；好转8例，占16.7%；无效3例，占6.2%；总有效率为93.8%。

（3）干咳型支气管炎

用二陈连牡饮治疗中医辨证属肝咳型支气管炎49例。处方：竹沥、半夏各12 g，陈皮10 g，茯苓10 g，甘草10 g，黄连5 g，牡蛎30 g，当归10 g，乌梅12 g，白芍12 g，桔梗6 g。结果：49例患者服药后临床症状全部消失，血象正常，47例X线胸透或摄片气管炎症消失，其中有6例服药1～2剂便收到明显的镇咳效果，服药时间最长达13剂1例，平均服药6剂治愈。

（4）慢阻肺疾患

用加味二陈汤治疗湿痰型慢阻肺疾患136例。处方：陈皮15 g，半夏15 g，炒苏子20 g，桔梗10 g，甘草5 g。服药最少者7剂，最多者40剂，平均16剂，一般7剂即可使咳、痰、喘症状明显缓解。结果：临床控制22例，为16.2%；显效86例，为62.2%；有效26例，为19.1%；无效2例，为1.5%；总有效率为98.5%。

2．消化系统疾病

（1）老年性便秘症

采用二至丸合二陈汤加减治疗老年性便秘症73例。处方：女贞子10 g，旱莲草10 g，陈皮6 g，半夏6 g，茯苓10 g，党参10 g，当归6 g，肉苁蓉12 g，柏子仁10 g，火麻仁10 g，决明子10 g，甘草3 g。10日为1个疗程。结果：痊愈66例，好转7例。

（2）慢性胃炎

二陈汤加味治疗慢性胃炎87例。20日为1个疗程。结果：痊愈59例，占67.7%；有效24例，占27.6%；无效4例，占4.7%；总有效率为95.4%。

（3）慢性肝炎

用二陈汤化裁治疗30例慢性肝炎，均使患者转氨酶明显下降，总疗程3个月。结果：显效24例，有效5例，无效1例；HBsAg阳性25例，1例转阴；20例HBeAg阳性患者中8例转阴。

3．神经系统疾病

（1）头痛

运用自拟芎芷二陈汤加味治疗各种慢性头痛60例。处方：川芎、白芷、升麻、麻黄各9 g，姜半夏、天麻、荆芥穗各10 g，陈皮、茯苓各12 g，生甘草6 g，蜈蚣2条。结果：经治后痊愈43例，有复发的12例，近期有效的5例。一般服药6剂见效，12～18剂痊愈，平均服药12剂。

（2）痫证

以二陈汤为基本方治疗52例痫证，一般需治疗3～6个月，最快1～2周见效。结果：显效12例，有效28例，总有效率为76.92%；无效12例，脑电图基本接近正常11例，记忆力明显提高13例。

4．心血管系统疾病

（1）胸痹

本方治疗38例以胃空感为主症的胸痹患者，蒌薤二陈汤加味：瓜蒌30 g，薤白20 g，陈皮15 g，半夏10 g，云苓30 g，甘草10 g，郁金20 g，益母草30 g。结果：治愈20例（占52.6%），显效16例（占42.1%），无效2例（占5.3%），总有效率为94.7%

（2）冠心病心绞痛

自拟芪丹二陈汤治疗冠心病心绞痛56例，处方：黄芪、丹参各30 g，瓜蒌20 g，茯苓、桔梗、薤白各15 g，制半夏12 g，陈皮、三七各10 g，甘草6 g。2周为1个疗程。结果：显效33例，有效20例，无效3例，总有效率为94.64%。

（二）儿科

1. 小儿咳喘

本方治疗3岁以上小儿咳喘500例（能口服中药汤剂者），在咳喘发病期间口服二陈汤加味方50～100 mL，日服2次（同时配合抗生素控制感染）。处方：半夏2 g，陈皮5 g，茯苓7.5 g，炙甘草3 g，桔梗5 g，前胡3 g，杏仁（后下）2 g（可因小儿年龄体重不同增减药量）。结果：治愈359例，好转141例。

2. 小儿厌食症

二陈汤加味治疗小儿厌食症31例，处方：半夏4～10 g，陈皮6～10 g，茯苓6～10 g，枳壳6～10 g，厚朴5～8 g，砂仁4～8 g，山药6～10 g，炒山楂6～10 g，炒麦芽6～10 g，炒谷芽6～10 g，木香6～10 g。服用时分少量多次口服，治疗1个月为1疗程。结果：3个疗程后，31例中痊愈21例，有效6例，无效4例，总有效率为87%。

（三）五官科

1. 梅尼埃病

运用二陈汤合泽泻汤加味治疗梅尼埃病56例，处方：茯苓、丹参各20 g，泽泻、陈皮、白术各15 g，法半夏、石菖蒲、天麻、葛根、藿香、枳壳各12 g，升麻、甘草各10 g。5日为1个疗程。共治疗56例，其中治愈50例，好转4例，无效2例，有效率为96.4%。其中1个疗程治愈32例，2个疗程治愈18例，2个疗程内好转4例，疗程最短者4日，最长者12日，平均为6日，随访3月，48例无复发，2例复发后再用上方治疗仍有效。

2. 急慢性喉炎

用二陈汤加味治疗急慢性喉炎561例，其中急性喉炎376例，占67%；慢性喉炎152例，占27.1%；声门闭合不全33例，占5.9%。处方为：茯苓、陈皮、防风、半夏、甘草、白术、生黄芪、玄参、黄芩、板蓝根、青果、葛根、木蝴蝶。结果：治愈538例，占95.9%；好转23例，占4.1%。

七、实验研究

1. 理气化痰抗衰老作用

采用D-半乳糖小鼠亚急性衰老模型研究本方对小鼠理气化痰抗衰老作用。实验结果表明，D-半乳糖诱导的亚急性衰老小鼠脑、胸腺、脾、肝和肾的重量指数明显下降，血清超氧化物歧化酶活性明显下降（$P<0.01$），丙二醛含量明显提高（$P<0.01$），神经元细胞线粒体肿胀、嵴断裂、空泡样变，内质网肿胀、空泡样变，核膜模糊或核周间隙扩大，核蛋白破坏，脱基质，核仁边移甚至断裂，脂褐素大小形态不规则等衰老改变。二陈汤能够提高实验动物脑、胸腺指数（$P<0.05$），提高血清超氧化物歧化酶（$P<0.01$）活性，降低丙二醛含量（$P<0.01$），使神经元细胞变性程度减轻，表明二陈汤具有一定的抗衰老作用。

2. 对血糖、血脂及肝功能等作用

采用高热量饲料加小剂量链脲佐菌素建立2型糖尿病的糖尿病大鼠并发脂肪肝模型，观察二陈汤方加减（由陈皮、半夏、茯苓、僵蚕、丹参及地龙等组成）在降血糖、调节血脂紊乱、改善胰岛素抵抗，以及对大鼠脂肪肝模型病理形态学的影响。结果表明：二陈汤加减能降低体重、调节血脂紊乱、改善胰岛素抵抗及降低肝指数和转氨酶，但对肝脏脂肪变性及炎症等无改善作用，提示具有涤痰化瘀的二陈汤加减虽在一定程度上有改善血脂紊乱、胰岛素抵抗以及转氨酶等作用，但不能减轻糖尿病大鼠的肝组织学病变。

导痰汤

（录自《传信适用方》卷1）

一、功能

燥湿祛痰，行气开郁。

二、主治

痰厥。头目眩晕，或痰饮壅盛，胸膈痞塞，胁肋胀满，头痛呕逆，喘急咳嗽，涕唾稠黏，舌苔厚腻，脉滑。

三、组成

半夏汤洗七次12 g，天南星细切、姜汁浸、枳实去瓤、橘红、赤茯苓各3 g。

四、用法

上为粗末。每服10 g，水两盏，生姜十片，煎至一盏，去滓，食后温服（现代用法：加生姜4片，水煎服）。

五、组方原理

本方主治湿痰中阻，气机不畅之证。故治当燥湿祛痰，行气开郁。方中重用治痰之圣药半夏为君药，取其温燥之性，而达燥湿化痰之功，以治其本；且半夏亦善除胸中痞满，降逆止呕。为增其温燥之性，臣药以天南星，其燥烈之性尤强，与半夏为伍，共消内阻之湿痰。是证湿痰中阻，气机被阻，故佐以枳实，破气化痰，消积除痞。其与半夏、天南星相配，既助祛痰之能，更增两者行气除痞之功。为增本方行气健脾之力，佐入橘红、赤茯苓。用橘红者，意在取其燥化之性，既助夏、星祛痰，又配合枳实行气，且尤善理脾气，使中焦痰阻之气得行。用赤茯苓者，旨在增强祛湿之能，但仍不失健脾之用。因痰之所生，本于脾运不化，苓、橘相合，则脾气得理，脾湿得化，共助君臣蠲除湿痰，从本图治之功。用法中加生姜，一则解半夏、天南星之毒，所谓“相杀”之用；二则可助半夏降逆止呕；三则可助君臣药化痰以止咳逆。诸药相合，则湿痰得除，气机得畅。

六、临床应用

1．出血性中风中经络

导痰汤加味治疗出血性中风中经络30例。出血部位为基底节区18例，大脑半球9例，小脑3例；出血量10 mL以下7例，11～20 mL 15例，21～30 mL 8例。在给予西医药常规治疗基础上，加用导痰汤加味，处方：半夏10 g，天南星10 g，橘红10 g，枳实6 g，赤茯苓15 g，生大黄6 g，田三七（研末冲兑）5 g，甘草5 g，生姜3 g。30日为1个疗程。结果：血肿体积明显缩小，MESSS评分逐渐下降，Bath指数评分逐渐上升。

2．椎-基底动脉供血不足

导痰汤治疗椎-基底动脉供血不足54例。给予肠溶阿司匹林75 mg、静滴尼莫地平4 mg作为基础治疗，加导痰汤化痰通络，处方：陈皮9 g，半夏9 g，菖蒲15 g，郁金15 g，南星15 g，大黄9 g，枳壳9 g，云苓15 g，丹参24 g，桃仁9 g，甘草6 g。15日为1个疗程。结果：痊愈6例，显效19例，好转18例，无效11例，总有效率为79.6%。

3．神经根型颈椎病

导痰汤加味治疗神经根型颈椎病54例，患者病程最长10年，最短3个月。导痰汤加味方：半夏、茯苓、陈皮、郁金、胆南星各10 g，姜黄15 g，僵蚕20 g，枳实、木香、炙甘草各6 g。结果：治愈38例，好转13例，无效3例，总有效率为94.4%。

七、实验研究

1．抑制脑动脉粥样硬化作用

用导痰汤灌胃雄性SD大鼠研究本方对脑动脉样硬化的作用。结果表明，在预先使用导痰汤血清处理脑血管内皮细胞后，随着肿瘤坏死因子-α（TNF-α）作用时程增加，细胞间黏附分子-1（ICAM-1）表达无显著性变化，表明导痰汤能对不同时程的TNF-α诱导ICAM-1高表达发挥抑制作用。

2．保护肝细胞作用

采用高脂饮食复制大鼠非酒精性脂肪性肝炎模型。研究表明，导痰汤能显著降低非酒精性脂肪性肝炎大鼠肝指数，血清ALT及TG、TC、LDL-C也有显著降低，能够升高肝中超氧化物歧化酶活性，降低丙二醛含量，血清中TNF-α含量显著减少（$P < 0.01$），且表现出一定的量-效关系。因此，导痰汤具有能够减轻脂类在肝脏的积聚，缓解氧化应激、氧化抗氧化平衡失调，抑制致炎细胞因子的表达，降低炎症反应，保护肝细胞等作用。从病理切片来看，肝脂肪变性及炎症活动度也明显减轻。

八、注意事项

本方温燥之性较强，属燥痰者需慎用。

涤痰汤

（《奇效良方》卷1）

一、功能

涤痰开窍。

二、主治

中风，痰迷心窍。舌强不能言。

三、组成

南星$_{姜制}$、半夏$_{汤洗七次}$各7.5 g，枳实$_{麸炒}$、茯苓$_{去皮}$各6 g，橘红4.5 g，石菖蒲、人参各3 g，竹茹2 g，甘草2 g。

四、用法

上作一服。水二盅，加生姜五片，煎至一盅，食后服（现代用法：加生姜3片，水煎服）。

五、组方原理

方中君药以姜制南星，意在取其温燥之性以祛湿痰，且兼祛风之能，恰治痰浊内壅阻络之证。臣药以半夏，燥湿化痰，与南星相配，助其祛痰之力。佐药以枳实破气化痰，橘红理气化痰，两者相合，共行痰阻之气，增君药祛痰之效，而达“气顺痰消”之功。配伍茯苓，健脾渗湿，杜绝生痰之源，与半夏、橘红相伍，寓二陈燥湿化痰健脾之用；人参补气健脾，与茯苓共健脾运，助后天之本，使脾气得健，则痰无由以生；石菖蒲一则祛痰，二则开窍，与君臣相配，则豁痰而开郁，蠲其痰浊以醒神，疗舌强不能言；竹茹既可化痰，又以其甘而微寒之性，制南星、半夏等温燥之性，防伤阴之弊，以上俱为佐药。使药以甘草，调和诸药，且与参、苓为伍，取四君之用，益中焦之脾。用法中加生姜，既能化痰，又善解南星、半夏之毒。诸药相配，共奏涤痰开窍之功。

六、临床应用

1．眩晕

以涤痰汤加减治疗眩晕病120例，处方：法半夏10 g，茯苓15 g，橘红6 g，枳壳12 g，胆南星10 g，党参20 g，菖蒲10 g，竹茹10 g，甘草5 g，生姜3片。另有45例因剧烈呕吐予以补液疗法，主要取涤痰汤涤痰利窍，健脾祛湿。结果：治愈109例，占91%；好转11例，占9%。

2．中风早期

中风早期，本虚标实，标实为主，不宜妄效王氏补阳还五汤之法，宜祛痰化浊，开窍通络为治，采用涤痰汤加减。处方：法半夏、胆南星、石菖蒲、陈皮、僵蚕、木通各10 g，茯苓15 g，白附子3 g。每日1剂，文火水煎2次，温服或鼻饲。7日为1个疗程。结果：治疗89例，显效67例，好转13例，无效9例，总有效率为89.8%。

3．失眠等

运用涤痰汤治疗内科疑难杂症56例。其中失眠22例，内耳眩晕症18例，哮喘16例。基本方为涤痰汤：陈皮、橘红、枳实、茯苓、人参、菖蒲、竹茹、甘草、生姜。结果：顽固性失眠有效率为95.5%，内耳眩晕有效率达100%，哮喘有效率为93.8%。

七、实验研究

神经保护作用

采用改良线栓法制成局灶性脑缺血再灌注损伤大鼠模型研究涤荡汤对神经保护的作用。实验结果与模型组比较，涤痰汤组神经功能缺损程度显著改善，缺血侧脑组织细胞凋亡率明显降低，从而发挥神经保护作用。用Ⅶ胶原酶脑内立体定位注射诱导大鼠脑出血模型。Ⅶ胶原酶造模后模型组血肿周围于6 h出现阳性表达细胞，1日阳性细胞计数达高峰，3日出现轻度下降，5日明显下降。涤痰汤组与同时间模型组比较，在6 h、1日计数无明显差异，3、5日时阳性细胞减少明显（$P < 0.01$）。结果表明：涤痰汤能减少活化凋亡蛋白-3的表达，阻止神经元的凋亡。

八、注意事项

凡风邪直中经络或虚风内动等所致之舌强不能言者，均非本方所宜。

茯苓丸（治痰茯苓丸）

（《全生指迷方》，录自《是斋百一选方》卷5）

一、功能

燥湿行气，软坚化痰。

二、主治

痰停中脘，流于经络。两臂疼痛，手不能上举，或左右时复转移，或两手麻木，或四肢水肿，舌苔白腻，脉沉细或弦滑等。

三、组成

茯苓6 g，枳壳麸炒，去瓤3 g，半夏9 g，风化朴硝3 g。

四、用法

上为末，生姜自然汁煮糊为丸，如梧桐子大。每服三十丸（6 g），以生姜汤送下（现代用法：为末，姜汁糊丸，每服6 g，姜汤或温开水送下）。

五、组方原理

本方主治痰停中脘，流于四肢之两臂疼痛诸证，治当燥湿行气，软坚化痰。方以半夏燥湿化痰为君药，以茯苓健脾渗湿化痰为臣药，两者合用，既消已成之痰，又杜生痰之源。佐药以枳壳理气宽中，俾痰随气行，气顺则痰消；风化朴硝软坚润燥，使结滞之伏痰消解而下泄。用生姜汁煮糊为丸，非但取其制半夏之毒，且可化痰散饮。诸药合用，共奏燥湿化痰之功，且作用较强，对其痰停中脘之证，用此方消痰润下，确有"潜消默运"之效。

六、临床应用

十二指肠壅积症

指迷茯苓丸加味治疗十二指肠壅积症发作期48例，患者均系西医内科或外科治疗无效者。病程反复发作1.5～11年，平均病程为4.8年；此次呕吐再发作时间为0.5～3个月；曾经手术治疗15例，其中十二指肠空肠吻合术后12例，十二指肠悬韧带松解术后3例；全部患者就诊时呕吐均为频发、剧烈，均有不同程度的营养不良、贫血、消瘦及水、电解质平衡紊乱等，均有赖静脉输液补充营养。给予指迷茯苓丸（茯苓、枳壳、半夏、玄明粉、生大黄、沉香用量比例为3∶1.5∶6∶1∶1∶0.5，研末蜜炼为丸如梧桐子大），每次服3～6 g。每隔2 h服1次，生姜煎汤分次送服，若药后吐出，再追加同等量服下。呕吐缓解后，改为4～6 h服1次。嘱患者禁食，卧床休息（取俯卧位或膝胸位），并配伍补液以纠正水、电解质平衡紊乱。呕吐中止后，酌情予以健脾和胃或补中益气之品调理，2周后进行疗效评定。结果：药后见效时间短者6 h，长者7日，平均见效时间2.3日。疗效优30例，良13例，无效5例，总有效率为89.6%。43例有效患者中优级复发2例，良级复发4例。

七、注意事项

本方不仅化痰之力较强，而且能攻下痰结，应中病即止，虚人慎用。

温胆汤

（《三因极一病证方论》卷9）

一、功能

理气化痰，清胆和胃。

二、主治

胆胃不和，痰热内扰证。心烦不寐，触事易惊，或夜多异梦，眩悸呕恶，或癫痫。

三、组成

半夏汤洗七次、竹茹、枳实麸炒，去瓤各6 g，陈皮15 g，甘草炙3 g，茯苓4.5 g。

四、用法

上锉为散。每服12 g，水一盏半，加生姜五片，大枣一枚，煎七分，去滓。食前服（现代用法：加生姜5片，枣1枚，水煎服）。

五、组方原理

本方主治胆胃不和，痰热内扰之证。治宜祛痰理气，清胆和胃。方中以半夏为君药，其性辛温，长于燥湿化痰，降逆和胃。因证为胆热，又与痰热相兼，故臣药以竹茹清化热痰，除烦止呕。该药甘而微寒，归肺、胃、胆经，二药相合，既化其痰浊，又清其胆热，令胆气清肃，胃气顺降，则胆胃得和，呕烦自止。治痰当理气，气顺则痰消，故佐以枳实，苦辛微寒，取其破气消痰，使痰随气下，以通痞塞之功。枳实与半夏相配，则气顺痰消，气滞得畅，胆胃得和。陈皮辛苦而温，燥湿化痰，既可助半夏祛痰，又可健脾，尚能增枳实行气之功。痰之所成，邪之本在湿，脏之本在脾。故以茯苓健脾渗湿，以杜生痰之源，且有宁心安神之效，以上均为佐药。使药以甘草，益脾和中，协调诸药。煎加生姜，既可助君臣药祛痰止呕，又可解半夏之毒；大枣之用，一者与甘草、茯苓为伍，健脾补土以治湿，二者与生姜相配，调和脾胃，使中州健运。诸药相合，化痰而不过燥，清热而不过寒，使痰热得化，胆热得清，胃气和降，共奏理气化痰，清胆和胃之效。

六、临床应用

（一）内科

1．心血管系统疾病

（1）冠心病心绞痛

以加减温胆汤（全瓜蒌、石菖蒲、郁金、竹茹、枳壳、陈皮、云苓等）治疗冠心病心绞痛30例，并与活血化瘀的冠心Ⅱ号方做对照观察。结果：观察组心绞痛缓解显效率为66.7%，总有效率为86.7%；中医证候显效率为76.6%，总有效率为93.3%；心电图显效率为16.7%，总有效率为46.7%，与对照组比较，其对心绞痛及中医证候的疗效明显好于后者。

（2）病毒性心肌炎

将208例病毒性心肌炎患者随机分为治疗组和对照组，治疗组用黄连温胆汤加味，嘱患者卧床休息。对照组患者卧床休息、吸氧，给予口服维生素E 20 mg，每日3次，辅酶Q_{10} 10 mg，每日3次，维生素C 0.2 g，每日3次，静脉滴注二磷酸果糖50 mL，每日1次，10%葡萄糖水500 mL+胰岛素8 U+10%氯化钾10 mL，每日1次，两周为1个疗程。治疗组158例，3个月治愈率为60%，6个月治愈率为75%。对照组50例，3个月治愈率为52%，6个月治愈率为62%。

2．消化系统疾病

（1）胃脘痛

以黄连温胆汤为主，治疗胃脘痛50例。结果：临床治愈32例，有效14例，无效4例，总有效率达92%；并附验案1则。

（2）十二指肠球部炎

用自拟“栀连温胆汤”治疗十二指肠球部炎70例。处方：栀子、黄连各7 g，陈皮15 g，半夏10 g，茯苓12 g，炙甘草3 g，竹茹10 g，枳壳、金银花各15 g，黄芩10 g，砂仁7 g，沙参12 g，石斛15 g，麦冬7 g，珍珠母30 g。结果：治愈率为74.3%，有效率为17.1%，无效率为8.6%，总有效率为91.4%。

3．神经系统疾病

（1）中风

运用黄连温胆汤加味，治疗中风76例。结果：基本痊愈率为46.1%，总有效率为96.1%。

（2）眩晕

以温胆汤加减治疗内耳眩晕症52例，处方为：制半夏、陈皮、黄芩、竹茹、白术各10 g，泽泻、钩藤各15 g。结果：痊愈48例，好转3例，无效1例。

采用温胆汤加味治疗梅尼埃病86例，病程7日～半年。处方：半夏、陈皮、竹茹、枳壳、僵蚕各10 g，茯苓、地龙各15 g，谷精草20～30 g，甘草6 g，生姜3片。经6～15剂治疗，治愈52例，好转33例，无效1例。

（3）癫狂

以温胆汤加减治疗26例癫症，4例狂症。其基本方药为：竹茹、陈皮、姜半夏、茯苓、甘草、枳壳、炙远志、菖蒲、炒枣仁、生龙牡、珍珠母、麦冬。平均疗程78.7日，总有效率达87%。

（4）心脏植物神经功能紊乱

温胆汤加味治疗心脏植物神经功能紊乱60例。处方：陈皮15 g，半夏15 g，茯苓18 g，甘草6 g，枳实15 g，竹茹25 g，柴胡12 g，丹参40 g，瓜蒌25 g。10剂为1个疗程，3个疗程后评定疗效。结果：治愈24例，好转33例，无效3例，总有效率为95.0%。

（5）重症精神病

以温胆汤加味，治疗精神分裂症30例。基本方药组成：法半夏、陈皮、枳实、竹茹、菖蒲、黄芩、胆星各9 g，茯苓、瓜蒌各12 g，黄连6 g，生铁落（先煎）30 g，生姜4片，甘草4.5 g。少数病例配合冬眠灵100 mg，每日3次。结果：痊愈16例，好转12例，无效2例。

4．呼吸系统疾病

金黄色葡萄球菌肺炎

以温胆汤加味（枳实、竹茹、半夏、茯苓各10 g，陈皮12 g，生姜、大枣、甘草各6 g）治疗100例金黄色葡萄球菌肺炎。结果：痊愈85例，好转12例，无效3例。

（二）妇科

重症妊娠恶阻

加味温胆汤为主治疗重症妊娠恶阻32例，处方：半夏8 g，竹茹、白术、茯苓各10 g，生姜5 g，苏叶、陈皮、枳壳、乌梅各6 g。服用时少量频饮。15日为1个疗程。结果：经3个疗程后，28例治愈，4例好转，治愈率为88%。治疗时间最短者为7日，最长者为36日，平均为14日。

（三）五官科

1．咽异感症

采用温胆汤加味治疗咽异感症145例，处方：半夏10 g，陈皮10 g，茯苓12 g，竹茹10 g，枳实10 g，甘草10 g，紫苏10 g，射干10 g。5日为1个疗程，最多用药3个疗程。结果：治愈75例（51.7%），有效68例（46.9%），无效2例（1.4%），总有效率为98.6%。

2．耳廓假性囊肿

采用抽液注药加温胆汤加减治疗该病46例，于抽液注药加压包扎后，当日开始服用中药。处方：半夏9 g，竹茹9 g，枳实6 g，陈皮9 g，茯苓9 g，地龙6 g，柴胡6 g，甘草3 g。若胃纳差者，可加用砂仁、白术、山楂、神曲。3日后检查局部积液再生情况；如无再生，继续服用中药3剂，巩固疗效；如有再生，仍按前法抽液注药，同时继续服用中药，仍3日复诊。两组均以20日为1个疗程，在用药期间所有病例均禁食辛辣食物、禁烟酒。结果：46例中22例经抽液注药1次即获治愈，4例经抽液注药2次获治愈，3例经抽液注药3次获治愈，其余17例均经过4次抽液注药，其中14例肿胀范围明显变小，仅局部略有肿胀，另3例患者症状体征无改善，总有效率为93.5%，随访6个月，治愈、有效病例中复发4例，复发率为8.7%。

（四）其他

习惯性痉挛

以温胆汤加味治疗习惯性痉挛。处方：半夏、竹茹、枳实、僵蚕各6 g，陈皮、钩藤各9 g，甘草3 g，茯苓5 g，生姜2片，大枣2枚；对照组采用安定0.12 mg/(kg・日)，分2次服。疗程最短者3日，最长者1个月。结果：治疗组47例，治愈40例，显效4例，有效3例。对照组20例，治愈17例，显效3例。两组比较无显著性差异（$P > 0.05$）。其副作用比较，治疗组所有病例均无倦怠、嗜睡等症，且21例有不同程度的食欲增进，占治疗总数的44.7%。对照组中8例有精神不振，占治疗总数的35%。

七、实验研究

1．改善睡眠作用

温胆汤全方与地西泮在与戊巴比妥钠阈下催眠剂量实验中均能明显提高小鼠翻正反射消失率（$P < 0.05$），但温胆汤作用弱于地西泮（$P < 0.05$）；在延长戊巴比妥钠所致小鼠睡眠时间实验中，温胆汤全方与地西泮均可延长小鼠睡眠时间，温胆汤中枢抑制作用弱于地西泮。给药第1、4日，温胆汤对小鼠翻正反射消失率及延长小鼠睡眠时间方面两者无明显差异；给药7日后，两项指标与给药1日相比有显著性差异（$P < 0.05$），温胆汤有明显累积作用。采用氯苯丙氨酸化大鼠失眠模型，服药6日后，温胆汤可以降低大鼠下丘脑内去甲肾上腺素含量，升高下丘脑内5-羟色胺、5-羟吲哚乙酸含量，推测温胆汤改善失眠大鼠睡眠的机制与其影响大鼠下丘脑内单胺类神经递质含量有关。

2．镇静、镇痛、抗惊厥作用

连续给药7日后，用药理生理多用仪记录小鼠自主活动次数，观察小鼠出现扭体反应（腹部收缩内凹、伸展后肢、臀部抬高）只数、扭体反应前潜伏时间、15 min内小鼠出现扭体反应次数士的宁法，以及小鼠惊厥前潜伏时间、出现惊厥只数和死亡数。结果表明，温胆汤具有抗惊厥、镇静及镇痛等作用。温胆汤全方与氯丙嗪均能明显减少正常小鼠自发活动（$P < 0.01$），减少阿扑吗啡诱发的小鼠攀爬行为（$P < 0.01$），减少L-多巴诱发的小鼠抬头活动（$P < 0.01$），但温胆汤抑制效果弱于氯丙嗪（$P < 0.01$）。

3．抗精神分裂症作用

灌胃给药21日，最后3日腹腔注射盐酸阿扑吗啡建立精神分裂症的动物模型。温胆汤给药后大鼠血浆中白细胞介素-2的含量明显高于模型组（$P < 0.05$）；胸腺和脾脏指数差异较模型组有显著性（$P < 0.05$）；血浆超氧化物歧化酶、丙二醛含量较模型组有显著性差异（$P < 0.05$）；大鼠刻板行为不同程度地受到抑制（$P < 0.05$）。这说明温胆汤能有效地提高精神分裂症模型鼠免疫调节的能力，对氧自由基引起的损伤具有保护作用，并具有对抗盐酸阿扑吗啡引起的刻板行为的作用。采用免疫组化技术和高效液相-化学法分别对酪氨酸羟化酶、纹状体多巴胺进行了含量测定。结果显示温胆汤可增加精神分裂症大鼠模型酪氨酸羟化酶、多巴胺的含量，拆方配伍发现化痰理气组和健脾理气组对多巴胺的影响主要表现在对多巴胺的合成有促进作用。

八、注意事项

本方适用于胆胃不和，痰热内扰之证，但其热象较轻者。若痰热重者，本方力有不逮，当随证化裁。

（本节作者：严红艳）

第三节 润燥化痰

贝母瓜蒌散

（《医学心悟》卷3）

一、功能

润肺清热，理气化痰。

二、主治

燥痰咳嗽。咯痰不爽，涩而难出，咽干口燥，苔白而干。

三、组成

贝母5 g，瓜蒌3 g，花粉、茯苓、橘红、桔梗各2.5 g。

四、用法

水煎服。

五、组方原理

本方主治燥痰。肺燥有痰之证的组方用药宜详加推敲，遵《素问·至真要大论》之旨，“燥者润之”，然滋润之品，多易助湿而有碍祛痰。化痰之药，多属辛燥苦温之品，多有耗阴伤津之弊，治当润其燥，清其热，化其痰。方以贝母为君药，取其清热润肺，化痰止咳之功。臣药以瓜蒌，润肺清热，理气化痰，通胸膈之壅痹。《本草正》云：“瓜蒌仁性降而润，能降实热痰涎，开郁结气闭，解消渴，定胀喘，润肺止咳。”佐入天花粉，润燥生津，清热化痰。《医学衷中参西录》云：“天花粉为其能生津止渴，故能润肺，化肺中燥痰，宁肺止嗽。”橘红理气化痰，使气顺痰消；茯苓健脾渗湿，以杜生痰之源；桔梗宣利肺气，以行清肃之令，共为佐药。诸药相伍，清润之中寓化痰之能，理气祛痰而无化燥之弊，清中有化，润而不腻。如此，肺得清润而燥痰自化，宣降有权则咳逆自止。

《医学心悟》卷3另有一贝母瓜蒌散，较本方少花粉、茯苓、桔梗，多胆南星、黄芩、黄连、黑山栀、甘草，治肺火壅遏之“火中”。方中芩、连、山栀苦寒清热泻火，胆南星清热化痰息风，故可治痰火壅肺之类中风证，虽亦猝然昏倒，喉中痰鸣，但无歪斜偏废之候。

六、临床应用

1．咳嗽

贝母瓜蒌散加减治疗咳嗽48例。处方：贝母15 g，瓜蒌10 g，花粉、茯苓、橘红、桔梗各8 g（此为成人常用量，小儿酌减）。风寒偏重者加荆芥、防风，风热偏重者加柴胡、薄荷，声嘶者加沙参、蝉衣、麦冬，表证咽痒者加桑叶、杏仁、前胡。结果：总有效率为95.8%。

2．慢性支气管炎急性发作

贝母瓜蒌散为基础方化裁治疗慢性支气管炎急性发作期35例。基本方：贝母10 g，瓜蒌仁15 g，天花粉10 g，茯苓10 g，橘红10 g，桔梗10 g，桑白皮12 g，黄芩15 g，葶苈子12 g，胆南星10 g，制大黄10 g，甘草6 g，蛤蚧粉（冲服）3 g。若发热流涕者加银花、连翘，咽痒甚者加前胡、牛蒡子，若声音嘶哑者可去橘红，加沙参，痰热壅盛者加栀子、天竺黄，燥热较甚、咽干喉痛者加玄参、麦冬、芦根。10日为1个疗程，总有效率为91.4%。

3．儿童咳嗽变异性哮喘

贝母瓜蒌散加减（浙贝母、瓜蒌皮各4 g，天花粉、桔梗各5 g，茯苓7 g，橘红3 g）治疗儿童咳嗽变异性哮喘64例，兼风寒袭肺者加麻黄、苦杏仁、紫菀、荆芥，兼痰热郁肺者加桑白皮、葶苈子、制胆南星、黄芩，兼有肺、脾、肾三脏虚证者，加黄芪、山药、五味子，大便溏者加炒谷芽、炒麦芽、薏苡仁。结果：总有效率为95%。

七、注意事项

虚火上炎、肺肾阴虚之干咳、咳血、潮热、盗汗等证者，不宜使用本方。

（本节作者：季晓芳）

第四节　治风化痰

半夏白术天麻汤

（《医学心悟》卷4）

一、功能

燥湿化痰，平肝息风。

二、主治

风痰上扰证。眩晕头痛，胸闷呕吐，舌苔白腻，脉弦滑等。

三、组成

半夏4.5 g，天麻、茯苓、橘红各3 g，白术9 g，甘草1.5 g。

四、用法

生姜一片，大枣二枚，水煎服。

五、组方原理

本方以半夏、天麻为君药。半夏性温味辛，燥湿化痰，降逆止呕之力颇强，意在治痰。正如《本草纲目·草部》卷17所云："半夏能主痰饮……为其体滑而味辛性温也。"天麻味甘性平，入厥阴经，善平肝息风而止眩，旨在治风。《本草纲目·草部》卷12亦云："天麻乃肝经气分之药，入厥阴之经而治诸病。按罗天益云：眼黑头眩，风虚内作，非天麻不能治。天麻乃定风草，故为治风之神药。"半夏、天麻相伍，共成化痰息风之效，为治风痰眩晕头痛之要药。故《脾胃论》卷下谓："足太阴痰厥头痛，非半夏不能疗；眼黑头眩，风虚内作，非天麻不能除。"白术为臣药，性温，味苦甘，具健脾燥湿之能，治生痰之本；与半夏、天麻相伍，标本同治，祛湿化痰，止眩之功益佳。佐以茯苓、橘红，茯苓味甘淡性平，健脾渗湿，与白术共成健脾祛湿之功，以治生痰之本；橘红味辛苦，性温，善理气化痰，使气顺则痰消，《食物本草》卷8云其“下气”“消痰涎”。盖治痰须理气，气利痰自愈。半夏、茯苓、橘红三者为伍，则祛痰、健脾、理气各彰其效，实乃二陈汤配伍之精髓。使以甘草调和药性并能和中健脾，煎加姜、枣以调和脾胃。诸药合用，共奏化痰息风之效。使风得以息，痰得以消，眩晕自愈。

本方系二陈汤加味而成，在燥湿健脾的基础上，加入平肝息风之天麻，则纳息风于祛痰之中；加入健脾燥湿之白术，则倍增健脾治本之力，共成化痰息风之剂。

《医学心悟》卷3另有一半夏白术天麻汤，其组方配伍与本方基本相同，然减白术二钱，生姜一片，增大枣一枚，其健脾之力不及本方，且加蔓荆子三钱，则清利头目之功独胜。故主治痰厥头痛之证。

六、临床应用

1．梅尼埃病

采用中西医结合治疗梅尼埃病350例，其中对应用普鲁卡因过敏而不能应用组织胺治疗，或脱敏效果不佳的患者采用中药治疗。处方：姜半夏、陈皮、白术、茯苓、淮山药、泽泻、天麻、钩藤、大枣、炙甘草。加减法为：呕吐频者，加代赭石、旋覆花；耳鸣、耳聋较重者，加灵磁石、石菖蒲；胸腔闷胀、食欲不佳者，加蔻仁、茴香；气短乏力者，加黄芪、薏苡仁等。结果：临床治愈率达78.6%。

2．眩晕

以半夏白术天麻汤为基本方加泽泻、紫苏叶，治疗突发性眩晕、恶心、呕吐、耳鸣，或伴波动性听力减退等症状，其中病程最长者19日，最短者2 h，年龄在22～83岁之间。处方：法半夏、白术、天麻、茯苓、陈皮、大枣各10 g，泽泻15 g，紫苏叶8 g，生姜6 g，甘草3 g。

3．鼻窦炎

采用半夏白术天麻汤化裁治疗鼻窦炎50例，处方：半夏、天麻、苍耳子、白芷、元胡、生甘草各10 g，生白术、黄芪各10～30 g，细辛4 g，黄芩12 g，鱼腥草30 g，川芎、连翘、丹参、牛膝、生白芍各15 g，辛夷、藿香各6 g。结果：治愈35例，显效15例。

4．脑囊虫病头痛

半夏白术天麻汤加减治疗脑囊虫病头痛200例。其临床表现为剧烈头痛，头晕眼花，复视，胸脘痞闷，纳呆呕恶，舌质淡红、有齿痕，苔白腻，脉弦滑有力；头部CT扫描示散在小点状低密度或多发散在的点状高密度病灶；囊虫血清学检验示抗原阳性158例，抗体阳性190例。给予半夏白术天麻汤（制半夏、白术、天麻、茯苓、陈皮、生姜），加白蒺藜、蔓荆子。痰湿阻滞、胸脘满闷、纳呆者加厚朴、枳壳；痰湿久郁化热出现口苦、苔黄腻、大便不畅者则去白术，加黄连、枳壳、竹茹。结果：治愈188例，好转10例，无效2例。

5．高血压病并高脂血症

半夏白术天麻汤加减治疗痰瘀互结型高血压病并高脂血症80例，以头痛、眩晕为主要症状。处方：天麻9 g，半夏9 g，白术9 g，茯苓12 g，橘皮6 g，山楂15 g，丹参12 g，红花12 g，地龙9 g，钩藤15 g。2周1个疗程，连服3个疗程。经治疗后，患者中医临床症状头痛眩晕、心胸憋闷、头重脘痞、神疲乏力等都有明显改善；动态血压监测，平均收缩压/舒张压下降4/2.26 kPa，治疗后较治疗前有显著性差异（$P<0.01$）；有明显的调脂作用，能显著降低MDA、Lp（a）、ApoB100指标水平，与治疗前比较有显著性差异（$P<0.01$），并有降低TC、TG的作用。

七、注意事项

对于肝肾阴虚、气血不足之眩晕，不宜应用。

定痫丸

（《医学心悟》卷4）

一、功能

涤痰息风，清热定痫。

二、主治

痰热痫证。忽然发作，眩仆倒地，不分高下，甚则抽搐，目斜口歪，痰涎直流，叫喊作声。亦用于癫狂。

三、组成

明天麻、川贝母、半夏（姜汁炒）、茯苓（蒸）、茯神（去木，蒸）各30 g，胆南星（酒制者）、石菖蒲（石杵碎，取粉）、全蝎（去尾，甘草水洗）、僵蚕（甘草水洗，去咀，炒）、真琥珀（腐煮，灯草研）各15 g，陈皮（洗，去白）、远志（去心，甘草水泡）各4.5 g，丹参（酒蒸）、麦冬（去心）各60 g，辰砂（细研，水飞）9 g。

四、用法

用竹沥一小碗，姜汁一杯，再用甘草四两煮膏，和药为丸，如弹子大，辰砂为衣。每服一丸，一日二次（现代用法：共为细末，用甘草120 g熬膏，加竹沥100 mL、姜汁50 mL，和匀调药为小丸，每服6 g，早晚各1次，温开水送下）。

五、组方原理

本方主治风痰有热之痫证，故宜涤痰息风清热。方中竹沥为君药，性寒，味甘苦，善于清热滑痰，镇惊利窍，《本草从新》卷8言其“治痰迷大热，风痉癫狂”。臣药以胆南星性凉味苦，清火化痰，镇惊定痫，以助竹沥祛痰利窍之功。佐以半夏性温味辛，具燥湿化痰，降逆止呕之功。《本草纲目·草部》卷17云：“半夏能主痰饮。”配以姜汁，化痰涎，通神明，《本草备要》卷4云：“通神明，去秽恶，救暴卒。”且可解半夏之毒。贝母性寒味苦，清热化痰，《本草易读》卷3云其“清热除痰之良药”。陈皮味辛苦，性温，燥湿化痰，善行肺经气滞，《本草通元》卷4云其“下气消痰”。茯苓性平，味甘淡，利水渗湿健脾以杜生痰之源。其与半夏、陈皮为伍，共成二陈之意，而助君臣化痰之功。全蝎味辛，性平，主入肝经，尤善息风止痉。《本草通元》卷4明言其治：“小儿惊风尤为要药。”僵蚕味咸辛，性微寒，入肝经，有息风止痉，化痰泄热之效。《神农本草经》卷4云其“主小儿惊痫夜啼”。天麻味甘性平，具平肝息风之用，《本草从新》卷1谓其主“诸风眩掉”。三药相合，息风止痉之力倍增，以定抽搐。丹参性微寒，味苦，凉血活血，清心除烦，兼有安神之功，《本草备要》卷1云其“除烦热功兼四物”。麦门冬味甘微苦，养阴清心除烦，兼防燥药伤津。石菖蒲味辛苦，性温，开窍化痰，化湿和胃。《本草纲目·草部》卷19云其治“客忤癫痫”。《本草从新》卷3更言其：“辛苦而温，芳香而散，开心孔，利九窍。”辰砂性寒，味甘质重，重可镇怯，寒能清热，主入心经，有重镇清心、安神定惊之效。《本草从新》卷5谓“泻心经邪热，镇心定惊……定癫狂”。琥珀味甘性平，安五脏，定魂魄，有镇惊安神之功。茯神味甘性平，平肝安神，《本草秘录》卷4云：“茯神抱松本之根而生者也，犹有固本之义，故善补心气，止惊悸恍惚。”远志味辛苦，性微温，既利心窍以宁神，又祛痰止咳以利肺，《新修本草》卷6云：“定心气，止惊悸。”诸药共为佐药，镇惊安神，共助君臣醒神定痫之效。使以甘草调和诸药，补虚缓急，可解抽搐之拘急。综观全方，涤痰利窍以醒神，清热息风以定痫，故适用于痰热内闭之癫痫。

本方配伍特点为：清热化痰与平肝息风并施，醒神开窍与镇惊安神相济，实为治疗痫证的常用良方。

六、临床应用

1. 多发梗死性痴呆

采用定痫丸（天麻15 g，川贝母6 g，制胆星8 g，半夏10 g，陈皮6 g，茯神15 g，僵蚕12 g，蜈蚣2条，䗪虫6 g，琥珀6 g）加减，并合丹参滴注治疗多发梗死性痴呆17例，少苔无苔者，去胆星、半夏，加生地、山茱萸、天竺黄。瘀血者，加川芎、桃仁、田三七。结果：治愈3例，显效7例，有效4例，无效3例。

2. 癫痫

采用定痫散（天麻、钩藤、羚羊角、僵蚕、天竺黄、胆星、胆矾、郁金、琥珀、朱砂）治疗癫痫100例，成人每次6 g，每日3次，小儿酌减，温开水送服；并嘱患者避免情志刺激。结果：82例治愈，18例好转。

七、实验研究

1. 抗痫作用

建立电刺激杏仁核点燃鼠模型。实验结果显示，定痫丸提取液能明显提高点燃鼠后放电阈值，其有效时间从用药后第4日开始，持续到第7日，其中20只动物停药次日后放电阈值逐渐降低，2日后恢复到原有基线；实验中部分动物出现动作减少、嗜睡、便溏、体重下降。

2. 毒性

按每日1次、2次、3次灌胃定痫丸提取液，3组给药后连续观察7日。结果：第1、2组小白鼠无死亡，亦未观察到明显异常；第3组小鼠给药后第2日有1只小白鼠死亡（由于肺部充血，可能与灌胃不慎有关），其余9只经连续7日的观察发现，活跃程度不如其他两组，但无其他明显异常。

八、注意事项

痫证的发作有轻有重，来势有急有缓，病程有短有长。一般初起较轻，反复发作则正气渐衰，痰结日深，愈发愈频，证情逐渐加重。其发作期间，应着重涤痰息风，先治其标。发作之后，则宜健脾养心，补益肝肾，调补气血，缓治其本。本方乃涤痰息风之剂，故适用于由痰热上扰而致痫证发作者。待其痫证缓解，则须化痰与培本兼顾，并应注意饮食，调摄精神，扶其正气，以收全功。

对久病频发者，更须注重调补正气，原方后有“方内加人参三钱尤佳”一语，即是此意。

止嗽散

（《医学心悟》卷3）

一、功能

止咳化痰，疏表宣肺。

二、主治

咳嗽。咳嗽咽痒，咯痰不爽，或微有恶风发热，舌苔薄白，脉浮缓。

三、组成

桔梗、炒荆芥、紫菀$_{蒸}$、百部$_{蒸}$、白前$_{蒸}$各10 g，甘草$_{炒}$4 g，陈皮$_{水洗，去白}$5 g。

四、用法

上为末。每服9 g，食后，临卧开水调下；初感风寒，生姜汤调下。

五、组方原理

本方所治之咳嗽，为余邪未尽而肺失宣降，治之之法，理当化痰宣肺止咳，并佐以疏散之品，以祛邪外出。方中紫菀、百部为君药，两者均入肺经，味苦，性温而不热，润而不寒，功在止咳化痰，治咳嗽不分久新。臣药以桔梗、白前，一宣一降，复肺气之宣降，以增强君药止咳化痰之力。佐用橘红理气化痰；荆芥辛而微温，疏散风邪，祛邪外出，宣发肺气，开其闭郁，有启门逐寇之功。甘草调和诸药，合桔梗又有利咽止咳之效，用为佐使药。诸药配合，可收宣肺止咳，疏风散邪之功。

本方药仅七味，量亦轻微，具有温而不燥，润而不腻，散寒不助热，解表不伤正的特点，正所谓："既无攻击过当之虞，大有启门驱贼之势。"堪称温润平和之剂。因本方具有较好的宣肺止咳之功，故随证加减可用于多种咳嗽。

六、临床应用

1．外感咳嗽

用止嗽散方（荆芥、白前、桔梗、紫菀、百部、陈皮、甘草。原为散剂，现改为汤剂）为基础，临床随证加减：若外邪偏盛见头痛、鼻塞、流涕等证者，加防风、苏叶、桑叶、菊花；痰湿偏盛见痰多难咯，咳时欲吐，伴有胸闷不适，舌苔厚腻等证者，加茯苓、法半夏、川厚朴、北杏仁；若有热象见喉痛口干，痰黄，脉略数等证者，加山栀子、黄芩、瓜蒌。患者在治疗期间，停用其他药物。结果：痊愈42例，好转11例，无效3例。用止嗽散治疗外感咳嗽56例，咳嗽伴有头痛6例，鼻塞流涕5例，咽痒或痒痛48例，胸部不适21例。痰白色22例，痰黄色15例，舌质淡红33例，稍红22例，苔白或白厚46例，黄或黄白7例，脉浮（弦）缓32例，略数11例。患者中已用过中西药物治疗无效的有31例，没有用过药物治疗的25例。

2．喉源性咳嗽

止嗽散加减治疗喉源性咳嗽60例。处方：方用荆芥12 g，桔梗12 g，炙紫菀12 g，炙百部12 g，白前12 g，陈皮12 g，甘草6 g，炙款冬花12 g，山豆根12 g，射干12 g，杏仁12 g，金银花12 g，麦冬12 g，五味子10 g。咳嗽病史最长者5.5月，最短者7日，平均17.5日，所有病例均有喉痒咳嗽的症状，并兼少痰和无痰，胸部窒闷或遇冷、遇热、吸入异味刺激咳嗽等。

3．顽固性咳嗽

以止嗽散（前胡、杏仁、桔梗、川贝母各10 g，炙百部、紫菀各15 g，陈皮、荆芥、马勃各6 g，芦根、仙鹤草各30 g）加减治疗顽固性咳嗽74例，其中支气管炎57例，支气管周围炎12例，右下肺炎4例，左下肺炎1例。随证加减：风寒咳嗽者，去马勃、芦根，加苏子、桔梗各10 g，防风6 g；风热咳嗽者，去荆芥、陈皮，加桑叶、薄荷；燥热咳嗽者，去陈皮、荆芥，加沙参、玄参、炙杷叶；伴咽痛者，去荆芥、陈皮、加银花、板蓝根、牛蒡子；胸痛者，加鱼腥草、郁金、丝瓜络；黄痰黏稠不易咯出者，加全瓜蒌、桑白皮、海浮石。结果：痊愈64例，好转7例，无效3例。

4．妊娠咳嗽

止嗽散（川贝、紫菀各15 g，百部12 g，桔梗、荆芥、白前、木蝴蝶各10 g，陈皮6 g，生甘草5 g）加减治疗妊娠咳嗽78例。伴干咳无痰，潮热盗汗者，加生地、地骨皮、麦冬、玄参；伴久咳不止致小便自遗者，加五味子、山萸肉、淮山；伴外感之头痛鼻塞流涕、咽痛者，加白芷、辛夷花、连翘；

伴咳嗽痰多，色白黏稠，神疲纳呆者，加茯苓、法半夏、橘红。5日为1个疗程。结果：痊愈60例，显效13例，好转5例。

5．干咳

以加味止嗽散治疗难治性干咳240例。基本方：桔梗6～10 g，白前（或前胡）10 g，炙紫菀10～12 g，荆芥10 g，陈皮10 g，蒸百部12～15 g，木蝴蝶12～15 g，炙麻黄6～10 g，杏仁10 g，炙甘草6 g等组成。若病程长，有咽干口燥者，去麻黄，加北沙参、麦冬、五味子；咳嗽以夜间为甚者，加当归；声嘶者，加蝉衣；病程短，咳嗽剧，咽充血明显者，加银花；痉咳者，加白僵蚕；痰多黄稠者，加浙贝母、冬瓜子、瓜蒌。患者治疗期间忌生冷、油腻、腥臭。结果：总有效率为95.4%。

6．间质性肺炎

以止嗽散（百部、紫菀、白前各10 g，桔梗、陈皮各3 g，甘草5 g）加减治疗间质性肺炎56例。临床有发热（37.5～38.5 ℃）15人，无发热41人，全部病例以咽痒、阵咳、咯痰不爽、少痰为主要症状，病程1月至半年不等，外周血象、血沉均正常。肺部听诊呼吸音粗糙，或有少量干啰音。所有病例均为投用抗生素治疗2周后复查胸片，提示原病灶无明显吸收者。风热咳嗽者，去陈皮、紫菀，加前胡、牛蒡子、竹茹、浙贝母、天花粉、黛蛤散、黄芩、黑山栀、鱼腥草、杏仁；风燥咳嗽者，去陈皮、紫菀、白前，加黄芩、桑皮叶、南沙参、肥玉竹、浙贝母、前胡、地骨皮、黑山栀；暑湿咳嗽者，去甘草，加芦根、黄芩、豆卷、青蒿、滑石、生薏苡仁、茯苓、浙贝母、枳壳、香薷、藿香。其中属风热型15例，治愈10例，显效5例；风燥型30例，治愈24例，显效6例；暑湿型11例，治愈4例，显效6例，无效1例。

7．咳嗽变异性哮喘

止嗽散（荆芥、紫菀、百部、陈皮、白前、桔梗、甘草各10～15 g）加减治疗咳嗽变异性哮喘38例。患者病程2～33个月，其中有过敏性鼻炎17例。结果：总有效率为94.73%，明显高于口服多索茶碱等西药对照组（$P < 0.05$）。

七、注意事项

阴虚劳嗽或肺热咳嗽等无表邪者，忌用本方。表邪重者，亦非本方所宜。

（本节作者：季晓芳）

第五节　温化寒痰

苓甘五味姜辛汤

（《金匮要略》）

一、功能

温肺化痰。

二、主治

寒饮咳嗽。咳痰量多，清稀色白，胸满不舒，舌苔白滑，脉弦滑。

三、组成

茯苓12 g，甘草9 g，干姜9 g，细辛5 g，五味子5 g。

四、用法

上五味，以水八升，煮取三升，去滓，温服半升，日三服。

五、组方原理

本方为治寒饮内停之证要方。《金匮要略·痰饮咳嗽病脉证并治》云："病痰饮者，当以温药和之"，故立温肺化饮之法。方中干姜为君药，味辛性热，入肺经，守而不走，温肺化饮。《神农本草经》卷3云其"主胸满咳逆上气"，且可温运脾阳以化湿。臣药以细辛，味辛性温，入肺经，亦能温肺化饮。正如《本草求真》卷3所云："味辛而厚，气温而烈"能治"水停心下"，仲景恒以此二味温肺化饮以止咳。盖两者皆属辛温之品，均具温肺化痰之功。干姜以温热为主，温阳化饮之力较强；细辛以辛散为主，开郁散饮之力为优。两者相伍，温肺化痰，两擅其长。饮之所成，多缘脾之不运，水湿内停。故臣药以茯苓，性平味淡，入脾经，健脾渗湿。其与干姜相配，共杜生痰之源。然久咳必伤肺，一派温散，更恐重伤其肺气。遂佐入五味子，味酸性敛，敛肺以止咳。其与干姜、细辛配伍，有散有收，防止辛散太过而耗伤肺气，使散不伤正，收不留邪，且可使肺金开阖有度，宣降有权，则饮邪无伏匿之处。使以甘草，润肺和中，调和诸药。综合全方，共奏温肺化痰之效。

本方配伍特点为：温散并行，开阖相济，使寒饮得去，肺气安和。药虽五味，配伍严谨，实为温化寒饮之良剂。

六、临床应用

1．哮喘

采用苓甘五味姜辛汤（茯苓10～15 g，甘草5 g，干姜5～10 g，细辛3～6 g，五味子5～10 g，麻黄5～10 g，半夏10～15 g，杏仁5～10 g，桔梗5～10 g）加味治疗哮喘53例。寒哮者，合小青龙汤；热哮者，合桑白皮汤；兼阴虚者，合六味地黄汤；兼气虚者，合补肺汤；若为患儿，加神曲、莱菔子等消食药；老年患者，加麦冬、沙参等滋阴药。结果：总有效率为94.4%。

2．感冒后顽咳

用苓甘五味姜辛汤（茯苓15 g，甘草5 g，五味子10 g，干姜、细辛各5 g，法半夏、陈皮各15 g）合二陈汤共治疗感冒后顽固性咳嗽125例。痰多者，加紫菀、款冬花；咽痒则咳，不能自止者，加蝉蜕、薄荷；胸闷，气涌上冲而咳者，加麻黄、苏子、杏仁；痰稀薄，舌淡、苔白腻或白滑者，加桂枝、白术；痰黄稠，舌质红、苔薄黄者，去干姜，加知母、桑白皮、紫菀、冬花；干咳无痰，口干少饮者，去干姜，加沙参、麦冬、知母；咳甚则汗出，乏力者，加黄芪、白术、牡蛎；咳而遗尿者，加人参、补骨脂、益智仁、桑螵蛸。小儿剂量酌减。2周为1个疗程。结果：总有效率为92.8%。

痰饮丸

（《陕西新医药》）

一、功能

温肺散寒，理气化痰。

二、主治

寒痰咳嗽。痰多稀薄，气促，多因感寒加重，舌苔白。

三、组成

苍术、白术、莱菔子各90 g，肉桂30 g，干姜30 g，附片、甘草、白芥子各45 g，苏子60 g。

四、用法

共为细末，水泛为丸。每服6 g，每日2次。

五、组方原理

本证为寒痰阻肺，治之之法，温肺散寒，理气化痰。故方中君药为附子、白芥子。附子辛热，温阳散寒，“能行十二经无所不至”（《本草通元》卷3）。白芥子辛温，主入肺经，温肺散寒，利气消痰，尤善除寒痰停饮。《本草纲目·菜部》卷26谓：“利气豁痰，除寒暖中……治喘嗽。”其与附子相配，一者重在温里散寒，一者入肺祛痰而利气，使寒痰得化，气阻得畅。为增君药消痰之力，臣药为莱菔子、苏子、干姜。莱菔子降气消痰，“下气定喘”（《本草纲目·菜部》卷26）。两者与白芥子相配，即“三子养亲汤”。干姜入肺，温肺散寒，燥湿化痰，共增蠲除寒痰之力，而使咳痰得消。佐入白术、苍术，意在治痰生之本。白术重在益气健脾，苍术重在燥湿健脾，两者相伍，使脾气得健，水湿得运，共助君臣药以祛痰饮。肉桂为佐药，一者可助附子温里之力，两者与祛痰之品相配以达“温药和之”之功。使药为甘草，调和诸药，补益中州。综观全方，温肺祛痰，两擅其长，共奏温肺散寒，理气化痰之功。

六、临床应用

老年慢性气管炎

陕西中医研究所对痰饮丸防治该病进行了系统的疗效观察。用本方水泛丸剂随访233例，其疗效随服药时间的延长而增高；将痰饮丸剂型改为浓缩丸治疗216例，其服药时间越长，疗效越高；改为片剂后，在总结的465例中，30日总有效率为83.87%。

七、注意事项

本方组成药物，温性较强，凡属热痰或痰证日久化热者，不宜使用。

三子养亲汤

（《皆效方》，录自《杂病广要》）

一、功能

祛痰，降气，消食。

二、主治

痰壅气滞证。咳嗽喘逆，痰多胸痞，食少难消，舌苔白腻，脉滑。

三、组成

白芥子9 g，苏子9 g，莱菔子9 g。

四、用法

上三味各洗净，微炒，击碎。看何证多，则以所主者为君，余次之。每剂不过三钱，用生绢小袋盛之，煮作汤饮，代茶水啜用，不宜煎熬太过（现代用法：三药捣碎，用纱布包裹，煎汤分服）。

五、组方原理

据证立化痰消食之法。三子均能温化寒痰，平治咳喘。白芥子长于行气畅膈，搜逐寒痰之伏匿。正如《本草纲目·菜部》卷26所云："辛能入肺，温能发散，故有利气祛痰之功。"且"因其味厚气轻，故开导虽速，而不甚耗气"（《景岳全书·本草正》卷48）。苏子长于降气行痰，止咳平喘。《药品化义》卷8云："味辛气香主散，降而且散，故专利郁痰。"苏子降气行痰，却不伤气耗气。莱菔子长于消食导滞，行气祛痰。《本草纲目·菜部》卷26云："莱菔子之功，长于利气。生能升，熟能降……降则定痰喘咳嗽。"三药皆属消痰理气之品，然白芥子温性略强，苏子降气为长，莱菔子消食独胜。合而用之，可使气顺痰消，食积得化，咳喘自平。临证当观其何证居多，则以所主者为君。

本方三药皆为辛温之品，具化痰行气之功。化痰药与消食药为伍，乃本方之配伍特点。然本方无健脾之品，意在治标，若服药得效，则应兼顾其本，否则过事消导，中气愈伤。

六、临床应用

1．顽固性咳嗽

以三子养亲汤治疗顽固性咳嗽40例，7日为1个疗程，通过自身前后对比观察疗效。3个疗程显效25例，有效15例，无其他不良反应，疗效优于常用的中西成药止咳祛痰剂。

2．小儿支气管炎

以三子养亲汤合三拗汤加味治疗小儿急性支气管炎，大部分患儿服中药3剂即显效。无效的病例大多伴有肺脾气虚，免疫功能低下，故该方的治疗作用可能以祛邪为主。

3．小儿咳嗽变异性哮喘

加味三子养亲汤（蝉蜕、地龙、苏子、莱菔子、白芥子、葶苈子、半夏、枳壳）治疗小儿咳嗽变异性哮喘30例。咽喉肿痛者加牛蒡子、板蓝根，痰多黄稠者加天竺黄，便秘者加熟大黄。用法：每日1剂，7日为1个疗程。结果：痊愈25例，好转3例，无效2例。

4．慢性支气管炎

以三子养亲汤合二陈汤及三拗汤治疗慢性支气管炎迁延期300例，10日为1个疗程。仅1个疗程，其对患者止咳、祛痰、平喘、消除哮鸣音的效果优于麻杏甘石汤加导痰汤化裁组。

5．肺心病急发期肺动脉高压症

以三子养亲汤冲剂结合西药治疗肺心病急发期37例，观察冲剂降低肺心病肺动脉高压，结合患者的咳、痰、喘及肺部啰音等临床症状的改善情况综合判断总疗效。结果：显效21例，好转13例，无效3例。单纯西药治疗34例，显效14例，好转11例，无效9例。

6．梅核气

以三子养亲汤辨证加味清热解毒、理气宽胸、消痰除痞、疏肝解郁、通经络诸药，治疗梅核气32例。结果：显效15例，有效13例，无效4例。

7．甲状腺功能亢进

以三子养亲汤为主方，随证酌加夏枯草、丹参、五味子、生地或黄芪等，每周用6日，停1日，3个月为1个疗程，服药2至4个疗程。观察服药6个月，显效率为35.7%，有效率为64.3%；服药9个月，显效率与有效率分别为50%；服药12个月，其分别为57.1%和42.9%。

七、注意事项

本方以温化降气消食为先，意在治标；加之莱菔子、白芥子等开破之力较厚，故体虚脾弱之人，不宜久服，等症状稍解，即当标本兼顾。

（本节作者：季晓芳）

第十五章　安神剂

第一节　补养安神

天王补心丹

（《校注妇人良方》卷6）

一、功能

滋阴清热，养血安神。

二、主治

阴虚血少，神志不安证。心悸失眠，虚烦神疲，梦遗健忘，手足心热，口舌生疮，舌红少苔，脉细而数。

三、组成

人参去芦、茯苓、玄参、丹参、桔梗、远志各15 g，当归酒浸、五味子、麦门冬去心、天门冬、柏子仁、酸枣仁炒各30 g，生地黄120 g。

四、用法

上为末，炼蜜为丸，如梧桐子大，用朱砂为衣。每服二三十丸（6～9 g），临卧，竹叶煎汤送下（现代用法：上药共为细末，炼蜜为小丸，用朱砂水飞9～15 g为衣。每服6～9 g，温开水送下，或用桂圆肉煎汤送服；亦可改为汤剂，用量按原方比例酌减）。

五、组方原理

本方是为阴亏血少，虚热内扰，神志不安而设，根据《灵枢·邪客》篇“补其不足，泻其有余，调其虚实”的治疗原则，以滋阴养血，补心安神立法。方中重用生地黄，滋阴养血清热，为君药。天冬、麦冬、玄参皆甘寒多液之品，以之助君药养阴清热，共为臣药。其中玄参，《日华子本草》卷7谓之“补虚劳损，（治）心惊烦躁”；天冬，《日华子本草》卷5谓之“镇心，润五脏……补五劳七伤”；麦冬入心，长于滋心阴，清心热，《日华子本草》卷5言其“治五劳七伤，安魂定魄”，《珍珠囊》卷5谓之“生脉保神”，《用药心法》卷7谓之“补心气不足”。阴血不足，又以当归补其阴血，《日华子本草》卷7载其“补一切劳……养新血”，《本草纲目》卷14言之“和血补血”。所以本方生地、当归同用，滋阴养血之力益彰。《日华子本草》卷6云：“丹参养神定志……补新生血”，《滇南本草》又言其“补心定志，安神宁心，治健忘怔忡，惊悸不寐”，故方中应用丹参养血安神，与补血及宁心安神之品相配，使心血充足，心神自安，这是本方配伍之妙处。血生于气，补气即生血，故用补气要药人参“补五脏，安精神”（《神农本草经》卷1）；茯苓“益脾宁心”（《本草从新》卷9），二者同用，益心气，使气旺则血生，并均有宁心安神之效。血不养心，神志不安，故又用酸枣仁、远志、柏子仁养心安神，其中酸枣仁“主烦心不得眠”（《名医别录》），远志“治惊悸不寐”（《本草从新》卷1），柏子仁“养心气，润肾燥，益智宁神”（《本草纲目》卷34），方中用之，补心安神。五味子酸温，“补元气不足，收耗散之气”（《用药法象》），以敛心气之耗散。以上诸药，共为佐药。桔梗载药上行为使药，俾药力作用于胸膈之上，不使速下。用法中以朱砂为衣，增其清热安神之效。诸药合用，配伍适宜，是一首治疗阴亏血少，虚热内扰，神志不安的有效良方。

六、临床应用

1．心血管病

以天王补心丹加减（生地黄120 g，五味子、当归、天冬、麦冬、柏子仁、酸枣仁各30 g，人参、玄参、丹参、茯苓、远志、桔梗各15 g）治疗冠心病心绞痛26例，对照组26例口服硝酸异山梨酯，疗效标准参照《冠心病心绞痛疗效评定标准》及《中药胸痹临床研究指导原则》。结果：治疗组显效19例，改善6例，无效1例，总有效率为96%；对照组显效8例，改善11例，无效7例，总有效率为73%，两组间有显著性差异，治疗组疗效优于对照组。

以天王补心丹治疗慢性低血压2例，在其心悸、失眠症状好转的同时，血压也上升，人参用量须在15 g以上。

以天王补心丹为主治疗神经性血循环衰弱症218例，病程最短者6个月，最长者10年，临床诊断系根据患者有不同程度的心悸、心前区不适，甚或疼痛、气短、乏力、头晕、易出汗、烦躁、失眠等主诉，并由心电多域频谱分析诊断系统对其心电信号及有关临床资料进行自动处理后得出诊断结论。同时还经心电图、超声心动图、心脏X线及其他临床检查排除各类器质性心脏病。以天王补心丹口服，每次10～15 g，连续服药1个月为1个疗程。结果：服药2个疗程后总有效率为98.6%，且服药间未发现任何毒副作用。

以天王补心丹（生地、当归、麦冬、柏子仁、炒枣仁、太子参、玄参、丹参、茯苓、远志、五味子、百合、珍珠母）加减治疗女性更年期心悸40例，主要临床表现为心悸不宁，烘热汗出，虚烦少寐，甚则失眠，头晕耳鸣，情绪不稳，急躁易怒，有月经紊乱或已绝经，或手足心热，腰酸腿软，舌质红或舌尖红，苔薄黄或少苔，脉弦细或细数或细结代。气虚者加黄芪，血虚者加阿胶，气滞血瘀者加枳壳、川芎，盗汗甚者加浮小麦、知母，血压偏高者加决明子、夏枯草，心烦甚、脉数疾或不齐者加黄连、苦参，腰酸腿软者加桑寄生、续断。

以天王补心丹加减（黄芪、党参、茯苓、甘草、生地、玄参、天麦冬、柏子仁、五味子、远志、丹参、当归身、泽兰等）合用利尿剂、硝酸酯类药物治疗充血性心力衰竭30例，并设对照组30例，单用利尿剂、硝酸酯类药物。疗效标准：显效指心衰完全控制或心功能提高2级以上；有效指心衰症状和体征大部分消失或减轻心功能提高Ⅰ级以上；无效指1个疗程后，症状稍改善，但心功能无改变。结果：观察组显效15例，有效14例，无效1例；对照组显效11例，有效16例，无效3例。合用天王补心丹的观察组疗效优于单用利尿剂、硝酸酯类药物的对照组；并且在两组超声心电图的改善情况以及降低血液血管紧张素Ⅰ、Ⅱ含量方面，两组间亦有显著性差异，观察组优于对照组。

2．精神疾患

以天王补心丹（熟地、山萸肉、太子参、茯苓各15 g，酸枣仁30 g，当归、枸杞子各12 g，石菖蒲、北五味子、炙甘草各10 g，琥珀研末兑服3 g）加减治疗焦虑症52例。惊恐发作汗出者加丹参12 g，胃脘痞胀不适者去熟地，加佛手、青木香各10 g，胸闷者加丹参、郁金各15 g。每日1剂，服7剂为1个疗程，经2～3个疗程，总有效率为86.54%。

3．肝炎

采用天王补心丹加减（柏子仁、酸枣仁、麦冬、党参、茯苓、当归各12 g，天冬、桔梗、玄参各

10 g，生地14 g，丹参16 g，五味子9 g，远志8 g）治疗慢性迁延性肝炎34例，兼脾虚者，原方去玄参、天冬，加白术9 g，炙甘草6 g；肝脾肿大者，加鳖甲15 g，鸡血藤10 g，红花9 g。每日1剂，水煎分2次服，30日为1个疗程，每15日检查1次肝功能。结果：临床治愈29例，好转3例，无效2例。

4．失眠

以天王补心丹加减（生地黄15 g，天冬、麦冬、酸枣仁、柏子仁、党参、五味子、丹参、茯苓、桔梗、远志各10 g，当归6 g）治疗失眠68例，心脾两虚者加黄芪、龙眼肉，肝郁血虚者加柴胡、知母、牡丹皮，痰热者加胆南星、贝母。每日1剂，水煎2次，共取汁300 mL，午休、晚睡前30 min口服。1个月为1个疗程，服药期间停服其他药物。结果：治愈32例，显效20例，有效12例，无效4例。

七、注意事项

①本方药味偏于寒凉滋腻，故脾胃虚弱者，应当慎用。

②本方用朱砂为衣，或以朱砂水飞后掺入，而朱砂为汞的硫化物，长期服用含朱砂的制剂可致汞的蓄积，因此不宜久服。

酸枣仁汤（酸枣汤）

（《金匮要略》）

一、功能

养血安神，清热除烦。

二、主治

虚劳，虚烦不眠证。心悸，盗汗，头目眩晕，咽干口燥，舌红，脉细弦。

三、组成

酸枣仁12 g，甘草3 g，知母6 g，茯苓6 g，川芎6 g。

四、用法

上五味，以水八升，煮酸枣仁得六升，内诸药，煮取三升，分温三服。

五、组方原理

本方治证是为肝血不足，虚热内扰，心神失养所致。根据《素问·至真要大论》“虚则补之”“损者温之”的治疗原则，当以养血补肝，清热除烦，宁心安神立法。《素问·六节脏象论》曰：“肝者，罢极之本，魂之居也……以生血气，其味酸。”《素问·五脏生成》曰：“肝欲酸。”故方中重用酸枣仁，性平味酸，入心、肝二经，养肝血，安心神，《名医别录》卷1谓其“主烦心不得眠……虚汗烦渴，补中，益肝气”，为君药。茯苓甘淡性平，入心脾肾经，“补五劳七伤……开心益智，止健忘”（《日华子本草》卷11），宁心神。茯苓与酸枣仁相配，以加强宁心安神之效，为臣药。《素问·脏气法时论》云：“肝欲散，急食辛以散之，用辛补之，酸泻之。”故用川芎之辛温芳香，主入肝经，以调畅气机，疏达肝气，与酸枣仁相伍，酸收与辛散并用，相反相成，补肝之体，遂肝之用，具有养血调肝安神之妙，正如《本草纲目》卷14所说川芎乃“血中之气药也，肝苦急以辛补之，故血虚者宜之；辛以散之，故气郁者宜之”，用为佐药。知母苦甘性寒，入肺、胃、肾经，《日华子本草》卷7谓其“润心肺，补虚乏，安心止惊悸”，《景岳全书·本草正》卷48称其“去火可以保阴，是即所谓滋阴也。故洁古、东垣皆以为滋阴降火之要药”；同时又可制川芎辛燥之性，亦为佐药。方中甘草之用有三，一者补益中气，合茯苓可使脾能健运，以资气血生化之源，即《金匮要略》“夫肝之病……益用甘味之药调之”之义；再者和缓肝急，与酸枣仁酸甘合化，养肝阴，敛浮阳，正合《素问·脏气法时论》“肝苦急，急食甘以缓之”之意；三者甘缓川芎之辛燥，防其疏泄肝气太过，即罗美所言：“缓以甘草之甘缓，防川芎之疏肝泄气，所谓以土葆之。”（《古今名医方论》卷1），以为佐使之用。全方配伍，共成养血安神，清热除烦之功，如此可使阴血得补，心神得养，虚热得清，虚烦不眠、心悸之症可愈。

本方的配伍特点是：以酸收和辛散之品并用，兼以甘平之品配伍而成，体现了《内经》治肝而用酸泄、辛散、甘缓之治疗原则。

六、临床应用

1．精神疾患

以酸枣仁汤（酸枣仁15 g，知母10 g，茯苓12 g，川芎12 g，甘草6 g）为主方治疗失眠症36例，心脾两虚者加党参、黄芪各15 g，当归10 g，白术12 g；心胆气虚者加生龙牡各30 g，菖蒲10 g，远志10 g；肝郁化火者加黄芩10 g，郁金15 g，柴胡10 g，栀子10 g；肝肾阴亏者加生熟地各30 g，玄参15 g，五味子10 g，白芍15 g。每日1剂。水煎取汁100 mL，晚睡前1 h服。1个月为1个疗程，服药期间停服其他药物。结果：治愈15例，好转17例，无效4例。

用酸枣仁汤加减（炒酸枣仁18 g，川芎5 g，知母10 g，茯苓10 g，甘草3 g）结合心理护理干预治疗产后抑郁症79例，血虚气弱者加人参、黄芪，恶露不止者加龙骨、牡蛎、血余炭，血瘀者另包五灵脂冲服。结果：有效38例，显效28例，痊愈11例，无效2例。

用酸枣仁汤加减（炒制酸枣仁10～30 g，川芎9 g，知母10 g，五味子12 g，夜交藤10 g，大枣3枚，甘草3 g）治疗广泛性焦虑症36例。伴有肝气郁结者加柴胡、郁金、香附，伴气郁化火者加牡丹皮、栀子、黄芩，伴有阴虚火旺者加生地、玄参、竹叶，伴有心虚胆怯者加朱砂、远志、龙齿。对照组30例选用多塞平。结果：两组疗效无统计学差异，但治疗组副反应明显减少。

加味酸枣仁汤（酸枣仁、百合各30 g，川芎、茯苓各24 g，合欢皮15 g，知母9 g，炙甘草6 g）治疗神经衰弱86例，治疗14日。结果：显效58例，有效22例，无效6例。

2．女性更年期综合征

应用酸枣仁汤加减（酸枣仁30 g，麦冬、柏子仁、牛膝各15 g，生地、白芍、地骨皮、知母各12 g，黄柏、牡丹皮各10 g，五味子6 g）治疗女性更年期综合征48例，对照组48例用强力脑清素片治疗，2个月为1个疗程，观察临床疗效并检测血清E_2、FSH、LH水平。结果：治疗组总有效率为93.75%，优于对照组的89.58%。

3．心血管疾患

以酸枣仁汤（酸枣仁、延胡索各30 g，麦冬40 g，牡丹皮、半夏、茯苓、川芎、炙甘草各15 g，知母10 g）为主方，热盛者加川连，高血压头晕者加天麻、黄芩、甘菊，喘咳者加瓜蒌、川贝母，心阳虚脉结迟无力者加附子、肉桂。结果：显效46例，有效29例，无效9例。病种中以自主神经功能失常疗效最好，显效率达77.2%。

甘草小麦大枣汤

（《金匮要略》）

一、功能

养心安神，和中缓急。

二、主治

脏躁，精神恍惚，喜悲伤欲哭，不能自主，心中烦乱，睡眠不安，甚则言行失常，呵欠频作，舌红少苔，脉细数。

三、组成

甘草9 g，小麦15 g，大枣10枚。

四、用法

上三味，以水六升，煮取三升，分三服。

五、组方原理

本方所治为思虑悲哀过度，心肝失养，脏阴不足之神魂不安证。根据《素问·脏气法时论》："肝苦急，急食甘以缓之。"《灵枢·五味》"心病者，宜食麦"之旨，治宜甘润平补之品以调其肝，养其心为法。小麦，味甘性凉，归心、肝经，《名医别录》卷2谓其"养肝气"，《本草再新》言其能"养心，益肾，和血，健脾"，故本方重用，养心补肝，安神除烦，为君药。甘草甘平性缓，"补益五脏"（《药性论》），"安魂定魄，补五劳七伤，一切虚损，惊悸，烦闷，健忘。通九窍，利百脉，益精养气"（《日华子本草》卷5），本方用之，功可补养心气，和中缓急，资助化源；大枣甘平质润而性缓，补脾益气，补血调营，养心安神，既可协助甘草缓急柔肝，调和阴阳；又助甘草补中益气，裕生化之源，共为臣药。全方药仅三味，甘润平补，养心缓肝，和中安神。心主血，肝藏血，脾生血，心肝脾之血充，则五脏之阴亦旺，脏躁之证可愈。

用法中云"亦补脾气"，是因方中三药均有补脾益气之功，且火为土母，心得所养，则火能生土，乃"虚则补母"之法；又"见肝之病，知肝传脾，当先实脾"（《金匮要略》），为肝病治疗大法，即《难经·十四难》"损其肝者缓其中"之意也。

六、临床应用

1．妇人脏躁

用甘麦大枣汤随证加减治脏躁，伴肝郁不舒者加白芍15 g，柴胡10 g；兼痰湿者加陈皮12 g，半夏10 g，茯苓15 g；失眠多梦者加合欢皮15 g，夜交藤30 g，远志12 g；狂躁不安者加龙骨、牡蛎各30 g。

2．更年期综合征

更年期综合征临床表现：头晕，失眠，心悸，出汗，女子月经不调，舌淡红，苔薄白，脉细数。本方治疗本病共45例，均为女性，年龄45～55岁，服药15～20剂，服中药期间停用一切西药。其中显效30例，好转13例，无效2例，总有效率为95.5%。

3．精神分裂症

用本方加味（浮小麦30 g，大枣5枚，炙甘草、野百合、生地黄各10 g）治疗病程较长、已用多种抗精神病药无效或效差之精神分裂症146例，除29例未合用抗精神病药外，其余病例一般均合并不到治疗量的抗精神病药（以氯丙嗪日量不超过200 mg为标准），服药7～98日，平均16.8日。结果：痊愈11例，显效44例，好转64例。

4．抑郁症、焦虑症

用甘麦大枣汤（生甘草30 g，小麦10 g，大枣10枚，炒枣仁30 g，竹叶10 g，灯心5 g，石菖蒲10 g，麦冬30 g）加减结合氯米帕明（50±5）mg/日治疗抑郁症40例，对照组40例仅使用氯米帕明治疗（150±5）mg/日，采用汉密尔顿抑郁量表（Hamilton Depression Scale，HAMD）、不良反应症状量表（Treatment Emergent Symptom Scale，TESS）进行疗效、不良反应评定。疗效标准：治愈为临床症状全部消失，HAMD积分≤7分，半年内无复发者；显著好转为症状基本消失，HAMD积分8～10分；好转为仍有轻微症状，HAMD积分为11～16分；无效为症状无改变或加重，HAMD积分≥17分。结果：中西医组痊愈20例，显著进步17例，进步3例，无效0例；西药组痊愈18例，显著进步18例，进步3例，无效1例。西药治疗抑郁症虽然疗效肯定，但多有一定的副作用，治疗依从性普遍较差，易出现脱失治疗，导致病情加重，甚至出现自杀。而中药组氯米帕明用量少，且副作用明显减少。另有人观察了加用甘麦大枣汤对治疗康复病人的抑郁与焦虑障碍的疗效。对照组38例给予帕罗西汀或氯西汀片（均为5-羟色胺再摄取抑制剂）20 mg，每日1次；治疗组38例在此基础上加服甘麦大枣汤。治疗8周，结果：治疗组临床痊愈2例，显著进步12例，进步20例，无效4例；对照组临床痊愈1例，显著进步4例，进步18例，无效15例，治疗组HAMD、HAMA评分亦明显低于对照组，两组分别经t检验比较，有显著性差异。这证明加用甘麦大枣汤对治疗康复患者的抑郁与焦虑比单用抗抑郁药更有效，且有助于患者安全撤用抗抑郁药。

5．自汗、盗汗

用甘麦大枣汤（甘草15 g，浮小麦30～60 g，大枣10枚）治疗自汗症20例。以水500 mL，文火煎煮上三药后去渣留汁约300 mL，另加红糖适量，温分三服，日1剂。失眠者加酸枣仁、远志，气虚者加黄芪，血虚者加龙眼肉、熟地等。结果：显效（临床症状减退，自汗止，劳动后也不出汗）16例，有效（临床症状好转，出汗明显减少）3例，无效（服药治疗后仍出汗不止）1例。用甘麦大枣汤（炙甘草6 g，浮小麦30 g，大枣5枚）治疗小儿盗汗20例。胃阴不足见口干喜饮，食少，舌红苔少或花剥苔，脉细数者，加石斛、玉竹、沙参、麦冬、乌梅、谷芽等；阴虚营热见下午低烧者，加青蒿、白薇、牡丹皮、地骨皮；血虚面色苍白者，加黄芪、当归；脾胃虚弱，食少神疲者，加党参、白术、山药；如暑伤元气，心烦口渴，舌红少津者，加太子参、麦冬、五味子、天花粉、石斛、玉竹。结果：20例均获痊愈。

6．小儿遗尿症

以甘麦大枣汤加味（淮小麦18 g，炙甘草20～25 g，大枣8枚，炙桑螵蛸、炒益智仁、菟丝子各9 g）治疗小儿遗尿症28例，显效13例，有效15例。有2例患者后来复发，经用原方治疗仍获效。研究发现，本加味方对肾气不足，下元虚冷，心神不安所致者疗效较好。

黄连阿胶汤

（《伤寒论》）

一、功能

滋阴降火，除烦安神。

二、主治

少阴病阴虚火旺，心神不安证。心中烦热，失眠，口干咽燥，舌红苔少，脉细数。

三、组成

黄连12 g，黄芩6 g，芍药6 g，鸡子黄2枚，阿胶9 g。

四、用法

上五味，以水六升，先煮三物，取二升，去滓，纳胶烊尽，小冷，内鸡子黄，搅令相得。温服七合，日三服（现代用法：先煎前三味，去渣取汁，阿胶烊化，待稍冷，再入鸡子黄搅匀，分2次服）。

五、组方原理

本方治证为阴虚火旺之候。故以滋阴降火，除烦安神立法。方中黄连苦寒入心，清热泻火，《本草纲目》卷13言其“泻心脏火”；阿胶甘平，补血滋阴，《本草从新》卷16谓之“平补而润……滋肾补阴”，二药合用，而有交融水火，除烦安神之妙，故为方中君药。《本草从新》卷1言黄芩“苦入心，寒胜热，泻火除湿”；同书卷2又言芍药（白芍）“补血敛阴”，芩、芍并用，助君药滋阴降火，除烦安神，为方中臣药。鸡子黄甘、平，入心、肾经，《本草纲目》卷50载其“补阴血，解热毒”，方中用之，既泻心火之有余，又补肾水之不足，与阿胶、白芍相合，滋补阴血，以复耗灼之阴津，且防连、芩苦寒伤津之弊，为方中佐药。诸药相伍，上泻手少阴心火，下滋足少阴肾水，使阴复火降，水火既济，心肾相交，共奏滋阴泻火，除烦安神之功。

本方的配伍特点是：苦寒与咸寒并用，滋阴与泻火兼施，泻火而不伤阴，滋阴而不碍邪，为补中寓泻之剂。

六、临床应用

1．失眠

黄连阿胶汤加减（黄连8 g，阿胶、黄芩、知母各10 g，夜交藤、白芍各15 g，生地20 g，炒枣仁25 g，鸡子黄1枚）治疗阴虚火旺型失眠36例。在基础疾病治疗的同时，原来服用抗焦虑药及镇静安眠药的患者继续维持原剂量，未服用西药的26例患者给予纯中药治疗。两组均观察30日。结果：痊愈3例，显效16例，有效7例，总有效率为100%。治疗过程中及治疗后随访1个月，患者皆诉生活质量显著改善，无明显复发；同时服西药治疗的10例患者疗程结束时西药皆逐渐减量，其中5例完全停药。

2．焦虑症

以黄连阿胶汤为主，处方：黄连15 g，黄芩15 g，白芍20 g，阿胶（烊化）15 g，鸡子黄（冲服）2枚，玄参15 g，麦冬20 g，五味子15 g，夜交藤15 g，牡蛎20 g治疗焦虑症42例。结果：痊愈10例，显效23例，好转8例，无效1例。42例中，除3例急性焦虑症给3日适量的地西泮、氯氮草外，其余39例均以黄连阿胶汤为主治疗。服药1周内见效21例，2周内见效16例，3周内见效5例。

3．阳痿早泄

用黄连阿胶汤加减，处方：黄连5 g，白芍、石莲子、远志、茯苓各15 g，黄柏、桑螵蛸、五味子、柏子仁、阿胶各10 g，鸡子黄1枚，余药先煎取液，阿胶烊化稍凉后兑入药液，并放入鸡子黄，搅匀温服。若心火亢盛者加栀子10 g，相火旺盛者加龙胆草15 g，阳痿为主者加锁阳15 g，淫羊藿10 g，早泄为主者加龙骨、牡蛎各20 g，芡实10 g。患者服药期间忌性生活，忌辛辣刺激食品及白萝卜、绿豆等。

4．绝经期综合征

用加味黄连阿胶汤加减（黄连、黄芩各10 g，炙龟甲12 g，阿胶、枣仁、煅龙齿各15 g，白芍30 g，煅牡蛎40 g，浮小麦30 g，生地黄20 g，鸡子黄1枚）治疗绝经期综合征。烦躁易怒者加牡丹皮、栀子各10 g，心烦失眠、夜寐不安较剧者加合欢皮10 g，夜交藤15 g，面赤潮热明显者加地骨皮12 g。7日为1个疗程，最长者3个疗程，总有效率为96.2%。

5．痢疾

加味黄连阿胶汤（黄连、阿胶、黄芩、白芍、地榆炭、牡丹皮、石斛、玉竹、秦皮各10 g，鸡子黄2枚，甘草3 g）治疗阴虚型痢疾24例，治疗2周。结果：痊愈23例，好转1例，无无效病例。

6．复发性口疮

黄连阿胶汤（黄连5 g，黄芩8 g，白芍10 g，阿胶12 g，鸡子黄2枚）治疗复发性口疮。舌绛、小便短涩合导赤散加麦冬，大便秘结者加大黄。其总有效率为97.3%。

7．糖尿病

黄连阿胶汤（黄连10 g，黄芩5 g，白芍15 g，阿胶15 g，天冬20 g）加减治疗阴虚热盛型糖尿病。

在常规控制饮食的基础上，对照组29例早、晚餐前30 min口服格列齐特40 mg，三餐后口服二甲双胍500 mg；治疗组47例加服黄连阿胶汤加减。结果：治疗组的降糖总有效率高于对照组（$P<0.05$），表现为空腹血糖、餐后2 h血糖以及糖化血红蛋白、C反应蛋白均明显低于对照组（$P<0.05$）。据此分析黄连阿胶汤降糖、降脂作用机制可能与抗炎、改善胰岛素抵抗有关。

8．心房颤动

在治疗原发病基础上用加味黄连阿胶汤（黄芩8 g，黄连、阿胶、白芍、女贞子、五味子、远志各10 g，炙甘草、龙骨、牡蛎各15 g，黄芪20 g，丹参30 g）治疗快室率心房颤动。胸闷如窒者加瓜蒌20 g，薤白10 g，桂枝10 g；胸痛明显者加檀香5 g，川芎8 g，红花12 g；盗汗、心烦不寐者加柏子仁10 g，酸枣仁10 g，麦冬10 g；便秘者加火麻仁10 g，桃仁10 g，玄参12 g；纳呆、乏力明显者重用黄芪30～60 g，山楂10 g。

七、注意事项

本方证的病机是正虚邪实，所以一面用苦寒泻火，一面以酸甘滋阴。如果虚多邪少者，则非本方所宜。

（本节作者：季晓芳）

第二节　重镇安神

朱砂安神丸

（《内外伤辨惑论》卷中）

一、功能

镇心安神，清热养血。

二、主治

心火上炎，阴血不足证。心神烦乱，怔忡，失眠多梦，舌尖红，脉细数。

三、组成

朱砂另研，水飞为衣15 g，甘草16 g，黄连去须净，酒洗18 g，当归去芦7 g，生地黄5 g。

四、用法

上药除朱砂外，四味共为细末，汤浸蒸饼为丸，如黍米大，以朱砂为衣。每服十五丸或二十丸，津唾咽下，食后，或用温水、凉水少许送下亦得（现代用法：以上五味，朱砂水飞或粉碎成极细粉，其余四味研成细末，过筛，和匀，炼蜜为丸，每服6～9 g，睡前温开水送下；亦可做汤剂，用量按原方比例酌情增减，朱砂水飞，药汤送服）。

五、组方原理

心火上炎，当清其火；灼伤心阴，当补其阴。若补而不清，邪火依然伤阴，若清而不补，阴血难以恢复。故治宜镇心安神，清热养血。方中朱砂，甘而微寒，入心经重可镇怯，寒能清热，长于镇心安神，且清心火，《神农本草经》卷2谓其“养精神，安魂魄”；《本草从新》卷13谓其“泻心经邪热，镇心定惊”，故为君药。黄连苦寒，入心、肝、胃经，功能清热除烦，《本草从新》卷1言其“入心泻火”，与朱砂配伍，重镇以安神志，清心以除烦热，故为臣药。生地黄甘苦性寒，入心、肝、肾经，清热泻火，滋阴养血，《日华子本草》卷5言其“治惊悸劳劣，心肺损”；当归甘辛性温，入心、肝、脾经，补血活血，《日华子本草》卷7谓其“养心血”，与归、地合用，一则不至于助火，二则补其被灼之阴血，共为佐药。甘草甘平，入心、脾、肺经，《神农本草经》卷2谓其“主五脏六腑寒热邪气……倍气力”。《本草从新》卷1又云其“有补有泻……生阴血，泻心火……协和诸药。”本方用之，泻火补心，调和诸药，并制约黄连苦寒之性，使其苦寒泻火而不至于化燥伤阴，故为使药。诸药合用，重镇泻火而宁心神，滋养心阴且补心血，标本兼治，使心火下降，阴血上承，则心烦、失眠、惊悸、怔忡等神志不安证得解，故方名“安神丸”。

六、临床应用

1．病毒性心肌炎

朱砂安神丸合黄芪生脉散加减（生地、当归各10 g，朱茯苓、麦冬、甘草各12 g，黄连、五味子、党参各15 g，黄芪20 g）治疗病毒性心肌炎18例。热盛者加知母12 g，伤津重者加鲜芦根30 g，玄参10 g，夹湿者加藿香、佩兰各10 g，兼气滞血瘀者加丹参30 g，延胡索10 g。结果：治愈13例，好转5例。

2．期前收缩

朱砂安神丸（每次1丸，日2次，首次加倍）为主治疗各种期前收缩54例。其中原发病为冠心病14例，病毒性心肌炎11例，风湿性心脏病7例，肺心病6例，心肌病4例，未发现心脏病12例。气虚血亏者加服生脉饮每次1支，日2次，兼有心血瘀阻者加复方丹参片每次3片，日3次。治疗期间停用其他抗心律失常药物，1周后心电图检查。结果：室性期前收缩30例，显效15例，有效12例，无效3例；房性期前收缩15例，显效7例，有效6例，无效2例；房室交界性期前收缩9例，显效4例，有效4例，无效1例。

3．失眠

朱砂安神丸结合天王补心丹治疗老年阴血亏虚型失眠35例。睡前用朱砂安神丸，中病即止；日间服天王补心丹或改作汤剂加减调理。结果：治愈24例，好转9例，无效2例。

七、注意事项

方中朱砂含硫化汞，不宜多服或久服，以防造成汞中毒。

生铁落饮

（《医学心悟》卷4）

一、功能

镇心安神，涤痰清火。

二、主治

痰火上扰，急躁发狂证。病起急骤，面红目赤，喜怒无常，狂乱无知，骂詈叫号，毁物伤人，不避亲疏，逾垣上屋，头痛，失眠，两目怒视，舌质红绛，苔多黄腻，脉象弦大滑数。

三、组成

天冬$_{去心}$、麦冬$_{去心}$、贝母各9 g，胆星、橘红、远志肉、石菖蒲、连翘、茯苓、茯神各3 g，元参、钩藤、丹参各4.5 g，辰砂0.9 g。

四、用法

用生铁落（15 g）煎熬三炷线香（3 h），取此水煎药，服后安神静睡，不可惊骇叫醒，犯之则病复作，难乎为力（现代用法：先煎生铁落45 min，取此水煎药）。

五、组方原理

对痰火上扰，急躁发狂者，当治以镇心安神，涤痰清火。方中生铁落辛平，入肝经。《本草纲目》卷8谓其“平肝祛怯，治善怒发狂”。朱砂甘寒质重，入心经。《本草从新》卷13载其“泻心经邪热，镇心定惊”，与生铁落相配，镇心安神之功益著。胆南星苦凉，入肝、肺经。《本草从新》卷4云其“天南星燥湿、祛风痰……治惊痫风眩……得牛胆则燥性减”。方中用之，清热、化痰、定惊。贝母苦甘凉，入肺经，《本草从新》卷1云其“泻心火，辛散肺郁”。橘红辛苦温，入脾肺经，《本草纲目》卷30谓其“下气消痰”，与胆南星、贝母合用，清热涤痰。远志辛苦微温，入心、肺经，祛痰开窍，宁心安神。茯苓甘淡，入心、脾、肺经，渗湿健脾，宁心安神；茯神甘淡平，入心、脾经，善于宁心安神，茯苓、茯神同用，治痰安神之力尤佳。石菖蒲辛微温，入心、肝经，《神农本草经》卷2谓其“开心窍，补五脏，通九窍”。钩藤甘微寒，入肝、心经，《本草从新》卷5谓其“除风热，定惊”，合远志、茯苓、茯神、菖蒲宣窍安神。连翘苦微寒，入心、肺、胆经，长于清心泻火；丹参苦微寒，入心、肝经，为安神凉血之品，《本草从新》卷1谓其“补心，养神定志”，与连翘相配，以清心火。天冬甘苦寒，入肺、肾经，《本草从新》卷5谓其“滋阴润燥”。麦冬甘微苦微寒，入心、肺、胃经，《本草从新》卷3谓其“清心、泻热除烦”。玄参苦甘咸寒，入心、肺、肾经，《本草纲目》卷12则言其“滋阴降火”，与天冬、麦冬、连翘同用，滋阴清火，除烦安神。全方具有镇心安神，涤痰清火之功，狂证因而得愈。

六、临床应用

1．癫痫

基本方：生铁落（先煎）30 g，玄参20 g，丹参、石菖蒲各15 g，麦冬、贝母、橘红、远志、连翘、茯苓、茯神、钩藤各10 g，胆南星3 g，朱砂（包煎）3 g，随证加减，小儿用量酌减。1个月为1个疗程，治疗期间服药不间断，并逐渐停用其他抗癫痫药。

2．梦游症

以生铁落饮加减（生铁落100 g，柏子仁20 g，丹参、淮小麦各30 g，茯神、白芍、大枣各15 g，制胆南星、远志、琥珀、钩藤、龙胆草、炙甘草各10 g，橘红5 g，辰砂5 g），水煎服，治疗梦游症10例。第1个疗程每日1剂，第2个疗程每周2～3剂，视患者病情而定。结果：治愈8例，好转2例。观察1～5年，无1例复发。

3．精神分裂症

基本方：生铁落、茯神各30 g，麦冬15 g，胆南星10 g，贝母10 g，橘红10 g，菖蒲10 g，远志12 g，辰砂10 g，玄参10 g，连翘10 g，甘草6 g，生姜10 g，大枣7枚。水煎服，每日1剂，1个月为1个疗程。兴奋、躁狂明显者，加大黄（后下）30 g，芒硝（后溶）30 g，代赭石30 g，栀子10 g，甘遂（研末冲服）3 g；言语增多，思维散乱、行为愚蠢明显者，加柴胡10 g，黄芩10 g，龙胆草6 g；幻觉妄想、紧张木僵明显者，加珍珠母30 g，竹沥30 g，牛黄（冲服）1 g；情感淡漠、木讷呆板、人格衰退明显者，加猪牙皂角10 g，沉香6 g，合欢花10 g；精神痴呆、时癫时狂，经久不愈者，加丹参、桃仁、当归、川芎等活血之品；惊恐不安、头痛失眠明显者，加朱砂、琥珀各（冲服）2 g，天竺黄10 g；

慢性病例，无明显精神症状，反应迟钝，思维障碍明显者，基础方药量减半，加黄精、何首乌各30 g，五味子10 g，莲子心6 g。

珍珠母丸（珍珠丸）

（《普济本事方》卷1）

一、功能

镇心安神，平肝潜阳，滋阴养血。

二、主治

心肝阳亢，阴血不足不寐证。惊悸失眠，头目眩晕，脉细弦。

三、组成

珍珠母未钻珍珠也，研如粉，同碾22.5 g，当归洗，去芦，薄切，焙干后称、熟干地黄酒洒，九蒸九晒，焙干各45 g，人参去芦、酸枣仁微炒，去皮，研、柏子仁各30 g，犀角镑为细末、茯神去木、沉香忌火、龙齿各15 g。

四、用法

上为细末，炼蜜为丸，如梧桐子大，辰砂为衣。每服四五十丸，金、银、薄荷汤下，日午、夜卧服（现代用法：上药分别研为细末，和匀，以神曲粉打糊为丸，朱砂为衣，每服6 g，温开水送下，1日3次）。

五、组方原理

心肝阳亢，阴血不足之惊悸失眠证，治当重镇为主以平心肝阳亢，佐以滋阴养血。方中珍珠母性味咸寒，入肝、心二经，平肝潜阳，清肝明目，镇心安神，《得配本草》卷8谓其“安心定志，聪耳明目”；龙齿味干涩而性凉，亦入心、肝二经，镇惊安神，二药相须配伍，重镇安神，平肝潜阳以治阳亢神动，共为君药。炒枣仁味甘、酸，性平，入心、肝、胆经，养心益肝，安神，《名医别录》卷1谓其治“烦心不得眠……补中益肝气……助饮气”；柏子仁味甘性平，入心、肾经，养心安神，润肠腑；茯神性味甘淡平，有宁心安神之功，专用于心神不安，惊悸，健忘等症。三药合用，养心安神，以加强重镇平潜之功，共为臣药。人参甘、微苦，微温，入心、脾、肺经，补气，生津，安神，《神农本草经》卷2载其“补五脏，安精神……定魂魄，止惊悸”；当归甘、辛而温，入肝、心、脾经，补血活血；熟地黄甘而微温，入肝、肾经，补血滋阴，三药同用，益气生血，养血滋阴，以复其阴血不足，俱为佐药。犀角苦咸性寒，入心、肝、胃经，安神定惊；沉香辛、苦，性温，归脾、胃、肾经，温降调中，《本草经疏》谓之“治逆气、气结，殊为要药”，二药配伍，前者取其镇惊之功，后者用其摄纳浮阳之效，为佐药。朱砂为衣，安神定志，以增强安神定志之力，且能引药入心，为使药。上药配伍，标本兼顾，使阴复阳潜，心肝承制，则惊悸、少寐之症，遂可渐愈。

本方的配伍特点是：镇心、平肝与滋阴养血、安神并用。其中珍珠母、犀角、龙齿、沉香镇心安神，平肝潜阳，以治其标；人参、当归、熟地养血滋阴，益气生血，以治其本，故又具标本兼顾之义。

六、临床应用

失眠

以珍珠母丸加减（珍珠母粉22.5 g，龙齿、沉香、朱茯神各15 g，当归、熟地各15 g，党参、炒酸枣仁、柏子仁各30 g，水牛角片30 g）联合西药帕罗西汀（5-羟色胺再摄取抑制剂）治疗负性生活事件（指事业受挫、人际关系紧张、亲人去世、夫妻失和、车祸、失恋、目睹车祸、火灾等刺激性事件）所致失眠。呕恶者加姜半夏、代赭石，头痛、心烦易怒者加黑山栀、牡丹皮，汗多者加五味子，头晕者加天麻、钩藤，耳鸣者加灵磁石、沙苑子。对照组单纯使用帕罗西汀治疗。疗程均为90日。采用睡眠障碍量表和汉密尔顿焦虑量表进行评分。结果：治疗组63例，显效22例，好转35例，无效6例；对照组58例，显效13例，好转28例，无效17例，治疗组疗效优于对照组。

七、注意事项

本方组成药物中有熟地、酸枣仁等滋腻酸敛之品，对于兼有痰湿或痰火为患的惊悸、少寐等证，应防其碍邪。

磁朱丸（神曲丸）

（《备急千金要方》卷6）

一、功能

重镇安神，潜阳明目。

二、主治

心肾不交，神志不安证。心悸失眠，耳鸣耳聋，视物昏花。亦治癫痫。

三、组成

磁石60 g，朱砂30 g，神曲120 g。

四、用法

上药为末，炼蜜为丸，如梧桐子大。饮服三丸，每日三次（现代用法：上药研末，炼蜜为丸，每服6 g，每日2次，开水送服）。

五、组方原理

本方所治，乃水不济火，心阳偏亢，心肾不交之证，但以心阳偏亢为主。《辨证录》卷4云："心原属火，过于热则火炎于上，而不能下交于肾；肾原属水，过于寒则水沉于下，而不能上交于心矣。然则治法，使心之热者不热，肾之寒者不寒，两相引而自两相合也。"故以交通心肾，益阴潜阳，重镇安神立法。磁石辛寒质重入肾，能"养肾脏""益精，除烦"，疗"小儿惊痫"（《神农本草经》卷1），"治肾家诸病，而通耳明目"（《本草纲目》卷10），方中用之，旨在养肾益阴潜阳，聪耳明目安神；朱砂入心，秉寒降之性，《神农本草经》卷1谓能"养精神，安魂魄，益气明目"，方中用之，清心安神定志。二药相配，共为君药，可益阴潜阳，交融水火，使心肾相交，精气得以上输，心火不致上扰，则心悸失眠、耳鸣耳聋、视物昏花诸证悉除。然磁石、朱砂皆金石之品，最易碍胃，故佐以神曲健脾和胃，以助运化。再则本方的治证病机为水不济火，心肾不交，而中焦脾胃为气机升降之枢纽，神曲妙在斡旋中焦气机，有利于心肾相交，水火既济，故与磁石、朱砂配伍，能增其疗效。丸以炼蜜，用米汤送服，是取其和胃补中，有利于药物的运化输布。全方配伍合宜，药简效宏，共奏重镇安神，潜阳明目之功。《本草纲目》卷10评释此方曰："磁石治肾家诸病，而能通耳明目……盖磁石入肾，镇养真精，使神水不外移；朱砂入心镇养心血，使邪火不上侵，而佐以神曲化滞气，生熟并用，温养脾胃生发之气。”可谓言简意赅。

本方用治癫痫，亦是取其重镇安神兼以平肝潜阳息风之功。故柯琴称本方为“治癫痫之圣剂”（录自《古今名医方论》卷4）。

六、临床应用

幻听

观察磁朱丸治疗幻听7例，或为精神分裂症以幻听为突出症状，或为精神分裂症治疗后基本症状消失而残留幻听。以磁朱丸治疗，每次6～10 g，每日1～2次，一般以1个月为1个疗程。治疗后显效3例，好转3例，无效1例。

七、注意事项

①本方为镇摄之剂，眼耳病属于心肾不交者宜之，若肝肾阴虚有火者，非仅用此方所能奏效，宜合用滋补肝肾之品，如六味地黄丸之类。

②胃气虚弱，纳谷不佳，消化迟缓者，本方少用为宜。因重坠之药，影响运化，损伤脾胃。

③朱砂为矿物类药品，含硫化汞等物质，多用、久用能引起中毒。《本草从新》卷13谓朱砂“独用多用，令人呆闷”。故运用本方时，应注意其用量及疗程。

（本节作者：季晓芳）

第十六章　开窍剂

第一节　温　开

苏合香丸（吃力伽丸）

（《广济方》，录自《外台秘要》卷13）

一、功能

温通开窍，行气止痛。

二、主治

寒邪、秽浊或气郁闭阻机窍之证。中风、中气及感受时行瘴疠之气，突然昏倒，不省人事，牙关紧闭，苔白，脉迟，以及气滞寒凝，心腹猝痛，甚则昏厥。

三、组成

吃力伽即白术、光明砂研、麝香当门子、诃黎勒皮、香附子中白、沉香重者、青木香、丁子香、安息香、白檀香、荜茇上者、犀角各30 g，熏陆香、苏合香、龙脑香各15 g。

四、用法

上十五味，捣筛极细，白蜜煎，去沫，和为丸。每朝取井华水，服如梧子四丸，于净器中研破服，老少每碎一丸服之，冷水、暖水，临时斟量。仍取一丸如弹丸，蜡纸裹，绯袋盛，当心带之。忌生血物、桃、李、雀肉、青鱼、酢等（现代用法：口服，每次1丸，小儿酌减，每日1～3次，温开水送服。昏迷不能口服者，可鼻饲给药）。

五、组方原理

本方主要为寒邪、秽浊或气郁闭阻气机，蒙蔽清窍之证而设。根据《素问·至真要大论》“寒者热之”“逸者行之”与“开之发之”的原则，寒者宜温，闭者当开，不通者当行，治以温通开窍为主，行气止痛为辅。方中苏合香辛温走窜，通窍开郁，辟秽豁痰，“能透诸窍脏，辟一切不正之气，凡痰积气厥，必先以此开导，治痰以理气为本也”（《本经逢原》卷3）；安息香开窍辟秽祛痰，通行气血；麝香开窍辟秽，通络散瘀，《本草纲目》卷51言“盖麝香走窜，能通诸窍之不利，开经络之壅遏，若诸风、诸气、诸血、诸痛、惊痫、症瘕诸病，经络壅闭，孔窍不利者，安得不用为引导以开之、通之耶”；冰片通诸窍，散郁火，“凡一切风痰，诸中内闭等证，暂用以开闭搜邪”（《本草便读》），以上四药芳香走窜，开窍启闭，辟秽化浊，共为君药。香附善理气解郁，“乃气病之总司”（《本草纲目》

卷14)；木香行气止痛，善治中寒气滞，心腹疼痛；沉香降气温中，暖肾纳气，“凡一切不调之气皆能调之”（《医林纂要探源》卷3)；白檀香行气和胃，治心腹诸痛、霍乱等；熏陆香即乳香，调气活血定痛，治气血凝滞之心腹疼痛；丁香温中降逆，治心腹冷痛；荜茇温中散寒，下气止痛，以上诸香辛散温通，行气解郁，散寒止痛，活血化瘀，共助君药芳香辟秽，开窍启闭之功，均为臣药。白术补气健脾，燥湿化浊；诃子温涩收敛，下气止痛；犀角凉血清心，泻火解毒；朱砂清心解毒，重镇安神，以上四药，一补一敛，一寒一重，可防止诸香辛散温热，耗气蕴热之弊，俱为佐药。诸药合用，以芳香化浊，温通开窍，行气止痛。

本方配伍特点有二：其一，集众多辛温香散之品，相须而用，使行气开窍、辟秽化浊之力尤著；其二，方中辅助补气、收敛、寒凉、重镇之品，与诸香配伍可防止过用辛温香散之弊，相反相成，而能更充分发挥开窍行气，温通辟秽之功。

六、临床应用

（一）内科

1．流行性乙型脑炎

对重症单纯型流行性乙型脑炎15例中的神昏、痰鸣、苔白腻者，予以温开法，用苏合香丸治疗取得较好疗效。流行性乙型脑炎合并呼吸衰竭64例，以本丸每次1/2～1丸，每日2～4次，同时配合西药兴奋呼吸中枢及吸氧，取得较好疗效，使死亡率明显下降。

2．冠心病

以本方汤剂为主，部分患者采用丸药和针灸，少数病情危重者加用西药，治疗30例。在心绞痛发作时服用苏合香丸半丸或1丸，服后3 min疼痛缓解，一般8 min疼痛即可完全消失。

（二）外科

1．胆绞痛

胆绞痛50例，其中急性胆囊炎（胆石性）42例，胆总管结石8例，均经过中医辨证论治及阿托品肌注等措施疼痛不缓解。用苏合香丸每次服1丸，每日2次，连服2～5日。结果：大多数患者服药1丸后疼痛减轻，12例服4丸后痛止；24例服4丸后绞痛明显减轻，连服4丸后好转；10例服6丸后痛止。除7例手术病例外，其余病例随访3个月无复发。

2．胆道蛔虫病

用苏合香丸每次服1丸，每日2次，连服2～3日，治疗胆道蛔虫病60例。结果：治愈43例，好转10例，无效7例。治疗后3日内排出蛔虫19例，占32%；治疗前B超检查胆总管见有蛔虫影17例，1周后复查15例，13例虫影消失。

（三）五官科

1．面瘫

以苏合香丸每次6 g，每日2次，治疗面瘫23例。疗效标准：患者抬眉与健侧相同，眼睑闭合完全，鼻唇沟恢复正常，耸鼻自如，鼓颊不漏，露齿口角不歪为痊愈；蹙额、皱眉、露齿、鼓颊基本可以完成，病侧额纹、鼻唇沟未完全恢复正常为有效；治疗后无明显变化为无效。结果：痊愈18例，有效4例，无效1例。

2．过敏性鼻炎

苏合香丸治疗过敏性鼻炎68例，均获良效。

（四）其他

本方还可用于急性重型颅脑损伤的气闭脑窍证。

七、注意事项

①脱证、热闭证者忌用，孕妇慎用。

②本方辛香走窜，不可过量服用。

紫金锭（太乙神丹）

（《丹溪心法附余》卷24）

一、功能

辟秽解毒，化痰开窍，消肿止痛。

二、主治

1．暑令时疫

脘腹胀闷疼痛，恶心呕吐，泄泻，痢疾，舌润，苔厚腻或浊腻，以及痰厥。

2．疮肿毒

外敷治疔疮肿毒，虫咬损伤，无名肿毒，以及痄腮、丹毒、喉风等。

三、组成

雄黄30 g，文蛤一名五倍子，捶碎，洗净，焙90 g，山慈菇去皮，洗净，焙60 g，红芽大戟去皮，洗净，焙干燥45 g，千金子一名续随子，去壳，研，去油取霜30 g，朱砂15 g，麝香9 g。

四、用法

上除雄黄、朱砂、千金子、麝香另研外，其余三味为细末，却入前四味再研匀，以糯米糊和剂，杵千余下，做饼子四十个，如钱大，阴干。体实者一饼作二服，体虚者一饼作三服，凡服此丹但得通利一二行，其效尤速；如不要行，以米粥补之。若用涂疮，立消。孕妇不可服（现代用法：上为细末，糯米糊作锭。外用，磨水外搽，涂于患处，日3～4次。内服，1～3岁，每次0.3～0.5 g；4～7岁，每次0.7～0.9 g；8～10岁，每次1.0～1.2 g；11～14岁，每次1.3～1.5 g；15岁以上每次1.5 g，每日2～3次，温开水送服）。

五、组方原理

本方所治主要为秽恶痰浊之邪为病，气机闭塞，升降失常之证，以及疔疮肿毒等。根据《素问·至真要大论》“结者散之”与“开之发之”的原则，治宜辟秽解毒，化痰开窍，消肿止痛。方中山慈姑甘微辛寒，化痰解毒，消肿散结，《本草新编》云“山慈菇，玉枢丹中为君，可治怪病。大约怪病多起于痰，山慈菇正消痰之药，治痰而怪病自除也”（录自《中药大辞典》）；麝香芳香开窍，辟秽解毒，通络散瘀，行气止痛，二药共为君药。千金子霜与红芽大戟均为有毒之品，皆能以毒攻毒，荡涤肠胃，攻逐痰浊，驱除秽恶积垢，使邪毒速从下行；五倍子涩肠止泻，化痰解毒，外用善治疮疖肿毒，与上二药配伍，使泻下而无滑脱之虞，涩肠而无留邪之弊，进而调理肠胃，使中焦升降复常，则气机通畅；雄黄化痰辟秽解毒，四药均为臣药。朱砂重镇安神，兼以解毒，为佐药。诸药配伍，共奏辟秽解毒，化痰开窍，消肿止痛之功。

本方配伍特点有二：其一，集诸解毒之品于一方，重在解毒辟秽，兼以化痰开窍，以祛邪为主；其二，攻逐痰浊与收敛止泻相配，使驱邪而无伤正之虞，涩肠而无恋邪之弊，而尽其解毒驱邪之能事。

本方用途广泛而疗效突出，价值可与金玉相媲美，故名紫金锭、玉枢丹。

六、临床应用

（一）内科

1．慢性肝炎

治疗60例慢性肝炎，应用：紫金锭每次1.5 g，每日2次；重肝专方（虎杖、蒲公英、牡丹皮、茵陈、水牛角、丹参、白茅根、大黄、郁金）加减；清开灵、丹参液静脉滴注。对照组30例用促肝细胞生长素静脉滴注。2组同时采用西医综合基础治疗及对症处理。30日为1个疗程，治疗1～2个疗程。结果：2组临床治愈分别为19例、3例，显效分别为11例、3例，有效分别为19例、8例，无效分别为7例、12例，死亡分别为4例，总有效率分别为81.7%、46.6%，有显著性差异（$P < 0.05$）。

2．慢性溃疡性结肠炎

以本药合灭滴灵保留灌肠治疗40例本病。用紫金锭每次6片（18 g），研末溶于灭滴灵100 mL，睡前保留灌肠，每晚1次，15日1个疗程，重者连续使用2～3个疗程。结果：临床痊愈33例，好转6例，无效1例。

3．急性痛风性关节炎

设观察组和对照组各30例，均使用秋水仙碱、吲哚美辛、吡罗昔康、激素等药物，观察组还以本药醋调成糊状，涂于患处，外敷纱布，胶布固定，每日换药1～2次。结果：总有效率分别为93.3%、63.3%，有显著性差异（$P < 0.05$）。

4．流行性脑脊髓膜炎

用本药治疗流行性脑脊髓膜炎21例。每日用紫金锭0.9～2.4 g，分3～4次服，6～13岁每次0.3 g，13岁以上每次0.6 g，等症状消失，减半或用1/3量，直至脑脊液或血象恢复正常。高热或持续发热者配合银翘散，神经症状较重者配合针灸。结果：均获痊愈。单独用本药治疗17例，按病情轻重、年龄大小，每次服0.45～3 g，6～8 h 1次，每日总量为1.8～12 g，连续用药3日以上，待脑膜炎的主症与体征完全消失后停药。结果：完全有效1例，部分有效15例，无效1例。

5．贲门癌、食管癌

以本药加紫硇砂治疗食管癌445例、贲门癌190例，共635例。将紫金锭研粉与醋制硇砂粉等量混匀，每餐前服1 g，每日3次，15日1个疗程，疗程间停药3～5日，可连续用药10～20个疗程。结果：临床治愈2例，显效6例，有效452例，无效175例。

6．顽固性呃逆

86例顽固性呃逆中，流行性出血热45例，急性脑血管病9例，急性酒精中毒14例，恶性肿瘤化疗后13例，无原发病和病因不明5例。其中，治疗组43例，给予紫金锭1锭口服；对照组43例给予山莨菪碱及甲氧氯普胺肌内注射，同时给予双侧内关、合谷、足三里注射维生素B_1。两组均治疗1次。结果：治疗组43例全部治愈，对照组治愈6例、好转21例、无效16例，疗效以治疗组为优（$P < 0.01$）。对照组无效的16例再给予紫金锭，全部痊愈。

（二）外科

1．体表及软组织急性化脓性感染

以本药内服外敷治疗186例本病，其中，急性淋巴结炎58例，疖肿54例，蜂窝织炎38例，急性乳腺炎24例，痈6例，急性淋巴管炎4例，丹毒2例。外敷患处，每日1～2次或多次；症状严重者内服，每次1～2锭，每日1～2次，必要时3～6 h服1次。感染严重者配合应用抗生素。

2．药源性静脉炎

临床常以本药外敷治疗，一般以醋调成糊状，涂于患处，外覆无菌纱布，胶布固定，每日换药数次。如观察组30例以本药外敷患处，每日换药1～2次；对照组30例采用50%硫酸镁浸湿无菌纱布后直接敷于患处，并保持纱布湿润。结果：2组显效分别为16例、8例，有效分别为12例、12例，无效分别为2例、10例。观察组36例用本药外涂，每日4～5次；对照组36例用50%硫酸镁溶液湿热敷，每日2次，每次20 min。2日后评价疗效。结果：2组治愈分别为26例、6例，显效分别为9例、22例，无效分别为1例、8例。

3．肛窦炎

用内疏黄连汤（生大黄、甘草、黄连、生栀子、桔梗、木香、当归、白芍、槟榔、黄芩、连翘、薄荷）加减，配合本药，研末喷敷病灶处，每日1次，治疗37例肛窦炎。10日1个疗程，治疗3个疗程。结果：治愈32例，显效3例，2例未坚持治疗。

4．慢性前列腺炎

治疗组100例用紫金胶囊（五倍子、山慈菇、麝香、丹参、大血藤、赤芍），每次2粒，每日3次；对照组50例用男康片。结果：总有效率分别为90%、74%，有显著性差异（$P<0.05$）。

（三）妇科

1．宫颈糜烂

以本药治疗118例宫颈糜烂，每次用药6片，研为细末，涂于宫颈糜烂面，每日1次，10次为1个疗程。结果：治愈101例，显效10例，好转4例，无效3例。多数病例在用药3～5日后，阴道分泌物明显减少，临床伴随症逐渐消失。

2．真菌性阴道炎

治疗组50例用紫金锭2粒，1粒于睡前塞入阴道深处，另1粒研成粉末，用新鲜麻油调成糊状，涂于阴唇及阴道口黏膜上。对照组50例用制霉菌素2片，用法同前。两组均连用7日。结果：治愈率分别为84%、62%，有显著性差异（$P<0.01$）。

（四）儿科

1．细菌性痢疾

以本药治疗细菌性痢疾43例，1～3岁患者每日0.3 g，4～7岁患者0.6 g，8～10岁患者0.9 g，11～14岁患者1.2 g，分3次温开水送服。结果：痊愈39例，好转2例，无效2例。

2．癫痫

运用紫金锭和紫参片（紫金锭加苦参）分组治疗105例癫痫。紫金锭组65例，1岁以下患者每日用紫金锭0.15 g，1～5岁患者0.3 g，6～10岁患者0.6 g，11～14岁患者0.9 g，分2次服。紫参片组40例，较紫金锭用药剂量增加1/3，均于半年不发病后剂量减半，1年以上停药。原服用西药者仍照服，在加服紫金锭或紫参片后2个月以上不发病，或于原来发作间歇3倍以上无发作时，逐渐减量停药；1.5～2年不发作者再停药。对癫痫大发作、精神运动性发作的效果均较好，对癫痫小发作的疗效则较差。

（五）五官科

1．扁桃体炎和咽喉炎

用本药治疗扁桃体炎和咽喉炎169例，每日用药3次，每次1 g，将该药压碎成粉，含服徐徐咽下，不可用水冲服，重者药量加倍，儿童减半。继发感染等高烧不退者，给予抗生素及退热药。结果：治愈率为96%；一般服药2～5日痛止、肿消。

2．流行性腮腺炎

本药治疗流行性腮腺炎可内服外用，并常配合中西药物、针灸等其他措施。如以本药配合柴胡针剂、利巴韦林治疗47例，本药调醋外涂患处，每日2～3次，至消肿为止。对照组40例，给予利巴韦林、抗腮腺炎针及板蓝根冲剂等治疗。结果：从消肿天数及痊愈时间来看，治疗组显著优于对照组（$P<0.01$）。

（六）皮肤科

1．带状疱疹

本药治疗带状疱疹可内服外用，并常配合中西药物等其他措施。如本药配合鱼腥草注射液治疗27例带状疱疹，本药醋调外敷，每日4次；对照组23例用氯苯那敏、西咪替丁、聚肌胞、阿昔洛韦软膏。两组均治疗7～10日。结果：治疗组显效率为88.9%，对照组为65.2%，有显著性差异（$P<0.05$）。组间水疱停止出现时间、水疱干涸时间、疼痛开始缓解时间、完全结痂时间比较，均以治疗组为优（$P<0.05$）。

2．隐翅虫性皮炎

用本药水调后均匀涂于疮面，每日3～4次，治疗本病30例，经3～10日，均痊愈。

3．扁平疣

将本药研末醋调，制成糊状，涂于患处，每日2～3次，14日为1个疗程，治疗扁平疣30例。结果：总有效率为83%。

七、注意事项

①本方含有毒之品，性猛峻烈，不宜过服、久服。

②服后偶见恶心、腹泻，一般不需处理，停药后自愈。

③亡阳、厥脱之证禁用。

④孕妇、老年体弱者及气血虚弱者忌服。

通关散

《辅行诀脏腑用药法要》

一、功能

通关开窍。

二、主治

厥证。突然昏倒，不省人事，息闭不通，牙关紧闭，面色苍白，痰涎壅盛。

三、组成

皂角刮去皮弦，用净肉，火上炙燥，如杏核心大一块、细辛根各3 g。

四、用法

共为极细末，每用苇管吹鼻中少许。

五、组方原理

本方为气闭、痰阻、中恶之厥证而设。根据《素问·至真要大论》“逸者行之”与“开之发之”的治疗原则，药用辛温走窜，搐鼻取嚏，以通关开窍。方中皂角辛温走窜，刺激性强，“通上下关窍，而涌吐痰涎，搐鼻立作喷嚏”（《本草备要》卷2），用为君药。细辛辛温，香窜性烈，有“升发辛散，开通诸窍之功”（《本草经疏》卷1），用为臣药。两药相配吹鼻，共奏开通肺气、通关开窍之功，故名通关散。

本方配伍特点：以辛温走窜、刺激性强之品相须为用，药精力专。

六、临床应用

1．肛肠手术后急性尿潴留

治疗组68例用通关散适量，吹入患者双侧鼻孔内，以得嚏为度，如观察10 min无嚏，可再吹入少许。对照组30例，均给予双侧足三里穴位注射新斯的明各0.5 mg。以1 h内患者排出尿液、尿潴留症状消失为有效。结果：治疗组有效59例，对照组有效23例，两者无显著性差异（$P>0.05$）。

2．呼吸衰竭

以加味通关液（麝香、皂角、细辛）超声雾化吸入治疗Ⅱ型呼吸衰竭27例，并与西药尼可刹米组30例做对照。两组均给予氧疗、抗感染及对症处理，治疗组用加味通关液3 mL加入生理盐水10～20 mL中超声雾化吸入，每隔4～6 h重复使用，观察3日。结果：治疗组临床治愈显效率为70.3%，咳嗽、呼吸困难、咯痰好转率、平均治疗时间与对照组比较均有显著性差异（$P<0.05$）。

3．特发性便秘

治疗组30例用通关散4 g加蜂蜜20 mL调匀注入肛内，对照组26例用开塞露1个注入肛内。两组治愈分别为11例、7例，显效分别为16例、9例，有效分别为2例、6例，无效分别为1例、4例。

七、注意事项

①脱证、热闭证不宜使用，高血压脑病、脑血管意外、颅脑外伤及癫痫等所致昏厥亦不宜使用。孕妇忌用。

②本品为急救治标之剂，只可暂用，中病即止。

③使用本品以取嚏为度，用量不宜过多，以防吸入气管。

（本节作者：季晓芳）

第二节　凉　开

牛黄清心丸

（《痘疹世医心法》卷12）

一、功能

清热解毒，开窍安神。

二、主治

温热之邪，内陷心包证。身热，神昏谵语，烦躁不安，舌质红绛，脉细数或弦数，以及小儿高热惊厥。

三、组成

黄连生15 g，黄芩、山栀仁各9 g，郁金6 g，辰砂4.5 g，牛黄0.75 g。

四、用法

上研细末，腊雪调面糊为丸，如黍米大。每服七八丸，灯心汤下（现代用法：共研细末，炼白蜜为丸，每丸重1.5 g，每次服2丸，每日2～3次，小儿酌减）。

五、组方原理

本方为“心热神昏”（《痘疹世医心法》卷12）而设。根据《素问·至真要大论》“热者寒之、温者清之”与“开之发之”的治疗原则，治以清解心包热毒，芳香开窍为主，佐以镇惊安神。方中牛黄气香味苦性凉，善清心、肝大热，透达包络之邪，既能清热解毒，又善祛痰开窍，息风止痉，用为君药。黄连、黄芩、山栀皆苦寒之品，善清热泻火解毒，助牛黄清心解毒，用为臣药。《本草新编》云：“黄连，入心与包络，最泻火，亦能入肝，大约同引经之药，俱能入之，而入心尤专任也”（录自《中药大辞典》）。本方重在清心开窍，故三味清热泻火药中，唯有黄连用量最重，取其清心火之专长。郁金辛苦而凉，归心、肝经，善凉血清心，行气开郁，可助牛黄清心开窍，亦为臣药。朱砂寒凉重镇，清心，安神，定惊，为方中佐药。诸药合用，共奏清热解毒，开窍安神之功。

本方用药精炼，其配伍特点是：在重用清热泻火解毒基础上佐以开窍安神之品，使心包邪热得解。本方以牛黄为君药，有清心开窍之功，故名“牛黄清心丸”。

六、临床应用

1．精神分裂症

牛黄清心丸治疗精神分裂症20例，其中狂躁型12例，治愈11例；抑郁型8例，均无效。

2．其他

本方还可用于麻疹后并发支气管炎昏迷、百日咳并发脑膜炎昏迷、上感高热者等。

七、实验研究

质量标准

通过实验，改进了万氏牛黄清心丸黄连的质量标准，拟定了黄连总季胺碱含量测定方法，并规定每丸（1.5 g）中含黄连总季胺碱，以小檗碱计算，不得少于17 mg。采用比色-导数光谱法，直接测定万氏牛黄清心丸中胆酸含量，四次结果为：(0.63±0.97)%、(0.054±1.12)%、(0.059±0.92)%、(0.065±1.01)%。

在对万氏牛黄清心丸中汞的不同存在状态与镇静、抗惊厥作用的关系进行的药理实验表明，结果不明显或表现出与有无朱砂及与其存在形式无直接关系。

八、注意事项

①本方适用于痰热壅盛，邪盛气实的闭证，脱证禁用。
②本方药多苦寒，当中病即止，不宜久服。

安宫牛黄丸

（《温病条辨》卷1）

一、功能

清热解毒，祛痰开窍。

二、主治

邪热内陷心包证。高热烦躁，神昏谵语，或昏愦不语，口干舌燥，喉中痰鸣，舌红或绛，脉数，以及中风神昏，小儿惊厥，属邪热内闭者。

三、组成

牛黄30 g，郁金30 g，犀角30 g，黄连30 g，朱砂30 g，梅片7.5 g，麝香7.5 g，珍珠15 g，山栀30 g，雄黄30 g，黄芩30 g。

四、用法

上为极细末，炼老蜜为丸，每丸3 g，金箔为衣，蜡护。每服一丸。大人病重体实者，日两服，甚至日三服；小儿服半丸，不知，再服半丸（现代用法：口服，一次1丸，小儿3岁以内一次1/4丸，4～6岁一次1/2丸，每日1～3次。昏迷不能口服者，可鼻饲给药）。

五、组方原理

本方主要为热邪内陷心包，痰热蒙蔽心窍之证而设。根据《素问·至真要大论》"热者寒之、温者清之"与"开之发之"的原则，治以清解心包热毒，芳香开窍为主，豁痰安神为辅，使热毒清，窍闭开，痰浊化，心神宁。方中牛黄味苦性凉，善清心、肝大热，既能清热解毒，又善祛痰开窍，息风定惊，一药而兼三法；麝香芳香走窜，能通达十二经，善通全身诸窍，为开窍之要药，《本草纲目》卷51言："盖麝香走窜，能通诸窍之不利，开经络之壅遏，若诸风、诸气、诸血、诸痛、惊痫、症瘕诸病，经络壅闭，孔窍不利者，安得不用为引导以开之、通之耶。"牛黄、麝香二药配伍，体现清心开窍立方之旨，共为君药。《素问·至真要大论》云："热淫于内，治以咸寒。"犀角咸寒，善入营血，清心、肝、胃三经火热，尤能清心安神，凉血解毒；黄连、黄芩、栀子三药苦寒，清热泻火解毒，黄连清心火，黄芩清胆、肺之火，栀子清心与三焦之火，共助牛黄清泄心包之热毒，以上均为臣药。冰片辛散苦泄，芳香走窜，善通诸窍，兼散郁火；郁金辛开苦降，芳香宣达，行气解郁，二者相伍，共助麝香芳香辟浊，通窍开闭，亦为臣药。雄黄祛痰解毒，可助牛黄祛痰解毒；朱砂镇心安神，兼清心热；珍珠善清心、肝二经之热，尤能镇惊坠痰；金箔镇心安神，以上共为佐药。蜂蜜和胃调中，为使药。诸药合用，共奏清热解毒，祛痰开窍之功。

本方的配伍特点是：寒凉清热解毒、清泻心火之品与芳香开窍辟浊之品相配伍，意在驱邪外出，"使邪火随诸香一齐俱散也"（《温病条辨》卷1）。

本方以牛黄等为君药，善清心包邪热，祛痰开窍，使心主安居于心之宫城，故名"安宫牛黄丸"。

六、临床应用

（一）发热

1. 中枢性发热

常配合降低颅内压，控制脑水肿，保持水、电解质平衡，吸氧等综合措施使用本方。如治疗脑出血中枢性发热36例，即给予综合措施加本药1丸，鼻饲或口服，体温不降神志无改变者，24 h后再给1丸，并给予综合措施加糖类皮质激素、物理降温西药组32例做对照，2.5日后评定疗效。结果：有效率分别为89%、47%，有显著性差异（$P<0.01$）。以本药辅助治疗颅脑外伤致中枢性发热126例，并与西药组80例对照。2组均给予综合措施，开清创缝合、止血，及处理其他复合损伤、并发症等对症治疗。中药组再予本药1丸，儿童减量，鼻饲或口服，对体温仍不降，且神志无改变者，24 h后再给1丸；西药组给糖皮质激素加物理降温，结果：总有效率分别为95.2%、48.8%，有显著性差异（$P<0.01$）。

2．癌性高热

以本药配合物理降温，药物降温，抗感染，补液，保持水、电解质平衡，吸氧等综合措施治疗热闭心神型晚期肺癌高热25例，予本药1粒，鼻饲或口服，对体温仍不降且神志无改变者，24 h后再给1粒。对照组25例仅给予综合措施。两组均观察1周。结果：总有效率分别为88.0%、64.0%，有显著性差异（$P<0.05$）。

（二）内科疾病

1．传染病

（1）病毒性肝炎

用本方治疗病毒性肝炎121例，随机分为治疗A组39例、治疗B组42例和对照组40例，3组均以西医常规应用甘草酸二铵、门冬氨酸钾镁、苦黄、腺苷蛋氨酸、血浆、白蛋白等支持治疗。治疗A组加用清营凉血汤（水牛角、赤芍、生地黄、牡丹皮、丹参、炒栀子、茵陈、白茅根、岩柏草、生大黄）加减治疗；治疗B组在治疗A组的基础上加用安宫牛黄丸，每次1粒，每日1次，口服或鼻饲。结果：有效率分别为64.69%、73.81%、50.00%，3组比较B组与对照组有显著性差异（$P<0.05$）。3组治疗前后肝功能丙氨酸氨基转移酶、总胆红素、直接胆红素、凝血酶原时间、凝血酶原活动度、血浆内毒素指标比较，除丙氨酸氨基转移酶外均有显著性差异（$P<0.01$），治疗B组疗效显著优于治疗A组和对照组。3组治疗后死亡率分别为17.95%、9.52%和30.00%。

（2）流行性乙型脑炎

用本药联用西药治疗乙型脑炎35例，并与西药治疗20例对照。2组均用脱水、止痉、地塞米松，以及吸氧、抗生素等，治疗组加用安宫牛黄丸口服或鼻饲，1岁以下者每次1/4丸，1～3岁者每次1/3～1/2丸，3岁以上者每次1/2～1丸，每日3次，连服3～5日。结果：总有效率分别为97.2%、75.0%，有差异（$P<0.05$）。在吸氧、吸痰、降温、止痉、利巴韦林、皮质激素、抗生素、支持疗法和对症处理等常规治疗下，加用本药和肝安治疗重型极重型流行性乙型脑炎80例，安宫牛黄丸开始保留灌肠，2岁以内者每日1/2丸，2～5岁者每日1丸，6～14岁者每日1～2丸，分1～2次用；对照组80例采用常规治疗。连用5～7日。结果：总有效率分别为91.3%和80.0%。

（3）肺出血型钩端螺旋体病

治疗组20例服安宫牛黄丸1粒，必要时6～8 h再服1粒，同时给予青霉素、异丙嗪、氢化可的松、血凝酶、酚磺乙胺、氨甲苯酸和云南白药，以及给氧，维持酸碱电解质平衡和其他对症支持处理。对照组21例不服安宫牛黄丸，其他处理同治疗组。结果：总有效率分别为90.0%、61.9%，有显著性差异（$P<0.05$）。

2．化学、物理因素所致疾病

一氧化碳中毒

A、B两组各127例，入院后均立即给予吸氧、脱水、激素、抗感染、营养神经、光量子血疗等，无禁忌证者立即给予高压氧治疗。A组在此治疗基础上鼻饲安宫牛黄丸，每次1粒，每日1次，3～5次为1个疗程。结果：治疗后2组间氧分压、血氧饱和度、pH值差别、昏迷时间、症状消失时间和迟发性脑病发生率比较均有显著性意义（$P<0.05$），疗效以A组为优。

3．呼吸系统疾病

肺性脑病

采用中西医结合治疗肺性脑病，在配合抗生素、呼吸兴奋剂、支气管扩张剂、肾上腺皮质激素、吸氧、强心、利尿等对症及支持治疗的同时，治疗组18例加用本药，每日1～2丸，口服或鼻饲，连用2～4日；对照组13例加用涤痰汤。结果：2组有效率分别为88.89%、30.77%，有显著性差异（$P<0.01$）。治疗组和对照组各39例，均接受吸氧、抗感染、解痉平喘、止咳化痰、纠正水/电解质紊乱和酸碱失衡，应用肺脑合剂等常规治疗，治疗组还给予清开灵注射液30 mL静滴，每日1次，安宫牛黄丸口服或鼻饲，每日1丸。两组均治疗1周后评判疗效。结果：2组显效分别为11例、3例，有效分别为24例、

20例，无效分别为4例、16例。

4．消化系统疾病

（1）肝癌

以本方配合辨证治疗中晚期原发性肝癌20例，肝郁气滞者合柴胡疏肝散，气滞血瘀者合桂枝茯苓汤、膈下逐瘀汤，肝阴亏损者合一贯煎，肝胆湿热者合茵陈蒿汤、龙胆泻肝汤。安宫牛黄丸每日服1丸，显示疗效后改为2～3日1丸。本方对控制肝癌所致的发热、黄疸、肝痛、消化道出血等症状效果显著，近期显效2例，有效13例，无效5例。

（2）肝性脑病

以本药灌肠治疗肝性脑病32例，并设对照组30例，2组均给予保肝、降颅压、预防感染、支持及对症等治疗，治疗组还给予安宫牛黄丸，1丸研碎，用食醋50～100 mL调匀，保留灌肠，每日1次，至神志转清。结果：总有效率分别为93%、67%，疗效以治疗组为优（$P<0.05$）。

5．神经精神疾病

（1）昏迷

本药常用于多种原因所致的昏迷。中西医结合治疗感染性及重要脏器衰竭性昏迷20例，并设对照组27例。2组均对症给予抗生素、物理降温、脱水降颅压、人工呼吸机辅助呼吸、补液、血管活性药物、维持电解质平衡及脑细胞苏醒剂等。治疗组加用安宫牛黄丸鼻饲，并对热陷心营者用清宫汤加减，湿热痰蒙者用导痰汤加减，瘀热阻窍者用犀角地黄汤（清热地黄汤）。结果：2组治疗后Glasgow昏迷量表评分比较有显著性差异（$P<0.05$），治疗组明显优于对照组。分组治疗颅脑损伤意识障碍208例，甲、乙两组各104例，均用脱水、激素、止血及手术治疗，甲组加用安宫牛黄丸，成人每次1丸，小儿3岁以内者1/4丸，4～6岁者1/2丸，每日2次，口服或鼻饲。结果：有效率分别为76%、41%，有显著性差异（$P<0.05$）。

（2）脑卒中

以本药保留灌肠治疗中风昏迷53例，每次用1丸，6 h 1次，7日为1个疗程，显效后改为12 h 1次。结果：显效36例，好转17例，全部有效。这提示本药适用于中风中脏腑型，伴昏迷、躁动、高热患者。以本药为主治疗脑卒中急性期36例，其中，脑出血12例，脑梗死18例，脑出血合并梗死6例。安宫牛黄丸灌服或鼻饲，每次1/2～1粒，每日2次，连用3～7日，并用清开灵静滴，病重者给予脱水降颅压。结果：16例中经络神昧者全部显效；20例中脏腑神昏者显效2例，有效13例，无效5例，总有效率为86%。以安宫牛黄栓肛门给药，配合西医脱水、降压、对症治疗中风闭证20例，并设安宫牛黄丸混悬液肛门给药对照组19例和西药对照组20例。结果：总有效率分别为85%、74%、55%，疗效以前两组为优（$P<0.05$）。

（3）脑出血

在脑出血急性期，本药常配合脱水降颅压、控制感染、神经营养药物、纠正水、电解质平衡及酸碱失调等常规对症治疗使用，以提高临床效果。以本药治疗高血压脑出血31例，并设对照组24例。2组均为降低颅压、控制血压，及防治上消化道出血、肺部感染等并发症，治疗组加用安宫牛黄丸每次1粒，每日2次，连用7日。结果：2组昏迷时间及治疗后神经功能缺损程度评分有显著性差异（$P<0.05$），以治疗组为优。以本药治疗重症脑出血25例，在起病的1～2日内开始用安宫牛黄丸，每次1丸，每日1次，连用5日，配合西药常规对症治疗，另设西药常规治疗组23例。结果：2组基本治愈及显著好转分别为15例、6例，总有效率分别为80.0%、47.8%，死亡率分别为20.0%（5例）、52.2%（12例），有显著性差异（$P<0.05$）。手术联合本药治疗急性出血性脑卒中63例，对照组63例单纯采用手术治疗，术后均行常规支持对症治疗，昏迷者留置胃管胃肠减压，术后早期经胃管补充营养。治疗组术后给予安宫牛黄丸，每次1丸，每日2次，调服或鼻饲，发热抽搐者，安宫牛黄丸用量增加到每日3次，用药1周。结果：2组总有效率分别为82.5%、63.49%，以中西医结合治疗组为优（$P<0.05$）。

（三）外科

1．颅脑损伤

安宫牛黄丸配合西药治疗重型极重型颅脑损伤78例，除给予脱水降颅压、激素、止血、支持疗法及手术治疗外，加用安宫牛黄丸，5岁以下者每日1/2～1丸，5岁以上者每日1～2丸，灌肠或鼻饲，连用5～7日；对照组65例只给以上西医治疗。结果：总有效率分别为94.5%、84.6%，有显著性差异（$P < 0.05$）。2组的中枢性高热持续时间、昏迷期、进入恢复期时间、并发症、住院时间等也都以治疗组为优。

2．脑弥漫性轴索损伤

在西医常规治疗基础上加用本药治疗脑弥漫性轴索损伤30例，并与西医常规治疗的30例作对照。2组均采用基础护理、应用抗生素、呼吸道不通畅给予气管切开、合并蛛网膜下腔出血及脑水肿应用脱水剂等西医常规综合治疗。治疗组于伤后24 h内予安宫牛黄丸鼻饲，每日2次，每次1丸，持续应用到体温降低至37～37.9 ℃时，减量至每日1丸，意识好转则停用。结果：治疗结束1个月后，GCS评分以治疗组为优（$P < 0.05$）；2组病死率分别为0、10%，有效率分别为80%、66.7%，效果以治疗组为优（$P < 0.05$）。

3．脂肪栓塞综合征

以本药配合西药治疗脂肪栓塞综合征16例，安宫牛黄丸首次1～2丸，4 h后再用1丸，以后每日1丸，常规治疗给予骨折端制动、给氧、激素、低分子右旋糖酐加丹参注射液、抗休克、维持水、电解质平衡、青霉素等措施，并视病情给予白蛋白或输血。结果：16例全部治愈，无后遗症；其中无意识障碍13例在3～6日体温下降至37.5 ℃以下，临床症状消失；昏迷的3例于2～5日完全清醒，病情稳定，体温下降，第4～8日临床症状消失。昏迷时间及临床症状消失时间均较文献报道的2～3周的时间短。

（四）儿科

1．痰、热、惊、厥

将本药用于小儿“痰”“热”“惊”“厥”各种病证共340例。其中，以“痰”“热”为主要表现者共310例，以“惊”“厥”为主要表现者30例；上呼吸道感染54例，扁桃体炎36例，肺炎92例，哮喘19例，急性肾炎34例，夏季热30例，传染性单核细胞增多症17例，病毒性脑炎10例，癫痫8例，川崎病5例，败血症7例，急性淋巴细胞性白血病3例，中毒性细菌性痢疾9例，紫癜5例，乙型脑炎2例，中耳炎2例，胰腺炎3例，其他4例。根据不同病种单独使用或配合其他药物使用。小于2岁者每次1/4丸，2～4岁者每次1/3丸，5～10岁者每次1/2丸，10岁以上者每次1丸，每日2～3次，急用可酌增。疗效标准：以“痰”“热”为主要表现的，热退至正常体温，或痰喘消失，疾病痊愈为有效；用药后体温不退，或痰不平为无效。以“惊”“厥”为主要表现的，抽搐停止，意识正常，肢体功能恢复为有效；抽搐不止或意识障碍，或肢体废用为无效。结果：2日热退喘平有254例，6日内痊愈331例，2日内不再出现惊厥的有23例。

2．肺炎

以本药结合西药治疗婴幼儿重症肺炎50例。其中，喘憋或有严重呼吸困难39例，合并心力衰竭38例，呼吸衰竭11例，循环衰竭3例，中毒性脑病19例，腹胀、肠鸣音减弱或消失27例。安宫牛黄丸3个月以下者每次1/6丸，3个月以上者每次1/3丸，一日3次，口服或鼻饲，西医常规抗感染及对症治疗。结果：痊愈48例（占96%），好转1例（占2%），死亡1例（因喂养不当窒息）。

3．新生儿缺氧缺血性脑病

以本药佐治新生儿中重度缺氧缺血性脑病58例，并设对照组39例。2组均置新生儿重症监护室，给予常规处理，如保持呼吸道通畅、吸氧、限制液量、降颅内压、镇静、改善脑细胞代谢和微循环、维持水、电解质酸碱平衡等。治疗组加用安宫牛黄丸，足月儿用1/6丸，早产儿用1/8丸，每日2次，鼻饲，一般在入院2日后开始应用，连用3～5日。结果：总有效率分别为98.3%、92.3%，显效率以治疗组为优（$P<0.05$）。

（五）五官科

鼻窦炎

以本药治疗鼻窦炎24例，每次服半丸，4～6 h 1次，症状锐减后改为每日2次，同时用纱布或药棉裹本丸少许，塞入患侧鼻孔，如两侧同时患病则轮流塞入，5～7日为1个疗程。经1～2个疗程治疗，18例症状消失，随访半年以上未见复发；6例症状减轻明显或症状消失，但半年内又轻度发作。

七、注意事项

①本方为热闭证而设，寒闭证及脱证禁用。

②本方含香窜、寒凉及有毒之品，当中病即止，不宜过服、久服。

③孕妇慎用。

紫雪

（苏恭方，录自《外台秘要》卷18）

一、功能

清热开窍，镇痉息风。

二、主治

温热病，热邪内陷心包及热盛动风之证。高热烦躁，神昏谵语，痉厥，口渴引饮，唇焦齿燥，尿赤便秘，舌质红绛苔干黄，脉弦数有力，以及小儿热盛痉厥。

三、组成

黄金3.1 kg，寒水石1.5 kg，石膏1.5 kg，磁石1.5 kg，滑石1.5 kg，玄参500 g，羚羊角$_{屑}$150 g，犀角$_{屑}$150 g，升麻250 g，沉香150 g，丁香30 g，青木香150 g，甘草$_{炙}$240 g。

四、用法

上十三味，以水一斛，先煮五种金石药，得四斗，去滓后内八物，煮取一斗五升，去滓。取硝石2 kg，芒硝亦可，用朴硝精者5 kg投汁中，微炭上煎，柳木篦搅勿住手，有七升，投在木盆中，半日欲凝，内成研朱砂90 g，细研麝香1.5 g，内中搅调，寒之二日，成霜雪紫色。病人强壮者，一服0.6 g，当利热毒；老弱人或热毒微者，一服0.3 g，以意节之，合得一剂（现代用法：口服，每次1.5～3 g，每日2次。周岁小儿每次0.3 g，每增1岁，递增0.3 g，每日1次。5岁以上小儿遵医嘱，酌情服用）。

五、组方原理

本方为温热之邪炽盛，内陷心包，引动肝风之证而设。根据《素问·至真要大论》"热者寒之、温者清之""惊者平之"与"开之发之"的原则，治当清热开窍，镇痉息风为法。方中犀角咸寒，归心、肝二经，入营入血，主清心、肝二经火热，且气味清香，寒而不遏，善于内透包络之邪热；羚羊角咸寒，亦入心、肝二经，为凉肝息风之要药；麝香芳香以开心窍，使神昏苏醒，三药配伍，以清热开窍息风，共为君药。生石膏辛甘大寒，清热泻火，除烦止渴，善清气分之火热，为清气分火热之要药；

寒水石辛咸大寒，亦能清热泻火，除烦止渴；滑石甘淡而寒，清热利窍，善引热下行，使邪从小便而解，三石并用，清泄气热，为方中之臣药。玄参甘苦咸寒，滋阴清热凉血；升麻甘辛微寒，清热解毒，透热达邪，亦为臣药。上述五味均系甘寒、咸寒之品，用以清热泻火，既能透热达邪，又能导热下行，助犀角、羚羊角等清泄火热致病之因，兼有生津护液之功，而无化燥伤阴之弊，对本证甚为适宜。青木香、沉香、丁香三药辛温芳香，行气宣通，可助麝香开窍醒神之功；朱砂、磁石重镇安神，且朱砂又能清心解毒，磁石又能潜镇肝阳；黄金重镇，有宁心安神之效；更以硝石、芒硝泻热通便，釜底抽薪，使邪热从肠腑下行而解，正如张寿颐所说："凡气火甚盛，有升无降诸证，尤为相宜。"（《阎氏小儿方论笺正》卷下）上述诸药，俱为佐药。甘草调和诸药，为使药。

本方的配伍特点是：金石重镇、甘咸寒凉与芳香开窍之品配伍，清热泻火、开窍息风而不忘固护阴液。

由于本药如"霜雪紫色"，且药性大寒犹如霜雪，故名"紫雪"。

六、临床应用

（一）内科

1．流行性乙型脑炎

对有高热、惊厥、嗜睡的流行性乙型脑炎55例，应用紫雪、抱龙丸加银翘或银翘、白虎同用。结果：52例发热逐步下降，嗜睡、惊跳亦随之缓解；3例仍不能控制病情而进入抽搐昏迷。

2．肺结核咯血

用紫雪丹合凉膈清金汤治疗肺结核咯血。对咯血量多而又反复发作，伴有五心烦躁，气急胸闷23例，先给紫雪丹1.5～3 g，每日2次，随后用凉膈清金汤（鲜生地、花蕊石、茜草炭、仙鹤草、藕节炭、焦山栀、大小蓟炭、淡子芩、蒲黄炒阿胶、鲜茅根），每日1剂。服紫雪丹后，五心烦躁现象改善，连续服用紫雪丹1～2日，凉膈清金汤2～3日，咯血停止，疗效显著。

3．口服降糖药无效的2型糖尿病

用小剂量紫雪治疗口服降糖药无效的2型糖尿病78例，并设对照组40例，所有病例为空腹血糖≥10 mmol/L和餐后2 h血糖≥13 mmol/L者。全部病例原饮食、运动量及口服降糖药维持不变，治疗组加用紫雪0.75 g，每日2次口服；对照组加用玉泉丸60粒，每日3次口服。2组疗程均为20日。结果：2组达到良好控制分别为6例、0例，一般控制分别为35例、8例，控制不良但有明显改善分别为29例、11例，无明显改善分别为8例、21例。

4．磷化锌中毒

以紫雪散治疗误食磷化锌中毒10例，用清水洗胃后服紫雪6 g，小儿酌减，每日3次，一般连用3日，配合补液。结果：10例均痊愈，无后遗症。

（二）儿科

高热

以紫雪散配合一般辛凉解表、清热解毒汤剂，分组治疗小儿上呼吸道感染高热112例。A组：高热在1日以内，表证明显，共62例；B组：高热在2日以上，3日以下，有里热证候，共50例。10岁以上者，紫雪散每次服1支；10岁以下者，每次半支，每日2次，只用1日，治疗结果：A组、B组总有效率分别为27%、94%。

（三）五官科

急性扁桃体炎

用紫雪丹治疗急性扁桃体炎20例，成人每日1.8～2.7 g，小儿减半或用成人量的1/3，分2～3次服。结果：咽痛与扁桃体红肿在2日内完全消失，18例体温在24 h内降至正常，除2例有并发症之外，全部治愈，平均所需时间为1.5日。

七、注意事项

①本方过量服用，有损伤元气之弊，故应中病即止。

②脱证、虚风内动与小儿慢惊者，非本方所宜。

③气虚体弱者慎用，孕妇忌服。

④服药期间，忌食辛辣油腻。

至宝丹

（《灵苑方》引郑感方，录自《苏沈良方》卷5）

一、功能

清热开窍，化浊解毒。

二、主治

痰热内闭心包证。神昏谵语，身热烦躁，痰盛气粗，舌红苔黄垢腻，脉滑数，以及中风、中暑、小儿惊厥属于热痰内闭者。

三、组成

生乌犀、生玳瑁、琥珀、朱砂、雄黄各30 g，牛黄0.3 g，龙脑0.3 g，麝香0.3 g，安息香酒浸，重汤煮令化，滤去滓，约取一两净45 g，金、银箔各50片。

四、用法

上药丸如皂子大，人参汤下一丸，小儿量减（现代用法：研末为丸，每丸重3 g。每服1丸，每日1次，小儿减量）。

五、组方原理

本方为痰热内闭心包之证而设。根据《素问·至真要大论》"热者寒之、温者清之"与"开之发之"的原则，治以清解心包热毒，芳香开窍为主，配以豁痰泄浊之品。方中犀角清热凉血解毒，泻肝凉心；麝香芳香走窜，通达十二经，善通全身诸窍，为芳香开窍之要药，两药配伍，清心开窍，共为君药。安息香芳香透窍，辟秽化浊，龙脑亦能芳香开窍辟秽，二药同助麝香芳香开窍，共为臣药。牛黄、玳瑁皆为寒凉之品，入心、肝二经，镇心安神，清热解毒，息风定惊，两药同助犀角清热凉血解毒，亦为臣药，且牛黄具幽香之性，又善祛痰开窍。雄黄劫痰解毒，以佐牛黄祛痰开窍之功；朱砂、琥珀、金箔、银箔，皆质重入心，可镇心安神，以上五药同为佐药。诸药合用，共奏清热开窍，化浊解毒之功。

"全方药皆精华，不杂一味草木，类多醒窍通灵之品"（《历代名医良方注释》），尤其是以寒凉清热解毒药与芳香化浊开窍药相配，清心开窍化浊并用，为其主要配伍特点。

本方由贵重药材组成，可拯逆济危，立展神明，效非他药可及，堪称药中重宝，故名"至宝丹"。

六、临床应用

1．流行性乙型脑炎

用本方治疗本病73例，对其中典型病例之极重型与暴发型病例之痉厥型选用本方治疗，取得一定效果。用本方治疗本病84例，对其中热较轻而抽搐重者用局方至宝丹，效果显著。

2．其他

本方还可用于百日咳并发脑膜脑炎昏迷、麻疹后并发支气管肺炎昏迷等。

七、注意事项

①本方中芳香辛燥之品较多，有耗液劫阴之弊，故阳盛阴虚之神昏谵语者不宜使用。

②孕妇慎服。

小儿回春丹（回春丹）

（《敬修堂药说》）

一、功能

开窍定惊，清热化痰。

二、主治

小儿急惊。发热烦躁，神昏惊厥，或反胃呕吐，夜啼吐乳，咳嗽哮喘，腹痛泄泻。

三、组成

川贝母、陈皮、木香、白豆蔻、枳壳、法半夏、沉香、天竺黄、僵蚕、全蝎、檀香各37.5 g，牛黄、麝香各12 g，胆南星60 g，钩藤240 g，大黄60 g，天麻37.5 g，甘草26 g，朱砂适量。

四、用法

以上十九味，分别粉碎成细末，过筛，混匀，制成小丸。凡见小儿眉蹙啼哭不自在之形，先用此丹一粒，捣碎，放于脐中，将如意膏贴上，或再与服之，轻病若失矣。其丹每蜡内计五粒，如月内婴儿每服一粒，数月婴儿至一二岁者每服三粒，不必用药，即将乳汁化开，搽于乳头，令其吮去；二三岁者每服三粒，四五岁至十岁者每服五粒，然看病之轻重，势重者加倍服之亦可。所注药引每服三分煎汁开送，倘昏夜或无引之处，开水送下亦可。此丹亦治大人痰涎壅聚，每服二三蜡，姜汤开送（现代用法：上药为小丸，每丸重0.09 g。口服，周岁以下者，每次1丸；1～2岁者，每次2丸，每日2～3次）。

五、组方原理

本方为痰热壅盛，内闭心窍，引动肝风之小儿急惊风而设。根据《素问·至真要大论》“热者寒之”“惊者平之”与“开之发之”的原则，治以开窍定惊，清热化痰。方中牛黄性味咸寒，其气芳香，专入心、肝二经，清热解毒，化痰开窍，息风定惊；麝香芳香开窍，除“小儿惊痫”（《药性论》，录自《中药大辞典》），共为君药。钩藤、全蝎、天麻、僵蚕四味息风止痉，且钩藤清热平肝，共助牛黄息风定惊，均为臣药。天竺黄清热祛痰，凉心定惊；川贝母、胆南星清热化痰；半夏燥湿化痰，并可降逆止呕，诸药合用，以加强清热化痰之功，亦为臣药。再用大黄清热泻火，釜底抽薪，使痰热下行从肠腑而去；朱砂重镇安神，清心除烦，均为佐药。陈皮行气健脾，燥湿化痰，降逆止呕；白豆蔻行气消痞，化浊止呕；檀香、木香善行胃肠滞气，行气止痛；枳壳行气消痰；沉香行气止痛，降逆平喘，上述诸药芳香行气，调畅气机，调理肠胃，既可助麝香通窍启闭，又能收气顺痰消之效，亦为佐药。甘草调和诸药，为使药。诸药合用，共奏清心开窍，息风定惊，清热化痰之效。

本方的配伍特点是：在药用清心开窍、清热化痰、息风定惊的基础上配伍辛温香散之品行气，既为调理肠胃，又使气顺痰消，且助芳香开窍。

本方“功同造化”（《敬修堂药说》），常使小儿急重症转危为安，故名“小儿回春丹”。

六、注意事项

脾肾虚寒之慢惊风者，非本方所宜。

行军散

（《霍乱论》卷下）

一、功能

清热开窍，辟秽解毒。

二、主治

1．暑秽

吐泻腹痛，烦闷欲绝，头目昏晕，不省人事。

2．口疮咽病

外治口疮咽痛；点目去风热障翳；搐鼻可辟时疫之气。

三、组成

西牛黄、当门子、珍珠、梅冰、硼砂各3 g，明雄黄$_{飞净}$24 g，火硝0.9 g，飞金20页。

四、用法

上八味，各研极细如粉，再合研匀，瓷瓶密收，以蜡封之，每服0.9～1.5 g，凉开水调下（现代用法：口服，每次0.3～0.9 g，每日2～3次）。

五、组方原理

本方所治为暑热秽浊逆乱气机，蒙蔽清窍之证。根据《素问·至真要大论》“热者寒之”与“开之发之”的原则，治宜清热开窍，辟秽解毒。方中麝香、冰片芳香走窜，透窍开闭，辟秽化浊，并善止痛，专为窍闭神昏、吐利腹痛而设，共为君药。牛黄清热解毒，祛痰开窍，为臣药。雄黄用量独重，辟秽解毒；硝石通腑泄热，使暑热秽浊从下而去；硼砂清热化痰；珍珠镇心安神，清热祛痰；飞金重镇安神，均为佐药。诸药配伍，共成清热开窍、辟秽解毒之剂。且方中药物多有解毒消翳之功，如冰片去翳明目，消肿止痛；珍珠去翳明目，治喉痹口疳；硼砂解毒防腐，治目赤翳障，喉肿口疮；麝香疗疮痈、目翳；牛黄治喉肿口疮，故本方外用又可治疗口疮咽痛、风热障翳等证。

本方配伍特点有二：其一，以芳香开窍、辟秽解毒、重镇安神药相配伍，而以前两者为主，兼顾窍闭神昏与暑热秽毒，标本兼治；其二，全方皆为细药，多善清热解毒，防腐消翳，故可内服外用。

本方可防治暑秽、山岚瘴疠、水土不服等证，为古代军队长途行军的常用药，故名“行军散”。

六、注意事项

①方中雄黄有毒，用量约占药物总量的一半以上，故本方不宜过服、久服。
②本方芳香走窜，孕妇慎用。

抱龙丸

（《小儿药证直诀》卷下）

一、功能

清热化痰，开窍安神。

二、主治

小儿急惊，痰热闭窍之证。身热昏睡，痰盛气粗，发惊发厥，四肢抽搐。

三、组成

天竺黄30 g，雄黄水飞3 g，辰砂、麝香别研各15 g，胆南星腊月酿牛胆中，阴干百日，如无，只将生者去皮脐，锉，炒干用120 g。

四、用法

上为细末，煮甘草水和丸皂子大，温水化下服之。百日小儿，每丸分作三四服，五岁一二丸，大人三五丸。伏暑用盐少许，嚼一二丸，新水送下。腊月中，雪水煮甘草和药尤佳。一法用浆水或新水浸天南星三日，候透软，煮三五沸，取出，乘软切去皮，只取白软者，薄切，焙干，炒黄色，取末八两（240 g），以甘草二两半（75 g），拍破，用水两碗浸一宿，慢火煮至半碗，去滓，旋洒入天南星末，慢研之，令甘草水尽，入余药。

五、组方原理

本方为痰热闭窍之小儿急惊风而设。根据《素问·至真要大论》“热者寒之”与“开之发之”的原则，开窍安神。方中胆南星性味苦凉，长于清热化痰，息风定惊，“治小儿急惊必用”（《景岳全书》卷48），故用量独重；麝香芳香开窍，除“小儿惊痫”（《药性论》，录自《中药大辞典》），两药配伍，既能清热化痰，又能芳香开窍，治痰热闭窍，甚为合拍，共为君药。天竺黄清热祛痰，凉心定惊；雄黄祛痰解毒，两药助君药清热化痰，共为臣药。辰砂性寒重镇，安神定惊，为佐药。甘草调和诸药，为使药。诸药配伍，共奏清热化痰，开窍安神之功。

六、临床应用

1．流行性乙型脑炎

对有高热、惊厥、嗜睡的流行性乙型脑炎55例，应用紫雪、抱龙丸加银翘或银翘、白虎同用。结果：52例发热逐步下降，嗜睡、惊跳亦随之缓解；3例仍不能控制病情而进入抽搐昏迷状态。

2．小儿脐疝

苏合香丸合抱龙丸外用治疗小儿脐疝120例。用苏合香丸、抱龙丸等量，揉搓混合成汤圆状，直径稍大于脐环，将其紧扣疝环置于脐上，然后用加压板、胶布固定，3日换药1次，直至脐环闭合痊愈。结果：病儿均无不适反应发生。

七、注意事项

对于阳气衰微，寒痰上壅的慢惊者，本方不宜使用。

（本节作者：季晓芳）

第十七章 固涩剂

第一节 固表止汗

牡蛎散

（《太平惠民和剂局方》卷8）

一、功能

益气固表，敛阴止汗。

二、主治

自汗，盗汗。常自汗出，夜卧更甚，心悸惊惕，短气烦倦，舌淡红，脉细弱。

三、组成

黄芪去苗土、麻黄根洗、牡蛎米泔浸，刷去土，火烧通赤各30 g。

四、用法

上三味为粗散。每服三钱（9 g），水一盏半，小麦百余粒（30 g），同煎至八分，去渣热服，日二服，不拘时候（现代用法：为粗末，每服9 g，用小麦30 g，水煎。亦可按原方比例酌减用量，加小麦30 g，水煎服）。

五、组方原理

本方为体虚卫外不固，又复心阳不潜的自汗、盗汗而设。根据《素问·至真要大论》“散者收之”，以及《素问·三部九候论》“虚则补之”的治疗原则，以益气固表，敛阴止汗立法。方中煅牡蛎咸涩微寒，敛阴潜阳，长于收涩止汗，内服、外用均效，故为君药。生黄芪味甘微温，益气实卫，固表止汗，为臣药。黄芪与牡蛎相伍，一实卫，一固营，共奏益气固表，敛汗潜阳之功。麻黄根甘平，“其性能行周身肌表，故能引诸药外至卫分而固腠理也”（《本草纲目》卷15），功专止汗；小麦甘凉，专入心经，养心气，退虚热，“陈者煎汤饮，止虚汗”（《本草纲目》卷22），两药共为佐药。诸药合而成方，益气固表，敛阴止汗，使气阴得复，汗出可止。

本方配伍特点：集止汗药于一方，兼顾益气固表，敛阴潜阳，收涩止汗各个环节，涩补共用，而以固涩为主。

本方君药为牡蛎，剂型为散剂，故名“牡蛎散”。

六、临床应用

1．自汗、盗汗

以本方治疗28例自汗、盗汗证，其中自汗6例，盗汗15例，自汗兼盗汗7例。结果：痊愈20例，基本痊愈5例，症状减轻1例，无效2例。

2．手术后汗证

以本方随证加减治疗本病58例，其中，盗汗21例，自汗38例。患者病程3日至半个月，服药3日评估疗效。结果：痊愈21例，显效35例，无效2例。

3．小儿多汗证

本方为止汗专方，临床常随证与其他方剂配合使用，如肺气不足合玉屏风散，脾胃不足合补中益气汤，营卫不和合桂枝汤，阴虚火旺合当归六黄汤等，广泛用于多种汗证。

七、注意事项

阴虚火旺而致的盗汗，不宜用本方。若大汗淋漓不止，阳虚欲脱者，亦非本方所能胜任。

（本节作者：季晓芳）

第二节　敛肺止咳

九仙散

（王子昭方，录自《卫生宝鉴》卷12）

一、功能

敛肺止咳，益气养阴。

二、主治

久咳肺虚证。久咳不已，咳甚则气喘自汗，痰少而黏，脉虚数。

三、组成

人参、款冬花、桑白皮、桔梗、五味子、阿胶、乌梅各30 g，贝母15 g，御米壳去顶，蜜炒黄240 g。

四、用法

上为细末。每服9 g，白汤点服，嗽住止后服（现代用法：亦可水煎服，用量按原方比例酌定）。

五、组方原理

本方主治久咳不愈，以致肺气耗散，肺阴亏损之证。根据《素问·至真要大论》“散者收之”和《素问·三部九候论》“虚则补之”的治疗原则，敛肺止咳，益气养阴立法。方中御米壳即罂粟壳，其味酸涩，功擅敛肺止咳，蜜制兼能润肺化痰，故用量独重，为君药。五味子、乌梅均为酸涩之品，可敛肺止咳生津，且五味子为收敛耗散肺气之要药，两药助君药敛肺止咳，共为臣药；且乌梅可制约罂粟壳之偏性 。人参补益肺气；阿胶滋养肺阴；款冬花、桑白皮降气化痰，止咳平喘；贝母止咳化痰，合桑白皮清肺热，以上共为佐药。桔梗宣肺祛痰，载药上行，直趋病所，并使敛中有升，升降有序，故为使药。诸药配伍，敛肺止咳，益气养阴。

本方的配伍特点有二：一是收敛固涩与益气养阴共用，而以敛涩为主；二是在大量的收敛药中，稍佐升散之品，使敛中有散，降中寓升，而以降、收为主。

本方药用九味，剂型为散剂，治久咳其效如神，故名之为“九仙散”。

六、临床应用

1．久咳

以本方去阿胶，加玉竹，治疗久咳不止90例。结果：总有效率在96%以上。

2．顽固性咳嗽

以本方去人参，加党参、大枣为基本方，对证加减，治疗顽固性咳嗽49例。结果：治愈36例，显效6例，无效7例。

3．喉源性咳嗽

以本方加减（去人参、阿胶、罂粟壳，加玄参、麦冬、荆芥）为基本方，随证加减，治疗喉源性咳嗽73例。患者多为上呼吸道感染后遗留的咽喉干痒咳嗽。经1～5日治疗，痊愈60例，显效8例，无效5例。以本方加减（去人参、桔梗、阿胶、罂粟壳，加玄参、荆芥）为基本方，对证加减，治疗喉源性咳嗽30例，7日为1个疗程，服药2个疗程。结果：23例症状消失，3例症状减轻，4例无效。

七、注意事项

①久咳而内多痰涎，或咳嗽而外有表证者忌用，以免留邪为患。

②方中罂粟壳有毒，不宜多服、久服，故方后注曰：“嗽住止后服。”

（本节作者：季晓芳）

第三节　涩肠固脱

真人养脏汤（纯阳真人养脏汤）

（《太平惠民和剂局方》卷6）

一、功能

涩肠止泻，温中补虚。

二、主治

久泻久痢，脾肾虚寒证。泻痢无度，滑脱不禁，甚至脱肛坠下，脐腹疼痛，不思饮食，舌淡苔白，脉迟细。

三、组成

人参、当归去芦、白术焙各18 g，肉豆蔻面裹，煨15 g，肉桂去粗皮、甘草炙各24 g，白芍药48 g，木香不见火42 g，诃子去核36 g，罂粟壳去蒂萼，蜜炙108 g。

四、用法

上锉为粗末。每服二大钱（6 g），水一盏半，煎至八分，去渣，食前温服（现代用法：水煎服，用量按原方比例酌减）。

五、组方原理

本方为久泻久痢，滑脱不禁而设，证属脾肾虚寒，而以脾虚为主。根据《素问·至真要大论》“散者收之”“寒者温之”，以及《素问·三部九候论》“虚则补之”的治疗原则，以涩肠固脱，温中补虚立法。泻痢滑脱不禁，精微外泄，脏气已虚，当“滑者涩之”，急则治标。方中罂粟壳善固涩收敛，《本草求真》卷2称其“功专敛肺涩肠固肾，凡久泻久痢脱肛、久嗽气乏，并心腹筋骨诸痛者最宜”，故重用其涩肠固脱为君药。诃子，苦酸温涩，“止肠澼久泄、赤白痢”（《四声本草》）；肉豆蔻辛温而涩，“暖脾胃，固大肠”（《本草纲目》卷14），“调中下气止泻痢”（《日华子本草》），两药涩肠固脱，温脾止泻，均为臣药。脾肾虚寒宜温宜补。方中人参大补元气，补脾益肺，为补气要药，可“补五脏，安精神”（《神农本草经》卷上）；白术补脾益气，燥湿利水，“为脾脏补气第一要药”（《本草求真》卷1）；肉桂温中补阳，益火消阴，散寒止痛，“疗一切里虚阴寒沉痼之病”（《本草述钩元》卷22），三药均为味甘温热之品，可温补脾肾阳气，而以健脾补中为主，使脾气健运，固摄有司，泻痢得愈。泻痢日久，必致阴血亏虚，当调补阴血。当归，“其味甘而重，故专能补血；其气轻而辛，故又能行血，补中有动，行中有补，诚血中之气药，亦血中之圣药也”（《景岳全书》卷48）；白芍，“补血，泻肝，益脾，敛阴……治血虚之腹痛”（《本草备要》卷1），两药同用，一行一敛，补血和阴。脾虚运化乏力，易因虚成滞；且大量的固涩温补之品，易致气机壅滞。故用木香醒脾理气，使诸补涩之品不致壅滞气机，《本草纲目》卷14云：“木香乃三焦气分之药，能升降诸气”，与温补脾胃药同用，可促进脾胃运化；与涩肠固脱药同用，可使涩而不滞。上述六药均为佐药。甘草益气健脾，缓急止痛，“炙用温而补中，主脾虚滑泄”（《药品化义》卷5），且合参、术补中益气，合芍药缓急止痛，调和诸药，作为使药。上述诸药合用，涩肠止泻，温中补虚，脾肾并治，标本兼顾，“于久病正虚者尤宜”（《医方论》卷4）。

本方的配伍特点：固涩与温补、辛散配伍，固涩而不壅滞，温补而不碍脾胃，重在涩肠止泻。

据传本方为唐代纯阳真人所授，可固涩滑泄，以保养脏气，且剂型为汤剂，故称“真人养脏汤”。

六、临床应用

1．儿童腹泻

治疗婴幼儿迁延性腹泻79例，分为治疗组32例，对照组47例。两组均予饮食护理、思密达预防或纠正脱水、肠微生态制剂等对症治疗，治疗组在此基础上加用本方（人参改太子参，加石榴皮），待粪便基本成形后，略做加减。治疗5日统计疗效。结果：两组显效分别为40例、16例，有效分别为5例、3例，无效分别为2例、13例。以本方去人参、罂粟壳，加党参、石榴皮，随证加减，治疗小儿慢性腹泻24例。患儿日排清稀便均超过5次，病程均在2个月以上。结果：治愈21例，好转2例，无效1例。

2．慢性痢疾

以本方加附子、赤石脂治疗108例慢性痢疾。治愈55例，显效35例，好转9例，无效9例，总有效率为91.7%。

3．痢疾后综合征

以本方治疗14例痢疾后综合征，13例治愈，平均用药6.7日，便次恢复正常2.2日，粪便外观恢复正常3.2日，腹痛消失2.7日。

4．糖尿病顽固性腹泻

以本方去当归为基本方，随证加减，治疗78例糖尿病顽固性腹泻。结果：61例完全控制，14例基本控制，3例无效。在控制血糖基础上，以本方（去当归、白芍、甘草，加生姜、大枣）为主，随证加减，治疗32例本病。结果：显效18例，有效11例，无效3例。

5．晚期肝硬化慢性腹泻

以本方加党参、黄芪、扁豆为基本方，随证加减，治疗晚期肝硬化慢性腹泻46例，服药10日为1个疗程，治疗3个疗程。结果：显效30例，有效13例，无效3例。

6．慢性结肠炎

以本方减罂粟壳，加黄芪、元胡、乌梅、赤石脂为基础方，随证加减，治疗49例慢性结肠炎。结果：治愈29例，显效10例，好转8例，无效2例。半年后对治愈病例追访，仅2例复发，占7%。

7．溃疡性结肠炎

以本方为基本方随证加减，治疗62例溃疡性结肠炎。以本方丸剂，或用参苓白术丸、附子理中丸、人参健脾丸等，随证选用，连服1～2个月。结果：痊愈44例，好转16例，无效2例。用本方（党参易人参）口服及保留灌肠，治疗脾肾阳虚型25例，疗程3～4周。结果：痊愈9例，好转13例，无效3例，总有效率为88%；腹泻症状减轻或消失13例，里急后重减轻或消失15例，腹胀减轻或消失18例，纤维结肠镜观察，对充血水肿、糜烂、溃疡的有效率为80%。以本方（党参易人参）随证加减，治疗脾肾虚寒型32例，15日1个疗程，连服2～3个疗程。结果：临床痊愈2例，显效13例，有效13例，无效4例。

8．放射性直肠炎

以本方加椿根皮，并随证加减，治疗20例放射性直肠炎。其中，直肠腺癌11例，肠息肉恶变2例，乙状结肠腺癌4例，盆腔肿瘤3例。4周1个疗程。结果：治愈10例，好转6例，无效3例，失访1例。

9．脱肛

以本方加附子、炙黄芪治疗54例脱肛，治愈32例脱肛，显效12例，好转3例，无效7例。

七、注意事项

①泻痢或泄泻初起，湿热积滞未去者，忌用本方。

②慢性菌痢而仍有脓血便者，慎用本方。

③服用本方期间忌酒、面、生冷、鱼腥、油腻之物。

四神丸

（《内科摘要》卷下）

一、功能

温肾暖脾，固肠止泻。

二、主治

脾肾阳虚之肾泄证。五更泄泻，不思饮食，食不消化，或久泻不愈，腹痛肢冷，神疲乏力，舌淡，苔薄白，脉沉迟无力。

三、组成

肉豆蔻60 g，补骨脂120 g，五味子60 g，吴茱萸$_{浸，炒}$30 g。

四、用法

上为末，用水一碗，煮生姜120 g，红枣五十枚，水干，取枣肉为丸，如梧桐子大。每服五七十丸（6～9 g），空心食前服（现代用法：临睡时淡盐汤或白开水送下。以水煎服时，用量按原方比例酌减）。

五、组方原理

本方为命门火衰，不能温煦脾土之肾泄而设，证属脾肾阳虚。根据《素问·至真要大论》“寒者温之”“散者收之”的治疗原则，以温肾暖脾，固肠止泻立法。方中补骨脂辛苦大温，可温补肾阳，补命门之火以温养脾土，《本草纲目》卷14谓其“治肾泄，通命门，暖丹田，敛精神”；《玉楸药解》卷1谓其“温暖水土，消化饮食，升达肝脾，收敛滑泄，遗精、带下、溺多、便滑诸证，甚有功效”，故重用为君药。肉豆蔻辛温，其气芬芳，温脾暖胃，涩肠止泻，《玉楸药解》卷1谓其“调和脾胃，升清降浊，消纳水谷，分理便溺，至为妙品，而气香燥，善行宿滞，其质收敛，专固大肠，消食止泄，此为第一”，配合补骨脂则温肾暖脾，固涩止泻之功益彰，故为臣药。五味子酸温，固肾益气，涩精止泻，李杲谓其“治泻痢，补元气不足”（录自《中药大辞典》）；吴茱萸辛苦大热，温暖肝脾肾以散阴寒，《本草纲目》卷32谓“茱萸辛热能散能温，苦热能燥能坚，故其所治之症，皆取其散寒温中，燥湿解郁之功”，两药配伍善治肾泄，共为佐药。生姜温中焦以散水湿，大枣滋脾胃以补虚损，以此为丸，可为上四药他山之助，增强温补功力，共为使药。诸药合用，温肾暖脾，固涩止泻，俾火旺土强，肾泄自愈。

本方的配伍特点：温补与酸涩并用，而以温补治本为主；水土兼顾，而重在补命门以暖脾土。

因本方四种药物“治肾泄有神功”（《绛雪园古方选注》卷中），剂型为丸剂，故名“四神丸”。

六、临床应用

1．慢性腹泻

本方是治疗慢性腹泻的常用方剂。以本药改为汤剂治疗小儿迁延性、慢性腹泻84例。患儿大便常规检查大多数正常，小部分镜检有未消化食渣、脂肪滴或白细胞，10例发现有真菌。中医辨证其均属脾肾虚寒型。10日为1个疗程，3个疗程判定疗效。结果：1～2个疗程治愈52例，3个疗程治愈18例，好转者10例，放弃治疗4例。以本方加苍术、白术、马齿苋、炙甘草为基本方，随证加减，治疗慢性功能性腹泻50例，7日为1个疗程，3个疗程后判断疗效。结果：治愈48例，好转1例，无效1例。以本方加山药、芡实、茯苓、炒白术为基本方，随证加减，灌肠治疗慢性腹泻30例，15日1个疗程。其中，大便培养无致病菌生长16例，溃疡性结肠炎11例，阿米巴痢疾3例。结果：痊愈22例，好转7例，无效1例。

2．五更泻

本方是治疗五更泻的代表方剂，以本方随证加减治疗五更泻30例。结果：治愈21例，好转9例。以黄芪注射液于肾俞、足三里穴位注射，配合四神丸（成药）治疗43例，10日1个疗程，经1～4个疗程全部治愈。

3．慢性结肠炎

本方是治疗慢性结肠炎的常用方剂。以本方随证加减治疗慢性结肠炎55例，对照组60例给予黄连素，10日1个疗程，治疗3个疗程。结果：两组治愈分别为36例、21例，有效分别为17例、24例，无效分别为2例、15例。艾灸关元、气海、脾俞、肾俞，配合本药，治疗脾肾阳虚型慢性结肠炎32例；对照组给予柳氮磺吡啶片。1个月1个疗程。结果：2组治愈分别为23例、12例，显效分别为7例、7例，有效分别为2例、10例，无效分别为0例、1例。

4．肠易激综合征

以本方随证加减治疗脾肾虚寒型肠易激综合征39例，对照组22例给予匹维溴铵，疗程4周。结果：两组治愈分别为4例、2例，显效分别为28例、14例，有效分别为5例、4例，无效分别为2例、2例。腹泻型肠易激综合征86例，病程1～15年。治疗组54例四神丸改汤随证加味，对照组32例服双歧杆菌乳杆菌三联活菌片，1个月为1个疗程，治疗1～2个疗程。结果：两组治愈分别为33例、8例，好转分别为17例、9例，无效分别为4例、15例。停药8个月后，两组分别复发4例、7例，复发率分别为8%、41.18%，治疗组复发率低于对照组（$P<0.01$）。

5．糖尿病泄泻

以本方加花椒、芡实、金樱子治疗糖尿病泄泻53例，7日1个疗程，2个疗程后统计疗效。结果：显效38例，有效12例，无效3例。以本方随证加减治疗38例本病，结果为治愈33例，有效5例。

6．神经性尿频

治疗小儿神经性尿频60例，以肉豆蔻、吴茱萸、补骨脂、五味子等份共为细末，蜂蜜调成糊状，敷于神阙、关元、中极和双侧肾俞穴，胶布固定，3日取掉，3次为1个疗程。结果：1个疗程痊愈27例，2个疗程痊愈18例，3个疗程痊愈8例，有效3例，无效2例。

7．遗尿

以本方加益智仁为基本方，随证加减，装入猪膀胱，煮熟食肉，治疗遗尿25例。结果：显效17例，好转7例，无效1例。以本方随证加减治疗本病43例，结果：治愈31例，好转10例，未愈2例。

8．虚寒便秘

以本方加川椒、硫黄为丸，治疗虚寒便秘62例。患者年龄均在40岁以上。结果：痊愈18例，好转32例，无效12例。其中，服药1料者为41例，服药2料者为21例。

七、注意事项

①肠胃积滞未消以致泄泻者禁用本方。

②忌生冷油腻食物。

桃花汤

（《伤寒论》）

一、功能

温中祛寒，涩肠止痢。

二、主治

虚寒痢。下痢日久不愈，便脓血，色黯不鲜，腹痛喜温喜按，小便不利，舌淡苔白，脉迟弱或微细。

三、组成

赤石脂（一半全用，一半筛末）30 g，干姜3 g，粳米30 g。

四、用法

上三味，以水七升，煮米令熟，去滓，温服七合，内赤石脂末方寸匕，日三服。若一服愈，余勿服。

五、组方原理

本方为久痢不愈，脾肾阳虚之证而设。根据《素问·至真要大论》“散者收之”“寒者热之”，以及《素问·三部九候论》“虚则补之”的治疗原则，以固摄温补立法。久痢滑脱不禁，当以固涩为先，故方中重用赤石脂涩肠固脱以为君药。此药具温涩之性，入大肠经，《本经逢原》卷1言：“赤石脂功专止血固下。仲景桃花汤治下痢便脓血者，取石脂之重涩，入下焦血分而固脱”；《神农本草经》卷1称其能主“泻痢，肠澼脓血”；《医学衷中参西录》下册也说：“石脂原为土质，其性微温，故善温养脾胃，为其具有土质，颇有黏涩之力，故又善治肠澼下脓血。”但久痢滑脱为病之标，脾肾阳虚为病之本，因此在涩肠固脱的同时，又当配伍温补脾肾之品，以干姜温中祛寒，为臣药。干姜为辛热之品，入中焦，可温补脾胃，并可助元阳，祛除里寒，为温里之要药，本方以之温运脾肾阳气，恢复其温煦运化和统摄的功能，以治其本；且张锡纯亦有论述：“因此证其气血因寒而瘀，是以化为脓血，干姜之热既善祛寒，干姜之辛又善开瘀也。”（《医学衷中参西录》下册）粳米甘缓性平，养胃和中，《本草思辨录》卷2称“粳米平调五脏，补益中气”，本方以之补脾胃，以养五脏，疗虚损，并可缓和赤石脂金石之性，使不碍胃，为佐药。三药同用，共奏温中祛寒，涩肠止痢之功。

本方配伍特点：敛涩固脱与辛热温散相伍，涩温并用，以涩为主。温里散寒则脾肾阳复，固摄有司；涩肠固脱则气血不失，脾肾得养，相辅相成，相得益彰。

由于方中所用君药赤石脂又称桃花石，其颜色红似桃花，且具春和之义，故名“桃花汤”。

六、临床应用

1．慢性腹泻

本方治疗慢性腹泻106例，病程2个月至18年，均给予饮食预防和纠正脱水，维持水、电解质酸碱平衡，大便培养阳性者选用有效抗菌药物。治疗组53例加用桃花汤微粉剂（赤石脂、干姜5：1超微粉碎）3 g，1日3次口服，另煮粳米粥温服。对照组53例加用思密达3 g，1日3次口服。结果：两组显效分别为31例、25例，有效分别为15例、16例，无效分别为7例、12例。

2．溃疡性结肠炎

以本方（去粳米，加薏苡仁、冬瓜子）为基本方，随症加减，配合复方三黄汤（黄芩、黄连、大黄、锡类散）灌肠，治疗50例溃疡性结肠炎。结果：临床治愈36例，有效13例，无效1例。以本方加生薏苡仁，随证加减，配合中药（槐花、地榆、黄连、马齿苋、三七粉）灌肠，治疗46例本病。10日为1个疗程，连续3～5个疗程。结果：痊愈18例，好转23例，无效5例。

3．其他

本方还可用于慢性细菌性痢疾、脾胃虚寒型上消化道出血等疾病。

七、实验研究

止泻作用

桃花汤煎剂和粉剂均对番泻叶、蓖麻油所致的小鼠泄泻有明显的止泻作用，此作用呈剂量依赖性，粉剂低剂量作用与煎剂高剂量作用相近，相同剂量的粉剂作用优于煎剂。

八、注意事项

本方温涩止痢，适用于虚寒久痢，故泻痢初起有积滞者勿用；或虽为久痢，而有湿热见证者，也不宜单独应用。

驻车丸

（《延年秘录》，录自《外台秘要》卷25）

一、功能

清热燥湿，养阴止痢。

二、主治

久痢赤白，休息痢。便下脓血，赤白相兼，或时作时止，里急后重，腹痛绵绵，心中烦热，舌红少苔，脉细数。

三、组成

黄连180 g，干姜60 g，当归90 g，阿胶炙90 g。

四、用法

上捣筛，三年酢八合，消胶令熔和，并手丸如大豆大。每服三十丸，以饮送下，一日二次（现代用法：上为丸，每服6～9 g，每日2～3次，空腹时用米汤或温开水吞下。亦可水煎服，用量按原方比例酌减）。

五、组方原理

本方为久痢及休息痢而设，为湿热久羁，阴血已伤，虚中夹实之证。根据《素问·至真要大论》“热者寒之”“结者散之”“散者收之”，以及《素问·三部九候论》“虚则补之”的治疗原则，以清热燥湿，养阴止痢立法。方中黄连为苦寒清热燥湿之品，主“肠澼腹痛下痢”（《神农本草经》卷1），为治痢要药，故重用为君药。阿胶滋阴养血，疗“肠风，下痢”（《本草纲目》卷50）；当归养血和血，“止热痢腹痛”（《本草述钩元》卷8）。两药养阴扶正，并制苦寒之黄连，使无伤阴之虞，共为臣药。稍佐干姜温中、祛湿、止痛，意在扶正，与黄连相配，则苦降辛开，并防黄连苦寒损伤中阳。用老醋为丸，借其酸收敛阴，作为使药。

本方配伍特点：重用苦寒，配以辛热、濡润、酸敛，使清热不伤阳，燥湿不伤阴，意在扶正祛邪。

本方扶正祛邪，止下痢崩脱，使三车复常，故名之为“驻车丸”。

六、注意事项

①痢疾初起者忌用。

②原书云：“忌猪肉、冷水、黏腻等物。”故患者服药期间忌食生冷、油腻及辛辣刺激性食物。

益黄散

（《小儿药证直诀》卷下）

一、功能

健脾和胃，调中止泻。

二、主治

①小儿脾胃虚弱，腹痛腹胀，呕吐泄利，不思乳食。
②小儿疳积，神倦面黄，脐腹膨大，身形瘦削。

三、组成

陈皮$_{去白}$30 g，丁香6 g（一方用木香），诃子$_{炮，去核}$、青皮$_{去白}$、甘草$_{炙}$各15 g。

四、用法

上为末。三岁儿一钱半，水半盏，煎三分，食前服（现代用法：共为细末，按年龄酌服1.5～6 g，每日2次，用温开水或糖水调服。亦可水煎服，用量按原方比例酌定）。

五、组方原理

本方为小儿腹痛吐泻，不思乳食及脾疳而设，证属脾胃虚弱。根据《素问·三部九候论》“虚则补之”，以及《素问·至真要大论》“散者收之”“结者散之”“寒者温之”的原则，并考虑小儿“脏腑柔弱，易虚易实，易寒易热”（《小儿药证直诀·序》）的生理病理特点，以健脾和胃，调中止泻立法。方中陈皮辛散理气，苦温燥湿，长于调中健脾，“东垣曰：夫人以脾胃为主，而治病以调气为先，如欲调气健脾者，橘皮之功居其首焉”（录自《中药大辞典》），故重用为君药。青皮苦辛温，既能理气疏肝，使肝木不致横克脾土，又能消积化滞，助脾胃健运，“小儿消积，多用青皮”（《本草纲目》卷30）；甘草甘缓补中，益气健脾，“炙用，治脾胃虚弱，食少，腹痛便溏”（《中药大辞典》）；炮诃子酸涩收敛，调中止泻，暖胃固肠，“主腹胀满，饮食不下”（《卫生宝鉴》卷21），三药共为臣药。丁香辛温，温中散寒，降逆止呕，“治虚哕，小儿吐泻”（《本草纲目》卷34），为佐药；且方中陈皮、青皮、丁香芳香悦脾，健胃消食；陈皮、诃子、丁香调理气机，止呕止泻；甘草合诸调气之品，缓急止痛之功尤著。诸药合用，健脾和胃，调中止泻，故本方以“益黄散”“补脾散”命名。

本方的配伍特点：以辛温香散为主，辅以酸涩收敛，兼顾行气、健脾、温中、消积、涩肠，寓补益于运化之中。

六、临床应用

婴幼儿腹泻

将117例婴幼儿泄泻分为湿热型、风寒夹滞型、脾胃虚寒型、痰湿阻滞型，以本方为基本方对证加减治疗。结果：3日内止泻42例，3～5日内止泻42例，5～10日内止泻24例，未来复诊5例，无效4例。中药治疗组62例，以本方加羌活、制大黄、车前子、藿香梗治疗；西药对照组54例，视轻重不同给予乳酸菌素、消食药、小儿泻痢停、小诺霉素、复方新诺明、氨苄青霉素，并纠正水、电解质平衡等。结果：治疗组显效52例，有效6例，无效4例；对照组显效31例，有效9例，无效14例。

七、注意事项

热性下痢者，本方不宜使用。

（本节作者：季晓芳）

第四节　涩精止遗

金锁固精丸

（《医方集解·收涩之剂》）

一、功能

涩精补肾。

二、主治

肾虚不固之遗精。遗精滑泄，神疲乏力，四肢酸软，腰痛，耳鸣，舌淡苔白，脉细弱。

三、组成

沙苑蒺藜炒、芡实蒸、莲须各60 g，龙骨酥炙、牡蛎盐水煮一日一夜，煅粉各30 g。

四、用法

莲子粉糊为丸，盐汤下（现代用法：每日1～2次，每服9 g，淡盐汤或开水送服。亦可加入莲子肉，水煎服，用量按原方比例酌减）。

五、组方原理

本方为肾虚不固之遗精滑泄而设，根据《素问·至真要大论》“散者收之”及《素问·三部九候论》“虚则补之”的治疗原则，以涩精补肾立法。方中沙苑蒺藜性味甘温，长于补肾固精止遗，《本经逢原》卷2谓其“益肾，治腰痛，为泄精虚劳要药，最能固精”，故为君药。莲肉、芡实、莲须均为水生之物，甘涩质润，俱能固肾涩精，且莲肉、芡实兼补脾气以充养先天，俾肾精充足；莲子、莲须又可交通心肾，养心安神，使精室不被淫欲所扰，配合君药则能加强固肾涩精之力，三药共为臣药。龙骨甘涩而平，镇惊，安神，固精；牡蛎咸平微寒，敛阴，潜阳，涩精，两药清降镇潜，收涩止遗，兼可平肝潜阳，使相火不得妄动，共为佐药。诸药合用，共奏涩精补肾之功。

本方配伍特点为：集诸“涩精秘气”之品于一方，重在固精，兼以补肾，标本兼顾，而以固涩滑脱治标为主。

本方能固秘精关，使肾复封藏，精无外泄，犹如贵重的金锁，故名“金锁固精丸”。

六、临床应用

1．滑精

治疗组13例以本方加血竭，对照组11例单用本方，均用汤剂，随证加减，治疗1～3个月。结果：总有效率分别为92.31%、36.36%，疗效以治疗组为优（$P<0.01$）。

2．早泄

对36例患者给予盐酸曲唑酮，每晚口服50 mg；配合本方加金樱子，随证加减，每日1剂，4周1个疗程。结果：痊愈28例，好转7例，无效1例。治愈时间最短5日，平均2周。

3．慢性泄泻

以本药每日2次，兼有肝郁气滞者，加小柴胡冲剂，治疗慢性泄泻34例。结果：治愈12例，好转19例，无效3例。

4．带下病

以本方加椿根皮、乌贼骨、茯苓为基本方，随证加减，治疗带下病36例。结果：治愈29例，显效5例，无效2例。以本方去莲子肉，加炙黄芪、茯苓、白术、枣仁为基本方，随证加减，治疗50例本病。结果：痊愈21例，显效27例，无效2例。

5．骨折迟缓愈合

以本方加鹿角片、骨碎补、煅自然铜为基本方，随证加减，治疗骨折迟缓愈合22例。患者病程60日～2年。结果：经30～120日治疗均获痊愈。

6．其他

本方还可用于糖尿病肾病、前列腺切除术后逆行射精、男性不育、前列腺炎、儿童遗尿等病。

七、实验研究

对阿霉素肾病的作用

金锁固精丸加味方（加黄芪、水蛭、柴胡、茯苓等）能明显减少阿霉素肾病大鼠尿蛋白，提高血清总蛋白及白蛋白含量，降低血清总胆固醇，并使病变肾组织形态得到明显改善。

八、注意事项

①下焦为湿热所扰，以致遗精带下者，禁用本方；相火偏旺而梦遗者，亦非本方所治。

②本方收敛固涩有恋邪之弊，故外感发热者须停药。

③服药期间忌食辛辣刺激性食物。

④服药期间要节制房事。

桑螵蛸散

（《本草衍义》卷17）

一、功能

调补心肾，涩精止遗。

二、主治

心肾两虚证。小便频数，或尿如米泔色，或遗尿、滑精，心神恍惚，健忘，舌淡苔白，脉细弱。

三、组成

桑螵蛸、远志、菖蒲、龙骨、人参、茯神、当归、龟甲$_{酥炙}$以上各30 g。

四、用法

上为末，夜卧人参汤调下6 g（现代用法：研末，睡前，党参汤调下6 g；亦可白水冲服）。

五、组方原理

本方为尿频、遗尿、滑精而设，证属心肾两虚，而以肾虚不摄为主。根据《素问·至真要大论》"散者收之"，以及《素问·三部九候论》"虚则补之"的治疗原则，以调补心肾，涩精止遗立法。方中桑螵蛸甘咸而平，为"肝肾命门药也，功专收涩，故男子虚损，肾衰阳痿，梦中失精，遗溺白浊方多用之"（《本经逢原》卷4），本品既能补肾助阳，又能固精止遗，标本兼顾，故为君药。龙骨甘涩收敛，能镇惊安神，缩尿固精，《本经逢原》卷4谓其"益肾镇心，为收敛精气要药"；龟甲咸甘性平，滋阴、潜阳、补肾，"能通心入肾以滋阴"（《本草经疏》卷20），龟甲得龙骨则益阴潜阳安神之功更著，两药交通心肾，共为臣药；且桑螵蛸得龙骨则固涩止遗之力增，得龟甲则补肾固本之功著。人参大补元气，补心安神；茯神宁心安神，配人参养心安神之力尤著；菖蒲善开心窍，宁心安神；远志安神强志，通肾气上达于心，合菖蒲则交通心肾，益肾宁神之力增强；当归补养心血，得人参补气生血；以上五药均为佐药。诸药相合，共奏调补心肾，补益气血，涩精止遗之效。

本方配伍特点为：固精补肾与安神补心并用，交通心肾。

本方以桑螵蛸为君药，因用散剂，故名"桑螵蛸散"。

六、临床应用

1．尿频

用桑螵蛸散治疗儿童小腹部外伤后尿频10例，甚者加台乌药、益智仁，多数用药3～5剂见效，10剂以内全部治愈。

2．小儿遗尿

以本方加减（去人参、当归，加党参、益智仁、黄芪、麻黄）为基本方，治疗小儿遗尿100例，15日为1个疗程，治疗2个疗程。结果：痊愈67例，有效27例，无效6例。

将本方配合其他方剂或疗法治疗小儿遗尿，常可缩短疗程，提高治疗的依从性。如以本方合缩泉丸随证加减治疗本病80例，7日1个疗程。结果：1个疗程治愈40例，2个疗程治愈35例，好转5例，全部有效。

3．尿道综合征

以本方治疗急性尿道综合征37例，对照组30例中用谷维素、安定，1周1个疗程，治疗3个疗程。结果：两组分别治愈20例、10例，好转分别为15例、12例，无效分别为2例、8例。以本方随证加减治疗本病36例，对照组32例用安定、谷维素，服药15日后观察疗效。结果：两组治愈分别为30例、10例，好转分别为4例、12例，无效分别为2例、10例。

4．老年性便秘

以本方（去茯神，加芡实）为基本方，随证加减，治疗老年性便秘23例。结果：痊愈18例，好转3例，无效2例。

5．其他

本方还可用于治疗前列腺术后尿失禁、脑血管疾病后神经源性膀胱、子宫外脱等疾病。

七、注意事项

若由下焦湿热而致的小便频数，溺赤涩痛，或由脾肾阳虚所致的尿频失禁，均非本方所宜。

缩泉丸（固真丹）

（《魏氏家藏方》卷6）

一、功能

温肾祛寒，缩尿止遗。

二、主治

下元虚寒证。小便频数，或遗尿不止，或小便清长，或溺有余沥，舌淡，脉沉弱。

三、组成

天台乌药细锉、益智子大者，去皮，炒各等分。

四、用法

上为末，别用山药炒黄研末，打糊为丸，如梧桐子大，曝干；每服五十丸，嚼茴香数十粒，盐汤或盐酒下（现代用法：每日1～2次，每次6 g，开水送下）。

五、组方原理

本方为下元虚寒所致小便频数而设。根据《素问·至真要大论》“散者收之”“寒者热之”，以及《素问·三部九候论》“虚则补之”的治疗原则，以温肾祛寒，缩尿止遗立法。方中益智仁辛温，为“行阳退阴之药，三焦命门气弱者宜之”（《本草纲目》卷14），能温补肾阳，固涩精气，收缩小便，故为君药。乌药辛温，善理元气，“固非补气，亦不耗气，实有理其气之元，致其气之用者”（《本草述钩元》卷22），可调气散寒，能除膀胱肾间冷气，止小便频数，伍益智仁使收散有序，开合有度，涩而不滞，故为臣药。更以山药糊丸，取其甘平，健脾补肾，固涩精气，为佐药。茴香辛香发散，入肾、膀胱经，用数十粒为引，助诸药温肾祛寒之功，使下焦得温而寒去，则膀胱气化复常，约束有权，溺频遗尿自可痊愈。

本方配伍特点：在温肾固摄的基础之上调气散寒，寓收于散，寓合于开，使气化复常，而津液得敛。

因本方有止尿频，缩小便之功，剂型为丸，故名“缩泉丸”。

六、临床应用

1. 流行性出血热多尿

以加味缩泉饮（缩泉丸加熟地、桑螵蛸）治疗流行性出血热多尿期35例，对照组30例以西医对症及支持疗法。结果：两组24 h尿量最少分别为4 000 mL、3 900 mL，最多为7 500 mL、11 000 mL，平均为（5 342.9±872.6）mL、（6 716.7±1 648.8）mL，最高尿量有显著性差异（$P<0.01$）；2组多尿期持续时间最短为1日，最长为10日、35日，平均为（3.743±1.915）日、（11.833±8.150）日，持续时间有显著性差异（$P<0.01$），表明加味缩泉饮能明显减少多尿期尿量，缩短多尿期病程。

2. 小儿尿频症

以本方加桑螵蛸、石菖蒲、菟丝子为基本方，对证加味，治疗小儿尿频30例。结果：服药3天痊愈8例，6日痊愈17例，10日痊愈5例。以本方散剂，治疗小儿神经性尿频32例。结果：治愈27例，好转3例，无效2例。

3．尿失禁

以本药治疗功能性尿失禁58例，患者均为女性，平均年龄69岁，病程3～10年，证属脾肾两虚，下元虚冷。经3周观察，患者尿频数明显减少，漏尿症状显著改善，一般3日至2周开始见效，其中1周见效7例，2周见效25例，3周见效18例，无效8例。

4．多涎症

以本方加白术、茯苓，治疗小儿多涎症52例，7日1个疗程。结果：治愈36例，显效14例，无效2例。用本药治疗氯氮平所致流涎21例，对照组19例给予活性炭、淀粉制成的中性丸剂，结果：治疗组流涎症状较对照组明显减少（$P<0.01$），其中以痰湿内阻型和阳虚亏损型疗效较好。以本药治疗氯氮平所致流涎42例，用药3周。结果：痊愈22例，显效13例，进步5例，无效2例。以本药治疗氯氮平所致流涎38例，疗程3周。结果：重度流涎23例，显效2例，有效15例；中度流涎12例，显效3例，有效7例；轻度流涎3例，全部显效。

七、注意事项

患者眼药期间，忌辛辣、刺激性食物。本方药简力薄，若病情较重者，当酌加温补固涩之品。

（本节作者：季晓芳）

第五节　固崩止带

固冲汤

（《医学衷中参西录》上册）

一、功能

固冲摄血，健脾益气。

二、主治

冲脉滑脱之崩漏。猝然血崩或漏下不止，头晕肢冷，神疲气短，脉象微弱或微细无力。

三、组成

白术炒30 g，生黄芪18 g，龙骨煅，捣细24 g，牡蛎煅，捣细24 g，萸肉去净核24 g，生杭芍12 g，海螵蛸捣细12 g，茜草9 g，棕边炭6 g，五倍子轧细，药汁送服1.5 g。

四、用法

水煎服。

五、组方原理

本方为肾气不固，冲脉滑脱的崩漏而设。“然当其血大下之后，血脱而气亦随之下脱……此证诚至危急之病也”（《医学衷中参西录》上册），当急治其标。根据《素问·至真要大论》“散者收之，损者温之”，以及《素问·三部九候论》“虚则补之”的治疗原则，以固涩温补立法，而以“气化不固者固摄之”（《医学衷中参西录》上册）为主。肾气不固，崩漏不止，元气极易随之而脱。山萸肉甘酸而温，既能补益肝肾，又可收敛固涩，而维系冲任，“大能收敛元气，振作精神，固涩滑脱”（《医学衷中参西录》中册），故重用为君药。龙骨味甘涩，“能收敛元气、镇安精神、固涩滑脱”“治女子崩带”（《医学衷中参西录》中册）；牡蛎咸涩收敛，能“固精气，治女子崩带”（《医学衷中参西录》中册）；且龙骨、牡蛎煅用，“收涩之力较大，欲借之以收一时之功也”（《医学衷中参西录》上册），共助君药固涩滑脱，均为臣药。锡纯每以以上三药同用，或收敛止血，或救元气之欲脱。脾主统血，为后天之本，气随血脱，又当益气摄血。白术补脾益气，“为后天资生之要药”（《医学衷中参西录》中册），可助中焦气化健运统摄，进而巩固下焦；黄芪“既善补气，又善升气”“黄芪升补之力，尤善治流产崩滞”（《医学衷中参西录》中册），两药甘温补气，俾脾气健旺则统摄有权，亦为臣药。生白芍味酸收敛，补益肝肾，养血敛阴，“能敛外散之气以返于里者也”（《本草思辨录》卷1）；棕榈炭、五倍子味涩收敛，善收涩止血；又配海螵蛸、茜草，“两药大能固涩下焦，为治崩之主药也”（《医学衷中参西录》上册），善化瘀止血，使血止而无留瘀之弊，以上共为佐药。诸药同用，共奏固冲摄血，益气健脾之功。

本方配伍特点有二：一是用众多敛涩药固涩滑脱为主，配伍两味补气药以助固摄为辅，涩补相兼，意在急则治标；二是用大量收涩止血药配伍小量化瘀止血之品，使血止而不留瘀。

因本方有固冲摄血的作用，故名“固冲汤”。

六、临床应用

1．崩漏

患者45例，病程2个月至3年，辨证符合脾肾不足、冲脉不固证。治疗组24例给予本方，对照组21例给予断血流口服液。出血期连服10日为1个疗程，治疗3个疗程。结果：2组治愈分别为6例、2例，好转分别为14例、16例，无效分别为4例、3例。以本方去五倍子、棕边炭、山茱萸，加熟地为主方，辨证加减，治疗本病96例。其中，18例为增生期子宫内膜，2例子宫内膜增殖伴腺体轻度扩张，1例为子宫内膜腺瘤型增生过长；崩漏持续30日以上29例，21～30日22例，10～20日31例，10日以下14例。结果：痊愈71例，好转12例，无效13例。以本方对证加减治疗崩漏50例，患者病程1月至2年，漏证每日服1剂，崩证每两日3剂。结果：治愈41例，好转6例，无效3例。以本方去五倍子，随证加减，治疗青春期脾虚崩漏60例。结果：痊愈35例，显效18例，无效7例 。

2．功能性子宫出血

以本方去牡蛎，治疗功能性子宫出血30例；对照组30例，用雌-孕激素疗法，给予己烯雌酚、安宫黄体酮等。结果：两组治愈分别为15例、4例，好转分别为8例、20例，无效分别为7例、6例。以本方去白术、五倍子，加阿胶、五味子为主方，辨证加减，治疗本病100例。患者病程3个月至2年，3个月1个疗程。结果：显效71例，有效24例，无效5例。疗效以气血亏虚型最好，肝肾阴虚型次之，血瘀气滞型和血热妄行型较差。以本方去棕边炭、五倍子，加川续断、生杜仲为主方，随证加减，治疗本病48例。3剂为1个疗程，经1～3个疗程后，痊愈46例，未愈2例。以本方去五倍子，辨证并按周期加减，治疗更年期功能性子宫出血58例，患者连续服药3个月经周期，停药3个月后观察疗效。结果：治愈45例，好转10例，无效3例。

3．消化道溃疡

以本方去山萸肉为主方，随证加减，治疗本病30例。其中，胃溃疡13例，十二指肠球部溃疡17例。结果：治愈16例，显效12例，无效2例。

4．其他

本方还可用于药物流产后持续出血。

七、注意事项

血热妄行者忌用。本方属治标之剂，血止后尚须澄源除根，培本复旧。

固经丸

（《丹溪心法》卷5）

一、功能

滋阴清热，固经止血。

二、主治

崩中漏下。经水过期不止，或下血量过多，或月经先期，血色深红或紫黑稠黏，手足心热，腰膝酸软，舌红，脉弦数。

三、组成

黄芩炒、白芍炒、龟甲炙各30 g，黄柏炒9 g，椿树根皮22.5 g，香附子7.5 g。

四、用法

上为末，酒糊丸，如梧桐子大。每服五十丸（6 g），空心温酒或白汤下。

五、组方原理

本方为阴虚火旺的崩中漏下而设。根据《素问·三部九候论》“虚则补之”，以及《素问·至真要大论》“热者寒之”“散者收之”的治疗原则，以滋阴清热，固经止血立法。方中龟甲咸甘性平，益肾滋阴而降火，朱震亨谓“龟甲补阴，乃阴中之至阴也”（《丹溪心法》卷1)，《神农本草经》卷1谓“主漏下赤白”；白芍苦酸微寒，敛阴益血以养肝，两药重用为君药。黄芩苦寒，清热止血；黄柏苦寒，泻火坚阴，共为臣药，且黄芩、黄柏“降火，非阴中之火不可用”（《丹溪心法》卷1)。椿根皮苦涩而凉，清热固经，收涩止血；香附辛苦微温，长于疏肝解郁，理气调经，用小量佐入方中，则无寒凉太过而止血留瘀之虞，两药共为佐药。以酒糊丸，并以温酒送服，导引诸药，以行药势，作为使药。诸药合用，使阴血得养，火热得清，气血调畅，诸证自愈。

本方的配伍特点有二：一是甘寒滋养辅以苦寒清泄，意图壮水制火；二是苦涩寒凉佐使辛温行散，功在涩而不滞。

本方用于崩漏有固经止血之功，故名“固经丸”。

六、临床应用

人流术后月经过多

以本方随证加味治疗人流术后月经过多80例，其中：功能性月经过多42例，胚胎组织残留引起月经过多20例，子宫内膜异位症18例。治疗10～60日。结果：痊愈42例，好转30例，无效8例。

七、注意事项

经漏属血瘀者，不宜使用本方。

震灵丹

（《太平惠民和剂局方》卷5）

一、功能

固崩止带，暖宫化瘀。

二、主治

冲任不固，瘀阻胞宫证。妇女崩漏或白带延久不止，精神恍惚，头昏眼花，小腹疼痛，脉沉细弦。

三、组成

禹余粮（火煅，醋淬，不计遍次，以手捻得碎为度）、紫石英、赤石脂、代赭石（如禹余粮炮制）各120 g（以上四味，并做小块，入坩埚内，盐泥固济，候干，用炭十斤煅通红，火尽为度，入地坑埋二宿，出火毒），滴乳香（别研）、五灵脂（去砂石，研）、没药（去砂石，研）各60 g，朱砂（水飞过）30 g。

四、用法

上为细末，以糯米粉煮糊为丸，如小鸡头大，晒干出光。每服一粒，空腹，温酒送下，冷水亦得；妇人醋汤送下（现代用法：每次3～12 g，每日1～2次，温开水送服。亦可布包入其他方剂中煎服）。

五、组方原理

本方所治之崩漏、带下经久不愈，证属下元虚冷，冲任不固，瘀阻胞宫。根据《素问·至真要大论》“散者收之”“寒者热之”和“结者散之”的原则，立法以温固收涩为主，兼以散瘀，急则治其标。方中赤石脂性味温涩，擅收敛止血，《日华子本草》卷2谓其治“血崩，带下”；禹余粮涩平，收涩止血，《药性论》卷1谓其“主治崩中”，亦可用于带下。两药相须为用，固涩止血，收敛止带，共为君药。代赭石平肝潜阳，降逆止血，《神农本草经》卷3谓其治“赤沃带下”；紫石英镇心安神，暖子宫而温冲任。两药“重可镇怯”，定心神不安，止头目眩晕，共为臣药。以上四药均经煅过，更增温涩之性，暖宫固下之力益强。五灵脂苦温，能止能行，散瘀止痛，《本草纲目》卷48谓其“止妇人经水过多，赤带不绝”；乳香、没药皆为活血止痛，祛瘀生新之品；朱砂安神定惊，以上共为佐药。糯米甘温，补中益气，以其煮粉糊丸，可滋气血化生之源，为图本之治，亦为佐药。诸药合用，共奏固崩止带，暖宫化瘀之功。

本方配伍特点：重用金石重镇之品，直趋病所，意在固脱镇怯，稍佐活血化瘀之品，使涩中寓通。本方善固崩止带，使妇人怀孕，故名“震灵丹”。

六、实验研究

对免疫的促进作用

震灵丹对实验小鼠胸腺组织及溶血性空斑的形成均有促进作用。病理学检查证实，增大的胸腺组织为正常淋巴组织，肝脏小叶完整，肝细胞素排列正常，无变性及坏死。

七、注意事项

①真元虚衰而无瘀滞者，不宜使用本方。孕妇忌用。本方固涩之力较强，且药性偏温，故瘀阻较甚，或瘀而有热者忌用。

②本方组成药物多为金石之品，易于碍胃，不宜久服。

完带汤

（《傅青主女科》卷上）

一、功能

补中健脾，化湿止带。

二、主治

脾虚肝郁，湿浊下注之带下。带下色白或淡黄，清稀无臭，面色㿠白，倦怠便溏，舌淡苔白，脉缓或濡弱。

三、组成

白术土炒30 g，山药炒30 g，人参6 g，白芍酒炒15 g，车前子酒炒9 g，苍术制9 g，甘草3 g，陈皮1.5 g，黑芥穗1.5 g，柴胡1.8 g。

四、用法

水煎服。

五、组方原理

本方证由于脾虚不运，肝气不舒，带脉不固，湿浊下注而致。根据《素问·三部九候论》"虚则补之"，《素问·六元正纪大论》"木郁达之"，以及《素问·至真要大论》"散者收之"的治疗原则，"治法宜大补脾胃之气，稍佐以疏肝之品"（《傅青主女科》卷上），以补脾益气，疏肝解郁，化湿止带立法。方中白术苦甘温，"为脾脏补气第一要药"（《本草求真》卷1），补脾益气，燥湿利水；山药甘平，健脾补中，"专补任脉之虚，又能利水"（《傅青主女科》卷上），并能补肾以固带脉，使带脉约束有权，则带下可止。两药土炒重用为君药，意在补脾祛湿，使脾气健运，湿浊得消。人参大补元气，补中健脾，资君药补脾之力；苍术燥湿运脾，助君药祛湿化浊之功；车前子利湿清热，令湿浊从小便而利；白芍柔肝理脾，使木达而脾土自强，以上四药为臣药。陈皮健脾燥湿，长于理气，《徐大椿医书全集·本草经百种录》谓其"凡肝气不舒，克贼脾土之疾，皆能已之"，并可使君药补而不滞；柴胡疏肝解郁，升举阳气；黑芥穗引血归经，和血顺气。以上三药均用小量，疏肝理气解郁，使肝木不至于下克脾土，俾脾健湿消，共为佐药。甘草益气补中，调和诸药，为佐使药。诸药相伍，培土疏木，祛湿化浊，使脾气健旺，肝气条达，清阳得升，湿浊得化，则带下自止。

本方配伍特点是：在大量补脾药物的基础之上，配伍小量的疏肝之品，补散并用，寓补于散之中，寄消于升之内，使气旺脾健而阳升湿化。

本方可使脾健湿消，带下得止，净尽无余，故名"完带汤"。

六、临床应用

（一）妇科

1．带下病

将本方按比例制成妇炎清糖浆剂，治疗带下病107例。结果：显效48例，有效51例，无效8例。

以本方（人参易党参）治疗带下病64例，患者证属脾肾阳虚，肝胃不和者。结果：治愈21例，好转35例，无效8例。以本方对证加减治疗带下病293例。其中，包括脾虚、肾虚、湿热等证，79例伴阴道炎、宫颈炎。结果：治愈219例，好转67例，未愈7例。以本方对证加味，治疗非炎性白带过多症60例。结果：60例均痊愈。以本方对证加减，治带下病70例，14剂为1个疗程。结果：全部痊愈。

2．子宫内膜炎

以本方党参易人参，去白芍，加茯苓为主方，对证加减，治疗子宫内膜炎60例，痊愈42例，有效13例，无效5例。

3．宫颈炎

以本方对证加减治疗慢性宫颈炎47例，每日1剂，好转后改为隔日1剂。结果：经15～46剂治疗，临床痊愈25例，好转18例，无效4例。治疗组和对照组分别为45例和35例，均给予达克宁栓、头孢曲松钠、甲硝唑注射液、阿奇霉素等常规治疗，治疗组还给予本方（白带偏黄者加黄柏），20日1个疗程，3个月评估疗效。结果：2组治愈分别为29例、17例，显效分别为10例、8例，有效分别为3例、4例，无效分别为3例、6例；治疗组血浆比黏度和纤维蛋白原均较治疗前显著降低（$P<0.01$），且比对照组下降更明显（$P<0.01$）。以本方（白带偏黄者加黄柏）治疗慢性宫颈炎45例，患者证属脾虚肝郁、湿浊下注。其中，宫颈轻度糜烂12例，中度糜烂20例，重度糜烂13例；单纯型25例，颗粒型15例，乳突型5例，伴宫颈肥大19例。治疗3周后评估疗效。结果：痊愈36例，好转9例。

4．真菌性阴道炎

复发性念珠菌性阴道炎52例，分为治疗组（27例）和对照组（25例），两组均采用克霉唑栓剂，治疗组加用完带汤，治疗14日观察疗效。结果：两组治疗前后临床症状评分、症状改善情况、阴道分泌物涂片病原菌复查结果，早期均无显著性差异；停止治疗后12周念珠菌阳性复发率，以治疗组为低（$P<0.05$）；停药第12周后两组治愈分别为24例、16例，显效分别为2例、2例，有效分别为0例、3例，无效分别为1例、4例。这表明治疗组有较好的远期疗效。以本方对证加减治疗急慢性白念珠菌性阴道炎31例，经14～24日，痊愈28例，显效2例，无效1例。

5．慢性盆腔炎

以本方（去芥穗）对症加味，治疗慢性盆腔炎48例。结果：治愈18例，好转27例，无效3例。

6．月经不调

以本方去车前子、黑芥穗，党参易人参，加当归、牛膝为基本方，随证加减，治疗脾虚闭经39例。月经来潮后停药3个月判定疗效。结果：痊愈21例，显效13例，有效5例，全部有效。以本方（党参易人参）治疗经期延长56例，4剂1个疗程，服药1～2个疗程。结果：服药后血止，下次月经正常38例；服药后血止，下次经期又延长，再服1～2个疗程后月经正常15例；服药4个疗程，病情再发3例；总有效率为94.6%。

7．乳泣

以本方治疗乳泣32例，治愈18例，显效7例，有效4例，无效3例，总有效率为91%。

（二）内科

1．慢性腹泻

以本方治疗脾胃气虚型慢性腹泻60例，并与用参苓白术散治疗60例做对照，均随证加减，30日1个疗程。结果：两组治愈分别为43例、22例，好转分别为16例、35例，无效分别为1例、3例，总有效率为98.33%、95.00%。以本方随证加减治疗痛泻证52例，患者均排除肠道器质性疾病，病程7个月至23年。结果：治愈42例，好转7例，无效3例。

2．蛋白尿

以本方随证加减，治疗无症状性蛋白尿35例，30日1个疗程，治疗2个疗程。结果：完全缓解19例，有效9例，无效7例。以本方为基本方，随证加减，治疗肾炎蛋白尿23例，均服药1个月以上。结果：痊愈14例，有效6例，无效3例。

3．非淋菌性尿道炎

女性非淋菌性尿道炎226例，其中包括衣原体阳性122例，支原体阳性105例，滴虫感染49例，念珠菌感染44例，病程2周至5个月。观察组128例用完带汤去白术，加土茯苓、白鲜皮，常规煎服，第二煎熏洗阴部并坐浴；对照组98例用环丙沙星200 mg，静脉滴注，每日1次，均治疗10日。结果：观察组和对照组总有效率分别为93.0%和71.4%。

4．眩晕

以本方去甘草，加生姜、大枣，治疗脾虚湿盛眩晕64例，随访半年。结果：痊愈51例，好转13例。

5．慢性胃炎

以本方随证加减治疗慢性胃炎30例，治愈21例，好转9例，全部有效，平均疗程53日。

6．结肠炎

以本方为主，随证加减，治疗慢性结肠炎49例。患者病程3个月至18年；大便镜检15例正常，34例有红、白细胞和脓细胞。结果：痊愈10例，显效21例，好转14例，无效4例。将溃疡性结肠炎69例分为2组，治疗组42例给予完带汤加味浓缩剂（湿热型加忍冬藤，寒湿型加吴茱萸），对照组27例给予柳氮磺吡啶片，疗程4周。结果：2组的临床有效率分别为92.8%、77.8%，以治疗组为优（$P<0.01$）；腹泻、腹痛、黏液血便的总有效率分别为94.9%、76.9%，92.5%、76%，94.4%、78.2%，均以治疗组为优（$P<0.05$）；结肠镜下观察有效率分别为71.4%、44.4%，也以治疗组为优（$P<0.01$）。

7．肠易激综合征

以本方去人参、车前子、黑芥穗，加薏苡仁，随证加减，治疗肠易激综合征48例。4周1个疗程。结果：治愈23例，有效20例，无效5例。服药时间最短者1个疗程，最长者3个疗程。

（三）男科

慢性前列腺炎

以本方随症加味治疗慢性前列腺炎113例，结果：临床治愈79例，好转25例，无效9例。

（四）其他

本方还可用于细菌性阴道病、宫颈电热圈环形切除术后排液过多、经行头痛、颅内血肿、脑挫裂伤后意识障碍、慢性肾炎、肾积水、睾丸鞘膜积液、阴囊湿疹等病。

七、实验研究

抗炎作用

完带汤能明显减轻巴豆油混合致炎液所致小鼠耳肿胀程度，表明本方有明显的抗炎作用。

八、注意事项

本方为脾虚白带而设，若带下赤白或赤黄，稠黏臭秽，苔黄脉数，属湿热下注者，则非本方所宜。

易黄汤

（《傅青主女科》卷上）

一、功能

补肾清热，祛湿止痛。

二、主治

湿热带下。带下稠黏量多，色黄如浓茶汁，其气腥秽，舌红，苔黄腻。

三、组成

山药$_{炒}$30 g，芡实$_{炒}$30 g，黄柏$_{盐水炒}$6 g，车前子$_{酒炒}$3 g，白果$_{碎}$12 g。

四、用法

水煎服。

五、组方原理

本方证由肾虚有热，损及任脉，湿热下注而致。根据《素问·三部九候论》“虚则补之”，及《素问·至真要大论》“热者寒之”“散者收之”的原则，“法宜补任脉之虚，而清肾火之炎”（《傅青主女科》卷上），以补肾清热，祛湿止痛立法。方中重用炒山药、炒芡实补脾益肾，固涩止带，而“山药之阴，本有过于芡实，而芡实之涩，更有甚于山药”（《本草求真》卷2），两药“专补任脉之虚，又能利水”（《傅青主女科》卷上），共为君药。白果收涩止带，兼除湿热，为臣药。用少量黄柏苦寒入肾，清热燥湿；车前子甘寒，清热利湿，均为佐药。诸药合用，使肾虚得补，任脉得复，湿热得清，带下得止。

本方配伍特点为：补虚收涩与清热利湿并用，重在补涩，辅以清利，标本兼顾。

本方为治疗黄带而设，故名“易黄汤”。

六、临床应用

1．带下病

本方为治疗带下病的主方之一。以本方加味治疗带下病80例，其中，阴道炎19例，宫颈炎30例，宫颈糜烂24例，阴道滴虫7例。结果：痊愈41例，显效36例，无效3例。以本方随证加减治疗带下病110例，其中滴虫性阴道炎13例，阴道炎50例，宫颈糜烂19例，慢性盆腔炎8例。结果：89例痊愈，21例显效。用本方治疗湿热带下病79例，结果：治愈29例，好转36例，无效14例。以本方临证加减，治疗湿热带下病52例，7剂1个疗程，治疗3个疗程。结果：痊愈29例，好转22例，无效1例。

2．阴道炎

以本方加山茱萸、金樱子、椿根皮、野菊花、泽泻为基本方，随证加减，治疗老年性阴道炎42例，15日1个疗程，治疗1～2个疗程。结果：显效26例，有效11例，无效5例。

3．排卵期出血

治疗组30例，以本方加金樱子为基础方，随证加减，月经干净即开始服药，至排卵期后，连服1周。对照组30例，用裸花紫珠片。两组均连用3个月。结果：两组痊愈分别为12例、5例，有效分别为16例、16例，无效分别为2例、9例。

4．慢性前列腺炎

以本方随证加减治疗慢性前列腺炎54例，结果：痊愈27例，好转22例，无效5例。

5．其他

本方还可用于治疗真菌性阴道炎、慢性盆腔炎、神经性皮炎等。

七、注意事项

本方敛涩之性较强，妇女月经将至或适来时，当慎用。

（本节作者：季晓芳）

第十八章　消食剂

第一节　消食化滞

保和丸

（《丹溪心法》卷3）

一、功能

消食和胃。

二、主治

食积证。胸脘痞满，腹胀时痛，嗳气吞酸，厌食呕恶，或大便泄泻，舌苔厚腻微黄，脉滑。

三、组成

山楂180 g，神曲60 g，半夏、茯苓各90 g，陈皮、连翘、莱菔子各30 g。

四、用法

上为末，炊饼为丸，如梧桐子大。每服七八十丸，食远白汤送下（现代用法：共为末，水泛为丸，每服6～9 g，食后温开水送下。亦可水煎服，用量按原方比例酌减）。

五、组方原理

本方主治食停中脘证，其发病部位，非吐、下相宜，应选用消食化滞，理气和胃之治法。方中重用山楂为君药，本品酸甘微温，药力较强，能消各种饮食积滞，对肉食油腻之积，尤为适宜。《本草纲目》卷30谓其“化饮食，消肉积”。神曲辛甘而温，是经发酵而成的。该药在消食积的同时，又能健脾胃，更长于化酒食陈腐之积。《药性论》卷中认为其“善化水谷宿食”，《本经逢原》卷3亦谓“功专于消化谷麦酒积，陈久者良”。莱菔子下气消食，偏于消谷面之积。《本草纲目》卷26记载本品“下气，定喘，治痰，消食，除胀”。以上两药，共为臣药，与山楂相伍，效力更著，可消一切饮食积滞。佐以半夏和胃降逆以止呕；陈皮理气健脾，使气机通畅，既可消胀，又利于消食化积。该两味又有燥湿之功。茯苓健脾渗湿以止泻，连翘清热散结，针对食积易生湿化热而设，亦为佐药。全方共奏消食和胃之功，使食积得消，胃气和降，热清湿去，诸证自愈。

本方的配伍特点为：以消食药为主，着重于祛除食积内停之本，配合行气、化湿、清热之品，以兼顾气滞、湿阻、化热之标。总之，本方功能消食和胃，使胃气和顺，全身恬神安适，得以保和，故方名“保和丸”。

六、临床应用

1．小儿积滞

用保和丸两种剂型治疗小儿积滞乳食停滞证。实验组给予保和丸饮片颗粒（山楂60 g，麦芽、茯苓、半夏各30 g，神曲20 g，陈皮12 g，连翘、莱菔子各10 g，分成40份，每份约含生药5 g），3岁以下者2份/次，3～7岁者3份/次，7岁以上者4份/次，2次/日，饭后冲服；对照组给予保和蜜丸（焦山楂、炒六神曲、制半夏、茯苓、陈皮、连翘、炒莱菔子、炒麦芽，规格9 g/丸），3岁以下者每次1/2丸，3～7岁者每次1丸，7岁以上者每次1.5丸，2次/日，饭后口服。两组疗程均为7日。结果：实验组痊愈17例，显效18例，有效4例，无效1例。对照组痊愈14例，显效17例，有效7例，无效2例。两组疗效经检验差异无显著性意义（$t = 1.0247$，$P > 0.05$）；安全性评价均为一级。这说明两种剂型对小儿积滞乳食停滞证均有较好疗效。

2．婴儿腹泻

用保和丸（山楂、神曲、茯苓各9 g，半夏、陈皮、连翘各6 g，莱菔子5 g）水煎剂灌肠治疗婴儿生理性腹泻35例。中药浓煎取汁50 mL，药液温度在37 ℃左右，用注射器取汁10 mL，通过导尿管将药液全部注入患儿肛门内3 cm深，并使药液在肠内保留尽可能长的时间，每日4次，3日为1个疗程。对照组35例乳母口服吲哚美辛25 mg，每日2次，7日为1个疗程。结果：痊愈（大便正常，实验室检查各项指标均正常）16例，显效（每日大便2～4次，大便镜检示脂肪球＋～＋＋，无脱落的上皮细胞）13例，有效（每日大便3～5次，大便镜检脂肪球＋＋～＋＋＋）4例，无效（症状及实验室检查无改善）2例，总有效率为94.29%。对照组痊愈12例，显效10例，有效8例，无效5例。这表明保和丸灌肠疗效优于乳母口服吲哚美辛（$P < 0.01$）。

3．胆道感染

将保和丸（山楂、神曲、麦芽、莱菔子、茯苓各12 g，半夏、陈皮各10 g，连翘15 g）改作汤剂随证化裁治疗急性胆道感染20例。结果：显效14例，好转5例，无效1例。

4．胃石症

保和丸合小承气汤（焦三仙各30～60 g，鸡内金10～20 g，半夏、陈皮、厚朴、枳实各10～15 g，生大黄6～20 g后入。水煎成300～500 mL，每日1剂），体壮者加三棱、莪术、槟榔，用于治疗胃结石33例，所有病例均经胃肠钡餐或胃镜检查确诊。经治疗20～30日，其中治愈29例，有效3例，无效1例。

5．小儿便秘

用保和丸治疗小儿便秘35例，结果：治愈21例，有效9例，无效5例。

6．小儿疳积

用保和丸改作汤剂治疗小儿疳积32例。基本方为焦山楂、焦麦芽、焦神曲、莱菔子各6 g，制半夏、陈皮、连翘各3 g。饮食积滞较甚者，重用山楂、神曲，加炒鸡内金6 g，枳实3 g；腹泻、腹痛者加炒黄连2 g，广木香1.5 g；面色无华、毛发干枯成束者加淮山药6 g，炒白术6 g，太子参6 g；虫积者加使君子肉6 g、槟榔3 g。水煎服，每剂煎取药液至80～120 mL，每日口服5～6次，每次10～30 mL，3日为1个疗程。结果：治愈（体重增加，接近正常健康小儿体重，各种症状消失，实验室检查指标恢复正常）30例，好转（体重有所增加，精神、食欲及其他症状改善）2例。

7.糖尿病胃轻瘫

应用保和丸合多潘立酮治疗糖尿病胃轻瘫40例，所有病例在治疗时均应用药物控制血糖至正常范围。治疗组应用保和丸8粒加多潘立酮片10 mg，每日3次，于每餐前半 h 口服。对照组34例，单纯使用多潘立酮。2周为1个疗程，共服药2个疗程。结果：治疗组临床治愈8例，显效20例，有效9例，无效3例，总有效率为92.5%。对照组临床治愈6例，显效14例，有效5例，无效9例，总有效率为73.5%。经统计分析，治疗组疗效优于对照组（$P < 0.05$）。

8．小儿食积盗汗

以保和丸改煎剂加黄连（炒神曲、炒莱菔子、炒槟榔、半夏、陈皮各9 g，茯苓、炒山楂各12 g，生白术、连翘各15 g，黄连6 g）治疗食积盗汗52例。每日1剂，分2次服。待积消汗止后，可酌进香砂养胃丸、健胃消食片等调理脾胃，并嘱患儿节制饮食。一般疗程以10日为宜。结果：治愈41例，好转9例，无效2例。

9．脂肪肝

保和丸联合辅酶A治疗脂肪肝32例。基础治疗为禁酒，限制脂肪及糖类摄入量，加强锻炼控制体重，肌内注射辅酶A 50 U，日1次。治疗组给予保和丸6～9 g口服，日2次。对照组皮下输注胰岛素，治疗初发肥胖2型糖尿病38例。两组均治疗120日。结果：治疗组治愈8例，显效12例，有效10例，无效2例；对照组治愈4例，显效8例，有效14例，无效12例。

10．小儿反复呼吸道感染

用保和丸加减（山楂、神曲、莱菔子、陈皮、地骨皮各9 g，茯苓12 g，连翘10 g，半夏、栀子各6 g，水煎成100 mL/袋）治疗小儿反复呼吸道感染42例，3岁以内患儿2日服1袋，3岁以上患儿每日服1袋，分2次服用，服5日停2日。对照组23例，用核酪口服液口服治疗，每次10 mL，7岁以内者1次/日，7岁以上者2次/日。疗程均为2个月。结果：治疗组显效35例，有效5例，无效2例；对照组显效12例，有效6例，无效5例。与对照组相比，治疗组疗效较好，两组间差异有显著性意义（$P<0.05$）。

七、实验研究

1．对胃肠运动的影响

保和丸可以明显降低阿托品腹腔注射所致胃肠运动抑制模型小鼠的胃内残留率（$P<0.01$），明显升高小肠推进率（$P<0.01$），说明保和丸可以对抗阿托品所致胃肠运动抑制。另有实验表明，保和丸可以减少正常小鼠的胃内色素残留量（$P<0.05$），升高小肠推进比（$P<0.05$），同时，保和丸还可以减少利血平皮下注射所致脾虚模型小鼠的胃内色素残留量（$P<0.05$），升高模型小鼠小肠推进比（$P<0.05$）。这说明保和丸对胃肠运动功能可起到促进及调节作用。保和丸能提高正常大鼠血清胃泌素和血浆胃动素水平（$P<0.05$），提示保和丸增加血中胃泌素、血浆胃动素的含量可能是其促胃肠动力作用的机制之一。

2．增加胃酸分泌

保和丸灌胃给药可以增加正常大鼠中和胃液所需的NaOH用量，说明中药保和丸灌胃后使大鼠胃液酸度增大，推测保和丸可能通过促进消化液（包括胃液）和增强胃肠动力双重作用达到帮助消化的作用。

八、注意事项

本方消导之力较缓，一般适宜于食积不甚、正气未虚而偏热者，若正气已虚，或偏寒者，应适当加减。

枳实导滞丸

（《内外伤辨惑论》卷下）

一、功能

消食导滞，清热利湿。

二、主治

湿热食积证。脘腹胀痛，下痢泄泻，或大便秘结，小便黄赤，舌苔黄腻，脉沉有力。

三、组成

大黄30 g，枳实麸炒，去瓤、神曲炒各15 g，茯苓去皮、黄芩去腐、黄连拣净、白术各9 g，泽泻6 g。

四、用法

上为细末，汤浸蒸饼为丸，如梧桐子大。每服五十至七十丸，食后温开水送下（现代用法：共为细末，水泛小丸，每服6～9 g，食后温开水送下，每日2次）。

五、组方原理

针对本方证食积与湿热并存的发病机制，法当消食导滞与清利湿热兼施。方中大黄用量较重，目的在于攻积泄热，使积热从大便而下，为君药。臣药以枳实行气导滞消积，既除痞满胀痛，又增大黄泻下之功，《药品化义》卷2谓其“专泄胃实，开导坚结……逐宿食，破结胸，通便秘”。该两药对于下痢或泄泻，则体现了“通因通用”治法。神曲功能消食和胃，与大黄、枳实相合，共除致病之因，亦为臣药。佐以黄芩、黄连清热燥湿止痢；茯苓、泽泻利水渗湿止泻，可使湿热从小便分消，与通腑之大黄相配，使“邪有出路”；白术健脾燥湿益气，以收攻积而不伤正之效。诸药合用，共达食消积去，清热湿化的目的，对于湿热食积证较重者尤为适宜。

本方的配伍特点：方中消下与清利并用，但以消下为主。妙在有白术一味，以兼顾正气，使祛邪又不伤正。

六、临床应用

1．三叉神经痛

将本丸改为汤剂加减（枳实12 g，大黄后入、茯苓、白术、泽泻、川芎各15 g，黄芩、黄连各10 g，地龙6 g。水煎服，每日1剂，早晚分2次服），治疗三叉神经痛11例。其中痊愈6例，显效4例，无效1例。

2．慢性便秘

以本丸与果导片进行对照，随机分治疗组31例，对照组29例。治疗组服用本丸，服法：每日1～2次，每次3～6 g；对照组服用果导片，服法为每次2片，每日1～2次。两组服药期均为5日。结果：治疗组显效25例，有效3例，无效3例；对照组显效12例，有效8例，无效9例。两组疗效经统计学处理，有显著性差异（$P < 0.05$）。

3．儿童轮状病毒性肠炎

用枳实导滞丸加减（枳实、黄连、苏梗各6 g，生大黄、山楂、神曲各3 g，黄芩、川木通各9 g，茯苓、泽泻、炒白术各15 g，车前草30 g）治疗儿童轮状病毒性肠炎80例。发烧者加葛根、柴胡、荆芥各9 g，呕吐者加陈皮3 g，姜汁竹茹9 g，烦哭腹痛者加广木香、厚朴各6 g。每剂煎汤400 mL，服两日，每日4次，每次40～50 mL。对照组41例，口服思密达和利巴韦林［思密达1岁以内者每日1袋，1～2岁者每日1～2袋，大于2岁者每日2～3袋；利巴韦林颗粒剂10 mg/(kg・日)］，均分3次服用。结果：枳实导滞丸组治愈63例，有效13例，无效4例。对照组治愈20例，有效11例，无效10例。

4．糖尿病

以本丸加味改作汤剂（大黄30 g，枳实15 g、神曲15 g，茯苓9 g，白术9 g，黄芩9 g，黄连9 g，泽泻6 g，生地20 g，麦冬20 g，日1服，用浓煎机浓煎至100 mL，分两次口服），联合胰岛素泵持续胰岛素皮下输注，治疗初发肥胖2型糖尿病33例，对照组32例，予多次皮下注射胰岛素，均治疗4周。结果：治疗组治疗后C反应蛋白、空腹胰岛素、胰岛素抵抗指数、腰臀比、体重指数、总胆固醇、低密度脂蛋白胆固醇、甘油三酯水平与治疗前及对照组治疗后比较明显下降（$P < 0.05$），高密度脂蛋白胆固醇水平与治疗前及对照组治疗后比较明显提高（$P < 0.05$），对照组C反应蛋白、空腹胰岛素、胰岛素抵抗指数、腰臀比、体重指数、总胆固醇、低密度脂蛋白胆固醇、甘油三酯、高密度脂蛋白胆固醇水平治疗后与治疗前比较无明显变化（$P > 0.05$）。这表明枳实导滞丸加味联合胰岛素泵治疗初发肥胖2型糖尿病可减少慢性炎症反应，降低体重指数及胰岛素抵抗指数、降脂，其临床疗效明显优于对照组。

七、注意事项

泻痢无积滞者，不可妄投。

木香槟榔丸

（《儒门事亲》卷12）

一、功能

行气导滞，攻积泄热。

二、主治

湿热积滞证。脘腹痞满胀痛，或泄泻痢疾，里急后重，或大便秘结，舌苔黄腻，脉沉实。

三、组成

木香、槟榔、青皮、陈皮、广术（即莪术）烧、黄连、商枳壳麸，去瓤各30 g，黄柏、大黄各90 g，香附子炒、牵牛各120 g。

四、用法

上为细末，水为丸，如小豆大。每服三十丸，食后生姜汤送下（现代用法：共为细末，水泛小丸，每服3～6 g，食后生姜汤或温开水送下，日2次）。

五、组方原理

本方所治湿热积滞证以积滞为主，一般情况下，积滞愈甚，气阻愈显，反之又加重积滞，两者互为因果。因此治法重在行气导滞，辅以攻积泄热。方中木香、槟榔皆辛苦而温，前者尤善通行胃肠、三焦气滞，是行气止痛之良品，《本草求真》卷4曰：“木香，下气宽中，为三焦气分要药。”后者则“破气坠积，能下肠胃有形之物耳”（《本草经疏》卷13）。两药消痞满胀痛，除里急后重之功甚佳，共为君药。臣药以牵牛、大黄通便泻热，推荡积滞，引邪下行。佐以香附、莪术疏肝破气，其中莪术长于破血中之气；青皮、陈皮、枳壳理气宽中，共助木香、槟榔行气导滞；黄连、黄柏清热燥湿而止泻痢。诸药配伍，则积滞下，湿热去，胀痛缓解，二便自调。

本方配伍特点为：集大量行气药于一方之中，以突出行气导滞之功，使气行胀满除，气行积易消。伍以泻下、清热之品，消下兼清，主次得当。针对泻痢，该方亦体现“通因通用”治法。

六、临床应用

食积腹痛

以木香槟榔丸加减（木香、青皮、陈皮、大黄各3 g，槟榔、莱菔子、六曲各6 g，枳壳、香附、鸡内金各5 g，黄连1 g）治疗因食积气滞所致的腹痛60例。水煎服，日1剂，早晚分服。结果：治愈45例，好转12例，无效3例。

七、注意事项

本方行气破滞之力较强，虚人、孕妇应忌用。

肥儿丸

（《小儿卫生总微论方》卷12）

一、功能

杀虫消积，清热健脾。

二、主治

小儿虫积疳疾。消化不良，面黄体瘦，肚腹胀大，发热口臭，大便溏薄，舌苔黄腻，脉虚弱。亦治虫积腹痛。

三、组成

黄连去须、神曲炒各30 g，使君子、肉豆蔻面裹煨，去面、麦蘖炒各15 g，木香6 g、槟榔不见火12 g。

四、用法

上为细末，面糊为丸，如萝卜子大。每服二三十丸，熟水送下，空腹服（现代用法：共为细末，糊丸如萝卜子大，每服20～30丸，空腹温开水送下）。

五、组方原理

本方针对虫积疳疾，治宜杀虫消积，清热健脾。方中神曲重在消食，使君子专于杀虫，《本草纲目·草部》卷18记载：“凡大人小儿有虫病，侵晨空腹食使君子仁数枚，或以壳煎汤咽下，次日虫皆死而出也。”另外，使君子又为“补脾健胃之要药”（《本草经疏》卷9），两药相合，共祛食虫之积，以除致病之因，同时亦不伤脾胃，故为君药。臣药以麦芽增强神曲消食之力，因谷类之物，尚可健脾和胃；槟榔既能驱虫，以助使君子之力，又能行气消胀，以除胀满；黄连清热燥湿，泻其疳热，苦又下虫，以助使君子、槟榔。佐以肉豆蔻、木香行气止痛，其中肉豆蔻尚可涩肠止泻。全方标本兼顾，使食消虫去，气畅热清。

本方的配伍特点为：以杀虫、消积为主，兼以清热、健脾，照顾全面。患儿服之，正气得复，则病愈而体肥，故名“肥儿丸”。

六、临床应用

1．小儿疳积

将肥儿丸加减为肥儿散治疗小儿疳积100例，处方：人参、芦荟各8 g，白术、胡连各15 g，茯苓9 g，川连6 g，使君子12 g，神曲、山楂、麦芽各10 g，炙甘草5 g，共研末，过100目筛。1岁内患儿每次2 g，1至3岁患儿每次3～4 g，早晚各1次，白糖温开水调服。结果：78例20日内痊愈，20例30日内痊愈，2例无效。

2．小儿口疮

以肥儿丸治疗小儿口疮24例。结果：痊愈15例，好转6例，无效3例。

3．小儿目劄

小儿目劄中医辨证为脾虚肝旺，虫积不化。以肥儿丸加减治疗：苏条参10 g，苍术10 g，茯苓10 g，白芍10 g，使君子10 g，槟榔10 g，榧子10 g，乌梅10 g，胡黄连6 g，砂仁5 g，甘草3 g。上方煎服，每日1剂，日3次。在28例患者中，治愈21例，好转6例，未愈1例，随访半年无复发。

七、注意事项

本方虽名肥儿丸，究属克伐之品，而无补益作用，非虫积疳疾之证者，不可服用，更不可因“肥儿”之名，误给小儿常服。

（本节作者：季晓芳）

第二节　消补兼施

健脾丸

（《证治准绳·类方》卷5）

一、功能

健脾和胃，消食止泻。

二、主治

脾虚食积证。食少难消，脘腹痞闷，大便溏薄，倦怠乏力，舌苔腻而微黄，脉虚弱。

三、组成

白术炒75 g，木香另研、黄连酒炒、甘草各22 g，白茯苓去皮60 g，人参45 g，神曲炒、陈皮、砂仁、麦芽炒，取面、山楂取肉、山药、肉豆蔻面裹煨热，纸包捶去油各30 g。

四、用法

上为细末，蒸饼为丸，如绿豆大。每服五十丸，空心，下午服一次，陈米汤送下（现代用法：共为细末，糊丸或水泛小丸，每服6～9 g，温开水送下，日2次）。

五、组方原理

本方是针对脾虚食积证而设，治宜健脾与消食并举。方中白术、茯苓用量居多，重在健脾化湿以止泻，共为君药。臣药以神曲、麦芽消食和胃，除已停之积。佐药以人参、山药益气健脾，以助白术、茯苓健脾止泻；木香、砂仁、陈皮、肉豆蔻皆具芳香之性，功能理气开胃，醒脾化湿，以除痞闷，又使全方补而不滞，而山药、肉豆蔻尚可涩肠止泻；黄连清热燥湿。甘草既能补中益气，又能调和诸药，为使药。如此配伍，使脾健则泻止，食消则胃和，气行则痞除，正复邪亦去。

本方的配伍特点是：补气健脾药与消食行气药同用，为消补兼施之剂，以达补而不滞，消不伤正之目的。因方中含四君子汤及山药等益气健脾之品居多，故补大于消，且食消脾自健，故方名“健脾”。

六、临床应用

1．功能性消化不良

以健脾丸改汤剂（党参15 g，茯苓20 g，白术10 g，甘草6 g，山楂15 g，神曲10 g，炒麦芽15 g，木香10 g，砂仁6 g，陈皮10 g，山药15 g，肉豆蔻5 g，黄连5 g，水煎服，日1剂）结合多潘立酮治疗功能性消化不良54例，结果均痊愈。

2．十二指肠壅积症

应用健脾丸加减治疗十二指肠壅积症33例。基本方为：人参15 g，白术、山药、六神曲、麦芽、山楂、云苓、陈皮各10 g，砂仁、肉蔻、木香、黄连各6 g。食积胃肠者加枳实，胃中积热者加蒲公英，脾胃气虚者加升麻、黄芪、当归、大枣。结果：痊愈19例，显效11例，无效3例。

3．消化性溃疡

以健脾丸加味（人参、白术、陈皮、炒枳实、神曲、半夏、延胡索、麦芽各10 g，山楂30 g）治疗消化性溃疡86例。偏热者，加川黄连；偏寒温者，加干姜、吴茱萸。对照组口服泰胃美0.4 g，每日2次。4周为1个疗程。结果：健脾丸组治愈26例，好转57例，无效3例；对照组治愈10例，好转51例，无效19例。经Radit分析检验，健脾丸组明显优于对照组（$P<0.01$）。

4．小儿厌食

用健脾丸（由人参、茯苓、山药、木香、肉豆蔻、黄连、麦芽、神曲、陈皮、白术、山楂、甘草组成）治疗小儿厌食症66例。对照组42例以西药多酶片、复合维生素等常规治疗。2组均以14日为1个疗程，连续治疗2～3个疗程。结果：总有效率治疗组为91.2%，对照组为78.6%，健脾丸疗效优于对照组（$P<0.05$）。

5．糖尿病胃轻瘫

在控制血糖用药的基础上，治疗组60例采用健脾丸合丹参饮加减：黄芪20 g，党参20 g，白术15 g，茯苓10 g，佩兰10 g，陈皮6 g，砂仁6 g，半夏10 g，丹参20 g，木香10 g，檀香6 g，生山楂12 g，鸡内金12 g，焦六神曲12 g，每日1剂，水煎分服；对照组60例，采用枸橼酸莫沙比利，每次5 mg，日3次，饭前服用。服药4周。结果：治疗组显效（胃蠕动正常，胃排空时间正常小于4 h）38例，有效（胃蠕动较前增强，胃排空时间缩短，排空时间为4～6 h）18例，无效（胃蠕动，胃排空时间无明显改善，排空时间大于6 h）4例；对照组显效25例，有效20例，无效15例。

6．慢性腹泻

用健脾丸加减（党参、木香、茯苓、莲子、甘草、肉豆蔻、山药、砂仁、炒白术、山楂、炒神曲、炒麦芽、黄芩）治疗慢性腹泻共59例，分为治疗组29例和对照组30例，其中治疗组后6味药物使用了焦白术、焦神曲、焦麦芽、焦山楂、莲房炭及黄芩炭，打粉装胶囊。结果：治疗组痊愈18例，显效9例，无效2例；对照组痊愈11例，显效15例，无效4例。两组疗效比较，治疗组明显优于对照组（$P<0.05$）。

七、注意事项

食积属实证者，不宜使用本方。

枳术丸

（录自《内外伤辨惑论》卷下）

一、功能

健脾消痞。

二、主治

脾虚气滞食积证。胸脘痞满，不思饮食，食亦不化，舌淡苔白，脉弱。

三、组成

白术60 g，枳实麸炒黄色，去瓤30 g。

四、用法

上为极细末，荷叶裹烧饭为丸，如梧桐子大。每服五十丸，用白汤送下，不拘时候（现代用法：共为极细末，糊丸，每服6～9 g，荷叶煎汤或温开水送下，日2次）。

五、组方原理

脾虚宜补，气滞宜行，食积宜消。若健脾而不消痞，则积滞难去；消痞而不健脾，即使积滞暂去，犹有再积之虞。唯有健脾与消痞双管齐下，方能正邪兼顾。方中白术用量倍于枳实，重在补脾益气燥湿，以助脾之运化，脾得补得燥，则运化自复；臣药以枳实行气化滞，消痞除满。李杲谓："本意不取其食速化，但令人胃气强实，不复伤也。"（《内外伤辨惑论》卷下）更以荷叶烧饭和药为丸，其中荷叶性善升清，与枳实相伍，一升清，一降浊，清升浊降，脾胃调和；烧饭养脾胃，以助白术。本方组成虽简，但寓意深刻，为健脾消痞之平剂。

本方的配伍特点是：消补兼施，补重于消，寓消于补。

六、临床应用

1．厌食症

用本方治疗小儿厌食症70例，将患儿按中医辨证分型标准，分为脾失健运组28例，胃阴不足组、脾胃气虚组各21例。治疗前三组性别、年龄、病程、日摄食量均较接近，差异无统计学意义（$P > 0.05$）。全部病例均口服枳术丸，按不同年龄给不同剂量。观察三种不同证型厌食症治疗前后日摄食量的变化、临床症状积分的变化以及不同证型与疗效的关系。结果表明，三组治疗后日摄食量的增加，与治疗前相比，均有统计学意义（$P < 0.05$）。其中脾失健运合胃阴不足二型与治疗前相比，有显著性差异；对三组不同证型组食欲、腹胀、饮水、大便、精神、面色、出汗等7项症状治疗前后的积分进行比较，结果显示，脾失健运型治疗后各项症状积分比治疗前明显减少，有显著性差异（P均< 0.01）。

2．运动障碍型消化不良

加味香砂枳术汤（木香、砂仁、枳实、白术、大腹皮各10 g）治疗运动障碍型消化不良80例。每日服1剂，枳实、白术、大腹皮先加冷水300 mL浸泡，煮沸后文火煎煮25 min后再加入木香、砂仁同煎5 min，二煎加水200 mL煎煮20 min，合并两次药液约300 mL，分3次于饭前30 min服用，每次100 mL。对照组40例给予普瑞博思片，一般患者5 mg/次，病情较严重者10 mg/次，日3次，餐前服用。疗程均为4周。结果：治疗组治愈24例，显效35例，有效16例，无效5例。对照组治愈9例，显效11例，有效15例，无效5例。

3．贲门失弛缓症

以枳术汤（炒枳实40 g，白术20 g）加减配合气囊扩张治疗贲门失弛缓症20例。扩张期间给枳术汤，胸痛重者，加桃仁、延胡索各10 g；呕吐者，加代赭石30 g、竹茹15 g；肝郁气滞者，加柴胡、香附各10 g；脾胃虚弱者，加党参、砂仁各15 g；气阴两虚者，加沙参、麦冬各10 g。患者症状明显改善后改服香砂枳术丸6 g，每日3次以巩固疗效，症状消失1个月后停药。

4．老年习惯性便秘

枳术汤（白术15～150 g，枳实12～18 g）治疗老年习惯性便秘68例。津血不足者加当归、熟地、肉苁蓉、首乌、寸冬，气虚者加黄芪、党参，阳虚者加熟附子、肉苁蓉等。每日1剂，水煎取汁400 mL，服2次。服药期间停用其他通便药。30日为1个疗程。结果：68例中痊愈37例，显效16例，有效10例，无效5例

5．脂肪肝

用枳术汤合升降散（枳实40 g，生白术20 g，蝉衣6 g，僵蚕10 g，大黄6 g，姜黄10 g）加减治疗脂肪肝42例。苔厚腻，湿偏重者加半夏10 g，竹茹10 g，薏苡仁20 g；舌质暗有瘀斑，瘀血偏重者加三棱6 g，莪术6 g，山楂10 g；舌质红，热偏重者加焦山栀9 g，牡丹皮10 g。对照组给予复方益肝灵片，每日3次，每次2片；多烯酸乙酯胶丸，每日3次，每次0.5 g。两组疗程均为2个月。结果：中药组治愈19例，有效20例，无效3例。对照组治愈2例，有效9例，无效8例。

6．胃下垂

以枳术汤（枳壳、生白术各30 g）治疗胃下垂52例。每日1剂，水煎，早晚分服。对照组52例，给予多潘立酮10 mg，多酶片3片，1日3次。1个月为1个疗程，连服2个疗程。结果：显效（胃钡餐造影复查角切迹和幽门管上升3 cm以上，临床症状明显改善）14例，有效（角切迹和幽门管上升1 cm以上，临床症状改善）33例，无效（角切迹和幽门管位置无变化，临床症状几乎无改善）5例。对照组显效3例，有效15例，无效34例。

七、实验研究

1．调节胃肠功能

枳、术3个不同配伍比例组均能显著对抗灌服硫酸阿托品所致胃电节律失常模型小鼠的胃排空与肠推进抑制（$P<0.01$），且优于单味枳实与白术（$P<0.05$）。枳术汤可以升高隔日进食并在饮水中加入盐酸所致胃电节律失常模型大鼠的血浆胃动素含量（$P<0.01$），降低模型大鼠血管活性肠肽含量（$P<0.05$），且以枳术1∶1组最为明显，认为枳术1∶1是促进消化功能的最佳比例。

枳术汤可使正常及饥饱失常和过度疲劳配合禁水不禁食所致脾虚便秘第1次排黑便的时间缩短，黑便粒数和粪便重量增加，尤以大、中剂量组效果明显，呈现了一定的量-效关系。进一步研究发现，大、中剂量枳术汤能使脾虚便秘模型小鼠结肠黏膜肥大细胞密度增加，使P物质免疫反应阳性增强，使生长抑素的免疫反应阳性减弱。同时，枳术汤可以上调番泻叶水浸液灌胃配合饥饱失常和禁水不禁食所致脾虚气滞便秘模型小鼠胃窦P物质基因的表达，下调胃窦降钙素基因相关肽基因的表达。推测枳术汤可能通过调节胃肠激素分泌，影响胃肠黏膜肥大细胞释放5-羟色胺、组胺等，同时对P物质和降钙素基因相关肽基因进行靶向调控，从而调整胃肠运动功能，达到治疗脾虚便秘的目的。

2．保护肠黏膜

研究发现，加味枳术汤（枳实、白术、山药）可以减轻肠系膜上动脉缺血-再灌注模型大鼠的肠壁结构损伤，减轻黏膜绒毛间隙稍增宽、部分黏膜上皮细胞水肿变性，固有层小血管扩张充血、间质

水肿等病理改变，减轻肠黏膜上皮细胞微绒毛稀疏、线粒体及内质网轻度肿胀等超微结构改变。这说明加味枳术汤具有保护大鼠缺血再灌注所致的肠黏膜屏障损害的作用。

枳实消痞丸（失笑丸）

（《兰室秘藏》卷上）

一、功能

消痞除满，健脾和胃。

二、主治

脾虚气滞，寒热互结证。心下痞满，不欲饮食，倦怠乏力，大便不畅，舌苔腻而微黄，脉弦。

三、组成

干生姜、炙甘草麦蘖面、白茯苓、白术各6 g，半夏曲、人参各9 g，厚朴$_{炙}$12 g，枳实、黄连各15 g。

四、用法

上为细末，汤浸蒸饼为丸，如梧桐子大。每服五七十丸，白汤送下，食远服（现代用法：共为细末，水泛小丸或糊丸，每服6～9 g，饭后温开水送下，日2次；亦可改为汤剂，水煎服）。

五、组方原理

本方所治虽属脾虚气滞，寒热互结，虚实相兼，但其中实多虚少，热重寒轻，所以疗法重在行气清热，辅以健脾和胃。方选枳实行气消痞为君药，臣药以厚朴下气除满，与枳实合用疗效益显。黄连苦寒降泄，清热燥湿；半夏曲辛散开结，降逆和胃；干姜温中散寒，三药配伍，辛开苦降，以助消痞除满，温清合用，则寒热并除；人参、白术、茯苓健脾益气化湿，以复脾运；麦芽消食和胃，以上共为佐药。使药以甘草调药和中。诸药合用，使痞消积祛，脾健胃和，则症自痊愈。

本方的配伍特点是：消补兼施，以消为主；温清并用，而以清为主，苦降辛开以苦降为主。因枳实剂量较重，目的在于消痞，故名“枳实消痞丸”。

六、临床应用

1．慢性胃炎

枳实消痞丸加减（枳实、麦芽、建曲各15 g，法半夏、厚朴、白术、茯苓、陈皮各10 g，黄连、炙甘草各6 g）治疗慢性胃炎50例，脾气亏虚者加党参、黄芪，寒邪犯胃者加干姜、吴茱萸，胃热炽盛者加栀子、煅牡蛎粉，胃阴亏虚者加天冬、沙参，胃脘部胀满，以食后为患，加木香、佛手，胃痛者加白芍、玄胡，大便溏且伴腹胀者加莱菔子、大腹皮，嗳气者加竹茹、旋覆花。2周为1个疗程，一般治疗2～3个疗程。结果：临床治愈32例，显效14例，无效4例。

2．糖尿病胃轻瘫

治疗糖尿病胃轻瘫，治疗组32例，以枳实消痞丸加减改作汤剂（炒麦芽30 g，枳实、厚朴各20 g，葛根15 g，党参、白术、茯苓各12 g，半夏、竹茹、枇杷叶、黄连各9 g，干姜6 g，甘草3 g）。对照组32例，口服多潘立酮片，10 mg/次，日3次，餐前30 min口服。1个月为1个疗程。两组治疗期间仍使用降糖药，停服一切影响胃肠动力的药物。结果：在促进胃蠕动或胃排空时间方面，经上消化道钡餐造影，治疗组显效19例，有效11例，无效2例；对照组显效7例，有效18例，无效7例。在改善临床症状方面，治疗组亦明显优于对照组（$P<0.01$）。

3．功能性消化不良

用枳实消痞丸加味治疗功能性消化不良80例，基本方为：枳实10 g，白术、半夏各12 g，建曲、茯苓、厚朴、党参各15 g，黄连、干姜、炙甘草各5 g，大黄3 g，痞满型加三棱、莪术，胃脘痛型加柴胡、白芍，吞气症状明显，伴嗳气、恶逆、呕吐型加代赭石、旋覆花，反流样症状重，伴烧心、剑下灼痛、反酸吐苦型加蒲公英、木香、吴茱萸，消瘦便干、舌红脉弱型加麦冬、生地、玉竹、佛手。2周为1个疗程。对照组40例，痞满型用西沙必利10 mg，日3次，饭前30 min服；胃脘痛型用奥美拉唑20 mg，日2次，吗丁啉10 mg，日3次，先瑞110 mg，日3次，饭前30 min服；另随症用胃伏安、阿托品、百忧解，幽门螺杆菌阳性治疗效果不明显者，予以抗幽门螺杆菌治疗。结果：治疗组显效69例，有效10例，无效1例，复发率为30.2%；对照组显效10例，有效19例，无效11例，复发率为67.4%。两组总有效率和复发率均有显著性差异（$P<0.01$），治疗组优于对照组。

4．晚期大肠癌肠胀气

枳实消痞丸（枳壳12 g，厚朴12 g，黄连6 g，半夏12 g，干姜6 g，麦芽12 g，甘草6 g）治疗晚期大肠癌肠胀气38例。大便溏烂者加薏苡仁，大便干结者加大黄（后下），小便黄短者加白茅根，黄疸、口苦者加黄芩、茵陈，气虚者加黄芪，纳差者加白术、茯苓，腹胀者加木香、莱菔子。每日1剂，按常规煎煮法，水煎至200 mL，分早晚2次服用。对照组30例，给予西沙比利10 mg，每日3次；维生素B_1片20 mg，每日3次。7日为1个疗程。结果：治疗组显效11例，有效22例，无效5例。对照组显效4例，有效14例，无效12例。

5．消化性溃疡

以枳实消痞丸（干姜6 g，炙甘草8 g，麦芽曲10 g，茯苓10 g，炒白术10 g，制半夏8 g，党参10 g，厚朴10 g，枳实10 g，黄连6 g）加减治疗消化性溃疡86例。寒邪客胃者加苏叶、吴茱萸，肝气犯胃者加柴胡、白芍、香附，肝胃郁热者加牡丹皮、生栀子，瘀血停滞者加丹参、桃仁、红花，胃阴亏虚者加北沙参、麦冬，脾胃虚寒者加熟黄芪。对照组82例给予制酸、胃黏膜保护、抗炎等治疗，有幽门螺杆菌感染时给予幽门螺杆菌根治治疗。结果：治疗组痊愈54例，显效17例，有效10例，无效5例。对照组痊愈34例，显效16例，有效13例，无效19例。治疗组总有效率高于对照组（$P<0.01$）。

葛花解酲汤

（《脾胃论》卷下）

一、功能

分消酒湿，理气健脾。

二、主治

嗜酒中虚，湿伤脾胃证。头痛心烦，眩晕呕吐，胸膈痞闷，食少体倦，小便不利，大便泄泻，舌苔腻，脉滑。

三、组成

白豆蔻仁、缩砂仁、葛花各15 g，干生姜、神曲炒黄、泽泻、白术各6 g，橘皮去白、猪苓去皮、人参去芦、白茯苓各4.5 g，木香1.5 g，莲花青皮去瓤0.9 g。

四、用法

上为极细末，和匀，每服三钱匕（9 g），白汤调下。但得微汗，酒病去矣（现代用法：共为极细末，和匀，每服9 g，温开水调下）。

五、组方原理

本方为李杲针对酒积所伤而创。有人指出："夫酒者，大热有毒，气味俱阳，乃无形之物也。止（只）当发散，汗出则愈矣，此最妙也；其次莫如利小便，二者乃上下分消其湿，何酒病之有。"（《内外伤辨惑论》卷下）为此，本方以分消酒食，理气健脾为治法。方选葛花为君药，该药甘寒芳香，一直被视为解酒醒脾之良品，早在《名医别录》卷2就有"消酒"作用的记载；《滇南本草》卷2谓："治头晕，憎寒，壮热，解酒醒脾，酒痢，饮食不思，胸膈饱胀，发呃，呕吐吞酸，酒毒伤胃。"不仅如此，葛花轻清发散，能促使酒湿从表而解。《本经逢原》卷2即曰："以大开肌肉，而发泄伤津也。"其言虽未必尽然，但突出了本品发散之力。本方原书用法曾谓："但得微汗，酒病去矣。"即强调了将酒湿从汗解的重要临床意义，而在方中起关键作用的则是葛花。臣药以神曲消食和胃，尤善消酒食陈腐之积；蔻仁、砂仁理气开胃醒脾，以除痞闷，增食欲；二苓、泽泻渗湿止泻，引酒湿从前阴分消。饮酒过多，必伤脾胃，湿邪蕴结，每滞中气，故又以干姜、人参、白术和中健脾，其中干姜辛热温散，更有助于化湿；木香、青皮（莲花青皮：即青皮分瓣切开，形似莲花）、陈皮理气疏滞，以助白蔻、砂仁，以上共为佐药。诸药合用，酒湿得去，症自缓解。

本方的配伍特点：发汗和利小便合用，使酒湿从上下分消，同时配伍消食理气与补气健脾之品以邪正兼顾。从药物组成看，本方无明显寒热之偏。酲：酒醒后所感觉的困惫如病状态。《诗·小雅·节南山》："忧心如酲。"毛传："病酒曰酲。"本方以葛花为主，具有解酲之功，故名"葛花解酲汤"。

六、注意事项

本方耗气伤津，不宜久服。李杲曰："此药气味辛辣，偶因酒病服之，则不损元气，何者？敌酒病故也，若频服之，损人天年。"（《内外伤辨惑论》卷下）

伐木丸

（《本草纲目》卷11）

一、功能

消积，驱虫，燥湿，泻肝。

二、主治

黄肿病。面色萎黄，面目浮肿，胸腹满闷，心悸气短，体倦乏力，舌苔白腻，脉濡。

三、组成

苍术米泔水浸二宿，同黄酒面曲四两（120 g）炒赤色1 000 g，皂矾醋拌晒干，入瓶，火煅500 g。

四、用法

上为末，醋糊为丸，如梧桐子大。每服三四十丸，好酒、米汤送下，一日二三次（现代用法：共为末，醋糊为小丸，每服30～40丸，日两三次，食后米汤送下）。

五、组方原理

针对本方所治脾湿食积之黄肿病，治宜燥湿运脾，消食化积之法。为了防止肝旺克脾，故尚寓有泻肝之义。方中重用苍术，该药辛苦而温，为除湿之要药。《本草正义》卷1曰："苍术，气味雄厚，较白术愈猛，能彻上彻下，燥湿而宣化痰饮，芳香辟秽，胜四时不正之气，故时疫之病多用之""凡湿困脾阳，倦怠嗜卧，肢体酸软，胸膈满闷，甚至腹胀而舌浊厚腻者，非苍术芳香猛烈，不能开泄，而痰饮弥漫，亦非此不化。"臣药以皂矾（即绿矾），其味酸涩性凉，既燥湿化痰，以助苍术之效，又消积杀虫，以除致病之因；同时尚有补血之功，以兼顾正气。《本草纲目》卷11认为："盖此矾色绿味酸，烧之则赤，既能入血分伐木，又能燥湿化涎，利小便，消食积，故胀满，黄肿，疟痢，疳疾方往往用之。"黄酒面曲，即为煮酒用的酒曲，长于消食化积，为佐药。三药合用，使湿去食消肿退，则邪去正复。

本方的配伍特点为：辛苦酸涩并用，"肝欲散，急食辛以散之；用辛补之，酸泻之"（《素问·脏气法时论》）。辛散苦燥，方以祛湿为主，且酸味入肝而泻肝，以防止肝木克脾，而加重脾湿。泻肝即伐木，故名"伐木丸"。

六、注意事项

本方无补益作用，正虚者不宜单独运用，忌与黄病绿矾丸同用。

（本节作者：季晓芳）

第十九章　驱虫剂

化虫丸

（《太平惠民和剂局方》卷10）

一、功能

驱杀肠中诸虫。

二、主治

虫病。腹痛时发时止，往来上下，其痛甚剧，呕吐清水，或吐蛔虫等。

三、组成

胡粉炒、鹤虱去土、槟榔、苦楝根去浮皮各1500 g，白矾枯375 g。

四、用法

上为末，以面糊为丸，如麻子大。一岁儿服5丸，温浆水入生麻油一两点，调匀下之，温米饮送下亦得，不拘时候。其虫细小者皆化为水，大者自下（现代用法：共为细末，水泛为小丸，一岁儿服5丸，空腹、米汤送下）。

五、组方原理

虫积肠中，治宜驱之杀之，直接消除致病之因。方中诸药皆有杀虫之功，其中鹤虱善驱杀蛔虫；苦楝根皮能驱杀蛔虫、绦虫、蛲虫，对蛔虫效果尤佳，且能止痛；槟榔不仅可驱杀绦虫、钩虫、姜片虫等，又能行气导滞，以促进虫体排出；再者枯矾、胡粉（即铅粉）均有杀虫作用。诸药配伍，共达虫去痛止，诸证缓解之目的。

本方配伍特点为：集诸杀虫之品于一方以相辅相成，力专效宏。其中槟榔一药，具有杀虫与泻下双重作用，使全方在驱虫之中寓于行气攻下，对于虫体的排出颇为有利。

六、注意事项

方中胡粉有强烈毒性，苦楝根亦有毒，所以运用时应注意以下几点：一要用量适度；二则不宜连续服用；三是药后适当调补脾胃，不仅扶正以善后，而且能增强体质，杜绝虫疾的发生。

乌梅丸

（《伤寒论》）

一、功能

温脏驱蛔。

二、主治

蛔厥证。脘腹阵痛，烦闷呕吐，时发时止，得食则吐，甚则吐蛔，手足厥冷；或久痢久泻。

三、组成

乌梅480 g，细辛180 g，干姜300 g，黄连480 g，当归120 g，附子炮，去皮180 g，蜀椒出汗120 g，桂枝去皮180 g，人参180 g，黄柏180 g。

四、用法

上药各为末，合治之，以苦酒渍乌梅一宿，去核，蒸之五斗米下，饭熟，捣成泥，和药令相得，纳臼中，炼蜜为丸，如梧桐子大。每服十丸，食前以饮送下，一日三次。稍加至二十丸（现代用法：乌梅用50%醋浸一宿，去核打烂，和余药打匀，烘干或晒干，研末，加蜜制丸，每服9 g，日3次，空腹温开水送下）。

五、组方原理

本方为蛔厥而设，该证病机属寒热错杂，蛔虫上扰，故治宜寒热并调，安蛔止痛。方中重用乌梅为君药，本品酸温，既能安蛔，使蛔静则痛止；又能涩肠以止泻止痢。《本草纲目·果部》卷29曰："乌梅、白梅所主诸病，皆取其酸收之义。唯张仲景治蛔厥乌梅丸，及虫䘌方中用者，即虫得酸即止之义，稍有不同耳。"《本草求真》卷2谓："入虫则伏"；《本草新编》卷5评价该药说："止痢断疟，很有速效。"蜀椒、细辛皆辛温之品，辛可伏蛔，温能祛脏寒，另蜀椒有直接杀虫作用；黄连、黄柏味苦性寒，苦可下蛔，寒则清热，该两味又是止痢要药，椒、辛、连、柏四味配伍，既温清并用，又伏蛔下蛔，共为臣药。佐药以附子、干姜、桂枝温脏以祛里寒；人参、当归补养气血，以扶助正气。全方配伍，使寒祛热清，蛔安痛解厥回，肠固痢止。

本方的配伍特点是：选药则酸苦辛并进，使"蛔得酸则静，得辛则伏，得苦则下"，另针对寒热错杂，正气虚弱的病机，又体现温清合用，邪正兼顾的特点。全方以温热药居多，故方性偏温。

六、临床应用

（一）内科

1.胆道蛔虫病

乌梅丸加减（乌梅、苦楝皮、槟榔各15 g，黄连、木香各6 g，花椒、干姜、大黄、黄柏各10 g，川楝子、使君子各15 g，细辛3 g）治疗胆道蛔虫病48例。身体虚弱者，加党参、当归、白芍各12 g；肢厥、冷汗者，加制附子、桂枝各9 g；兼郁热黄疸者，加金钱草、茵陈各30 g，栀子10 g。6剂，日1剂。结果：治愈43例，无效5例。

2.慢性胆囊炎

乌梅丸（乌梅30 g，细辛3 g，干姜5 g，桂枝5 g，制附子5 g，花椒5 g，黄连15 g，黄柏10 g，党参30 g，当归10 g）治疗慢性胆囊炎69例。腹胀者加大腹皮、苏梗各10 g，热盛而便秘者加大黄10 g，全瓜蒌15 g，痛重者加延胡索、川楝子各15 g，胁胀者加柴胡15 g，郁金10 g。10日为1个疗程。结果：临床治愈51例，显效13例，无效5例。

3.溃疡性结肠炎

乌梅丸加白芍（乌梅、附子、党参各15 g，细辛、桂枝、黄柏、干姜各10 g，花椒、当归、白芍各8 g，黄连6 g）治疗慢性溃疡性结肠炎45例。结果：治愈（临床症状消失，肠镜检查肠黏膜恢复正常）29例，显效6例，有效7例，无效3例。

4.慢性萎缩性胃炎

以乌梅丸加减治疗慢性萎缩性胃炎78例。随证加减，虚寒型：党参18 g，归身10 g，乌梅15 g，桂枝10 g，干姜8 g，川椒3 g，附子12 g，细辛3 g，川连1 g，甘草8 g，枳壳12 g；寒热夹杂型：党参18 g，归身10 g，乌梅15 g，桂枝5 g，干姜3 g，川椒2 g，川连3 g，黄柏8 g，甘草12 g，枳壳12 g。3个月为1个疗程。结果：显效32例，有效38例，无效8例。

5.糖尿病胃轻瘫

乌梅丸加减（党参18 g，当归10 g，桂枝10 g，乌梅10 g，黄柏10 g，川椒4 g，黄连4 g，干姜6 g，细辛6 g，附子12 g）治疗糖尿病胃轻瘫40例。舌红、苔黄，口苦者，加大黄连用量；舌淡、苔白者，加大干姜用量；大便稀软，苔厚腻者，加半夏；腹胀者，加枳壳。治疗组效果优于吗丁啉对照组。

6.心血管神经症

乌梅丸改为汤剂（乌梅6 g，桂枝10 g，川椒、黄柏、细辛、干姜各5 g，当归、党参、黄连、炮附子12 g，黄连9 g）治疗心血管神经症50例。心悸明显者加生龙牡（先煎）、磁石（先煎）各18 g，胸痛明显者加丹参18 g，蒲黄（包煎）12 g，焦虑失眠者加酸枣仁40 g，合欢花15 g，远志10 g，气短乏力明显者加黄芪12 g。结果：服用中药7～21剂，显效32例，有效14例，无效4例。

（二）口腔科

复发性口疮

乌梅丸（乌梅20 g，制附子、桂枝、干姜、党参、黄柏、当归各10 g，花椒6 g，细辛2 g，黄连6 g）加减治疗复发性口疮36例。热甚者附子、干姜、桂枝减为6 g，花椒减为3 g；阳虚寒甚者，黄连减为3 g，黄柏减为6 g；中虚气弱者，加黄芪30 g。结果：痊愈30例，有效5例，无效1例。

（三）妇科

1.宫颈癌放疗后泄泻

乌梅丸加味（乌梅30 g，人参10 g，蜀椒10 g，黄连6 g，当归15 g，附子10 g，桂枝10 g，山药30 g，白术30 g，干姜10 g，赤石脂15 g，槐花10 g）治疗宫颈癌放疗后泄泻50例。腹痛明显者加白芍10 g，里急后重者加槟榔10 g、枳壳10 g，腹胀者加厚朴10 g，大腹皮10 g，大便清稀、完谷不化者加补骨脂15 g，苔腻纳差者加炒苡米10 g、炒麦芽10 g。对照组氟哌酸常规治疗。结果：总有效率中药组为87%，对照组为27.6%。

2.更年期综合征

乌梅丸改为汤剂（乌梅30 g，干姜10 g，细辛3 g，黄连16 g，炮附子6 g，当归4 g，黄柏6 g，桂枝6 g，人参6 g，炒川椒4 g）加减治疗更年期综合征106例。乌梅丸加减：偏于阴虚者，附子、干姜、细辛减半，加龟甲、何首乌；偏阳虚者，黄连、黄柏减半加二仙汤；头晕耳鸣者，加女贞子、枸杞子；失眠多梦者，加夜交藤、合欢皮；气短多汗者，加黄芪、白术、茯苓；水肿者，加泽泻、车前子、冬葵子。结果：治愈96例，好转10例。

（四）皮肤科

荨麻疹

报道用乌梅丸治疗慢性荨麻疹27例。基本方：乌梅12 g，细辛、蜀椒、干姜各3 g，黄连、黄柏、桂枝、红参（或党参30 g）、制附子各10 g，当归、白芍各15 g，黄芪30 g。每日1剂，分早晚2次服。3周为1个疗程。结果：痊愈17例，有效8例，无效2例。

七、实验研究

1.抗溃疡性结肠炎

以2,4-二硝基氯苯免疫加醋酸局部灌肠法建立溃疡性结肠炎大鼠模型，乌梅丸具有降低该模型TNF-α mRNA作用，其效果优于白头翁汤组、参苓白术散组、痛泻要方组和西药柳氮磺吡啶组。细胞凋亡及其调控基因Bax参与了溃疡性结肠炎的形成，乌梅丸可显著减少Bcl-2、Bax、Fas蛋白阳性率，其作用效果与白头翁汤、参苓白术散、痛泻要方、柳氮磺吡啶相当。以2,4-二硝基氯苯免疫加醋酸局部灌肠法建立溃疡性结肠炎大鼠模型，造模后血液黏附分子CD44、CD54升高，乌梅丸可显著降低血液黏附分子CD44、CD54的升高，效果优于白头翁汤、参苓白术散、痛泻要方、柳氮磺吡啶。该模型组结肠黏膜组织NF-KBp65阳性细胞表达率明显高于正常组，乌梅丸组阳性细胞率则明显低于模型组，并且乌梅丸组阳性细胞率较柳氮磺吡啶组更低。乌梅丸可能通过抑制NF-KBp65活性调节免疫功能而达到治疗的目的。该模型病理切片及超微病理结构观察显示，经乌梅丸治疗后溃疡性结肠炎大鼠病变结肠黏膜明显修复好转，其改善程度优于柳氮磺吡啶。乌梅丸通过上调抗炎细胞因子（如IL-10），下调促抗炎细胞因子（如IL-6，IL-8，TNF-α）而达到抑制肠道炎症反应的作用。

2.降糖

SD大鼠腹腔注射四氧嘧啶，建立1型糖尿病大鼠模型。乌梅丸及拆方结果提示：乌梅丸具有降血糖作用，其作用机理可能是促进胰岛β-细胞再生和功能恢复、刺激胰岛β-细胞分泌胰岛素、增加外周组织对葡萄糖的利用等多方面的综合作用而实现的。乌梅丸对于糖尿病大鼠具有良好的改善作用。乌梅丸方各组分中，苦味的黄连、黄柏具有较好的降血糖作用，辛味的附子、桂枝、细辛、川椒等具有较好的降血脂和改善一般情况的作用。乌梅丸不能降低正常小鼠空腹血糖含量，因而可以推测乌梅丸不能刺激胰岛素的分泌，但可以阻止四氧嘧啶对胰岛β细胞的破坏，对损伤的胰岛β细胞有一定的修复作用。

3.抗肝纤维化

选用猪血清诱导免疫损伤性肝纤维化模型，乌梅丸可以明显抑制肝组织损伤，减轻炎症反应，延缓或阻止纤维化的病理改变，减少TGF-β_1及其mRNA的表达，减少该模型α_1型前胶原mRNA表达的增多。

此外，乌梅丸化裁（胃萎灵）可降低环磷酰胺诱发小鼠骨髓多染红细胞微核形成，能明显提高肝脏谷胱甘肽-S-转移酶活性及谷胱甘肽含量，显著地抑制巴豆油诱发的鸟氨酸脱羧酶活性增高，能显著地抑制巴豆油所致的小鼠肝线粒体脂过氧化，使线粒体超氧化物歧化酶活性增高，脂质过氧化产物丙二醛生成减少，以上可能是乌梅丸逆转胃黏膜癌前病变的作用机制。

八、注意事项

本方性质偏温，以寒重者为宜。《伤寒论》云：“禁生冷、滑物、臭食等。”

布袋丸

（《补要袖珍小儿方论》卷5）

一、功能

驱蛔消疳，健脾益气。

二、主治

小儿虫疳。体热面黄，肢细腹大，发焦目暗，舌淡苔白，脉弱。

三、组成

夜明砂（拣净）、芜荑（炒，去皮）、使君子（肥白者，微炒，去皮）各60 g，白茯苓（去皮）、白术（无油者，去芦）、人参（去芦）、甘草、芦荟（研细）各15 g。

四、用法

上为细末，汤浸蒸饼为丸，如弹子大。每服一丸，以生绢袋盛之；次用精猪肉60 g，同药一处煮，候肉熟烂，提取药于当风处悬挂，将所煮肉并汁令小儿食之。所悬之药，第二日仍依前法煮食，药尽为度（现代用法：共为细末，汤浸蒸饼为丸，每丸重约10 g，以绢袋盛之，然后用精肉60 g，与药同煮，待肉熟烂，取药于当风处悬挂，将所煮猪肉并汁令小儿食之。所悬之药，第二日仍照前法煮食，直至药尽）。

五、组方原理

本方所治疳疾，为脾虚虫积引起，属正虚邪实之候。若不驱虫，难以清源，若不补虚，无以正本。唯驱虫与健脾两法并举，方达邪正兼顾之目的。方中使君子、芜荑均为驱虫消疳之要药，使君子“主小儿五疳”（《开宝本草》）；芜荑“杀三虫，散五疳，治小儿百病之药也”（《本草汇言》卷9），共为君药。人参、白术、茯苓、甘草（即四君子汤）以补气健脾，扶助正气，皆为臣药。君臣相配，一驱虫积，一补脾虚，针对病因病机而设。再配伍夜明砂，既清肝明目，又散积消疳；芦荟一能泻热通便，二可杀虫疗疳，并借其泻下之力，以促进虫体排出，同为佐药。甘草又调和诸药，为使药。诸药合用，邪正兼顾，标本并治。值得重视的是，该方的独特用法，即令患儿食肉及汁，并不直接服药，亦是取其补养之功。恰如《医灯续焰》卷16所言：“食肉不食药者，收药味于肉，并肉并味从类而归脾。”另外，对于小儿来说食肉较服药更易于接受。

本方的配伍特点是：杀虫消疳寓于补养脾胃之中，则祛邪而不伤正。该方之所以命名“布袋丸”，其原因就是用布袋储药，与肉同煮，再悬之待用。

（本章作者：季晓芳）

参考文献

[1]邓广海,沈玉巧,贾雪岩,等.基于“回阳救逆”功效的附子炮制品对小鼠阳虚模型的影响[J].今日药学,2015,25(12):819-823.

[2]丁美林,江建国,王金双,等.清热祛湿洗剂外洗治疗小儿手足口病的疗效及对炎性反应的影响[J].临床合理用药,2023,16(15):131-134.

[3]董艺,周华虹.温经散寒方治疗风寒湿痹型类风湿关节炎临床研究[J].新中医,2023,55(03):113-117.

[4]范方馨,刘碧原,谢鸣.对和法与和解剂发展的追溯及思考[J].北京中医药大学学报,2019,42(08):637-642.

[5]郭艳平,张赟,张建刚,等.燥湿化痰饮辅助治疗脑卒中后认知障碍的效果研究[J].中华中医药学刊,2020,38(12):75-77.

[6]韩延华,姜勋.《伤寒论》中的泻下剂及其配伍规律浅析[J].河南中医,2010,30(09):833-836.

[7]赫春来.疏散外风药的临床应用探析[J].实用中医内科杂志,2005(05):462-463.

[8]胡渊龙,罗伟康.基于数据挖掘的和解剂新定义研究[J].中医药导报,2017,23(24):47-48.

[9]黄焱,饶容丽.清热祛湿方加减辅助兰索拉唑治疗慢性萎缩性胃炎临床研究[J].新中医,2023,55(07):115-119.

[10]蒋建英.辛凉解表方治疗急性化脓性扁桃体炎126例[J].现代中西医结合杂志,2008(20):3113-3114.

[11]孔凡颖.益气固表止汗汤治疗小儿气阴亏虚型多汗症的临床效果[J].临床合理用药杂志,2021,14(08):126-128.

[12]郎小飞.燥湿化痰活血汤治疗慢性肺心病肺动脉高压的临床观察[J].中国中医药科技,2021,28(04):622-624.

[13]李传芳,谢忠礼.仲景解表攻里法证治探讨[J].河南中医,2017,37(06):935-937.

[14]李慧芳,陈豪,应丽红.益气活血祛瘀方治疗早期糖尿病肾病的临床观察[J].中国中医药科技,2019,26(03):380-382.

[15]李江敏子,尚菊菊,韩强.温经散寒法治疗阳虚寒凝型糖尿病周围神经病变临床疗效观察[J].北京中医药,2023,42(03):318-321.

[16]李强.活血祛瘀方联合西药治疗急性脑出血随机平行对照研究[J].实用中医内科杂志,2016,30(05):81-83.

[17]李赛赛,李家立,袁晶,等.辛温解表法治疗胸痹的机制探讨及临床运用[J].环球中医药,2020,13(06):1078-1080.

[18]李晓静.中药清热剂的临床合理应用探析[J].中国卫生产业,2012,9(06):149.

[19]李艳玲.泻下剂在大便秘结中的辨证应用[J].长春中医学院学报,2004(02):7.

[20]刘敏,吴承峰,顾武军.仲景泻下剂选药配伍规律探析[J].中国中医急症,2008,17(12):1744-1745.

[21]柳金梅,马旭鸿,高咏梅.温经散寒祛瘀方对寒凝血瘀证原发性痛经患者子宫微循环状态的影响

评价[J].内蒙古中医药,2023,42(05):28-29.

[22]梁丰.表里双解剂防风通圣散的临床运用[J].中国社区医师(医学专业),2010,12(28):21-22.

[23]罗伟康,胡渊龙,周彤,等.浅析《伤寒杂病论》安神剂中炙甘草的配伍[J].四川中医,2018,36(01):25-27.

[24]平静,于鹰,王均宁.附子回阳救逆之运用[J].现代中医药,2013,33(05):97-99.

[25]曲云青,冯晓玲,谷玥儒.基于"温经散寒、补肾活血"治疗痛经验案1则[J].天津中医药大学学报,2022,41(01):68-72.

[26]商佳荣,朱瑾,郭炳阳,等.燥湿化痰法治疗恶性肿瘤的研究进展[J].中医药临床杂志,2023,35(06):1238-1243.

[27]施铁英,尹洪娜.化湿和胃汤合针刺治疗湿热型胃炎65例分析[J].针灸临床杂志,2008(07):21-22.

[28]苏莎,于天赫,郑睿瑟,等.肾气丸并非仅为"补益剂"之浅谈[J].光明中医,2020,35(23):3699-3701.

[29]孙定人,张石革.中成药内科疾病用药:理气剂[J].中国药房,2001(09):573-574.

[30]孙培颖.清暑益气汤联合西医常规疗法治疗慢性主观性头晕的临床观察[J].中国民间疗法,2020,28(21):85-87.

[31]王瑞明.回阳救逆活血化瘀法治疗心梗合并休克阳气厥脱证的疗效评价[J].中国中医药科技,2013,20(05):519-520.

[32]谢先进,李胜利,李安琪,等.温经散寒抗菌止痒泡腾片的制备工艺研究[J].通化师范学院学报,2023,44(04):68-74.

[33]解冰.化湿和胃汤治疗脾虚湿阻型慢性胃炎的临床效果分析[J].中外医疗,2018,37(10):163-165.

[34]徐重明,汪自源.论体虚感冒与扶正解表诸方剂[J].中医药学刊,2006(09):1624-1625.

[35]杨九天,徐婧,孔柄坛,等.辛凉解表法在温病与伤寒治疗中的应用鉴别[J].吉林中医药,2021,41(04):429-431.

[36]杨娜,李芃柳.消食化滞汤治疗食积型胃痛30例临床疗效观察[J].中国民族民间医药,2014,23(16):72.

[37]余丽丽.分析和解剂在中医儿科临床中的应用[J].中国医药指南,2013,11(23):676-677.

[38]张翃舟,景茹,仲锡铜.泻下剂配合使用对腹部影像的影响[J].医学影像学杂志,2006(11):1123.

[39]张志芳,刘晋权,程振芳.从泻下剂药物配伍探讨"相恶"[J].内蒙古中医药,2009,28(15):60-61.

[40]张加敏,马嘉泽,陈鹏,等.补益剂联合肠内营养治疗结直肠癌术后的Meta分析[J].中医临床研究,2020,12(25):1-8.

[41]张楠,盖玉梅.试述理气剂的主要组方配伍方法[J].光明中医,2008,149(04):513-515.

[42]曾华蓉,柯志福.浅谈甘草在安神剂中的应用[J].光明中医,2018,33(12):1797-1799.

[43]赵春丽,张宏周.浅谈中药清热剂的临床合理应用[J].中外医疗,2012,31(02):128-129.

[44]周智恩,卢萍,姚娟,等.回阳救逆综合疗法对脓毒症休克患者液体复苏及预后的影响研究[J].现代中西医结合杂志,2022,31(11):1461-1465.

[45]朱元洁,汤川安.张景岳论"和阵"以及"和解剂"[J].中医研究,2009,22(10):1-2.